卫生部"十二五"规划教材 全国高等中医药院校教材

全国高等医药教材建设研究会规划教材

供护理学专业用

内科护理学

主 编 徐桂华

副主编 梁伍今 张勇勤 池建淮

编 委（以姓氏笔画为序）

卜秀梅（辽宁中医药大学） 周 芬（北京中医药大学）

刘 伟（山东中医药大学） 周海哲（陕西中医学院）

江 虹（江西中医学院） 钱 鑫（南京中医药大学）

池建淮（安徽中医学院） 徐桂华（南京中医药大学）

汪小华（苏州大学护理学院） 高小莲（湖北中医药大学）

宋 丹（山西中医学院） 阎 红（成都中医药大学）

张文霞（福建中医药大学） 梁伍今（长春中医药大学）

张勇勤（河南中医学院） 董晓红（黑龙江中医药大学）

金昌德（天津中医药大学）

秘 书 钱 鑫（兼）

人民卫生出版社

图书在版编目（CIP）数据

内科护理学/徐桂华主编. —北京：人民卫生出版
社，2012.8
ISBN 978-7-117-16049-0

Ⅰ.①内… Ⅱ.①徐… Ⅲ.①内科学-护理学-中医
院校-教材 Ⅳ.①R473.5

中国版本图书馆 CIP 数据核字（2012）第 121314 号

门户网：www.pmph.com	出版物查询、网上书店
卫人网：www.ipmph.com	护士、医师、药师、中医
	师、卫生资格考试培训

内科护理学

主　　编：徐桂华
出版发行：人民卫生出版社（中继线 010-59780011）
地　　址：北京市朝阳区潘家园南里 19 号
邮　　编：100021
E - mail：pmph @ pmph. com
购书热线：010-67605754　010-65264830
　　　　　010-59787586　010-59787592
印　　刷：北京市卫顺印刷厂
经　　销：新华书店
开　　本：787×1092　1/16　印张：34
字　　数：806 千字
版　　次：2012 年 8 月第 1 版　2013 年 8 月第 1 版第 2 次印刷
标准书号：ISBN 978-7-117-16049-0/R·16050
定价(含光盘)：56.00 元

打击盗版举报电话：010-59787491　E-mail：WQ @ pmph. com
（凡属印装质量问题请与本社销售中心联系退换）

出 版 说 明

在国家大力推进医药卫生体制改革,发展中医药事业和高等中医药教育教学改革的新形势下,为了更好地贯彻落实《国家中长期教育改革和发展规划纲要(2010—2020年)》和《医药卫生中长期人才发展规划(2011—2020年)》,培养传承中医药文明、创新中医药事业的复合型、创新型高等中医药专业人才,根据《教育部关于"十二五"普通高等教育本科教材建设的若干意见》,全国高等医药教材建设研究会、人民卫生出版社在教育部、卫生部、国家中医药管理局的领导下,全面组织和规划了全国高等中医药院校卫生部"十二五"规划教材的编写和修订工作。

为做好本轮教材的出版工作,在教育部高等学校中医学教学指导委员会和原全国高等中医药教材建设顾问委员会的大力支持下,全国高等医药教材建设研究会、人民卫生出版社成立了第二届全国高等中医药教育教材建设指导委员会和各专业教材评审委员会,以指导和组织教材的编写和评审工作,确保教材编写质量;在充分调研的基础上,先后召开数十次会议对目前我国高等中医药教育专业设置、课程设置、教材建设等进行了全方位的研讨和论证,并广泛听取了一线教师对教材的使用及编写意见,汲取以往教材建设的成功经验,分析历版教材存在的问题,并引以为鉴,力求在新版教材中有所创新,有所突破,藉以促进中医药教育教学发展。

根据高等中医药教育教学改革和高等中医药人才培养目标,在上述工作的基础上,全国高等医药教材建设研究会和人民卫生出版社规划、确定了全国高等中医药院校中医学(含骨伤方向)、中药学、针灸推拿学、中西医临床医学、护理学、康复治疗学7个专业(方向)133种卫生部"十二五"规划教材。教材主编、副主编和编者的遴选按照公开、公平、公正的原则,在全国74所高等院校2600余位专家和学者申报的基础上,近2000位申报者经全国高等中医药教育教材建设指导委员会、各专业教材评审委员会审定和全国高等医药教材建设研究会批准,被聘任为主审、主编、副主编、编委。

全国高等中医药院校卫生部"十二五"规划教材旨在构建具有中国特色的教材建设模式、运行机制,打造具有中国特色的中医药高等教育人才培养体系和质量保障体系;传承、创新、弘扬中医药特色优势,推进中医药事业发展;汲取中医药教育发展成果,体现中医药新进展、新方法、新趋势,适应新时期中医药教育的需要;立足于成为我国高等中医药教育的"核心教材、骨干教材、本底教材"和具有国际影响力的中医药学教材。

全套教材具有以下特色:

1. 坚持中医药教育发展方向,体现中医药教育教学基本规律

注重教学研究和课程体系研究,以适应我国高等中医药学教育的快速发展,满足21世纪对高素质中医药专业人才的基本要求作为教材建设的指导思想;顶层设计和具体方案的实施严格遵循我国国情和高等教育的教学规律、人才成长规律和中医药知识的传承规律,突出中医药特色,正确处理好中西医之间的关系。

2. 强化精品意识,体现中医药学学科发展与教改成果

全程全员坚持质量控制体系,把打造精品教材作为崇高的历史使命和历史责任,以科学严谨的治学精神,严把各个环节质量关,力保教材的精品属性;对课程体系进行科学设计,整体优化,基础学科与专业学科紧密衔接,主干学科与其他学科合理配置,应用研究与开发研究相互渗透,体现新时期中医药教育改革成果,满足21世纪复合型人才培养的需要。

3. 坚持"三基五性三特定"的原则,使知识点、创新点、执业点有机结合

将复合型、创新型高等中医药人才必需的基本知识、基本理论、基本技能作为教材建设的主体框架,将体现高等中医药教育教学所需的思想性、科学性、先进性、启发性、适用性作为教材建设的灵魂,将满足实现人才培养的特定学制、特定专业方向、特定对象作为教材建设的根本出发点和归宿,使"三基五性三特定"有机融合,相互渗透,贯穿教材编写始终。以基本知识点作为主体内容,适度增加新进展、新技术、新方法,并与卫生部门和劳动部门的资格认证或职业技能鉴定标准紧密衔接,避免理论与实践脱节、教学与临床脱节。

4. 突出实用性,注重实践技能的培养

增设实训内容及相关栏目,注重基本技能和临床实践能力的培养,适当增加实践教学学时数,并编写配套的实践技能(实训)教材,增强学生综合运用所学知识的能力和动手能力,体现医学生早临床、多临床、反复临床的特点。

5. 创新教材编写形式和出版形式

(1) 为了解决调研过程中教材编写形式存在的问题,除保障教材主体内容外,本套教材另设有"学习目的"和"学习要点"、"知识链接"、"知识拓展"、"病案分析(案例分析)"、"学习小结"、"复习思考题(计算题)"等模块,以增强学生学习的目的性和主动性及教材的可读性,强化知识的应用和实践技能的培养,提高学生分析问题、解决问题的能力。

(2) 本套教材注重数字多媒体技术,相关教材增加配套的课件光盘、病案(案例)讲授录像、手法演示等;陆续开放相关课程的网络资源等,以最为直观、形象的教学手段体现教材主体内容,提高学生学习效果。

本套教材的编写,教育部、卫生部、国家中医药管理局有关领导和教育部高等学校中医学教学指导委员会、中药学教学指导委员会相关专家给予了大力支持和指导,得到了全国近百所院校和部分医院、科研机构领导、专家和教师的积极支持和参与,谨此,向有关单位和个人表示衷心的感谢! 希望本套教材能够对全国高等中医药人才的培养和教育教学改革产生积极的推动作用,同时希望各高等院校在教学使用中以及在探索课程体系、课程标准和教材建设与改革的进程中,及时提出宝贵意见或建议,以便不断修订和完善,更好地满足中医药事业发展和中医药教育教学的需要。

全国高等医药教材建设研究会

第二届全国高等中医药教育教材建设指导委员会

人民卫生出版社

2012 年 5 月

第二届全国高等中医药教育教材建设指导委员会名单

顾 问	王永炎	陈可冀	程莘农	石学敏	沈自尹	陈凯先
	石鹏建	王启明	何 维	金生国	李大宁	洪 净
	周 杰	邓铁涛	朱良春	陆广莘	张 琪	张灿玾
	张学文	周仲瑛	路志正	颜德馨	颜正华	严世芸
	李今庸	李任先	施 杞	晁恩祥	张炳厚	栗德林
	高学敏	鲁兆麟	王 琦	孙树椿	王和鸣	韩丽沙

主任委员 张伯礼

副主任委员	高思华	吴勉华	谢建群	徐志伟	范昕建	匡海学
	欧阳兵					

常务委员（以姓氏笔画为序）

	王 华	王 键	王之虹	孙秋华	李玛琳	李金田
	杨关林	陈立典	范永昇	周 然	周永学	周桂桐
	郑玉玲	唐 农	梁光义	傅克刚	廖端芳	翟双庆

委 员（以姓氏笔画为序）

	王彦晖	车念聪	牛 阳	文绍敦	孔令义	田宜春
	吕志平	杜惠兰	李永民	杨世忠	杨光华	杨思进
	吴范武	陈利国	陈锦秀	赵 越	赵清树	耿 直
	徐桂华	殷 军	黄桂成	曹文富	董尚朴	

秘 书 长 周桂桐（兼） 翟双庆（兼）

秘 书	刘跃光	胡鸿毅	梁沛华	刘旭光	谢 宁	滕佳林

全国高等中医药院校护理学专业教材评审委员会名单

前　言

内科护理学是护理学专业的一门主干课程,是在基础医学、临床医学、人文社会科学知识的基础上,突出护理学专业的特色,符合护理学专业本科的专业培养目标,培养学生临床内科护理综合能力的一门重要课程。它既是临床各科护理学的基础,又与它们有密切的联系,故学好内科护理学是学好临床专业护理课程的关键。

本教材根据教育部高等学校护理学专业教学指导委员会制定的《护理学本科专业规范》,以及国家执业护士考试大纲,结合高等中医院校的特点,符合高等中医院校护理本科专业的人才培养目标,通过学习,学生将能较为全面和系统地掌握内科常见病、多发病防治和护理的基础理论、基本知识和基本技能,具备一定的对内科患者实施整体护理的能力,以及对内科常见危重急病的配合抢救能力。

本书分为九个章节,内容包括绪论以及呼吸、循环、消化、泌尿、血液、内分泌、风湿和神经系统等疾病的护理。

本教材在吸收众多内科护理学教材特点的基础上,进行了一些调整与改革,体现七大特点。

一是不拘一格:护理程序是贯穿临床护理教材的主线,本教材避免了刻板的程序,以临床实用为原则,减少交叉和重复,例如在每个章节的总论中保留了护理评估、护理诊断、护理措施核心内容,省略了护理目标,护理评价内容,各论部分重点突出护理诊断和护理措施,避免了千篇一律的重复描述。各系统总论增加了"影响 ×× 系统疾病的主要相关因素",主要突出护理专业的特点,为预防护理和健康教育提供了资料。

二是图文并茂:各疾病的发病机制、鉴别诊断等分别用示意图和表格形式呈现,条理清晰,便于学习和掌握;同时避免了学生在课堂上抄录图表的时间。

三是体现中医特色:每个疾病最后增加"中医护理概要"内容,着重介绍该疾病中医护理技术的应用,发扬中医护理的特色,体现了中西医结合护理的特点。

四是归纳综合:护理诊断(问题)锻炼学生判断问题的能力,过去教材是一个护理诊断,一段护理措施,教学中发现每个护理诊断后面的护理措施重复很多,学生难以理解和掌握,教学中教师要重新归纳,本次教材进行了改革,将主要护理诊断归纳在一起,根据疾病将护理措施综合归纳,特殊的措施可以体现在对症处理中,这样既避免了重复,学生也容易理解掌握。护理措施是培养学生综合分析和解决问题的能力,是护理教材的核心内容,也是学生难以掌握和记忆的内容,本教材从病情观察、生活起居、饮食护理、用药护理、对症处理、心理护理六个方面进行归纳综合,措施具体,临床实用,便于同学掌握。

五是培养临证思维:在每个章节均设计了"病案分析与思考",通过"病案一",层层揭开疾病发展过程和动态,引入护理临证思维方法与路径,模拟临床护理场景,给出行动方案,旨在强化学生临床实践能动性,培养学生理论联系实际的能力,此部分内容在光盘中体现。"病案二"仅提供病案,给出问题,引发学生思考,给学生课后复习与拓展思维提供了思路,也为多手段多层次教学提供了素材,是本教材的亮点和特色。

六是配套光盘:本教材配套光盘内容包括:主要疾病的 PPT,病案举例和分析,常见内科护理技能操作。以最为直观、形象的教学手段体现教材主体内容,提高学生自主学习能力。

七是版面设计创新:在章前增加了学习目的和学习要点,在正文插入 box 介绍拓展性知识,在章末增设病案分析和学习小结。

本教材兼顾了中、西医院校护理专业的特点,体现教师好教,学生好学,临床好用的"三好"特点,遵循以学生为主体、教师为主导的原则,适合中、西医护理学院护理专业学生使用,对指导临床护理的开展具有一定的价值。

本书的编写分工:绪论:徐桂华;呼吸系统:徐桂华,张文霞,江虹,金昌德,董晓红;循环系统:梁伍今,汪小华,刘伟,董晓红;消化系统:高小莲,卜秀梅,钱鑫;泌尿系统:张勇勤,张文霞,梁伍今;血液系统:池建淮,周芬,董晓红;内分泌代谢疾病:宋丹;风湿疾病:钱鑫;神经系统:阎红,周海哲。

本次教材的编写得到了出版社的大力支持,兄弟院校的通力协作,护理同仁的智慧碰撞,在此一并感谢。教材编写的过程是一个相互学习和提高的过程,祈请各校师生与同道提出宝贵意见,以便进一步修订完善。

徐桂华

2012 年 6 月

目　　录

第一章 绪 论

内科护理学是研究内科患者生物、心理和社会等方面健康问题的发生发展规律,运用护理程序诊断和处理患者的健康问题的反应,以达到恢复和保持患者健康的一门临床护理学科。内科护理学与医学微生物学与寄生虫学、医学免疫学、病理学与病理生理学、药理学、健康评估等专业基础学科有密切的联系;是外科护理学、儿科护理学、妇产科护理学、社区护理学等临床护理学科的奠基性课程,因此,学好内科护理学是学好临床专业课的关键。随着高新医学技术的蓬勃发展,医学模式从"生物医学模式"向"生物 - 心理 - 社会医学模式"的转化,循证护理的发展,整体护理观的形成,护理实践范围从医院向社区、从人的疾病向患病的人到所有的人,从个体向群体扩展,内科护理学的内容也在不断地更新和发展。

第一节 内科护理学的范围、结构和内容

内科护理学是在内科学医学理论和护理学理论的基础上,综合社会科学和人文科学,以解决与病因、症状和体征有关因素的护理问题为主要目标,其范围广,涉及人体各系统、各脏器疾病的各种护理问题。本教材的第一章为绪论,介绍内科护理学的范围、本书的结构和内容、本学科的展望以及临床护士的职责和素质;其余各章的内容包括呼吸、循环、消化、泌尿、血液、内分泌代谢性疾病、风湿免疫和神经系统疾病患者的护理。

本书的基本结构是:每个系统疾病的各章第一节均为该系统疾病及护理概述,首先列出了本章节的学习目的与学习要点,简洁明了地阐释了"为什么学"以及"学什么";然后简要地复习该系统的解剖与生理,解剖结构和生理功能,撰写力求做到全面、系统、简洁,深度以满足该系统疾病学习为原则;其次列出该系统的常见病因,该类疾病患者带有共性的常见症状体征,以及相关的实验室检查;再者列出该系统疾病常见的护理诊断或问题,最后按整体护理的观念对常见症状的护理措施进行阐述。

第二节开始介绍常见的疾病,每个疾病的编写内容大致包括概述、病因及发病机制、临床表现、辅助检查、诊断与鉴别诊断、治疗要点、主要护理诊断/问题、护理措施及其他相关护理诊断、中医护理概要、健康教育、结语和思考题。其中护理措施又分为病情观察、起居护理、饮食护理、用药护理、对症护理和心理护理几部分。其中中医护理概要着重于发扬中医护理的特色,体现了中西医结合护理的特点。结语是章节内容的浓缩,简要概括了本章节学习的要点,以便于学生复习总结。

各章还根据需要穿插若干个"知识卡片",介绍一些富有知识性、趣味性且与正文相关的背景知识,以增强学生的专业学习兴趣和人文情怀。

在章节的末尾,用框架的形式一目了然地归纳了本章的重要知识点,并对学习方法加以说明。最后列出了本章节的复习思考题,其目的不仅是提点了学习要点,还有知识点及

知识面的拓展。

由于篇幅限制,本套教材将常见诊疗技术及护理和病例分析的内容放在了配套的光盘中,光盘中还包括常见疾病的PPT。各系统疾病常用诊疗技术的护理撰写主要选择临床常用项目,每个操作项目均首先介绍该项目的概念或原理,而后从术前准备、操作方法和术中配合、术后护理、注意事项等方面分别阐明。由于护理程序是一种体现整体护理观的临床思维和工作方法,学生在学习了各章该系统疾病及护理概述的基础上,应能应用护理程序思维和工作方法,对各种疾病的患者实施整体护理。病例分析就是模拟真实病例,在提问及回答的过程中,对病情逐步展开,引导学生建立评判性思维的能力,并注意拓展思维,关注现代护理进展。

上述内容安排的目的是为了让教师好教,学生好学,临床好用。同时,在内容的编排上避免了与其他学科之间的重复性。如减少了病理、生化等基础学科的叙述内容;省略了与急救护理学重复的内容,如心肺复苏、人工心脏和心脏电复律等,这样既可以减少篇幅,又避免了某些重复的内容和啰唆的语言,从而使内容达到精而易学的目的。

第二节　内科护理学的学习目的、方法和要求

内科护理学是研究内科疾病临床护理的一门学科,是护理学专业的一个重要分支。教师在教学过程中应注重培养学生的自主学习能力,使学生初步具备运用内科护理学的理论和知识,实施对患者的护理,发现、分析、研究和解决内科护理领域临床问题的能力,以及有较好的沟通能力。

通过本课程的学习,学生应树立"以人的健康为中心"的护理理念,理解整体护理的科学内涵,了解内科常见病、多发病、危重病的病因和发病机制,熟悉其临床特点和处理原则,能运用临床护理学的知识和技能,对内科患者进行评估、提出护理诊断、制订有针对性的护理措施,为护理对象提供减轻痛苦、促进康复、保持健康的服务。同时应具有向个体、家庭、社区开展健康教育的能力。

通过课堂讲授、病例分析、情景教学、临床见习和实习等方法,使学生理解、掌握内科常见病的临床过程以及疾病带给患者的健康问题,同时学会如何判断和处理患者现存的和潜在的健康问题的反应。本书中的病案分析可作为PBL教学的辅助资料。

通过该课程的教与学,学生应达到以下目标:

1. 描述内科护理的任务与范畴;

2. 从护理角度根据被评估者对现存的或潜在的健康问题的反应进行全面评估,监测和判断病情变化情况,作出护理诊断;

3. 掌握内科常见病、多发病的护理原则与专科护理措施;

4. 分析内科患者的生理和心理需求,对内科患者具备实施整体护理的能力;

5. 掌握内科危重患者抢救重点的分析方法、患者护理问题分析方法、正确的护理诊断陈述方法和制订患者护理措施的思路,具备对内科常见急症的配合抢救能力。

6. 运用人际沟通技巧,对内科患者及其家属进行健康教育;

7. 具有良好的学习态度,刻苦勤奋学习专业知识,认真、严谨、热情、勤快的工作作风,为从事临床护理工作打下必备的基础。

第三节 内科护理学的现代发展与展望

(一) 内科护理学的现代发展

内科护理学与医学发展密切相关。近年来,医学各领域都取得了很大进展,这些进展对护理学,特别是内科护理学发展有着深远的影响,护理人员必须不断学习,掌握这些方面的知识,才能适应医学发展,使内科护理学得到充实和提高。

1. 医学模式　20 世纪后期,由于人类文明的高度进步和科学技术的巨大发展,人类的社会环境、生活习惯和行为方式也随之发生变化。与此同时,人类的疾病谱也相应发生了明显的变化。在我国,原有的一些传染病、寄生虫病已基本得到控制,某些地方病的发病率也明显降低,而恶性肿瘤、心脑血管疾病、糖尿病、慢性支气管炎以及某些性传播疾病等与生活方式、环境因素有关的疾病,则呈上升趋势。人民群众对卫生保健服务的需求逐年提高,表现在不仅要求治疗疾病,更重要的是促进和保持健康、预防疾病。从 19 世纪发展起来的现代医学,对人类健康及疾病的认识从纯生物学的角度去分析,强调生物学因素及人体病理生理过程,着重躯体疾病的防治,形成了生物学医学模式(biomedical model)。这一医学模式忽略了心理、社会及环境等因素对人体的作用,而恰恰是这些因素对当今人类的健康和疾病有着十分重要的影响,由此克服上述弊端的"生物－心理－社会医学模式"应运产生,与此相适应以整体的人的健康为中心的现代护理观也取代了原有的以疾病护理及以患者护理为中心的护理观。这些观念的转变使护理包括内科护理的工作任务扩展到促进健康、预防疾病、协助康复、减轻痛苦的人的生命的全过程中,着眼于满足整体的人的生理、心理、文化、精神、环境需求。护理实践范围,由原来只在医院扩大至家庭、社区、学校等一切有人生活的场所。护士的角色也从护理提供者的角色转换到护理计划者、管理者和协调者,以及健康教育者的角色。医学模式和护理理念的转变,对护理人员的综合素质提出了更高的要求,护理人员要树立全新的护理理念、主动学习相关知识、提高职业技能,以适应这一转变。

2. 病因和发病机制　随着基础医学研究的深入,对许多内科疾病的病因及发病机制有了进一步的认识,其中有些疾病的病因和发病机制的研究已深入到基因、细胞生物学和分子生物学水平,如由于遗传学的进展,可通过羊水细胞或胎儿绒毛膜的 DNA 分析,对地中海贫血、血友病等做出诊断;由于免疫学的发展,逐渐明确了免疫障碍在许多疾病,如肾小球疾病、类风湿性疾病、Graves 病、恶性肿瘤发病中的作用;由于分子生物学的发展,改变了人们对心血管疾病发病机制的认识和理解,人们正在着力从分子生物学的角度去探讨心血管疾病的发病机制。护理人员必须及时更新相关专业知识,才能进一步加深对疾病的认识,更好地指导护理实践,有的放矢地对患者进行健康教育。

3. 诊断技术　现代疾病诊断技术也有很大进展,实验室检查技术,如酶联免疫吸附测定、细胞和血中病毒和细菌的 DNA 和 RNA 测定、单克隆抗体的制备和聚合酶链反应(PCR)等,均在临床实验室应用,大大提高了检验水平;临床生化分析仪逐步向高速、高效、自动化和超微量发展,多道生化分析仪已用于临床;内镜检查的改进,减轻了患者的痛苦,能直接观察病变,并同时取材进行活组织检查,还可摄影、录像,供日后对比分析,为诊断消化道、呼吸道、泌尿道和腹腔内病变提供了有效的方法;现代影像技术如电子计算机X

线体层显像(CT)和磁共振显像(MRI)、数字减影心血管造影、放射性核素检查、超声诊断技术的发展(如三维立体成像、多普勒彩色血流显像)等均有助于内科疾病的诊断。

以上诊断技术的不断更新,要求内科护士应了解这些检查手段的简单原理和检查应用适应证,才能做好检查前、检查后的护理工作以及检查中的护理配合。

4. 病情监测 现代临床用于病情监测的仪器也在不断发展和更新,如心(包括血压)、肺、脑电子监护系统能对反映心、肺、脑功能的许多指标进行监测,如心脏监护仪可连续监测到患者血压、心率、心律、呼吸等。上述监护系统用于患者病情监测时,若患者某项指标超过允许范围,能自动报警,可提示医护人员及早发现病情变化,从而为及时救治争取时间,大大提高了抢救危重病的成功率。对于上述监护系统,内科护士要了解其简单原理和用途、会熟练使用,并能对监护系统的仪器设备进行正常维护,及时发现仪器出现的故障,而且可以对简单故障进行处理。

5. 治疗和预防 近年来在内科疾病防治方面,也有不断进展,临床上新的有效的治疗药物,如第四代头孢菌素、新一代喹诺酮,以及用基因重组技术生产的人工合成胰岛素、人生长激素和组织型纤溶酶原激活剂等不断出现,为许多疾病的治疗提供了极有效的帮助。消化性溃疡幽门螺杆菌的抗菌治疗方案的不断改善、炎性肠病的免疫调节治疗、急性心肌梗死溶血栓治疗等,使内科疾病的疗效不断提高。以机械通气为主的呼吸支持治疗技术的广泛应用,显著改善了呼吸衰竭的治疗。血液净化技术的发展,使急、慢性肾衰竭以及一些中毒或容量超负荷状态的治疗大为改观。脏器移植(肾、心、肝)长期存活率的提高,使脏器功能严重衰竭的患者寿命明显延长。埋藏式人工心脏起搏器功能不断增强和完善,对治疗缓慢、快速型心律失常均有效,并有除颤作用。介入治疗,如冠状动脉球囊成形植入药物洗脱支架、双心室起搏治疗慢性心力衰竭和心房颤动的消融治疗等方法,对某些心血管疾病的治疗收到了良好的效果。以上新的疾病防治手段的应用,都需要护理人员的参与和配合,协助医生共同完成,护理人员必须认真学习相关知识,做好相应护理工作,如使用新药,要了解其药理作用、使用注意事项及副作用,做好患者用药护理;对于新的治疗器械的应用,要了解其基本原理,熟练其技术操作环节,做好治疗前、中、后护理。

(二)内科护理学的发展趋势

近年来,现代医学有了惊人的发展,基础医学和临床医学的研究,对许多内科疾病的病因和发病机制有了进一步的认识,从而带来了临床诊断水平的提高。治疗技术的进步和治疗效果的改观,也促进了内科护理学的发展。展望 21 世纪内科护理事业,将会出现如下发展趋势。

1. 内科护理学的科学研究将会蓬勃发展 现在的内科护理学已基本成为和内科学相平行的、独立存在的一门实践性和科学性都很强的护理专业学科。但是两者之间紧密联系、相互促进发展,内科学的发展促进了内科护理学的发展,而护理科学研究则是内科护理学发展的基础和动力,只有充分应用科学研究成果才能建立和发展内科护理学的理论体系,丰富内科护理学的知识和技能,提高内科护理服务的质量和学术水平,发挥独立地位,开创内科护理学的新局面。如血液透析、腹膜透析等血液净化技术的不断改进,心脏介入性诊断和治疗技术的进展,促进了相应的术前、术中、术后护理方案的研究和完善;电子监护系统用于危重患者病情的持续监测,促进了内科重症监护的护理研究和护理干预措施的完善;心血管病、糖尿病、慢性支气管炎、恶性肿瘤等疾病的发生与生活方式、环境因素有关,给内科护理工作者带来了新的健康教育研究课题。因此,包括组成护理四大基本要素"人、健康、环境、护理"在内的各项内科护理科研工作,将会在我国各医疗、卫生、教学机构中蓬勃开展。

2. 训练临床专科护理师　由于现代医学知识和技术的迅速发展,医学上分工也越来越细,医生的研究方向也越来越专,出现了大批的专科医生。为了协助医疗,也要求发展临床专科的护理师,这既是医疗发展的需要,又是整体护理对护士提出的更高要求。目前我国的专科护士发展已有了长足的进步,正在一些大型医院逐步推广。

3. 社区护理将成为内科护理的重要部分　随着社会的进步,人民物质生活水平的提高,人类对健康的需求也日益提高;加之人口老龄化、社会文明和环境污染等因素的影响,老年病、慢性疾病日益增多,这些变化也大大增加了人们对护理的要求,但这些护理不可能集中在医院进行,医疗卫生工作必然向整个社区扩展,内科护理工作范围也将从医院逐渐向家庭和社区扩展。因此,不论学校或医院,都应加强对此类患者的护理概念的认识,护士应走出医院深入到社区、家庭为患者提供更完善的整体护理。

4. 心理护理将成为内科护理工作的重要内容　内科疾病大多病程较长,某些疾病易反复发作而迁延不愈,或因病情危重住进监护病房,加上住院治疗与家人分离,患者易产生焦虑、悲观、恐惧、抑郁等各种心理反应,不良的心理反应又可影响疾病的治疗和康复。可见,心理护理对疾病的康复具有至关重要的作用。因此,内科护士除了应对患者真诚、热情、关爱、宽容、按照医嘱进行精心治疗、护理外,还应注重心理护理工作,针对患者不同的心理反应,做好精神调适,使患者保持良好的精神状态,以利于治疗的进行。

5. 加强对濒死患者的关心和护理　目前欧美各国已非常重视此项目标的达成,在很多医院设有安息所,以提供濒死患者生理和情绪的护理和支持,帮助患者在庄严而优雅的环境中离去。加强对濒死患者的临终关怀和护理,协助其顺利地度过其哀伤过程,从而平静而安详地死亡,这是我们的预期目标。

6. 加强护理质量控制　随着临床护理工作的独立性、自主性的日益增加和护理新技术的开展,内科护士将承担更重的责任和承受更重的工作压力。为确保高水平的护理质量,必须要有统一的护理质量评估标准和质量控制体系。因此,尽快研究、制订一套应用范围广、切实可行的、统一的护理质量评估标准、质量控制体系,已成为亟待研究的课题。

第四节　内科护士的职责和素质

(一) 内科护士的职责

护理工作是一个助人的职业,投身于这个事业的人应富于爱心、耐心、细心、热心、同情心和责任心。传统的观点认为医生在医疗中占主导地位,护士只是助手,这是非常片面的。目前的趋势是医疗和护理分工合作,相辅相成,缺一不可。只是关注点不同,医疗是诊断和处理人类健康问题的科学,护理是诊断和处理人类对现存的或潜在的健康问题所产生反应的科学。医生的主要职责是治疗,次要职责是照顾;而护士的主要职责是照顾,次要职责是治疗。有了亲切周到、细致入微的照顾,治疗才能发挥更好的效果。在完成这些基本功能的过程中,护士担当基本护理活动的提供者、患者安全和利益的维护者、人类健康的咨询者、医护工作的协调者、病房工作的管理者、年轻护士的教育者、护理科学的研究者等重要职责。

1. 照顾者 做好照顾者,首先要对患者充满爱心、同情心,要具备耐心、细心的基本素质,具有扎实的理论基础和精湛的操作技能。要注意根据患者的病情及对护理的需求,灵活采取护理措施,最大限度地发挥患者自我照顾的能力。护理过程包括基础护理、内科专科护理、心理护理等。

2. 教育者 护理人员要注意对受教育者进行评估,根据不同的需求及学习能力因材施教。对住院患者做好出入院指导;指导和教育慢性患者如何自我保健护理、如何识别病情变化、如何及时就诊、如何现场急救等;同时承担对护理学生、低年资护士、辅助护理人员的教育责任。

3. 协作者 要求护理人员不仅要有广博的知识,还要有灵活的沟通能力和团队精神,能很好地与医师、护士、营养师、康复治疗师、心理治疗师、社会工作者、家属协作及配合,使各种治疗方案及护理计划得以顺利进行。

4. 管理者 内科疾病医嘱量大、用药多、检查项目繁杂,病区人员多、事务繁杂,对护理人员的综合管理能力要求较高。要求护理人员具有合理的组织、协调与控制能力,对时间、空间、人员、资源进行合理的分配利用,提高工作效率,使护理对象得到优质服务。

5. 计划者 自患者入院始,护理人员就应开始安排护理计划,尤其是对内科慢性疾病患者。评估患者自我照顾能力,初步制定出院后护理计划及住院期间相应培训指导计划;住院期间具体指导、教育患者及主要照顾者如何护理患者;出院时进一步完善出院护理计划;主要照顾者是否有能力于出院后继续照顾患者等。

6. 代言者 代替患者或家属向其他医务人员询问疑虑,表达意见,帮助他们了解有关信息,协助他们与其他医务人员进行沟通,使患者或家属能在知情情况下作出选择和决策。但要尊重和维护患者或家属的知情权。

7. 研究者 内科护理学是一门实践性与科学性相结合的学科。要求护理人员具有敏锐的观察能力、周密的思考能力、冷静的分析能力,通过研究验证内科护理中的科学规律,总结经验并使之成为科学理论。

(二) 内科护士的素质

护理是健康所系、性命所托的崇高事业。临床护士是人类健康的保护神,其工作涉及面广,专业性强,具有复杂性、连续性、继承性和服务性。护士素质不仅与医护质量息息相关,而且每一个细节都关联着患者的生命安危,维系着人们的健康生存和千家万户的幸福。因此,不断提高自身素质,是做一个合格的临床护士的重要任务。现代护士应具备以下基本素质:

1. 政治思想素质 临床护士要热爱祖国、热爱护理专业,具有高尚的道德情操,正确的人生观、价值观,以追求人类健康幸福为己任,具有自尊、自重、自强不息的奋斗精神和一丝不苟的责任心,具有为护理事业而献身的远大目标和为护理学科的进步而勤奋学习、努力钻研的刻苦精神。护理工作是高尚平凡的职业劳动,护士要不为名利所诱惑,不受世俗所干扰,要端正从业动机,服从事业和社会需要,坚持正确的行为准则、严谨认真、正直无邪,以高尚的人格忠实维护患者的利益。

2. 文化专业素质 临床护士要具备一定的基础文化知识,人文、社会科学知识,医学、护理理论知识。基础文化知识是深入学习和理解医学、护理学理论的必备条件。护士必须学会尊重人、理解人,进而才会真诚地关心人、照顾人。护士要懂得爱、懂得美、懂得社会道德规范和具有与人交流思想的技能,所以护士要掌握心理学、伦理学、哲学、美学等人文、社会科学知识。医学、护理学等专业理论课程是护士从事临床护理工作的理论基础。切实掌握、理解这些知识是解决临床护理工作的重要理论依据。护士要孜孜不倦地学习,以强烈的求知欲,汲取知识营养,不断提高自己的学识素养。

3. **身体心理素质** 临床护士需要有良好的体魄、开朗的性格和健康的心理素质。临床护理工作繁重,有时会在短时间内有大批患者出现,需要立即投入诊疗和护理,工作负担骤然加重,如果没有强健的体质,便不能适应工作。护士还要有良好的心理素质,待人热情开朗、宽容豁达,以应对现在复杂的护患关系。知识、技术、情感的综合运用是临床护理工作的特色。护士情感的核心是"爱",对生命的爱心和对事业的热爱而铸就的美好、细腻的情感是对患者进行心理治疗的良药,同时也是实施护理使命的心理基础。

4. **操作技能素质** 熟练的操作,娴熟的技术是做好护理工作、满足患者需要的重要条件。临床护理学所有的技术操作都是临床护士必须掌握的基本功。而娴熟的技术是在深刻理解其原理、目的、操作步骤的基础上,经正规训练、反复实施才能掌握的。在临床护理实践中,护士细致入微的观察能力、稳重冷静的应变能力、准确果断的判断能力、有条不紊的处置能力是护士技能素质的重要表现。合格的临床护士应将培养和提高自身的优良素质,作为执著追求的目标努力实践。

(徐桂华)

第二章 呼吸系统疾病患者的护理

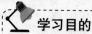

学习目的

1. 通过对 COPD 的临床表现、治疗原则、用药等内容的学习,为护理措施提供理论依据和实践指导;通过评估 COPD 的分级,指导患者的呼吸功能锻炼。

2. 通过对哮喘临床分期、分级的学习,为临床护理观察病情、判断病势提供依据;通过对治疗哮喘药物的用法学习,指导患者正确用药及预防。

3. 通过对肺脓肿、支气管扩张的临床表现、体位引流的学习,为疾病的护理提供指导。

4. 通过对肺结核的分类、临床表现、用药的学习,指导肺结核的用药、护理及预防。

5. 通过对呼吸衰竭定义、分类、发病机制、临床表现的学习,指导呼衰的抢救及护理。

学习要点

COPD 的定义、临床表现、治疗原则、护理;哮喘的定义、分类、药物治疗、用药护理;肺脓肿定义、临床表现、治疗、护理;支气管扩张临床表现、体位引流;肺结核的分类、临床表现、用药、预防。

第一节 呼吸系统疾病及护理概述

呼吸系统疾病是临床常见病,根据 2001 年流行病学调查结果显示,在我国死亡病因中,呼吸系统疾病(不包括肺癌)为农村死亡原因首位(24.26%),在城市为第四位(14.08%)。近年来,由于工业发展、大气污染、吸烟等理化、生物因素及人口老龄化的影响,支气管哮喘、肺癌、慢性阻塞性肺疾病等呼吸系统疾病的发病率呈增高趋势,免疫低下性肺部感染及肺部弥漫性间质纤维化疾病的发病率逐渐增多。因此,呼吸系统疾病的研究和防治工作任重而道远。了解呼吸系统的结构和功能,有利于在临床工作中对患者做出全面、准确的护理评估和实施有效的护理措施。

【呼吸系统的结构和功能】

呼吸系统主要由鼻、咽、喉、气管、支气管和肺组成。

1. **呼吸道** 以环状软骨为界,分为上、下呼吸道。

(1)上呼吸道:包括鼻、咽、喉,是气体的通道,可以防止异物吸入,在发声和嗅觉中起重要作用。鼻由鼻窦、鼻腔和外鼻三部分组成,对吸入气体有过滤、加温、保湿的作用。咽分为鼻咽、口咽和喉咽三部分,是呼吸系统和消化系统的共同通路。喉是发音的主要器官,在咳嗽中起重要作用。吞咽时,会厌覆盖喉口,防止食物进入下呼吸道。

(2)下呼吸道:是指从气管至终末呼吸性细支气管末端的气道。

1)解剖结构:下呼吸道包括气管、支气管、细支气管和肺实质。

气管逐级分支到肺泡共 24 级,构成气管 - 支气管树状结构。气管位于食管前,由 15~20 个 U 型透明软骨组成,软骨后部缺口(约占 1/3)处由平滑肌和纤维组织构成,有伸缩性,以适应食物在食管内下行。气管分为左右主支气管,右主支气管较左主支气管短、粗且陡直,所以异物或气管插管易进入右肺。呼吸道逐级分支使气道口径越来越小,气道总截面积增大,气体流速减慢。临床上将吸气状态下内径 <2mm 的细支气管称为"小气道",由于小气道管壁无软骨支持、阻力小、气体流速慢、易阻塞,病变时不易被感觉,因此是呼吸系统的常见病变部位。

2) 组织结构和功能:气管、支气管壁的组织结构可分为三层,包括黏膜、黏膜下层和固有膜。①黏膜层:为假复层纤毛柱状上皮,主要有纤毛细胞和杯状细胞。纤毛具有清除呼吸道内分泌物和异物的功能,是气道的重要防御机制之一。杯状细胞分布于传导性气道的各种细胞间,可分泌黏液。慢性支气管炎等病理状态下,杯状细胞数量增多,分泌亢进,纤毛不能有效摆动和清除呼吸道内分泌物;②黏膜下层:由疏松结缔组织组成,含有黏液腺和黏液浆液腺。在慢性炎症时,腺体的黏液细胞和浆细胞增生肥大,分泌亢进,使黏膜下层增厚,黏液分泌增多,黏稠度增加;③固有膜:由弹性纤维、胶原纤维和平滑肌构成。平滑肌的舒缩与支气管口径及肺的顺应性密切相关。

2. 肺泡 肺泡上皮细胞有大量Ⅰ型细胞、少量Ⅱ型细胞和极少量巨噬细胞。Ⅰ型细胞呈扁平状,占肺泡表面积的 95%,是气体交换的主要场所。较少的Ⅱ型细胞分泌表面活性物质而降低肺泡表面张力,以防止肺萎陷。

3. 肺的血液循环 肺有肺循环、支气管循环双重血液供应。

肺循环由肺动脉 - 肺毛细血管 - 肺静脉组成。其特点是毛细血管壁薄、扩张性较大、压力低、阻力小。肺泡毛细血管网非常丰富,总面积可达 $60\sim100m^2$,有利于进行气体交换,故又称为功能血管。

支气管循环由支气管动脉和静脉构成,称为营养血管。来源于胸主动脉的支气管毛细血管网主要供应支气管壁、肺泡和脏层胸膜的营养。

4. 胸膜和胸膜腔 胸膜腔是一个由脏层胸膜和壁层胸膜构成的密闭潜在腔隙,内有少量浆液将两层胸膜黏附在一起,并有润滑作用。壁层胸膜有感觉神经分布,病变累及胸膜时可引起胸痛。

5. 肺的通气和换气功能 呼吸系统的主要生理功能是吸入外界的 O_2,排出血液内过剩的 CO_2,在肺泡水平进行气体交换。呼吸过程可分为三个环节:①外环境与肺之间气体交换的肺通气,以及肺泡与血液之间的气体交换过程,又称外呼吸;②气体在血液中的运输;③血液与组织细胞间的气体交换,又称内呼吸。

(1) 肺通气:临床上常用下列指标来衡量肺的通气功能。

1) 每分钟通气量(minute ventilation,MV 或 V_E):是指静息状态下,每分钟进入或排出呼吸器官的总气量。MV= 潮气量(V_T)× 呼吸频率(f)。正常成人潮气量为 400~500ml,呼吸频率为 12~18 次 / 分,故每分钟通气量约 6~8L。

2) 肺泡通气量(alveolar ventilation,V_A):指在吸气时进入肺泡进行气体交换的气量,又称有效通气量。解剖死腔与肺泡死腔之和为生理死腔(V_D)。肺泡死腔是指每次呼吸进出肺泡但未进行气体交换的那部分气量,正常人肺泡死腔可忽略不计,故临床上生理死腔量即为解剖死腔量。$V_A=(V_T-V_D)\times f$,它是维持正常动脉血二氧化碳分压($PaCO_2$)的基本条件。

3) 最大通气量(maximal breathing capacity,MBC 或 MMV):指受试者以最快的速度和

尽可能深的幅度进行呼吸时所测得的每分钟通气量。一般测试15s,将所测值乘以4即可。MMV 代表单位时间内呼吸器官发挥最大潜力后所能达到的通气量。最大通气量是一项较有意义的通气功能测量指标,反映了胸廓弹性、气道阻力、肺组织弹性和呼吸肌的力量。当 MMV 显著减少时,患者不能胜任重体力劳动或剧烈的活动。通过 MMV 和 MV 的测试可了解机体的通气贮备能力,以通气贮备百分比表示:(MMV−MV)/MMV × 100%,正常值≥93%。

(2) 肺换气:主要通过呼吸膜以弥散的方式进行,气体在肺泡与血液之间的分压差是气体交换的主要动力。呼吸膜由肺泡表面活性物质、液体分子层、肺泡上皮、纤维网状间隙、毛细血管基膜、毛细血管内皮细胞六层结构组成。呼吸膜薄(<1μm)而面积大,气体分子易于弥散。影响气体弥散的因素取决于呼吸膜两侧的气体分压差、气体溶解度和气体分子量、通气/血流比例,以及肺泡膜的弥散面积和厚度等。

6. 呼吸运动 是通过中枢神经系统、神经反射和体液化学变化三个环节的调节予以实现。正常节律性呼吸运动为机体提供所需的 O_2 和排出多余的 CO_2,以及稳定血中的酸碱度(pH)。任何一个环节发生异常,都可引起呼吸节律的改变,如中枢神经系统疾病、颅内压增高等可引起潮式呼吸。

7. 防御功能 呼吸系统具有十分完备的防御机制,可防止有害物质的入侵。包括:①调节和净化吸入的空气:通过上呼吸道的加温、湿化和过滤作用实现;②清除气道异物:呼吸道黏膜和黏液纤毛运载系统参与净化空气和清除异物;③反射性防御功能:咳嗽反射、喷嚏和支气管收缩等可避免吸入异物等;④清除侵入肺泡的有害物质:以肺泡巨噬细胞为主的防御力量,对各种吸入性尘粒、微生物等有吞噬或中和解毒作用;⑤免疫防御:包括非特异性免疫(溶菌酶、干扰素、补体等可溶性因子)和特异性免疫(体液免疫和细胞免疫)。

【影响呼吸系统疾病的主要相关因素】

1. 大气污染和吸烟 病因学研究证实,呼吸系统疾病的增加与空气污染、吸烟密切相关。当空气中烟尘或二氧化硫超过 $1000\mu g/m^3$ 时,慢性支气管炎急性发作显著增多;其他粉尘如二氧化碳、煤尘、棉尘等可刺激支气管黏膜、减损肺清除和自然防御功能,为微生物入侵创造条件。

吸烟是小环境的主要污染源,吸烟与慢性支气管炎和肺癌关切。1994 年世界卫生组织提出吸烟是世界上引起死亡的最大"瘟疫",经调查表明发展中国家在近半个世纪内,吸烟吞噬生灵 6000 万,45 岁至 65 岁者占 2/3。预计到 2025 年,全球每年因吸烟致死将达到 1000 万人,为目前死亡率的 3 倍,其中我国占 200 万人。目前我国烟草总消耗量占世界首位,青年人吸烟明显增多,未来 20 年中,因吸烟而死亡者将会急剧增多。

2. 吸入性变应原增加 随着我国工业化及经济的发展,特别在都市可引起变应性疾病(哮喘、鼻炎等)的变应原的种类及数量增多,如地毯、窗帘的广泛应用使室内尘螨数量增多,宠物饲养(鸟、狗、猫)导致动物毛变应原增多,还有空调机的真菌、都市绿化的某些花粉孢子、有机或无机化工原料、药物及食物添加剂等;某些促发因子的存在,如吸烟(被动吸烟)、汽车排出的氮氧化物、燃煤产生的二氧化硫、细菌及病毒感染等,均是哮喘患病率增加的因素。

3. 肺部感染病原学的变异及耐药性的增加 呼吸道及肺部感染是呼吸系统疾病的

重要组成部分。我国结核病(主要是肺结核)患者人数居全球第二,有肺结核患者500万,其中具传染性150万人,而感染耐多药的结核分枝杆菌的患者可达17%以上。由于至今尚未有防治病毒的特效方法,病毒感染性疾病的发病率未有明显降低;自广泛应用抗生素以来,细菌性肺炎的病死率显著下降,但老年患者病死率仍高,且肺炎的发病率未见降低。在医院获得性肺部感染中,革兰阴性菌占优势。在革兰阳性球菌中,耐甲氧西林的细菌亦明显增加;社区获得性肺炎仍以肺炎链球菌和流感嗜血杆菌为主要病原菌,还有军团菌、支原体、衣原体、病毒等。在2003年暴发的SARS,则为SARS冠状病毒感染。此外,免疫低下或免疫缺陷者的呼吸系统感染,则应重视特殊病原如真菌、肺孢子菌及非典型分枝杆菌感染。

4. 社会人口老龄化　随着科学和医学技术的突飞猛进,人类寿命延长的速度也迅速加快。到2015年,中国60岁以上老年人口将达到2.16亿,约占总人口的16.7%,年均净增老年人口800多万,超过新增人口数量。其中80岁以上的高龄老人将达到2400万。呼吸系统疾病如慢阻肺、肺癌均随年龄的增加,其患病率亦随之上升;由于老年的机体免疫功能低下,且易引起吸入性肺炎,即使各种新抗生素相继问世,肺部感染仍居老年感染疾病之首位,常为引起死亡的直接因素。

【护理评估】

1. 病史

(1) 患病及治疗经过:①起病情况:起病时间、缓急、诱因,如有无受凉、吸烟、过敏物接触史等;②主要症状:如咳嗽、咳痰、咯血、胸痛、呼吸困难等出现的部位、性质、发作频率、持续时间、程度以及加重或缓解因素;③发病过程:患者自患病以来至今病情的发展与演变过程;④伴随症状:自患病以来有无其他不适,如畏寒、发热、盗汗等;⑤诊疗经过:患者自发病以来的所接受的检查及结果、用药的种类、剂量、用法、效果等;⑥目前状况:目前主要不适及病情变化、患者一般状态。

(2) 心理社会评估:①疾病知识:患者对疾病的严重性、预后及防治知识的了解程度;②心理状况:患者的性格、精神状态。有无焦虑、抑郁等负性情绪及其程度;③社会支持系统:其家庭主要成员的经济状况及文化背景,对患者所患疾病认识程度,关怀和支持程度;医疗费用来源或支付方式;出院后继续就医的条件等。

(3) 生活史:生活史中某些因素与呼吸系统疾病的发病关系密切,特别应注意询问职业及工作条件,居住环境等。有无烟酒嗜好、程度。日常生活方式是否规律、健康;平时饮食习惯,有无特殊的食物喜好或禁忌,有无食物过敏等。

2. 常见症状和体征

(1) 咳嗽与咳痰:咳嗽是机体的一种反射性防御动作,借以清除呼吸道分泌物和异物。咳痰是当支气管黏膜的神经末梢及延髓咳嗽中枢受到刺激时,通过支气管平滑肌的收缩、支气管黏膜上皮细胞的纤毛运动及咳嗽反射将呼吸道分泌物排出体外的过程。咳嗽可伴或不伴咳痰。

咳嗽的性质、音色、持续的时间,痰液的颜色、性质、量、气味等因病因不同而异。急性上呼吸道感染的咳嗽多为干咳,伴有发热。支气管肿瘤的咳嗽常有刺激性干咳,肿瘤压迫气管或支气管时伴有金属音。慢性支气管炎的咳嗽多于晨间体位改变时出现,多见于寒冷天气,气候变暖时缓解。支气管扩张或肺脓肿的咳嗽与体位改变有明显关系。支气管炎、肺炎或支气管哮喘咳白色泡沫痰或黏液痰。感染加重咳黄脓痰。支气管扩张、肺脓肿时，咳大量黄色脓性痰，若伴厌氧菌感染时，则有臭味。肺水肿咳粉红色泡沫痰。痰量的增减，多能反映肺部炎症变化，增多者可能肺部感染加剧。痰量原来较多，忽然减少，且全身情况较差，体温升高，则提示支气管引流不畅。

(2) 肺源性呼吸困难：肺源性呼吸困难是指呼吸系统疾病引起患者自觉空气不足、呼吸费力，并伴有呼吸频率、节律和深度的异常。严重者出现鼻翼煽动、张口呼吸或端坐呼吸。

根据呼吸困难的临床特点，可分为三种类型：①吸气性呼吸困难：吸气时呼吸困难显著，伴干咳或高调的吸气性喘鸣音，严重者出现锁骨上窝、胸骨上窝及肋间隙向内凹陷，称"三凹征"，吸气时间延长，多因上呼吸道、气管、大支气管的炎症、异物、肿瘤等引起上呼吸道狭窄、梗阻所致；②呼气性呼吸困难：呼气费力、呼气时间延长，常伴有哮鸣音，多因肺组织弹性减弱及小支气管痉挛所致。如支气管哮喘、慢性阻塞性肺气肿；③混合性呼吸困难：吸气与呼气均费力，呼吸浅快，常有呼吸音变化及病理性呼吸音。

(3) 咯血：咯血是指喉及喉以下的呼吸道或肺组织出血经口腔咯出。根据咯血量临床分为少量咯血（<100ml/d）、中等量咯血（100~500ml/d）或大量咯血（>500ml/d，或300~500ml/次）。呼吸系统疾病常见的咯血原因包括肺结核、支气管扩张、肺炎、肺癌、慢性支气管炎、慢性肺脓肿等。咯血须与口腔、鼻、咽部出血或消化道出血相鉴别。咯血量的估计应考虑患者吞咽、呼吸道残留的血液，以及混合的唾液、痰、盛器内的水分等因素。

(4) 胸痛：胸痛主要由胸腔内脏器或胸壁组织病变累及壁层胸膜时引起。常见于肺炎、肺结核、肺脓肿、气胸、肺癌、胸膜炎等，还可见于心血管疾病、纵隔或食道病变、肋间神经痛以及其他脏器病变引起的放射性疼痛。其性质呈隐痛、钝痛、刺痛、灼痛、刀割样或压榨样疼痛。胸痛伴高热，可考虑肺炎，自发性气胸可在屏气或剧烈咳嗽时或之后突然发生剧烈胸痛，伴有气急或发绀。肺癌侵及壁层胸膜和肋骨，可出现隐痛，并进行性加剧，甚至刀割样痛。胸膜炎呈患侧疼痛，呼吸、咳嗽时加剧，屏气时减轻。肋间神经痛常沿肋间神经呈带状分布，可出现灼痛或触电样疼痛。

3. 辅助检查

(1) 血液检查：呼吸系统感染时，中性粒细胞增加；白细胞计数、中性粒细胞增多常见于呼吸道感染。嗜酸性粒细胞增多见于哮喘、寄生虫或曲霉菌感染。肺癌化疗后常伴有白细胞和（或）血小板减少，血红蛋白降低提示有贫血，血小板减少可提示有出血可能。

(2) 痰液检查：痰液检查不仅能协助病因诊断、观察疗效和判断预后，也能指导临床抗生素的应用。

1) 一般性检查：①痰量：痰量 >100ml/d 为大量痰，提示肺内有慢性炎症或空腔性化脓性病变；②颜色及性状：正常人偶有少量白色痰或灰白色黏痰；黄色脓痰提示有化脓性感染；铁锈色痰多因血红蛋白变性所致，常见于典型的大叶性肺炎；棕褐色痰见于阿米巴脓肿；烂桃样痰见于肺吸虫病；灰黑色痰因吸入大量煤炭粉尘或长期吸烟所致；③气味：痰液恶臭提示厌氧菌感染。

2) 痰培养标本采集方法及注意事项：①自然咳痰法：最为常用，一般晨起用清水漱口数次，用力咳出深部第一口痰，咳痰困难者可采用生理盐水超声雾化或轻压胸骨柄上方协助排痰，盛于无菌容器中；②环甲膜穿刺法；③经纤维支气管镜防污染采样法。标本采集以清晨痰为佳,防止唾液及上呼吸道分泌物污染,有些细菌如肺炎链球菌、产气杆菌等极易死亡,须及时送检。呼吸系统感染患者检出病原菌机会较高,但须区分是病原菌还是上呼吸道正常菌群,一般 2 次以上检出同一种细菌或痰培养菌量≥10^7cfu/ml 可判定为致病菌。

(3) 免疫学检查:荧光抗体、对流免疫电泳、酶联免疫吸附测定,对于病毒、支原体、细菌等感染的诊断有一定价值。癌瘤相关抗原测定如甲胎蛋白、癌胚抗原等测定,能为恶性肿瘤的诊断、预后或治疗监测提供有用的信息。

(4) 抗原皮肤试验:哮喘的过敏原皮肤试验阳性,有助于确定变应原和进行抗原脱敏治疗,但需排除假阳性或假阴性。

(5) 胸部影像学检查:胸部透视配合正侧位胸片可发现被心、纵隔等掩盖的病变,并能观察横膈、心血管活动情况。断层摄片和 CT 能进一步明确病变部位、性质以及有关气管、支气管通畅程度。磁共振成像(MRI)对纵隔疾病、鉴别实质性与囊性病变、中心型肺癌肿块与肺不张、肺动脉栓塞等诊断有较大帮助。支气管造影对支气管扩张、狭窄、阻塞的诊断有帮助。肺血管造影用于肺栓塞和各种先天性或获得性血管病变的诊断;支气管动脉造影和栓塞术对咯血有较好的诊治价值。超声显像有助于胸腔积液、肺动脉栓塞和肺外周肿块等诊断,并指导穿刺抽液或活检。

(6) 纤维支气管镜(纤支镜)检查:纤支镜能深入亚段支气管,直接窥视黏膜水肿、充血及溃疡、肉芽肿、肿瘤、异物等,通过钳检、刷检、针吸及对肺泡灌洗液进行微生物、细胞、免疫学检查,有助于明确病原和病理诊断;还可通过它取出异物、诊断咯血,经高频电刀、激光、微波及药物治疗良、恶性肿瘤。借助纤支镜的引导还可作经鼻气管插管。

(7) 肺功能检查:通过对肺功能的测定,如肺活量(VC)、残气量(RV)、肺总量(TLC)、第一秒用力呼气量(FEV$_1$)、用力肺活量(FVC),可了解肺功能损害的性质和程度,对疾病的诊断、治疗及预后均有价值。结合动脉血气分析结果,可对呼吸衰竭(简称呼衰)病理生理有进一步了解,并能对呼衰的性质、程度以及防治和疗效诊断等作出全面评价。

(8) 胸腔积液检查和胸膜活检:胸腔积液检查可明确是渗出性还是漏出性胸腔积液。检查胸腔积液的溶菌酶、腺苷脱氨酶、癌胚抗原及进行染色体分析,有利于结核与恶性胸腔积液的鉴别。脱落细胞和胸膜病理活检对明确肿瘤或结核有诊断价值。

(9) 肺活体组织检查:经纤支镜作病灶反复活检,有利于诊断和随访疗效。紧贴胸壁的病灶,可在胸透、B 超或 CT 下定位作经胸壁穿刺肺活检,进行微生物和病理检查。以上两种方法不足之处为所取肺组织过小,必要时可行开胸肺活检。

(10) 放射性核素扫描:对肺区域性通气 / 血流情况、肺血栓栓塞和血流缺损以及占位性病变的诊断有帮助。

【护理诊断 / 问题】

1. 体温过高　与感染有关。

2. 清理呼吸道无效　与无效咳嗽、痰液黏稠、呼吸肌衰竭、胸痛或意识障碍有关。

3. 气体交换受损　与肺部病变使呼吸面积减少、支气管平滑肌痉挛使气道狭窄有关。

4. 低效性呼吸型态　与肺的顺应性降低、疲乏无力或疼痛有关。

5. 活动无耐力　与低氧血症、营养不良有关。

6. 疼痛　与胸壁病变、胸内脏器疾病有关。

7. 有窒息的危险　与痰液黏稠、大咯血有关。

8. 潜在并发症:低氧血症、感染中毒性休克、呼吸衰竭等。

【护理措施】

1. 病情观察

(1) 观察患者生命体征、神志和尿量的变化,作好记录。

(2) 注意观察患者呼吸系统的症状体征,如咳嗽的性质、音色、节律,痰液的量、颜色和黏稠度、是否有臭味,胸痛的性质、程度及与体位的关系,咯血的程度,及发热、消瘦、贫血等全身症状,出现气促、发绀常表示病情严重。

(3) 了解患者实验室检查的情况,发现异常及时报告医生。

2. 起居护理

(1) 病室及居住环境:应阳光充足、空气新鲜、定时通风,但避免对流以免患者受凉。房间保持整洁、安静和舒适。保持适当温度、相对湿度,室内空气定期消毒。周围环境应去除烟雾、粉尘和刺激性气味,防止刺激呼吸道。

(2) 体位与活动:急性感染期伴发热、呼吸困难者,应卧床休息,减轻体力和氧的消耗;危重患者如呼吸衰竭、肺炎休克、气胸、大咯血、肺性脑病、支气管哮喘重度发作等应绝对卧床休息;慢性呼吸功能障碍的患者必须改变原有的日常生活规律,如采取放松的态度进行工作和生活,鼓励患者在体力能承受的情况下,结合疾病的特点从事一定的活动和运动,以提高机体抵抗力,改善呼吸功能。

3. 饮食护理

(1) 向患者及家属宣传增加营养与促进健康的关系,取得患者及家属的主动配合。

(2) 给予患者高蛋白、高热量、高维生素、易消化饮食,动、植物蛋白应合理搭配。少量多餐,避免暴饮暴食,避免产气的食物。

(3) 调配好食物的色、香、味,尽量安排多样化饮食,创造清洁、舒适、愉快的进餐环境,尽可能安排患者与他人共同进餐,以调整心情,促进食欲。

(4) 有吞咽困难者应给予流质饮食,进食宜慢,取半卧位,以免发生吸入性肺炎或呛咳,甚至窒息;病情危重者应采取喂食、鼻饲,或静脉输入脂肪乳剂、复方氨基酸和含电解质的液体。

(5) 鼓励患者足量饮水,补充因发热而缺失的水和盐,加快毒素排泄和热量散发。儿童、心肾功能不全患者必须根据病情限制其液体及钠的摄入量。

4. 用药护理　遵医嘱合理使用抗生素、止咳、化痰、平喘和止血等药物,向患者讲解用药的方法及注意事项,注意观察患者的反应、药物的副作用和毒性反应,以便及早发现异常和及时处理。

5. 对症护理

(1) 咳嗽与咳痰

1) 病情观察:密切观察咳嗽的性质,咳嗽出现的时间和节律,咳嗽的音色。观察痰液的颜色、性质和量,正确采集痰液标本并及时送检。

2) 排痰:遵医嘱应用抗生素、止咳、祛痰等药物外,还应协助患者排痰,主要措施有:①湿化呼吸道:采用超声雾化法,注意防止长期雾化引起气道湿化过度、干稠分泌物湿化后膨胀阻塞支气管、雾滴刺激支气管引起支气管痉挛、呼吸道继发感染等。②深呼吸和有效咳嗽、咳痰：取坐位或卧位等舒适体位，先行 5~6 次深呼吸，于深吸气末屏气，继而用力咳嗽将痰液咳出；或患者取坐位，两腿上置一枕头，顶住腹部（促进膈肌上升），咳嗽时身体前倾，头颈屈曲，张口咳嗽将痰排出。③体位引流：利用重力作用使支气管、肺内分泌物排出体外，适用于支气管扩张、肺脓肿、慢性支气管炎等分泌物较多者。体位选择应遵循使病变部位或痰液潴留部位在上，引流支气管开口在下的原则。通常在餐前引流，1~3 次 /d，每次约持续 15 分钟，引流时应有护士或家人协助或陪伴。严重心血管疾病、肺水肿患者、近期大咯血患者属禁忌。④机械吸痰：可经患者口、鼻行气管插管或于气管切开处进行负压吸痰，以帮助分泌物黏稠无力咳出、咳嗽反射减弱或消失、排痰困难者保持呼吸道通畅。可在吸痰前后适当提高吸氧浓度以防止吸痰引起低氧血症。⑤胸部叩击：患者侧卧或坐位，叩击者两手手指弯曲并拢，使掌侧呈杯状，以手腕的力量，从肺底自下而上、由外向内、迅速而有节律地叩击胸壁，震动气道，每一肺叶叩击 1~3 分钟，120~180 次 / 分钟。

(2) 肺源性呼吸困难

1) 体位与活动：采取半卧位或端坐位，必要时设置跨床小桌，以便患者伏桌休息。严重呼吸困难患者应尽量减少活动和不必要的说话，以减少耗氧量，减轻呼吸困难。

2) 口腔卫生：避免吸入刺激性气体，保持空气新鲜和相对湿度适宜。

3) 有效呼吸：教会患者掌握有效呼吸的技巧，如慢而深的呼吸、缩唇腹式呼吸。

4) 清理呼吸道：气道分泌物较多者，应协助患者翻身、拍背，充分排出痰液，以增加肺泡通气量，必要时应机械吸痰，以保持呼吸道通畅。

5) 吸氧：给予适宜的氧疗，纠正缺氧，缓解呼吸困难。严重者可通过面罩加压呼吸机辅助呼吸，必要时行气管插管等建立人工气道。

(3) 咯血

1) 休息与体位：小量咯血者应适当休息，大量咯血者应绝对卧床休息，取平卧位，头偏向一侧。咯血停止 1 周后方可下床排便。

2) 饮食护理：大量咯血时暂禁食，咯血停止后可给凉或温的流质或半流质饮食，但需避免刺激性食物。

3) 窒息救护：患者出现窒息症状时，取头低足高位，将头偏向一侧作体位引流，迅速清除口鼻腔血块。无效时用鼻导管抽吸，必要时用开口器将牙齿撬开，用舌钳将舌拉出，以免舌后坠阻塞呼吸道。严密观察血压、脉搏、呼吸的变化，记录咯血量。

4) 用药护理：配合医师进行药物治疗。大量咯血常用垂体后叶素 5~10U 加入 50% 葡萄糖 40ml 中缓慢静脉推注（5~10 分钟推完），注射过快可引起恶心、便意、心悸、面色苍白等不良反应；持续咯血者可用 10~20U 加入 5% 葡萄糖溶液 500ml 中静脉滴注。垂体后叶素具有收缩肺小动脉的作用，从而减少肺血流量而止血。因此药能引起子宫、肠道平滑肌收缩和心脏冠状动脉收缩，故高血压、冠心病患者及孕妇禁用。必须输血的患者宜输少量新鲜血，速度不宜过快，以免肺循环压力增高，再次引起血管破裂而咯血。

(4) 胸痛

1) 休息与体位：注意休息，可采取舒适的体位如半坐卧位。胸膜炎患者取患侧卧位，以减少局部胸壁与肺的活动。

2) 缓解疼痛：胸部活动引起疼痛者，可在呼气末用 15cm 宽胶布固定患侧胸廓，以降低呼吸幅度,达到缓解疼痛的目的;亦可采取局部湿热敷、冷湿敷或肋间神经封闭疗法止痛。当患者出现剧烈胸痛或持续隐痛影响休息,胸痛伴呼吸困难,或因癌症引起胸痛等情况时,遵医嘱适当使用镇静剂和镇痛剂。

6. 心理护理 为新入院的患者详细介绍环境、主管医生和责任护士,尽快消除患者的陌生感,减轻患者对住院的恐惧。经常巡视病房,了解患者需要,鼓励患者表达自己的感受,对患者的焦虑、恐惧等不良心理状态,表示理解。经常给予可以帮助患者减轻心理负担的言语性和非言语性安慰,如握住患者的手等。指导患者使用放松技术,如缓慢的深呼吸、全身肌肉放松、练气功、听音乐等。提供患者有关医院常规、治疗、护理等各方面的信息,通过连续性护理与患者建立良好的护患关系。必要时鼓励家属探视,并参与患者的生活护理。

第二节 急性呼吸道感染

一、急性上呼吸道感染

急性上呼吸道感染(acute upper respiratory tract infection)是鼻腔、咽或喉部急性炎症的统称。

本病全年皆可发病,但冬春季节多发,可通过含有病毒的飞沫或被污染的手和用具传播,多为散发,但可在气候突变时流行。由于病毒的类型较多,人体对各种病毒感染后产生的免疫力较弱且短暂,且无交叉免疫,同时在健康人群中有病毒携带者,故一个人一年内可有多次发病。

急性上呼吸道感染是呼吸道最常见的传染病,一般病情较轻,病程较短,预后良好。但由于发病率高,具有一定的传染性,不仅影响生产劳动力,有时还可发生严重并发症,如心肌炎、肺炎、风湿性疾病和肾炎等,应积极防治。

【病因与发病机制】

急性上呼吸道感染 70%~80% 由病毒所致,常见有流感病毒(甲、乙、丙)、副流感病毒、呼吸道合胞病毒、鼻病毒、腺病毒、埃可病毒、柯萨奇病毒、麻疹病毒、风疹病毒等。细菌感染可继发于病毒感染或直接发生,最常见为溶血性链球菌,其次为流感嗜血杆菌、肺炎链球菌和葡萄球菌等,偶见革兰阴性杆菌。当有受凉、淋雨、过度疲劳等诱因导致全身或呼吸道局部防御功能下降时,从外界侵入或原存在于上呼吸道的病毒或细菌迅速繁殖而引起本病,尤其是呼吸道有慢性炎症或老幼体弱者更易发生。

【临床表现】

根据病因和临床表现不同,可分为不同的类型。

1. 普通感冒 俗称"伤风"。成人多由鼻病毒所致,其次为副流感病毒、呼吸道合胞病毒、埃可病毒等,好发于冬春季节。起病较急,以鼻咽部卡他症状为主。初期出现咽痒、咽干、烧灼感或咽痛,可伴有喷嚏、鼻塞、流清水样鼻涕,2~3 天后变稠。如有耳咽管炎可引起听力减退,或伴有味觉迟钝、流泪、声嘶、咳嗽和少量黏液痰。全身症状较轻或无,可仅有低热、轻度畏寒、头痛、不适感等。体检可见有鼻腔黏膜充血、水肿、有分泌物,咽部轻度充血等体征。如无并发症,经 5~7 天痊愈。

2. 病毒性咽炎和喉炎　急性病毒性咽炎常由鼻病毒、腺病毒、流感病毒、副流感病毒和呼吸道合胞病毒等引起。好发于冬春季节。表现为咽痒、不适、灼热感，咽痛短暂且轻，可伴有发热、乏力等。出现吞咽疼痛时，常提示链球菌感染，咳嗽少见。体检可有咽部充血、水肿，颌下淋巴结肿大和触痛等。急性病毒性喉炎多由流感病毒、副流感病毒和腺病毒等所致。表现为声嘶、说话困难、咳嗽时疼痛，常伴发热、咽炎或咳嗽。检查可见喉部充血、水肿，局部淋巴结肿大且触痛，可闻及喘息声。

3. 疱疹性咽峡炎　主要由柯萨奇病毒 A 所致。好发于夏季，儿童多见，偶见于成人。病程约一周。临床表现为咽痛明显，常伴有发热，体检可见咽充血，软腭、腭垂、咽和扁桃体表面有灰白色疱疹及浅表溃疡，周围有红晕。

4. 咽结膜热　主要由腺病毒和柯萨奇病毒等引起。多发于夏季，儿童多见，游泳传播为主，偶见于成人。病程 4~6 天。临床表现有咽痛、畏光、流泪、发热等，体检可见咽、结膜明显充血。

5. 细菌性咽 - 扁桃体炎　多由溶血性链球菌引起，其次由流感嗜血杆菌、肺炎链球菌和葡萄球菌等引起。临床特征为起病急，咽痛明显，伴畏寒、发热，体温可超过 39℃。体检可见咽部明显充血，扁桃体肿大、充血，表面有黄色点状渗出物，颌下淋巴结肿大有压痛。肺部无异常体征。

【辅助检查】

1. 血常规　病毒感染者，血白细胞计数常正常或偏低，淋巴细胞比例升高。细菌感染者，可见白细胞计数和中性粒细胞增多以及核左移现象。

2. 病毒和病毒抗原的测定　可根据需要，选用免疫荧光法、酶联免疫吸附检测法、血清学诊断和病毒分离鉴定等方法，判断病毒的类型，区别病毒和细菌感染。采用细菌培养可判断细菌类型并做药物敏感试验以指导临床用药。

【诊断与鉴别诊断】

根据病史、流行情况，以及鼻咽部的症状和体征，结合血常规和胸部 X 线检查可作出临床诊断。采用细菌培养和病毒分离，或者免疫荧光法、酶联免疫吸附检测法、血凝抑制试验等，可明确病因诊断。

本病须与流行性感冒的临床症状相鉴别，见表 2-2-1。

表 2-2-1　普通感冒与流行性感冒鉴别

	发热	头痛	全身疼痛	疲乏、虚弱	鼻塞、喷嚏、咽痛	胸部不适	并发症
普通感冒	少见	少见	轻微	轻微	常见	轻度至中度	少见
流行性感冒	典型症状常为高热(39~40℃)持续 3~4 天	显著	常见且严重	早期出现显著，可持续 2~3 周	有时伴有	常见，可能严重	支气管炎、肺炎

【治疗要点】

临床治疗以对症处理、休息、戒烟、多饮水、保持室内空气流通和防治继发细菌感染等为主。

1. 对症治疗　可选用含有解热镇痛及减少鼻咽充血和分泌物的抗感冒复合剂或中成药,如对乙酰氨基酚(扑热息痛)、双酚伪麻片、银翘解毒片等。

2. 抗菌药物治疗　如有细菌感染,可根据病原菌选用敏感的抗菌药物。经验用药,可选用青霉素、第一代头孢菌素、大环内酯类或喹诺酮类。

3. 抗病毒药物治疗　病毒性上呼吸道感染目前尚无特效抗病毒药物,早期应用抗病毒药对于免疫缺陷患者有一定效果。利巴韦林有较广的抗病毒谱,对流感病毒、副流感病毒和呼吸道合胞病毒等有较强的抑制作用。奥司他韦对甲、乙型流感病毒神经氨酸酶有强效的抑制作用,可缩短病程。金刚烷胺、吗啉胍和抗病毒中成药也可选用。

病毒感染尚无成熟的抗病毒药物,因其常并发细菌感染,临床常用抗菌药物作为上呼吸道感染的主要治疗措施。

【主要护理诊断/问题】

1. 舒适的改变　鼻塞、流涕、咽痛、头痛　与病毒和(或)细菌感染有关。

2. 体温过高　与病毒和(或)细菌感染有关。

3. 有体液不足的危险　与发热、出汗、饮水少有关。

【护理措施】

1. 病情观察　密切观察体温变化,如体温升高过多应给予降温措施。观察伴随状况,如有头痛加重或耳痛伴听力障碍等情况,应及时与医生联系。

2. 起居护理　保持室内一定的温度(18~22℃)、相对湿度(50%~60%)和空气流通。避免抽烟或接触烟雾和冷空气。病情较重或年老体弱者应卧床休息。注意个人卫生和呼吸道隔离,防止交叉感染。有条件者可蒸汽淋浴,但须注意保暖。

3. 饮食护理　给予清淡、高热量、丰富维生素、易消化食物,鼓励患者每天保持足够的饮水量,饮水量视患者体温、出汗及气候等情况而异,如患者心肾功能无障碍,每日饮水至少1500ml。避免辛辣刺激及生冷食物,忌烟、酒。

4. 用药护理　遵医嘱对发热、头痛者,选用解热镇痛药,如复方阿司匹林、对乙酰氨基酚(扑热息痛);鼻塞、咽痛者,口服银翘片等;鼻塞严重时可用1%麻黄碱滴鼻液或呋可麻液滴鼻。注意观察药物的副作用,应用青霉素时,密切注意有无过敏反应。

5. 对症护理　患者寒战时应保暖,高热时物理降温或按医嘱使用解热镇痛片;出汗多的患者要及时更换衣被并清洁皮肤。咽痛、声嘶时给予雾化吸入,生理盐水含漱亦可缓解咽喉疼痛。

6. 心理护理　了解患者、家人及密切接触者对本病的认识,尤其是在传染期的患者,一定要做好呼吸道隔离,讲明隔离的重要性,消除孤独感。

【其他相关护理诊断】

1. 知识缺乏　缺乏疾病预防保健知识。

2. 潜在并发症　鼻窦炎、气管-支气管炎、风湿病、肾小球肾炎、心肌炎等。

【中医护理概要】

1. 本病属于中医感冒范畴。

2. 其病因主要是风邪兼夹时令之气侵袭人体,以致卫表不和、肺失宣肃。

3. 轻症或初起仅稍有恶风、微热、头胀、鼻塞者,可予桑叶、薄荷、防风、荆芥等微辛轻清透邪。

4. 咽痒咳嗽者,可配前胡、牛蒡子、贝母、橘红、桔梗、甘草等清宣肺气。

5. 暑湿感冒头身疼痛较重者,可采用刮痧法缓解症状。

【健康教育】

1. 知识宣教　指导患者和家属了解疾病的诱因,避免受凉、过度疲劳,注意保暖;保持室内空气新鲜、阳光充足;少去人群密集的公共场所;嘱患者戒烟。

2. 用药指导　药物治疗后症状不缓解,或出现耳鸣、耳痛、外耳道流脓等中耳炎症状,或恢复期出现胸闷、心悸,眼睑水肿、腰酸、关节痛者,应及时就诊。

3. 生活指导　注意劳逸结合,进行有规律合适的体育锻炼,坚持冷水浴(或冷水洗脸),提高机体对寒冷的适应能力。

【结语】

急性上呼吸道感染是鼻腔、咽或喉部的急性炎症的统称,多由病毒所致。其临床表现有鼻咽部卡他症状、咽痛、发热、头痛等;扁桃体炎时咽痛明显,伴畏寒、发热,体温可超过39℃。护理时注意对症处理、休息、多饮水。体温超过39℃时给予物理降温。退热时及时更换被褥、衣裤,注意保暖,防止虚脱。

二、急性气管-支气管炎

急性气管-支气管炎(acute trachea-bronchitis)是指由感染、物理、化学刺激或过敏等因素引起的气管-支气管黏膜的急性炎症。临床主要表现为咳嗽和咳痰。多见于寒冷季节或气候突变时。也可由于急性上呼吸道感染迁延所致。

【病因与发病机制】

1. 感染　可以由病毒、细菌直接感染,或急性上呼吸道病毒、细菌感染蔓延引起,也可在病毒感染后继发细菌感染。病原体常为腺病毒、流感病毒(甲、乙)、冠状病毒、鼻病毒、单纯疱疹病毒、呼吸道合胞病毒、副流感病毒、流感嗜血杆菌、肺炎链球菌、卡他莫拉菌等,近年来衣原体和支原体感染明显增加,在病毒感染的基础上继发细菌感染亦较多见。

2. 物理与化学因素　过冷空气、粉尘、刺激性气体或烟雾(如氨气、氯气、二氧化硫、二氧化氮等),均可刺激气管-支气管黏膜而引起本病。

3. 过敏反应　对花粉、有机粉尘、真菌孢子,或对细菌蛋白质过敏等,均可引起气管-支气管的过敏炎症反应。寄生虫移行至肺,也可致病。

【临床表现】

1. 症状　起病较急,通常全身症状较轻,可有发热。初为干咳或少量黏液痰,随后痰量增多,咳嗽加剧,偶伴血痰。咳嗽、咳痰可延续2~3周,如迁延不愈,可演变成慢性支气管炎。伴支气管痉挛时,可出现程度不等的胸闷气促。

2. 体征　查体可无明显阳性体征,也可以在两肺听到散在干、湿啰音,部位不固定,咳嗽后可减少或消失。

【辅助检查】

病毒感染时,血白细胞计数和分类可正常;细菌感染较重时,白细胞总数和中性粒细胞百分比增高。痰涂片或培养可发现致病菌。X线胸片检查多无异常,或仅有肺纹理增粗。

【诊断与鉴别诊断】

根据病史、咳嗽、咳痰等呼吸道症状,肺部散在的干、湿性啰音等体征,以及血常规和胸部 X 线检查,可做出临床诊断。进行病毒和细菌检查可明确病因诊断。应注意鉴别肺炎、肺结核、肺癌等其他呼吸道疾病。

【治疗要点】

治疗原则是止咳、祛痰、平喘、控制感染。

1. 一般治疗　休息、保暖、多饮水、合理饮食。

2. 对症治疗　①对发热、头痛者,选用解热镇痛药;②止咳:咳嗽无痰者,可选用右美沙芬、喷托维林(咳必清)、依普拉酮(易咳嗪)或可待因等止咳药;③祛痰:咳嗽伴痰难咳出者,可用溴己新(必嗽平)、复方氯化铵合剂或盐酸氨溴索(沐舒坦)等祛痰药;也可用雾化吸入法帮助祛痰;④如有支气管痉挛,可选用平喘药,如茶碱类、β₂ 肾上腺素受体激动剂等。

3. 抗菌治疗　有细菌感染证据时,根据细菌培养和药敏试验结果选择药物,依症状轻重给予口服、肌注或静滴。一般未能得到病原菌阳性结果前,可以选用大环内酯类(红霉素、罗红霉素、乙酰螺旋霉素等);青霉素类(青霉素、羟氨苄青霉素等);头孢菌素类(第一代头孢菌素、第二代头孢菌素等);氟喹诺酮类(氧氟沙星、环丙沙星等)抗生素。多数患者口服抗菌药物即可,症状较重者可经肌内注射或静脉滴注,少数患者需要根据病原体培养结果指导用药。

【主要护理诊断/问题】

1. 清理呼吸道无效　与呼吸道感染、痰液黏稠、无力咳嗽等有关。

2. 体温过高　与呼吸道炎症有关。

【护理措施】

1. 病情观察　密切注意体温变化,咳嗽、咳痰情况,详细记录痰液的色、质、量,遵医嘱留取新鲜痰标本和药敏试验,必要时辅助支气管镜检查和胸腔穿刺。

2. 起居护理　提供整洁、舒适环境,减少不良刺激。保持室内空气新鲜、洁净,维持合适的温度(18~22℃)和相对湿度(50%~60%),以充分发挥呼吸道的自然防御功能。

3. 饮食护理　对于慢性咳嗽者,给予高蛋白、高维生素,足够热量的饮食,以半流食或软饭为主。注意患者的饮食习惯,保持口腔清洁,避免油腻、辛辣等刺激性食物,少食多餐,增强食欲。一般每天饮水 1500ml 以上,因足够的水分可保证呼吸道黏膜的湿润和病变黏膜的修复,利于痰液稀释和排出。

4. 用药护理　按医嘱用抗生素、止咳药物、祛痰药物静滴或口服,指导患者正确使用超声雾化或蒸汽吸入,掌握药物的疗效和副作用,如排痰困难者勿自行服用强镇咳药。

5. 对症护理

(1) 保持呼吸道通畅:嘱患者多饮水,药物雾化吸入,指导患者深呼吸和有效咳嗽,协助患者翻身、拍背,促进痰液排出。

(2) 降温:遵医嘱给予物理降温或药物降温,补充水分,保持水电解质平衡。出汗后及时清洁皮肤、更换衣物,防止受凉。

6. 心理护理　了解患者、家人及密切接触者对本病的认识,做好呼吸道隔离,讲明隔离的重要性,消除孤独感。

【其他相关护理诊断】

1. 睡眠型态紊乱　与频繁咳嗽影响休息、睡眠有关。

2. 知识缺乏　缺乏疾病的预防和保健知识。

【中医护理概要】

1. 本病属于中医感冒、风温、咳嗽范畴。

2. 其发病常因六淫外邪入侵肺系，或脏腑虚损、营卫不固，或外邪传里，导致卫气被郁，肺失清宣。

3. 咳甚者可临时加服杏苏止咳露或止咳合剂 10~20ml，忌用雪梨膏、川贝露等。

4. 干咳痰少质黏难出者，可用生梨一只去皮心，加川贝 10g，冰糖适量蒸服，或用金银花、枇杷叶适量泡水代茶，清热润肺化痰。

5. 痰中带血者可用鲜小蓟或白茅根煎汤代茶。

6. 痰多者可临时加服桔贝半夏曲 3~5g 健脾化痰，或服竹沥水、川贝粉等清热化痰。

【健康教育】

1. 饮食指导　指导患者发热期注意休息，多饮水，进食清淡、富有营养的食物。

2. 技能指导　生活自理者学会使用超声雾化和蒸汽吸入器，湿化呼吸道，促进痰液排出。

3. 生活指导　改善劳动卫生环境，防止空气污染，避免烟雾、化学物质等有害理化因素的刺激。缓解期患者加强体育锻炼，增强体质，提高免疫功能。注意保暖，避免受寒。

4. 用药指导　遵医嘱用药，如两周后症状持续应及时就诊。

【结语】

急性气管 - 支气管炎是气管、支气管黏膜的急性炎症，可由感染、过敏、理化因素等所致。其临床表现有发热、咳嗽、咳痰，肺部可闻及散在干、湿啰音。治疗原则是止咳，祛痰，平喘和控制感染。体温超过 39℃时给予物理降温。退热时及时更换被褥、衣裤，注意保暖，防止虚脱。

第三节　慢性阻塞性肺疾病

慢性阻塞性肺疾病（chronic obstructive pulmonary disease，COPD）是由慢性支气管炎、肺气肿等缓慢发展而来的，以气流受限为特征的慢性呼吸系统疾病，其气流受限不完全可逆，呈进行性发展。COPD 患者在急性期过后，临床症状虽有所缓解，但肺功能仍继续恶化，同时引起显著的全身效应，使患者劳动能力不同程度地丧失，生活质量也持续下降。

COPD 是呼吸系统的常见病和多发病，其患病率和病死率均较高。目前，在世界主要死亡原因中 COPD 排位第四，预计在未来的数十年中发病率和死亡率将进一步升高。中华医学会呼吸病分会主持的 COPD 流行病学调查结果显示，我国 40 岁以上人群 COPD 的总患病率为 8.2%。亚太呼吸病学会的调查结果显示亚洲 11 国 COPD 的患病率为 6.2%。由世界银行 / 世界卫生组织资助的一项研究结果表明，预计到 2020 年，COPD 将成为世界范围的第五大负担疾病，逐步成为重要的社会公共卫生问题之一。

【病因与发病机制】

本病确切的病因尚不明确，但认为与下列因素有关：

1. 吸烟　吸烟是 COPD 最重要的危险因素。有资料表明 71.6% 的 COPD 发病与吸烟有关。烟龄越长，吸烟量越大，COPD 发病率越高。烟草中含焦油、尼古丁和氢氰酸等化学物质,可损伤气道上皮细胞和纤毛运动,促使支气管黏液腺和杯状细胞增生肥大,黏液分泌增多,使气道净化能力下降。还可使氧自由基产生增多,诱导中性粒细胞释放蛋白酶,破坏肺弹力纤维,诱发肺气肿形成。

2. 职业粉尘和化学物质 长期或大量接触职业粉尘及化学物质,如烟雾、变应原、工业废气及室内空气污染等,均可能产生与吸烟类似的 COPD。

3. 空气污染 大气中的化学气体如氯、臭氧、二氧化碳、二氧化氮、黑烟、一氧化碳及颗粒性物质等对支气管黏膜具有刺激和细胞毒性作用,引起纤毛清除功能降低,黏液分泌增加,致使气道防御功能下降,为细菌入侵创造条件。

4. 感染因素 呼吸道感染是 COPD 发病和加重的另一个重要因素,长期、反复感染可破坏气道正常的防御功能。其中以流感病毒、肺炎链球菌、流感嗜血杆菌等为 COPD 急性发作的主要致病菌。

5. 蛋白酶 - 抗蛋白酶失衡 这种失衡包括两种情况,一种是遗传性 α-1 抗胰蛋白酶(α1-AT)的缺乏,另一种是在 COPD 急性发作期由于感染、炎症等因素引起蛋白酶含量的增加,造成 α1-AT 活性相对不足。两种情况均可促使蛋白酶 - 抗蛋白酶失衡导致组织结构破坏产生肺气肿。

6. 其他 机体内在因素,如呼吸道防御功能及免疫功能低下、自主神经功能失调、营养等均可参与 COPD 的发生、发展。

【临床表现】

1. 症状

(1) 慢性咳嗽:咳嗽呈长期、反复、逐渐加重,常在清晨咳嗽明显,白天较轻,临睡前有阵咳和排痰,轻者仅在寒冷季节发病,黏痰咳出后即感胸闷减轻,气候转暖后咳嗽减轻或消失。重者一年四季均咳嗽,但冬春季症状更重,日夜均咳。支气管黏膜充血水肿或分泌物积聚均可引起咳嗽,严重程度与支气管黏膜炎症及痰量多少有关。

(2) 咳痰:一般为白色黏液或浆液性泡沫性痰,急性发作时痰液量明显增多,可表现为黏液脓性或黄色脓痰,偶有痰中带血。常以清晨排痰较多,其原因为夜间睡眠后管腔内蓄积痰液,同时夜间副交感神经相对兴奋,支气管分泌物增加,因此清晨起床后或变动体位后可引起刺激排痰。

(3) 气短或呼吸困难:这是 COPD 的标志性症状,劳力时出现,后逐渐加重,以致日常活动甚至休息时也感气短(表 2-3-1)。

表 2-3-1 MRC 呼吸困难分级量表

呼吸困难分级	分值(分)	表　　现
0级	0	除非剧烈活动,无明显呼吸困难
1级	1	当快走或上缓坡时有气短
2级	2	步行速度比同龄人慢或以自己的速度平地步行需停下呼吸
3级	3	平地步行 100m 或数分钟需要停下呼吸
4级	4	呼吸困难明显、不能离开住所或穿脱衣服时气短

(4) 喘息和胸闷:重度患者或急性加重时出现喘息。

(5) 全身性症状:又称肺外症状。如体重下降、食欲减退、外周肌肉萎缩和功能障碍、精神抑郁和(或)焦虑等。

2. 体征

(1) 视诊:呈桶状胸,有些患者呼吸变浅,呼吸频率增快。

(2) 触诊:语颤减弱或消失。

(3) 叩诊:呈过清音,心浊音界缩小,肺下界和肝浊音界下降。

(4) 听诊:两肺呼吸音减弱,呼气延长,部分患者可闻及干性啰音和(或)湿性啰音。

3. 病程分期

(1) 急性加重期:在短期内咳嗽、咳痰、气短和(或)喘息加重、脓痰量增多,可伴发热等症状。

(2) 稳定期:咳嗽、咳痰、气短等症状稳定或轻微。

4. 严重程度分级　根据肺功能评价 COPD 的严重程度(表 2-3-2)。

表 2-3-2　COPD 的严重程度分级

分级	特　征
0 级(高危)	有罹患 COPD 的危险因素,肺功能在正常范围,有慢性咳嗽、咳痰症状
I 级(轻度)	$FEV_1/FVC<70\%$,FEV_1 占预计值百分比 ≥80%
II 级(中度)	$FEV_1/FVC<70\%$,50% ≤ FEV_1 占预计值百分比 <80%
III 级(重度)	$FEV_1/FVC<70\%$,30% ≤ FEV_1 占预计值百分比 <50%
IV 级(极重度)	$FEV_1/FVC<70\%$,FEV_1 占预计值百分比 <30% 或 FEV_1 占预计值百分比 <50%,或伴有慢性呼吸衰竭

5. 并发症　COPD 可并发慢性呼吸衰竭、自发性气胸、慢性肺源性心脏病。

【辅助检查】

1. 肺功能检查　肺功能检查是判断气流受限的主要客观指标,对 COPD 诊断、严重程度评价、疾病进展、预后及治疗反应等有重要意义。

(1) 第一秒用力呼气容积占用力肺活量百分比(FEV_1/FVC)是评价气流受限的一项敏感指标。第一秒用力呼气容积占预计值百分比(FEV_1% 预计值),是评估 COPD 严重程度的良好指标,其变异性小,易于操作。吸入支气管舒张药后 $FEV_1/FVC<70\%$ 及 $FEV_1<80\%$ 预计值者,可确定为不能完全可逆的气流受限。

(2) 肺总量(TLC)、功能残气量(FRC)和残气量(RV)增高,肺活量(VC)减低,表明肺过度充气,有参考价值。由于 TLC 增加不及 RV 增高程度明显,故 RV/TLC 增高。

(3) 一氧化碳弥散量(DLco)及 DLco 与肺泡通气量(VA)比值(DLco/VA)下降,该项指标对诊断有参考价值。

2. 胸部 X 线检查　COPD 早期胸片可无变化,以后可出现肺纹理增粗、紊乱等非特异性改变,也可出现肺气肿改变。X 线胸片改变对 COPD 诊断特异性不高,主要作为确定肺部并发症及与其他肺疾病鉴别之用。

3. 动脉血气分析　对确定发生低氧血症、高碳酸血症、酸碱平衡失调以及判断呼吸衰竭的类型有重要价值。

4. 其他　COPD 合并细菌感染时,外周血白细胞增高,核左移。痰培养可能查出病原菌,常见病原菌为肺炎链球菌、流感嗜血杆菌、卡他莫拉菌、肺炎克雷伯杆菌等。

【诊断与鉴别诊断】

1. 诊断 COPD 的诊断应根据病史、危险因素接触史、体征及实验室检查等综合分析确定。存在不完全可逆性气流受限是诊断 COPD 的必备条件。肺功能检查是诊断 COPD 的金标准。

2. 鉴别诊断 本病应与支气管哮喘、支气管扩张、充血性心力衰竭、结核病、闭塞性细支气管炎和弥漫性泛细支气管炎鉴别(表 2-3-3)。

表 2-3-3 COPD 与其他疾病的鉴别诊断

诊断	鉴别诊断要点
COPD	中年发病;症状缓慢进展;长期吸烟史;活动后气促;大部分为不可逆性气流受限
支气管哮喘	早年发病(通常在儿童期);每日症状变化快;夜间和清晨症状明显;也可有过敏性鼻炎和(或)湿疹史;哮喘家族史;气流受限大多可逆
支气管扩张	大量脓痰;常伴有细菌感染;粗湿啰音、杵状指;X 线胸片或 CT 示支气管扩张、管壁增厚
充血性心力衰竭	听诊肺基底部可闻细啰音;胸部 X 线片示心脏扩大、肺水肿;肺功能测定示限制性通气障碍(而非气流受限)
结核病	所有年龄均可发病;X 线胸片示肺浸润性病灶或结节状空洞样改变;细菌学检查可确诊
闭塞性细支气管炎	发病年龄较轻,且不吸烟;可能有类风湿关节炎病史或烟雾接触史、CT 片示在呼气相显示低密度影
弥漫性泛细支气管炎	大多数为男性非吸烟者;几乎所有患者均有慢性鼻窦炎;X 线胸片和高分辨率 CT 显示弥漫性小叶中央结节影和过度充气征

【治疗要点】

1. 稳定期治疗

(1) 戒烟:脱离空气污染的环境。

(2) 支气管舒张药:短期按需使用可暂时缓解症状,长期规律用药可以减轻症状。

1) β_2 肾上腺素受体激动剂:短效制剂主要有沙丁胺醇(salbutamol)气雾剂和特布他林(terbutaline)气雾剂,可缓解症状。长效制剂主要有沙美特罗(salmeterol)和福莫特罗(formoterol)等,每日仅需吸入 2 次。

2) 抗胆碱能药:为 COPD 常用药物,短效制剂有异丙托铵(ipratropium)气雾剂,定量吸入,起效较沙丁胺醇慢。长效制剂有噻托溴铵(tiotropium bromide)。

3) 茶碱类:茶碱缓释或控释片、氨茶碱(aminophylline)等。

(3) 祛痰药:用于痰液不易咳出者。代表性药物有盐酸氨溴索(ambroxol),30mg,每日 3 次,N-乙酰半胱氨酸(N-acetylcysteine)0.2g,每日 3 次,或羧甲司坦(carbocisteine)0.5g,每日 3 次。稀化黏素 0.3g,每日 3 次。

(4) 糖皮质激素:用于重度和极重度以及反复加重的患者,研究显示长期吸入糖皮质激素与长效 β_2 肾上腺素受体激动剂联合制剂,可增加运动耐量、减少急性加重发作频率,提高生活质量,甚至有些患者的肺功能得到改善。目前常用剂型有沙美特罗加氟替卡松、福莫特罗加布地奈德。

（5）长期家庭氧疗（LTOT）：可提高 COPD 慢性呼吸衰竭患者的生活质量和生存率。其指征包括：① $PaO_2 \leqslant 55mmHg$ 或 $SaO_2 \leqslant 88\%$，有或没有高碳酸血症；② PaO_2 55~60mmHg，或 $SaO_2 < 89\%$，并有肺动脉高压、心力衰竭水肿或红细胞增多症（血细胞比容 > 0.55）；一般用鼻导管吸氧，氧流量为 1.0~2.0L/min，吸氧时间 10~15h/d，目的是使患者在静息状态下，达到 $PaO_2 \geqslant 60mmHg$ 和（或）使 SaO_2 升至 90%。

2. 急性加重期治疗

（1）确定急性加重的原因及病情严重程度。

（2）根据病情严重程度决定门诊或住院治疗。

（3）支气管舒张药　使用情况同稳定期。严重喘息者给予较大剂量雾化吸入以缓解症状；低氧血症者给予氧疗。

（4）抗生素：根据患者所在地常见病原菌类型及药物敏感情况选用相应的抗生素积极治疗。

（5）如患者有呼吸衰竭、肺源性心脏病、心力衰竭，具体治疗方法可参照对应章节治疗内容。

【主要护理诊断/问题】

1. 气体交换受损　与气道阻塞、通气不足、呼吸肌疲劳、分泌物过多和肺泡呼吸面积减少有关。

2. 清理呼吸道无效　与分泌物增多而黏稠、气道相对湿度减低和无效咳嗽有关。

3. 低效型呼吸型态　与气道阻塞、膈肌变平以及能量不足有关。

4. 活动无耐力　与疲劳、呼吸困难、氧供与氧耗失衡有关。

5. 营养失调：低于机体需要量　与食欲降低、摄入减少、腹胀、呼吸困难、痰液增多有关。

6. 焦虑　与健康状况的改变、病情危重、经济状况有关。

【护理措施】

1. 病情观察

（1）观察咳嗽、咳痰的情况，包括痰液的色、质、量、气味、性状等，以及咳痰是否顺畅。

（2）密切监测患者的生命体征、动脉血气分析、SpO_2、水、电解质、酸碱平衡等情况。

（3）观察患者神志、口唇及甲床发绀情况、尿量的变化和胸廓起伏程度，以了解缺氧症状有无改善。

（4）如使用呼吸机者，应观察自主呼吸与机械通气是否协调。检查呼吸机运转是否正常，鼻面罩及管道是否漏气，管道有无扭曲、进水、脱落，根据病情及时调整呼吸机参数。意识是判断患者是否缺氧和二氧化碳潴留的重要指征。

2. 起居护理

（1）取舒适体位，发热、咳喘时卧床休息，晚期宜取前倾位。

（2）保持合适的室内温度（18~20℃）和相对湿度（55%~60%），每天开窗通风 1 次，保持空气清新，避免空气对流，以免患者受凉，冬季以及天气变化时注意防寒保暖，适时添加衣被。周围环境去除烟雾、粉尘和刺激性气味，防止刺激呼吸道。

（3）视病情适当活动，以不感到疲劳和不加重症状为宜。

3. 饮食护理　营养状态是决定 COPD 患者病情及预后的重要因素。反复的呼吸道感染和呼吸困难使能量消耗增加,很多 COPD 患者合并有营养不良,会加重原有的肺疾病。一般患者予以高热量、高蛋白、高维生素、易消化食物,忌食辛辣刺激性食物,禁烟、酒;重病食欲欠佳者可予半流质饮食。

4. **用药护理** 遵医嘱应用抗生素、支气管舒张剂和祛痰药,注意观察疗效及不良反应。溴己新偶见恶心、转氨酶增高,胃溃疡者慎用。盐酸氨溴索不良反应较轻。孕妇及甲亢患者慎用沙丁胺醇。少数患者吸入异丙托铵后有口苦或口干、鼻干等症。

5. **对症护理**

(1) 咳嗽咳痰:鼓励患者多饮水,稀释痰液,协助患者翻身、叩背,指导患者深吸气后有意识咳嗽,以利排痰。遵医嘱使用抗感染、祛痰、镇咳药。采用生理盐水加盐酸氨溴索雾化吸入,使药液直接吸入呼吸道进行局部治疗,帮助祛痰。

(2) 呼吸困难伴低氧血症:遵医嘱给予合理氧疗,一般采用鼻导管持续低流量吸氧,氧流量 1~2L/min,避免吸入过高浓度氧导致二氧化碳潴留,每日吸氧不低于 10~15 小时。长期持续低流量吸氧能改善缺氧症状和降低肺循环阻力,减轻肺动脉高压和右心负荷。因夜间睡眠时,低氧血症更为明显,故夜间吸氧不宜间断。氧疗有效指标是患者呼吸困难减轻、呼吸频率减慢、发绀减轻、心率减慢、活动耐力增加。从生存角度看,不吸氧者为最差,吸氧者优于不吸氧者,持续吸氧者最佳。

6. **心理护理** 慢阻肺由于病程长,反复发作,身体状况每况愈下,给患者带来较重的精神负担和经济负担,甚至对治疗失去信心。护士应关心体贴患者,多与患者沟通,和他们聊天、谈心,了解他们心理变化,尽可能为他们排忧解难,从而建立良好的护患关系,鼓励患者以积极的心态对待疾病,放松心情,控制呼吸,保持乐观态度,提高战胜疾病的信心。同时,家人也应给予积极的诱导、关心和鼓励。

7. **呼吸功能锻炼**

(1) 缩唇呼吸:患者经鼻吸气,然后再通过缩唇(吹口哨样)缓慢呼气,同时收缩腹部,吸气与呼气时间之比为 1∶2 或 1∶3,缩唇大小程度与呼气流量以能使距口唇 15~20cm 处、与口唇等高位水平的蜡烛火焰随气流倾斜而不致熄灭为宜。

(2) 膈式或腹式呼吸:患者取立位、平卧位或半卧位,两手分别放于胸部和腹部,全身肌肉放松,用鼻吸气,尽力挺腹,胸部不动;呼气时用口呼出,腹肌收缩,胸廓保持最小活动度,缓呼深吸。缩唇呼吸和腹式呼吸每日训练 3~4 次,每次重复 8~10 次。腹式呼吸需要增加能量消耗,因此应指导患者在疾病恢复期如出院前才可进行训练。

(3) 吹气球训练:选择合适的气球、玻璃瓶或塑料瓶,容量不 <800~1000ml。先深吸气,然后含住气球或瓶子进气口,尽力将肺内气体吹入气球或瓶子内,直至吹不出气来为止。每次练习 3~5 分钟,或根据气球膨胀的大小、次数来定练习时间的长短,每日可重复练习数次。

(4) 膈肌起搏:膈肌起搏原理是通过功能性电刺激膈神经引起膈肌收缩,使吸气作用明显增大,加速吸气与呼气活动的交替,使膈肌活动幅度增加,从而改善通气功能,促进 CO_2 排出,提高动脉血氧分压,纠正低氧性肺动脉高压,增加肺血流量。膈肌起搏分为植入式膈肌起搏器(implanted diaphragm pacers,IDP)和体外膈肌起搏器(external diaphragm pacemaker,EDP)两种。

【其他相关护理诊断】

1. 知识缺乏　缺乏疾病预防保健知识。

2. 潜在并发症：慢性呼吸衰竭、自发性气胸等。

知识拓展 ❖

肺 康 复

美国胸科学会和欧洲呼吸学会共同对肺康复作出了最新的定义：指出"肺康复是针对有症状的并伴有日常生活活动能力减退的慢性呼吸病患者，肺康复结合患者的个体化治疗方案，有循证医学证据，对患者进行多学科的、全面的干预。肺康复的目标是使患者减轻症状，达到最好的功能状况，增加参与，通过稳定或逆转疾病的全身表现，减少健康照顾的费用。"2007 版由美国胸科医生学院(American College of Chest Physicians, ACCP)、美国心血管和肺康复学会(AACVPR)共同发表的"肺康复 -ACCP/AACVPR 联合循证指南"中指出下肢训练的科学证据为 A 级，上肢训练和呼吸肌训练的科学证据为 B 级，这一结果肯定了运动训练在 COPD 肺康复中的作用。

呼吸治疗师

是一种新兴的医学职业，其工作是在医生的指导下，对心肺功能不全或异常者给予诊断、治疗和护理。具体包括对急性危重患者提供各种通气治疗和氧疗；各种医疗气体的使用与监测；各种雾化及气溶胶治疗与监测；心肺复苏及其器具的使用与维护；肺康复治疗；其他技术操作，如血气分析、肺功能监测、高压氧舱治疗等。

呼吸治疗起源于美国，已经有 50 多年的历史。美国已有十几万呼吸治疗从业人员，遍布在各个医疗机构。北美、亚洲的部分发达国家和地区，已基本按照美国模式，形成了一定规模的专业呼吸治疗师队伍；我国 1994 年浙江省邵逸夫医院按照美国模式率先成立呼吸治疗科；1997 年华西医科大学临床医学院成为中国唯一——所开办呼吸治疗本科教育的高等院校。

【中医护理概要】

1. 本病属于中医肺胀、喘证、咳嗽范畴。

2. 其病因常与感受风寒之邪，恣食甘肥生冷，情志不调，久病肺肾两虚有关。

3. 平时多食用补肺益肾之品，如人参、蛤蚧、紫河车粉、冬虫夏草、百合、黄芪、党参等。多食用化痰之品，如白萝卜、海带、海蜇、陈皮等。

4. 干咳痰少质黏者，可用生梨去核加川贝 10g，冰糖适量蒸服，以清热润肺化痰。痰多稀薄者不适用。

5. 痰多黏腻之痰湿证，可食用党参粥、苡米粥、山药等健脾化痰之品。

6. 对痰多稀薄色白之寒痰证，可艾灸天突、列缺、膻中等穴。

【健康教育】

1. 知识宣教　让患者充分了解疾病的概念、流行病学特点、发病原因及主要危险因素、主要症状预后及治疗原则、护理要点等知识；告知患者长期反复感染是 COPD 发生、发展的重要因素。

2. 避免诱因　①戒烟：告知患者吸烟(包括主动与被动吸烟)与 COPD 的发生密切相关，戒烟是减少 COPD 发生并阻碍其发展的最主要、最经济的独立干预措施。因此应反复向吸烟患者讲解吸烟的危害、戒烟目的和有效戒烟的方法，增强其戒烟和康复的信心；②避免吸入粉尘和刺激性气体；③预防呼吸道感染：避免和呼吸道感染病患者的接触，在呼吸道传染病流行期间，尽量避免到人群密集的公共场所。指导患者根据气候变化，及时增加衣物，避免受凉感冒。

3. 饮食指导 COPD 患者由于进食减少,消耗增加,营养物质的消化吸收障碍等原因常发生营养不良。营养不良可引起呼吸肌疲劳、免疫系统功能减退,且随着营养不良程度的加重,患者的病情会逐渐加重,所以 COPD 患者加强营养至关重要。应指导患者少食多餐、细嚼慢咽,多食高蛋白、丰富维生素、易消化的食物,多食蔬菜、水果,避免高热量饮食,保证足够的饮水量,控制盐的摄入。

4. 家庭护理指导 告知患者长期家庭氧疗的重要性与必要性,教会患者及其家属吸氧的方法、浓度、时间、氧气的合理湿化、吸氧工具选择、管道与设备的消毒与保养及用氧安全、如何与氧气中心联系、LTOT 的指征及氧疗效果的观察等,并告知其吸氧的注意事项及可能遇到问题的处理。

5. 康复锻炼指导 使患者及其家属理解康复锻炼的意义,充分发挥患者的主观能动性,制定个体化的锻炼计划,选择空气流通、安静的场所,进行步行、慢跑等体育锻炼,气功、太极拳是我国传统的强身健体方法,用深、慢、均匀而松弛的呼吸方式进行锻炼,以提高呼吸效率,使疲劳的呼吸肌得到放松和休息。告知患者只有将整体锻炼与呼吸锻炼有机结合,才可以增加机体的耐力和增强肌力。康复锻炼的强度以患者能够耐受为宜。

6. 心理指导 告诉患者及其家属此病虽然不能根治,但通过合理治疗,良好的自我护理,可以减少其急性发作,延长稳定期,使患者拥有较高的生活质量。指导家属采取积极的态度,营造和谐的家庭环境,给予患者心理支持。在照顾患者时,既不能嫌弃患者,又不能过度照顾,鼓励患者参加力所能及的日常生活、工作和其他体力活动,尽量做到生活自理,使患者在自我护理的过程中,学会情绪的自我调控,保持积极稳定的情绪,同时满足患者自尊的心理需要,并能够树立战胜疾病的信心。

7. 定期随访 指导患者出现以下症状应及时就医:①流涕、咳嗽等上呼吸道感染症状;②呼吸困难在休息和吸氧后不能缓解;③头痛,白天嗜睡,夜间失眠、兴奋,球结膜水肿等。

【结语】

慢性阻塞性肺疾病是一种具有气流受限为特征的肺部疾病,气流受限不完全可逆,呈进行性发展。其临床表现以咳、痰、喘为主,同时,随着病情的进展还可能引起多种肺外效应,如全身营养不良、运动耐力下降等。通过戒烟、合理氧疗、长期规律用药、正确的营养支持以及有效的康复训练等综合措施,虽然不能使其治愈,但是对延缓疾病进展发挥着至关重要的作用。

第四节　支气管哮喘

支气管哮喘(bronchial asthma)简称哮喘,是由多种细胞(如嗜酸性粒细胞、肥大细胞、T 淋巴细胞、中性粒细胞、气道上皮细胞等)和细胞组分参与的气道慢性炎症性疾病。气道炎症可导致广泛而多变的可逆性气流受限和气道高反应性,并引起反复发作性喘息、气促、胸闷和(或)咳嗽等症状,多在夜间和(或)凌晨发生或加重,可自行缓解或经治疗缓解。如治疗不当,可逐渐产生气道不可逆性挛缩,导致气道增厚与狭窄。

哮喘是临床常见疾病之一,全世界约有 3 亿多患者,我国患者数达 2 千多万。各国患病率约 1.0%~13% 不等,极大地威胁着人类健康,已成为较严重的社会卫生问题。据

WHO 报道，哮喘所带来的社会负担和经济损失比肺结核与艾滋病的总和还高。几十年的研究显示哮喘的发病率和死亡率一直呈逐年增高的趋势。

本病可发生在任何年龄段，约半数在 12 岁以前发病，老年人也易患本病。许多患者的病程长达十几年至几十年，给患者家庭和社会带来沉重的负担。

【病因与发病机制】

(一) 病因

哮喘的病因复杂，认为过敏体质及环境因素是发病的危险因素。

1. 遗传因素　支气管哮喘的发生具有明显的遗传倾向。调查资料表明，哮喘患者亲属患病率高于群体患病率，并且亲缘关系越近，患病率越高。哮喘患者的特应性素质、气道高反应性和血清总 IgE 水平均与遗传因素有关。

2. 变应原因素　包括吸入物(尘螨、花粉、真菌、动物毛屑等)、食物(鱼、虾、蟹、蛋类、牛奶等)、感染(细菌、病毒、寄生虫等)、气候突变、受凉、烟草烟雾等。近年来，由于室内空气流通减少，尘螨孳生，装饰用化学物质挥发，室内饲养宠物，以及大气污染，工业废气排放增加等，刺激呼吸道的变应原逐渐增多，导致哮喘的发病率也呈上升趋势。

3. 感染因素　反复呼吸道感染与哮喘的形成和发作密切相关。呼吸道感染导致病毒、细菌、支原体等大分子物质进入损伤的气道上皮和暴露的神经末梢，刺激机体产生特异性 IgE，构成变态反应的基础。

4. 运动因素　运动导致过度通气，气道黏膜水分和热量丢失是引起哮喘的关键。有 70%~80% 的哮喘患者在剧烈运动后诱发哮喘，且多见于青少年。

5. 职业因素　随着化学工业的迅速发展，由职业有害因素诱发的哮喘有逐年增多的趋势。职业性哮喘的病因繁多，经常接触职业有害因素的职工常可出现哮喘发作。

6. 药物因素　有些药物可引起哮喘发作，如阿司匹林、心得安、吲哚美辛、双氯芬酸、布洛芬、雷尼替丁、卡托普利、氟桂利嗪等，但其发病机制尚未完全阐明。

7. 精神因素　目前认为哮喘是一种心身疾病，焦虑、抑郁、愤怒、悲伤、情绪激动等不良精神变化会增加哮喘患者的气道阻力，促使哮喘发作。

8. 特殊生理因素　不少女性哮喘患者在月经期前有哮喘加重的现象，可能与经前期黄体酮的突然下降有关。妊娠对哮喘的影响并无规律性。

(二) 发病机制

哮喘的发病机制非常复杂，至今尚不完全清楚，可概括为免疫 - 炎症反应、神经机制和气道高反应性及其相互作用。其中气道慢性炎症是哮喘的本质，神经因素是哮喘发病的重要环节，气道高反应性表现为气道对各种刺激因子出现过强或过早的收缩反应，是哮喘发生发展的另一个重要因素。

【临床表现】

1. 症状体征

(1) 典型表现为发作性呼气性呼吸困难或发作性胸闷和咳嗽，伴有哮鸣音。常在夜间及凌晨发作和加重。发作时胸部呈过度充气征象，双肺可闻及广泛的哮鸣音，呼气音延长。

(2) 哮喘症状可在数分钟内发作，经数小时至数天，用支气管舒张药可缓解或自行缓解。

(3) 严重者呈强迫坐位或端坐呼吸，甚至出现心率加快、奇脉、胸腹反常运动和发绀。

(4) 在轻度哮喘或严重哮喘发作时,哮鸣音可不出现,称之为"寂静胸"。

(5) 特殊类型有咳嗽变异性哮喘、运动性哮喘等。

(6) 哮喘持续状态:哮喘持续发作 24 小时以上者,发作时患者出现呼吸困难、面色苍白、大汗淋漓、发绀、脉搏快,重者由于通气功能严重障碍,引起缺氧并有二氧化碳潴留而出现意识障碍,甚至呼吸衰竭,称哮喘持续状态。

2. 支气管哮喘的分期及控制水平分级

(1) 急性发作期:喘息、呼吸困难、胸闷、咳嗽等症状突然发生或原有症状加重,以呼气流量降低为特征,常因接触变应原,刺激物或呼吸道感染诱发。

(2) 慢性持续期:在相当长的时间内,有不同频度和(或)不同程度地出现上述症状。

(3) 临床缓解期:经过治疗或未经治疗症状、体征消失,肺功能恢复到急性发作前水平,并维持 3 个月以上。

3. 并发症 发作时可并发气胸、纵隔气肿、肺不张。长期反复发作和感染或并发慢支、肺气肿、支气管扩张、间质性肺炎、肺纤维化和肺源性心脏病。

【辅助检查】

1. 痰液检查 痰涂片可见嗜酸性粒细胞增多。

2. 肺功能检查

(1) 通气功能检测:发作时呈阻塞性通气功能障碍,呼气流速指标显著下降,主要检测指标有 FEV_1、$FEV_1/FVC\%$、最大呼气中期流速(MMEF)、呼气峰值流速(PEF),上述指标在发作时均减少,而在缓解期会逐渐恢复。

(2) 支气管激发试验:①用以测定气道反应性。激发试验阳性表明气道处于高反应状态。②常用吸入激发剂为乙酰甲胆碱、组胺。吸入激发剂后其通气功能下降、气道阻力增加。③激发试验只适用于 FEV_1 在正常预计值的 70% 以上的患者。④在设定的激发剂量范围内,如 FEV_1 下降 >20%,可诊断为激发试验阳性。

(3) 支气管舒张试验:①用以测定气道可逆性,舒张试验阳性表明可逆性气流受限。②常用吸入型的支气管舒张药有沙丁胺醇、特布他林等。③ FEV_1 较用药前增加 >15%,且其绝对值增加 >200ml,可判断舒张试验阳性。

(4) PEF 及其变异率测定:① PEF 可反映气道通气功能的变化。②哮喘发作时 PEF 下降。昼夜 PEF 变异率 >20%,则符合气道气流受限可逆性改变的特点。

3. 动脉血气分析

(1) 可有 PaO_2 降低,$PaCO_2$ 降低或正常,出现呼吸性碱中毒。

(2) 严重时 PaO_2 降低,$PaCO_2$ 增高,出现呼吸性酸中毒。

4. 胸部 X 线检查

(1) 哮喘发作时双肺透亮度增高,呈过度充气状态。

(2) 合并感染时,可见肺纹理增加和炎性浸润阴影。

5. 特异性变应原的检测 大多数哮喘患者对众多的变应原和刺激物敏感。结合病史测定变应性指标有助于病因诊断,可避免或减少对该致敏因素的接触。

【诊断与鉴别诊断】

1. 诊断

(1) 反复发作喘息、气急、胸闷或咳嗽,多与接触变应原、冷空气、物理或化学性刺激、病毒性上呼吸道感染、运动等有关。

（2）发作时在双肺可闻及散在或弥漫性、以呼气相为主的哮鸣，呼气相延长。

（3）上述症状可经治疗缓解或自行缓解。

（4）除外其他疾病所引起的喘息、气急、胸闷或咳嗽（与老年的 COPD 和由左心衰引起的"心源性哮喘"相鉴别）。

（5）临床表现不典型者（如无明显喘息或体征）至少应有下列三项中的一项：

1）支气管激发试验或运动试验阳性；

2）支气管舒张试验阳性；

3）昼夜 PEF 变异率 >20%。

注：符合上述（1）~（4）条或（4）、（5）条者，可以诊断为支气管哮喘。

2. 鉴别诊断　同慢性阻塞性肺疾病的鉴别诊断内容。

【治疗要点】

目前尚无特效的治疗方法，但长期规范化治疗可使哮喘症状得到控制，减少复发乃至不发作。长期使用最少量或不用药物能使患者活动不受限制，并能与正常人一样生活、工作和学习。

1. 脱离或使患者耐受变应原　对已明确变应原或其他非特异刺激因素的患者，应立即使其脱离变应原，是防治哮喘最有效的方法。另外近来开展的免疫疗法也有一定疗效。

2. 药物治疗　近年来推荐联合使用吸入激素和 β_2 受体激动剂治疗哮喘。这两者有协同抗炎和平喘作用，可减少激素引起的不良反应，尤其适用于中重度哮喘患者的长期治疗。

（1）糖皮质激素：糖皮质激素是治疗支气管哮喘的一线药物，其主要机制是干扰花生四烯酸代谢，减少白三烯和前列腺素的合成，抑制嗜酸性粒细胞的趋化与活化，抑制细胞因子合成，活化并提高气道平滑肌 β_2 受体的反应性，减少微血管渗漏等。

1）吸入型糖皮质激素（ICS）：ICS 是治疗持续性哮喘的首选药，通过吸入过程给药，药物直接作用于呼吸道，所需剂量较小，局部抗炎作用强。ICS 既可控制患者的症状，也可防止不可逆的气道阻塞即气道重塑的发生。ICS 是长期使用最有效的哮喘控制药物。临床上常用的吸入激素有 4 种，包括二丙酸倍氯米松、布地奈德、丙酸氟替卡松和环索奈德。

2）全身应用糖皮质激素：①口服给药：适用于慢性持续哮喘吸入大剂量激素联合治疗无效的患者、中度哮喘发作和静脉应用激素治疗后的序贯治疗。一般使用半衰期较短的激素（如泼尼松龙、泼尼松或甲泼尼龙等）。推荐剂量：泼尼松龙 30~50mg/d，5~10 天。②静脉给药：严重急性哮喘发作时，应经静脉及时给予琥珀酸氢化可的松或甲泼尼龙。无激素依赖倾向者，可在短期（3~5 天）内减量或改用吸入剂型。有激素依赖倾向者应延长给药时间，控制哮喘症状后改为口服给药，并逐步减少激素用量。

（2）β_2 受体激动剂：是目前应用最广泛的支气管舒张剂，主要作用机制是通过选择性结合 β_2 肾上腺素受体，激活腺苷酸环化酶，将三磷酸腺苷转化为环磷酸腺苷，从而松弛气道平滑肌，舒张支气管；抑制炎症细胞释放炎性介质；增强黏膜纤毛的摆动速度，增加杯状细胞的分泌量，促进排痰，从而增加气道黏膜的清除能力；降低肺血管阻力，增加心输出量，具有小静脉抗渗漏作用，抑制渗出性水肿。

1）短效 β_2 受体激动剂：常用药有沙丁胺醇和特布他林等。①吸入给药：是控制急性哮喘症状的首选药物,也可用于运动性哮喘。这类药物应按需间歇使用,不宜长期单一使用也不宜过量应用。②口服给药:通常在服药后15~30分钟起效,疗效可维持4~6小时。缓释剂和控释剂可维持8~12小时,可减少用药次数,适用于夜间哮喘发作患者的预防和治疗。③贴剂给药:为透皮吸收剂型。药物通过皮肤吸收,因此可减轻全身不良反应。每日只需贴敷1次,效果可维持12小时。

2) 长效 β_2- 受体激动剂:舒张支气管平滑肌的作用可维持12小时以上。目前常用的有2种:①沙美特罗:经气雾剂给药,给药后30分钟起效,可维持12小时以上。②福莫特罗:给药后3~5分钟起效,可维持8小时以上。

(3) 磷酸二酯酶抑制剂:主要有舒张支气管平滑肌、增强呼吸肌收缩、增强气道纤毛清除功能和抗炎作用,还具有利尿、强心、扩张冠状动脉、兴奋呼吸中枢和呼吸肌等作用。常用药物有二羟丙茶碱、氨茶碱,可通过口服和静脉给药。

1) 口服给药:包括氨茶碱和控(缓)释型茶碱。用于轻、中度哮喘发作和维持治疗。一般剂量为每天6~10mg/kg。口服控(缓)释型茶碱后血药浓度平稳,平喘作用可维持12~24小时,尤适用于夜间哮喘症状的控制。联合激素和抗胆碱药物具有协同作用。但本品与 β_2- 受体激动剂联合应用时,易出现心率增快和心律失常,应慎用并适当减少剂量。

2) 静脉给药:①氨茶碱加入葡萄糖溶液中,缓慢静脉注射(注射速度不宜超过0.25mg/kg·min)或静脉滴注,适用于哮喘急性发作且24小时内未用过茶碱类药物的患者。维持剂量为0.6~0.8mg/(kg·min),负荷剂量为4~6mg/kg。②多索茶碱为一种新型茶碱,起效快,药效持续时间长,对患者症状及通气功能的改善显著强于氨茶碱。此外,多索茶碱全身副作用轻微,目前正被逐渐广泛应用于临床。

(4) 白三烯调节剂:除吸入激素外,是唯一可单独应用的长效控制药,可作为轻度哮喘的替代治疗药物和中重度哮喘的联合治疗用药。目前国内主要使用"半胱氨酰"白三烯受体拮抗剂。本品减轻哮喘症状,改善肺功能,减少哮喘的恶化。但其作用不如吸入激素,也不能取代激素。作为联合治疗中的一种药物,本品可减少中重度哮喘患者每日吸入激素的剂量,尤其适用于阿司匹林哮喘、运动性哮喘和伴有过敏性鼻炎哮喘患者的治疗。其常用药有盈鲁斯特和异丁斯特。

(5) 抗胆碱药物:该类药物具有抗炎和扩张支气管的作用。舒张支气管的作用比 β_2- 受体激动剂弱,起效较慢,长期应用不易产生耐药,不良反应少。但两者联合吸入治疗,具有协同、互补作用,可提高临床疗效。吸入抗胆碱药物如溴化异丙托品、溴化氧托品和溴化泰乌托品等。抗胆碱能药物的主要副作用有咽部刺激症状、口干、尿潴留以及眼内压升高,妊娠早期妇女和患有青光眼或前列腺肥大的患者应慎用。

(6) 抗组胺药物:第二代抗组胺药物受体拮抗剂,如氯雷他定、酮替芬、氮䓬司汀、阿司咪唑、特非那定等,具有抗变态反应作用,在哮喘治疗中的作用较弱,可用于伴有变应性鼻炎哮喘患者的治疗。

(7) 色苷酸钠:色苷酸钠被认为可降低气道高反应性,但无支气管扩张作用。目前已不常用于哮喘患者的治疗。

(8) 抗IgE治疗:重组抗人免疫球蛋白的IgE单克隆抗体。有研究显示,每2~4周皮下注射一次,可以显著减少哮喘的急性发作,也可以减少吸入性糖皮质激素的使用,但因该药临床使用的时间尚短,其远期疗效与安全性有待进一步观察。价格昂贵也使其临床应用受到限制。

3. 急性发作期的治疗　急性发作的治疗目的是尽快缓解气道阻塞,恢复肺功能,纠正低氧血症,预防进一步恶化或再次发作,防止并发症,一般根据病情的程度,进行综合性治疗。

(1) 轻度:每日定时吸入糖皮质激素($200\sim500\mu g$ 倍氯米松)。出现症状时吸入短效 β_2 受体激动剂,可间断吸入。

(2) 中度:吸入剂量一般为每日 $500\sim1000\mu g$ 倍氯米松;规则吸入 β_2 受体激动剂或联合抗胆碱药吸入或口服长效 β_2 受体激动剂。必要时可用氨茶碱静脉注射。

(3) 重度至危重度:持续雾化吸入 β_2 受体激动剂,或静脉滴注氨茶碱或沙丁胺醇或合并抗胆碱药加用口服白三烯拮抗剂。静脉滴注糖皮质激素,如甲泼尼松 $80\sim160mg/d$ 或琥珀酸氢化可的松 $100\sim400mg/d$ 或地塞米松 $10\sim30mg/d$。

4. 哮喘的长期治疗　一般哮喘经过急性期治疗症状得到控制,但哮喘的慢性炎症改变仍然存在,因此根据哮喘的病情持续状况需要制定合适的长期治疗方案。

(1) 间歇至轻度持续:根据个体差异吸入 β_2 受体激动剂或口服 β_2 受体激动剂以控制症状。可每日定量吸入小剂量糖皮质激素 $<500mg/d$。小剂量茶碱口服也能达到疗效。

(2) 中度持续:每天定量吸入糖皮质激素 $500\sim1000mg/d$。除按需吸入 β_2 受体激动剂,效果不佳时可加用吸入长效型 β_2 受体激动剂,口服小剂量白三烯拮抗剂或控释茶碱,也可加用吸入抗胆碱药。

(3) 重度持续:每日吸入糖皮质激素 $>1000mg/d$。同时规律吸入或口服 β_2 受体激动剂,也可联用抗胆碱药,或加用白三烯拮抗剂口服。亦可规律口服泼尼松或泼尼松龙,长期服用者,尽可能将剂量维持于 $\leq10mg/d$。

对于支气管哮喘的防治,作为医务工作人员要把握好药物的选择和治疗方案,以上所论述的只是基本原则,但必须个体化,以最小的剂量、最简单的联合、最少的不良反应达到最佳控制症状为目的。每 $3\sim6$ 个月对病情进行一次评估,然后再根据病情进行调整治疗方案和药物选择。同时要认真作好患者的教育工作,鼓励患者与医护人员建立伙伴关系,作好长期定期随访保健。

5. 哮喘持续状态的治疗　常用的为氢化可的松 $100\sim400mg$ 静脉滴注,或地塞米松 $5\sim20mg$ 静脉注射或滴注。在静脉给药后往往需要口服强的松 $5\sim10mg$,3 次 /d 作短期维持。但肾上腺皮质激素长期使用会引起垂体 - 肾上腺功能的减退。因此,使用激素应限于严重发作时,控制症状后应尽快停用,以避免和减少其不良反应发生。

【主要护理诊断 / 问题】

1. 气体交换受损　与支气管痉挛、气道炎症、黏液分泌增加、气道阻塞有关。

2. 清理呼吸道无效　与气道平滑肌收缩、痰液黏稠、排痰不畅、无效咳嗽、疲乏有关。

3. 知识缺乏　缺乏正确使用雾化吸入器的有关知识。

【护理措施】

1. 病情观察

(1) 观察咳嗽、咳痰的情况,包括痰液的色、质、量、气味、性状等,以及咳痰是否顺畅。密切监测患者的生命体征、神志、尿量、SaO_2、水、电解质、酸碱平衡等情况。

(2) 严密观察有无哮喘持续状态,以及自发性气胸、脱水、酸中毒、肺不张、呼吸衰竭等发生。

（3）加强夜班巡视，做好晨间护理，哮喘的特点之一是好发于夜间和入睡后，应严密观察，注意避免突发意外。

（4）哮喘发作时，注意观察患者的意识状态、呼吸频率、节律，监测呼吸音、哮鸣音变化，监测动脉血气分析和肺功能情况。

2. 起居护理

（1）环境：保持室内空气新鲜和流通，维持室温 18~22℃，相对湿度 50%~60 %，每天开窗通风。尽量减少病室内的变应原，如不放鲜花，不使用陈旧被褥，打扫卫生时使用湿法或吸尘器。

（2）休息与体位：哮喘发作时应绝对卧床休息，极度气急时予以高枕卧位或半坐位，有条件时放床头桌，使患者上身尽量前倾，有利于呼吸肌运动和膈肌的扩张。

（3）清洁护理：严重哮喘生活不能自理的患者，应及时帮助擦干汗水，更换衣服。

3. 饮食护理

（1）哮喘发作时，勿勉强进食。

（2）在发作缓解后，即应给予营养丰富的清淡饮食和补充水分，多吃新鲜水果蔬菜，忌食辛辣生冷的食物，以及避免进食鱼、虾、蟹等可诱发哮喘的食物。

4. 用药护理　遵医嘱合理使用各类药物，注意观察疗效及不良反应，发现异常情况应及时处理。

（1）糖皮质激素：大剂量全身应用后易致肥胖、多毛、皮肤菲薄、肌无力、低钾性碱中毒、水钠潴留、高血压、糖尿病、骨质疏松等。还可诱发或加重消化性溃疡，引起中枢神经系统兴奋，导致伤口不愈合。现在多主张以局部气道吸入为主。用药过程应注意观察副作用和预防口腔真菌感染。

（2）β₂受体激动剂：使用初及剂量过大时有心悸、心律失常、手指颤抖、头痛、兴奋、低血钾，部分有失眠、尿潴留、恶心、呕吐等，大部分不良反应随用药时间延长可减轻。冠心病、老年患者和低血钾者在使用中应加强心率、心律的监测。

（3）茶碱类：常见的副作用包括恶心、呕吐、头痛、神经过敏以及失眠，当其达到中毒浓度时会出现低血钾、心动过速、高血糖、心律失常、神经肌肉兴奋性升高，诱发癫痫发作甚至死亡。因此，在有条件的情况下应监测其血药浓度，对心、肝、肾功能不全和甲状腺功能亢进者需注意药物浓度不宜过高，及时调整滴速，静脉注射浓度不宜过高，速度不宜过快，注射时间应在 10 分钟以上。不宜与大环内酯类抗生素、喹诺酮类抗生素、避孕药、甲氰咪胍等药合用，以免降低茶碱的清除率。如必须同时应用，需减少茶碱类药物的剂量。

（4）抗胆碱能药：大量吸入仍可诱导支气管反常收缩，有头痛、头晕、恶心、呕吐、口干、面部潮红、心动过速、食欲下降、乏力、低血压等症状，连续应用一段时间后副作用可逐渐减少。

（5）哮喘常用气雾剂及其使用指导：临床上用于哮喘的常用气雾剂种类包括沙丁胺醇（舒喘灵）气雾剂、沙美特罗替卡松粉吸入剂（舒利迭）、特布他林（喘康速）气雾剂、丙酸倍氯米松气雾剂、色苷酸钠气雾剂等。其使用指导详见如下：

1）定量气雾剂正确使用的步骤：①打开喷口的盖并用力振摇气雾瓶，使瓶内混悬液达到均匀状态；②患者轻轻地呼气直到不再有空气可以从肺内呼出，然后立即将喷口放进口内,并合上嘴唇包紧喷口;③患者开始用口深慢吸气,同时按下药罐将药物释放,并继续深吸气,尽可能使药物微粒能够从口咽部到达外周细支气管;④吸气后立即将气雾剂喷口撤出,并屏息10秒钟,或在没有不适的感觉下尽量延长屏息时间,然后才缓慢地呼气,以增加药物微粒在气道和肺内的沉积量;⑤在吸入药物后,随即用温开水漱口,不要做吞咽动作,将漱口水吐出;⑥患者如果需要连续吸两次时,则两次之间的时间间隔应至少1分钟,以减少患者连续吸入造成的疲劳,并可增加药物微粒在周围气道的沉积。

2) 注意事项:①掌握好按压与吸气同步,并在吸入药物后要尽可能长时间屏气;②吸入药物后要用清水漱口,以避免或减少药物从口腔黏膜吸收产生副作用。

5. 对症护理

(1) 哮喘持续状态:发生该情况应紧急采取以下应对措施:①专人护理,消除患者紧张、恐惧心理及准备好抢救用物;②缓解缺氧、失水、排除并发症,应给予吸氧,氧流量2~3L/min:鼓励患者多饮水,防止脱水造成痰液黏稠不易咳出,必要时根据医嘱给予输液;③严密观察病情变化,对口唇或手指明显发绀、心率超过120次/分、咳痰十分困难、神志模糊或恍惚、手足发冷、脉搏细弱、血压下降、高热不退、哮喘持续48小时以上,症状不见好转反而更加严重者应视为危重信号,应与医师密切配合,作好气管切开或插管及抢救准备,随时掌握病情变化。

(2) 哮喘急性发作:①遵医嘱立即给予解痉平喘药物;②立即给予吸氧,同时注意气道湿化保温:氧气浓度为40%~50%,有二氧化碳潴留宜持续低流量给氧,氧浓度为30%,氧疗可改善通气,并防止肺性脑病的发生:吸氧前应清除呼吸道分泌物;③促进排痰,稀释痰液,除补液外,可用帮助祛痰的药物,如氯化铵、鲜竹沥水等口服,痰液阻塞气道是急症哮喘病情难以缓解的重要原因之一,因此,加强排痰,保持气道通畅甚为重要。用超声雾化吸入(生理盐水40ml、α-糜蛋白酶5mg、地塞米松5mg等),每天2次,有稀释痰液,湿化气道,消炎的作用,超声雾化后拍背,鼓励咳嗽、排痰。

6. 心理护理 因哮喘严重发作时可有濒死感,患者常有精神紧张,恐惧、多虑之心理反应,与病情的发生发展也有很大的相关性。应向患者解释病情,消除顾虑,减轻负担,有利于缓解发作。

【其他相关护理诊断】

1. 活动无耐力 与日常活动时缺氧、疲乏有关。

2. 营养失调:低于机体需要量 与呼吸困难、疲乏引起畏食有关。

3. 焦虑 与呼吸困难反复发作有关。

4. 睡眠型态紊乱 与呼吸困难、环境刺激有关。

5. 潜在并发症:自发性气胸、呼吸衰竭、肺心病等。

【中医护理概要】

1. 本病属于中医哮病、喘证的范畴。

2. 其发病常为宿痰伏肺,每因外邪侵袭、饮食不当、情志刺激、体虚劳倦等诱因引动而触发,以致痰阻气道,肺失宣降所致。主要在肺和肾,涉及肝脾。

3. 多食用具有益肺健脾化痰功效的食物,如用沙参、百合、山药、薏苡仁、扁豆等煮粥食用。亦可用桑椹、核桃、莲子、黑木耳等煮粥食用,以补益肺肾。

4. 可常食用梨、橘子、蜂蜜等清润化痰降气之品。

5. 肺热者痰液黏稠可遵医嘱给予蛇胆川贝液或竹沥水,以清肺化痰。

6. 痰多清稀色白者,可用南星末或白芥子末适量,姜汁调敷足心,以温化寒痰。

7. 哮喘发作剧烈时可针刺双肺俞、大椎、双风门穴,并加拔大口径火罐,可缓解症状。

【健康教育】

1. 知识宣教　耐心向患者解释本病的发病原因、诱发因素、临床表现、转归、预后等情况,提高患者的依从性。

2. 避免诱因　①保持房间空气流通,通风良好,避免灰尘、煤气、烟雾及其他一切刺激性物质;②不宜在室内养花、铺地毯,擦拭门窗、家具尽量使用湿布,勿用干布或鸡毛掸子,以免扬起灰尘;③家里尽量不养猫、狗、鸟类等动物,以免引起哮喘发作;④避免接触容易引起过敏的尘螨、花粉、真菌及皮毛、食物、药物等,避免剧烈活动,避免冷空气刺激及吸入二氧化硫等。

3. 用药指导　药物治疗是哮喘治疗的关键,运用通俗易懂的语言向患者及家属讲解药物的用法、剂量、作用及副作用,指导患者正确用药。

4. 饮食指导　根据患者的饮食嗜好,选择食品的种类。提供清淡易消化、富有营养的食品。多食新鲜水果及蔬菜。避免进食过冷、过热、辛辣及煎炸等刺激性食物,忌用虾、蟹等易致过敏的食物,忌烟、酒,以免诱发或加重哮喘的发作。

5. 运动指导　患者在家中根据身体状况进行循序渐进的运动锻炼,可以提高运动耐力、抵抗力和康复能力。制订锻炼计划,选择适当的运动项目、运动方式。逐步增加运动量并持之以恒,如散步、做扩胸运动、缩唇呼吸等,用冷水刺激鼻翼两侧,加强耐寒锻炼,减少呼吸道的感染。

6. 病情监测　指导患者坚持写好哮喘日记,包括日期、天气、运动、咳嗽、喘息时间地点、药物的不良反应等。教会患者若发觉有鼻、咽、眼部发痒,咳嗽、流鼻涕等黏膜过敏症状时,说明有哮喘发作的先兆。哮喘发作时应用一般平喘药物24小时仍不能缓解者,应及时就医积极治疗。峰流速仪是哮喘患者不可缺少的检测工具。方法:取站立位,尽可能深吸一口气,用唇齿包住口含器,以最快的速度,用一次最有力的呼气吹动游标滑动,游标最终停止的刻度就是此次峰流速值。学会利用峰流速仪监测最大呼气峰流速(PEFR),监测 PEFR 可准确的反映哮喘的病情严重程度和变化趋势,并可作为一个早期警告系统。因为患者 PEFR 值的改变,可能在症状出现前几小时或几天即已出现,实时监测使患者有足够的时间采取措施预防发作,将哮喘发作控制在初期。

【结语】

支气管哮喘是由多种细胞和细胞组分参与的气道慢性炎症性疾病。可发生于各年龄段,其发病史通常可追溯到年幼时期。需要长期治疗,目前尚缺乏有效治愈的手段。哮喘的发生受遗传与环境因素的双重影响。因此,增强体质、避免有害环境因素的刺激、长期正确规范化治疗以及做好哮喘笔记监测病情等对防治哮喘的发生发展都至关重要。

第五节　支气管扩张症

支气管扩张症(bronchiectasis)是指由支气管及其周围肺组织的慢性炎症所导致的支气管壁肌肉和弹性组织破坏,管腔形成不可逆性扩张、变形。临床表现主要为慢性咳嗽、咳大量脓痰和(或)反复咯血。

本病大多继发于急、慢性呼吸道感染和支气管阻塞后,反复发生支气管炎症,致使支气管壁结构破坏,引起支气管异常和持久性扩张。多见于儿童和青年,近年来随着急、慢性呼吸道感染的恰当治疗,其发病率有下降趋势。

支气管扩张症的预后取决于其病变范围和有无并发症。支气管扩张范围广泛者易损害肺功能,甚至发展至呼吸衰竭,引起死亡,大咯血也可严重影响预后。

【病因和发病机制】

支气管扩张发病的关键机制是支气管 - 肺组织感染和支气管阻塞。两者相互影响,促使支气管扩张的发生和发展。婴幼儿时期严重的支气管 - 肺部感染是引起支扩的主要原因之一。支气管扩张也可能是先天发育障碍及遗传因素引起,但较少见。另外,约 30% 支气管扩张患者病因未明,但通常弥漫性的支气管扩张发生于存在遗传、免疫或解剖缺陷的患者,如囊性纤维化、纤毛运动障碍和严重的 α_1- 抗胰蛋白酶缺乏。低免疫球蛋白血症、免疫缺陷和罕见的气道结构异常也可引起弥漫性疾病,如气管支气管扩张(Mounier-Kuhn 综合征),软骨缺陷(Williams-Campbell 综合征),以及变应性支气管肺曲菌病等常见疾病的少见并发症。局灶性支气管扩张可源自未进行治疗的肺炎或阻塞,例如异物或肿瘤,外源性压迫或肺叶切除后解剖移位。支气管扩张诱发因素见表 2-5-1。

表 2-5-1　支气管扩张诱发因素

种类	诱发因素
感染	
细菌	铜绿假单胞菌,流感嗜血杆菌,卡他莫拉菌,肺炎克雷伯杆菌,金黄色葡萄球菌
真菌	荚膜组织胞浆菌
分枝杆菌	非结核分枝杆菌
病毒	腺病毒,流感病毒,单纯疱疹病毒,麻疹病毒,百日咳
免疫缺陷	
原发性	低免疫球蛋白血症,IgG 亚群的缺陷(IgG2,IgG4),慢性肉芽肿性疾病,补体缺陷
继发性	长期服用免疫抑制药物,人免疫缺陷病毒(HIV)感染
先天性疾病	
α_1- 抗胰蛋白酶缺乏	支气管扩张仅见于严重缺乏的患者
纤毛缺陷	原发纤毛不动综合征和 Kartagener 综合征
囊性纤维化	白种人常见(发生率 1/3300)
先天性结构缺损	
淋巴管性	黄甲综合征
气管支气管性	气管支气管扩张,软骨缺陷
血管性	肺隔离症
其他	
气道阻塞	外源性压迫,异物,恶性肿瘤,黏液阻塞,肺叶切除后其余肺叶纠集弯曲
毒性物质吸入	氯气和二氧化氯使气道直接受损改变结构和功能
炎症性肠病	常见于慢性溃疡性结肠炎;肠道的切除加重肺部疾病
移植	可能继发于免疫抑制导致的频发感染

所有这些疾病损伤了宿主气道清除机制和防御功能,使其清除分泌物的能力下降,易于发生感染和炎症;这些病变使支气管引流不畅,分泌物潴留,导致阻塞;而阻塞又容易诱发感染。这一感染-阻塞-感染的过程反复进行,可使充满炎性介质和病原菌黏稠液体的气道逐渐扩大、形成瘢痕和扭曲。支气管壁由于水肿、炎症和新血管形成而变厚。

【临床表现】

1. 症状和体征

(1)慢性咳嗽、咳大量脓痰:咳嗽与痰量与体位改变有关,这是由于支气管扩张部位分泌物积储,改变体位时分泌物刺激支气管黏膜引起咳嗽和排痰。其严重度可用痰量估计:轻度,<10ml/d;中度,10~150ml/d;重度,>150ml/d。急性感染发作时,黄绿色脓痰量每日可达数百毫升。感染时痰液收集于玻璃瓶中静置后出现分层的特征:上层为泡沫,下悬脓性成分,中层为混浊黏液,下层为坏死组织沉淀物。引起感染的常见病原体为铜绿假单胞菌、金黄色葡萄球菌、流感嗜血杆菌、肺炎链球菌和卡他莫拉菌。

(2)反复咯血:约50%~70%的患者有不同程度的咯血,从痰中带血至大量咯血,咯血量与病情严重程度、病变范围有时不一致。部分患者以反复咯血为唯一症状,临床上称为"干性支气管扩张",其病变多位于引流良好的上叶支气管。

(3)反复肺部感染:其特点是同一肺段反复发生肺炎并迁延不愈。这是由于扩张的支气管清除分泌物的功能丧失,引流差,易于反复发生感染。

(4)慢性感染中毒症状:如反复感染,可出现发热、乏力、食欲减退、消瘦、贫血等全身中毒症状,儿童可影响发育。

(5)体征:早期或干性支气管扩张可无异常肺部体征,病变重或继发感染时常可闻及下胸部、背部固定而持久的局限性粗湿啰音,有时可闻及哮鸣音,部分慢性患者伴有杵状指(趾)。出现肺气肿、肺心病等并发症时有相应体征。

2. 并发症 支气管扩张范围广泛者易损害肺功能,甚至发展至呼吸衰竭,引起死亡。大咯血可引起失血性休克、窒息等,也可严重影响生命安全。

【辅助检查】

1. 影像学检查 胸部X线平片检查时,囊状支气管扩张的气道表现为显著的囊腔,腔内可存在气液平面,气道壁增厚,纵切面可显示为"双轨征",横切面显示"环形阴影"。但这一检查对判断有无支气管扩张缺乏特异性。高分辨CT(HRCT)的出现,进一步提高了CT诊断支气管扩张的敏感性(图2-5-1)。由于其无创、易重复、易被患者接受,现已成为支气管扩张的主要诊断方法。

2. 其他检查 纤支镜检查有助于支气管扩张的直观和病因诊断。当支气管扩张呈局灶性且位于段支气管以

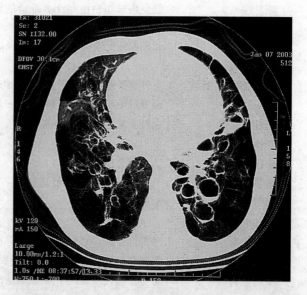

图2-5-1 支气管扩张CT表现

上时,纤维支气管镜检查可发现弹坑样改变。痰液检查常显示含有丰富的中性粒细胞以及定植或感染的多种微生物。痰涂片染色以及痰细菌培养结果可指导抗生素治疗。肺功能测定可以证实由弥漫性支气管扩张或相关的阻塞性肺病导致的气流受限。

【诊断和鉴别诊断】

根据反复咯脓痰、咯血的病史和既往有诱发支气管扩张的呼吸道感染病史,HRCT显示支气管扩张的异常影像学改变,即可明确诊断为支气管扩张。纤支镜检查或局部支气管造影,可明确出血、扩张或阻塞的部位。还可经纤支镜进行局部灌洗,采取灌洗液标本进行涂片、细菌学和细胞学检查,进一步协助诊断和指导治疗。参见表2-5-2。

表 2-5-2　支气管扩张与其他疾病的鉴别诊断

疾病	临床表现	X 线
支气管扩张	反复咯脓痰、咯血,有诱发支气管扩张的感染病史	囊状支气管扩张的气道表现为显著的囊腔,腔内可存在气液平面,纵切面可显示为"双轨征",横切面显示"环形阴影"
慢性支气管炎	冬、春季好发,咳嗽、咳痰,多为白色黏液痰	双肺纹理粗重、紊乱
肺脓肿	起病急,高热、咳嗽、大量浓稠痰	局部浓密炎症阴影,中有空腔液平
肺结核	低热、盗汗等结核性全身中毒症状;痰内可查见结核杆菌	结核性特征性病灶,可有钙化
先天性肺囊肿	无明显感染中毒症状,咳嗽轻、脓痰少	多个边界纤细的圆形或椭圆形阴影,壁薄,周围组织无浸润

【治疗要点】

支气管扩张症的治疗原则为治疗基础疾病、控制感染、改善气流受限、清除分泌物。

1. 治疗基础疾病　对活动性肺结核伴支气管扩张患者应积极抗结核治疗,低免疫球蛋白血症患者可用免疫球蛋白替代治疗。

2. 控制感染　患者出现痰量及其脓性成分增多等急性感染征象时需应用抗生素。可依据痰培养和药敏试验结果指导抗生素应用,但在开始时常需给予经验治疗(如给予氨苄西林、阿莫西林或头孢克洛)。存在铜绿假单胞菌感染时,可选择口服喹诺酮类,静脉给予氨基糖苷类或第三代头孢菌素。对于慢性咯脓痰的患者,除使用短程抗生素外,还可考虑使用疗程更长的抗生素,如口服阿莫西林或吸入氨基糖苷类,或间断并规则使用单一抗生素以及轮换使用抗生素。

3. 改善气流受限　支气管舒张剂可改善气流受限,并帮助清除分泌物,伴有气道高反应及可逆性气流受限的患者常有明显疗效。

4. 清除气道分泌物　化痰药物,以及振动、拍背和体位引流等胸部物理治疗均有助于清除气道分泌物。有利于泌物清除,应强调体位引流和雾化吸入重组脱氧核糖核酸酶,后者可通过阻断中性粒细胞释放DNA降低痰液黏度。

5. 外科治疗　如果支气管扩张为局限性,且经充分的内科治疗仍顽固反复发作者,可考虑外科手术切除病变肺组织。如果大出血来自于增生的支气管动脉、经休息和抗生素等保守治疗不能缓解,反复大咯血时,病变局限者可考虑外科手术,否则采用支气管动脉栓塞术治疗。对于那些尽管采取了所有治疗仍致残的患者,可考虑肺移植。

【主要护理诊断/问题】

1. 清理呼吸道无效　与痰多黏稠,体力下降,未掌握有效咳痰及体位引流技巧而导致痰液排出不畅有关。

2. 有窒息的危险　与脓痰引流不畅及大咯血时血液导致气道阻塞有关。

3. 焦虑　与反复咯血不止及担心疾病预后有关。

【护理措施】

1. 病情观察

(1) 咳嗽、咯痰:观察咳嗽的时间次数,咳嗽方法等。观察痰液的量、颜色、性质、气味与体位的关系,痰液静置后是否有分层现象,记录24h痰液排出量。

(2) 咯血:咯血患者密切观察咯血的量、颜色、性质及出血的速度,并作好记录。

(3) 窒息:观察窒息的各种症状,如胸闷、气急、呼吸困难、咯血不畅、喉头有痰鸣音、出现发绀、出冷汗、突然坐起、瞠口结舌、血从口中喷出、喷射性大咯血突然停止等,一经发现及时向医生报告,作好抢救配合处理。

(4) 并发症:注意观察生命体征变化,注意有无阻塞性肺不张、肺部感染及休克等并发症的表现。

(5) 精神状态:观察患者是否十分紧张,有无不敢咳嗽、屏气等现象。

2. 起居护理

(1) 环境:提供安静、舒适环境,保持适宜的温相对湿度及室内空气新鲜、洁净。

(2) 休息:剧烈、频繁的咳嗽应注意休息,保持舒适体位,如患者能耐受,尽可能让患者采取坐位或半坐位,并注意脊柱尽量挺直以利肺部扩张。急性感染或病情严重者应卧床休息。小量咯血者静卧休息为主,大量咯血患者绝对卧床休息。取患侧卧位,可减少患侧活动度,既防止病灶向健侧扩散又有利于健侧肺的通气功能。尽量避免搬动患者,以减少肺活动度。

(3) 活动:病情轻无大咯血患者鼓励其下床活动,以利痰液排出。

3. 饮食护理

(1) 饮食原则:提供高热量、高蛋白质、富含维生素丰富饮食,避免冰冷食物诱发咳嗽,少食多餐。指导患者咳痰后及进食前后用清水或漱口液漱口,保持口腔清洁,促进食欲。鼓励患者多饮水,每天1500ml以上。

(2) 咯血者饮食要求:大量咯血者应禁食;小量咯血者宜进少量温、凉流质饮食,因过冷过热食物均易诱发或加重咯血;多食富含纤维素丰富的食物,以保持大便通畅,避免排便时腹压增加而引起再度咯血。

4. 用药护理　遵医嘱使用抗生素、祛痰剂和支气管舒张药、止血药等,指导患者掌握药物的疗效、剂量、用法和不良反应。必要时通知医生。

(1) 止血药:大咯血患者使用垂体后叶素,因其可收缩小动脉、减少肺血流量达到控制咯血作用,但因其还引起子宫、肠道平滑肌收缩和冠状动脉收缩的作用,故冠心病、高血压患者及孕妇不能使用。静脉滴注垂体后叶素时速度勿过快,以免引起恶心、便意、心悸、面色苍白等不良反应。

(2) 镇静止咳药:对年老体弱者、肺功能不全者应用镇静剂和镇咳药后,注意观察呼吸咳嗽受抑制情况,以早期发现因呼吸抑制导致的呼吸衰竭和使血块不能咯出而发生窒息。

5. 对症护理

(1) 咳嗽

1) 指导患者学会有效咳嗽的方法。取舒适体位,先行5~6次缓而慢的深呼吸,于深吸气末,迅速关闭声门,肋间肌、腹肌收缩,建立足以排出黏液分泌物的胸腹部压力,迅速打开声门,形成爆破性气流,咳出痰液;或患者取坐位,两腿上置一枕头顶住腹部(促进膈肌上升),咳嗽时,身体前倾,张口咳嗽,将痰排出。

2) 对于慢性难以缓解的咳嗽者,将空气中的刺激物减少到最低程度(如灰尘、过敏源);让患者的休息不受中断;按医嘱给予镇咳药,祛痰药;通过湿润缓解黏膜刺激。

(2) 大量脓痰:采用体位引流技术,这是利用重力作用促使肺、支气管内分泌物排出体外的治疗护理技术。

1) 引流前操作:引流前向患者说明引流的目的及操作过程,以消除顾虑,取得患者的配合;

2) 体位选择:依病变部位不同,采取相应的引流体位,原则上应使患肺处于高位,引流支气管开口朝下(图2-5-2);

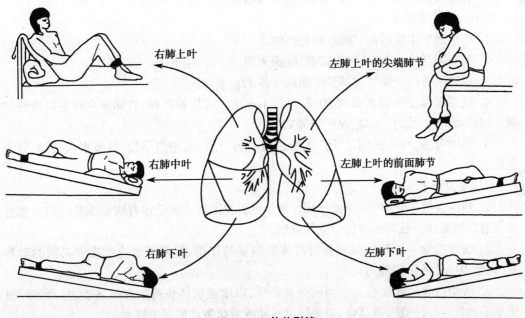

右肺上叶　　左肺上叶的尖端肺节

右肺中叶　　左肺上叶的前面肺节

右肺下叶　　左肺下叶

图 2-5-2　体位引流

3) 引流时间:引流时间为15~20分钟,每天2~3次,宜在饭前进行,以免饭后引起恶心呕吐;

4) 观察患者:引流过程中密切观察患者,如有咯血;面色青紫、胸闷气急、呼吸困难、出汗疲劳等情况,立即停止引流;

5) 辅助手段:引流时鼓励患者咳嗽,必要时辅助拍背,若痰液黏稠,引流前15分钟遵医嘱用盐水加祛痰药超声雾化吸入,以稀释痰液,提高引流效果;

6) 特殊处理:年老体弱的患者,排痰无力、痰液已在咽喉部者需用吸引器引出;

7) 引流后操作:引流完毕,给予漱口,并记录排出的痰量及性质,必要时送检。

(3) 咯血

1) 预防窒息:取患侧卧位,若出血部位不明确,则取平卧位,头偏向一侧,大咯血时专人护理。嘱患者当感知喉头有血或发痒时,轻轻地将血咳出,既不能太用力也不要屏住呼吸。准备好抢救物品。

2) 抢救配合:对大咯血及意识不清的患者,一旦患者出现窒息征象,应立即取头低脚高 45°俯卧位,面部侧向一边,轻拍背部,迅速排出在气道和口咽部的血块,或直接刺激咽部以咳出血块。必要时用吸痰管进行机械吸引,并给予高浓度吸氧。做好气管插管或气管切开的准备和配合工作,以解除呼吸道阻塞。

6. 心理护理 支气管扩张症患者因病程长反复发作,患者易产生焦虑情绪。应尊重关心患者,了解患者心理状态和基本需求,解除焦虑情绪。面对大咯血患者紧张、焦虑和恐惧,医护人员应陪在患者身边,安慰患者,可轻拍患者背部,鼓励其轻轻咳出积在气管的血液,使其保持情绪稳定,避免由于焦虑恐惧而发生窒息等意外情况。

【其他相关护理诊断】

1. 营养失调:低于机体需要量 与慢性感染导致机体消耗增加而摄入不足有关。

2. 有感染的危险 与痰多、黏稠、不易排出有关。

【中医护理概要】

1. 本病属于中医咯血、咳嗽、肺痈范畴。

2. 其病因与外邪犯肺,肺失宣肃,脏腑失调,痰浊内生有关。

3. 慢性咳嗽可予桑叶、枇杷叶、胡颓叶各 12g,煎服。

4. 痰多者可予竹沥水每次 20ml,每日 1~3 次。或用鲜芦根、竹茹煎水代茶以清热化痰。可针刺肺俞、尺泽、丰隆、足三里等穴。

5. 痰中带血,可遵医嘱给予三七粉或白及粉分服,或用白茅根、藕节水、鲜芦根煎汤送服。

【健康教育】

1. 知识宣教 介绍有关疾病知识,指导患者及家属积极防治呼吸道感染。教会患者掌握有效咳嗽排痰技巧和体位引流的方法。

2. 饮食指导 说明加强营养对机体的康复的作用,促使患者主动摄取必需的营养素,以增强机体的抗病能力。

3. 活动指导 鼓励参加适当的体育锻炼,以增强机体免疫力和抗病能力,预防呼吸道感染的发生。注意劳逸结合,避免过度活动或情绪激动而诱发咯血。

4. 避免诱因 避免受凉,预防感冒;戒烟、避免烟雾和灰尘刺激。减少刺激性气体吸入等措施对预防支气管扩张有重要意义。

5. 自我监测 指导患者自我监测病情,一旦发现症状加重如痰量增多、咯血、呼吸困难、畏寒发热、胸痛等应及时就诊。

【结语】

支气管扩张症是指由直径大于 2mm 支气管及其周围肺组织的慢性炎症所导致的支气管壁肌肉和弹性组织破坏,管腔形成不可逆性扩张、变形。临床表现主要为慢性咳嗽、咳大量脓痰和(或)反复咯血。高分辨率 CT 为支气管扩张的主要诊断方法。护理上应注意适当休息,避免过劳,补充营养,做好排痰、止咳和病情观察。护理的重点是体位引流护理和大咯血的处理。

第六节　肺　炎

一、肺炎概述

肺炎(pneumonia)是指终末气道、肺泡和肺间质的炎症,可由病原微生物、理化因素、免疫损伤、过敏及药物所致,其中以细菌性肺炎为最常见。在抗菌药物应用以前细菌性肺炎对儿童及老年人的健康威胁极大,抗菌药物的使用曾经明显降低肺炎病死率,但近年来总的病死率不降甚至有所上升。

【病因与发病机制】

决定是否发生肺炎的两个因素是病原体和宿主因素。如果病原体数量多、毒力强和(或)宿主呼吸道局部和全身免疫防御系统损害,即可发生肺炎。病原体常通过空气吸入、血行播散、邻近感染部位蔓延、上呼吸道定植菌的误吸等途径引起肺炎,误吸胃肠道的定植菌(胃食管反流)和通过人工气道吸入环境中的致病菌也可导致肺炎。

病原体抵达下呼吸道后,孳生繁殖,引起肺泡毛细血管充血、水肿,肺泡内纤维蛋白渗出及细胞浸润。除了金黄色葡萄球菌、铜绿假单胞菌和肺炎克雷伯杆菌等可引起肺组织的坏死性病变易形成空洞外,肺炎治愈后多不遗留瘢痕,肺的结构与功能均可恢复。

【分类】

肺炎可按患病解剖、病因或环境加以分类。

1. 解剖分类

(1) 大叶性(肺泡性)肺炎:病原体先在肺泡引起炎症,经肺泡间孔(Cohn孔)向其他肺泡扩散,致使部分肺段或整个肺段、肺叶发生炎症改变。

(2) 小叶性(支气管性)肺炎:病原体经支气管入侵,引起细支气管、终末细支气管及肺泡的炎症,常继发于其他疾病,如支气管炎、支气管扩张、上呼吸道病毒感染以及长期卧床的危重患者。

(3) 间质性肺炎:以肺间质为主的炎症,累及支气管壁以及支气管周围,有肺泡壁增生及间质水肿,因病变仅在肺间质,故呼吸道症状较轻,异常体征较少。

2. 病因分类　肺炎的病因见表2-6-1,根据病因主要分为细菌性肺炎、非典型病原体所致肺炎、病毒性肺炎、肺真菌病、其他病原体所致肺炎和理化因素所致肺炎。

3. 患病环境分类　由于细菌学检查阳性率低,培养结果滞后,病因分类在临床上应用较为困难,目前多根据肺炎的获得环境分成社区获得性肺炎和医院获得性肺炎两类。

(1) 社区获得性肺炎(community acquired pneumonia,CAP):也称院外肺炎,是指在医院外罹患的感染性肺实质炎症,包括具有明确潜伏期的病原体感染而在入院后平均潜伏期内发病的肺炎。常见病原体为肺炎链球菌、支原体、衣原体、流感嗜血杆菌和呼吸道病毒等。

(2) 医院获得性肺炎(hospital acquired pneumonia,HAP):亦称医院内肺炎,是指患者入院时不存在,也不处于潜伏期,而于入院48h后在医院(包括老年护理院、康复院等)内

表 2-6-1　肺炎的病因分类

病因	常见病原体或其他
细菌性	肺炎链球菌、金黄色葡萄球菌、甲型溶血性链球菌、肺炎克雷伯杆菌、流感嗜血杆菌、铜绿假单胞菌肺炎等
非典型病原体	军团菌、支原体和衣原体等
病毒性	冠状病毒、腺病毒、呼吸道合胞病毒、流感病毒、麻疹病毒、巨细胞病毒、单纯疱疹病毒等
真菌	白念珠菌、曲霉菌、隐球菌、肺孢子菌等
其他病原体	立克次体(如 Q 热立克次体)、弓形虫(如鼠弓形虫)、寄生虫(如肺包虫、肺吸虫、肺血吸虫)等
理化因素	放射性损伤、胃酸吸入、吸入或内源性脂类物质产生炎症反应

发生的肺炎,HAP 还包括呼吸机相关性肺炎和卫生保健相关性肺炎。常见病原体为肺炎链球菌、铜绿假单胞菌、流感嗜血杆菌、大肠杆菌、肺炎克雷伯杆菌、金黄色葡萄球菌等,其中金黄色葡萄球菌的感染有明显增加的趋势。

【临床表现】

1. 症状　肺炎常见症状为咳嗽、咳痰,或原有呼吸道症状加重,并出现脓性痰或血痰,伴或不伴胸痛。肺炎病变范围大者可有呼吸困难,呼吸窘迫。大多数患者有发热。肺炎症状的轻重决定于病原体和宿主的状态。

2. 体征　早期肺部体征无明显异常,重症者可有呼吸频率增快,鼻翼煽动,发绀。肺实变时出现叩诊浊音、语颤增强和支气管呼吸音等典型体征,也可闻及湿性啰音。并发胸腔积液者,患侧胸部叩诊浊音,语颤减弱,呼吸音减弱。

【诊断与鉴别诊断】

肺炎的诊断程序包括:

1. 确定肺炎诊断　首先必须把肺炎与上、下呼吸道感染相区别。其次,应把肺炎与其他类似肺炎的疾病相区别。肺炎常须与肺结核、肺癌、急性肺脓肿、肺血栓栓塞症等相鉴别,见表 2-6-2。

另外,肺炎还需与非感染性肺部浸润(非感染性肺部疾病)相区别,如肺间质纤维化、肺水肿、肺不张、肺嗜酸性粒细胞增多症和肺血管炎等。

2. 评估严重程度　评价病情严重程度对于决定治疗方式至关重要。肺炎严重性决定于三个主要因素:局部炎症程度、肺部炎症的播散和全身炎症反应程度。美国感染疾病学会 / 美国胸科学会(IDSA/ATS)于 2007 年制定了重症肺炎标准,分为主要标准和次要标准。其主要标准为:①需要有创机械通气;②感染性休克需要血管收缩剂治疗。次要标准:①呼吸频率≥30 次 / 分;②氧合指数(PaO_2/FiO_2)≤250;③多肺叶浸润;④意识障碍 / 定向障碍;⑤氮质血症(BUN≥20mg/dl);⑥白细胞减少(WBC<4.0×10^9/L);⑦血小板减少(血小板 <10.0×10^9/L);⑧低体温(T<36℃);⑨低血压,需要强力的液体复苏。符合 1 项主要标准或 3 项次要标准以上者可诊断为重症肺炎,考虑收入 ICU 治疗。

3. 确定病原体　痰标本采集、经纤维支气管镜或人工气道吸引、支气管肺泡灌洗等方法是确定病原体的主要方法。为避免标本污染,最常采用的下呼吸道标本。采集呼吸道标本行细菌培养时尽可能在抗菌药物应用前采集,避免污染,及时送检。同时做血培养

表 2-6-2 肺炎与其他疾病的鉴别诊断

疾病	临床表现	辅助检查
肺炎	咳嗽、咳脓性痰或血痰,胸痛,发热,重者呼吸困难,鼻翼煽动,发绀等	血白细胞计数增多或减少;早期 X 线胸片见肺纹理增粗,受累肺叶模糊,随病情进展出现大片浸润影或实变影
肺结核	多有全身中毒症状,如午后低热、盗汗、疲乏无力、体重减轻、失眠、心悸、女性患者可有月经失调或闭经等	X 线胸片见病变多在肺尖或锁骨上下,密度不匀,消散缓慢,且可形成空洞或肺内播散。痰中可找到结核分枝杆菌
肺癌	多无急性感染中毒症状,有时痰中带血丝	血白细胞计数不高,若痰中发现癌细胞可以确诊
急性肺脓肿	早期临床表现与肺炎链球菌肺炎相似。但随病程进展,咳出大量脓臭痰为特征	X 线显示脓腔及气液平
肺血栓栓塞症	多有静脉血栓的危险因素,如血栓性静脉炎、心肺疾病、创伤、手术和肿瘤等病史,可发生咯血、晕厥,呼吸困难较明显,颈静脉充盈	X 线胸片示区域性肺血管纹理减少,有时可见尖端指向肺门的楔形阴影,动脉血气分析常见低氧血症及低碳酸血症,CT 肺动脉造影、MRI 等检查可帮助鉴别

和胸腔积液培养,当肺炎患者血和痰培养分离到相同细菌时,可确定为肺炎病原菌。

【治疗】

抗感染治疗是肺炎治疗的最主要环节。选用抗生素应遵循抗菌药物使用原则,根据病原体的流行病学资料、病原学检查结果等给予针对性治疗,社区获得性肺炎和医院感染肺炎选择抗生素进行经验性治疗。抗菌药物治疗 48~72 小时后根据患者症状体征、实验室检查、X 线等进行病情评价,进一步调整治疗方案。

二、肺炎链球菌肺炎

肺炎链球菌肺炎是由肺炎链球菌(streptococcus pneumoniae)或称肺炎球菌(pneumococcal pneumoniae)所引起的肺炎,是最常见的社区获得性肺炎,通常急骤起病,以高热、寒战、咳嗽、血痰及胸痛为特征。以冬季与初春季节高发,身体健康的青壮年男性较多见。

【病因和发病机制】

肺炎链球菌为革兰染色阳性球菌,是寄居在口腔及鼻咽部的一种正常菌群,在干燥痰液中能存活数月,但阳光直射 1 小时,或加热至 52℃ 10 分钟即可杀灭,对石炭酸等消毒剂亦甚敏感。当机体因受凉、淋雨、疲劳、醉酒、病毒感染等出现免疫功能受损时,有毒力的肺炎链球菌入侵人体而致病。肺炎链球菌除引起肺炎外,少数可发生菌血症或感染性休克,老年人及婴幼儿的病情尤为严重。

肺炎链球菌入侵下呼吸道后,首先引起肺泡壁水肿,出现白细胞与红细胞渗出,含菌的渗出液经 Cohn 孔向肺的中央部分扩展,甚至累及几个肺段或整个肺叶,因病变开始于肺的外周,故叶间分界清楚,易累及胸膜,引起渗出性胸膜炎。

病理改变可分为充血期、红肝变期、灰肝变期及消散期。因早期应用抗菌药物治疗,此种典型的病理分期已很少见。病变消散后肺组织结构多无损坏,不留纤维瘢痕。极个别患者肺泡内纤维蛋白吸收不完全,甚至有成纤维细胞形成,转为机化性肺炎。

【临床表现】

1. 症状 常由受凉、淋雨、疲劳、醉酒、病毒感染等诱发。起病急骤,畏寒或寒战、高热,全身肌肉酸痛,体温通常在数小时内升至 39~40℃,呈稽留热或高峰在下午或傍晚。可有患侧胸部疼痛,放射到肩部或腹部,咳嗽或深呼吸时加剧。痰少,可带血或呈铁锈色。

2. 体征 患者呈急性病容,呼吸急促,鼻翼煽动,面颊绯红,皮肤灼热、干燥、口角及鼻周有单纯疱疹;病变广泛时可出现发绀。早期肺部体征无明显异常,肺实变时叩诊浊音、触觉语颤增强并可闻及支气管呼吸音。消散期可闻及湿啰音。累及胸膜可闻及胸膜摩擦音。

3. 并发症 目前并发症已很少见。严重败血症或毒血症患者易发生感染性休克,尤其是老年人。表现为血压降低、四肢厥冷、多汗、发绀、心动过速、心律失常等,而高热、胸痛、咳嗽等症状并不突出。其他并发症有胸膜炎、脓胸、心包炎、脑膜炎和关节炎等。

【辅助检查】

1. 实验室检查 血白细胞计数(10~20)×10⁹/L,中性粒细胞多在 80% 以上,并有核左移,细胞内可见中毒颗粒。痰直接涂片作革兰染色及荚膜染色镜检,如发现典型的革兰染色阳性、带荚膜的双球菌或链球菌,即可初步作出病原诊断。痰培养 24~48 小时可以确定病原体。重症肺炎应做血培养,合并胸腔积液,应抽取积液进行细菌培养。

2. X 线检查 早期仅见肺纹理增粗,或受累的肺段、肺叶稍模糊。随着病情进展,肺泡内充满炎性渗出物,表现为大片炎症浸润阴影或实变影,在实变阴影中可见支气管充气征,肋膈角可有少量胸腔积液。在消散期,X 线显示炎性浸润逐渐吸收,可有片状区域吸收较快,呈现"假空洞"征,多数病例在起病 3~4 周后才完全消散。老年患者肺炎病灶消散较慢,容易出现吸收不完全而成为机化性肺炎。

【诊断】

根据寒战、高热、胸痛、咳铁锈色痰、鼻唇疱疹等典型症状和肺实变体征,结合胸部 X 线检查,可作出初步诊断。病原菌检测是确诊本病的主要依据。

【治疗】

1. 抗菌药物治疗 一经诊断即应给予抗菌药物治疗,不必等待细菌培养结果。首选青霉素 G,用药途径及剂量视病情轻重及有无并发症而定:对于成年轻症患者,可用 240 万 U/d,分 3 次肌内注射,或用普鲁卡因青霉素每 12 小时肌内注射 60 万 U。病情稍重者,宜用青霉素 G240 万 ~480 万 U/d,分次静脉滴注,每 6~8 小时 1 次;重症及并发脑膜炎者,可增至 1000 万 ~3000 万 U/d,分 4 次静脉滴注。对青霉素过敏者,耐青霉素或多重耐药菌株感染者,可用氟喹诺酮类、头孢噻肟或头孢曲松等药物,多重耐药菌株感染者可用万古霉素、替考拉宁等。

2. 支持疗法和对症治疗 患者应卧床休息,注意补充足够蛋白质、热量及维生素。密切监测病情变化,注意防止休克。剧烈胸痛者,可酌用少量镇痛药,如可待因 15mg。高热者给予物理降温,必要时给予退热剂。鼓励饮水每日 1~2L,保持尿比重在 1.020 以下,血清钠保持在 145mmol/L 以下。中等或重症患者(PaO₂<60mmHg 或有发绀)应给予吸氧。若有明显麻痹性肠梗阻或胃扩张,应暂时禁食、禁饮和胃肠减压,直至肠蠕动恢复。烦躁不安、谵妄、失眠者酌情用地西泮 5mg 或水合氯醛 1~1.5g,禁用抑制呼吸的镇静药。

3. 并发症的处理 肺炎合并感染性休克时按抗休克治疗原则治疗。其他并发症如胸膜炎、脓胸、心包炎、脑膜炎和关节炎等给予相应治疗。

三、葡萄球菌肺炎

葡萄球菌肺炎(staphylococcal pneumonia)是由葡萄球菌引起的急性肺化脓性炎症,多急骤起病,高热、寒战、胸痛、痰呈脓性,可早期出现循环衰竭。若治疗不当或不及时,病死率较高。医院获得性肺炎中葡萄球菌感染占 11%~25%。常见于有基础疾病如糖尿病、血液病、艾滋病、肝病、营养不良、酒精中毒、静脉吸毒者或原有支气管肺疾病者。儿童患流感或麻疹时也易罹患;皮肤感染灶(痈、疖、伤口感染、毛囊炎、蜂窝组织炎)中的葡萄球菌经血液循环到肺部,可引发多处肺实变、化脓和组织坏死。

【病因和发病机制】

葡萄球菌为革兰染色阳性球菌,可分为凝固酶阳性的葡萄球菌(主要为金黄色葡萄球菌,简称金葡菌)及凝固酶阴性的葡萄球菌(如表皮葡萄球菌和腐生葡萄球菌等)。葡萄球菌的致病物质主要是毒素与酶,如溶血毒素、杀白细胞素、肠毒素等,具有溶血、坏死、杀白细胞及血管痉挛等作用。经呼吸道吸入的肺炎常呈大叶性分布或呈广泛的、融合性的支气管肺炎。皮肤感染灶中的葡萄球菌可形成单个或多发性肺脓肿(血流感染)。

【临床表现】

1. 症状　本病起病多急骤,寒战、高热,体温多高达 39~40℃,胸痛,痰脓性,带血丝或呈脓血状,量多。毒血症状明显,全身肌肉、关节酸痛,体质衰弱,精神萎靡,病情严重者可早期出现周围循环衰竭。院内感染者通常起病较隐袭,体温逐渐上升。老年人症状可不典型。

2. 体征　早期可无体征,后可出现两肺散在性湿啰音。病变较大或融合时可有肺实变体征,气胸或脓气胸则有相应体征。血源性葡萄球菌肺炎应注意肺外病灶,静脉吸毒者多有皮肤针口和三尖瓣赘生物,可闻及心脏杂音。

3. 并发症　肺脓肿、肺气囊肿和脓胸并发症高。

【辅助检查】

外周血白细胞计数明显升高,中性粒细胞比例增加,核左移,有中毒颗粒。最好在使用抗生素前采集血、痰、胸腔积液标本进行涂片和培养,以明确诊断。胸部 X 线以多发性和易变性为特征,多发性指病变呈大片絮状、浓淡不均的阴影,可发展至肺段或肺叶实变或空洞,易变性则表现为一处炎性浸润消失而在另一处出现新的病灶。

【诊断】

根据全身毒血症状、咳嗽、脓血痰,白细胞计数增高、中性粒细胞比例增加、核左移并有中毒颗粒和 X 线表现,可作出初步诊断。细菌学检查是确诊的依据,可行痰、胸腔积液、血和肺穿刺物培养。

【治疗】

强调应早期清除引流原发病灶,选用敏感的抗菌药物。近年来,金黄色葡萄球菌对青霉素耐药率高达 90% 左右,因此首选耐青霉素酶的半合成青霉素或头孢菌素,如苯唑西林钠、氯唑西林、头孢呋辛钠等,联合氨基糖苷类如阿米卡星等,亦有较好疗效。青霉素过敏者可选用红霉素、林可霉素、克林霉素等。对于耐甲氧西林葡萄球菌,则应选用万古霉素、替考拉宁等。万古霉素 1~2g/d 静滴,或替考拉宁首日 0.8g 静滴,以后 0.4g/d。除抗感染治疗外还应加强支持治疗,对气胸或脓气胸应尽早引流治疗。

四、其他病原体所致肺部感染

其他病原体所致肺炎根据病因分革兰阴性杆菌肺炎、非典型病原体肺炎、病毒性肺炎、真菌性肺炎等。

【病因和发病机制】

1. 病因 根据不同病因其常见病原体分类见表2-6-3。

表2-6-3 其他肺炎的病因分类

其他肺炎	常见病因(病原体或其他)
革兰阴性杆菌肺炎	肺炎克雷伯杆菌、流感嗜血杆菌、铜绿假单胞菌、大肠杆菌等
非典型病原体性肺炎	军团菌、支原体和衣原体等
病毒性肺炎	冠状病毒、腺病毒、呼吸道合胞病毒、流感病毒、麻疹病毒、巨细胞病毒、单纯疱疹病毒等
真菌性肺炎	白念珠菌、曲霉菌、隐球菌、肺孢子菌等
其他病原体性肺炎	立克次体(如Q热立克次体)、弓形虫(如鼠弓形虫)、寄生虫(如肺包虫、肺吸虫、肺血吸虫)等
理化因素所致肺炎	放射性损伤、胃酸吸入、吸入或内源性脂类物质产生炎症反应

2. 发病机制 免疫功能受损(如受寒、饥饿、疲劳、醉酒、昏迷、毒气吸入、低氧血症、肺水肿、尿毒症、营养不良、病毒感染以及应用糖皮质激素、人工气道、鼻胃管等)或进入下呼吸道的病原菌毒力较强或数量较多时,则易发生肺炎。入侵方式主要为口咽部定植菌误吸和带菌气溶胶吸入。

【临床表现】

各种其他肺炎临床症状、体征和X线特征见表2-6-4。

表2-6-4 其他肺炎的症状、体征和X线特征

病原体	病史、症状和体征	X线特征
肺炎克雷伯杆菌	起病急、寒战、高热、全身衰竭、咳砖红色胶冻状痰	肺叶或肺段实变,蜂窝状脓肿,叶间隙下坠
铜绿假单胞菌	毒血症症状明显,脓痰,可呈蓝绿色	弥漫性支气管炎,早期肺脓肿
大肠埃希菌	原有慢性病,发热、脓痰、呼吸困难	支气管肺炎、脓胸
流感嗜血杆菌	高热、呼吸困难、呼吸衰竭	支气管肺炎、肺叶实变、无空洞
厌氧菌	吸入病史,高热、腥臭痰、毒血症状明显	支气管肺炎、脓胸、脓气胸、多发性肺脓肿
军团菌	高热、肌痛、相对缓脉	下叶斑片浸润,进展迅速,无空洞
支原体	起病缓,可小流行、乏力、肌痛头痛	下叶音质性支气管肺炎,3~4周可自行消散
念珠菌	慢性病史,畏寒、高热、白色泡沫样黏痰或呈胶冻状,有酵臭味	双下肺纹理增多,支气管肺炎或大片浸润,可有空洞
曲霉菌	免疫力严重低下,发热、干咳或棕黄色痰、胸痛、咯血、喘息	两肺中下叶纹理增粗,空洞内可有球影,可随体位移动,胸膜为基底的楔形影,内有空洞;晕轮征和新月体征

【辅助检查】

1. 血液检查　细菌性肺炎,白细胞计数及中性粒细胞比例多明显增高,并有核左移现象;支原体肺炎与病毒性肺炎外周血白细胞正常;真菌感染性肺炎早期有白细胞增高和嗜酸性粒细胞增高。

2. 病原学检查　包括痰涂片、培养及药敏试验、血液及胸腔积液培养等。细菌性肺炎痰涂片检查可见革兰阴性杆菌具有诊断意义;痰中细胞核内有包涵体提示病毒性感染,真菌性肺炎血培养和痰培养可分离到念珠菌;分泌物中培养肺支原体和衣原体技术要求高,比较困难,因此病原学检查不实用。

3. 免疫学检查　对支原体肺炎和病毒性肺炎的诊断有重要作用。血清冷凝集试验≥1:40 或血清抗体检测可作为支原体肺炎的临床诊断参考,微量免疫荧光法测定血清抗体效价升高≥4 倍对衣原体感染诊断有意义。病毒性肺炎可采用免疫荧光和酶联免疫吸附试验检测到病毒特异性抗原 IgG、IgM,其阳性率可达 85%~90%。

【诊断与鉴别诊断】

根据典型症状与体征,结合胸部 X 线检查,易作出初步诊断。年老体衰、继发于其他疾病或呈灶性肺炎改变者,临床表现常不典型,需认真加以鉴别。

【治疗要点】

1. 抗感染治疗　肺炎治疗的主要环节是抗感染治疗,正确合理选择抗感染药物是关键。根据患病环境和当地流行病学资料或根据细菌培养和药敏试验结果,选择敏感的抗菌药物。

(1) 革兰阴性杆菌肺炎:抗菌药物宜大剂量、长疗程、联合用药,以静脉滴注为主。抗菌治疗前应尽可能进行细菌培养和药敏实验,以利于抗菌药物的调整。具体包括:①克雷伯杆菌肺炎:常用第二、三代头孢菌素联合氨基糖苷类抗菌药物。②军团菌肺炎:首选药物为红霉素,也可加用利福平。③铜绿假单胞菌肺炎:可应用第三代头孢菌素、氨基糖苷类和喹诺酮类等。

(2) 支原体、衣原体肺炎:早期适当应用抗菌药物可减轻症状、缩短病程,首选大环内酯类如红霉素、罗红霉素、阿奇霉素。

(3) 病毒性肺炎:以对症治疗为主,如果没有明确的细菌感染证据,一般不宜应用抗菌药物预防性治疗。抗病毒药物有利巴韦林、阿昔洛韦、奥司他韦、金刚烷胺等,尤其对于有免疫缺陷或应用免疫抑制剂者应尽早使用。

2. 抗休克　发生感染性休克时,应通过补充血容量、纠正酸中毒、应用血管活性药和糖皮质激素等措施进行抗休克治疗。

3. 对症支持治疗　包括卧床休息,补充足够的蛋白质、热量和维生素,鼓励多饮水,清除呼吸道分泌物,保持气道通畅,维持呼吸功能,纠正缺氧,维持水、电解质平衡等。

五、肺炎的护理

【主要护理诊断/问题】

1. 体温过高　与肺部感染有关。

2. 清理呼吸道无效　与胸痛、气管、支气管分泌物增多、黏稠及疲乏有关。

3. 气体交换受损　与肺部炎症导致呼吸膜受损,气体弥散障碍有关。

【护理措施】

1. 病情观察

(1) 生命体征:监测患者生命体征,每 2~4 小时测量 1 次。体温的变化是反映肺部感染变化的重要指标之一,应密切观察发热的热型及波动情况,及时记录体温的变化;注意观察呼吸的性质、频率、节律、型态、深度及有无呼吸困难。

(2) 痰液:注意痰的颜色、性状、量和气味的变化,能否顺利排痰,注意有无咯血等,注意观察用药前后的变化,并作好记录。

(3) 胸痛:在肺炎的治疗过程中出现体温下降后再度上升,并有胸痛或呼吸困难加重,应警惕胸膜炎的发生。密切观察患者胸痛的性质、程度及呼吸困难的关系。并发胸膜炎随着渗出液的增多,胸痛有所减轻,但呼吸困难反而加重。

(4) 休克:注意皮肤黏膜、神志、尿量及尿比重、肢端末梢温度等变化,当出现皮肤黏膜发绀,肢端湿冷,神志不清,尿量减少、血压下降等休克征象,立即通知医生并作好相关急救处理。

(5) 辅助检查:密切注意患者血象、痰检及血气分析变化,及时向医生汇报检查结果。细菌性感染白细胞计数增加,痰培养及药敏试验确定病原体和药物敏感性,为临床治疗提供重要依据。血气分析是判断缺氧程度、血电解质变化,反映病情变化的重要指标。

2. 起居护理

(1) 环境:提供整洁舒适、安静的休息环境,经常开窗通风,保持室内空气新鲜洁净,温、相对湿度适宜,温度保持在 18~22℃,相对湿度在 50%~70%,避免烟雾及灰尘的刺激,吸烟者劝其戒烟。

(2) 休息:发热患者应卧床休息,以减少氧耗量,防止继发感染。减少探视,安置患者有利于呼吸的体位(半卧位或高枕卧位)。患者出现呼吸困难、发绀及感染性休克时应绝对休息。

3. 饮食护理 给予高热量、优质高蛋白、高维生素、易消化的流质或半流质饮食,如肉末粥、鱼片粥、萝卜排骨汤、水蒸蛋等,多饮水,以补充机体消耗,促进病灶修复。鼓励患者多饮水,1~2L/d,补充高热消耗的水分,利于痰液的排出。

4. 用药护理

(1) 用药前:详细询问过敏史,有药物过敏的患者在病历中、病床卡上作好显著标记。严格按医嘱准确使用抗生素,注意药物浓度、配伍禁忌、滴速和用药间隔时间。

(2) 用药中:严密观察不良反应和疗效。使用头孢类药物可出现发热、皮疹、胃肠道不适等不良反应;喹诺酮类药物(氧氟沙星、环丙沙星)偶见皮疹、恶心等;氨基糖苷类抗生素有肾、耳毒性,老年人或肾功能减退者特别注意观察有无耳鸣、头昏、唇舌发麻等不良反应。

(3) 用药后:药物治疗 48~72 小时后对病情进行评价,如出现体温下降、症状改善、白细胞降低或恢复正常等为治疗有效,如用药 72 小时后仍无改善,应及时报告医生处理。

5. 对症护理

(1) 高热

1) 物理降温:卧床休息,寒战时注意保暖。可采用酒精擦浴、冰袋、冰帽等物理降温,以逐渐降温为宜。

2) 皮肤护理:应用阿司匹林或其他解热药,防大汗、脱水。患者出汗量多时,及时擦干汗液,勤换床单,及时更换衣服,作好皮肤护理。

3) 口腔护理:保持口腔清洁,高热引起唾液分泌减少,消化吸收障碍,易引起口唇干裂、口唇疱疹、口腔炎症、溃疡,应定期清洁口腔,保持口腔卫生、舒适,做好口腔护理。

(2) 咳嗽、咳痰:指导患者有效咳嗽的方法,定时翻身、叩背以促进排痰,保持呼吸道通畅,根据医嘱正确留取痰标本。指导患者采用体位引流法促进痰液排出,每日 1~3 次,每次 15~30 分钟,体位引流应在餐前 1 小时进行,引流时注意观察患者的反应,严防窒息。痰液黏稠不易咳出时,采取雾化吸入,每日 2 次,每次 10~20 分钟为宜。鼓励患者多饮水以维持患者足够的液体入量。

(3) 胸痛:详见本章第一节。

(4) 呼吸困难:注意观察呼吸型态、甲床肤色、动脉血气分析结果。给予氧气吸入,无基础疾病患者可给予高流量氧气吸入,由慢性阻塞性肺疾病(COPD)继发的肺炎应给予持续低流量吸氧。病情危重的患者,应准备气管插管和呼吸机辅助通气。

(5) 感染性休克

1) 抢救准备:密切观察患者病情变化,一旦发现患者出现感染性休克表现,立即通知医生,备好急救物品配合抢救。

2) 抢救配合:患者绝对卧床休息,专人护理,取中凹卧位,保暖,给予高流量吸氧。迅速建立两条静脉通路,遵医嘱给予右旋糖酐或平衡液以维持血容量,给多巴胺、间羟胺等血管活性药维持血压,根据血生化检查结果补充电解质和碱性溶液,以维持机体电解质和酸碱平衡,应用糖皮质激素氢化可的松、地塞米松等解除血管痉挛,改善微循环,防止酶的释放等从而达到抗休克的作用。密切监测患者的神志、皮肤颜色及温度、生命体征、尿量、血细胞容积等变化。

3) 好转指征:当患者神志转清楚,口唇红润、肢端温暖、收缩压 >90mmHg,尿量 >30ml 以上提示病情好转。

6. 心理护理　向患者及家属介绍疾病有关知识,关心和帮助患者;举止应冷静稳重,从容不迫,耐心倾听患者诉说,掌握其心理变化,帮助患者消除焦虑、烦躁等不良情绪,使其心情愉快地配合治疗和护理。

【其他相关护理诊断】

1. 疼痛:胸痛　与肺部炎症累及壁层胸膜有关。

2. 潜在并发症:感染性休克、肺不张、肺脓肿。

【中医护理概要】

1. 本病属于中医风温、喘证范畴。

2. 其病因主要由外邪犯肺、痰热蕴结,正气不足,卫表不固,肺失宣肃所致。病位在肺与胃,可累及肝与心包。

3. 高热者可用物理降温,同时可选用风池、合谷、大椎、曲池等穴针刺退热。

4. 便秘者可用温盐水灌肠,或用生大黄 10g 或番泻叶 6g 泡服,务必保持大便通畅,使邪有出路。

5. 痰多者可服用竹沥水,每次 20ml,还可服用川贝清肺露、蛇胆川贝液等,有化痰止咳或降痰火的作用。

6. 口舌干燥,津液亏损者可服五汁饮,即用鲜芦根、雪梨(去皮)、荸荠(去皮)、鲜藕汁各 500g,鲜麦冬 100g,榨汁混合,冷饮或温服每日数次。

【健康教育】

1. 疾病预防指导　向患者介绍肺炎的基本知识,强调预防的重要性。指导患者注意随气候变化增减衣服,防止受凉。了解有无肺炎诱发因素(如受寒、醉酒、感冒、疲劳、淋雨等)、是否实施机械通气、各种侵入性操作、有无身体其他部位感染等。呼吸道疾病高发季节尽量少去公共场所,易感人群可采取接种疫苗等主动预防措施。

2. 饮食指导　加强饮食调理,给予高蛋白、高热量、高维生素等富含营养的食物。增加营养摄入。

3. 活动指导　平时注意锻炼身体,尤其是加强耐寒锻炼,以增强机体抵抗力。如冷水洗脸和洗冷水浴等,协助制定和实施锻炼计划。保证充足的休息时间,以增加机体对感染的抵抗能力。

4. 定期随访　教会患者掌握有效咳嗽、排痰方法。出院患者做好用药指导,指导患者学会自我监测病情,一旦发现发热、咳嗽、咳脓痰,甚至出现喘促、胸闷、胸痛、呼吸困难等表现应及时就诊。

【结语】

肺炎是指终末气道、肺泡和肺间质的炎症。临床表现为发热、咳嗽、咳脓痰或痰中带血、胸痛、呼吸困难等。抗感染是肺炎治疗的最主要措施。护理的重点是病情观察、用药和对症护理,同时预防并发症。

知识拓展

呼吸机相关性肺炎

呼吸机相关性肺炎(ventilator-associated pneumonia,VAP)是最为常见的医院获得性肺炎,是指建立人工气道(气管插管/切开)和接受机械通气 48 小时后发生的肺炎。引起 VAP 感染的病原菌很多,以革兰阴性杆菌为主,如鲍曼不动杆菌、铜绿假单胞菌、阴沟肠杆菌等。

预防与护理:

1. 取半卧位(头部抬高 30°~45°),尽量避免使用呼吸中枢抑制剂如镇静药、止咳药,减少和防止误吸。

2. 加强口腔卫生对降低 HAP 非常重要有效,尤其是昏迷和气管插管患者。

3. 对呼吸治疗器械要严格消毒、灭菌。

4. 尽量使用无创通气预防 VAP。只要无反指征,优先采用经口(而非经鼻)气管插管。使用气囊上方带侧腔可供吸引的气管插管有利于积存声门下气囊上方分泌物的引流,从而减少 VAP 发生。

5. 加强手卫生是预防 HAP 简便而有效的措施。严格执行手卫生规则。不论是否戴手套,接触物品,接触患者等治疗前后均应洗手。对粒细胞减少症、器官移植等高危人群做好保护性隔离。

6. 肺炎链球菌肺炎疫苗对易感人群如老年、慢性心肺疾病、糖尿病等患者有一定预防作用。

第七节　肺　脓　肿

肺脓肿(lung abscess)是由一种或多种病原体所引起的肺组织化脓性病变,早期为化脓性肺炎,继而坏死、液化,脓肿形成。临床急骤起病,患者常表现为高热、畏寒、咳嗽、咳大量脓臭痰。本病可见于任何年龄,以青壮年较多见,男多于女。自抗生素广泛应用以来,发病率明显下降。

【病因和发病机制】

肺脓肿病原体常为上呼吸道、口腔的定植菌,包括需氧、厌氧和兼性厌氧菌。90%肺脓肿患者为厌氧菌感染。其发病机制与感染途径有关。

1. 吸入性肺脓肿 临床上最多见的类型。病原体经口、鼻、咽腔吸入致病。病原体多为厌氧菌。常在全身麻醉、酗酒、癫痫发作、使用镇静剂过量等意识障碍时,或由于受寒、极度疲劳等气道防御清除功能下降时误吸病原菌致病,病原菌常来自于扁桃体炎、鼻窦炎、牙槽溢脓或龋齿的分泌物,口腔、鼻腔部手术后的血块、呕吐物等。

2. 继发性肺脓肿 多继发于肺部其他疾病如细菌性肺炎、支气管异物阻塞和肺部邻近器官化脓性病变等。其他邻近器官化脓性病变如食管穿孔、膈下脓肿等穿破至肺也可形成肺脓肿。

3. 血源性肺脓肿 因皮肤外伤感染、疖、痈、中耳炎或骨髓炎等所致的菌血症,菌栓经血行播散到肺,引起小血管栓塞、炎症和坏死而形成肺脓肿。

【临床表现】

1. 症状与体征

(1) 急性吸入性肺脓肿:起病急骤,畏寒、高热,体温达39~40℃,伴有咳嗽、咳黏液痰或黏液脓性痰,炎症累及壁层胸膜可引起胸痛。病变范围较大时可出现气急。同时伴有精神不振、全身乏力、食欲减退等全身中毒症状。如感染不能及时控制,约1~2周后咳嗽加剧,咳出大量脓臭痰及坏死组织,典型痰液呈黄绿色、有时带血,静置后可分为3层,每日可达300~500ml。臭痰多为厌氧菌感染所致。

初起时肺部可无阳性体征,或患侧可闻及湿啰音;病变继续发展,可出现肺实变体征,可闻及支气管呼吸音;肺脓腔增大时,可出现空瓮音;病变累及胸膜可闻及胸膜摩擦音或呈现胸腔积液体征。

(2) 慢性肺脓肿:患者常有咳嗽、咳脓痰、反复发热和咯血,持续数周到数月。可有贫血、消瘦等慢性中毒症状。慢性肺脓肿常有杵状指(趾)。

(3) 血源性肺脓肿:多先有原发病灶引起的畏寒、高热等全身脓毒症的表现。经数日或数周后才出现咳嗽、咳痰,痰量不多,极少咯血。血源性肺脓肿大多无阳性体征。

2. 并发症 肺脓肿常见的并发症有支气管肺炎、肺纤维化、胸膜增厚、肺气肿及肺心病等。

【辅助检查】

1. 周围血象 急性肺脓肿患者血白细胞总数达$(20\sim30)\times10^9$/L,中性粒细胞在90%以上,核明显左移,常有毒性颗粒。慢性患者的血白细胞可稍升高或正常,红细胞和血红蛋白减少。

2. 细菌学检查 痰涂片革兰染色,痰、胸腔积液和血培养及抗菌药物敏感试验,有助于确定病原体和选择有效的抗菌药物。胸腔积液和血培养阳性时对病原体的诊断价值更大。

3. X线检查 吸入性肺脓肿早期的炎症在X线表现为大片浓密模糊浸润阴影,边缘不清,或为团片状浓密阴影,分布在一个或数个肺段。并发脓胸时,患侧胸部呈大片浓密阴影。血源性肺脓肿,病灶分布在一侧或两侧,呈散在局限炎症,或边缘整齐的球形病灶,中央有小脓腔和气液平。炎症吸收后,亦可能有局灶性纤维化或小气囊后遗阴影。若伴发气胸可见气液平面。CT则能更准确定位及区别肺脓肿和有气液平的局限性脓胸。

4. 纤维支气管镜检查 有助于明确病因、病原学诊断及治疗。可活检,吸引脓液,冲洗支气管及患部注入抗菌药物,以提高疗效与缩短病程。

【诊断与鉴别诊断】

1. 诊断 根据口腔手术、昏迷、呕吐或异物吸入后,出现急性发作的畏寒、高热、咳嗽和咳大量脓臭痰等病史,结合白细胞总数及中性粒细胞比例显著增高,肺野大片浓密阴影中有脓腔及液平的X线征象,可作出诊断。血、胸腹水、下呼吸道分泌物培养(包括厌氧菌培养)分离细菌,有助于作出病原学诊断。有皮肤创伤感染,疖、痈化脓性病灶,发热不退,并有咳嗽、咳痰等症状,胸部X线检查示两肺多发性小脓肿,血培养阳性可诊断为血源性肺脓肿。

2. 鉴别诊断 肺脓肿应与细菌性肺炎、空洞性肺结核继发感染、支气管肺癌、肺囊肿继发感染等疾病相鉴别。详见表2-7-1。

表 2-7-1 肺脓肿与其他疾病鉴别表

疾病	临床特征	X 线
肺脓肿	高热,咳嗽,咯大量脓臭痰	大片浓密模糊浸润阴影或团片状浓密阴影,阴影中有空腔、气液平面
细菌性肺炎	多伴有口唇疱疹、铁锈色痰	肺叶或肺段炎变或片状淡薄性阴影,边缘模糊不清,没有空洞形成
空洞性肺结核继发感染	长期咳嗽、午后低热、乏力、盗汗,食欲减退或有反复咯血	空洞壁较厚,一般无气液平面,空洞周围炎性病变较少,常伴有条索、斑点及结节状病灶
支气管肺癌	咳嗽、咯血性痰或痰中带血丝、喘鸣、气急,发热、乏力、厌食、体重下降等	空洞壁较厚,多呈偏心空洞,残留的肿瘤组织使内壁凹凸不平,空洞周围有少许炎症浸润,肺门淋巴结可有肿大,故不难与肺脓肿区分
肺囊肿继发感染	无明显中毒症状,咳嗽较轻,咳脓痰较少	感染时囊肿内可见气液平面。炎症吸收后呈光滑整洁的囊肿壁

【治疗要点】

急性肺脓肿的治疗原则包括抗感染和脓液引流等。

1. 抗菌药物治疗 吸入性肺脓肿多为厌氧菌感染,首选青霉素治疗。除应用青霉素外,尚可选用其他抗厌氧菌感染治疗,如林可霉素、克林霉素或甲硝唑等;血源性肺脓肿可选用耐 β- 内酰胺酶的青霉素或头孢菌素。如为耐甲氧西林的葡萄球菌,应选用万古霉素或替考拉宁。抗菌药物疗程8~12周,直至X线胸片示脓腔和炎症消失,或仅有少量的残留纤维化。

2. 脓液引流 痰黏稠不易咳出者可用祛痰药、雾化吸入生理盐水或支气管舒张剂以利痰液引流。身体状况较好者可采取体位引流排痰。纤维支气管镜冲洗及吸引也是引流的有效方法。

3. 支持治疗 肺脓肿患者一般多有消耗性表现,特别是体质差者,应加强营养治疗,如补液、高营养、高维生素治疗;有缺氧表现时可予以吸氧。

4. 手术治疗　经有效的抗生素治疗,大多数急性肺脓肿患者可治愈,少数患者疗效不佳,在全身状况和肺功能允许的情况下,可考虑外科手术治疗。

【主要护理诊断/问题】

1. 清理呼吸道无效　与大量脓性痰液聚集有关。

2. 体温过高　与肺组织炎症性坏死有关。

3. 窒息的危险　与大量脓性痰液、咯血而咳嗽反射减弱有关。

4. 营养失调:营养低于机体的需要　与肺部感染导致机体消耗增加有关。

【护理措施】

1. 病情观察

(1) 生命体征与痰:定时监测生命体征,注意观察痰的颜色、性质、量、气味和静置性状等情况,静置痰液分层,上层为泡沫,中层为浆液或黏膜,下层为脓液及坏死性物质。准确记录 24 小时排痰量。

(2) 咯血:如出现血痰,咯血量较大时严密观察病情变化,嘱患者患侧卧位或头侧向一边,并准备好抢救药品和用品,警惕大咯血窒息的发生。

(3) 窒息:一旦患者出现烦躁、心慌、胸闷、急促、呼吸困难、面色苍白或发绀、出冷汗等情况立即报告医生配合抢救。

2. 起居护理

(1) 环境:肺脓肿患者咳大量脓臭痰,保持室内空气流通,同时注意保暖,如有条件住单间。环境应安静、清洁,维持室温在 18~22℃,相对湿度在 50%~70%,避免烟尘及有害气体刺激。

(2) 休息与活动:肺脓肿患者宜注意休息,急性期高热患者应卧床休息,恢复期可适当下床活动。

3. 饮食护理

(1) 饮食原则:宜食清淡、营养丰富、易消化的食物,多饮水,多吃水果和新鲜蔬菜,忌辛辣、煎炸、肥甘厚腻及鱼腥发物。

(2) 促进食欲:患者咳吐大量脓臭痰,食欲差,进食减退,宜加强口腔护理,指导和协助患者在晨起、饭前、饭后、体位引流后漱口,保持口腔清新。创造一个愉快的就餐环境,在饮食上注意色、香、味的调理,采用患者喜欢的烹调方法,刺激患者食欲,增进饮食。

4. 用药护理　遵医嘱给予抗生素、祛痰药、支气管扩张药或行雾化吸入,注意观察用药后的效果和患者的反应。

5. 对症护理

(1) 发热:体温是患者病情转归的重要指征,宜定时监测体温的变化并记录。高热患者行物理降温,汗出湿衣及时更换衣被,加强皮肤护理,避免吹对流风,注意保暖。鼓励患者多饮水,每日 1.5~2L,补充水分。

(2) 咳嗽、咳大量脓痰

1) 促进排痰:鼓励肺脓肿患者进行有效咳嗽,经常活动和变换体位以利咳出大量脓痰,促进痰液的排出。痰液黏稠不易咳出者,先作生理盐水超声雾化吸入,应用祛痰药如氯化铵、溴己新等,稀释痰液。根据病变部位采取体位引流,促进排痰。

2）口腔护理:因咳大量脓臭痰引起口臭,咳痰后应用漱口液彻底漱口,以保持口腔清洁,促进食欲,减少呼吸道感染机会。

3）窒息监护:对脓痰较多、体质较弱的患者应做好监护,备齐抢救物品,以免大量脓痰涌出因无力咳出而发生窒息。如患者出现胸闷气急、咳嗽无力、精神紧张、面色晦暗、喉部有痰鸣音等窒息先兆时,立即让患者侧卧取头低脚高位,立即吸出痰液或血块,并报告医生作好抢救准备。

6. 心理护理　患者咳出大量脓性臭痰,无论对本人还是对其他人都有一种不良刺激,医护人员应富于同情心,给予人文关怀,疏导患者的不良情绪。妥善安置好患者床位,消毒各种容器,减少空气中的异味。鼓励患者坚持体位引流等治疗,坚定患者疾病治愈的信心。

【其他相关护理诊断】

1. 胸痛　与炎症延及胸膜有关。

2. 焦虑　与疾病病程长,出现咯大量脓性痰液等症状有关。

3. 知识缺乏　缺乏肺脓肿疾病相关知识。

【中医护理概要】

1. 本病属于中医肺痈范畴。

2. 其病因由于感受外邪,或痰热素盛,使风热邪毒蕴滞于肺,热壅血瘀,血腐化脓所致。

3. 肺有蕴热或平素肺虚者,应避免食用辛辣炙烤食物,严禁烟酒,以免燥热伤肺。

4. 对成痈、溃脓期肺痈患者可选用鲜薏苡仁根适量,捣汁,炖热。每日3次,每次30~50ml,以祛痰排脓。

5. 壮热不退者,可针刺大椎、曲池、合谷、太冲等穴,用泻法以透邪泄热。

6. 咳吐大量脓臭痰应保持口腔卫生,可于晨晚、饭前、饭后用2%黄芩水或10%黄花水或淡盐水漱口。

7. 恢复期可选用益气养阴之品食疗康复,如薏苡仁50g加糯米适量煮粥或以南北沙参、麦冬各15g加糯米若干煮粥,也可予百合50~100g加少量糯米煮粥食用。

【健康教育】

1. 知识宣教　提倡健康的生活方式,不过度疲劳,注意饮食营养,戒烟,不酗酒。避免肺脓肿发生的各种因素,彻底治疗口腔、上呼吸道慢性感染,积极治疗皮肤外伤感染、痈、疖等化脓性病灶。

2. 技能指导　教会患者有效咳嗽、叩背、体位引流的方法,及时排出痰液,防止吸入性感染。

3. 用药指导　抗生素治疗疗程应足够长,坚持按治疗计划进行,防止病情反复。

4. 定期随访　学会识别病情变化,及时就诊,一旦出现高热、咯血、呼吸困难等表现应警惕大咯血、窒息的发生,需立即就诊。

【小结】

肺脓肿是由一种或多种病原体所引起的肺组织化脓性病变,早期为化脓性炎症,继而坏死、液化,形成脓肿。临床上以急骤起病的高热、畏寒、咳嗽、咳大量脓臭痰为主要特征,胸部X线显示大片炎性浸润,中有液平面的空腔。治疗护理要点是抗感染和脓液引流。

第八节　肺　结　核

肺结核(pulmonary tuberculosis)是结核分枝杆菌引起的严重危害人类健康的肺部慢性传染性疾病。主要的传染源为排菌的肺结核患者。其病理特征为炎性渗出、增生和干酪样坏死。临床表现主要为低热、乏力、盗汗、消瘦等全身症状及咳嗽、咳痰、咯血等呼吸道症状。

结核病是全球流行的传染性疾病之一,全球约 20 亿人曾受到结核分枝杆菌感染,现有肺结核患者约 2000 万,其中 80% 集中在发展中国家。据 WHO 报告,每年新发病例 800 万 ~1000 万,每年死于结核病约 300 万。我国结核病疫情特点是高感染率、高患病率、死亡人数多和地区患病率差异大。我国年结核分枝杆菌感染率为 0.72%,城市人群的感染率高于农村,2000 年肺结核患病率为 367/10 万,估算病例数为 500 万,每年死于结核病的人数约 13 万,西部地区患病率明显高于全国平均水平,而东部地区低于平均水平。

【病因和发病机制】

1. 结核分枝杆菌　为本病病原菌,包括人型、牛型、非洲型和鼠型 4 类。人肺结核的致病菌大多数为人型结核分枝杆菌,少数为牛型和非洲型分枝杆菌。结核分枝杆菌的生物学特性包括:①抗酸性:结核分枝杆菌抗酸染色呈红色,可抵抗盐酸酒精的脱色作用,故又称抗酸杆菌;②生长缓慢:增殖一代需 14~20 小时,培养 4~8 周才能形成可见的菌落。结核分枝杆菌为需氧菌,5%~10%CO$_2$ 的环境能刺激其生长,其生长适宜温度为 37℃左右;③抵抗力强:结核分枝杆菌对干燥、酸、碱、冷的抵抗力强。在阴湿环境或低温条件下能生存数月至数年。杀菌剂中,70% 酒精 2 分钟,煮沸 5 分钟,阳光直射 2 小时可杀菌。结核分枝杆菌对紫外线比较敏感,病房常用紫外线消毒,30 分钟有明显的杀菌作用。将痰吐在纸上直接焚烧是最简易的灭菌方法;④菌体结构复杂:主要是蛋白质、多糖和类脂质。菌体蛋白可诱发皮肤变态反应,多糖类参与某些免疫应答,类脂质中的蜡质与结核病的组织坏死、干酪液化、空洞发生以及结核变态反应有关。

2. 肺结核的传播　肺结核的主要传染源是排菌的、未被发现或未给予治疗的结核患者。飞沫传播是肺结核传播的主要途径。其他传播途径,如消化道或皮肤等途径极为罕见。婴幼儿、老年人、慢性疾病患者等免疫力低下者都是结核病的易感人群。

3. 肺结核的发生与发展

(1) 原发感染:首次吸入结核分枝杆菌的人,是否感染取决于入侵结核分枝杆菌的数量和毒力及人体肺泡内巨噬细胞固有的吞噬杀菌能力。如果结核分枝杆菌能够存活下来,并在肺泡巨噬细胞内外生长繁殖,这部分肺组织即出现炎性病变,称为原发病灶。原发病灶中的结核分枝杆菌沿着肺内引流淋巴管到达肺门淋巴结,引起淋巴结肿大。原发病灶和肿大的气管支气管淋巴结合称为原发综合征。原发病灶内的病菌可直接侵入或经血流播散到邻近组织和器官。大多数人因为机体具有一定的免疫力,使原发病灶、肺门淋巴结和播散到各个组织器官的结核分枝杆菌停止繁殖,病灶可自行吸收或钙化。但常有少量结核分枝杆菌没有被完全消灭,长期处于休眠状态,可称为继发性肺结核的潜在来源。结核病的发生发展过程见图 2-8-1。

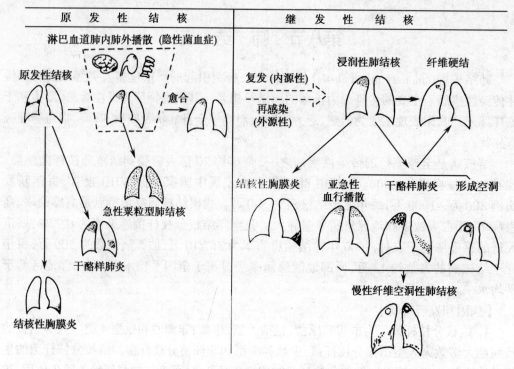

原 发 性 结 核

淋巴血道肺内肺外播散 (隐性菌血症)

原发性结核 → 愈合

急性粟粒型肺结核

干酪样肺炎

结核性胸膜炎

继 发 性 结 核

复发 (内源性)
再感染 (外源性)

浸润性肺结核　纤维硬结

结核性胸膜炎　亚急性血行播散　干酪样肺炎　形成空洞

慢性纤维空洞性肺结核

图 2-8-1　肺结核病自然过程示意图

(2) 结核病的免疫和迟发性变态反应

1) 免疫力:结核病主要的保护机制是细胞免疫。人体受结核分枝杆菌感染后,通过巨噬细胞和 T 淋巴细胞的协同作用,限制结核分枝杆菌的扩散并杀灭结核分枝杆菌。结核病免疫保护机制十分复杂,一些确切机制尚需进一步研究。机体免疫力强可防止发病或使病情减轻,而机体免疫功能低下时,容易受结核分枝杆菌感染而发病,或使原已稳定的病灶重新活动。

2) 变态反应:结核分枝杆菌侵入人体后 4~8 周,身体组织对结核分枝杆菌及其代谢产物所发生的敏感反应称为变态反应。此种细胞免疫反应属第Ⅳ型(迟发型)变态反应,可通过结核菌素试验来测定。

3) 科赫(Koch)现象:给未感染的豚鼠皮下注射一定量的结核分枝杆菌,10~14 天后注射局部红肿、溃烂,形成深的溃疡,不愈合,最后结核分枝杆菌全身播散,造成豚鼠死亡。对 3~6 周前已受少量结核分枝杆菌感染和结核菌素皮肤试验阳转的豚鼠,给同等剂量的结核分枝杆菌皮下注射 2~3 天后,注射局部皮肤出现红肿、浅表溃疡,但不久即愈合,无全身结核播散,亦不致死亡。这种机体对结核分枝杆菌初感染和再感染所表现出不同反应的现象称为 Koch 现象。

(3) 继发性结核:继发性结核病的发病有两种方式。一种方式是指原发性结核感染时期遗留下来的潜在病灶中的结核分枝杆菌重新活动而发生的结核病,此为内源性复发。另一种方式是由于受到结核分枝杆菌的再感染而发病,称为外源性重染。继发性肺结核有两种类型,一种发病慢,临床症状少而轻,多发生在肺尖或锁骨下,痰涂片检查阴性,预后良好。另一种发病快,几周时间即出现广泛的病变、空洞和播散,痰涂片检查阳性。这类患者多发生在青春期女性、营养不良、抵抗力弱的群体以及免疫功能受损者。

4. 结核病的基本病理改变 结核病的基本病理变化是炎性渗出、增生和干酪样坏死,以某种变化为主,且可相互转化,也可以三种病理变化同时存在。各种病理变化取决于结核分枝杆菌的感染量、毒力大小以及机体的抵抗力和变态反应状态。①渗出为主的病变:表现为局部中性粒细胞浸润,继之由巨噬细胞及淋巴细胞取代。通常出现在结核炎症的早期或病灶恶化时,经及时治疗,渗出性病变可完全消散吸收;②增生为主的病变:典型的改变是结核结节形成,为结核病的特征性病变。结核结节的中间可有干酪样坏死。上皮细胞互相聚集融合形成多核巨细胞,称为朗格汉斯巨细胞。增生为主的病变常发生在机体抵抗力较强、病变恢复阶段;③干酪样坏死为主的病变:肉眼可见病灶呈黄灰色,质松而脆,状似干酪,故名干酪样坏死。常发生在感染菌量多、毒力强、机体抵抗力低下、机体超敏反应增强的情况下。

【临床表现】

各型肺结核的临床表现不尽相同,但有共同之处。

1. 症状

(1) 呼吸系统症状

1) 咳嗽、咳痰:是肺结核最常见症状。多为干咳或有少量白色黏液痰。有空洞形成时,痰量增多,合并细菌感染时,痰呈脓性,合并支气管结核表现为刺激性咳嗽。

2) 咯血:约 1/3~1/2 患者有不同程度咯血,多数患者为痰中带血或小量咯血,少数严重患者可大量咯血。

3) 胸痛:病变累及胸膜时胸部有尖锐刺痛或撕裂痛,深呼吸和咳嗽时加重。

4) 呼吸困难:多见于病灶较大的干酪样肺炎和大量胸腔积液患者。

(2) 全身症状:发热是最常见的症状,多为长期午后低热。若肺部病灶血行播散时,可有畏寒、高热等。部分患者有乏力、盗汗、食欲减退和体重减轻等全身毒性症状。育龄女性可有月经失调或闭经。

2. 体征 病变范围小或位置深者可无任何体征。渗出性病变范围较大或干酪样坏死时可有肺实变体征。较大空洞性病变时可闻及支气管呼吸音。肺有广泛纤维化或胸膜粘连增厚者,气管向患侧移位,叩诊浊音,呼吸音减弱,可闻及湿啰音。结核性胸膜炎时有胸腔积液体征。支气管结核可有局限性哮鸣音。

3. 并发症 自发性气胸、脓气胸、支气管扩张、呼吸衰竭、慢性肺源性心脏病及肺外结核。

【辅助检查】

1. 影像学检查 胸部 X 线检查是早期诊断肺结核的重要方法,可以早期发现肺结核病变,确定病变的部位、范围、性质等,并可以判断有无活动性、有无空洞、空洞大小及洞壁厚薄等。肺结核 X 线特点是结核病灶多发生在上叶的尖后段和下叶的背段,密度不均匀、边界清楚、变化较慢。肺部 CT 检查可早期发现微小或隐藏性病灶,能清晰显示各型肺结核病变的特点和性质,对于肺结核的诊断以及与其他胸部疾病的鉴别诊断意义较大。

2. 痰结核分枝杆菌检查 是确诊肺结核、制定化疗方案和考核治疗效果的主要依据。痰涂片抗酸染色镜检是快速、简便、易行和可靠的方法,若抗酸杆菌阳性,只能说明痰中含有抗酸杆菌,不能确定含有结核分枝杆菌,但由于非结核性分枝杆菌少见,故痰中检出抗酸杆菌,肺结核诊断基本可成立。痰培养结核分枝杆菌常作为结核病诊断的金标准,还可作药物敏感试验与菌种鉴定提供菌株。聚合酶链反应(PCR)技术、核酸探针检测特异性 DNA 片段等方法仍在研究阶段,尚需改进和完善。

3. 结核菌素试验 用于检出结核分枝杆菌感染,不能检出结核病。世界卫生组织和国际防痨和肺病联合会推荐使用的结核菌素为纯蛋白衍化物(PPD)PPD-RT23,便于国际间结核感染率的比较。试验方法:在前臂屈侧中下部皮内注射 0.1ml(5IU),48~72 小时后观察局部反应并记录结果。测量皮肤硬结横径和纵径,记录平均直径 =(横径 + 纵径)/2,而不是红晕的直径。硬结是特异性变态反应,红晕是非特异性变态反应。硬结直径≤4mm 为阴性,5~9mm 为弱阳性,10~19mm 为阳性,≥20mm 或局部有水泡和淋巴管炎为强阳性。

结核菌素试验用于检出结核分枝杆菌感染,对于未接种卡介苗的儿童、少年和青年的结核病诊断有参考意义,因为结核菌素试验阳性不能区分是结核分枝杆菌感染还是卡介苗接种的免疫反应。结核菌素试验强阳性,对结核病的诊断意义较大,特别是对婴幼儿的诊断重要。结核菌素试验阳性见于曾有过结核分枝杆菌感染或接种卡介苗者,并不一定是现症患者。

结核菌素试验阴性者见于机体未感染结核分枝杆菌;结核分枝杆菌感染后 4~8 周以内;严重营养不良、癌症、HIV 感染、水痘、百日咳、重症肺结核、免疫力下降或免疫受抑制等。

4. 纤维支气管镜检查 纤维支气管镜检查对支气管结核和淋巴结支气管瘘诊断有重要价值。

【诊断与鉴别诊断】

根据结核病的主要症状和体征、肺结核接触史、结合结核菌素试验、影像学检查、痰结核分枝杆菌检查和纤维支气管镜检查多可作出诊断。

1. 肺结核的诊断程序

(1)可疑症状患者筛选:主要可疑症状包括:咳嗽持续 2 周以上、咯血、午后低热、乏力、盗汗、月经不调或闭经,有肺结核接触史或肺外结核,有上述情况应考虑肺结核的可能性,需进行痰抗酸杆菌检查和胸部 X 线检查。

(2)是否肺结核:凡 X 线检查肺部发现有异常阴影者,必须通过系统检查,确定病变是结核性或是其他性质。若难以确定,可经 2 周短期观察后复查,大部分炎症病变会有所变化,而肺结核变化不大。

(3)有无活动性:如果诊断为肺结核,应进一步明确有无活动性,活动性病变必须给予治疗。活动性病变在胸部 X 线上通常表现为边缘模糊不清的斑片状阴影,可有中心溶解和空洞,或出现播散病灶。胸片表现为钙化、硬结或纤维化,痰检查不排菌,无任何症状,为无活动性肺结核。

(4)是否排菌:确定活动性后必须明确是否排菌,是确定传染源的唯一方法。

2. 肺结核分类标准和诊断要点 2004 年我国制定实施新的肺结核分类标准,突出了对痰结核分枝杆菌检查和化疗史的描述,使分类法更符合现代结核病控制的概念和实用性。

(1)肺结核分类和诊断要点

1) 原发型肺结核:包括原发综合征和胸内淋巴结结核。多见于有结核病家庭接触史的少年和儿童,结核菌素试验多为强阳性,无症状或症状多轻微。X线胸片表现为哑铃型阴影,即原发病灶、引流淋巴管炎和肿大的肺门淋巴结,形成典型的原发综合征。若只有肺门淋巴结肿大,则诊断为胸内淋巴结结核。原发病灶一般吸收较快,不留任何痕迹(图2-8-2)。

2) 血行播散型肺结核:包括急性血行播散型肺结核(急性粟粒型肺结核)及亚急性、慢性血行播散型肺结核。急性粟粒型肺结核常见于婴幼儿和青少年,特别是营养不良、患传染病或长期应用免疫抑制剂导致免疫力下降时的小儿,成人也可发生本病。病变淋巴结内的大量结核分枝杆菌进入血液循环所致。其特点是起病急,持续高热,有全身毒血症状,但呼吸困难极少见,约一半患者合并结核性脑膜炎。X线显示双肺布满大小、密度和分布均匀,结节直径2mm左右的粟粒状阴影(图2-8-3)。亚急性、慢性血行播散型肺结核起病缓慢,症状轻,多无明显中毒症状。X线胸片特点是病灶在双上、中肺野,呈对称分布、大小不等、密度不同和分布不均匀的粟粒状或结节状阴影,新旧病灶可共存。

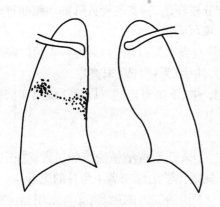
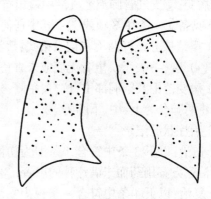

图 2-8-2 原发型肺结核—原发综合征　　图 2-8-3 急性粟粒型肺结核

3) 继发型肺结核:是成人中最常见的肺结核类型,病程长,易反复。活动性渗出性病变、干酪样病变和增生性病变共存。临床症状视其病灶性质、范围及人体反应性而定。①浸润性肺结核:浸润渗出性结核病变和纤维干酪增殖病变,多发生在肺尖部和锁骨下。X线胸片表现为锁骨上下片状、絮状阴影,边缘模糊,可融合形成空洞。渗出性病变易吸收,纤维干酪增殖病变吸收很慢,可长期无变化。②空洞性肺结核:空洞有干酪渗出病变溶解形成,洞壁不明显、形态不一,多个"虫蚀样"空腔。空洞性肺结核多有支气管播散,临床表现为发热、咳嗽、咳痰、咯血和全身结核中毒症状。空洞性肺结核患者痰中经常排菌。③结核球:由干酪样坏死灶吸收,周围形成纤维包膜或空洞的引流支气管阻塞性愈合而凝成球形病灶,称"结核球"。④干酪样肺炎:当免疫力低下、体质衰弱患者受到大量结核分枝杆菌感染,或有淋巴结支气管瘘,淋巴结内大量干酪样物质经支气管进入肺内时发生。大叶性干酪样肺炎X线呈大叶性密度均匀的磨玻璃状阴影,逐渐出现溶解区,呈虫蚀样空洞,可有播散病灶,痰中能查出结核分枝杆菌。小叶性干酪样肺炎多发生在双肺中下部,X线呈小叶斑片播散病灶。大叶性干酪样肺炎有肺实变的体征,小叶性干酪样肺炎症状和体征比大叶性干酪样肺炎轻。⑤纤维空洞性肺结核:肺结核未及时发现或治疗不当,使空洞长期不愈,反复进展恶化,肺组织结构破坏重,肺功能严重受损。X 线胸片可见双侧或单侧纤维厚壁空洞和广泛纤维增生,造成肺门抬高,肺纹理呈垂柳样,纵隔向患侧移位,多伴有支气管播散病灶、胸膜粘连肥厚和代偿性肺气肿(图 2-8-4)。

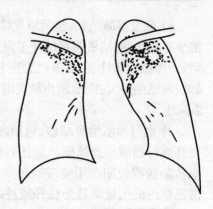

图 2-8-4　纤维空洞性肺结核

4) 结核性胸膜炎:含结核性干性胸膜炎、结核性渗出性胸膜炎、结核性脓胸。

5) 其他肺外结核:按部位和脏器命名,如骨关节结核、肾结核、肠结核等。

6) 菌阴肺结核:菌阴肺结核为 3 次痰涂片及 1 次培养阴性的肺结核,诊断标准为:①典型肺结核临床症状和胸部 X 线表现;②抗结核治疗有效;③临床可排除其他非结核性肺部疾患;④ PPD 试验强阳性;⑤痰结核菌 PCR 和探针检查呈阳性;⑥肺外组织病理证实结核病变;⑦支气管肺泡灌洗液中检出抗酸分枝杆菌;⑧支气管或肺部组织病理证实结核病变,具备①~⑥中 3 项或⑦~⑧中任何 1 项可确诊。

(2) 痰结核分枝杆菌检查记录格式:痰涂片检查结果以涂(+),涂(−)表示。痰培养结果以培(+),培(−)表示。患者无痰或未查痰时,注明(无痰)或(未查)。

(3) 病变范围及空洞部位:按右、左侧,分上、中、下肺野记述。以第 2 或第 4 前肋下缘内侧端将两肺分为上、中、下肺野。

(4) 治疗状况记录:

1) 初治:以下 3 条中符合 1 条即为初治。①未开始抗结核治疗的患者;②正进行标准化学治疗方案用药而未满疗程的患者;③不规则化学治疗未满 1 个月的患者。

2) 复治:以下 4 条中符合一条视为复治。①初治失败的患者;②规则用药满疗程后痰菌又复阳的患者;③不规律化学治疗超过 1 个月的患者;④慢性排菌患者。

3. **肺结核的记录方式**　按结核病分类、病变部位、范围、痰菌情况、化学治疗史书写。血行播散型肺结核可注明(急性)或(慢性);继发型肺结核可注明(浸润性)、(纤维空洞性)等。并发症如支气管扩张等,并存病如糖尿病、手术(如肺切除术后),可在化疗史后按并发症、并存病、手术等顺序书写。

记录举例:浸润性肺结核　右上　涂(+),初治。

4. **鉴别诊断**　肺结核应与肺炎、COPD、支气管扩张、肺癌、肺脓肿进行鉴别,详见表 2-8-1。

【治疗要点】

1. **化学治疗的原则**　早期、规律、联合、适量、全程是化学治疗的原则。

(1) 早期:一旦检出和确诊肺结核的患者均应立即给予化学治疗。早期化疗有利于迅速发挥化疗药的杀菌作用,使病变吸收和减少传染性。

(2) 规律:严格按照化学治疗方案规定的用药方法,按时服药,不许擅自停用,以免产生耐药性。

(3) 全程:必须严格按治疗方案,保证坚持完成规定疗程,是提高治愈率和减少复发

表 2-8-1 肺结核鉴别诊断

疾病名称	临床表现	X 线胸片
肺结核	发病缓慢、低热、乏力、盗汗、消瘦、咳嗽、咯血	上叶的尖后段和下叶的背段,密度不均匀、边界清楚、空洞和播散病灶
肺炎	发病急、发热、咳嗽、咳痰	密度淡均匀的片状或斑片状阴影
COPD	慢性咳嗽、咳痰、急性加重期发热、呼吸困难	肺纹理增粗、紊乱、肺气肿改变
支气管扩张	慢性反复咳嗽、咳痰、大量脓痰、反复咯血	肺纹理增粗、卷发样改变
肺癌	刺激性咳嗽、痰中带血、胸痛、消瘦	肺部肿块常呈分叶状、有毛刺、切迹,偏心空洞
肺脓肿	高热、大量脓臭痰	带有液平面的空洞周围有浓密的炎性阴影

率的重要措施。

(4) 适量:严格遵照适当的药物剂量用药。用药剂量过低不能达到有效血药浓度,影响疗效,易产生耐药性,剂量过大易发生药物不良反应。

(5) 联合:联合使用多种抗结核药物,以增强和确保疗效,同时通过交叉杀菌作用减少或防止耐药性的产生。

2. 常用抗结核药物

(1) 异烟肼(isoniazid,INH,H):对巨噬细胞内外的结核分枝杆菌均具有杀菌作用。对于 A 菌群(快速繁殖,多位于巨噬细胞外和肺空洞干酪液化部分,占结核分枝杆菌的绝大部分。由于细菌数量大,易产生耐药变异菌。)早期杀菌力最强。

(2) 利福平(rifampicin,RFP,R):对巨噬细胞内外的结核分枝杆菌均具有快速杀菌作用,特别是对 C 菌群(处于半静止状态,可有突然间歇性短暂的生长繁殖。)有独特的杀灭菌作用。异烟肼和利福平联合应用可显著缩短疗程。

(3) 吡嗪酰胺(pyrazinamide,PIZ,Z):主要是杀灭巨噬细胞内酸性环境中的 B 菌群(处于半静止状态,多位于巨噬细胞内酸性环境中和空洞壁坏死组织中)。吡嗪酰胺与异烟肼和利福平联合应用,是第三个不可缺的重要药物。

(4) 乙胺丁醇(ethambutol,EMB,E):对结核分枝杆菌具有抑菌作用。

(5) 链霉素(streptomycin,SM,S):对巨噬细胞外碱性环境中的结核分枝杆菌有杀菌作用。

3. 标准化学治疗方案 整个化疗方案分为强化期和巩固期两个阶段。抗结核药物血中高峰浓度的杀菌作用优于经常性维持较低药物浓度水平的情况。每天剂量 1 次顿服要比每天分 2 次或 3 次服用所产生的高峰血药浓度高 3 倍。因此,抗结核药物采用顿服。

(1) 初治涂阳肺结核治疗方案(含初治涂阴有空洞形成或粟粒型肺结核):

1) 每天用药方案:①强化期:用异烟肼、利福平、吡嗪酰胺和乙胺丁醇,顿服 2 个月;②巩固期:用异烟肼和利福平,顿服 4 个月。简写为:2HRZE/4HR。

2) 间歇用药方案:①强化期:异烟肼、利福平、吡嗪酰胺和乙胺丁醇,隔天 1 次或每周 3 次,2 个月;②巩固期:异烟肼及利福平,隔天 1 次或每周 3 次,4 个月,简写为 $2H_3R_3Z_3E_3/4H_3R_3$。

(2) 复治涂阳肺结核治疗方案:

1）每天用药方案：2HRZSE/4~6HRE。

2）间歇用药方案：$2H_3R_3Z_3S_3E_3/6H_3R_3E_3$。

（3）初治涂阴肺结核治疗方案：

1）每天用药方案：2HRZ/4HR。

2）间歇用药方案：$2H_3R_3Z_3/4H_3R_3$。

4. 对症治疗

（1）咯血：对痰中带血或小量咯血的患者，多以消除紧张、卧床休息、镇静等对症治疗为主，可用氨基乙酸、氨甲苯酸、酚磺乙胺、卡络柳钠等药物止血。中等或大量咯血时应严格卧床休息，先用垂体后叶素 5~10U 加入 25% 葡萄糖液 40ml 中缓慢静注，一般为 15~20分钟，然后将垂体后叶素加入 5% 葡萄糖液按 0.1U/（kg·h）静滴。大咯血过程中患者突然停止咯血，并出现呼吸急促、面色苍白、口唇发绀、烦躁不安等症状时，提示发生了咯血窒息的可能，应及时抢救。对大咯血不止者，考虑为支气管动脉破裂造成，应采取支气管动脉栓塞法。

（2）结核毒性症状：对于结核中毒症状严重者，在确保有效的抗结核药物治疗的情况下可使用糖皮质激素，如泼尼松，使用剂量依病情而定，疗程在 4~8 周。

（3）外科手术治疗：包括经合理化学治疗无效、多重耐药的厚壁空洞、大块干酪灶、结核性脓胸、支气管胸膜瘘和大咯血保守治疗无效者。

【主要护理诊断／问题】

1. 体温过高　与结核分枝杆菌感染有关。

2. 营养失调：低于机体需要量　与机体消耗增加、食欲减退有关。

3. 知识缺乏　缺乏结核病的预防治疗知识。

4. 潜在并发症：窒息。

【护理措施】

1. 病情观察

（1）呼吸系统：注意观察患者咳嗽、咳痰的情况，尤其密切注意观察咯血的量、颜色、性质及出血的速度，一旦发现窒息的先兆，应及时报告医生并积极配合抢救；病情严重患者需注意观察呼吸状况、呼吸困难类型、是否发绀、气促等。

（2）全身症状：注意观察患者有无高热、食欲减退、盗汗、乏力等情况。每周测体重一次并记录，监测有关营养指标的变化，以判断患者营养状况。

2. 起居护理

（1）环境：保持病室环境安静、整洁、舒适、通风良好，排菌患者应进行呼吸道隔离。

（2）休息与活动：保证充足的睡眠和休息。结核中毒症状较重者应卧床休息。恢复期患者为提高机体的抗病能力，可适当增加户外活动，加强体质锻炼，如散步、打太极拳、做保健操等。

3. 饮食护理　肺结核是慢性消耗性疾病，并需长期化学治疗，因此，饮食营养的护理尤为重要。肺结核患者应给予高蛋白、高热量、富含维生素的饮食。饮食中动、植物蛋白应合理搭配，如鱼、肉、蛋、牛奶、豆制品等，成人每天蛋白质量为 1.5~2.0g/kg，其中优质蛋白应占一半以上；为刺激食欲应调配好食物的色、香、味，进食时应心情愉快、细嚼慢咽，促进食物的消化吸收；每天摄入一定量的新鲜蔬菜和水果，以补充维生素；鼓励患者多饮水，每天不少于 1.5~2.0L,以保证机体代谢的需要和体内毒素的排泄。

4. 用药护理 向患者及家属介绍有关药物治疗的知识,特别强调早期、规律、联合、适量、全程治疗的重要性,使患者树立治愈疾病的信心,积极配合治疗。督促患者按医嘱服药、避免漏服,不要自行停用,养成按时服药的习惯。常用抗结核药物的用法用量及主要不良反应见表 2-8-2。

表 2-8-2 常用抗结核药物的成人剂量和主要不良反应

药名(缩写)	每日剂量(g)	间歇疗法一日剂量(g)	主要不良反应
异烟肼 (H,INH)	0.3	0.6~0.8	周围神经炎、偶有肝功能损害
利福平 (R,RFP)	0.45~0.6	0.6~0.9	肝损害、过敏反应
链霉素 (S,SM)	0.75~1.0	0.75~1.0	听力障碍、眩晕、肝损害、过敏性皮疹
吡嗪酰胺 (Z,PZA)	1.5~2.0	2~3	胃肠不适、肝损害、高尿酸血症、关节痛
乙胺丁醇 (E,EMB)	0.7~51.0	1.5~2.0	视神经炎

5. 对症护理

(1) 发热:发热患者应多饮水,必要时给予酒精擦浴、冰袋、冰帽等物理降温或小剂量解热镇痛药。高热不退者可按医嘱在抗结核药物的同时加用糖皮质激素。降温以逐渐降温为宜,防止虚脱。如降温过程中患者出汗,应及时协助擦汗、更换衣服,避免受凉。

(2) 窒息:密切观察有无窒息的发生,大咯血患者如突然咯血停止,伴有胸闷、气憋、发绀、面色苍白、冷汗淋漓、烦躁不安等症状时,常为咯血窒息,应及时抢救。立即取头低足高 45° 俯卧位,轻拍背部,迅速排出气道和口咽部的血块或直接刺激咽部以咳出血块,必要时用吸痰管进行机械吸引,并做好气管插管或气管切开的准备与配合工作,以解除呼吸道梗阻。

6. 心理护理 当患者被诊断为肺结核后,难以接受突然从正常人到传染病患者这种角色的转变,加上需要隔离等原因,多数患者往往产生焦虑、抑郁、孤独、自卑等心理。护理人员应充分理解和尊重患者,主动与患者沟通,了解患者内心体验并给予同情。通过介绍结核病有关知识,告知患者只要按医嘱积极治疗可以完全康复,要求患者做到既要重视疾病,树立战胜疾病的信心,又要进行自我心理调节,乐观对待生活。鼓励患者选择力所能及的适合自己身体状态的娱乐、锻炼方式进行调整,以最佳的心理状态接受治疗。同时做好家属的工作,既要注意消毒隔离,又要关心和爱护患者,给予患者精神支持。

【其他相关护理诊断】

1. 活动无耐力 与结核毒性症状有关。
2. 焦虑 与传染病隔离、不了解疾病的预后有关。
3. 有传染的危险 与肺结核患者缺乏传染病知识有关。
4. 潜在并发症:呼吸衰竭、肺源性心脏病、胸腔积液、自发性气胸。

【中医护理概要】

1. 本病属于中医肺痨范畴。

2. 其病因主要是由正气内虚,感染痨虫所致。

3. 加强饮食调养,宜食具有滋养肺阴,健脾补肾、清热、祛痰、止咳之食品,如百合、山药、阿胶、紫河车、薏苡仁、黄芪、大枣等。

4. 体温超过39℃时,可遵医嘱针刺大椎、曲池、合谷等穴,以助降温。

5. 自汗者可遵医嘱口服玉屏风散,或取黄芪、浮小麦、牡蛎煎水代茶饮,以益气固表减少出汗。盗汗者,可用煅龙骨、煅牡蛎混合研成粉,用纱布包好扑身。

6. 咯血者,可取白及、三七粉或云南白药,用白茅根或藕节煎水送服。或用鲜旱莲草30g,煎汤代茶冷饮。

【健康指导】

1. 疾病预防指导

(1) 控制传染源:控制传染源是预防传染的最主要措施,排菌的肺结核患者是其主要传染源。

(2) 切断传播途径:应指导患者及家属了解肺结核的传播途径及消毒、隔离的重要性,并指导采取积极的预防措施。具体措施包括:痰涂片阳性患者需住院治疗,并进行呼吸道隔离,室内保持良好通风,每天用紫外线消毒;严禁随地吐痰,在咳嗽或打喷嚏时,用双层纸巾遮住口鼻,将纸巾放入污物袋中焚烧处理;留置于容器中的痰液须经灭菌处理再弃去;接触痰液后用流水清洗双手;排菌患者使用过的餐具煮沸消毒或用消毒液浸泡消毒,同桌共餐时使用公筷,以预防传染;患者使用的被褥、书籍在烈日下暴晒6小时以上;排菌患者尽量不外出,如需外出必须戴口罩。

(3) 保护易感人群:给未受过结核分枝杆菌感染的新生儿、儿童及青少年接种卡介苗,使人体产生对结核分枝杆菌的获得性免疫力;密切接触者应定期到医院进行相关检查,必要时予预防性治疗;对受结核分枝杆菌感染易发病的高危人群如 HIV 感染者、糖尿病等,可应用预防性化学治疗。

2. 用药指导　向患者及家属介绍结核病的常用药物、治疗方法及疗程,说明用药过程中可能出现的不良反应和用药注意事项,一旦出现严重的不良反应需随时就医。强调坚持规律、全程、合理用药的重要性,取得患者与家属的主动配合。

3. 生活指导　嘱患者戒烟、戒酒,注意保证营养的补充;合理安排休息,避免劳累、情绪波动及呼吸道感染;住处应尽可能保持通风、干燥,有条件者可选择空气新鲜、气候温和的地方疗养,以促进身体的康复,增加抵抗疾病的能力。

4. 定期随访　定期复查胸片和肝、肾功能,以了解治疗效果和病情变化,及时调整治疗方案。

【结语】

肺结核是结核分枝杆菌引起的肺部慢性传染性疾病。排菌的肺结核患者为其主要传染源。主要表现为低热、乏力、盗汗、消瘦等全身症状及咳嗽、咳痰、咯血等呼吸道症状。胸部 X 线检查是早期诊断肺结核的重要方法,痰中找出结核分枝杆菌即可确诊。结核的化学治疗原则是早期、规律、全程、适量、联合。应特别注意加强饮食营养、用药护理等,同时加强对患者疾病预防控制、日常生活等指导。

知识链接

卡介苗接种

目前,在全世界已有182个国家和地区40余亿儿童接种卡介苗,卡介苗接种对预防由血行播散引起的结核性脑膜炎和粟粒型结核有一定的作用。新生儿及儿童接种卡介苗后仍必须注意与肺结核患者隔离。目前新的结核疫苗的研究正在积极进行之中。

附:胸腔积液

正常情况下脏层和壁层胸膜之间的胸膜腔内仅有微量液体,简称胸液,在呼吸运动时起润滑作用,其形成与吸收处于动态平衡状态。任何原因使胸膜腔内液体形成过多或吸收过少时,即可产生胸腔积液(pleural effusions),简称胸水。

【胸水循环机制】

由于壁层和脏层胸膜的体循环血管存在压力梯度,胸水在该压力梯度作用下通过有渗透性的胸膜进入胸膜腔,然后通过壁层胸膜的淋巴管微孔经淋巴管回吸收。正常情况下影响液体进出胸膜腔的压力对比见图2-8-5。

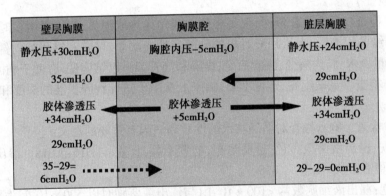

图2-8-5　人体正常情况下影响液体进出胸膜腔的压力对比

【病因与发病机制】

肺、胸膜和肺外多种疾病均可引起胸腔积液。常见病因和发病机制包括:

1. 胸膜毛细血管内静水压增高　如充血性心力衰竭、缩窄性心包炎、血容量增加、上腔静脉或奇静脉受阻等因素均可使胸膜毛细血管内静水压增高,使胸水形成增多,产生胸腔漏出液。

2. 胸膜通透性增加　如胸膜炎症(结核性)、结缔组织病(如系统性红斑狼疮、类风湿关节炎)、胸膜肿瘤等,产生胸腔渗出液。

3. 胸膜毛细血管内胶体渗透压降低　如肝硬化、肾病综合征等引发的低蛋白血症,产生胸腔漏出液。

4. 壁层胸膜淋巴引流障碍　如淋巴管阻塞、发育性淋巴引流异常等,产生胸腔渗出液。

5. 胸膜损伤　如主动脉瘤破裂、食道破裂、胸导管破裂等,产生血胸、脓胸和乳糜胸。

【临床表现】

1. 症状　胸腔积液的临床症状,因积液量和病因不同有所差别。

(1) 呼吸困难:是最常见的症状,常伴有咳嗽和胸痛。呼吸困难与胸腔积液可使胸廓顺应性下降、膈肌受压、纵隔移位和肺容量下降刺激神经反射有关。呼吸困难的程度取决于胸腔积液,少量积液时症状多不明显,当胸腔积液的量大于 0.5L 时,心悸、呼吸困难明显加重。

(2) 胸痛:多为单侧锐痛,并随呼吸或咳嗽加重,随着胸水量的增加,胸痛可缓解。

(3) 伴随症状:结核性胸膜炎多见于青年人,常有结核毒性症状、干咳;恶性胸腔积液多见于中年以上患者,一般无发热,伴随消瘦和呼吸道或原发部位肿瘤的症状;炎性积液多为渗出性,伴有咳嗽、咳痰和发热;心力衰竭所致胸腔积液为漏出液,伴有心功能不全的其他表现。

2. 体征　体征与液体量的多少有关。少量积液时,体征不明显或患侧可闻及胸膜摩擦音。中至大量积液时,患侧呼吸运动减弱,肋间隙饱满;语颤减弱或消失;局部叩诊呈浊音或实音;积液区呼吸音减弱或消失。可伴有气管、纵隔向健侧移位。肺外疾病引起的胸腔积液可有原发病的体征。

【辅助检查】

1. X 线检查　极少量积液时,仅见患侧肋膈角变钝或消失;积液量增多时,呈外高内低的弧形上缘的积液影;大量积液时患侧胸部呈致密阴影,气管和纵隔推向健侧。CT 检查可显示少量胸水、肺内病变、胸膜病变、纵隔和气管旁淋巴结病变,有助于病因诊断。

2. 超声检查　灵敏度高,定位准确,临床上常用于估计胸腔积液的深度和量,协助胸腔穿刺定位。

3. 胸水检查　胸水检查对明确胸水的性质和病因有重要的意义。

(1) 外观:漏出液为淡黄色、透明清亮,静置不凝,比重 <1.016~1.018。渗出液为草黄色,稍混浊,可有凝块,比重 >1.018。

(2) 细胞:漏出液细胞数常 $<100 \times 10^6/L$(与渗出液鉴别时以 $500 \times 10^6/L$ 为界),以淋巴细胞与间皮细胞为主。渗出液的白细胞常 $>500 \times 10^6/L$。中性粒细胞增多时,提示为急性炎症;淋巴细胞为主,则多为结核性或肿瘤性。胸水中红细胞 $>5 \times 10^9/L$ 时呈淡红色,多由恶性肿瘤或结核所致。红细胞数 $>100 \times 10^9/L$ 时应考虑创伤、肿瘤和肺梗死。

(3) pH 和葡萄糖:正常胸液 pH7.6 左右,结核性脓胸 pH 常 <7.3;漏出液 >7.3,若 pH<7.4 应考虑恶性胸水。漏出液和大多数渗出液的葡萄糖定量与血糖近似;当葡萄糖含量 <3.3mmol/L 时可能为脓胸、类风湿关节炎、结核性和恶性胸水;葡萄糖和 pH 值均较低提示肿瘤广泛浸润胸膜。

(4) 蛋白质:渗出液 >30g/L,胸水 / 血清蛋白比值 >0.5;漏出液 <30g/L。

(5) 酶:渗出液乳酸脱氢酶(LDH)>200U/L,胸水 /LDH 血清比值 >0.6;LDH>500U/L 常提示恶性肿瘤或胸水已并发细菌感染。

(6) 免疫学检查:系统性红斑狼疮及类风湿关节炎引起的胸水中补体 C3、C4 成分降低,免疫复合物的含量增高。

(7) 病原体:胸水涂片查找细菌及培养,有助于病原诊断。

4. 胸膜活检　对确定胸腔积液的病因具有重要意义,可发现肿瘤、结核和其他胸膜肉芽肿性病变。

【诊断要点】

根据临床表现、X 线检查及超声检查,可明确胸腔积液的诊断。胸水检查、CT 检查及胸膜活检可确定积液的性质和原因。

【治疗要点】

胸腔积液为胸部或全身疾病的一部分,病因治疗尤为重要。漏出液常在纠正病因后可吸收,具体治疗见有关章节。

1. 结核性胸膜炎　一般治疗和抗结核治疗详见"肺结核"节。中等量以上的胸腔积液患者必须反复胸腔抽液治疗。大量胸腔积液者每周抽液 2~3 次,直至胸水完全消失。首次抽液不超过 700ml,以后每次抽液量不应超过 1000ml,一般情况下无须在抽液后注入抗结核药物,但可注入链激酶防止胸膜粘连。全身中毒症状严重、有大量胸水者,需在有效抗结核药物治疗的同时,加用糖皮质激素。

2. 脓胸　脓胸治疗原则是控制感染、引流胸腔积液、促使肺复张、恢复肺功能。抗菌药物要足量,体温正常后还需继续用药 2 周以上,以防复发。急性期联合抗厌氧菌的药物,全身和(或)胸腔内给药。引流是脓胸最基本的治疗方法,可采取反复抽脓或闭式引流。可用生理盐水或 2% 碳酸氢钠反复冲洗胸腔,然后注入抗生素及链激酶,使脓液稀释易于引流,但支气管胸膜瘘的患者不宜冲洗胸腔,以防细菌播散。其他治疗详见"脓胸"节。

3. 恶性胸腔积液　治疗方法包括原发病的治疗和胸腔积液的治疗。恶性胸水的生长速度极快,常需反复穿刺抽液,必要时可在抽吸胸水或胸腔插管引流后,在胸腔内注入博来霉素、顺铂、丝裂霉素等抗肿瘤药物,或滑石粉等胸膜粘连剂,减缓胸水的产生。恶性胸腔积液是晚期恶性肿瘤的常见并发症,胸水产生快,治疗效果差,预后不良。

4. 外科治疗　经上述治疗仍不能使肺复张者,可行胸 - 腹腔分流术或胸膜切除术。

【主要护理诊断 / 问题】

1. 气体交换受损　与肺组组被压,气体交换面积减少有关。

2. 体温过高　与细菌感染有关。

3. 疼痛:胸痛　与胸膜炎症有关。

【护理措施】

1. 病情观察　注意观察患者呼吸困难程度,体位变化与呼吸困难的关系。注意观察胸痛和体温的变化。

2. 起居护理　发热或呼吸困难患者应卧床休息,体温恢复正常或呼吸困难较轻者可适当活动。胸腔积液引起呼吸困难者可采取半卧位或患侧卧位,以减轻胸水对肺脏的压迫。

3. 胸痛的护理　详见本章第二节"胸痛"护理。

4. 胸腔抽液的护理　详见"胸腔穿刺术"。

5. 呼吸锻炼　为了减少胸膜粘连的发生,恢复期每天督导患者进行缓慢的胸式呼吸。

6. 用药护理　详见本节"肺结核"及相关疾病章节的护理。

【健康指导】

1. 知识宣教　需根据不同的病因向患者及家属介绍病情及治疗方案。对结核性胸膜炎患者,强调症状消失后坚持用药的重要性,以防复发。对恶性胸水患者,强调放胸水是解决呼吸困难的有效方法。同时必须遵从医生的治疗方案,防止病情反复。

2. 活动指导 指导患者合理安排休息与活动。当呼吸困难缓解后可适当的增加活动量,但要避免过度劳累。

3. 饮食指导 告知患者合理调配饮食,摄入高热量、高蛋白、富含维生素的食物,提高机体的抵抗力。

4. 定期随访 指导患者定期复查胸片、肝肾功能,如有异常及时向医生报告,调整治疗方案。

第九节 慢性肺源性心脏病

慢性肺源性心脏病(chronic pulmonary heart disease)简称慢性肺心病,是由于肺组织、肺血管或胸廓的慢性病变引起肺组织结构和(或)功能异常,产生肺血管阻力增加,肺动脉压力增高,使右心室扩张和(或)肥厚,伴或不伴右心功能衰竭的心脏病,并排除先天性心脏病和左心病变引起者。慢性肺心病是我国呼吸系统的常见病,一般呈慢性经过,常反复急性发作且逐渐加重,冬春季节和气候骤变时,易出现急性发作。患病年龄多在 40 岁以上,且患病率随年龄增长而增高,我国部分地区调查结果 15 岁以上患病率为 6.7‰,男女无明显差异,东北、西北、华北地区患病率高于南方地区,农村高于城市。吸烟者比不吸烟者患病率明显增高。

【病因与发病机制】

1. 病因 COPD 为最常见病因,约占 80%~90%,其他病因有支气管哮喘、支气管扩张、重症肺结核、尘肺、慢性弥漫性肺间质纤维化等。此外,胸廓、脊柱畸形、脊椎结核、类风湿关节炎、胸廓广泛粘连、胸廓成形术后,以及神经肌肉、肺血管疾病、原发性肺泡通气不足及先天性口咽畸形等,均可引起肺心病。病情加重的最常见诱因是呼吸道感染。

2. 发病机制

(1)肺动脉高压的形成

1)肺血管阻力增高的功能性因素:缺氧是形成肺动脉高压的重要因素。缺氧时收缩血管的活性物质(如白三烯、5-羟色胺、血管紧张素Ⅱ、血小板活化因子等)增多,使肺血管收缩,血管阻力增加,形成肺动脉高压;另外,缺氧时平滑肌细胞膜对 Ca^{2+} 通透性增加,细胞内 Ca^{2+} 的含量增高,肌肉兴奋收缩偶联效应增强,使肺血管收缩。缺氧性肺血管收缩并非完全取决于某种血管收缩物质的绝对量,而很大程度上取决于局部收缩血管物质和扩张血管物质的比例。高碳酸血症时,动脉血二氧化碳分压增高,产生过多的 H^+,后者使血管对缺氧收缩敏感性增强,使肺动脉压力增高。

2)肺血管阻力增高的解剖学因素:肺血管解剖结构的重塑形成肺循环血流动力学的障碍。主要原因是:①肺血管炎症:长期反复发作的慢性阻塞性肺疾病及支气管周围炎可累及邻近的肺小动脉,引起血管炎,管壁增厚、管腔狭窄或纤维化,甚至完全闭塞,使肺血管阻力增加,产生肺动脉高压;②肺血管受压:肺气肿加重,肺泡内压增高,压迫肺泡血管壁,造成毛细血管管腔狭窄或闭塞;③毛细血管床减损:肺泡壁破裂造成毛细血管网毁损,肺循环阻力增大,促使肺动脉高压形成;④肺血管重塑:慢性缺氧使肺血管收缩,管壁张力增高,同时肺内产生多种生长因子,可直接刺激管壁增生。另外,缺氧可使无肌型微动脉的内皮细胞向平滑肌细胞转化,使动脉管腔狭窄。

3) 血液黏稠度增加和血容量增多:可使肺动脉压力升高,其机制:①慢性缺氧继发红细胞增多,血液黏稠度增加,导致血流阻力增加;②缺氧可使醛固酮增加,使水钠潴留;③缺氧使肾小动脉收缩,肾血流量减少,加重水钠潴留,血容量增多。

(2) 心脏病变和心力衰竭:肺循环阻力增加时,右心室发挥代偿功能而发生右心室肥厚,随着病情的进展和加重,肺动脉压持续升高,超过右心室代偿能力,右心室失代偿导致右心衰竭。此外,少数患者由于缺氧、高碳酸血症、酸中毒、相对血流量增多等因素,可使左心负荷加重,病情发展则可发生左心衰竭。

3. 其他重要器官的损伤　缺氧和高碳酸血症还可导致脑、肝、肾、胃肠及内分泌系统、血液系统等发生病理改变,引起多器官功能损害。

【临床表现】

临床上除原有肺、胸疾病的各种症状和体征外,主要是逐步出现肺、心功能衰竭以及其他器官损害的表现。

(一) 肺、心功能代偿期

1. 症状　咳嗽、咳痰、气促,活动后可有心悸、呼吸困难、乏力和活动耐力下降。急性感染可加重上述症状。

2. 体征　可有不同程度的发绀和肺气肿体征。慢支肺气肿伴右心室肥大患者可有干、湿啰音,心音遥远,$P_2 > A_2$,三尖瓣区可闻及收缩期杂音或剑突下心脏搏动增强。颈静脉充盈提示胸内压升高,腔静脉回流阻碍。

(二) 肺、心功能失代偿期

1. 呼吸衰竭

(1) 症状:呼吸困难加重,夜间为甚,常有头痛、失眠、躁动、夜间失眠而白天嗜睡,食欲下降,严重时出现表情淡漠、神志恍惚、精神错乱、谵妄、间歇抽搐、昏睡,甚至昏迷等肺性脑病的表现。

(2) 体征:明显发绀、球结膜充血、水肿,严重时出现视网膜血管扩张和视神经盘水肿等颅内压升高的表现。高碳酸血症时可出现周围血管扩张的表现,如皮肤潮红、多汗。肺性脑病时腱反射减弱或消失,可有病理反射。

2. 右心衰竭

(1) 症状:气促更明显、心悸、食欲不振、腹胀、恶心、呕吐等。

(2) 体征:发绀更明显,颈静脉怒张,心率增快,可出现心律失常,剑突下可闻及收缩期杂音,甚至出现舒张期杂音。肝大并有压痛,肝颈静脉回流征阳性,下肢水肿,重者可有胸、腹水。少数患者可出现肺水肿及全心衰竭的体征。

(三) 并发症

肺性脑病、酸碱失衡及电解质紊乱、心律失常、休克、消化道出血和弥漫性血管内凝血等。

【辅助检查】

1. 实验室检查

(1) 血液检查:红细胞及血红蛋白可升高,全血黏度及血浆黏度增加,合并感染时白细胞计数增高,中性粒细胞增加;部分患者可有肝肾功能的改变;血清钾、钠、氯、钙、镁均可有变化。

(2) 血气分析:慢性肺心病代偿期可出现低氧血症或高碳酸血症。呼吸衰竭时 $PaO_2<60mmHg$ 和(或)$PaCO_2>50mmHg$。

2. 影像学检查

(1) X 线检查:除原有肺、胸基础疾病及急性肺部感染的特征外,尚可有肺动脉高压征,如右下肺动脉干扩张,其横径≥15mm;横径与气管横径比值≥1.07;肺动脉段明显突出或其高度≥3mm;中央动脉扩张,外周血管纤细,形成"残根"征;右心室增大等。皆为诊断慢性肺心病的主要依据。

(2) 超声心动图检查:右心室流出道内径≥30mm、右心室内径≥20mm、右心室前壁厚度≥5mm、左右心室内径比值<2、右肺动脉内径或肺动脉干及右心房增大等,可诊断为慢性肺心病。

3. 心电图检查 主要表现有右心室肥大的改变,如心电轴右偏、额面平均电轴≥+90°、重度顺钟向转位、$RV_1+SV_5≥1.05mV$ 及肺型 P 波。

4. 其他 肺功能检查对早期或缓解期慢性肺心病患者有意义。痰细菌学检查可指导急性加重期慢性肺心病患者的抗生素选用。

【诊断要点】

根据患者有慢性支气管炎、肺气肿、其他胸肺疾病或肺血管病变,并已引起肺动脉高压、右心室增大或右心功能不全,心电图、X 线胸片和超声心动图有右心肥厚的征象,可作出诊断。

【鉴别诊断】

本病应与冠心病、风湿性心脏病、原发性心肌病相鉴别,详见表 2-9-1。

表 2-9-1 慢性肺心病与其他疾病的鉴别

	病史	发病年龄	临床表现	心电图
肺心病	多有慢支、肺气肿、肺血管病史	多见于老年人	呼吸衰竭和右心衰竭表现	右室肥大表现肺型 P 波
冠心病	多有高血压、糖尿病、高血脂等病史	多见于老年人	典型的心绞痛、心肌梗死表现	心肌缺血或心肌梗死的表现
风湿性心脏病	风湿热病史	多见于 40 岁以下	风湿性关节炎、常有咯血、特征性杂音	二尖瓣型 P 波及房颤多见
原发性心肌病	家族遗传史	较年轻	无肺动脉高压表现、心脏明显增大、可有杂音	房颤、各种心律失常

【治疗要点】

1. 急性加重期 治疗原则包括:①积极控制感染;②保持呼吸道通畅,改善呼吸功能;③纠正缺氧和二氧化碳潴留;④控制呼吸衰竭和心力衰竭;⑤积极处理并发症。

(1) 控制感染:抗生素的选择参考痰菌培养及药敏试验。痰培养结果出来之前,根据感染的环境及涂片革兰染色的结果选择抗生素。社区获得性感染以革兰阳性菌占多数,医院获得性感染则以革兰阴性为主。常用青霉素、氨基糖苷类、喹诺酮类及头孢菌素类药物。

(2) 氧疗:通畅呼吸道,纠正缺氧和二氧化碳潴留,用鼻导管或面罩给氧,改善呼吸功能。详见本章第十二节"呼吸衰竭"的护理。

(3) 控制心力衰竭:慢性肺心病患者经积极控制感染,改善呼吸功能后心力衰竭便可缓解,但对治疗无效者,病情较重者可适当选用:

1) 利尿药:利尿药有减少血容量、减轻右心负荷、消除水肿的作用。原则上选用作用轻的利尿剂,小剂量使用。如氢氯噻嗪 25mg,每天 1~3 次,一般不超过 4 天。重度而急需利尿者可用呋塞米(速尿)20mg,口服或肌注。

2) 正性肌力药:应选用作用快、排泄快的洋地黄类药物,剂量宜小,一般为常规剂量的 1/2 或 2/3 量,如毒毛花苷 K0.125~0.25mg,或毛花苷 C0.2~0.4mg 加于 10% 葡萄糖溶液内缓慢静注。

3) 血管扩张药:可减轻心脏前、后负荷,降低心肌耗氧量,增加心肌收缩力,对部分顽固性心衰有一定效果,但治疗效果不显著。钙拮抗剂、川芎嗪等有降低肺动脉压的效果。

(4) 控制心律失常:一般经抗感染、纠正缺氧等治疗后,心律失常可自行消失。如持续存在可根据心律失常的类型选用药物。详见第三章第三节"心律失常"。

(5) 抗凝治疗:应用普通肝素或低分子肝素防止肺微小动脉原位血栓形成。

2. 缓解期　原则上采用中西医结合的综合治疗措施,目的是增强患者的免疫功能,去除诱发因素,减少或避免急性加重期的发生,使肺、心功能得到部分或全部恢复。如长期家庭氧疗、营养疗法加强锻炼和调节免疫功能等。

【主要护理诊断 / 问题】

1. 气体交换受损　与低氧血症、二氧化碳潴留、肺血管阻力增高有关。

2. 清理呼吸道无效　与呼吸道感染、痰液过多而黏稠有关。

3. 活动无耐力　与心、肺功能减退有关。

4. 体液过多　与右心衰竭致体循环淤血、水钠潴留有关。

5. 睡眠型态紊乱　与肺心功能严重损害有关。

6. 潜在并发症:肺性脑病。

【护理措施】

1. 病情观察

(1) 注意观察呼吸困难和发绀加重程度,及其伴随症状如呼吸频率、深度和节律的变化,出现潮式呼吸或间停呼吸预示病情加重;注意观察意识状态及睡眠状况,如出现表情淡漠、神志恍惚、烦躁不安、嗜睡、昏迷等预示肺性脑病,应及时报告医生给予处理。

(2) 注意观察尿量、下肢水肿、心悸、腹胀等右心衰竭的表现。

2. 起居护理　肺、心功能代偿期患者鼓励适当活动,活动量以不出现症状为度。对卧床活动困难者,协助其定时翻身,肢体被动活动,鼓励患者进行呼吸功能锻炼。肺、心功能失代偿期患者应绝对卧床休息,协助采取舒适体位,如半卧位或坐位,以减少机体耗氧量。限制探视,减少不良刺激,保证充足休息。肺性脑病有意识障碍的患者应专人护理,加床栏或约束肢体,以保安全。

3. 饮食护理　给予适当热量、低盐、清淡、易消化、高纤维素、富含维生素的食物。每天热量摄入至少达到 125kJ/kg(30kcal/kg),其中蛋白质为 1.0~1.5g/(kg·d),热量不宜过高,高热量导致心脏负担加重。因碳水化合物可增加 CO_2 生成量,增加呼吸负担,故一般碳水化合物≤60%。对水肿、腹水或尿少的患者,应限制水钠摄入,钠盐 <3g/d,水分 <1500ml/d,应用利尿剂者可适当放宽。少食多餐,尤其晚餐宜少,进餐前后漱口,保持口腔清洁,促进食欲。必要时遵医嘱静脉补充营养。

4. 用药护理

(1) 利尿剂:应用利尿剂时应注意观察尿量,尿量过多易出现低钾、低氯性碱中毒而加重缺氧,过度脱水引起血液浓缩、痰液黏稠不易排出等不良反应。利尿剂尽量在白天给药,避免夜间频繁排尿而影响患者睡眠。

(2) 洋地黄类药物:应用洋地黄类药物应注意观察心率、心律失常、恶心、呕吐、黄视、绿视等药物毒性反应,如果发现及时向医生报告。慢性肺心病患者由于慢性缺氧和感染,患者对洋地黄类药物耐受性很差,常规剂量易发生毒性反应。应用指征:①感染已被控制、呼吸功能已改善、利尿剂未能取得良好疗效而反复水肿的心衰患者;②以右心衰竭为主要表现而无明显感染的患者;③合并急性左心衰竭的患者。

(3) 血管扩张药:注意观察患者心率有无增快及血压下降、氧分压降低、二氧化碳分压升高等不良反应。

(4) 呼吸兴奋剂:应用过程中应保持呼吸道通畅和适当增加给氧浓度,如发现心悸、呕吐、烦躁不安,甚至惊厥时提示药物过量,应通知医生予以处理。

(5) 镇静剂、麻醉剂、催眠药:对呼吸衰竭、肺性脑病、呼吸道分泌物多的重症患者慎用。如必须用药,应密切注意观察是否有抑制呼吸和咳嗽反射的情况出现。

(6) 抗生素:使用广谱抗生素应注意观察感染控制情况,并注意观察可能继发的真菌感染。

5. 对症护理

(1) 咳嗽、咳痰:①指导患者进行有效咳嗽、湿化气道,若痰液黏稠可按医嘱应用祛痰剂或给予雾化吸入;②患者一般状态差,不能有效咳嗽,应协助患者翻身、定时更换体位,叩击背部等刺激咳嗽反射,使痰液咳出;③对病情较重,神志不清者,可进行机械吸痰。

(2) 呼吸困难:①协助患者采取半卧位或坐位,使膈肌下移,从而减轻呼吸困难;②指导患者进行腹式呼吸和缩唇呼吸,能有效加强膈肌运动,提高通气量,减少耗氧量,改善通气功能,从而减轻呼吸困难;③给予持续低流量(1~2L/min)、低浓度(25%~29%)吸氧,以纠正缺氧,缓解呼吸困难;④对病情较重者,可按医嘱给予支气管扩张剂,必要时气管插管或使用呼吸机。

(3) 水肿:注意观察水肿情况,尤其是下肢及下垂部位。肺心病患者由于呼吸困难而被迫采取半卧位或端坐位,最易发生压疮的部位是骶尾部、踝、足跟部。保持床褥平整、干燥、内衣柔软、宽松,定时更换体位,受压处垫气圈或海绵垫,或使用气垫床。

6. 心理护理 由于肺心病病程长,反复发作,进行性加重等特点,多数患者对病情和预后有顾虑,心情抑郁、焦虑、对治疗丧失信心,心理压力较大。护士应积极与患者进行沟通,认真听取患者诉说、抱怨,确认患者存在焦虑、压力的程度,查明原因。针对患者不同的心理特点,帮助患者了解病情、程度、与疾病相关的知识及心理压力对疾病的影响,适当进行引导和安慰,与患者共同制订康复计划,增强患者战胜疾病的信心。对患者微小的进步给予鼓励和赞扬,根据患者的爱好指导减轻焦虑的方法,如气功、听音乐、散步、放松疗法等,逐渐提高患者自我护理的能力。

【其他相关护理诊断】

1. 营养失调:低于机体需要量　与呼吸困难、疲乏等引起食欲减退有关。

2. 有皮肤完整性受损的危险　与水肿、长期卧床有关。

3. 焦虑　与呼吸困难影响生活和对疾病的认识不足有关。

4. 潜在并发症:心律失常、休克、消化道出血。

【中医护理概要】

1. 本病属于中医喘证、痰饮等范畴。

2. 本病的主要病因是外邪侵袭、情志失调、饮食不当、久病劳欲,基本病机是气的升降出纳失常。

3. 对本病的饮食护理:风寒束肺者可适当食用葱白、洋葱、生姜、紫苏叶等,忌食生冷瓜果;风热犯肺者可多食萝卜、鸭梨、枇杷等,忌食辛辣、油腻、烟酒;痰湿蕴肺者可食柑橘、苹果、萝卜、薏米、冬瓜、赤豆,忌食糯米等黏甜食品;肺脾两虚者可食莲子、茯苓饼、栗子、蛋、猪肺等;肺肾两虚者可食甲鱼、胎盘及猪、牛、羊等动物的肾、骨髓或脊髓,可食用核桃、黑芝麻、蛤蚧等。

【健康教育】

1. 知识宣教　指导患者及家属了解疾病的发生、发展过程及去除病因和诱因的重要性,指导患者坚持家庭氧疗。

2. 呼吸功能锻炼　根据患者心、肺功能及体力情况,坚持呼吸功能锻炼(腹式呼吸、缩唇呼吸),进行适当的体育锻炼(散步、气功、太极拳),改善呼吸功能,提高机体的免疫功能,延缓病情的发展。

3. 定期随访　指导患者及家属合理使用治疗药物,定期门诊随访。如出现呼吸道感染症状及肺性脑病表现,需及时就医诊治。

【结语】

慢性肺心病是由于肺组织、肺血管或胸廓的慢性病变引起肺组织结构和(或)功能异常,产生肺血管阻力增加,肺动脉压力增高,使右心室扩张和(或)肥厚,伴或不伴右心功能衰竭的心脏病。并排除先天性心脏病和左心病变引起者。最常见的病因是慢性阻塞性肺疾病,呼吸道感染是疾病发展加重的重要诱因。主要表现为呼吸系统和心血管系统症状,严重时可并发肺性脑病、心律失常、休克等。治疗时积极控制感染、通畅气道、纠正缺氧和二氧化碳潴留、纠正呼吸衰竭和心力衰竭、防治并发症。护理应注意预防呼吸道感染,促进有效排痰,坚持家庭氧疗、坚持呼吸功能锻炼、增强免疫力。

第十节　原发性支气管肺癌

原发性支气管肺癌(primary bronchogenic carcinoma)简称肺癌(lung cancer),是起源于支气管黏膜或腺体的恶性肿瘤。肺癌发病率居男性肿瘤的首位,世界卫生组织(WHO)2003年报告,肺癌发病率(120万/年)和死亡率(110万/年)均居全球癌症首位。自2000~2005年我国肺癌发病患者数增加了11.6万,死亡人数增加了10.1万。英国肿瘤学专家R.Peto预言:如果不及时控制吸烟和空气污染,到2025年我国每年肺癌发病患者数将超过100万,成为世界第一肺癌大国。

【病因与发病机制】

肺癌的病因及发病机制迄今尚未明确。但认为肺癌的发病与以下因素有关。

1. 吸烟 吸烟是肺癌死亡率增加的首要原因。烟雾中有致癌作用的包括苯并芘、尼古丁、亚硝酸盐、少量放射性元素钋等。这些物质易致鳞状上皮癌和未分化小细胞癌。肺癌与吸烟时间和吸烟量关系密切。开始吸烟的年龄越小,吸烟的时间越长,吸烟的量越多,肺癌的发病率越高。另外,肺癌的病因还有被动吸烟与环境吸烟。夫妻一方吸烟与均不吸烟的家庭相比,吸烟的家庭成员发生肺癌的危险性高2倍,其危险性随吸烟量而升高。戒烟后患肺癌的危险性随戒烟年份的延长而逐渐降低,戒烟持续15年以后的发病率相当于终生不吸烟者。

2. 职业致癌因子 已被确认的致人类肺癌的职业因素有石棉、无机砷化合物、三氯甲醚、氯甲甲醚、铬、铍、镍、芥子气、氯乙烯、煤焦油和烟草的加热产物等。其中石棉是公认的致癌物质,吸烟与石棉职业接触者肺癌死亡率为非接触吸烟者的8倍。

3. 空气污染 包括室内小环境和室外大环境污染。室内环境污染包括室内被动吸烟、燃料燃烧和烹调产生的致癌物。室外大环境污染中3,4-苯并芘、汽车废气、工业废气、公路沥青等都含有致癌物质,其中主要是苯比芘,大气中苯并芘含量每增加$1\mu g/m^2$肺癌的死亡率可增加1%~15%。

4. 电离辐射 大剂量电离辐射可引起肺癌。不同射线的辐射产生的效应不同。美国1978年报告,一般人群中电离辐射的来源约44.6%为医疗性照射,其中36.7%来自X线诊断,49.6%来自自然界。

5. 饮食与营养 流行病学调查表明,多食含β胡萝卜素的绿色、黄色和橘黄色的蔬菜和水果及含维生素A的食物,可减少肺癌发生的可能性。尤其是对正在吸烟者或既往吸烟者特别明显。

6. 其他诱发因素 调查表明结核病者患肺癌的危险性是正常人群的10倍。因此,美国癌症学会将肺结核列为肺癌的发病因素之一。此外,病毒感染、真菌毒素(黄曲霉)、机体免疫功能低下、内分泌失调以及家族遗传等因素,对肺癌的发生可能也起一定的综合作用。

【分类】

1. 按解剖学部位分类

(1) 中央型肺癌:指发生在段支气管至主支气管的肺癌,约占肺癌的3/4,以鳞状上皮细胞癌和小细胞肺癌较多见。

(2) 周围型肺癌:发生在段支气管以下的肺癌,约占肺癌的1/4,以腺癌较为多见。

2. 按组织病理学分类

(1) 非小细胞癌(non-small cell lung cancer, NSCLC):包括鳞状上皮细胞癌(简称鳞癌)、腺癌、大细胞癌、腺鳞癌、类癌等。其中鳞癌是肺癌中最常见的类型。

(2) 小细胞肺癌(small cell lung cancer, SCLC):包括燕麦细胞型、中间细胞型、复合燕麦细胞型。

【临床分期】

美国联合癌症分类委员会(AJCC)和国际抗癌联盟(UICC)2002年制订了TNM分

期(表 2-10-1)和 TNM 与临床分期的关系(表 2-10-2)。

表 2-10-1　肺癌的 TNM 分期

原发肿瘤(T)	
T_x:	原发肿瘤不能评价:痰、支气管冲洗液找到癌细胞,但影像学或支气管镜无可视肿瘤
T_0:	无原发肿瘤证据
T_{is}:	原位癌
T_1:	肿瘤直径≤3cm;在叶支气管或以远;无局部侵犯,被肺、脏胸膜包裹
T_2:	肿瘤直径>3cm;在主支气管(距隆凸≥2cm);或有肺不张或阻塞性肺炎影响肺门,但未累及一侧全肺;侵及脏胸膜
T_3:	肿瘤可以任何大小;位于主支气管(距隆凸<2cm);或伴有累及全肺的肺不张或阻塞性肺炎;侵及胸壁(包括肺上沟癌)、膈肌、纵隔胸膜或壁心包
T_4:	肿瘤可以任何大小同侧原发肿瘤所在肺叶内出现散在肿瘤结节;侵及纵隔、心脏、大血管、气管、食管、椎体、隆凸或有恶性胸腔积液或恶性心包积液
淋巴结(N)	
N_x:	不能确定局部淋巴结受累
N_0:	无局部淋巴结转移
N_1:	转移到同侧支气管旁和(或)同侧肺门(包括直接侵入肺内的淋巴结)淋巴结
N_2:	转移到对侧纵隔和(或)隆凸下淋巴结
N_3:	转移到对侧纵隔、对侧肺门、同侧或对侧斜角肌淋巴结或锁骨上淋巴结
远处转移(M)	
M_x:	不能确定有远处转移
M_0:	无远处转移
M_1:	有远处转移(包括同侧非原发肿瘤所在肺叶内出现肺叶结节)

表 2-10-2　TNM 与临床分期的关系

隐性癌	T_x,N_0,M_0	Ⅲ$_a$ 期	T_1,N_2,M_0
0 期	T_{is},原位癌		T_2,N_2,M_0
Ⅰ$_a$ 期	T_1,N_0,M_0		T_3,N_1,M_0
Ⅰ$_b$ 期	T_2,N_0,M_0		T_3,N_2,M_0
Ⅱ$_a$ 期	T_1,N_1,M_0	Ⅲ$_b$ 期	T_4,任何 N,M_0
Ⅱ$_b$ 期	$T_2,N_1,M_0,$		任何 T,N_3,M_0
	T_3,N_0,M_0	Ⅳ期	任何 T,任何 N,M_1

【临床表现】

肺癌的临床表现与肿瘤大小、类型、发展阶段、部位、有无并发症或转移有密切关系。5%~15% 的肺癌患者无症状。

1. 原发肿瘤引起的症状和体征

(1) 咳嗽:为常见的早期症状,可表现为无痰或少痰的刺激性干咳。当肿瘤引起支气管狭窄时,咳嗽加重,多为持续性,呈高调金属音或刺激性呛咳。大量的黏液痰见于细支气管 - 肺泡细胞癌。当继发感染时,痰量增多,呈黏液脓性。

(2) 血痰或咯血:多见于中央型肺癌,多为间歇或持续性痰中带血,部分患者以咯血为首发症状。若肿瘤侵蚀大血管时,可引起大咯血。

(3) 气短或喘鸣:肿瘤向支气管内生长,引起支气管部分阻塞,或肺门淋巴结转移时,肿大的淋巴结压迫主支气管或隆突,引起支气管阻塞时,出现胸闷、呼吸困难、气短、喘息,个别表现为喘鸣。

(4) 发热:肿瘤组织坏死引起发热,多数发热的原因是肿瘤引起继发性肺炎所致。抗生素治疗效果不佳。

(5) 体重下降:消瘦为恶性肿瘤的常见症状之一。肿瘤发展到晚期,由于肿瘤毒素、长期消耗和伴有感染及疼痛导致食欲减退,患者表现为消瘦或恶病质。

2. 肺外胸内扩展引起的症状和体征

(1) 胸痛:若肿瘤位于胸膜附近,可产生不规则的钝痛或隐痛,呼吸或咳嗽时加重。若肿瘤直接侵犯胸膜、肋骨和胸壁,可引起不同程度的胸痛。如若肿瘤侵犯肋骨和脊柱时局部有压痛点,固定部位呈持续性疼痛,与呼吸、咳嗽无关。肿瘤压迫肋间神经,胸痛可累及其分布区。

(2) 声音嘶哑:肿瘤直接压迫或转移至纵隔淋巴结压迫喉返神经所致,多见于左侧。

(3) 咽下困难:肿瘤侵犯或压迫食管可引起咽下困难,亦可引起支气管-食管瘘,导致肺部感染。

(4) 胸水:当肿瘤转移累及胸膜或淋巴回流受阻时可有不同程度的胸水(见于约10%的患者)。

(5) 上腔静脉阻塞综合征:当上腔静脉被右上肺的原发性肺癌侵犯或肿大的转移性淋巴结压迫,导致上腔静脉回流受阻时,产生头面部、颈部、上半身淤血水肿,颈静脉扩张,前胸壁可见扩张的静脉侧支循环。可引起头痛、头昏或眩晕。

(6) Horner综合征:位于肺尖部肺癌(又称肺上沟瘤,Pancoast瘤)压迫颈部交感神经,引起病侧眼睑下垂、瞳孔缩小、眼球内陷、同侧额部与胸壁无汗或少汗,即称Horner综合征。当肿瘤压迫臂丛神经时造成以腋下为主、向上肢内侧放射的火灼样疼痛,在夜间尤甚。

3. 胸外转移引起的症状和体征 以小细胞肺癌最多,其次为未分化大细胞肺癌、腺癌、鳞癌。

(1) 中枢神经系统:可发生头痛、恶心、呕吐、精神状态异常等颅内压增高的表现。其他少见的症状有偏瘫、小脑功能障碍、癫痫发作、定向力和语言障碍等。

(2) 骨骼转移:表现为局部固定部位疼痛和压痛,可有病理性骨折。

(3) 腹部转移:转移到胰腺表现为胰腺炎症状或阻塞性黄疸。转移至肝脏表现为食欲不振、肝区疼痛、肝大、黄疸和腹水等。

(4) 淋巴结转移:锁骨上淋巴结是肺癌转移的常见部位,可无症状。

4. 胸外表现 肺癌非转移性胸外表现(又称副癌综合征,paraneoplastic syndrome)主要表现为:肥大性肺性骨关节病;异位促性腺激素所致的男性乳房发育;分泌促肾上腺皮质激素样物引起Cushing综合征;分泌抗利尿激素引起厌食、恶心、呕吐及稀释性低钠血症;神经肌肉综合征(小脑变性、周围神经病变、重症肌无力等);分泌过多甲状旁腺素相关蛋白导致高钙血症;类癌综合征典型特征是皮肤、心血管、胃肠道和呼吸功能异常,主要表现为面部、上肢躯干的潮红或水肿,胃肠蠕动增强,腹泻,心动过速,喘息,瘙痒和感觉异常。

【辅助检查】

1. 影像学检查　胸部影像学检查是发现肿瘤的最重要的方法之一。

(1) X 线检查：中央型肺癌若肿瘤向管腔外生长可产生一侧不规则的肺门肿块；若肿瘤向管腔内生长，不完全阻塞时呈段、叶局限性气肿；完全阻塞支气管时，表现为肺段或叶不张。肺不张伴有肺门淋巴结肿大时，下缘可表现为倒 S 状阴影，是中央型肺癌，特别是右上叶中央型肺癌的典型征象。周围型肺癌早期为局限性小斑片状阴影，边缘不清，逐渐成为圆形或类圆形，边缘呈分叶状，伴有脐凹或细毛刺。

(2) CT 检查：可以发现普通 X 线检查所不能发现的病变，CT 更易识别肿瘤有无侵犯邻近器官。

(3) 磁共振(MRI)检查：在明确肿瘤与大血管之间的关系上优于 CT，但在发现直径 <5mm 的小病灶方面不如 CT 敏感。

2. 细胞学检查　痰标本应为深部咳出的新鲜痰液，连续送检标本 3 次以上中央型肺癌诊断率提高到 80%，周围型肺癌诊断率达 50%。

3. 纤维支气管镜检查　可见的支气管内病变，刷检的诊断率可达 92%，活检的诊断率达 93%。纤维支气管镜检查对确定病变范围、明确手术指征与方式有帮助。

【诊断与鉴别诊断】

1. 诊断　根据详细询问病史、肺癌的症状、体征、影像学检查、细胞学检查及纤维支气管镜等检查结果，进行综合判断，约 80%~90% 的患者可以确诊。肺癌的治疗效果与早期诊断密切相关。早期诊断肺癌应做到积极普及肺癌的防治知识，患者有任何可疑症状时能及时就诊；医务人员应对肺癌的早期征象提高警惕，避免漏诊、误诊；发展新的早期诊断方法。影像学检查是早期发现肺癌常用而重要的方法，细胞学和病理学检查是确诊肺癌的必要手段。

2. 鉴别诊断　肺癌应与肺炎、肺脓肿、肺部良性肿瘤相鉴别(表 2-10-3)。

表 2-10-3　肺癌与其他疾病的鉴别要点

疾病	主要表现	影像学及其他检查
肺癌	刺激性干咳、咯血、进行性消瘦、肺内及肺外转移表现	厚壁偏心空洞、肺门淋巴结肿大，痰液癌细胞检查阳性
肺炎	发热、咳嗽、咳痰(脓性或血痰)	肺叶或段性实变呈斑片状阴影，抗感染治疗后吸收
肺脓肿	起病急、寒战、高热、咳嗽、咳大量脓臭痰、中毒症状重	均匀的大片炎性阴影，空洞内常见液平，白细胞和中性粒细胞增多
肺部良性肿瘤	多无症状	病理检查可确诊

【治疗要点】

肺癌的治疗主要是根据肿瘤的组织学决定。小细胞肺癌主要依赖化疗或放化疗的综合治疗；非小细胞肺癌 I~Ⅲa 期以手术治疗为主的综合治疗，Ⅲb 期以放疗为主的综合治疗，Ⅳ 期以化疗为主。

1. 手术治疗　非小细胞癌 I 期和 Ⅱ 期患者首选手术治疗。Ⅲa 期患者年龄、心肺功能和解剖位置合适，也考虑手术治疗。小细胞肺癌在局限期先做化疗和放疗，再有选择地进行手术。

2. 化疗　对小细胞肺癌的治疗效果显著,是其主要治疗方法。常用的化疗药物有:足叶乙苷、顺铂、卡铂、紫杉醇、多西紫杉醇、长春瑞滨、吉西他滨、丝裂霉素 C、长春地辛、异环磷酰胺等。为了获得更好的疗效和最低的不良反应,通常选择 2 种或 2 种以上的药物组成联合方案,如足叶乙苷 + 顺铂或卡铂、足叶乙苷 + 异环磷酰胺 + 顺铂、紫杉醇 + 卡铂、多西紫杉醇 + 顺铂或长春瑞滨 + 顺铂、吉西他滨 + 顺铂、丝裂霉素 C + 长春地辛 + 顺铂等方案。非小细胞肺癌的化疗主要作为不能手术及术后复发患者姑息性治疗或作为手术治疗及放疗的辅助治疗。

3. 放射治疗　放射线对癌细胞有杀伤作用。放疗对小细胞肺癌效果较好,其次为鳞癌和腺癌。放疗分为根治性和姑息性两种,根治性用于Ⅲ期患者以及不能耐受手术患者或杜绝手术患者。姑息性放疗的目的在于抑制肿瘤的发展,延迟肿瘤扩散和缓解症状。放疗对控制骨转移性疼痛、脊髓压迫、上腔静脉阻塞综合征、支气管阻塞及脑转移引起的症状有较好的疗效。

4. 生物反应调节剂(BRM)　作为辅助治疗,能增加机体对化疗、放疗的耐受性,提高疗效。常用的如干扰素、转移因子、左旋咪唑等。

【主要护理诊断 / 问题】

1. 疼痛　与癌细胞浸润、肿瘤转移有关。

2. 恐惧　与肺癌的确诊、死亡威胁有关。

3. 营养失调:低于机体需要量　与癌肿致机体过度消耗、化疗反应致食欲下降、摄入量不足有关。

4. 自我形象紊乱　与化疗引起脱发有关。

【护理措施】

1. 病情观察

(1) 注意观察患者有无紧张、烦躁不安、失眠、胸闷、心悸、心率加快、血压升高等恐惧表现。

(2) 注意观察胸痛的部位、性质、程度、持续时间、缓解方式、加重和减轻的因素,观察肋骨、脊椎骨、骨盆等部位是否有局部疼痛和压痛。

(3) 观察饮食摄入情况和营养状态,定时测体重。

2. 起居护理　提供整洁、舒适、安静的环境,避免不必要的刺激,保持室内空气新鲜、维持适合的相对湿度。注意保暖。避免进出空气污染的公共场所,戒烟。适当进行适合自己的活动,如养花、下棋、参与各项娱乐活动等,但避免过劳。

3. 饮食护理　给予高蛋白、高热量、富含维生素、易消化的食物,如鱼、蛋、鸡肉、大豆等,多食新鲜蔬菜及水果,避免产气食物,如地瓜、韭菜等。为了刺激食欲,调配好食物的色、香、味。在放疗、化疗过程中若患者食欲不佳,在调整平时饮食品种的同时,少量多餐。病情较重者可采取喂食、鼻饲,若不能满足营养需要,可适当静脉输入脂肪乳剂、复方氨基酸、全血、血浆或清蛋白等改善营养状况。

4. 用药护理　化疗药物的护理措施见第六章第四节"急性白血病"一节。

5. 对症护理

(1) 疼痛:根据患者疼痛程度遵医嘱给予相应的止痛药。给药时遵循 WHO 推荐的三阶梯疗法,选用镇痛药从弱到强,先以非麻醉药为主,后依次用弱麻醉药到强麻醉药,并配以辅助用药,止痛药剂量应当根据患者的需要由小到大,采用复合用药的方式达到镇痛的效果。用药期间注意观察药物的疗效及不良反应。为了预防使用阿片类药物时可能出现的便秘、恶心、呕吐、镇静和精神错乱等不良反应,应嘱患者多进富含纤维素的蔬菜和水果,或服番泻叶冲剂等。

(2) 咳嗽:患者如出现顽固性持续性干咳,影响休息与睡眠,可按医嘱给予强镇咳药。

(3) 咯血:护理措施见第二章第五节"支气管扩张症"一节。

6. 心理护理

(1) 评估心理状况:肺癌患者在疾病的不同时期、不同文化背景以及不同的年龄、性格等心理反应有所不同。在确诊之前反复的检查及症状的不缓解,加上医护人员回答的不明确,使患者产生怀疑,从而引起焦虑。当确诊为肺癌后经历震惊否认期、震怒期、磋商期、抑郁期和接受期。大多数患者此时会产生强烈的恐惧、忧伤、悲观失望等负性情绪。经治疗病情好转时,恐惧、悲观情绪逐渐消失。经治疗后病情无好转或恶化时,恐惧、悲观感加重,甚至绝望。

(2) 加强沟通,获得信任:主动与患者进行交谈,与患者建立良好的护患关系,获取患者的信任。鼓励患者充分表达内心的感受,耐心倾听患者的诉说,并给予同情。

(3) 心理指导:护理人员应及时了解患者不同时期的心理反应,并根据不同的心理特点采取针对性的护理措施。向患者解释消极的情绪会加重病情,不利于身体的康复,从而帮助患者认识调整心理的必要性。通过介绍治疗成功的典型病例,使患者尽早接受现实,正确面对疾病,鼓励患者的微小进步,增强战胜疾病的信心。帮助患者建立良好的生活方式,鼓励患者参与各种力所能及的活动,使患者感受到生命的价值,提高生存信心。

(4) 加强社会支持:帮助患者寻求社会资源,建立社会支持网,安排家庭成员和朋友定期看望患者,使患者感受到关爱,激起生活热情,增强信心。

【其他相关的护理诊断】

1. 活动无耐力　与癌肿致机体过度消耗、长期化疗有关。
2. 预感性悲哀　与预感疾病的预后有关。
3. 气体交换受损　与肿瘤引起的继发气体交换面积减少有关。
4. 知识缺乏:缺乏肺癌防治知识。
5. 潜在并发症:肺部感染、呼吸衰竭、放射性食管炎、放射性肺炎。

【中医护理概要】

1. 本病属于中医"息贲"、"肺积"等范畴。
2. 其病因主要是正气内虚,脏腑功能失调。
3. 治疗本病的基本原则是扶正祛邪,标本兼治。
4. 本病的饮食调养:藕粉、梨汁、藕汁等以清热滋阴化痰及通便,百合粥、莲子红枣粥、砂仁猪肚汤等以润肺止咳、健脾消滞,圆肉炖虫草汤以滋养津液,人参、桂圆等以温肾补脾,大补元气,梨汁、陈皮汁等少量多次服用以祛痰、消气平喘。
5. 针刺疗法,取肺俞、列缺、内关等穴位,可减轻咳嗽症状。
6. 腹胀便溏者,可针刺足三里、合谷、内关等穴位,强刺激不留针,以减轻腹胀。

【健康指导】

1. 疾病预防指导　积极预防肺癌发病有关因素,提倡戒烟,避免被动吸烟。减少或避免致癌物质、污染的空气和粉尘的接触,提高肺癌致病因素的认识。对肺癌高危人群定期进行体检,做到早发现、早诊断、早治疗。

2. 生活指导 指导患者加强营养支持,合理安排休息和活动,积极参与力所能及的活动,保持良好精神状态,增强机体免疫力,避免呼吸道感染。

3. 心理指导 指导患者及家属保持良好的心态,正确面对疾病,增强战胜疾病的信心。

4. 定期随访 督促患者坚持化疗或放疗,并告诉患者一旦症状加重或症状不缓解及时到医院就诊。

【结语】

原发性支气管肺癌是起源于支气管黏膜或腺体的恶性肿瘤。发病与吸烟和空气中的致癌物质等密切相关。主要表现为咳嗽、咯血、喘鸣、发热、体重下降等原发肿瘤的症状,以及肺内扩展、肺外转移的各种表现。根据临床表现、影像学检查、细胞学检查可以确诊。治疗以手术、化疗、放疗为主的综合治疗。护理措施主要包括疼痛的护理、心理护理、化疗和放疗的护理等。

附:自发性气胸

自发性气胸(spontaneous pneumothorax,SP)是指由于肺部疾病使肺组织和脏层胸膜破裂或者胸膜下微小疱或肺大疱破裂,促使肺和支气管内空气进入胸膜腔所致的肺脏压缩。根据肺部是否有慢性阻塞性肺疾病或肺结核等原发性疾病,分为原发性自发性气胸(primary spontaneous pneumothorax,PSP)和继发性自发性气胸(secondary spontaneous pneumothorax,SSP)。

自发性气胸是临床常见的急症之一,严重者可危及生命,及时处理可治愈,也可见反复发作者。每年发病率为(4~9)/10 万,近年来发病率呈上升趋势。多见于身高 170cm 以上、体重 65kg 以下的瘦长体型男性,男女比例约为 6∶1,20~40 岁和 60 岁以上为发病高峰。

【病因与发病机制】

1. 病因

(1)原发性自发性气胸(PSP):患者的肺实质正常,多为肺尖部胸膜下的肺小疱破裂所致,以青年人多见。

(2)继发性自发性气胸(SSP):与肺实质病变有关,多在慢性阻塞性肺疾病、大疱性肺气肿、肺结核、矽肺等肺部疾患的基础上发生,常见于中老年人。

2. 发病机制

(1)原发性自发性气胸的发病机制:一般认为是胸膜下大疱和肺大疱破裂引起,对大疱的形成机制有如下看法:①非特异性炎症:细支气管的非特异性炎症,使细支气管形成活瓣机制,炎症引起纤维组织增生,疤痕形成,结果形成胸膜下大疱和肺大疱,在肺内压增高时,胸膜下大疱和肺大疱破裂,气体进入胸腔形成自发性气胸;②肺弹力纤维先天性发育不良:肺的弹力纤维先天性发育不良,终致萎缩,使肺泡弹性减弱而形成肺大疱;③遗传因素:有报道称原发性自发性气胸具有家族聚集倾向;④胸膜间皮细胞稀少:近年研究发现自发性气胸的胸膜改变比较明显,尤其是胸膜间皮细胞稀少或缺乏,在肺内压增高的情况下,空气通过胸膜的裂孔进入胸腔。

(2) 继发性自发性气胸的发病机制:肺部大多数疾病都可发生继发性自发性气胸,以 COPD、肺结核和肺癌所致自发性气胸为例,其机制如下:①患者年龄大多较大,多见于呼吸道感染急性发作时,咳嗽加重,使支气管内压增大,肺大疱破裂而发病;②肺结核继发的自发性气胸:其机制为胸膜下病灶或空洞破入胸腔,结核病灶纤维化或瘢痕化导致肺气肿或肺大疱破裂。粟粒型肺结核的病变在肺间质,也可引起间质性肺气肿性肺大疱破裂;③肺癌继发的自发性气胸:其机制为癌灶直接侵犯或破坏脏层胸膜,癌肿阻塞细支气管,形成局限性肺气肿,癌灶导致的阻塞性肺炎发展为肺化脓症,破入胸腔。

【临床表现】

1. 症状　症状的轻重取决于气胸发生的速度、进气量的多少以及引起气胸的肺病的程度。主要表现为:①胸痛:突然发生,可放射到肩部、背部、腋侧、前臂。胸痛发生在患侧,咳嗽和深吸气时加剧。部分患者可能有抬举重物用力过猛、剧咳、屏气或大笑等诱因的存在;②呼吸困难:与肺被压缩的范围有关。青壮年肺脏本身无明显病变,肺功能良好,一侧肺部分萎陷 <20% 者,无任何表现;当一侧肺部萎陷达到 90% 才出现轻度呼吸困难。原有慢性肺病、体弱、年老者,肺压缩仅 10% 即可出现严重的呼吸困难。有的患者还会出现进行性呼吸困难;③咳嗽:多为干咳,合并脓胸者咳出脓性痰;④休克:多发生于张力性气胸(裂口呈活瓣状,空气只进不出)而未及时抢救的患者。患者除呼吸困难加重外,还有发绀、满头大汗、四肢发凉、脉搏细弱、血压下降,可很快昏迷、死亡。

2. 体征　少量胸腔积气者,常无明显体征。积气量多时,患者胸廓饱满,肋间隙变宽,呼吸动度减弱,发绀,语音震颤及语音共振减弱或者消失,气管向健侧移位,叩诊患侧呈过清音或鼓音,心浊音界缩小或消失。右侧气胸时肝浊音界下移,听诊患侧呼吸音减弱或消失,硬币叩击征阳性。左侧气胸或并发纵隔气肿时,可出现 Hamman 征,即在左心缘处可闻及与心脏搏动一致的气泡破裂音。

3. 并发症　纵隔气肿、皮下气肿、血气胸、脓气胸等。

【辅助检查】

1. 胸部 X 线检查　是诊断气胸的常规检查。患者应直立,取前后位投照。气胸的典型 X 线为被压缩的肺边缘呈外凸弧形线状阴影,称为气胸线。而肺向肺门萎陷呈圆球形阴影。气体常聚集于胸腔外侧或肺尖部,此部透亮度增加,无肺纹。肺压缩 <20% 为少量气胸,20%~40% 为中等量气胸,>40% 为大量气胸。

2. 胸部 CT 检查　表现为胸膜腔内极低密度气体影,伴有肺组织不同程度的萎缩改变。

【诊断要点】

根据突发性胸痛和呼吸困难,结合气胸体征和 X 线或 CT 检查,即可确诊。但某些长期伴有呼吸困难的疾病,如 COPD 的患者,临床表现很不典型,易被原发疾病掩盖而误诊或漏诊。因此,患者如果出现下列情况时应考虑气胸的可能:①突发剧烈胸憋伴呼吸困难,除外心肌梗死和肺梗死者。②突发不明原因的呼吸困难,或在原有呼吸困难的基础上气促突然加重,用原发疾病不能解释者。③迅速或进行性加重的发绀。④病情不明原因进行性恶化,短期内出现心慌、出汗、面色苍白或发绀,和(或)意识障碍者。⑤喘憋症状突然加重,双肺或单肺布满哮鸣音,而各种解痉药、皮质激素、氧疗及抗生素治疗无效者。自发

性气胸的类型,可借助气胸机测压进行区分,详见表 2-10-4:

表 2-10-4 自发性气胸的临床分型

类型	破口大小	破口活动状态	胸腔内压力	气体进出情况	肺组织压缩面积
闭合性(单纯性)气胸	较小	随肺萎陷自行关闭	正负取决于进入胸膜腔内的气体量,排气后压力不再上升	破口关闭时气体不再进入胸膜腔	<25%
开放性(交通性)气胸	较大或两层胸膜间有粘连或牵拉	持续开放	在 0 上下波动,排气后可恢复负压,数分钟后又恢复至排气前水平	自由出入	50% 左右
张力性(高压性)气胸	呈单向活瓣或活塞作用	吸气时开启,呼气时关闭	持续升高,高达 10~20cmH$_2$O,排气后下降,但迅速回升	只进不出	>75%

【治疗要点】

本病的治疗目的是迅速促进患侧肺复张,防治并发症,减少复发。

1. 内科治疗

(1) 对于小量气胸而临床稳定的闭合性气胸患者:可采取临床密切观察的方法,12~48 小时复查胸片,如气胸无明显加重,则绝大部分患者无需胸腔穿刺抽气或胸腔引流,胸腔内游离气体可自然吸收;同时给予氧疗,可加快气胸的吸收。还可镇痛、止咳,有感染时给予抗生素治疗。

(2) 胸腔穿刺排气:对于病情急重危及生命的患者,必须尽快排气。可用气胸箱一面测压,一面排气。紧急时可将消毒针头从患侧肋间隙插入胸膜腔,使高度正压胸内积气得以自行排出,缓解症状。紧急时,还可用大注射器接连三路开关抽气,或者经胸壁插针,尾端用胶管连接水封瓶引流,使高压气体得以单向排出。亦可用一粗注射针,在其尾部扎上橡皮指套,指套末端剪一小裂缝,插入气胸腔作临时简易排气,高压气体从小裂缝排出,待胸腔内压减至负压时,套囊即行塌陷,小裂缝关闭,外间空气不能进入胸膜腔。

(3) 胸腔闭式引流及负压引流:对于胸穿抽气治疗失败的 PSP 和绝大多数 SSP 患者,均需胸腔闭式引流术或负压引流。①通常安装胸腔闭式水封瓶引流,以有效持续排气。插管部位一般多取锁骨中线外侧第 2 肋间,或腋前线第 4~5 肋间。如果是局限性气胸,或是为了引流胸腔积液,则须在 X 线透视下选择适当部位进行插管排气引流。安装前,先在选定部位用气胸箱测压以了解气胸类型,然后在局麻下沿肋骨上缘平行作 1.5~2cm 皮肤切口,用套管针穿刺进入胸膜腔,拔去针芯,通过套管将灭菌胶管插入胸腔。一般选用大号导尿管或硅胶管,在其前端剪成鸭嘴状开口,并剪一两个侧孔,以利引流。亦可在切开皮肤后,经钝性分离肋间组织达胸膜,再穿破胸膜将导管直接送入胸膜腔内,导管固定后,另端置于水封瓶的水面下 1~2cm,使胸膜腔内压力保持在 1~2cmH$_2$O 以下,若胸腔内积气超过此正压,气体便会通过导管从水面逸出;②若这种水封瓶引流仍不能使胸膜破口愈合,透视见肺脏持久不能复张,可选胸壁另处插管,或在原先通畅的引流管端加用负压吸引闭式引流装置。由于吸引机可能形成负压过大,用调压瓶可使负压维持在 −1.2~−0.8kPa(−12~−8cmH$_2$O)之间,避免负压过大而损伤肺组织。

（4）化学胸膜固定术：自发性气胸有较高的复发率，因此预防气胸的复发，是临床医师经常面临的问题。经过胸腔引流管注入胸膜硬化剂预防气胸的复发是一种简便有效的方法，胸膜硬化剂包括滑石粉（<5g）、高渗糖、纤维蛋白原、凝血酶、自身全血、阿地平、多种生物制剂，如白介素 2、高聚金葡素、卡介苗素等。

2. 外科手术治疗　手术治疗要掌握适应证，包括：①多次发生的一侧气胸，或肺压缩面积 50% 以上，胸腔闭式引流达 2 周以上，仍有大量漏气者；②自发性气胸伴有肺气肿；③自发性气胸伴血胸呈活动性出血者或已形成凝固性血胸者；④自发性气胸发作，肺被纤维素包裹压缩下不能完全复张者。手术治疗可先行胸腔镜手术探查，必要时开胸手术。胸腔镜主要是行肺修补术或肺大疱切除术。

【主要护理诊断 / 问题】

1. 低效型呼吸型态　与胸膜腔内积气压迫肺脏导致的限制性通气功能障碍有关。

2. 疼痛：胸痛　与脏层胸膜破裂、引流管置入有关。

【护理措施】

1. 病情观察

（1）密切监测患者的生命体征，观察患者的呼吸频率、节律，有无胸痛或呼吸困难。注意呼吸频率和深度。

（2）为避免误诊或漏诊，护理人员要观察住院患者的疾病进程，重视患者的每一次主诉，善于观察分析、发现问题，及时汇报处理，为正确诊断疾病提供第一手资料。

2. 起居护理

（1）保持病室空气清新、温暖适宜，保持室内温度在 22~25℃，相对湿度在 70%~80%，每天 1000mg/L 的含氯消毒液擦床旁物品及地板 2 次。

（2）保持患者床单位清洁整齐，患者呼吸费力出汗较多，及时帮助患者擦干汗液，温水清洁皮肤，更换干净衣裤。

（3）防止患者剧烈咳嗽和便秘，以免增加肺内压，诱发气胸或使其加重。

（4）保持大便通畅，避免便秘时腹内压增高而引起气胸或发生气胸复发。鼓励患者多进蔬菜、水果、多饮水，排便不畅者给予开塞露纳肛。

（5）体位：协助患者取舒适体位。对胸腔引流患者，取半坐卧位，有利于呼吸和引流，应鼓励并协助其经常翻身，指导其在咳嗽时坐起、身体前倾，深吸气后屏气，再用力咳出，为避免不适，可予以按压引流口处。

3. 饮食护理　自发性气胸多发生于瘦高体型的男性青壮年或肺部慢性病患者，存在不同程度营养不良的情况，应给予高蛋白、高热量、高维生素、易消化的饮食，以补充消耗，增加抵抗力。进食量不足或不能经口进食者，可予静脉补充，如静脉点滴氨基酸、脂肪乳、白蛋白等，以纠正营养不良状况。对便秘患者鼓励其多进蔬菜、水果、多饮水。

4. 对症护理

（1）疼痛：患者出现疼痛，可及时给予心理支持、分散注意力、调节舒适体位等非药物疗法。疼痛未能缓解，也可按医嘱使用镇痛药。根据疼痛评估法及时评估镇痛效果，使用镇痛剂后每 30 分钟评估 1 次。

（2）呼吸困难：一旦发现应及时予以吸氧，并通知医生处理。对于 COPD 并发气胸的患者应持续低流量吸氧，氧流量 3~4L/min。吸氧时须注意保持呼吸道通畅，及时排除痰液，注意吸氧的温度和湿化,防止患者鼻黏膜干燥。

5. 胸腔闭式引流的护理

(1) 正确使用引流装置:留置胸腔闭式引流管的患者要注意正确衔接,妥善固定。转移或术后护送患者回病房时,引流管需要用两把血管钳钳夹,固定好并检查水封瓶密封后再打开。引流管的长度以患者能够翻身或在床边活动为宜。引流瓶应放置低于胸腔水平60~100cm,下床活动时低于膝关节。保持引流管的通畅,避免打折、受压等。术后患者血压平稳时,可采取半卧位,利于呼吸。每日更换引流瓶,如果引流瓶内有大量气泡,可以在瓶内滴入几滴95%酒精,以减低泡沫表面张力,消除泡沫,以免影响气体引出,操作过程严格执行无菌技术。

(2) 保持气管切开伤口敷料清洁干燥:每6小时更换1次,敷料污染随时更换,更换时严格无菌操作。

(3) 正确处理意外情况:插管局部明显疼痛,可能为插管位置不当引起,可配合医生在无菌操作下轻轻转动插管后稍改变位置,症状即可缓解。若管路脱出,立即用手捏闭伤口处皮肤,消毒后用凡士林纱布封闭伤口,协助医生做进一步处理。水封瓶破裂或连接部位脱出时,应立即用血管钳夹闭胸壁导管,按无菌操作更换整个装置。

(4) 拔管护理:胸腔闭式引流48~72小时后,临床观察无气体溢出,X线胸片显示肺膨胀良好无漏气,患者无呼吸困难,即可拔管。拔管后观察引流口的闭合情况,有无渗血、渗液,观察有无呼吸困难、皮下气肿、气胸、局部感染等。

6. 心理护理 应有针对性地进行心理护理,给予患者体贴、关怀和安抚,提供舒适、安静的环境,减少搬动,告诉患者气胸的一般常识,列举成功的例子,帮助患者正确认识和对待治疗,稳定患者的情绪,克服紧张恐惧心理,积极配合治疗。

【其他护理诊断/问题】

1. 焦虑 与呼吸困难、胸痛、胸腔穿刺或胸腔闭式引流术或气胸复发有关。

2. 活动无耐力 与日常活动时氧供不足有关。

3. 知识缺乏 缺乏预防感染的知识。

【中医护理概要】

1. 本病属于中医喘证的范畴。

2. 该病的病位在肺,与脾肾关系密切。常因先天禀赋不足,或饮食起居失调,嗜食烟酒,劳累过度,导致气机逆乱,肺失宣降或肺虚久损,胸膜破裂而发病。

3. 胸痛者按医嘱口服田七末3g,每日3次;或云南白药0.5g,每日3次。

【健康教育】

1. 知识宣教 自发性气胸一般复发率较高,因此,应积极治疗原发病,增强肺功能以预防疾病的复发。

2. 用药指导 遵医嘱按时服药,定期复查。

3. 活动指导 避免一切使肺内压增高的因素,如剧烈运动,用力咳嗽、打喷嚏等过度换气动作,勿做抬、挑、提等使体力不支的运动。

4. 生活指导 生活规律,注意营养,增强体质。保持大便通畅,必要时可用缓泻剂。

5. 定期随访 发生胸痛、喘憋、呼吸困难等自发性气胸症状时,须立即就诊,及时治疗。

【结语】

自发性气胸多发于高瘦的男性青壮年或慢性肺部疾病的老年患者,常见诱因为屏气、用力排便等,故应积极避免诱因。发作时典型病例可表现为突发性胸痛和呼吸困难等,但不可忽视由慢性肺部疾病引发的而临床表现不明显的患者。一旦发生应立即判断患者的气胸类型,并予以对应的处理,如卧床休息、吸氧、或者紧急胸腔穿刺排气或置管引流等。对于难治性病例应及时转外科手术处理。对于治愈者应正确指导患者如何防止自发性气胸的复发。

第十一节 肺血栓栓塞症

肺血栓栓塞症(pulmonary thromboembolism,PTE)是肺栓塞的一种类型。

肺栓塞(pulmonary embolism,PE)是指以各种栓子阻塞肺动脉系统为其发病原因的一组疾病或临床综合征的总称,包括 PTE、脂肪栓塞综合征、羊水栓塞、空气栓塞等,其中 PTE 是最常见的类型。通常所称的 PE 即指 PTE。PTE 为来自静脉系统或右心的血栓阻塞肺动脉或其分支导致肺循环和呼吸功能障碍的一种疾病。

PTE 与深静脉血栓形成(deep venous thrombosis,DVT)是一种疾病过程在不同部位、不同阶段的表现,两者合称为静脉血栓栓塞症(venous thromboembolism,VTE)。目前,PTE 和 VTE 已成为世界性的重要医疗保健问题,其发病率和病死率均较高。西方国家 DVT 和 PTE 的年发病率分别为 1.0‰ 和 0.5‰。美国 VTE 每年新发病例数超过 60 万,其中 PTE 患者 23.7 万,DVT 患者 37.6 万,因 VTE 死亡的病例超过 29 万;在西方国家,未经治疗的 PTE 的病死率为 25%~30%。我国目前尚无 PTE 的流行病学资料,但据国内部分医院的初步统计资料显示,近年来随着诊断意识和检查技术的提高,诊断例数明显增加,对此应当给予高度重视。

【病因与发病机制】

1. 危险因素　任何可以导致静脉血液淤滞、静脉系统内皮损伤和血液高凝状态的因素,都可以使 DVT 和 PTE 发生的危险性增高,各因素可单独存在,也可同时存在,有协同作用。

(1) 原发性因素:由遗传变异引起,包括 V 因子突变、蛋白 C 缺乏、蛋白 S 缺乏和抗凝血酶缺乏等,发病呈家族聚集倾向,常以反复静脉血栓形成和栓塞为主要临床表现。

(2) 继发性因素:包括骨折、创伤、手术、恶性肿瘤和口服避孕药等。

(3) 年龄因素:年龄越大 DVT 和 PTE 发病率越高。

2. 发病机制　PTE 患者血栓可来源于下腔静脉径路、上腔静脉径路或右心腔,其中大部分来源于下肢深静脉,约占 90%。外周静脉血栓形成后,一旦脱落,即可随血流移行至肺动脉内,形成 PTE(图 2-11-1)。急性肺栓塞发生后,由于血栓机械性堵塞肺动脉及由此引发的神经、体液因素的作用,可以导致一系列呼吸和循环功能的改变。

(1) 对呼吸功能的影响:PTE 发生后,可发生呼吸功能不全,出现低氧血症、低碳酸血症或相对性低肺泡通气。其机制包括:①栓塞部位血流减少,通气正常导致无效腔量增大,而非栓塞区由于血流重新分布导致通气不足,最终通气/血流比例失调,导致低氧血症;②肺动脉栓塞后,神经体液因素作用可引起支气管痉挛,毛细血管通透性增高,间质和肺

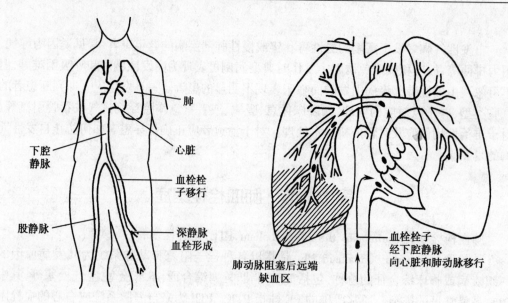

图 2-11-1　肺栓塞的形成机制

泡内体液增多,通气不足和弥散障碍进一步加重缺氧;③栓塞部位因血流终止使肺泡表面活性物质分泌减少,导致肺泡萎陷、呼吸面积减小和肺顺应性下降,肺体积缩小可出现肺不张;④缺氧反射性呼吸加快,导致低碳酸血症。

(2) 对循环功能的影响:肺栓塞后,可以导致肺动脉高压、右心功能障碍和左心功能障碍,诱发心绞痛等循环功能的改变。其机制:①栓子阻塞肺动脉及其分支后,通过机械阻塞作用以及神经体液因素和低氧血症引起肺动脉收缩,导致肺循环阻力增加、肺动脉高压、右心室后负荷增高,引起急性肺源性心脏病,出现右心功能不全,使体循环回心血量减少,静脉系统淤血;②右心扩大,室间隔左移,左心功能受损,导致心排出量下降,进而可引起低血压或休克;③主动脉内低血压和右心房压升高,使冠状动脉灌注压下降,心肌血流灌注减少,加之 PTE 时心肌耗氧增加,可致心肌缺血,诱发心绞痛。

(3) 肺梗死:患者存在心肺基础疾病或病情严重影响到肺组织的多重氧供时会导致肺梗死。由于肺组织接受肺动脉、支气管动脉和肺泡内气体弥散多重氧供,故 PTE 患者中很少发生肺梗死。

【临床表现】

1. 症状

(1) 不明原因的呼吸困难及气促:栓塞后立即出现,尤其在活动后明显,为 PTE 最常见的症状。

(2) 胸痛:PTE 引起的胸痛包括胸膜炎性胸痛或心绞痛样胸痛。胸膜炎性胸痛,咳嗽或深呼吸时疼痛加重。心绞痛样胸痛,由冠状动脉血流减少、心肌耗氧量增加引起,疼痛与呼吸运动无关。

(3) 晕厥:可为 PTE 的唯一或首发症状。

(4) 烦躁不安、惊恐甚至濒死感:由严重的呼吸困难和剧烈的胸痛引起的,为 PTE 的常见症状。

(5) 咯血:常为小量咯血,大咯血少见。

(6) 咳嗽、胸闷、心悸：早期为干咳或伴有少量白痰，可伴有胸闷、心悸等。

临床上以上症状不一定同时出现，可有不同的组合。当同时出现呼吸困难、胸痛和咯血时称为"三联征"。

2. 体征

(1) 呼吸系统体征：呼吸急促最常见，发绀；肺部可闻及哮鸣音和(或)细湿啰音；合并肺不张和胸腔积液时出现相应的体征。

(2) 循环系统体征：颈静脉充盈或异常搏动；心动过速；肺动脉瓣区第二心音(P_2)亢进或分裂，三尖瓣区收缩期杂音，严重时可出现血压下降甚至休克。

(3) 发热：多为低热，少数患者的体温可达38℃以上。

3. DVT 的症状和体征　约半数患者可有患肢肿胀、周径增粗、疼痛或压痛、皮肤色素沉着和行走后患肢易疲劳或肿胀加重。半数以上患者无症状或体征。

4. PTE 的临床分型　肺血栓栓塞症的临床分型标准很多，中华医学会呼吸病分会按血流动力学改变的程度分为大面积和非大面积 PTE 两种。

(1) 大面积 PTE(massive PTE)：以休克和低血压为主要表现，收缩压 <90mmHg 或与基础值相比，下降幅度≥40mmHg，持续 15 分钟以上。须除外新发生的心律失常、低血容量或感染中毒症所致的血压下降。

(2) 非大面积 PTE(non-massive PTE)：未出现休克和低血压的 PTE。非大面积 PTE 中如出现右心功能不全，或超声心动图表现有右心室运动功能减弱，属次大面积的 PTE (sub-massive PTE) 亚型。

【辅助检查】

1. 血浆 D-二聚体(D-dimer)　因其敏感性高而特异性差，可作为 PTE 的初步筛选指标，急性 PTE 时 D-dimer 升高，若其含量低于 500μg/L，可基本除外急性 PTE。酶联免疫吸附法是较为可靠的检测方法。

2. 动脉血气分析　表现为低氧血症、低碳酸血症，肺泡-动脉血氧分压差 [$P(A-a)O_2$]增大。

3. 心电图检查　大多数可出现非特异性心电图异常，以窦性心动过速最常见，还可见 V1~V4 导联 ST-T 改变、S I Q Ⅲ T Ⅲ 征（即 Ⅰ 导联出现明显的 S 波，Ⅲ 导联出现 Q/q 波及 T 波倒置）、心电轴右偏、右束支传导阻滞、肺型 P 波等。心电图的异常改变需作动态观察。

4. X 线检查　区域性肺纹理变细、稀疏或消失，肺野透亮度增加是肺动脉阻塞的表现；肺栓塞继发性肺组织改变为肺野局部片状阴影，尖端指向肺门的楔形阴影，肺不张等；肺动脉高压征及右心扩大征。

5. 超声心动图　右心房或右心室发现血栓，同时患者临床表现符合 PTE 可以诊断。如发现肺动脉近端血栓可直接确诊。一般表现为右心室和(或)右心房扩大、室间隔左移和运动异常、近端肺动脉扩张、三尖瓣反流和下腔静脉扩张等。

6. 放射性核素肺通气/灌注扫描(VA/Q)　是 PTE 的重要诊断方法。PTE 的典型征象为 2 个或多个肺段的局部灌注缺损，而通气良好或 X 线胸片无异常。

7. 肺动脉造影检查　包括 CT 肺动脉造影(CTPA)、磁共振(MRI)肺动脉造影(MRPA)和肺动脉造影。CT 肺动脉造影是采用螺旋 CT 或电子束 CT 进行肺动脉造影(CTPA、

EBCT),是目前最常用的 PTE 确诊手段,是可靠、安全、简便、无创的检查方法。MRPA 是一种新型的无创性的诊断技术,无需注射碘造影剂,适用于碘过敏的患者。

【诊断与鉴别诊断】

PTE 的临床表现多样,缺乏特异性,确诊需寻找 PTE 的成因和危险因素,出现突发的、原因不明的呼吸困难和气促、胸痛、晕厥、咯血、休克、下肢肿胀疼痛,需特殊检查以明确诊断。PTE 与急性心肌梗死、肺炎的鉴别,见表 2-11-1。

表 2-11-1 PTE 与其他疾病的鉴别点

	病史临床表现	辅助检查及其他
PTE	危险因素、呼吸困难、胸痛、咯血、晕厥	X 线检查肺动脉栓塞表现、超声心动图发现血栓、螺旋 CT 可以确诊
急性心肌梗死	冠心病史、胸痛、低血压、心律失常	特征性心电图表现、心肌酶升高、冠状动脉造影可见冠状动脉粥样硬化和管腔阻塞证据
肺炎	发热、咳嗽、咳痰、咯血、呼吸困难、胸痛	外周白细胞增高、中性粒细胞比例增加、抗菌治疗有效

【治疗要点】

1. 呼吸循环支持治疗 有低氧血症者可经鼻导管或面罩给氧。对于出现右心功能不全但血压正常者,可使用小剂量多巴酚丁胺和多巴胺;若出现血压下降,可增大剂量或使用其他血管加压药物如去甲肾上腺素等。

2. 溶栓治疗

(1) 适应证:溶栓治疗可迅速溶解部分或全部血栓,恢复肺组织灌注,降低 PTE 患者的病死率,提高恢复率,主要适用于大面积的 PTE 患者。对于次大面积 PTE 患者,如无禁忌证可考虑溶栓,但存在争议;而对于血压和右心室运动功能均正常的患者,则不宜溶栓。溶栓的时间窗一般为 14 天以内,应尽可能在 PTE 确诊的前提下慎重进行。

(2) 禁忌证:溶栓治疗的绝对禁忌证有活动性内出血、近期自发性颅内出血。但是对于致命性大面积 PTE 而言是相对禁忌证。相对禁忌证包括:① 10 天内胃肠道出血;② 1 周内大手术、分娩、严重创伤;③ 1 个月内神经外科或眼科手术;④ 2 个月内缺血性脑卒中;⑤血小板计数 $<100 \times 10^9/L$;⑥难以控制的重度高血压、妊娠、糖尿病出血性视网膜病变、严重肝肾功能不全等。

溶栓治疗的主要并发症为出血,以颅内出血最为严重,发生率约 1%~2%,发生者近半数死亡。因此,用药前应充分评估出血的危险性,必要时做好输血准备。

(3) 常用溶栓药物:①尿激酶(UK):负荷量 4400IU/kg,静注 10 分钟,随后以 2200IU/(kg·h)持续静滴 12 小时或以 20 000IU/kg 剂量,持续静滴 2 小时;②链激酶(SK):负荷量 250 000IU,静注 30 分钟,随后以 100 000 IU/h 持续静滴 24 小时。链激酶具有抗原性,故用药前需肌注苯海拉明或地塞米松,以防过敏反应,且 6 个月内不宜再次使用;③重组组织型纤溶酶原激活剂(rt-PA):50~100mg 持续静滴 2 小时。使用尿激酶或链激酶溶栓治疗后,应每 2~4 小时测定 1 次凝血酶原时间(PT)或活化部分凝血活酶时间(APTT),当降至正常值的 2 倍时,开始规范的肝素治疗。如果以 rt-PA 溶栓时,当 rt-PA 注射结束后,应继续使用肝素。

3. **抗凝治疗**　抗凝治疗能够有效地防止新血栓形成和复发。当临床疑诊 PTE 时,即可使用肝素或低分子肝素抗凝治疗,继之用华法林维持。抗凝治疗的禁忌证有活动性出血、凝血功能障碍、未予控制的严重高血压等。抗凝治疗的禁忌证对于已确诊 PTE 的患者多数属于相对禁忌证。

(1) 肝素:普通肝素静注或皮下注射给药。80IU/kg 或 3000~5000IU 静注,继之以 18IU/(kg·h) 持续静滴或者先静注负荷量 3000~5000IU 然后 250IU/(kg·12h) 皮下注射一次。应用时根据活化部分凝血活酶时间(APTT)调整剂量,治疗最初 4~6 小时测定 APTT,达到稳定治疗水平(APTT 维持在正常值的 1.5~2 倍)后,改为每天测定一次。一般肝素或低分子肝素需使用 5 天,直到临床情况平稳。大面积 PTE 或髂股静脉血栓者需延长使用至 10 天或更长。

(2) 华法林:在肝素开始应用后的第 1~3 天加用华法林口服,初始剂量为 3.0~5.0mg。由于华法林需要数天才发挥全部作用,因此需在连续 2 天测定的国际标准化比率(INR)达到 2.0~3.0 时,或凝血酶原时间(PT)延长至正常值的 1.5~2.5 倍时,方可停用肝素单独口服华法林治疗,并根据 INR 或 PT 调节华法林的剂量。口服华法林的疗程一般至少为 3~6 个月。若危险因素可在短期消除,如口服雌激素或临时制动,持续抗凝治疗 3 个月即可;对于栓子来源不明原因的首发病例,至少治疗 6 个月;对复发性 VTE、并发肺心病或危险因素长期存在者,应延长抗凝治疗时间至 12 个月或以上,甚至终生抗凝。育龄妇女服用华法林者需注意避孕,对于计划怀孕的妇女或孕妇,应在妊娠的前 3 个月和最后 6 周禁用华法林,改用肝素或低分子肝素治疗。产后和哺乳期妇女可以服用华法林。

4. **肺动脉血栓摘除术**　手术风险大,死亡率高,对手术者的技术要求高,仅适用于积极的内科治疗无效伴有休克的大面积 PTE 且有溶栓禁忌的患者。

5. **肺动脉导管碎解和抽吸血栓**　对于肺动脉主干或主要分支的大面积 PTE 且有溶栓和抗凝治疗禁忌或经溶栓或积极的内科治疗无效,而又缺乏手术条件者可经导管碎解和抽吸肺动脉内巨大血栓,并局部注射小剂量溶栓制剂治疗。

6. **放置腔静脉滤器**　为防止再次发生肺动脉栓塞,可根据 DVT 的部位放置下腔静脉或上腔静脉滤器,置入滤器后如无禁忌证,宜长期服用华法林抗凝,定期复查有无滤器上血栓形成。

【主要护理诊断 / 问题】

1. **气体交换受损**　与通气 / 血流比例失调、肺不张、肺梗死有关。
2. **疼痛**　胸痛,与胸膜炎性反应、心肌缺血有关。
3. **有受伤的危险**　与晕厥发作有关。
4. **恐惧**　与发生急性严重呼吸困难、胸痛有关。
5. **潜在并发症**:重要脏器缺氧性损伤、出血、再栓塞。

【护理措施】

1. **病情观察**

(1) 病情较重的患者,不管是否确诊均需住 ICU 病房,对患者进行严密监测。密切观察呼吸困难的病情变化和动脉血气分析结果,如患者出现呼吸节律异常、发绀加重、动脉血氧分压及血氧饱和度下降,应及时向医生报告并协助处理。

(2) 密切观察心率、血压的变化及有无心功能不全的症状和体征,如患者出现呼吸困难加重,下肢水肿,颈静脉充盈、肝大、肝颈静脉回流征阳性,可能预示急性右心衰竭。上述表现同时出现血压下降、肺底部闻及湿啰音,可能预示伴有左心功能衰竭。

(3) 注意观察下肢深静脉血栓形成的征象,如观察有无单侧下肢水肿及局部发绀等。

2. 起居护理

(1) 休息与体位:患者应绝对卧床休息,抬高床头。心衰患者采取坐位,双腿下垂,以减少静脉回流,减轻心脏负荷。

(2) 环境:保持环境安静,限制探视。

(3) 生活护理:保持大便通畅,避免用力,以免深静脉血栓脱落,发生再栓塞。

3. 饮食护理　给予低盐、清淡、易消化、富营养、富含纤维素的食物,少量多餐。心衰患者控制液体摄入,一般每日入水量控制在 1500ml 以内。

4. 用药护理

(1) 溶栓制剂:常用的溶栓药物有尿激酶(UK)、链激酶(SK)和重组组织型纤溶酶原激活剂(rt-PA)。溶栓治疗的主要并发症是出血,最常见的出血部位为血管穿刺处,最严重的是颅内出血。因此溶栓治疗患者应:①用药前应充分评估危险性,积极与患者及家属沟通;②溶栓治疗前宜留置外周静脉套管针,以方便溶栓过程中取血监测,避免反复穿刺血管;③溶栓治疗过程中密切观察皮肤有无青紫、血管穿刺处出血、牙龈及鼻腔出血、血尿、腹部或背部疼痛、严重头疼、视觉障碍、意识障碍等;④治疗中如需拔针,穿刺部位压迫止血需加大力量并延长压迫时间。

(2) 抗凝剂:

1) 普通肝素或低分子肝素:间接凝血酶抑制剂,主要通过激活抗凝血酶Ⅲ发挥抗凝血作用。应用前应测定基础 APTT、PT 及血常规(含血小板计数、血红蛋白)。肝素治疗的不良反应包括出血和血小板减少症(heparin-induced thrombocytopenia,HIT),出血的观察见"溶栓治疗"。

2) 华法林:通过抑制肝脏合成的凝血因子Ⅱ、Ⅶ、Ⅸ、Ⅹ的活化发挥凝血作用。口服期间必须定期测定国际标准化比值(INR,正常值为 0.8~1.2),INR 达到目标值(2.0~3.0)并稳定后(连续两次治疗的目标范围)每四周查一次 INR。口服华法林应注意观察鼻出血、牙龈出血、皮肤瘀斑、血尿、子宫出血、便血、伤口及溃疡处出血等不良反应,尽量避免与阿司匹林联合应用,因其能增强抗凝血作用,从而增加出血倾向。发生出血时用维生素 K 拮抗。

(3) 镇静剂:对烦躁不安、过度紧张及胸痛较重的患者按医嘱适当使用镇静、止痛剂,并注意观察疗效和不良反应。

5. 对症护理

(1) 氧疗:对呼吸困难患者,根据缺氧情况采用鼻导管或面罩吸氧,吸入氧浓度5~8L/min。

(2) 胸痛:详见胸膜炎及心绞痛章节。

(3) 晕厥:详见心源性晕厥章节。

6. 心理护理

(1) 心理评估:患者因突发严重的呼吸困难、胸痛、咯血等引起恐惧、焦虑不安。对危重患者在抢救过程中保持冷静,避免慌乱,在各项操作过程中做到快而不乱,一边操作的同时简明扼要地解释各种监护设备和治疗措施,以减轻患者的恐惧心理。

(2) 心理支持:在不影响抢救的前提下,尽量满足患者的要求,如要见亲人、大小便、饮水等。

(3) 心理放松:指导患者进行深慢呼吸、采用放松术等方法减轻恐惧心理,以降低耗氧量。

(4) 加强沟通:适当的和患者进行沟通,尽量让患者表达出内心的感受,同时给予同情,用专业知识解释病情发展及配合治疗的重要性,减轻患者的焦虑和恐惧。

【中医护理概要】

1. 本病属于中医"胸痹"、"喘证"等范畴。

2. 本病多因正气亏虚,感受外邪、饮食、情志、体虚劳倦所致肺脉痹阻,气血运行失畅而成。

3. 本病病位在肺,标实者,根据病邪的不同,采取祛寒活血、化痰散结、行气活血等方法。本虚者,根据气血阴阳的不同,采取补气活血、益气养阴、温阳利水活血等方法。

【健康指导】

1. 疾病预防指导　对存在遗传性危险因素的人应加强监护。已存在 DVT 危险因素的人应避免长时间站立不活动或长时间保持坐位,特别是盘腿而坐。卧床患者鼓励在床上进行肢体活动,不能自主活动的患者协助其在床上被动活动肢体。可用加压弹力袜、下肢间歇序贯加压充气泵和腔静脉滤器,以促进下肢静脉回流。

2. 药物指导　血栓形成危险性明显的患者,应按医嘱使用抗凝剂防止血栓形成。

3. 用药指导　对存在 DVT 危险因素的人或患者,如无心功能不全可适当增加水分摄入量,以降低血液黏滞度。

4. 定期随访　无明显原因下肢肿胀、疼痛或压痛、皮肤色素沉着,应及时就诊。

【结语】

肺血栓栓塞症为来自静脉系统或右心的血栓阻塞肺动脉或其分支导致肺循环和呼吸功能障碍,其中大部分血栓来源于下肢深静脉。主要临床表现为不明原因的呼吸困难、胸痛、晕厥、咯血、咳嗽、心悸等。内科治疗以溶栓、抗凝为主。护理措施主要包括吸氧、用药护理及心理护理等。

第十二节　呼吸衰竭和急性呼吸窘迫综合征

一、呼　吸　衰　竭

呼吸衰竭(respiratory failure)简称呼衰,是指各种原因引起的肺通气和(或)换气功能严重障碍,以致在静息状态下亦不能维持足够的气体交换,导致低氧血症伴(或不伴)高碳酸血症,进而引起一系列病理生理改变和相应的临床表现的综合征。因临床表现缺乏特异性,明确诊断需依据动脉血气分析,若在海平面、静息状态、呼吸空气条件下,动脉血氧分压(PaO_2)<60mmHg,伴或不伴二氧化碳分压($PaCO_2$)>50mmHg,并除外心内解剖分流和原发心排血量降低等因素,即可诊断为呼吸衰竭。

【病因及发病机制】

（一）病因

呼吸过程中肺通气和肺换气任何一个环节的严重病变,都可导致呼吸衰竭,包括:

1. 气道阻塞性病变　气道的炎症、痉挛、肿瘤、异物等,如慢性阻塞性肺疾病(COPD)、重症哮喘等。

2. 肺组织病变　肺泡和肺间质受累疾病,如重症肺炎、严重肺结核、肺水肿、矽肺等。

3. 肺血管疾病　如肺血栓栓塞症、肺血管炎等。

4. 胸廓及胸膜病变　如胸廓畸形、大量胸腔积液或伴有广泛胸膜增厚与粘连、严重的气胸、胸外伤造成的连枷胸等。

5. 神经肌肉病变　如脑血管疾病、脑炎、镇静催眠剂中毒、脊髓颈段或高位胸段损伤、重症肌无力等。

（二）发病机制

1. 低氧血症和高碳酸血症的发生机制　各种病因使肺通气和(或)肺换气过程发生障碍,导致低氧血症和高碳酸血症。其发生机制主要包括:

(1) 肺通气不足:健康成人在静息状态下呼吸空气时,有效通气量需达 4L/min,方能维持正常肺泡氧分压(PaO_2)和二氧化碳分压($PaCO_2$)。呼吸空气条件下,$PaCO_2 = 0.863 \times$ 二氧化碳产生量(VCO_2)/肺泡通气量(V_A)。在 VCO_2 不变时,$PaCO_2$ 与 V_A 呈反比关系,故肺泡通气不足时会引起 PaO_2 下降和 $PaCO_2$ 上升,从而引起缺氧和二氧化碳潴留。肺泡氧和二氧化碳分压与肺泡通气量的关系见图 2-12-1。

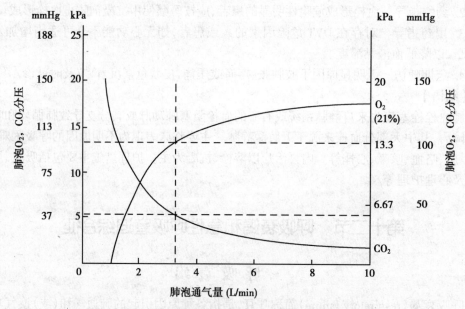

图 2-12-1　肺泡氧和二氧化碳分压与肺泡通气量的关系

(2) 弥散障碍:肺内气体交换是通过弥散过程实现的。肺内气体的弥散速度取决于肺泡膜的弥散面积、厚度和通透性、肺泡膜两侧气体分压差、血液与肺泡接触的时间等。影响以上因素的肺部疾病均引起弥散障碍。由于氧气的弥散能力仅为二氧化碳的 1/20,故弥散障碍时通常以低氧血症为主。

（3）通气／血流比例失调：正常人静息状态下，通气／血流比例为0.8。

1）肺泡通气／血流比例失调的主要形式包括：①部分肺泡通气不足：由于肺部的某些病变，如肺炎、肺不张、肺萎缩、肺水肿等病变部位的肺泡通气减少，通气／血流比例<0.8，使流经该区的静脉血未经充分氧合入动脉血中，称为功能性分流或肺动-静脉样分流；②部分肺泡血流不足：当肺血管发生病变时，如肺栓塞等，使栓塞部位肺泡血流量减少，通气／血流比例>0.8，导致病变肺区的肺泡气不能充分利用，又称无效腔样通气。

2）通气／血流比例失调，主要表现为缺氧，而无二氧化碳潴留。其原因主要包括：①动脉与混合静脉血之间氧分压差比二氧化碳分压差大10倍；②正常肺泡毛细血管血氧饱和度处在S形氧离曲线的平台段，无法携带更多的氧，代偿病变区的血氧含量下降，而CO_2解离曲线在生理范围内呈直线，有利于通气良好区排出足够的CO_2以代偿通气不足区导致的CO_2潴留。但是，肺部病变广泛，严重的通气／血流比例失调，可导致CO_2潴留。

（4）肺内动-静脉解剖分流增加：是通气／血流比例失调的特例。在某些病理状态下肺内动-静脉短路开放和严重病变导致病变肺泡完全失去通气功能，从而肺动脉内的静脉血未经氧合直接流入肺静脉，造成低氧血症。若分流量超过30%，提高吸氧浓度并不能提高PaO_2。

（5）耗氧量增加：机体耗氧量增加时，正常人通过增加通气量来防止缺氧。当发热、寒战、呼吸困难和抽搐等耗氧量增加的同时伴有通气障碍时，机体不能代偿来防止肺泡氧分压下降，则可出现严重的低氧血症。

2. 低氧血症和高碳酸血症对机体的影响

（1）对中枢神经系统的影响：①缺氧的程度与发生速度对中枢神经系统的影响：PaO_2低至60mmHg时，可出现注意力不集中、视力和智力轻度减退；PaO_2减低至40~50mmHg以下时，可表现为头痛、烦躁不安、定向力和记忆力障碍、精神错乱、嗜睡、谵妄等神经精神症状；PaO_2低于30mmHg时，可引起神志丧失甚至昏迷；PaO_2低于20mmHg时，仅数分钟即可出现神经细胞不可逆转性损伤。急性缺氧可引起头痛、烦躁不安、谵妄、抽搐；慢性缺氧时症状出现缓慢；②CO_2潴留对中枢神经系统的影响：CO_2轻度增加时，对皮质下层刺激加强，间接引起皮质兴奋，患者表现为失眠、精神兴奋、烦躁不安等兴奋症状；CO_2潴留加重使脑脊液H^+浓度增加时，可影响脑细胞代谢，降低脑细胞兴奋性，抑制皮质活动，引起头痛、头晕、烦躁不安、神志模糊、精神错乱、扑翼样震颤、嗜睡、昏迷、抽搐、呼吸抑制。这种由缺氧和二氧化碳潴留导致的神经精神障碍症候群称为肺性脑病，又称二氧化碳麻醉。此外，肺性脑病还可表现为球结膜水肿及发绀等；③严重的缺氧和CO_2潴留均会使脑血管扩张、通透性增加，引起脑细胞、脑间质水肿，导致脑组织充血、水肿和颅内压增高，压迫脑血管，进一步加重脑缺血、缺氧，形成恶性循环。

（2）对循环系统的影响：轻度缺氧和CO_2潴留可引起反射性心率加快、心肌收缩力增强、心排血量增加。严重缺氧和CO_2潴留可直接抑制心血管中枢，引起血压下降和各种心律失常。长期慢性缺氧引起肺小动脉收缩，肺循环阻力增加，导致肺动脉高压、右心负荷加重，同时心肌缺氧可使心肌受损，最终导致肺源性心脏病。缺氧和CO_2潴留时，脑血管、冠状血管扩张，皮肤和腹腔脏器血管收缩；严重缺氧和CO_2潴留时，皮下浅表毛细血管和静脉扩张，表现为四肢红润、温暖、多汗。

（3）对呼吸的影响：缺氧对呼吸的影响明显<二氧化碳潴留对呼吸的影响。当

$PaO_2<60mmHg$ 时,可作用于颈动脉窦和主动脉体化学感受器,反射性兴奋呼吸中枢,但缺氧缓慢加重时,这种反射作用迟钝。当 $PaO_2<30mmHg$ 时,呼吸抑制。CO_2 对呼吸中枢具有强大的兴奋作用,二氧化碳分压突然升高,呼吸加深加快;当 $PaCO_2>80mmHg$ 时,会对呼吸中枢产生抑制和麻痹作用,通气量反而下降,此时呼吸运动主要靠缺氧维持对外周化学感受器的刺激作用。

(4) 对肾功能的影响:呼吸衰竭使肾血管痉挛、肾血流量减少,早期出现尿量减少,后期导致肾功能不全。若及时纠正呼吸衰竭,肾功能可以恢复。

(5) 对消化系统的影响:主要表现为消化不良、食欲不振,严重缺氧可出现胃肠黏膜糜烂、坏死、溃疡和出血。缺氧可直接或间接损坏肝细胞使丙氨酸氨基转移酶上升,若及时纠正呼吸衰竭肝功能可以恢复正常。

(6) 对酸碱平衡和电解质的影响:①呼吸性酸中毒:呼吸衰竭时肺泡换气减少,使动脉血二氧化碳分压增高,pH 值下降,H^+ 浓度升高导致呼吸性酸中毒;②代谢性酸中毒:持续而严重缺氧时,由于患者体内组织细胞能量代谢受到抑制,能量产生减少,导致乳酸和无机磷产生增多而引起代谢性酸中毒;③呼吸性酸中毒合并代谢性碱中毒:慢性呼吸衰竭时体内二氧化碳持续升高,HCO_3^- 也持续维持在较高水平,导致呼吸性酸中毒合并代谢性碱中毒。当 pH 值正常时称为代偿性呼吸性酸中毒合并代谢性碱中毒。当病情进一步加重时,HCO_3^- 不能代偿,pH 值低于正常范围则称失代偿性呼吸性酸中毒合并代谢性碱中毒;④高钾、低钠、低氯血症:由于能量不足,钠泵功能障碍,使细胞内 K^+ 转移至血液,而 Na^+ 和 H^+ 进入细胞内,造成低钠和高钾血症。当 HCO_3^- 持续升高时血中 Cl^- 相应降低,产生低氯血症。

【分类】

1. **按动脉血气分析分类** ①Ⅰ型呼吸衰竭:主要见于肺换气功能障碍(如严重肺部感染、急性肺栓塞等),其特点为仅有缺氧,无 CO_2 潴留,血气分析 $PaO_2<60mmHg$,$PaCO_2$ 降低或正常;②Ⅱ型呼吸衰竭:主要见于肺泡通气不足(如 COPD),其特点为既有缺氧,又有 CO_2 潴留,血气分析 $PaO_2<60mmHg$,$PaCO_2>50mmHg$。

2. **按发病急缓分类** ①急性呼吸衰竭:由于某些突发致病因素(如严重肺疾病、肺栓塞、休克、淹溺、创伤等)使通气或换气功能迅速出现严重障碍,在短时间内发展为呼吸衰竭。因机体不能很快代偿,如不及时抢救,将危及患者生命;②慢性呼吸衰竭:由于某些慢性疾病(如 COPD、严重肺结核、神经肌肉病变等)导致呼吸功能损害逐渐加重,经过较长时间发展为呼吸衰竭。由于缺氧和 CO_2 潴留逐渐加重,在早期机体可代偿适应,多能耐受轻工作及日常活动,动脉血气分析 pH 值在正常范围内。若在慢性呼吸衰竭的基础上并发呼吸系统感染或气道痉挛等,可出现病情急性加重,此时兼有急性呼吸衰竭的特点,并在短时间内 PaO_2 明显下降、$PaCO_2$ 明显升高,则称为慢性呼衰急性加重。

3. **按发病机制分类** ①泵衰竭:驱动或制约呼吸运动的神经、肌肉和胸廓功能障碍引起;②肺衰竭:由肺组织、气道阻塞或肺血管病变引起。

【临床表现】除原发疾病的症状、体征外,主要为缺氧和 CO_2 潴留所致的呼吸困难和多脏器功能障碍。

1. **呼吸困难** 是临床最早出现的症状,轻者仅感呼吸费力,重者呼吸窘迫、大汗淋漓,甚至窒息。急性呼吸衰竭早期表现为呼吸频率增加,病情严重时可出现三凹征。慢性呼衰病情早期表现为呼吸费力伴呼气延长,严重时呼吸浅快,并发 CO_2 麻醉时,出现浅慢呼吸或潮式呼吸。中枢神经药物中毒或严重 CO_2 麻醉时可无明显的呼吸困难。

2. 发绀　是缺氧的典型表现。当 SaO_2 低于 90% 时,出现口唇、指甲和舌发绀。发绀的程度与还原型血红蛋白含量相关,因慢性呼吸衰竭患者红细胞增多,血红蛋白浓度增高,还原血红蛋白绝对值增高,故发绀明显,而贫血患者则不明显。

3. 精神 - 神经症状　症状的轻重不仅决定于缺氧和 CO_2 潴留程度,也与人体的适应和代偿密切相关。所以,急性呼吸衰竭的症状较慢性呼吸衰竭患者明显。急性呼衰可迅速出现精神错乱、狂躁、昏迷、抽搐等症状。慢性呼衰随着 $PaCO_2$ 升高出现先兴奋后抑制症状。兴奋症状包括烦躁不安、昼夜颠倒,甚至谵妄。随着缺氧和 CO_2 潴留加重时可出现表情淡漠、肌肉震颤、间歇抽搐、嗜睡,甚至昏迷等肺性脑病的表现。

4. 循环系统表现　多数患者出现心率加快,急性呼吸衰竭严重缺氧和酸中毒时,可引起周围循环衰竭、血压下降、心肌损害、心律失常甚至心脏骤停。慢性呼吸衰竭时,因 CO_2 潴留出现体表静脉充盈、皮肤潮红、温暖多汗、血压升高,因脑血管扩张常有搏动性头痛。

5. 消化和泌尿系统表现　严重呼衰时可损害肝、肾功能。部分患者可引起应激性溃疡而发生上消化道出血。

【辅助检查】

1. 动脉血气分析　$PaO_2 < 60mmHg$,伴或不伴 $PaCO_2 > 50mmHg$。

2. 影像学检查　X 线胸片、胸部 CT 和放射性核素肺通气 / 灌注扫描等可协助分析呼衰原因。

3. 纤维支气管镜检查　对于进一步明确诊断和取得病理学证据有重要意义。

【诊断要点】　有导致呼吸衰竭的原发疾病,出现缺氧(或)二氧化碳潴留的临床表现,根据动脉血气分析,在海平面、静息状态、呼吸空气时,$PaO_2 < 60mmHg$,伴或不伴 $PaCO_2 > 50mmHg$,并排除原发性心排血量降低时,呼吸衰竭的诊断即可成立。

【治疗要点】　呼吸衰竭处理的原则是保持呼吸通畅,迅速纠正缺氧、CO_2 潴留、酸碱失衡和代谢紊乱;积极治疗原发病和消除诱因;防治多器官功能受损和治疗并发症。

1. 保持呼吸道通畅　对呼吸衰竭的患者保持呼吸道通畅是最基本最重要的治疗措施。保持呼吸道通畅的方法包括:

(1) 体位:仰卧位者头后仰,托起下颌将口打开。

(2) 清除呼吸道分泌物及异物。

(3) 建立人工气道:如上述方法不能有效保持气道通畅,可采用简易人工气道、气管插管或气管切开。气管内导管是重建呼吸通道最可靠的方法。

(4) 解除支气管痉挛:用支气管舒张药,β_2 肾上腺素受体激动剂、抗胆碱药、茶碱类或糖皮质激素类药物。急性呼吸衰竭患者需静脉给药。

2. 氧疗　任何类型的呼吸衰竭患者均存在缺氧,故氧疗是呼衰患者的重要治疗措施。原则是 Ⅰ 型呼吸衰竭应给予较高浓度(> 35%)吸氧;Ⅱ 型呼衰可给予低浓度(< 35%)持续吸氧;对于伴有高碳酸血症的急性呼吸衰竭需要低浓度给氧。

3. 增加通气量、减少 CO_2 潴留

(1) 呼吸兴奋剂:呼吸兴奋剂必须在保持气道通畅的前提下使用,否则会促发呼吸肌

疲劳,加重 CO_2 潴留。主要用于以中枢抑制为主,通气量不足所致的呼吸衰竭,不宜用于以换气功能障碍为主所致的呼吸衰竭。常用药物有尼克刹米和洛贝林,在国外这两种药物几乎不用,取而代之的是多沙普仑。慢性呼吸衰竭患者可服用阿米三嗪。

(2) 机械通气:经上述处理病情无好转,出现严重通气/换气功能障碍时,考虑使用机械通气。

4. 纠正酸碱平衡失调 慢性呼吸衰竭常有 CO_2 潴留,导致呼吸性酸中毒,宜采用改善通气的方法纠正。慢性呼吸衰竭的呼吸性酸中毒的发生发展过程缓慢,机体常以增加碱储备来代偿,在治疗中如迅速纠正呼吸性碱中毒后,原已增加的碱储备会使 pH 升高,对机体造成严重危害,因此,在纠正呼吸性酸中毒的同时需要给予盐酸精氨酸和氯化钾,以防止代谢性碱中毒的发生。

5. 病因治疗及消除诱因 由于引起呼吸衰竭的原因很多,因此在解决呼吸衰竭本身造成危害的同时,针对不同的病因须采取适当的措施,是治疗呼吸衰竭的根本所在。感染是慢性呼吸衰竭急性加重的最常见诱因,因此应进行积极抗感染治疗。

6. 多器官功能受损 重症患者需转入 ICU 进行积极抢救和监测,预防和治疗肺动脉高压、肺源性心脏病、肺性脑病、肾功能不全和消化道功能障碍,尤其要注意防治多器官功能障碍综合征(MODS)。

二、急性呼吸窘迫综合征

急性呼吸窘迫综合征(acute respiratory distress syndrome, ARDS)是多器官功能障碍综合征(multiple organ dysfunction syndrome, MODS)中最先出现的器官功能障碍,急性肺损伤(acute lung injury, ALI)是 ARDS 的早期阶段,两者为同一疾病过程的两个阶段。ALI 和 ARDS 是由心源性以外的各种肺内、外致病因素导致的急性、进行性呼吸衰竭。临床上以呼吸窘迫、顽固性低氧血症,肺部非均一性渗出性病变为特征。主要病理改变为肺微血管的通透性增高所致的肺泡高蛋白渗出性肺水肿和透明膜形成,可伴有肺间质纤维化。

【病因与发病机制】

1. 病因 ARDS 病因或高危因素包括肺内(直接)因素和肺外(间接)因素两大类。

(1) 肺内因素:包括吸入胃内容物、毒气、烟尘、氧中毒、肺挫伤、重症肺炎、淹溺等。我国最主要的原因是重症肺炎。

(2) 肺外因素:包括各种类型的休克、败血症、急性重症胰腺炎、严重的非胸部创伤、大面积烧伤、大量输血、药物或麻醉品中毒等。

2. 发病机制 ALI 和 ARDS 的发病机制尚未完全阐明。

(1) 细胞学机制:各种肺内外因素使中性粒细胞在肺内聚集、激活,并通过"呼吸爆发"释放氧自由基、蛋白酶和炎性介质,以及巨噬细胞和肺毛细血管内皮细胞释放多种炎性介质(肿瘤坏死因子 -α、白细胞介素 -1 等)导致炎症反应和肺组织损伤;另一方面各种肺内外因素可能会延迟中性粒细胞的凋亡,使中性粒细胞持续发挥作用,引起过度和失控的炎症反应和肺组织损伤。

(2) 肺内炎性介质和抗炎介质的平衡失调:炎性介质增加和抗炎介质(IL-4、IL-10、IL-13 等)释放不足是 ALI/ARDS 发生、发展的关键环节。新近研究发现,系统性炎性反应综合征(SIRS)和代偿性抗炎反应综合征(CARS)在病变过程中出现平衡失调导致发生

MODS。SIRS 是指机体失控的自我持续放大和自我破坏的炎症反应；CARS 是指在发生系统性炎症反应综合征的同时，机体启动了一系列内源性抗炎症介质和抗炎内分泌激素，出现抗炎反应。

（3）对机体的影响：多种炎性细胞及其释放的炎性介质和细胞因子间接介导，导致肺毛细血管内皮细胞和肺泡上皮细胞损伤，肺泡膜通透性增加，引起肺间质和肺泡水肿；肺泡表面物质减少，出现小气管陷闭和肺泡萎缩不张，加重肺水肿和肺不张；由于病变分布不均一，处于下垂肺区（仰卧时靠近背部的肺区）出现严重肺水肿和肺不张，通气功能极差，而非下垂肺区（仰卧时靠近前胸壁的肺区）的肺泡通气功能基本正常。以上各种改变引起肺内分流进一步加重、弥散障碍、通气 / 血流比例严重失调，造成顽固性的低氧血症和呼吸窘迫。

ARDS 的主要病理改变为肺广泛充血、水肿和肺泡内透明膜形成。主要有渗出期、增生期和纤维化期 3 个病理阶段，三个阶段常重叠存在。

【临床表现】

发病急骤，约半数发生于原发病起病 24 小时以内，常在 5 天内发生。除原发病的表现外，还有严重缺氧引起的进行性加重的呼吸困难。

1. 突然出现进行性呼吸窘迫　最早出现呼吸加快，进行性加重的呼吸困难，其呼吸困难的特点是呼吸深快、呼吸费力、严重憋气、常感胸廓紧束，不能被通常氧疗所改善，也不能用其他心肺原因所解释。

2. 发绀　由于严重持续缺氧导致发绀严重。

3. 伴随症状　常伴有烦躁、焦虑、出汗。

4. 肺部体征　早期多无阳性体征；中期双肺闻及少量细湿啰音；后期可闻及水泡音及管状呼吸音。

【辅助检查】

1. X 线胸片　演变过程的特点为快速多变。早期无异常或出现边缘模糊的肺纹理增多。继之出现斑片状并逐渐融合成大片状浸润阴影，大片阴影中可见支气管充气征。后期可出现肺间质纤维化改变。

2. 动脉血气分析　典型表现为低 PaO_2、低 $PaCO_2$ 和高 pH 值。病情加重，在后期如出现合并代偿性酸中毒或呼吸肌疲劳，则 pH 值可低于正常，甚至出现高碳酸血症。肺氧合功能指标包括肺泡 - 动脉氧分压［$P_{(A-a)}O_2$］、肺内分流（Q_S/Q_T）、呼吸指数［$P_{(A-a)}O_2/PaO_2$］、氧合指数（PaO_2/FiO_2）等，其中目前临床上最常使用的指标是 PaO_2/FiO_2，PaO_2/FiO_2 降低是诊断 ARDS 的必要条件。正常值为 400~500，ALI 时 ≤300，ARDS 时 ≤200。

3. 床边肺功能监测　ARDS 时肺顺应性降低，无效腔通气量比例（V_D/V_T）增加，但无呼气流速受限。

4. 肺动脉楔压（PCWP）　是反映左心房压较可靠指标。PCWP 一般 <12mmHg，若 PCWP>18mmHg 支持左心衰竭的诊断。

【诊断要点】中华医学会呼吸病学分会 1999 年制定的诊断标准如下：

1. 有 ALI/ARDS 的高危因素。

2. 急性起病、呼吸频数和（或）呼吸窘迫。

3. 低氧血症　ALI 时 $PaO_2/FiO_2 \leq 300$，ARDS 时 $PaO_2/FiO_2 \leq 200$。

4. 胸部 X 线检查显示两肺浸润阴影。

5. PCWP≤18mmHg 或临床上能除外心源性肺水肿。

同时符合以上 5 项条件者可诊断为 ALI 或 ARDS。

【治疗要点】

ARDS 的治疗措施主要是积极治疗原发病、氧疗、机械通气和纠正酸碱平衡。

1. 治疗原发病　积极寻找原发病并予以彻底治疗,防止进一步损伤。感染是发生 ALI 和 ARDS 的常见病因,也是最常见的高危因素,因此,应积极控制感染等。

2. 氧疗　轻者可使用面罩给氧,但多数患者采用机械通气。一般需高浓度给氧,使 $PaO_2 \geq 60mmHg$ 或 $SaO_2 \geq 90\%$。

3. 机械通气　ARDS 的诊断成立应尽早进行机械通气,机械通气的目的是提供充分的通气和氧合,以支持器官功能。目前,ARDS 患者的机械通气采用肺保护性通气策略,主要措施如下:

(1) 呼气末正压(PEEP):适当水平的 PEEP 可以使萎陷的小气道和肺泡重新开放,并且呼气末维持开放状态,使呼气末肺容量扩大,从而改善肺泡弥散功能和通气/血流比例,减少分流,达到改善氧合功能和肺顺应性的目的。但 PEEP 可增加胸腔正压,减少回心血量,并有加重肺损伤的潜在危险,因此,应用 PEEP 时应注意:在不加重肺水肿的前提下,适当补充血容量;从低水平开始(先用 $5cmH_2O$),逐渐增加到合适水平,一般为 $10\sim18cmH_2O$,以维持 $PaO_2>60mmHg$ 而 $FiO_2<0.6$。

(2) 小潮气量:由于 ARDS 病变不均匀,当采用较大潮气量通气时气体容易进入顺应性较好的处于非下垂位肺区的肺泡,使这些区域的肺泡过度充气而造成肺泡破坏,同时,处于下垂位肺区的萎陷肺泡仍处于萎陷状态,在局部扩张和萎陷的肺泡间产生剪切力,使肺损伤进一步加重。因此,要求以小潮气量通气,以防止肺泡过度充气。一般采用通气量为 $6\sim8ml/kg$,使吸气平台压控制在 $30\sim35cmH_2O$ 以下。为保证小潮气量可允许一定程度的 CO_2 潴留和呼吸性酸中毒(pH7.25~7.30),合并代谢性酸中毒时需适当补碱。

4. 液体管理　在血压稳定保证组织灌注的前提下,出入液量宜呈轻度负平衡。适当使用利尿剂可以促进肺水肿的消退。必要时需放置肺动脉导管检测 PAWP,指导液体管理。一般早期 ARDS 由于毛细血管通透性增加,胶体液可渗入间质加重水肿,因此,不宜输胶体液。大量出血患者必须输血时,最好输新鲜血,用库存 1 周以上的血时应加用微过滤器,避免发生微血栓而加重 ARDS。

5. 营养支持和监护　ARDS 时机体处于高代谢状态,应补充足够的营养。早期开始胃肠道营养不仅可以防止出现肠道菌群异位,且降低全静脉营养引起的感染和血栓形成等并发症。患者应安置在 ICU,严密监测呼吸、循环、水、电解质、酸碱平衡等,以便及时调整治疗方案。

6. 其他治疗　肾上腺糖皮质激素、表面活性物质和吸入一氧化二氮等治疗价值尚不确定。

三、呼吸衰竭和急性呼吸窘迫综合征患者的护理

【主要护理诊断/问题】

1. 低效型呼吸型态　与肺顺应性降低、呼吸肌疲劳、气道阻力增加、不能维持自主呼

吸有关。

2. 气体交换受损　与肺水肿、肺不张、换气功能障碍有关。

3. 清理呼吸道无效　与呼吸道感染、分泌物过多、无效咳嗽、咳痰无力有关。

4. 潜在并发症:MODS。

【护理措施】

1. 病情观察　呼吸衰竭和 ARDS 患者应入住 ICU 进行严密监护,监测项目包括:

(1) 密切观察呼吸频率、节律和深度,使用辅助呼吸肌呼吸的情况,呼吸困难的类型及程度;观察呼吸道分泌物情况,如痰液的量、颜色、黏稠度和异常气味等,并及时做好记录;观察有无发绀、球结膜水肿、肺部有无异常呼吸音等缺氧及 CO_2 潴留症状及体征。

(2) 监测动脉血气分析值及电解质和酸碱平衡情况;监测心率、心律及血压,必要时进行血流动力学监测。

(3) 观察有无肺性脑病、消化道出血、心力衰竭、休克等表现,如有异常应及时通知医生。

(4) 观察和记录每小时尿量和液体出入量;严密观察人工气道通畅情况及机械通气运转情况。

2. 起居护理　协助患者取半卧位、坐位、趴伏在床桌上等有利于改善呼吸状态的舒适体位。借此降低膈肌位置,促进肺膨胀,改善通气。为减少体力消耗,降低氧耗量,限制探视,增加休息,并尽量减少自理活动和不必要的操作。

3. 饮食护理　给予高热量、高蛋白、低碳水化合物和富含维生素、易消化食物。避免易于产气的食物,防止便秘、腹胀,以免影响呼吸。ARDS 患者宜早期鼻饲,并做好口腔护理。

4. 用药护理　按医嘱及时准确给药,并注意观察疗效及不良反应。

(1) 茶碱类药物:可出现恶心、呕吐、心动过速、心律失常、血压下降等不良反应,若发现应及时向医生报告并给予处理。

(2) β_2 受体激动剂:应注意心悸、骨骼肌震颤等不良反应。

(3) 呼吸兴奋剂:应保持呼吸道通畅,适当提高吸入氧浓度;注意观察呼吸频率、节律、神志的变化,如出现恶心、呕吐、烦躁不安、面色潮红等应减慢滴数,若出现肌肉抽搐,应及时向医生报告,给予处理。

(4) 镇静剂:Ⅱ型呼吸衰竭患者如出现烦躁不安、失眠等,应禁用吗啡等呼吸抑制的药物,慎用其他镇静剂,以防止发生呼吸抑制。

5. 氧疗护理　氧疗是通过人工吸入氧气的方法来纠正患者缺氧状态的治疗方法。有效的氧疗使体内利用氧明显增加,使 PaO_2 和 SaO_2 升高,从而减轻组织损伤,恢复脏器功能;减少呼吸做功,降低缺氧性肺动脉高压。因此,氧疗是低氧血症患者纠正缺氧的重要处理措施,应根据呼吸衰竭的类型和缺氧的严重程度选择适当的给氧方法和吸入氧分数。

(1) Ⅰ型呼吸衰竭和 ARDS:Ⅰ型呼吸衰竭和 ARDS 患者的主要问题是氧合功能障碍,通气功能基本正常。因此,需吸入较高浓度($FiO_2 \geqslant 35\%$)的氧,使 $PaO_2 \geqslant 60mmHg$ 或 $SaO_2 \geqslant 90\%$,轻者可使用面罩给氧,多数患者需使用机械通气氧疗。

(2) Ⅱ型呼吸衰竭：Ⅱ型呼吸衰竭的患者通气功能障碍,缺氧伴有二氧化碳潴留,应给予低浓度(<35%)持续给氧,使 PaO_2 控制在 60mmHg 或 SaO_2 在 90% 或略高,防止血氧含量过高。因为慢性呼吸衰竭患者呼吸中枢的化学感受器对二氧化碳反应性差,呼吸主要靠低氧血症对颈动脉体、主动脉体化学感受器的刺激来维持,若缺氧迅速纠正,解除了低氧对外周化学感受器的刺激,导致呼吸抑制,加重缺氧和 CO_2 潴留,严重时陷入二氧化碳麻醉状态。Ⅱ型呼吸衰竭的患者常用鼻导管或鼻塞吸氧。吸入氧浓度与氧流量的关系;吸入氧浓度(%)=21+4× 氧流量(L/min)。

(3) 效果观察：氧疗过程中应密切观察氧疗的效果,如呼吸困难是否缓解、发绀是否减轻、心率是否减慢、意识障碍是否减轻等。并结合血气分析结果和临床表现及时调整氧流量或氧浓度。

(4) 注意事项：注意避免长时间高浓度吸氧,防止氧中毒;注意保持吸入氧气的湿化,以免干燥的氧气对呼吸道产生刺激和气道黏液栓形成;输送氧气的导管、面罩、气管导管等应妥善固定,保持其清洁与通畅,定时更换消毒,防止交叉感染;嘱患者及家属不要擅自停止吸氧或变动氧流量。

6. 保持呼吸道通畅

(1) 湿化气道：采用超声雾化法。

(2) 指导并协助患者进行有效咳嗽、咳痰。

(3) 药物：按医嘱给予祛痰剂、支气管扩张剂,辅以胸部叩击,以利于痰液引流排出。

(4) 协助患者更换体位：每 1~2 小时翻身一次,并给予拍背,促使痰液排出。

(5) 吸痰：意识不清或病情严重者经口腔、鼻腔吸痰;气管插管或气管切开患者,给予气管内负压吸引吸痰,吸痰时注意无菌操作。

7. 指导患者有效的呼吸　对病情稳定的患者指导并教会缩唇呼吸,通过腹式呼吸时膈肌的运动和缩唇促使气体均匀而缓慢地呼出,以增加肺的有效通气量,改善通气功能。详见"慢性阻塞性肺疾病"章节。

8. 机械通气的护理　详见"机械通气"章节。

9. 心理护理

(1) 心理评估：呼吸衰竭和 ARDS 患者因病情重需入住 ICU,多数患者对 ICU 较多的医疗诊治仪器的环境不适应,加上病情危重,常会产生紧张、焦虑情绪。看到周边抢救的患者,产生恐惧心理。

(2) 心理支持：护理人员应及时了解不同患者的心理状况,并针对不同的心理特点给予相应的护理。如患者病情重或机械通气不能说话时,简明扼要地讲解病情及紧张焦虑对病情的危害性,鼓励患者的每一项合作,增强战胜疾病的信心,减轻恐惧心理。对病情较轻的患者,让患者充分述说心理疑虑,在不影响抢救的前提下尽量满足患者的需求。

(3) 心理指导：指导患者应用自我放松等各种缓解紧张、焦虑的方法,以缓解患者的紧张和焦虑。

10. 抢救配合　密切观察患者的病情变化,预测患者抢救所需物品,迅速准备好有关抢救用品,及时准确地做好各项抢救配合,赢得抢救时机,提高抢救成功率。

【其他相关护理诊断】

1. 语言沟通障碍　与极度呼吸困难、建立人工气道有关。

2. 营养失调　低于机体需要量,与长期患病或代谢增高有关。

3. 自理缺陷　与严重缺氧、呼吸窘迫有关。

4. 焦虑　与疾病危重以及对康复信心不足有关。

5. 潜在并发症:肺性脑病、消化道出血、心力衰竭、休克等。

【中医护理概要】

1. 本病属于中医"喘证"、"喘脱"、"肺厥"等范畴。

2. 痰瘀是本病主要病理因素。病因为久患咳喘,肺气虚衰,心阳不足,脾失健运,肾失温煦蒸化,以致寒热痰饮阻遏、血滞成瘀、痰热浊瘀蕴结不散,清气不升、脑窍失养。

3. 可针刺丰隆、膻中、肺俞、列缺、尺泽等穴以平喘。喘重者加天突、定喘穴,均用泻法。

4. 饮食宜清淡。可以食薏苡仁粥、赤小豆粥、大枣粥等健脾利水,适当进食淮山、党参、黄芪瘦肉粥、山药猪肺汤等以健脾益肺、行气。进食杜仲猪骨汤、核桃、羊肉等以温补肾阳。进食沙参玉竹水鸭汤以清肺热。

【健康指导】

1. 知识宣教　为了使患者理解康复保健的意义与目的,向患者及家属讲解预防疾病的发生、发展和转归的知识。呼吸道感染是病情发展并加重的重要因素,因此,应避免和呼吸道感染患者接触,尽量避免去人群密集的公共场所;劝导患者戒烟,避免吸入刺激性气体。讲解语言应通俗易懂,尽量不使用专业术语,对一些文化程度不高的患者或老年人可借助简易图片进行讲解。

2. 用药指导　为了使患者出院后正确的按医嘱用药,避免产生不良后果,需向患者及家属详细说明使用的药物、剂量、用法和注意事项,必要时用较大的字体写在纸上交给患者,以便需要时使用。

3. 活动指导　为了使患者理解康复锻炼的意义和充分调动患者进行康复的主观能动性,根据患者的具体情况指导并与患者共同制定合理的活动与休息计划,教会患者避免耗氧量较大的活动,并在活动过程中增加休息。

4. 饮食指导　为了提高机体抵抗疾病的能力,在积极的体育锻炼的同时,指导患者合理安排膳食,加强营养。

5. 定期随访　若病情加重,应尽早就医。

【结语】

呼吸衰竭是指各种原因引起的肺通气和(或)换气功能严重障碍,导致低氧血症伴(或不伴)高碳酸血症,进而引起一系列病理生理改变和相应的临床表现的综合征。主要临床表现是呼吸困难和多个组织器官因缺氧和(或)伴有二氧化碳潴留而受损的表现。ARDS是由心源性以外的各种内、外致病因素导致的急性、进行性呼吸困难。临床上以呼吸急促、呼吸窘迫、顽固性低氧血症为特征。处理的原则是在保持呼吸道通畅的条件下,迅速纠正缺氧(氧疗、机械通气)、CO_2潴留、酸碱失衡和代谢紊乱;积极治疗原发病和消除诱因,预防并发症。护理时注意监测呼吸变化、动脉血气分析值及电解质和酸碱平衡情况,加强氧疗、机械通气的护理,积极配合抢救。

呼吸系统病案分析

入院时一般资料:

患者王××,男性,62岁,退休工人。

病史:

主诉:咳嗽、咳痰伴气促20年,心悸、气短3年,加重1周。

现病史:反复咳嗽、咳痰伴气促20年,冬季易发作,每年持续2~3个月。咳嗽以早晚重,咳白色黏痰,有时为黄痰,不易咳出。经常服用抗生素和止咳、化痰药物,2~3年来症状加重,发作时出现心悸、呼吸困难,夜间不能平卧,自服抗生素不见好转。1周前着凉后出现发热,气短加剧而入院。

既往史 吸烟史30年,每日10支,否认饮酒史。

家族史 无

过敏史 无

体格检查:

T 38℃,P 120次/分,BP 105/60mmHg,R 18次/分。慢性病容,营养中等,神志清楚,端坐呼吸,口唇发绀,颈静脉怒张,桶状胸,肋间隙增宽,两肺叩诊过清音,双肺呼吸音减弱,可闻及散在较多干湿啰音,心尖搏动位于剑突下,律齐,心音遥远,三尖瓣区闻及2级收缩期吹风样杂音,$P_2 > A_2$。腹软,全腹无压痛,肝肋下2cm,剑突下5cm,质软、光滑,肝颈静脉回流征阳性,脾肋下未触及,双下肢凹陷性水肿。无杵状指(趾)。

辅助检查:

血常规:血红蛋白156g/L,红细胞4.8×10⁹/L,白细胞14×10⁹/L,中性粒细胞0.86,淋巴细胞0.14。血钾4.2mmol/L,血钠136mmol/L,血氯100mmol/L。X线胸片:两肺透亮度增高,纹理多呈网状,肋间隙增宽,右下肺动脉干横径18mm,右前斜位肺动脉圆锥突起。心电图:窦性心动过速,肺型P波,电轴右偏+120°。动脉血气:pH 7.35,$PaCO_2$ 54mmHg,PaO_2 45mmHg。

问题:

1. 该患者的临床诊断是什么?

2. 该患者主要的护理措施有哪些?

病情发展:如患者入院当晚出现头痛,烦躁不安,表情淡漠,神志恍惚,嗜睡等表现,体格检查:可见扑翼样震颤,视神经盘水肿。动脉血气:pH 7.30,$PaCO_2$ 70mmHg,PaO_2 40mmHg。

3. 此时应考虑患者的诊断是什么?

4. 此时该患者的主要护理措施有哪些?

学习小结

1. 学习内容

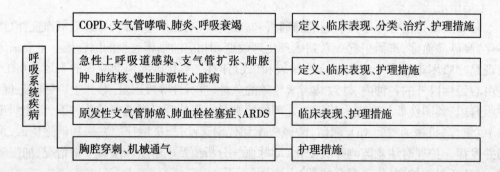

2. 学习方法

本章要结合呼吸系统临床病例和临床实践,对于肺结核的分类用比较学习法,通过对体位引流的图形分析来识别支气管扩张的活动指导;对诊疗技术的学习采用演示法和视频学习法。

（徐桂华　张文霞　江　虹　金昌德　董晓红）

复习思考题

1. 急性上呼吸道感染的五种类型中,适用抗生素的有哪些,为什么?

2. 试述咽 - 扁桃体炎患者的对症护理。

3. 急性气管 - 支气管炎的临床表现有哪些?

4. 如何对急性气管 - 支气管炎患者进行饮食护理?

5. 常用于 COPD 患者雾化吸入的代表性药物及其作用是什么?

6. COPD 患者应定期监测哪些指标?

7. COPD 患者呼吸肌锻炼的方法除了课本上所介绍的以外还有哪些?

8. 支气管哮喘与 COPD 在肺功能监测方面有何区别?

9. 支气管哮喘患者持续发作时应如何处理?

10. 支气管哮喘患者如何进行自我病情监测? 其意义是什么?

11. 体位引流的目的是什么,操作中应注意观察什么?

12. 护士如何早期预防和发现大咯血所致的窒息,一旦发现如何配合抢救?

13. 社区获得性肺炎和医院获得性肺炎,其发病机制各有什么特点,如何预防?

14. 常见肺炎临床特点是什么?

15. 血源性肺脓肿临床特点有哪些? 生活中如何预防?

16. 肺脓肿的转归重点观察哪些指标,为什么?

17. 肺脓肿患者的身心特点有哪些,如何进行护理?

18. 试述结核菌素试验的方法及临床意义。

19. 为什么肺结核患者化学治疗必须遵循早期、规律、全程、适量、联合原则?

20. 叙述肺结核的健康指导。

21. 肺心病患者应用洋地黄治疗时应注意什么? 为什么?

22. 肺心病患者的氧疗与急性感染性疾病患者氧疗有什么不同? 为什么?

23. 叙述肺心病患者的用药护理。

24. 如何对健康人进行肺癌的预防教育?

25. 叙述肺癌的临床表现。

26. 张某,男,40 岁,外企某部门经理。昨日确诊为肺癌。如何进行心理护理?

27. COPD 并发的自发性气胸有何特点? 如何对该类患者实施护理?

28. 自发性气胸复发的原因是什么? 如何预防复发?

29. 对于严重自发性气胸患者如何实施紧急救护?

30. 叙述肺栓塞的临床表现。

31. 叙述肺栓塞的溶栓护理措施。

32. 急性呼吸衰竭、慢性呼吸衰竭和 ARDS 氧疗时的护理有什么不同? 说出其原理。

33. 解释急性呼吸衰竭、慢性呼吸衰竭和 ARDS 的动脉血气分析结果。

34. 叙述慢性呼吸衰竭的健康指导内容。

第三章　循环系统疾病患者的护理

第一节　循环系统疾病及护理概述

循环系统疾病包括心脏和血管病,合称心血管病。WHO 发布的《2002 年世界卫生报告》指出,全球每年因心血管疾病死亡的人数约 1700 万,是当今世界对人类健康造成威胁的重大疾病。心血管疾病已成为全球性的重大公共卫生问题。随着我国经济的发展、生活水平的提高、饮食结构的改变及人口老龄化等原因,心血管病的发病率明显增高,大多数器质性心脏病病情严重,发展较快,影响患者的正常生活和工作,使患者丧失劳动能力,甚至猝死。据统计,我国城市和农村的心血管病死亡率均占首位,每年约有 300 万人死于心血管疾病。本章主要介绍常见心血管疾病的防治要点和相关护理知识,以帮助护理人员对心血管病患者实施科学、有效的护理措施。

【循环系统的结构和功能】

1. **心脏**　是循环系统的主要动力器官,位于胸腔纵隔内,约本人拳头大小,绝大部分位于正中线左侧,心尖朝向左前下方,心底朝向右后上方。

(1) 心脏结构:心脏由左、右心房和左、右心室 4 个心腔及相应部位的瓣膜组成。左心房室之间的瓣膜为二尖瓣,右心房室之间的瓣膜为三尖瓣,房室瓣均由腱索与心室乳头肌相连。位于左心室与主动脉之间的瓣膜为主动脉瓣,位于右心室与肺动脉之间的瓣膜为肺动脉瓣。心壁分 3 层即心内膜、心外膜及心肌层。心内膜较薄,中间的肌层较厚,心室肌尤其是左心室远较心房肌厚。心外膜即心包的脏层与心包壁层之间为心包腔,腔内含有 15~30ml 浆液,起润滑作用。

(2) 心脏传导系统:心肌细胞可分为收缩细胞和自律细胞。后者具有兴奋性、自律性、传导性,主要功能是产生和传导冲动。心脏的自律细胞中,窦房结的自律性最高,为心脏的正常起搏点。心脏传导系统包括窦房结、结间束、房室结、希氏束、左右束支、浦肯野纤维。窦房结形成冲动后经结间束先激动心房,后抵达房室结和希氏束,再通过左、右束支激动左、右心室。冲动在房室结内传导极为缓慢,而左、右束支及浦肯野纤维的传导速度极为快捷,使心室肌几乎同时被激动,完成一次心动周期。

(3) 心脏血液供应:来自左、右冠状动脉。冠状动脉是主动脉的第一个分支,左冠状动脉分为前室间支和旋支,前室间支供血给左室前壁及部分侧壁、前间隔及心尖,旋支供血给左室钝缘、侧壁、后壁(膈面)及左心房;右冠状动脉有若干分支,除供血给右心室外,还负责左心室后壁(膈面)、室间隔后半部、窦房结 60% 的血供及房室结 93% 的血供。

2. 血管 包括动脉、毛细血管和静脉。动脉的功能是输送血液到各组织器官,管壁含有平滑肌和弹力纤维,具有一定的张力和弹性,又称为阻力血管;毛细血管连接小动、静脉,是血液与组织液进行物质交换的场所,又被称为功能血管;组织中的血液经静脉回流到心脏,静脉管壁较薄,管腔较大,容量亦大,又称为容量血管。

3. 调节循环系统的神经体液因素

(1) 调节循环系统的神经因素:主要包括交感神经和副交感神经:①交感神经通过兴奋肾上腺素能 β_1 受体,使心率加速、传导加快和心脏收缩力增强,兴奋 α 受体使周围血管收缩;②副交感神经通过兴奋乙酰胆碱能受体,使心率减慢、传导抑制、心脏收缩力减弱和周围血管扩张。

(2) 调节循环系统的体液因素:包括激素、电解质和一些代谢产物。儿茶酚胺、钠和钙等起正性心率和肌力作用;乙酰胆碱、钾和镁等起负性心率和肌力作用;儿茶酚胺、肾素 - 血管紧张素、精氨酸加压素、血栓素 A_2 等使血管收缩;激肽、环磷酸腺苷、前列环素(PGI_2)、组胺、酸性代谢产物等使血管扩张。

4. 循环系统主要功能 为全身组织器官运输血液,提供氧、激素、酶、维生素和其他营养物质,运走代谢产物和二氧化碳,以保证机体正常新陈代谢的需要,维持生命活动。

【心血管病分类】

1. 按病因分类

(1) 先天性心血管病(先心病):心脏、大血管在胎儿期发育异常所致,病变累及心脏和大血管,常见的有间隔缺损、法洛四联症、动脉导管未闭、肺动脉狭窄、主动脉缩窄等。

(2) 后天性心脏病:出生后心脏、大血管受到外来或机体内在因素作用而致病。常见类型有动脉粥样硬化(冠状动脉、脑动脉、肾动脉等受累)、风湿性心脏病、原发性高血压、肺源性心脏病、感染性心脏病、内分泌性心脏病、血液病性心脏病、营养代谢性心脏病、心脏神经症等。

2. 按病理解剖分类 不同病因心血管病可分别或同时引起心脏各部分或大血管具有特征性的病理解剖变化,反映不同病因心血管病的特点。如心内膜病、心肌病和(或)心律失常、心包疾病、大血管疾病、各组织结构的先天畸形等。

3. 按病理生理分类 不同病因的心血管病可引起相同或不同的病理生理变化。如心力衰竭、休克、心律失常、心脏压塞等。

诊断心血管病时,需将病因、病理解剖和病理生理分类诊断先后同时列出。如诊断风湿性心瓣膜病:风湿性心脏病(病因诊断),二尖瓣狭窄和关闭不全(病理解剖诊断),心力衰竭、心房颤动(病理生理诊断)。

【护理评估】

1. 病史

(1) 患病及治疗经过:①起病情况:患病时间、环境、缓急、诱因。如有无情绪激动、劳累、受寒、感染、心血管相关疾病等;②主要症状:如呼吸困难、水肿、胸痛、心悸、晕厥的程度、性质、发作频率、持续时间、缓解或加重因素;③发病过程:如患病以来病情是否缓解(或加重)、病情有无反复或复发、病情有无波动等;④伴随情况:发病以来有无不适或伴随症状,如乏力、心脏搏动异常、头晕头痛、哮鸣音、恶心呕吐、面色苍白等;⑤诊疗经过:患病后心电图及其他检查结果、治疗经过及效果、所用药物(种类、剂量、用法、效果等)等;⑥目前状况:主要不适及病情变化、患者一般状态,如体重、睡眠、大小便、营养状况等。

(2) 心理社会评估:①疾病知识:患者对疾病的性质、程度、过程、预后及防治知识的了解程度;②心理状况:患者是否为 A 型性格、易精神紧张、情绪激动,有无焦虑、恐惧、抑郁等负性情绪及其程度;③社会支持系统:家庭成员组成、经济状况、文化程度,对患者所患疾病认识程度、关怀和支持程度,医疗费用来源或支付方式;出院后继续就医的条件等。

(3) 生活史:生活中某些因素与循环系统疾病发病关系密切,如居住环境、职业、烟酒嗜好、饮食习惯等。了解患者有无烟酒嗜好(了解每天的量及持续年限),是否经常摄入高热量、高脂肪、高胆固醇、高盐饮食,是否经常暴饮暴食,日常生活方式是否规律、健康等。

2. 常见症状和体征

(1) 心源性呼吸困难:是指由于各种心血管疾病引起患者呼吸时感到空气不足、呼吸费力,并伴有呼吸频率、深度与节律异常。见于心力衰竭、心包积液、心脏压塞等疾病,其中最常见的病因是左心衰竭,主要的发病机制是肺淤血。

心源性呼吸困难的特点:①劳力性呼吸困难:体力活动时呼吸困难出现或加重,休息时缓解或减轻;②夜间阵发性呼吸困难:患者夜间熟睡 1~2 小时后突然因胸闷、气急而憋醒,被迫坐起,轻者数分钟至数十分钟后症状逐渐减轻或消失;重者伴有咳嗽、咳白色泡沫痰、气短、发绀、肺部出现哮鸣音等,称为心源性哮喘;③端坐呼吸:症状较重的患者常因卧位时呼吸困难加重而被迫采取半卧位或坐位。

(2) 心源性水肿:是指由于心血管疾病导致过多的液体积聚在组织间隙。见于心力衰竭、心包炎等疾病,最常见的病因是右心衰竭。其发病机制为体循环淤血,有效循环血量减少,肾血流量减少,继发性醛固酮增多引起水钠潴留;体循环淤血致静脉压和毛细血管静水压增高,组织液回吸收减少。心源性水肿的特点为:水肿首先出现在身体低垂的部位,常为凹陷性,重者可延及全身(出现胸水、腹水,男性患者阴囊水肿等),休息后减轻或消失。

(3) 胸痛:多种心血管疾病可导致胸痛。常见病因有冠心病、急性主动脉夹层、急性心包炎等。最常见的病因是冠心病。主要机制是心肌缺血、缺氧或坏死引起。胸痛具体内容详见第五节冠状动脉粥样硬化性心脏病及相关章节。

(4) 心悸:是指患者自觉心跳或心慌的不适感。常见病因有各种心律失常、贫血、甲亢、心血管神经症等。健康人剧烈运动、情绪紧张、大量吸烟饮酒、某些药物(肾上腺素、阿托品、氨茶碱等)亦可引起。心悸程度与病情不一定成正比,心悸一般无危险性。

（5）心源性晕厥：是指心血管疾病引起脑供血骤然减少或停止而出现的短暂意识丧失。常见病因包括严重心律失常（房室传导阻滞、室性心动过速等）和器质性心脏病（严重主动脉瓣狭窄、急性心肌梗死、急性主动脉夹层等）。心源性晕厥的程度与心脏供血暂停的时间有关。心脏供血暂停 3 秒以上出现一过性黑矇（近乎晕厥）；超过 5 秒以上发生晕厥；超过 10 秒则可出现抽搐，称为阿 - 斯综合征（Adams-Stokes Syndrome）。大部分晕厥预后良好，反复发作的晕厥是病情严重和危险的征兆，应引起重视。

【辅助检查】

1. 血液检查　包括血常规、血生化、肝肾功能、血培养等。通过血液检查了解有无心血管病的危险因素，协助诊断，判断病情和疗效。

2. 心电图检查　包括普通心电图、24 小时动态心电图、心电图运动负荷试验、食管导联心电图、起搏电生理检查、心室晚电位和心率变异性分析等。普通心电图是最常用的无创性检查方法之一。对各种心律失常诊断必不可少，特征性的心电图改变和动态演变是诊断心肌梗死的可靠依据，还可用于其他因素对心脏的影响；24 小时动态心电图通过 24 小时（或更长时间）连续的心电活动记录，可了解临床症状与心电图之间的关系，协助分析和查找症状的发生原因；运动心电图可用于早期冠心病的诊断和心功能的评价。

3. 动态血压监测　采用特殊血压测量和记录装置，按设定的时间间隔测量并记录 24 小时的血压，了解不同生理状态下血压的波动变化。动态血压监测对轻度高血压、阵发性高血压和假性高血压的检测具有重要意义。还可用于观察抗高血压药物的降压效果。

4. X 线检查　可显示心脏大小和外观形态，了解大血管的外形和波动。有助于先心病、高血压、肺动脉高压和心脏瓣膜病的诊断。

5. 超声心动图　包括 M 型超声、二维超声、超声心动图三维重建、彩色多普勒血流显像等。可提供心脏结构、血流方向和速度、瓣膜结构及功能、心室收缩和舒张功能、粥样硬化斑块的性质等信息。

6. 放射性核素检查　利用心肌各部位放射性物质聚集的多少与该部位冠状动脉血液灌注量呈正相关的原理，评价心肌缺血的范围和程度，了解冠状动脉血流和侧支循环情况，检测存活心肌等。

7. 心导管检查术和血管造影　经外周血管，采用经皮穿刺技术，在 X 线透视下，将特制的导管送入右心或左心系统或分支血管内，测量不同部位的压力、血氧饱和度，测定心功能等。详见本章第十一节循环系统常用诊疗技术及护理。

【主要护理诊断 / 问题】

1. 气体交换受损　与肺淤血、肺水肿或伴肺部感染有关。
2. 活动无耐力　与心力衰竭致心排血量下降有关。
3. 体液过多　与体循环淤血、水钠潴留、静脉压升高等有关。
4. 皮肤完整性受损的危险　与水肿、营养不良等有关。
5. 疼痛　与心肌缺血、缺氧等有关。
6. 焦虑　与心悸导致紧张不安有关。
7. 有受伤的危险　与心排血量下降致头晕、晕厥有关。
8. 有便秘的危险　与进食少、活动少、不习惯床上排便等有关。
9. 知识缺乏　缺乏心血管疾病的相关知识。

10. 潜在并发症:洋地黄中毒、栓塞、心源性休克、猝死。

【护理措施】

1. 病情观察　密切观察生命体征,观察有无先兆症状或诱因;观察循环系统常见症状及体征,如呼吸困难的程度,咳嗽情况,痰的性状、颜色,水肿部位、程度、性质,胸痛部位、程度、性质、有无诱因、持续时间、缓解方式等;观察心电图和其他检查情况,如有异常及时与医生联系,协助处理。

2. 起居护理

(1) 病室及居住环境:病室要安静、整洁,空气要新鲜,温度相对湿度要适宜,定期进行病室消毒。

(2) 休息和体位:根据病情制定活动计划。病情严重时卧床休息,以减轻心脏负担,症状好转后可适当活动,以提高活动耐力;根据病情采取舒适体位,如有胸水或腹水宜取半卧位或坐位,如有严重呼吸困难取端坐位,必要时两腿下垂。半坐位或坐位时注意患者的安全,肩、腰、膝部垫以软枕,下肢屈膝抬高 30°,以防受压或下滑。

3. 饮食护理

(1) 向患者及家属讲授合理饮食重要性,取得患者及家属的主动配合。

(2) 原则上给予低盐、低脂、富含维生素和纤维素、易消化、清淡饮食,其他营养成分根据病情适当增减。一般情况下每天食盐摄入量控制在 5g 以下,同时限制含钠高的食物,如腌制品、香肠、罐头食品、坚果、发酵面食、啤酒、碳酸饮料等。每天液体入量控制在 1500ml 以内,以免增加心脏负担。

(3) 采取促进食欲的措施,烹饪时尽量做到色香味俱全,在不违反饮食原则的情况下,做患者喜食的食物,建立舒适清洁的就餐环境,做好口腔护理,使患者愉快地接受每一餐。

4. 用药护理　遵医嘱给予抗心衰、抗心律失常、抗高血压及硝酸酯类等药物。指导患者正确的用药方法及注意事项,密切观察药物副作用及毒性反应,有异常及时报告医生并处理。

5. 对症护理

(1) 心源性呼吸困难

1) 吸氧:有急性肺水肿、$SaO_2 < 90\%$ 或 $PaO_2 < 60mmHg$、心律失常伴呼吸困难、发绀等缺氧表现、心肌梗死、心肌病等需要吸氧时可采用鼻导管吸氧、面罩吸氧、无创正压通气吸氧等方法,以纠正缺氧,缓解呼吸困难。

2) 因左心衰患者有夜间阵发性呼吸困难,应加强夜间巡视观察。

(2) 心源性水肿

1) 皮肤护理:保持衣被、床褥清洁、柔软、平整、干燥,定时更换体位。严重水肿时用气垫床,骨突出处垫软枕,易发生压疮部位经常按摩;护理动作要轻柔,避免人为皮肤损伤;保持皮肤黏膜清洁干燥,男性患者可用托带托起阴囊。

2) 观察皮肤情况:密切观察水肿消长情况,皮肤有无破损、感染等。

3) 准确记录 24 小时出入量,每日测量体重,有腹水者每日测量腹围。

(3) 胸痛

1) 减少或避免诱因:避免过度劳累、情绪激动、寒冷、淋雨等。保持大便通畅,禁烟酒,改变不良性格,保持心态平和,以免胸痛发作。

2) 胸痛观察:评估疼痛部位、性质、持续时间、有无诱因、缓解方式、加重因素等。观察疼痛时有无伴随症状(如面色苍白、大汗、恶心呕吐等),监测发作时心电图变化,严密观察患者心率、心律及血压变化。

3) 疼痛护理:胸痛发作时给患者舌下含服或静滴硝酸甘油,如无效给吗啡或哌替啶。心绞痛患者必要时吸氧,心肌梗死患者鼻导管吸氧(流量为 2~5L/min),以减轻缺氧和胸痛。

(4) 心悸:严密观察心率、心律的变化与伴随症状,避免诱因与不良刺激,保持情绪稳定。

(5) 心源性晕厥:观察有无诱因(如剧烈运动、情绪激动、快速改变体位等)及先兆表现,了解晕厥时的体位、持续时间、伴随症状等。有晕厥发作时应卧床休息,协助生活护理,避免单独外出。

6. 心理护理 给患者提供舒适安静的环境,加强与患者的沟通、交流。鼓励患者尽可能生活自理,以减轻精神负担。经常巡视病房,了解患者的需要及存在的心理问题,有针对性地指导患者缓解紧张、焦虑心理。及时给患者提供有关疾病诊疗、护理等各方面情况,建立良好的护患关系。

第二节 心力衰竭

心力衰竭(heart failure)简称心衰,是各种心脏结构或功能性疾病导致心室充盈和(或)射血能力受损而引起的一组临床综合征。心衰时因心室收缩功能下降、射血能力受损,心排血量不能满足机体代谢的需要,器官、组织血液灌注不足,同时出现肺循环和(或)体循环淤血,临床表现主要为呼吸困难、乏力和水肿。

心力衰竭按发展速度可分为急性和慢性,临床上慢性多见;按发生的部位可分为左心、右心和全心衰竭。心功能不全理论上是一个更广泛的概念,伴有临床症状的心功能不全称之为心力衰竭,而有心功能不全,不一定都是心力衰竭。

根据我国 2003 年的抽样统计,成人心衰患病率为 0.9%。据美国心脏病学会(AHA)2005 年的统计报告,全美约有 500 万心衰患者,心衰的年增长数为 55 万。

一、慢性心力衰竭

慢性心力衰竭(chronic heart failure,CHF)是大多数心血管病的最终归宿,也是心血管病患者最主要的死亡原因。在我国引起 CHF 基础心脏病的构成比,过去以风湿性心脏病为主,但近年来其所占比例已趋下降,而冠心病、高血压的比例明显上升,已跃居第一、二位。

【病因】

(1) 基本病因:几乎所有类型的心脏、大血管疾病均可引起心衰。

1) 原发性心肌损害:①缺血性心肌损害:冠心病心肌缺血和(或)心肌梗死是引起心衰的最常见原因之一;②心肌炎和心肌病:各种类型的心肌炎和心肌病都可导致心衰,其中病毒性心肌炎和原发性扩张型心肌病最常见;③心肌代谢障碍性疾病:可继发于糖尿病、甲状腺功能亢进或减低的心肌病,以糖尿病心肌病最为常见。

2)心脏负荷过重:①压力负荷(后负荷)过重:左心室压力负荷过重常见于高血压、主动脉瓣狭窄等,右心室压力负荷过重常见于肺动脉高压、肺动脉瓣狭窄等;②容量负荷(前负荷)过重:心脏瓣膜关闭不全,血液反流,如主动脉瓣关闭不全、二尖瓣关闭不全等,左、右心或动静脉分流性先天性心血管疾病,如房间隔缺损、室间隔缺损和动脉导管未闭等。此外,慢性贫血、甲亢等疾病也增加容量负荷。

(2)诱因:有基础心脏病的患者,往往由一些增加心脏负荷的因素诱发心衰。常见的诱发因素有:

1)感染:呼吸道感染是最常见、最重要的诱因。感染性心内膜炎也不少见,但易漏诊。

2)心律失常:心房颤动是器质性心脏病最常见的心律失常之一,也是诱发心衰的最重要的因素。其他各种类型的快速性心律失常及严重的缓慢性心律失常均可诱发心衰。

3)过度劳累或情绪激动:妊娠后期及分娩过程,暴怒等。

4)血容量增加:钠盐摄入过多,静脉输液过多、过快等。

5)其他:治疗不当(如利尿药、降压药停药不当)、原有心脏病加重(如冠心病发生心肌梗死)或心脏病合并其他疾病(如合并贫血等)。

【病理生理】

心衰是一种不断发展的疾病,一旦发生心衰,即使心脏没有新的损害,在各种病理生理变化的影响下,心功能不全将不断恶化进展。当基础心脏病损及心功能时,机体首先发生多种代偿机制。这些代偿机制在一定时间内能维持心功能相对正常水平,但均有其负性效应,久之发生失代偿。

1. 代偿机制 当心肌收缩力减弱时,为了保证正常的心排血量,机体通过以下机制进行代偿。

(1)Frank-Starling 机制:即增加心脏的前负荷,使回心血量增多,心室舒张末期容积增加,从而增加心排血量及提高心脏做功量。心室舒张末期容积增加,心室扩张,舒张末压力增高,相应的心房压、静脉压也随之升高。图 3-2-1 示左心室功能曲线,表明正常人和心衰时左心室排血功能(以心脏指数表示)和左心室前负荷(以左心室舒张末压表示)的关系。在心衰时,心功能曲线向右下偏移。当左心室舒张末压 >18mmHg 时,出现肺充血

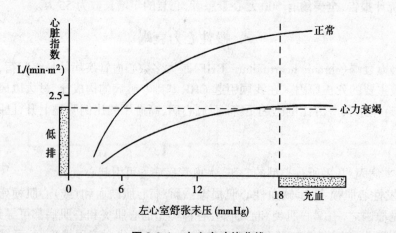

图 3-2-1 左心室功能曲线

的症状和体征;若心脏指数 <2.2L/(min·m²)时,出现低排血量的症状和体征。

(2) 心肌肥厚:当心脏后负荷增高时常以心肌肥厚作为主要的代偿机制,心肌肥厚时心肌细胞数并不增多,以心肌纤维增粗为主。心肌肥厚使心肌从整体上显得能源不足,继续发展终至心肌细胞死亡。心肌肥厚者,心肌顺应性差,舒张功能降低,心室舒张末压升高,客观上已存在心功能障碍。

(3) 神经体液的代偿机制:当心排血量不足,心腔压力升高时,机体全面启动神经体液机制进行代偿。

1) 交感神经兴奋性增强:心衰时患者血中去甲肾上腺素(NE)水平升高,增强心肌收缩力并提高心率,以提高心排血量。但交感神经兴奋增加心脏后负荷,心率加快,使心肌耗氧量增加。此外,NE 对心肌细胞有毒性作用,可使心肌细胞凋亡,参与心脏重塑;还可使心肌应激性增强而有促心律失常的作用。

2) 肾素 - 血管紧张素 - 醛固酮系统(RAAS)激活:由于心排血量降低,肾血流量随之减低,RAAS 被激活。其有利的一面是心肌收缩力增强,调节血液的再分配,保证心、脑等重要器官的血液供应,同时促进醛固酮分泌,增加总体液量及心脏前负荷,对心衰起到代偿作用。RAAS 被激活后血管紧张素 Ⅱ 及醛固酮分泌增加,使心肌、血管平滑肌、血管内皮细胞等发生一系列变化,称之为细胞和组织的重塑。RAAS 被激活使新的收缩蛋白合成增加,成纤维细胞转变为胶原纤维,促使心肌间质纤维化;使血管平滑肌增生管腔变窄,降低血管内皮细胞分泌一氧化氮的能力,血管舒张受影响。这些不利因素的长期作用,加重心肌损伤和心功能恶化,后者又进一步激活神经体液机制,如此形成恶性循环,使病情日趋恶化。

2. 心衰时各种体液因子的改变

(1) 心钠肽和脑钠肽:正常情况下,心钠肽主要储存于心房。当心房压力增高,房壁受牵引时,心钠肽分泌增加,其生理作用为对抗水、钠潴留效应。正常人脑钠肽主要储存于心室肌肉,其分泌量随心室充盈压的高低变化,脑钠肽的生理作用与心钠肽相似。心衰时心钠肽和脑钠肽的分泌增加,其增高的程度与心衰的严重程度呈正相关。血浆脑钠肽水平可作为评定心衰的进程和判断预后的指标。心衰状态下,循环中的心钠肽与脑钠肽降解很快,其生理效应明显减弱。

(2) 精氨酸加压素(arginine vasopressin,AVP):由垂体分泌,具有抗利尿和周围血管收缩的生理作用,对维持血浆渗透压起关键作用。AVP 的释放受心房牵张受体的调控,心衰时心房牵张受体的敏感性下降,血浆 AVP 水平升高,继而水的潴留增加。同时 AVP 又使心脏后负荷增加。心衰早期 AVP 的效应有一定的代偿作用,而长期的 AVP 增加,其负面效应将使心衰进一步恶化。

(3) 内皮素:是由血管内皮释放的肽类物质,具有很强的收缩血管的作用。心衰时血浆内皮素水平升高,直接与肺动脉压力特别是肺血管阻力升高有关。内皮素还参与心室重塑过程。

3. 心肌损害与心室重塑　原发性心肌损害和心脏负荷过重使心功能受损,导致心室扩大或心室肥厚等代偿性变化。在心腔扩大、心室肥厚的过程中,心肌细胞、胞外基质、胶原纤维网等均有相应的变化,即心室重塑过程。目前大量研究表明,心衰发生、发展的基本机制是心室重塑。由于基础心脏病不同、进展速度不同以及各种代偿机制的复杂作用,心室扩大及肥厚的程度与心功能的状态并不平行。如基础心脏病病因不解除,即使没有新的心肌损害,随着时间的推移,心室重塑的病理变化仍可不断发展,心衰必然会出现。心肌细胞的能量供应相对及绝对的不足、能量的利用障碍导致心肌细胞坏死、纤维化。心肌细胞坏死使心肌整体收缩力下降,心肌纤维化的增加又使心室顺应性下降,重塑更加明显,射血效应进一步下降,如此形成恶性循环,最终导致不可逆的终末阶段。

4. 舒张功能不全　心脏舒张功能不全可分为两大类:一类是能量供应不足时 Ca^{2+} 转运受影响所致的主动舒张功能障碍,主要见于冠心病明显缺血时,在出现受损功能障碍前即可出现舒张功能障碍。另一类是由于心室肌的顺应性减退及充盈障碍,主要见于心室肥厚(高血压)及肥厚性心肌病,这一类病变将明显影响心室的充盈压,当左心室舒张末压过高时,肺循环出现高压和淤血,即舒张性心功能不全,此时心肌的收缩功能尚可,心脏射血分数正常。由于临床上这种情况可发生在高血压和冠心病,而这两种病又属多发病,因此这一类型的心功能不全日渐受到重视。

【临床表现】

1. 左心衰竭　临床上最为常见,以肺淤血、肺水肿及心排血量降低表现为主。

(1) 症状

1) 呼吸困难:是左心衰竭最主要的症状。①劳力性呼吸困难:是左心衰竭最早出现的症状,在体力活动时发生或加重,休息后缓解或消失。系因运动时回心血量增加,左房压力升高,加重了肺淤血。导致呼吸困难的运动量随心衰程度加重而减少;②夜间阵发性呼吸困难:患者已入睡后突然因憋气而惊醒,被迫采取坐位,呼吸深快,重者可有咳嗽咳痰、气喘、发绀、肺部哮鸣音,称为"心源性哮喘"。大多于端坐休息后自行缓解。其发生机制包括睡眠平卧血液重新分配使肺血量增加,夜间迷走神经张力增加,小支气管收缩,横膈高位,肺活量减少等;③端坐呼吸:肺淤血达到一定程度时,患者不能平卧,因平卧时回心血量增多且横膈上抬,呼吸更为困难。故患者常取高枕卧位、半卧位甚至端坐位,以缓解呼吸困难。

2) 咳嗽、咳痰、咯血:咳嗽、咳痰是肺泡和支气管黏膜淤血所致,开始常在夜间发生,坐位或立位时可减轻或消失,咳白色泡沫痰为其特点,偶可见痰中带血丝。长期慢性淤血致肺静脉压力升高,导致肺循环和支气管血液循环之间形成侧支,在支气管黏膜下形成扩张的血管,一旦破裂可引起大咯血。

3) 心排血量不足症状:①乏力、疲倦、头晕、心慌:心排血量不足,器官、组织灌注不足及代偿性心率加快所致;②少尿及肾功能损害症状:严重的左心衰竭时肾血流量明显减少,患者可出现少尿。长期慢性的肾血流量减少可出现血尿素氮、肌酐升高,可有肾功能不全的相应症状。

(2) 体征

1) 肺部湿性啰音:由于肺毛细血管压增高,液体可渗出到肺泡而出现湿性啰音。随病情由轻到重,湿性啰音可从肺底部蔓延至全肺,侧卧位时低位处的啰音较多。

2) 心脏体征:除基础心脏病的体征外,患者一般均有心脏扩大(单纯舒张性心衰除外)、舒张期奔马律和肺动脉瓣区第二心音亢进。

2. 右心衰竭　单纯右心衰竭较少见,以体循环淤血表现为主。

(1) 症状

1) 消化道症状：常出现腹胀、食欲不振、恶心、呕吐等，由胃肠道及肝淤血引起。是右心衰竭最常见的症状。

2) 呼吸困难：表现为劳力性呼吸困难。因右心衰常继发于左心衰，故右心衰时患者呼吸困难已存在，单纯性右心衰竭为分流性先天性心脏病或肺部疾患所致，均有明显的呼吸困难。

(2) 体征

1) 水肿：体静脉压力升高使皮肤等软组织出现水肿，其特征为首先出现于身体最低垂的部位，常为对称性凹陷性。体静脉压力升高也可导致胸腔积液，以双侧多见，如为单侧则以右侧更为多见，可能与右膈下肝淤血有关。

2) 颈静脉征：颈静脉搏动增强、充盈、怒张是右心衰的主要体征，肝颈静脉反流征阳性则更具特征性。

3) 肝脏肿大：肝脏因淤血肿大常伴压痛，持续慢性右心衰可致心源性肝硬化，晚期可出现肝功受损、黄疸及大量腹水。

4) 心脏体征：除基础心脏病的体征外，右心衰时可因右心室显著扩大而出现三尖瓣关闭不全的反流性杂音。

3. 全心衰竭 右心衰继发于左心衰而形成全心衰，当右心衰出现之后，右心排血量减少，因此肺淤血症状反而有所减轻。扩张型心肌病等左、右心室同时衰竭者，肺淤血症状往往不很严重，表现主要为心排血量减少的相关症状和体征。

4. 心功能分级与分期

(1) 心功能分级：临床上沿用至今的是 1928 年由美国纽约心脏病协会（NYHA）提出的分级方案，按诱发心力衰竭症状的活动程度将心功能的受损状况分为四级，具体见表3-2-1。

表 3-2-1　心功能分级

心功能分级	特　　点
Ⅰ级	患者患有心脏病，但日常活动不受限制，一般活动不引起疲乏、心悸、呼吸困难或心绞痛
Ⅱ级	患者体力活动轻度受限，休息时无自觉症状，但平时一般活动下可出现上述症状
Ⅲ级	患者体力活动明显受限，少于平时一般活动即引起上述症状
Ⅳ级	患者不能从事任何体力活动，休息状态下也出现心衰的症状，体力活动后加重

上述分级方案的优点是简单易行，缺点是仅凭患者的主观陈述，有时症状与客观检查有很大差距，个体差异也较大。

(2) 心力衰竭分期：为了达到预防心衰的目的，从源头上减少和延缓心衰的发生，2005年美国心脏病学会及美国心脏学会（AHA/ACC）的成人慢性心衰指南上提出了心衰分期的概念，具体见表 3-2-2。

表 3-2-2　心力衰竭分期

分期	特　　点
A 期	有心力衰竭高危因素(高血压、心绞痛等),尚无器质性心脏(心肌)病或心衰症状
B 期	已有器质性心脏病变(左心肥厚等),但无心衰症状
C 期	器质性心脏病,既往或目前有心衰症状
D 期	需要特殊干预治疗的难治性心衰

心力衰竭的分期对每一个患者而言只能是停留在某一期或向前进展而不可能逆转。如 B 期患者,其进展可导致 3 种后果:患者在发生心衰症状前死亡;进入到 C 期,治疗可控制症状;进入 D 期,死于心力衰竭,而在整个过程中猝死可在任何时间发生。由此可见,只有在 A 期对各种高危因素进行有效的治疗,在 B 期进行有效干预,才能有效减少或延缓心力衰竭。

(3) 6 分钟步行试验:是用以评定慢性心衰患者运动耐力的方法。要求患者在平直走廊里尽可能快的行走,测定 6 分钟的步行距离。此法简单易行、安全、方便。评定标准为:若 6 分钟步行距离 <150m,表明重度心功能不全;150~425m 为中度心功能不全;426~550m 为轻度心功能不全。本试验除用以评价心脏的储备功能外,还常用以评价心衰治疗的疗效。

【辅助检查】

1. X 线检查　可直接或间接反映心功能状态。

(1) 心影大小和外形为心脏病的诊断提供重要参考资料,心脏扩大的程度和动态改变间接反映心功能状态。

(2) 肺淤血的有无及其程度直接反映心功能状态。早期肺静脉压增高时,主要表现为肺门血管影增强,上肺血管影增多;肺动脉压力增高时可见右下肺动脉增宽,进一步出现间质性肺水肿可使肺野模糊,Kerley B 线,是肺小叶间隔内有积液的表现,是慢性肺淤血的特征性表现。

2. 超声心动图

(1) 比 X 线更准确地提供心腔大小变化、心瓣膜结构及功能情况。

(2) 监测心功能:①以收缩末及舒张末的容量差计算左室射血分数(LVEF 值),反映收缩功能,正常时 LVEF 值 >50%,收缩期心衰时 LVEF 值≤40%;②心动周期中舒张早期心室充盈速度最大值 E 和舒张晚期心室充盈最大值 A 之比(E/A)反映舒张功能,正常时 E/A>1.2,舒张功能不全时 E/A 值降低。超声多普勒是临床上最实用的判断舒张功能的方法。

3. 放射性核素检查　有助于判断心室腔大小,还可反映心脏收缩和舒张功能。

4. 心 - 肺吸氧运动试验　在运动状态下测定患者对运动的耐受量,更能说明心脏的功能状态。本试验仅适用于慢性稳定性心衰患者。求得最大耗氧量和无氧阈值来反映心功能状态,两者求得值越低说明心功能越差。

5. 有创性血流动力学检查　必要时对急性重症心衰患者在床边进行,一般采用漂浮导管法,经静脉插管至肺小动脉,测定各部位的压力及血氧含量,计算心脏指数(CI)及肺小动脉楔压(PCWP),直接反映左心功能。

【诊断与鉴别诊断】

1. 诊断要点　综合病因、病史、临床表现及辅助检查作出诊断。首先明确基础心脏病的诊断，左心衰肺淤血引起的症状和右心衰体静脉淤血引起的体征为诊断心衰的重要依据。

2. 鉴别诊断　夜间阵发性呼吸困难（心源性哮喘）应与支气管哮喘相鉴别，详见表3-2-3。

表 3-2-3　心源性哮喘与支气管哮喘鉴别诊断

	支气管哮喘	心源性哮喘
病史	多有过敏史、家族史	高血压或慢性心瓣膜病史
患病人群	多见于青少年	多见于老年人
季节	多有季节性，冬春季节交替时多见	季节性不明显
诱因	接触过敏原而诱发	多由呼吸道感染而诱发
症状	呼气性呼吸困难，间歇发作，咳白色黏痰	混合性呼吸困难，被迫端坐位，咳白色或粉红色泡沫痰
体征	双肺闻及哮鸣音，过度充气征，无心脏病体征	肺部湿啰音，奔马律，肺动脉瓣第二心音亢进
X线检查	肺透亮度增加	心脏扩大，肺淤血
治疗	糖皮质激素，支气管舒张药	利尿剂、强心药、扩血管药

【治疗要点】

1. 治疗原则和目的　采用综合治疗措施，包括对基础心脏病的早期治疗；调节心衰的代偿机制，减少其负面效应，阻止心肌重塑的进展；缓解心衰症状，以达到提高运动耐量、改善生活质量，阻止或延缓心肌损害进一步加重，降低死亡率的目的。

2. 治疗方法

（1）一般治疗：①休息：控制体力活动，避免不良刺激，减轻心脏负荷。为防止长期卧床导致肺栓塞、肌肉萎缩等，鼓励患者根据病情采取合适的主动运动；②饮食：根据病情适当限制水钠的摄入。

（2）病因治疗：包括基础心脏病的早期有效治疗和消除诱因，如控制高血压、改善冠心病心肌缺血、选用适当抗生素控制呼吸道感染等。

（3）药物治疗：绝大部分患者一般常规合用3种药物：利尿剂、血管紧张素转换酶抑制剂（ACEI）或血管紧张素受体阻滞剂（ARB）和β受体阻滞剂。

1）利尿剂：心衰治疗最常用的药物，对缓解淤血症状，减轻水肿有十分显著的效果。慢性心衰患者应长期维持，水肿消失后应以最小剂量无限期使用。①噻嗪类：氢氯噻嗪（双氢克尿噻）为代表，是中效利尿剂，轻度心衰的首选药，开始25mg/d，逐渐加量。较重患者75~100mg/d，分2~3次服用，同时补充钾盐；②袢利尿剂：呋塞米（速尿）为代表，是强效利尿剂，口服剂量20mg，重度慢性心衰100mg，每日2次，效果不佳可用静脉注射，100mg/次，每日2次，注意补钾；③保钾利尿剂：螺内酯（安体舒通）利尿效果不强，在与噻嗪类或袢利尿剂合用时能加强利尿并减少钾的丢失，一般用20mg，每日3次。常用保钾利尿剂还有氨苯蝶啶和阿米洛利，根据病情选用。

2）肾素-血管紧张素-醛固酮系统抑制剂：①血管紧张素转换酶抑制剂（ACEI）：降

低心衰患者代偿性神经 - 体液的不利影响,限制心肌、小血管的重塑,维护心肌功能,推迟心衰进展,降低远期死亡率。卡托普利为最早用于临床的 ACEI,用量为 12.5~25mg,每日2 次;贝那普利对有早期功能损害者较适用,用量为 5~10mg,qd,常用的 ACEI 还有培哚普利、咪达普利、赖诺普利等;②血管紧张素受体阻滞剂(ARB):当心衰患者因 ACEI 引起的干咳不能耐受,可改用 ARB。常用药物有坎地沙坦、氯沙坦、缬沙坦等;③醛固酮受体拮抗剂:小剂量的螺内酯有阻断醛固酮的效应,对抑制心血管的重构、改善慢性心衰的远期预后有很好的作用。对中重度心衰患者可加用小剂量螺内酯,但必须注意血钾的监测。

3) β 受体阻滞剂:目前认为除有禁忌或不能耐受的患者外,在临床上所有存在心功能不全且病情稳定的患者均应使用 β 受体阻滞剂,以达到延缓病变进展、减少复发和降低猝死率的目的。由于 β 受体阻滞剂确实具有负性肌力作用,临床应用应十分慎重,待心衰情况稳定已无体液潴留后,首先从小量开始,美托洛尔 12.5mg/d、比索洛尔 1.25mg/d、卡维地洛 6.25mg/d,逐渐增加剂量,适量长期维持。临床疗效常在 2~3 个月才出现。

4) 洋地黄类药物:有正性肌力作用,可抑制心脏传导系统,兴奋迷走神经系统(洋地黄的独特优点)。常用的洋地黄制剂有:①地高辛:口服制剂,适用于中度心衰维持治疗,0.25mg/d,口服后 2~3 小时血浓度达高峰,4~8 小时起最大效应。70 岁以上或肾功能不良的患者宜减量;②毛花苷 C(西地兰):静脉注射用制剂,适用于急性心衰或慢性心衰加重时,特别适用于心衰伴心房颤动者,0.2~0.4mg/ 次稀释后静注,注射后 10 分钟起效,1~2 小时达高峰,24 小时总量 0.8~1.2mg;③毒毛花苷 K:静脉注射制剂,用于急性心衰时 0.25mg/次,注射后 5 分钟起效,1/2~1 小时达高峰,24 小时总量 0.5~0.75mg。

5) 其他:肾上腺素能受体兴奋剂(多巴胺、多巴酚丁胺)只能短期静脉应用,在慢性心衰加重时,起到帮助患者渡过难关的作用;磷酸二酯酶抑制剂(米力农)仅用于重症心衰完善各种治疗措施后症状仍不能控制时的短期应用;肼屈嗪和硝酸异山梨醇(消心痛)不能常规应用,仅对于不能耐受 ACEI 的患者可考虑应用。

(4) 舒张性心衰治疗:治疗原则与收缩功能不全有所差别。药物可使用 β 受体阻滞剂、钙通道阻滞剂、ACEI,尽量维持窦性心律,对肺淤血症状较明显者可适量应用静脉扩张剂或利尿剂,无收缩功能障碍者禁用正性肌力药物。

(5) 难治性心衰及不可逆心衰治疗:难治性心衰治疗应努力寻找潜在的原因,并设法纠正,同时调整心衰用药,可联合应用强效利尿剂和血管扩张剂及正性肌力药物,对高度顽固性水肿患者使用血液滤过或超滤,扩张型心肌病伴有 QRS 波增宽 >120ms 的慢性心衰患者可实施心脏再同步化治疗,可在短期内改善症状;不可逆心衰患者(扩张型心肌病、晚期缺血性心肌病)唯一的出路是心脏移植。

【主要护理诊断 / 问题】

1. 气体交换受损　与左心衰竭导致肺淤血有关。

2. 活动无耐力　与心排血量下降有关。

3. 体液过多　与右心衰竭致体循环淤血、水钠潴留等有关。

4. 有皮肤完整性受损的危险　与长时间卧床、水肿、营养不良有关。

5. 潜在并发症:洋地黄中毒。

【护理措施】

1. 病情观察　密切观察呼吸、咳嗽、咳痰情况,评估呼吸困难程度,观察心排血量不足表现、肺部湿啰音及心脏杂音的变化,监测动脉血气分析结果和氧饱和度;观察患者水肿部位、程度,评估颈静脉征、肝脏肿大和心脏杂音情况,每日测量体重,准确记录出入水量。

2. 起居护理 病室要安静、整洁,空气要流通,适当开窗通风,15~30 分 / 次;根据心衰程度制定活动量,严重心衰时应严格卧床休息,症状好转后可适当地在床上或床边活动;根据呼吸困难和水肿程度采取舒适体位,有胸水或腹水患者宜取半卧位,严重呼吸困难时取端坐位,必要时双腿下垂,以减轻呼吸困难。

3. 饮食护理 心衰患者有不同程度的水钠潴留,应控制水钠摄入。每天食盐摄入量:轻度在 5g 以下,中度在 2.5g 以下,重度在 1g 以下为宜。水肿不很严重或利尿效果良好时,不必严格限盐。控制液体入量,一般每天控制在 1500ml 以内。限制含钠高的食物,如腌制品、香肠、罐头食品、坚果、发酵面食、啤酒、碳酸饮料等。烹饪时适当使用一些调味品,如醋、葱、蒜、酒等,以促进食欲。

4. 用药护理

(1) 利尿剂:①遵医嘱正确使用利尿剂,注意观察药物不良反应;②用药时监测血钾;③用噻嗪类或袢利尿剂时多食含钾丰富的食物(鲜橙汁、西红柿汁、香蕉、马铃薯等),必要时遵医嘱补充钾盐;④肾功能不全及高钾血症者禁用螺内酯,少尿或无尿者慎用氨苯蝶啶;⑤利尿剂的应用时间选择早晨或日间为宜。

(2) ACEI:用药期间需监测血压,避免体位的突然改变;监测血钾水平和肾功能;若出现不能耐受的咳嗽或血管神经性水肿应停止用药。

(3) β 受体阻滞剂:用药期间监测心率和血压,当心率 <50 次 / 分时,暂停给药。

(4) 洋地黄类

1) 预防洋地黄中毒:①对洋地黄较敏感(心肌缺血缺氧、肾功能不全、低血钾等)的患者使用时严密观察用药反应;②奎尼丁、胺碘酮、维拉帕米、阿司匹林等药物增加中毒的可能性,用药前应询问有无上述药物及洋地黄用药史;③必要时监测地高辛浓度;④严格按医嘱给药,脉搏 <60 次 / 分或节律不规则应暂停服药;⑤用毛花苷 C 或毒毛花苷 K 时务必稀释后缓慢(10~15 分钟)静注,同时监测心率、心律及心电图变化。

2) 洋地黄中毒表现:最重要的反应是各类心律失常,最常见者为室性期前收缩,其他还有房室传导阻滞、心房颤动、房性期前收缩等。胃肠道反应有食欲下降、恶心、呕吐,神经系统反应有头痛、倦怠、视力模糊等。

3) 洋地黄中毒处理:①立即停用洋地黄;②快速性心律失常患者,如血钾浓度低,则静脉补钾,如血钾不低,可利用利多卡因或苯妥英钠,一般禁用电复律,以免引起心室颤动;③有传导阻滞及缓慢性心律失常患者可用阿托品皮下或静脉注射,必要时安置临时起搏器。

(5) 抗心衰药物的不良反应及禁忌证:详见表 3-2-4。

5. 对症护理

(1) 呼吸困难:遵医嘱吸氧,可采用鼻导管吸氧(氧流量一般为 2~4L/min)、面罩吸氧等方法,以纠正缺氧,缓解呼吸困难。

(2) 水肿:保持衣被、床褥清洁、柔软、平整、干燥;定时更换体位,严重水肿时用气垫床,骨突出处垫软枕,易发生压疮部位经常按摩;护理动作要轻柔,避免人为皮肤损伤,保

表 3-2-4　抗心衰药物的不良反应及禁忌证

药物分类	不良反应及禁忌证
利尿剂	不良反应有低血钾或高血钾,噻嗪类还可引起高尿酸血症、长期大剂量应用可干扰糖及胆固醇代谢
ACEI	不良反应有低血压、肾功能一过性恶化、高血钾、干咳及血管神经性水肿等,无尿性肾衰竭、妊娠哺乳期妇女及对本药过敏者禁用,双侧肾动脉狭窄、血肌酐水平明显升高(>225μmol/L)、高血钾(>5.5mmol/L)及低血压者不宜用
醛固酮受体拮抗剂	近期有肾功能不全、血肌酐升高、高钾血症及正在使用胰岛素治疗的糖尿病患者不宜使用
β受体阻滞剂	不良反应有液体潴留(体重增加)、心衰恶化、疲乏、心动过缓、心脏传导阻滞和低血压等,支气管痉挛性疾病、心动过缓、二度以上房室传导阻滞者禁用
洋地黄类	不良反应有各类心律失常(室性期前收缩最常见)、胃肠道反应、中枢神经系统症状(视力模糊、黄视、倦怠)等,肺源性心脏病慎用,肥厚性心肌病禁用

持皮肤黏膜清洁干燥,男性患者可用托带托起阴囊。

6. 心理护理　心衰往往是心血管疾病发展至晚期的表现。长期的疾病折磨和心衰反复出现,体力活动受限制,甚至不能从事任何活动,生活上需他人照顾,患者常有焦虑、内疚、不安、绝望、恐惧等心理状态。护理人员应给予足够的关心、帮助和精神安慰,倾听患者的内心感受,指导患者进行自我心理调整,避免不良刺激,保持身心愉快,配合治疗,帮助患者树立战胜疾病的信心。

【其他相关护理诊断】

1. 营养失调:低于机体需要量　与长期食欲下降有关。

2. 焦虑/恐惧　与慢性病程、病情反复发作或加重、担心疾病预后有关。

3. 睡眠型态紊乱　与呼吸困难有关。

【中医护理概要】

1. 本病属于中医心悸、喘证、水肿等范畴。

2. 其病因多由心脏素虚,或他脏病及心,复因感受外邪、过度劳累,致使真气衰竭,心脉瘀阻,水饮内停所致。病位在心,常五脏俱损,虚实夹杂。

3. 多食补益心肺之品,如大枣、百合、龙眼肉、枸杞子、人参、黄芪、紫河车等。

4. 气阴不足者用西洋参泡水代茶频服,以补养气阴;阳气虚者用红参、三七泡水代茶频服,忌食生冷;阴血亏虚者,忌食辛辣,心肾阳虚并下肢水肿者,可选用鲤鱼赤豆汤。

5. 夜寐不安者睡前 1 小时可吃莲子百合红枣羹 1 小碗或饮热牛奶 1 杯;耳穴埋籽,取神门、交感、心,每于睡前按揉 3~5 分钟,或睡前用热水泡脚及按摩脚心 5~10 分钟。

二、急性心力衰竭

急性心力衰竭(acute heart failure, AHF)是指由于急性心脏病变引起心排血量显著、急骤降低导致的组织器官灌注不足和急性淤血综合征。临床上急性左心衰较为常见,以肺水肿或心源性休克为主要表现,是严重的急危重症。抢救是否及时、合理与预后密切相关。

【病因和发病机制】

1. 病因　心脏解剖或功能的突发异常,使心排血量急剧降低和肺静脉压突然升高均可发生急性左心衰。

(1) 与冠心病有关的急性广泛前壁心肌梗死、乳头肌梗死断裂、室间隔破裂穿孔等。

(2) 感染性心内膜炎引起的瓣膜穿孔、腱索断裂所致瓣膜性急性反流。

(3) 其他:高血压心脏病血压急剧升高,在原有心脏病基础上出现快速性心律失常或严重缓慢心律失常,输液过快过多等。

2. 发病机制　心脏收缩力突然严重减弱或左室瓣膜急性反流,心排血量急剧减少,左室舒张末压迅速升高,肺静脉回流不畅。由于肺静脉压快速升高,肺毛细血管压随之升高使血管内液体渗入到肺间质和肺泡内形成急性肺水肿。肺水肿早期因交感神经激活,血压可升高,但随着病情持续进展,血压将逐步下降。

【临床表现】

1. 症状　突发严重呼吸困难,被迫坐位、面色发灰、发绀、大汗、烦躁、频繁咳嗽,咳粉红色泡沫样痰。极重者因脑缺氧可致神志模糊。

2. 体征　听诊时两肺布满湿性啰音和哮鸣音,心尖部第一心音减弱,频率快,有舒张期奔马律,肺动脉瓣第二心音亢进。呼吸频率达 30~40 次/分,发病早期可有一过性血压升高,病情不缓解,血压可持续下降直至休克。

3. 影像学检查　急性肺泡性肺水肿时 X 线示肺门呈蝴蝶状,肺野可见大片融合的阴影。

4. 严重程度分级　常用 Killip 分级。Ⅰ级:无 AHF;Ⅱ级:AHF,肺部中下肺野湿性啰音,心脏奔马律,胸片见肺淤血;Ⅲ级:严重 AHF,严重肺水肿,满肺湿啰音;Ⅳ级:肺源性休克。

【诊断要点】

根据患者的典型症状和体征,如突发极度呼吸困难、咳粉红色泡沫样痰、满肺湿啰音等,一般不难作出诊断。

【配合抢救护理】

1. 体位　取坐位,双腿下垂,以减少静脉回流。

2. 吸氧　立即给予高流量(6~8L/min)鼻导管吸氧,病情特别严重者应采用面罩呼吸机持续加压或双水平气道正压给氧。以上措施无效考虑气管插管。给氧时氧气湿化瓶中加入 50% 的酒精,有助于消除肺泡内泡沫。

3. 遵医嘱用药

(1) 吗啡:首选用药,使患者镇静,减少耗氧量,减轻心脏负担。3~5mg 静注,必要时每隔 15 分钟重复 1 次,共 2~3 次。老年患者酌情减量或改为肌内注射。

(2) 快速利尿:呋塞米 20~40mg 静注,于 2 分钟内推完,4 小时后可重复 1 次。

(3) 血管扩张剂:可选用硝普钠、硝酸甘油或酚妥拉明静滴,严格按医嘱定时监测血压,根据血压调整剂量。

(4) 洋地黄制剂:可考虑毛花苷 C 静脉给药,最适合用于有心房颤动伴有快速心室率并已知有心室扩大伴左心室收缩功能不全者。首剂可给 0.4~0.8mg,2 小时后可酌情再给 0.2~0.4mg。

(5) 正性肌力药:可用多巴胺、多巴酚丁胺、米力农等。可增强心肌收缩力,增加心输出量,改善病情。

4. 病情监测 严密监测生命体征,检查电解质、血气分析,必要时监测血流动力学指标变化,记录出入水量。观察呼吸、神志、皮肤、肺部湿啰音情况。

5. 做好基础护理 协助患者做好口腔护理、皮肤护理等。

6. 心理护理 向患者介绍医院环境、责任护士、所用仪器、各种检查项目等患者急需想知道的事情,了解患者生活习惯、文化层次、家庭基本情况,取得患者和家属的信任。消除心理社会刺激因素,改善情绪状态,提高治疗遵从性和生活质量,帮助患者树立战胜疾病的信心。

【健康教育】

1. 饮食指导 宜食低盐、清淡、易消化、营养丰富的食物,忌高盐高脂饮食,戒烟忌酒,多食蔬菜,防止便秘。

2. 生活指导 避免过度劳累、情绪激动、输液过快过多等,防止感染,尤其是呼吸道感染。育龄期妇女应在医生的指导下决定是否可以妊娠或分娩。

3. 用药指导 严格遵医嘱用药,不能随意减量或加量,以免心衰复发、加重或致药物中毒。告知患者常用药物不良反应,尤其是洋地黄药物的不良反应,指导患者自我监测。

4. 定期随访 定期门诊随访,及时调整治疗方案。

【结语】

心力衰竭是各种心脏器质性或功能性疾病导致心室充盈及(或)射血能力受损而引起的一组临床综合征。

慢性心力衰竭是大多数心血管疾病的最终归宿,也是最主要的死亡原因。慢性心衰患者出现肺循环和体循环淤血的症状及体征,主要有不同程度的呼吸困难、心排血量下降表现及水肿、颈静脉征、肝脏肿大等。治疗常用药物有利尿剂、β受体阻滞剂、ACEI(或ARB)和洋地黄类药物。护理时注意饮食护理、用药护理及心理护理。

急性心衰以左心衰较为常见,主要表现为肺水肿或心源性休克,是严重的急危重症,预后与抢救是否及时、合理密切相关。一旦出现急性左心衰立即采取急救措施,让患者取坐位,双腿下垂,立即高流量吸氧,迅速建立两条静脉通道,遵医嘱正确使用药物。

第三节 心 律 失 常

【概述】

1. 心脏传导系统生理 冲动在窦房结形成后,由结间束和普通心房肌传递,抵达左心房及房室结。然后冲动再经房室结缓慢传导,抵达希氏束后再度加速。束支与普氏纤维的传导速度极快,使心室肌几乎同时被激动,最后抵达心外膜,完成一次心动周期。

交感神经与迷走神经支配心脏传导系统的活动。迷走神经兴奋性增加抑制窦房结的自律性及传导性,延长不应期,减慢房室结的传导并延长不应期。交感神经的功能则相反。

2. 心律失常的定义及分类

(1) 定义:心律失常(cardiac arrhythmia)是指心脏冲动的频率、节律、起源部位、传导速度或激动顺序的异常。

(2) 心律失常分类:

1) 按其发生原理可分为冲动形成异常及冲动传导异常两大类(图 3-3-1):

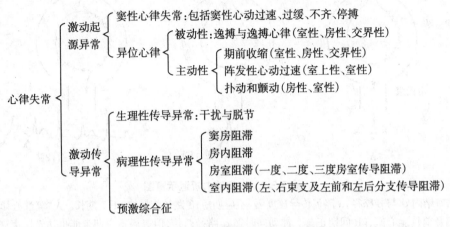

图 3-3-1　心律失常按发生机制分类

2) 按心律失常发生时心率的快慢,可分为快速性心律失常和缓慢性心律失常。前者包括期前收缩、心动过速、扑动或颤动等,后者包括窦性心动过缓、房室传导阻滞等。

3. 心律失常的发生机制

(1) 冲动形成异常:窦房结、房室结等具有自律性的组织本身发生病变,或自主神经系统兴奋性改变均可导致不适当的冲动发放。此外在缺氧、电解质紊乱、儿茶酚胺增多及药物等病理状态下,原无自律性的心肌细胞如心房肌和心室肌细胞出现自律性异常增高,可导致快速性心律失常。

在儿茶酚胺增多、心肌缺血 - 再灌注、低血钾、高血钙及洋地黄中毒等病理状态下,心房肌、心室肌等动作电位产生后除极达到阈电位,亦可诱发反复激动,持续的反复激动即构成快速性心律失常。

(2) 冲动传导异常:折返是快速性心律失常的最常见发病机制。产生折返的基本条件是传导异常,它包括:①心脏两个或多个部位的传导性与不应期各不相同,相互连接成一个闭合环;②其中一条通路发生单向传导阻滞;③另一条通路传导缓慢,使原先发生阻滞的通道有足够时间恢复兴奋性;④原先阻滞的通道再次激动,从而完成一次折返冲动。激动在环内反复循环,产生持续而快速的心律失常(图 3-3-2)。

4. 心律失常的诊断

(1) 病史:心律失常的诊断应从采集病史入手。了解患者发生心律失常时的感受,是否存在诱发心律失常的因素,如吸烟、饮咖啡、运动及精神刺激等。了解发作的频繁程度、起止方式、对患者的影响以及心律失常对药物和非药物的反应,如体位、呼吸等的反应。

(2) 体格检查:除心率及心律外,某些心脏体征有助心律失常的诊断。如三度房室传导阻滞时,第一心音强度不一,有时出现颈静脉巨大 a 波,后者与心房收缩与房室瓣同时关闭,引起心房内血液倒流入大静脉有关。左束支传导阻滞可伴随第二心音反常分裂。

颈动脉窦按摩可提高迷走神经张力,进而减慢窦房结冲动发放频率和延长房室结传导时间及不应期,对及时终止和诊断某些心律失常有帮助。其操作方法是:患者取平卧位,

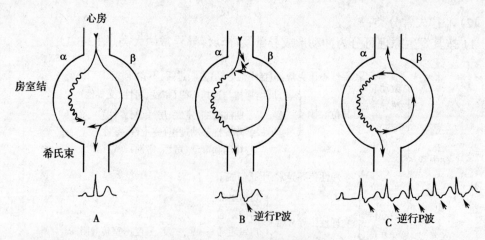

图 3-3-2 房室结内折返示意图

图示房室结内 α 与 β 路径，α 路径传导速度慢，不应期短；β 路径传导快，不应期长。A. 窦性心律时冲动沿 β 路径前传至心室，PR 间期正常。冲动同时循 α 路径前传，但遭遇不应期未能抵达希氏束；B. 房性期前收缩受阻于 β 路径，由 α 路径缓慢传导至心室，PR 间期延长。由于传导缓慢，β 路径有足够时间恢复兴奋性，冲动经 β 路径逆向传导返回心房，完成单次折返，产生一个心房回波；C. 心房回波再循 α 路径前传，折返持续，引起房室结内折返性心动过速

尽量伸展颈部，头转向对侧，轻推胸锁乳突肌，在下颌角处触及颈动脉搏动，先轻触并观察患者反应。如无心率变化，继续以轻柔的手法逐渐增加力度，持续约 5 秒钟。颈动脉窦按摩注意点：①严禁双侧同时按压；②老年人按压前，应听诊颈部，如听到颈动脉嗡鸣音应禁止按压，否则会引起脑栓塞。

窦性心动过速对颈动脉窦按摩的反应是心率逐渐减慢，停止按摩后恢复至原来水平。房室结参与的折返性心动过速的反应可能是心动过速突然终止。心房颤动与扑动的反应可能是心室率减慢。

（3）心电图检查：是诊断心律失常最重要的一项无创伤性检查技术。应记录 12 导联心电图，并记录 P 波清晰导联的长条心电图如 V_1 或 Ⅱ 导联以备分析。

（4）动态心电图检查：动态心电图（Holter ECG monitoring）是连续记录 24 小时心电图的一项检查，检查使用一种小型便携式记录仪，检查过程中患者活动及工作不受限制。此检查便于分析心悸、晕厥等症状与心律失常是否相关；明确心律失常与日常活动的关系及昼夜分布特征、帮助评价抗心律失常药物疗效等。

（5）食管心电图：根据食管与左心房毗邻的解剖学关系，将电极导管插至左心房水平，能清晰记录心房电位，并能进行心房快速电刺激或起搏。快速电刺激对室上性心动过速的判断及终止有帮助，亦可帮助判断窦房结功能。

（6）临床心腔内电生理检查：将多根电极导管经静脉和（或）动脉插至心腔内，包括右心房、右心室、希氏束、冠状窦（反映左心电位），用多导电生理仪记录各部位的电活动；用程序刺激和快速起搏，测定心脏不同部位的电生理功能；以及诱发曾有的心律失常，以帮助诊断及治疗。

1）窦房结功能测定：当病态窦房结综合征缺乏典型心电图表现时，可行此检查。①窦房结恢复时间（sinus node recovery time, SNRT）是指从最后一个右房起搏波至第一个

恢复的窦性心房波之间的时限,正常时≤2000ms;如将此值减去起搏前窦性周期的时限,则称为校正的窦房结恢复时间(corrected SNRT,CSNRT),正常时≤525ms;②窦房传导时间(sinoatrial conduction time,SACT)正常值≤147ms。

2)房室及室内传导阻滞:体表心电图不能准确判断房室及室内传导阻滞的部位,当需要了解阻滞的确切部位时,可行此检查。

3)心动过速:当出现以下情况时,可行心电生理检查。①室上性或室性心动过速反复发作伴明显症状,药物治疗欠佳者;②心动过速发作不频繁难以明确诊断者;③鉴别室上性心动过速伴室内差异性传导与室性心动过速有困难者;④心内膜标测确定心动过速的起源部位,并同时行消融治疗者。

4)不明原因的晕厥:引起晕厥的三种常见心律失常包括病态窦房结综合征、房室传导阻滞及心动过速。临床心电生理检查可作鉴别。

一、窦性心律失常

源于窦房结的心脏激动为窦性心律。正常窦性心律的心电图表现为:频率60~100次/分,P波在Ⅰ、Ⅱ、aVF导联直立,aVR倒置,PR间期0.12~0.20秒。同一导联的P-P间期差值<0.12s。

(一)窦性心动过速

【心电图特征】

成人窦性心律的频率>100次/分,心电图表现符合上述窦性心律特征,称为窦性心动过速(sinus tachycardia)。通常逐渐开始和终止,频率大多在100~150次/分。刺激迷走神经可使频率逐渐减慢,停止刺激又逐渐恢复至原先水平。

【临床意义】

窦性心动过速可见于健康人吸烟、饮茶或咖啡、饮酒、体力活动及情绪激动时。某些病理状态如发热、贫血、甲状腺功能亢进、休克、心肌缺血、充血性心力衰竭以及应用肾上腺素、阿托品等药物时亦可出现窦性心动过速。

【治疗】

针对病因治疗,同时去除诱因。如治疗甲状腺功能亢进、充血性心力衰竭等。必要时给予β受体阻滞剂或非二氢吡啶类钙通道拮抗剂,以减慢心率。

(二)窦性心动过缓

【心电图特征】

成人窦性心律的频率<60次/分,称为窦性心动过缓(sinus bradycardia)。常同时伴窦性心律不齐(不同PP间期差异>0.12秒)。

【临床意义】

窦性心动过缓常见于健康青年人、运动员及睡眠状态。其他原因如颅内出血、甲状腺功能减退、低温、严重缺氧、阻塞性黄疸,以及应用胺碘酮等抗心律失常药物。窦房结病变及急性下壁心肌梗死亦常伴发窦性心动过缓。

【治疗】

无症状的窦性心动过缓无需治疗。如因心率过慢出现心排血量不足症状时,可应用阿托品或异丙肾上腺素等药物治疗,但长期应用易产生严重副作用,宜考虑心脏起搏治疗。

(三) 窦性停搏

窦性停搏或窦性静止(sinus pause or sinus arrest)是指窦房结不能产生冲动。

【心电图特征】

表现为在较正常PP间期显著延长的间期内无P波出现,或P波与QRS波群均不出现,长的PP间期与基本的窦性PP间期无倍数关系(图3-3-3)。长时间的窦性停搏后,下位的潜在起搏点如房室交界区或心室,可发生单个逸搏或逸搏心律。

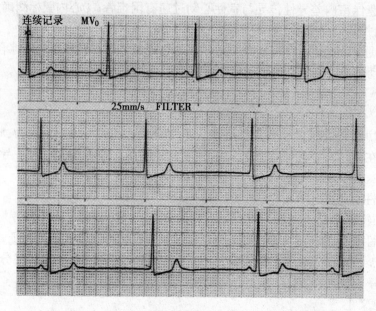

图 3-3-3 窦性心动过缓、窦性停搏、房室交界性逸搏心律
监护导联连续记录示窦性心动过缓,频率约43次/分,第3与第4个P波间的时间长达9.2秒,其间无明确P波。出现交界性逸搏心律,频率约35次/分。第4与第5个P波之间有长达3.44秒的间歇,其间可见一次交界性逸搏

【临床意义】

过长时间的窦性停搏如无逸搏发生,患者则有临床症状如黑矇、短暂意识障碍或晕厥,严重时出现阿-斯综合征(Adams-Stroke syndrome),甚至死亡。迷走神经张力增高或颈动脉窦过敏均可发生窦性停搏。另外,急性下壁心肌梗死、窦房结病变、脑血管意外、应用洋地黄类药物等亦可引起窦性停搏。

【治疗】

参考病态窦房结综合征。

(四) 病态窦房结综合征

病态窦房结综合征(sick sinus syndrome,SSS)简称病窦综合征,是指由于窦房结病变导致其功能减退,产生多种心律失常的综合表现。患者可出现一种以上的心律失常,常伴心房自律性异常。主要特征为窦性心动过缓,当伴快速性心动过速时称心动过缓-心动过速综合征(bradycardia-tachycardia syndrome),简称慢-快综合征。

【病因】

1. 诸多病变如冠心病、心肌病、心肌淀粉样变、硬化性与退行性变、风心病或外科手术损伤等原因均可损害窦房结,导致窦房结起搏及传导功能受损。

2. 窦房结周围神经及心房肌的病变,窦房结动脉供血减少亦是 SSS 的病因。

【临床表现】

患者可出现与心动过缓相关的脑、心、肾等重要脏器供血不足表现,如发作性头晕、黑矇、乏力、胸痛、心悸等,严重者可发生晕厥,甚至发生阿 - 斯综合征。

【心电图及其他检查】

1. 心电图　①持续而显著的窦性心动过缓,心率在 50 次 / 分以下,并非由药物引起,且用阿托品不易纠正;②窦性停搏或窦房传导阻滞;③窦房传导阻滞及房室传导阻滞并存;④慢 - 快综合征;⑤交界性逸搏心律。

2. 窦房结恢复时间与窦房传导时间测定　见本章节的概述。

【诊断】

根据临床表现、心电图典型表现,以及临床症状与心电图改变存在明确相关性,便可确诊。

【治疗】

1. 无症状　无需治疗,但要定期随访。

2. 有症状　应行起搏治疗。慢 - 快综合征心动过速发作者,单独应用抗心律失常药物可能加重心动过缓,应先起搏治疗后再应用抗心律失常药物治疗。

二、房性心律失常

(一) 房性期前收缩

房性期前收缩(atrial premature beats)简称房早,为提早出现的、源于窦房结以外心房任何部位的异位心律。

【病因及临床表现】

60% 的正常人可出现房性期前收缩。各种器质性心脏病均可发生房性期前收缩,并可能是快速性房性心律失常的先兆。患者一般无明显症状。频发房性期前收缩者可有心悸和胸闷等表现。

【心电图特征】

①房性期前收缩的 P 波提前出现,与窦性 P 波形态不同;②其后多见不完全性代偿间歇;③下传的 QRS 波形态多属正常,少数无 QRS 波出现(未下传的房性期前收缩),或出现宽大畸形的 QRS 波(室内差异性传导)(图 3-3-4)。

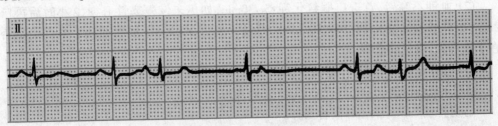

图 3-3-4　房性期前收缩

【治疗】

一般无需治疗。有明显症状者或因房性期前收缩触发室上性心动过速时,应给予治疗。有吸烟、饮酒等诱因者应先去除诱因。治疗药物有普罗帕酮(心律平)、β 受体阻滞剂等。

(二)房性心动过速

房性心动过速(atrial tachycardia)简称房速。根据发生机制可分为三种,即自律性房性心动过速、折返性房性心动过速及紊乱性房性心动过速。折返性房性心动过速的处理参照"阵发性室上性心动过速"。本部分主要叙述自律性房性心动过速。

【病因】

常见于心肌梗死、大量饮酒、各种代谢性疾病、慢性阻塞性肺疾病、洋地黄中毒特别是伴低血钾的患者。大多数房室传导阻滞伴发的房性心动过速为自律性增高引起的心动过速。

【临床表现】

可有胸闷、心悸等不适症状,呈短暂、间歇或持续发生。

【心电图特征】

①心房率为 150~200 次 / 分;②P 波形态与窦性 P 波不同,Ⅱ、Ⅲ、aVF 导联直立;③发作开始时心率逐渐加快;④刺激迷走神经不能终止心动过速,仅加重房室传导阻滞;⑤P 波之间的等电位线仍存在(图 3-3-5)。

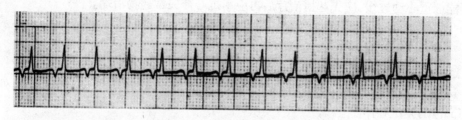

图 3-3-5　自律性房性心动过速

Ⅱ导联每个 QRS 波前均有倒置的 P 波,频率 140 次 / 分、PR 间期 0.12 秒,QRS 波群时限正常

【治疗】

1. 心室率不快且不致严重血流动力学障碍的房速无需紧急处理。

2. 若心室率 >140 次 / 分,由洋地黄中毒所致,或伴严重心力衰竭、休克时应紧急处理。

(1)洋地黄引起者立即停用洋地黄。

(2)血钾不高者,首选口服氯化钾(5g/30min,如仍未恢复窦性心律,2 小时后再口服 2.5g),或静脉滴注氯化钾(10~20mmol/h,总量不超过 40mmol),同时监测心电图中是否存在 T 波高尖,避免高血钾。

(3)已存在高血钾者,可用利多卡因、β 受体阻滞剂等治疗。

(三)心房扑动

心房扑动(atrial flutter)简称房扑。

【病因】

房扑可发生于无器质性心脏病的患者；也可见于冠心病、风心病及高血压性心脏病等器质性心脏病患者；引起心房增大的疾病如肺栓塞等也会引起房扑。

【临床表现】

房扑不伴快心室率时，患者可无症状；伴快心室率时可诱发心绞痛、心力衰竭。体格检查可有快速的颈静脉扑动。

房扑可持续数月或数年，亦可自行恢复为窦性心律，或转为心房颤动。按摩颈动脉窦能突然成比例减慢房扑的心室率，停止按压又恢复原先水平。

【心电图特征】

① P 波形态呈规律锯齿状的 F 波，Ⅱ、Ⅲ、aVF 或 V₁ 导联最为明显，心房率为250~300 次 / 分，扑动波间的等电位线消失；②心室率规则或不规则，取决于房室传导是否恒定；③ QRS 波形态正常，伴有室内差异性传导、经房室旁路下传或原有束支阻滞者 QRS波可增宽、形态异常（图 3-3-6）。

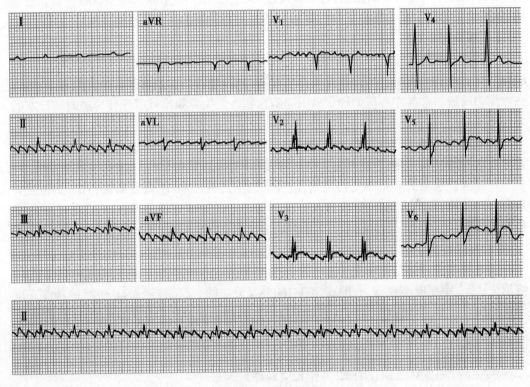

图 3-3-6　心房扑动

【治疗】

1. 积极治疗原发病。

2. 直流电复律　最有效终止房扑的方法是直流电复律（低于 50J）。电复律无效或已应用大剂量洋地黄不适宜复律者，可将电极导管经食管插至左心房水平，以超过心房率的频率快速起搏心房，可终止房扑或转为心室率较慢的房颤。

3. **药物治疗**　洋地黄联合 β 受体阻滞剂或非二氢吡啶类钙通道拮抗剂对降低心室率有效。奎尼丁或普罗帕酮能有效转复房扑并预防复发,但应先减慢心室率,否则会因奎尼丁减慢心房率和拮抗迷走神经作用,导致更快的心室率。合并冠心病、充血性心力衰竭的患者应选用胺碘酮。

4. **射频消融**　症状明显或血流动力学不稳定的患者可选用射频消融,此法可根治房扑。

(四) 心房颤动

心房颤动(atrial fibrillation)简称房颤,是十分常见的心律失常。根据房颤的发病持续时间,可分为阵发性和持续性。我国30岁以上人群发病率为0.77%,并随年龄增大而增加,男性高于女性。

【病因】

主要见于器质性心脏病患者,如风湿性心瓣膜病(尤以二尖瓣狭窄为多见)、冠心病、高血压性心脏病、甲状腺功能亢进等。正常人情绪激动、运动或大量饮酒后亦可发生。不到 1/3 的患者无明确心脏病依据,称为特发性(孤立性、良性)房颤。极少数患者系急性感染、洋地黄中毒所引起。部分老年房颤患者是慢 - 快综合征心动过速期表现。

【临床表现】

房颤症状的轻重受心室率的影响。心室率不快时可无症状,>150 次 / 分者可发生心绞痛与充血性心力衰竭。房颤伴发体循环栓塞的危险性很大,系房颤时血流淤滞、心房失去收缩力所致。来自左心房的栓子易引起脑栓塞。二尖瓣狭窄或脱垂伴房颤时脑栓塞的发生率更高。

心脏听诊示第一心音强弱不等,心律极不规则,心室率快时可出现脉搏短绌,原因为许多心室搏动过弱,以致不能开启主动脉瓣,或因动脉血压波太小,未能传至外周动脉。

一旦房颤患者的心室率变得规则,应考虑以下几种可能:①恢复窦性心律;②转变为房性心动过速;③转为房扑;④发生房室交界性心动过速或室性心动过速;⑤如心室律变得慢而规则(30~60 次 / 分),提示可能出现完全性房室传导阻滞。

【心电图特征】

①P 波消失,代之以小而不规则的 f 波,频率为 350~600 次 / 分,扑动波间的等电位线消失;②心室率极不规则,一般在 100~160 次 / 分之间,交感神经兴奋、甲状腺功能亢进等可加快心室率,洋地黄可延长房室结不应期而减慢心室率;③ QRS 波形态正常,伴有室内差异性传导可增宽变形(图 3-3-7)。

【治疗】

积极治疗原发病及诱发因素,并作相应处理。

1. **急性房颤**　初次发作且为 24~48 小时内的房颤,称为急性房颤。短期内可自行终

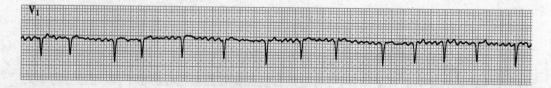

图 3-3-7　心房颤动

止。症状明显者应迅速治疗,最初治疗目标是减慢快速的心室率。可静脉使用 β 受体阻滞剂或钙通道拮抗剂,使安静时心率保持在 60~80 次 / 分。必要时可与洋地黄合用。预激综合征合并房颤者禁用洋地黄、β 受体阻滞剂和钙通道拮抗剂;心力衰竭与低血压者忌用 β 受体阻滞剂和维拉帕米。如经上述处理房颤在 24~48 小时内仍未恢复窦性心律,宜采用药物或电复律。

2. 慢性房颤　根据房颤发生持续的时间,可将其分为阵发性、持续性与永久性三类。阵发性房颤常能自行终止,持续性房颤往往不能自行恢复,可选用药物复律和电复律。复律治疗成功与否与房颤持续时间的长短、左房大小及年龄有关。电复律前应预先应用抗心律失常药,以防复律后房颤复发,低剂量(200mg/d)的胺碘酮的疗效与患者的耐受性均较好。慢性房颤经复律治疗无效者,为永久性房颤,此时的治疗目标为控制过快的心室率,可选用 β 受体阻滞剂、钙通道阻滞剂或地高辛,注意禁忌证。

3. 预防血栓栓塞

(1) 慢性房颤患者有较高的栓塞发生率。过去有栓塞史、瓣膜病、高血压、糖尿病、老年患者、左心房扩大及冠心病者发生栓塞的危险性更大。

(2) 存在上述任何一种情况者均应接受抗凝治疗。口服华法林使凝血酶原时间国际标准化比率(INR)维持在 2.0~3.0,能有效预防脑卒中的发生。房颤持续不超过 2 天,复律前无需抗凝治疗。房颤持续时间长者应抗凝治疗 3 周后再复律,复律后仍需维持 3~4 周。不宜用华法林及无以上危险因素者,可用阿司匹林 100~300mg/qd。

(3) 抗凝治疗时应严密监测有无出血倾向。

4. 其他治疗　心室率很快且药物治疗无效者可施行房室结阻断消融术加起搏器安置术。房颤消融术的成功率不高,复发率也偏高,不推荐作为房颤首选治疗方法。

三、房室交界性心律失常

(一) 房室交界区期前收缩

房室交界区期前收缩(premature atrioventricular junctional beats)简称交界早,冲动起源于房室交界区,可前向和逆向传导,产生提前发生的 QRS 波和逆向 P 波,P 波可位于 QRS 波群之前(PR 间期 <0.12 秒)、之中或之后(RP 间期 <0.20 秒),QRS 波形态正常,发生室内差异性传导时,QRS 波可宽大畸形(图 3-3-8)。

交界性期前收缩通常无需治疗。

(二) 预激综合征

预激综合征(preexcitation syndrome)简称预激,又称 Wolf-Parkinson-White 综合征(WPW 综合征),是指患者有心动过速发作,心电图有预激表现,预激波由一部分或全体心室肌提

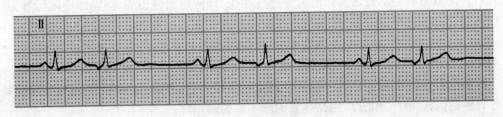

图 3-3-8　交界区期前收缩

前激动形成。其解剖学基础是在房室特殊传导组织外,还存在一些由普通工作心肌组成的肌束。连接心房与心室之间者,称房室旁路或 Kent 束。另外还有其他附加纤维束如房 - 希氏束、结室纤维等。此病可发生于任何年龄,无其他心脏异常征象,男性居多。

【临床表现】

预激本身不引起症状。有预激波的人群心动过速发生率为 1.8%,随年龄增长而增加。预激发生心动过速时,80% 为房室折返性心动过速,15%~30% 为房颤,5% 为房扑。频率过快的心动过速(特别是持续发作房颤)警惕恶化为心室颤动。

【心电图特征】

1. 窦性心律时,PR 间期 <0.12s;某些导联的 QRS 波时限 >0.12s,起始部分粗钝(称 delta 波),终末部分正常,继发性 ST-T 波改变。根据胸前导联 QRS 波群的形态,将预激分为两型,A 型的 QRS 波群主波均向上(图 3-3-9),为预激发生在左室或右室后底部;B 型在 V_1 导联 QRS 波群主波向下,V_5 和 V_6 导联向上,提示预激发生在右室前侧壁。

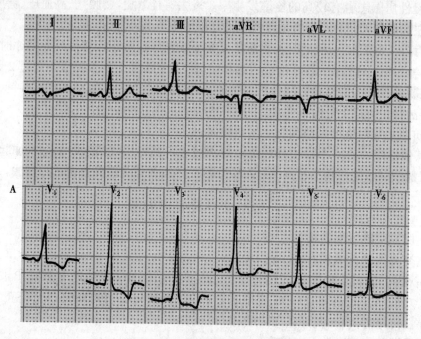

图 3-3-9　预激综合征(A 型预激)

2. 预激综合征发生房室折返性心动过速时,最常见的是房室结前向传导,经旁路逆向传导,称正向房室折返性心动过速。心电图表现为 QRS 波群时限与形态均正常,余同 AVNRT。少数患者心动过速发作时折返路径相反,即旁路前向传导,房室结逆向传导,此时 QRS 波群时限与形态均异常,需与室性心动过速相鉴别。预激综合征合并房颤或房扑时,若冲动沿旁路下传,由于其不应期短,会产生极快的心室率,甚至发展为心室颤动。

【治疗】

若患者无心动过速发作,或偶有发作但症状较轻者,无需治疗。如心动过速发作频繁伴有明显症状者,应给予治疗,包括导管消融术及药物治疗。

1. 导管消融　是根治预激综合征室上性心动过速的首选方法。其适应证:①心动过速发作频繁者;②心房扑动或颤动经旁路快速前向传导,心室率极快,旁路前向传导不应期短于250ms者;③药物治疗未能明显减慢心动过速时的心室率者。近年来的射频消融技术取得了极大成功,可取代药物治疗或其他治疗。

2. 刺激迷走神经或电复律 预激综合征患者心动过速发作属正向房室折返性心动过速,可用迷走神经刺激疗法或药物疗法,具体参见 AVNRT。预激综合征发作房颤或房扑时伴有晕厥或低血压者,应快速电复律。

3. 药物治疗 应选用延长房室旁路不应期的药物,如普罗帕酮。值得注意的是,静脉注射维拉帕米与利多卡因会加速预激综合征合并房颤的心室率,甚至诱发心室颤动。洋地黄可缩短旁路不应期,加快心室率,因此不能单独用于曾经有房颤或房扑的患者。

四、室性心律失常

(一) 室性期前收缩

室性期前收缩(premature ventricular beats)简称室早,是最常见的心律失常。

【病因】

正常人与各种心脏病患者均可发生室性期前收缩。正常人发生室性期前收缩的机会随年龄增长而增加,心肌缺血缺氧、麻醉、心肌炎等亦可发生室性期前收缩。洋地黄等中毒发生严重心律失常前常先有室性期前收缩出现。另外,电解质紊乱、焦虑、过量烟酒及咖啡可为室性期前收缩的诱因。

【临床表现】

患者可无症状,或有心悸、心前区不适和乏力等。听诊时,室性期前收缩的第二心音减弱或听不到,第一心音后出现较长的停顿。

【心电图特征】

①提前发生的宽大畸形的 QRS 波群,时限 >0.12s,ST 段与 T 波与主波方向相反;②其后有完全性代偿间歇,即包含室性期前收缩在内的、前后两个下传的窦性 RR 间期,等于两个窦性 RR 间期。

室性期前收缩可孤立或规律出现(图 3-3-10)。二联律是指每个窦性搏动后跟随一个室性期前收缩;三联律是每两个正常搏动后跟随一个室性期前收缩。连续两个室性期前收缩称为成对室性期前收缩。同一导联内室性期前收缩形态相同者,为单形性室性期前收缩;形态不同者为多形性或多源性室性期前收缩。

【治疗】

1. 无器质性心脏病 无明显症状者常无需治疗。治疗症状明显者,治疗以消除症状为目的。做好解释工作,说明室性期前收缩预后良好。避免吸烟、咖啡、应激等诱因。药物宜选用 β 受体阻滞剂、普罗帕酮、美西律等。

2. 急性心肌缺血 急性心肌梗死发病开始的 24 小时内,患者室颤的发生率很高。近年来开展介入治疗(PCI)及溶栓治疗后,使梗阻血管尽早打开,室颤发生率大大下降。研究发现,室颤与室性期前收缩之间并无必然联系,但出现室性期前收缩后可早期使用 β 受体阻滞剂以防室颤发生。无需预防性使用抗心律失常药。

3. 慢性心脏病变 心肌梗死与心肌病患者常伴室性期前收缩。β 受体阻滞剂虽然不能有效控制心肌梗死与心肌病的室性期前收缩,但可减少总死亡率、再梗死率和猝死

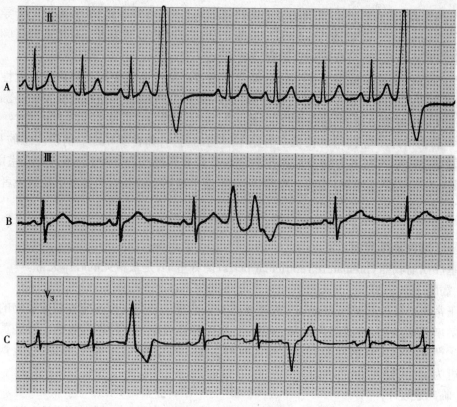

图 3-3-10　室性期前收缩

发生率。

(二) 室性心动过速

室性心动过速(ventricular tachycardia)简称室速。

【病因】

室速常发生于各种器质性心脏病患者,最常见的是冠心病急性心肌梗死,其次是心肌病、心肌炎、风心病,药物如胺碘酮、洋地黄中毒、电解质紊乱等。偶见于无器质性心脏病者。

【临床表现】

临床症状的轻重与室速发作时心室率、持续时间、基础心脏病变和心功能状况有关。发作时间 <30 秒、能自行终止的非持续性室速的患者常无症状。持续性室速(发作时间 >30 秒,需药物或电复律方能终止)常伴血流动力学障碍和心肌缺血,患者可有血压下降、少尿、晕厥、心绞痛等症状。

听诊时心率轻度不规则,第一、二心音分裂。如有完全性室房分离,可有颈静脉出现间歇巨大 a 波。当心室搏动逆传夺获心房,房室几乎同时收缩,颈静脉可有规律的巨大 a 波。

【心电图特征】

① 3 个或 3 个以上的室性期前收缩连续出现;② QRS 波群宽大畸形,时限 >0.12 秒,ST-T 波与 QRS 主波方向相反;③心室率通常 100~250 次 / 分,节律规则或略不规则;④心

房波与 QRS 无固定关系,形成房室分离,可有心室夺获(室上性冲动下传至心室并激动心室形成正常 QRS 波)和室性融合波(室上性冲动下传至心室,并与心室异位激动点同时激动心室,使 QRS 波形态介于窦性与室性搏动之间);⑤发作通常突然开始(图 3-3-11)。

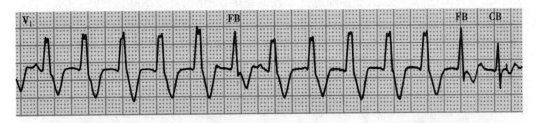

图 3-3-11　室性心动过速

根据室速发作时 QRS 波的形态是否相同,可将室速分为单形性室速与多形性室速。尖端扭转性室速是多形性室速的一个特殊类型,其特征是:发作时 QRS 波围绕着等电位线连续扭转。QT 间期常超过 0.5s,U 波明显。

【治疗】

治疗原则:有器质性心脏病或有明确诱因者首先应给予针对性治疗;无器质性心脏病者发生非持续性室速,如无症状或无血流动力学障碍,处理原则同室性期前收缩。持续性室速发作者,无论有无器质性心脏病,都应给予治疗。

1. 终止室速发作　室速发作者如无明显血流动力学障碍,首先给予静脉注射利多卡因或普鲁卡因胺,同时静脉持续滴注。普罗帕酮亦十分有效,但不宜用于心力衰竭或心肌梗死患者。其他药物无效,可选用胺碘酮静脉注射或直流电复律。如已出现低血压、休克、心绞痛、充血性心力衰竭或脑血流灌注不良等症状,应迅速施行电复律。洋地黄中毒引起者不宜用电复律。

尖端扭转性室速者,应积极寻找并处理导致 QT 间期延长的诱因和疾病,治疗可试用镁盐、异丙肾上腺素,或临时心房起搏。

2. 预防复发　首先应努力寻找和治疗诱发及使室速持续的可逆性病变如缺血、低血钾等。治疗窦性心动过缓及房室传导阻滞等心室率过于缓慢的疾病、充血性心力衰竭等有助于减少室速发作。

在预防效果大致相同的情况下,可选择毒副作用小的药物。β 受体阻滞剂能降低心肌梗死后猝死发生率,其作用可能通过降低交感神经活性与改善心肌缺血来实现。胺碘酮显著减少心肌梗死后及充血性心力衰竭患者的心律失常或猝死发生率。普罗帕酮增加心脏骤停存活者的死亡率。

单一药物无效可联合用药,不宜单一大剂量用药。植入式心脏复律除颤仪疗效好。特发性单源性室速可试用导管射频消融治疗。

(三) 心室扑动与心室颤动

心室扑动与心室颤动(ventricular flutter and fibrillation)简称室扑与室颤,是致命性的心律失常,常见于缺血性心脏病。另外,抗心律失常药特别是引起 QT 间期延长的药物、严重缺血缺氧、预激综合征合并房颤等亦可引起室扑或室颤。

【临床表现】

临床症状包括抽搐、意识丧失、呼吸停顿甚至死亡。听诊心音消失,测不到脉搏及血压。无泵衰竭或心源性休克的急性心肌梗死患者出现的原发性室速,预后较佳,抢救成功率较高,复发率很低。反之,非伴随急性心梗的室颤,一年内复发率高达 20%~30%。

【心电图特征】

室扑时心电图呈正弦波图形,波幅大而规则,频度为 150~300 次 / 分(通常在 200 次 / 分以上)。室颤时波形、振幅及频率均极不规则,无法辨别 QRS 波群、ST-T 波(图 3-3-12)。

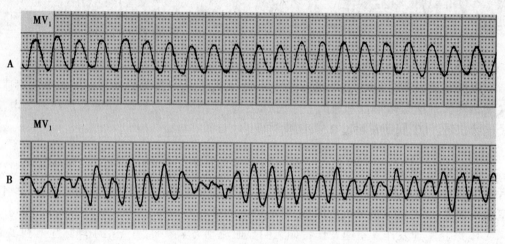

图 3-3-12　心室扑动与心室颤动

【治疗】

应争分夺秒进行抢救,尽快恢复有效心室收缩。紧急处理包括胸外心脏按压、人工呼吸(有呼吸停止者)、直流电除颤及药物的应用。最有效的方法是电除颤,无条件电除颤的应即刻给予胸外心脏按压。

五、心脏传导阻滞

心脏冲动在心脏传导系统的任何部位均可发生传导减慢或阻滞。在窦房结与心房间的阻滞为窦房传导阻滞;心房与心室间的为房室传导阻滞;心房内的为房内阻滞;心室内的为室内阻滞。

按阻滞的严重程度可将传导阻滞分三度:一度传导阻滞为传导时间延长,但无冲动脱落;二度可分为莫氏Ⅰ型(文氏型)和莫氏Ⅱ型。文氏型的表现为传导时间进行性延长,直到一次冲动不能传导;Ⅱ型表现为传导阻滞间歇出现。所有冲动都不能传导的为三度传导阻滞或称完全性传导阻滞。

本部分介绍房室传导阻滞及室内阻滞。

(一) 房室传导阻滞

房室传导阻滞(atrioventricular block)又称房室阻滞,是指由于生理或病理原因,窦房结的冲动经心房传至心室的过程中,房室交界区出现部分或完全性传导阻滞。房室阻滞可发生在房室结、希氏束及束支等不同部位。

【病因】

正常人或运动员可发生文氏型(莫氏Ⅰ型)房室阻滞,夜间多见,与迷走神经张力增高有关。各种心脏病,如高血压性心脏病、冠心病、心脏瓣膜病、心脏手术,以及电解质紊乱、药物中毒等都是房室阻滞的病因。

【临床表现】

一度房室传导阻滞的患者常无症状。二度房室传导阻滞可有心悸,也可无症状。三度房室传导阻滞的症状取决于心室率快慢与原发病变,可有疲倦、乏力、头晕、甚至晕厥、心肌缺血和心力衰竭的表现。突发的三度房室传导阻滞常因心室率过慢导致急性脑缺血,患者可出现意识丧失、甚至抽搐等症状,严重者可发生猝死。

听诊时,一度房室传导阻滞可有第一心音减弱;文氏型可有第一心音逐渐减弱,并有心室脱落;莫氏Ⅱ型有间歇性心搏脱落,但第一心音强度恒定。三度房室传导阻滞的第一心音强度经常变化,房室同时收缩时可见颈静脉巨大的a波。

【心电图特征】

1. 一度房室传导阻滞　仅有房室传导时间的延长,时间 >0.20 秒,而无心室脱落表现(图 3-3-13)。

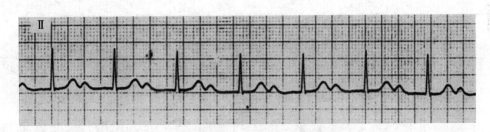

图 3-3-13　一度房室传导阻滞

2. 二度房室传导阻滞

(1) Ⅰ型房室传导阻滞又名文氏阻滞,较常见。心电图表现为(图 3-3-14,上条):①PR 间期进行性延长,相邻 RR 间期逐渐缩短,直至一个 P 波受阻不能下传心室;②包含受阻 P 波在内的 RR 间期 < 正常窦性 PP 间期的两倍。除阻滞部位较低(阻滞在希氏束下部可有束支传导阻滞)外,大多数阻滞位于房室结,QRS 波群正常。此型传导阻滞很少发展为三度房室传导阻滞。

(2) Ⅱ型房室传导阻滞为心房冲动传导突然被阻滞,心电图特征为 PR 间期固定不变且时限正常,QRS 波正常,则阻滞可能位于房室结内(图 3-3-14,下条)。本型易转变成三度房室传导阻滞。

3. 三度房室传导阻滞　又称完全性房室传导阻滞。此时全部心房冲动均不能下传心室。心电图特征为:①心房和心室的激动各自独立,互不相关;②心房率快于心室率,心房冲动来自窦房结或异位心房节律;③心室起搏点通常在阻滞部位以下,如为希氏束及其近邻,则频率 40~60 次 / 分,QRS 波正常;如位于室内传导系统的远端,则心室率在 40 次 / 分以下,QRS 波增宽(图 3-3-15)。

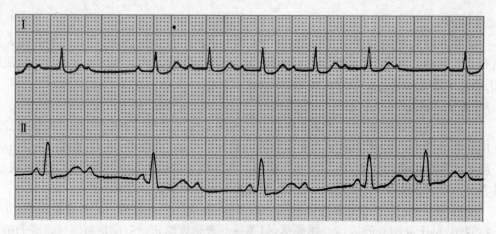

图 3-3-14 二度房室传导阻滞

上条左起第 3 个 P 波始,PR 间期逐渐延长,直至第 8 个 P 波后的 QRS 波脱落,出现长间歇,形成 6:5 传导,为文氏型传导阻滞。下条为 P 波规律出现,PR 间期固定,P 波与 QRS 波之比为 2:1~3:2,为莫氏 II 型房室传导阻滞

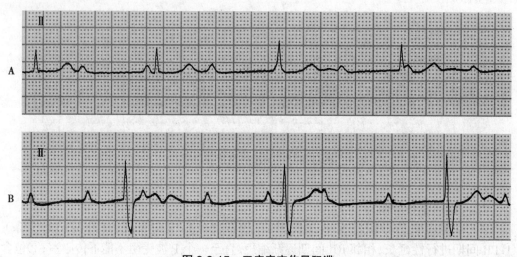

图 3-3-15 三度房室传导阻滞

【治疗】

应针对不同病因进行不同的治疗。一度房室阻滞与二度 I 型房室阻滞者的心室率不太慢,故无需特殊治疗。二度 II 型与三度房室阻滞者,如心室率显著减慢,伴有明显症状与血流动力学障碍,甚至出现阿－斯综合征,应给予起搏治疗(见本章第十一节)。

阿托品(0.5~2.0mg,静脉注射)可提高房室阻滞患者的心率,适用于房室结阻滞的患者。异丙肾上腺素(1~4μg/min,静脉滴注)适用于任何部位的房室阻滞,但急性心肌梗死患者易产生严重室性心律失常,故此类患者应慎用。上述药物仅适用于无心脏起搏条件的临时用药,不应长期使用。

(二)室内传导阻滞

室内传导阻滞(intraventricular block)又称室内阻滞,是指希氏束分叉以下部位的传导阻滞。室内传导阻滞又可分为右束支阻滞、左束支阻滞、左前分支阻滞与左后分支阻滞。

临床患者可为单束支阻滞,亦可双束支或三束支阻滞。

【病因】

1. 右束支阻滞(right bundle branch block,RBBB)较为常见,常发生于风心病、高血压性心脏病、冠心病及心肌病,亦可见于大面积肺梗死,急性心肌梗死患者。正常人亦可发生右束支阻滞。

2. 左束支阻滞(left bundle branch block,LBBB)常发生于充血性心力衰竭、急性心肌梗死、急性感染、高血压性心脏病、风心病及冠心病等。左前分支阻滞(left anterior fascicular block)较为常见。

【心电图特征】

1. 右束支阻滞 完全性右束支阻滞:QRS 波群时限≥0.12s。V_{1-2} 导联呈 rsR,R 波粗钝,V_{5-6} 导联呈 qRS,S 波增宽。T 波与主波方向相反(图 3-3-16)。不完全性右束支阻滞的图形与完全性右束支传导阻滞相似,但 QRS 时限 <0.12 秒。

2. 左束支阻滞 完全性左束支阻滞:QRS 时限≥0.12 秒。V_{5-6} 导联 R 波宽大,顶部有切迹,其前方无 q 波。V_{1-2} 导联呈宽阔的 QS 波或 rS 波,V_{5-6} T 波与 QRS 主波方向相反(图 3-3-17)。不

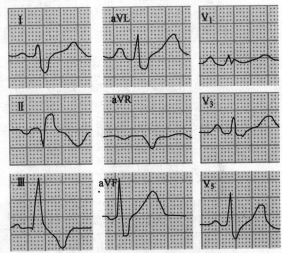

图 3-3-16 完全性右束支传导阻滞

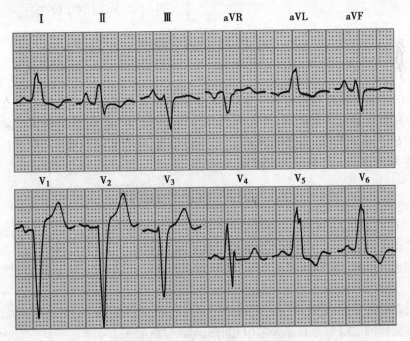

图 3-3-17 完全性左束支传导阻滞

完全性左束支阻滞的图形与完全性左束支传导阻滞相似,但 QRS 时限 <0.12 秒。

3. 左前分支阻滞　额面平均 QRS 电轴左偏达 –45~–90°。Ⅰ、aVL 导联呈 qR 波,Ⅱ、Ⅲ、aVF 导联呈 rS 形,QRS 时限 <0.12 秒(图 3-3-18)。

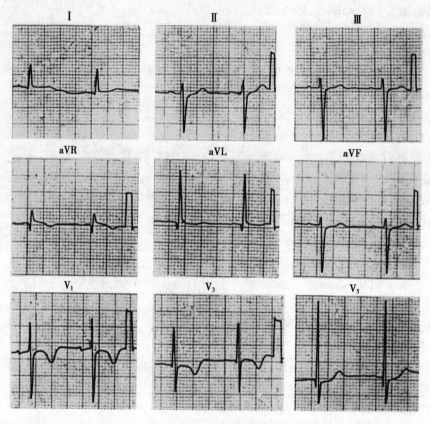

图 3-3-18　左前分支阻滞

【治疗】

慢性单侧束支阻滞的患者如无症状,无需治疗。双束支与不完全性三束支阻滞有可能进展为完全性房室传导阻滞,不必常规预防性起搏治疗,但需监测病情。急性心肌梗死伴双束支、三束支阻滞,或慢性双束支、三束支阻滞,伴有晕厥或阿 - 斯综合征发作的患者,则应尽早考虑植入心脏永久起搏器。

六、心律失常患者的护理

【主要护理诊断 / 问题】

1. 活动无耐力　与心律失常导致心排血量减少有关。

2. 焦虑 / 恐惧　与疾病带来的不适感、意识到自己的病情较重及不适应监护室气氛等有关。

3. 潜在的并发症:猝死。

4. 有受伤的危险　与心律失常引起的头晕及晕厥有关。

【护理措施】

1. 病情观察

(1) 心电监护：应注意有无引起猝死的严重心律失常征兆如频发性、多源性或成对室早、室速，密切监测高度房室传导阻滞、病窦综合征等患者的心室率。发现上述情况应立即汇报医师处理，同时做好抢救准备。

(2) 生命体征：密切监测患者的血压、脉搏及呼吸的变化。

(3) 组织灌注不足的征象：倾听患者的主诉，观察患者的神志、面色、四肢末梢循环的变化，同时监测尿量。对行房颤电复律的患者，应注意有无栓塞征象的出现。

2. 休息与活动

(1) 功能性或轻度器质性心律失常且血流动力学改变不大的患者，应注意劳逸结合，可维持正常工作和生活，积极参加体育锻炼，以改善自主神经功能。

(2) 有血流动力学不稳定的心律失常患者应绝对卧床休息，以减少心肌耗氧量，降低交感神经活性。协助做好生活护理，保持大便通畅，避免和减少不良刺激。

3. 饮食护理　食物宜清淡、低脂、富纤维素及含钾丰富，少食多餐，避免饱食。合并心衰者应限制钠盐的摄入。鼓励进食含钾丰富的食物如豆类、鲜蘑菇、芋头、菠菜、腐竹、香蕉、荸荠、椰子、鲜枣等，避免低血钾诱发心律失常。鼓励多食纤维素丰富的食物如韭菜、芹菜、竹笋、红薯等，保持大便通畅。避免食用咖啡、可乐、浓茶、辣椒等刺激性强的食物。

4. 用药护理

(1) 正确、准确使用抗心律失常药：口服药应按时按量服用，静脉注射及滴注药物应严格按医嘱执行，用药过程中及用药后要注意观察患者心律、心率、血压、呼吸及意识状况，以判断疗效。

(2) 观察药物不良反应：常见不良反应见表 3-3-1。

5. 对症护理

(1) 心悸：①症状明显时尽量避免左侧卧位，因该卧位时患者感觉到心脏搏动而使不适感加重；②给氧：伴呼吸困难、发绀症状时，给予 2~4 L/min 氧气吸入；③必要时遵医嘱服用 β 受体阻滞剂等药物。

(2) 眩晕、晕厥：①评估眩晕、晕厥发生的原因，了解晕厥发生的体位、持续时间及伴随症状、诱因及先兆症状等；②避免剧烈活动和单独活动，一旦出现症状，应立即平卧，以免跌倒；③晕厥或近似晕厥的患者改变体位时应动作缓慢。

(3) 阿 - 斯综合征和猝死：①情绪创伤、劳累、寒冷、失眠、排便用力等是诱发猝死的因素，护士应正确指导患者休息和活动，注意心理疏导，保持安静、舒适的生活环境，减少干扰，以降低猝死的发生率。②准备好抗心律失常的药物（见表 3-3-1）、抢救药品、除颤仪、临时起搏器等，对于突然发生室扑或室颤的患者，立即行非同步直流电除颤。

(4) 心绞痛：处理见"心绞痛"章节。

6. 心理护理　经常与患者交流，倾听心理感受，给予必要的解释与安慰，加强巡视。鼓励家属安慰患者，酌情增减家属探视时间。

【中医护理概要】

1. 本病属于中医心悸、怔忡范畴。

表 3-3-1 常用抗心律失常药物的适应证及不良反应

药名	适应证	不良反应
奎尼丁	房性与室性期前收缩;各种快速性心动过速;心房颤动和扑动;预防上述心律失常复发	1. 消化道症状:畏食、呕吐、恶心、腹泻、腹痛等 2. 血液系统症状:溶血性贫血、血小板减少 3. 心脏方面:窦性停搏、房室阻滞、QT 间期延长与尖端扭转性室速、晕厥、低血压 4. 其他:视听觉障碍、意识模糊、皮疹、发热
普鲁卡因胺	同奎尼丁	1. 心脏方面:中毒浓度抑制心肌收缩力,低血压、传导阻滞、QT 间期延长及多形性室速 2. 胃肠道反应较奎尼丁少见,中枢神经系统反应较利多卡因少见 3. 其他:可见发热、粒细胞减少症;药物性狼疮
利多卡因	急性心肌梗死或复发性室性快速性心律失常;心室颤动复苏后防止复发	1. 神经系统方面:眩晕、感觉异常、意识模糊、谵忘、昏迷 2. 心脏方面:少数可引起窦房结抑制,房室传导阻滞
美西律	急、慢性室性快速性心律失常(特别是 QT 间期延长者);常用于小儿先天性心脏病及室性心律失常	1. 心脏方面:低血压(发生于静脉注射时)、心动过缓 2. 其他:呕吐、恶心、运动失调、震颤、步态障碍、皮疹
普罗帕酮	室性期前收缩;各种类型室上性心动过速;难治性、致命性室速	1. 心脏方面:窦房结抑制、房室传导阻滞、加重心力衰竭 2. 其他:眩晕、昧觉障碍、视力模糊;胃肠道不适;可能加重支气管痉挛
β受体阻滞剂	甲状腺功能亢进、嗜铬细胞瘤、麻醉、运动与精神诱发的心律失常;房颤与房扑时减慢心室率;室上性心动过速;洋地黄中毒引起的心动过速、期前收缩等;QT 间期延长综合征;心肌梗死后	1. 心脏方面:低血压、心动过缓、充血性心力衰竭、心绞痛患者突然撤药引起症状加重、心律失常、急性心肌梗死 2. 其他:加剧哮喘与慢性阻塞性肺疾病;间歇性跛行、雷诺现象、精神抑郁;糖尿病患者可能出现低血糖、乏力
胺碘酮	各种快速心律失常;肥厚性心肌病,心肌梗死后室性心律失常、复苏后预防室性心律失常复发	1. 最严重心外毒性为肺纤维化;转氨酶升高;光过敏,角膜色素沉着;甲状腺功能亢进或减退;胃肠道反应 2. 心脏方面:心动过缓,致心律失常作用少
维拉帕米	各种折返性室上性心动过速;房颤与房扑时减慢心室率,某些特殊类型的室速	1. 增加地高辛浓度 2. 心脏方面:低血压、心动过缓、房室阻滞、心搏停顿。禁用于严重心力衰竭、严重房室传导阻滞、房室旁路前传的房颤、严重窦房结病变、室性心动过速、心源性休克
腺苷	折返环中含有房室结的折返性心动过速的首选药;心力衰竭、严重低血压适用	潮红、短暂的呼吸困难、胸部压迫感(1 分钟左右),可有短暂的窦性停搏、室性期前收缩或短阵室性心动过速

2. 其病因多为素体禀赋不足,年老久病大病,饮食劳倦所伤,七情五志失节,外邪及毒物侵扰,致使气血阴阳亏虚,心失所养或痰饮、瘀血、邪实闭阻血络,心脉不畅而引起。

3. 心虚胆怯者可常服补血健脾之品如山药粥、黄芪或茯苓粥、红枣粥、桂圆红枣汤等。阴虚火旺者可加用银耳羹、莲子羹、西洋参茶、核桃仁粥等,以滋阴补肾。心气不足者饮食中可加用当归、龙眼肉、人参、酸枣仁等。

【健康教育】

1. 知识宣教 向患者讲解心律失常的病因、诱因及防治知识。

2. 生活指导 注意休息,劳逸结合,防止增加心脏负担。无器质性心脏病的患者应积极参与体育锻炼,改善自主神经功能。有器质性心脏病的患者根据心功能情况酌情活动。

3. 饮食指导 选择低脂、富含维生素和纤维素的易消化饮食,少食多餐,避免饱餐。

4. 病情监测 教会患者及家属自测脉搏和心律,每天 1 次,每次 1 分钟。教会反复发作的严重心律失常患者的家属心肺复苏术。有晕厥史的患者应避免从事驾驶、高空作业等危险工作,出现头晕等脑缺血症状时,应立即平卧。

5. 用药指导 积极治疗原发病,遵医嘱服用抗心律失常药,不可自行增减或停药,同时注意药物的副作用。

6. 定期随防 定期复查 ECG。

【结语】

心律失常是指心脏冲动的频率、节律、起源部位、传导速度与激动顺序的异常。根据其发生机制不同,可将其分为激动起源异常与激动传导异常。激动起源异常所致心律失常主要包括房性、交界性和室性期前收缩、室上性及室性心动过速、房性和室性扑动、房性和室性颤动。激动传导异常主要有房室阻滞和室内阻滞。患者主要表现有心悸、头晕、晕厥、心绞痛等症状。对于发作时快速心室率的心律失常常选用抗心律失常药、电除颤;缓慢心室率的心律失常尽量采用起搏治疗。护理的重点主要包括:倾听患者的主诉、监测生命体征及心电图变化,提供充足的休息,指导合理的活动;及时发现及处理眩晕、晕厥以及心理支持。

第四节 心脏瓣膜病

心脏瓣膜病(valvular heart disease)指由于炎症、黏液样变性、退行性改变、先天性畸形、缺血性坏死、创伤等原因引起的单个或多个瓣膜结构(包括瓣叶、瓣环、腱索或乳头肌)的功能或结构异常,导致瓣口狭窄和(或)关闭不全。心室扩大及主、肺动脉根部严重扩张也可导致相对性关闭不全。各瓣膜中,二尖瓣最常受累,约占 70%,其次是主动脉瓣病变,约占 20%~30%,单纯主动脉瓣病变者约为 2%~5%。

风湿性心脏病(rhematic valvular heart disease)简称风心病,是一种风湿性炎症过程中导致的瓣膜损害,主要累及 40 岁以下人群,女性多见。近年来我国风心病的发病率有所下降,但仍是我国常见的心脏病之一。随着人口的老龄化,瓣膜钙化与瓣膜黏液样变性在我国逐渐增多。本节主要介绍风湿性炎症引起的二尖瓣及主动脉瓣病变。

一、二尖瓣狭窄

【概述】

大多数二尖瓣狭窄由风湿热累及心脏所致,故称为风湿性心脏病二尖瓣狭窄,以往是我国最常见的心脏病之一,其发病南方略高于北方地区。二尖瓣狭窄的早期症状并不明显,患者通常可从事日常工作。随着瓣孔面积的逐渐缩小,症状渐趋显著,病情也逐渐恶化,多在 40~45 岁死亡,约 20%~25% 可活到 50 岁以上。

【病理解剖及病理生理】

1. 病理解剖 风湿热导致二尖瓣装置不同部位粘连融合而形成二尖瓣狭窄:①瓣膜交界处;②瓣叶游离缘;③腱索;④以上部位的结合处。早期病变往往是在瓣膜交界面和瓣膜底部发生水肿和渗出,后期在愈合过程中因纤维蛋白的沉积和变性,遂使瓣膜边缘相互粘连融合,逐渐增厚而形成狭窄,瓣口可呈"鱼口"状。病变较重者,炎症可累及瓣膜下的腱索和乳头肌,使其融合和缩短,瓣膜活动受到限制。

2. 病理生理

(1) 肺循环高压:正常人的瓣口面积为 4~6cm^2。根据瓣口狭窄的严重程度可将二尖瓣狭窄分为:①轻度狭窄(瓣口面积 1.5cm^2 以上):肺小动脉长期处于痉挛和高压状态,管壁发生纤维组织增生,使管腔硬化而形成肺动脉高压;②中度狭窄(瓣口面积 1.0~1.5cm^2):左心房和肺静脉收缩压可上升 20~30mmHg,肺动脉收缩压可上升至 40~50mmHg;③重度狭窄(瓣口面积 <1.0cm^2):左心房和肺静脉收缩压上升至 30~40mmHg 以上,肺动脉收缩压可上升至 80~90mmHg 以上,患者极易出现急性肺水肿。

(2) 左心房排血量减少:使体循环血流减少,血压相应下降,可有头昏、乏力等现象。

(3) 右心代偿功能失调:出现肝脾肿大、下肢水肿和颈静脉怒张等右心衰竭现象。

【临床表现】

1. 症状

(1) 呼吸困难:是最常见的早期症状。运动、精神紧张、性生活、妊娠、感染或房颤等为常见诱因。一般先出现劳力性呼吸困难,随着瓣口面积的缩小,症状逐渐明显,出现静息时呼吸困难、端坐呼吸及夜间阵发性呼吸困难,甚至发生急性肺水肿。

(2) 咯血:有几种情况:①突然大咯血,血色鲜红。见于二尖瓣重度狭窄患者,可为首发症状,原因为支气管静脉血同时回流入体循环静脉和肺静脉,当肺静脉压力增高时,黏膜下淤血、扩张而壁薄的支气管静脉破裂所致;②血性痰或血丝痰,与支气管炎、肺部感染和肺充血或毛细血管破裂有关,常伴夜间阵发性呼吸困难。二尖瓣狭窄晚期出现肺栓塞时,亦可咯血痰。

(3) 咳嗽:较常见,冬春季尤为明显。有的患者平卧时干咳,与支气管黏膜淤血水肿或左心房增大压迫支气管有关。

(4) 其他症状:胸痛、声音嘶哑、吞咽困难、食欲减退、腹胀、恶心、尿少等。

2. 体征 重度狭窄患者常有双颧潮红,称"二尖瓣面容"。心尖部闻及第一心音亢进和开瓣音,提示瓣膜前叶柔顺,活动度好。心尖区可有低调的舒张中晚期隆隆样杂音,局限、不传导。部分患者伴有心房纤颤。肺动脉高压时肺动脉瓣区第二心音亢进,肺动脉扩张引起相对性肺动脉瓣关闭不全时,可闻及舒张早期吹风样杂音,称 Graham Steel 杂音。

右心室肥大伴相对性三尖瓣关闭不全时,可闻及收缩期吹风样杂音。

3. 并发症

(1) 心房颤动(房颤):为早期常见的并发症。房性期前收缩可为前奏,初期房颤发作可为阵发性,后转为慢性持续性房颤。可为患者首次呼吸困难发作的诱因,亦可为体力活动受限的开始。一旦发生,可出现严重的呼吸困难甚至肺水肿。

(2) 心力衰竭:晚期常见的并发症及主要死亡原因。

(3) 急性肺水肿:为重度二尖瓣狭窄的严重并发症,咳粉红色泡沫痰为患者的特征性表现。如不及时救治可能会致死。

(4) 血栓栓塞:20% 以上的患者可伴体循环栓塞,以脑动脉栓塞最多见。栓子主要来源于扩大的左心房,房颤是其危险因素之一。

(5) 感染性心内膜炎:单纯二尖瓣狭窄者较少见。

(6) 肺部感染:常见。常因肺静脉压力增高及肺淤血所致。

【辅助检查】

1. 超声心动图　是明确和量化诊断二尖瓣狭窄的可靠方法。可显示二尖瓣狭窄的程度及其活动状态。M 型超声最突出的表现是"城墙垛"样改变。彩色多普勒血流显像可观察二尖瓣狭窄的射流。连续多普勒可测量二尖瓣血流速度,计算跨瓣压差和瓣口面积。食道超声有利于检出左心耳及左心房附壁血栓。

2. X 线检查

(1) 轻度狭窄者仅表现左心房扩大,肺轻度淤血。

(2) 中度以上狭窄者显示主动脉弓缩小、肺动脉段突出、左心房扩大,心脏呈梨形,右心室扩大及肺门阴影加深。

(3) 食管钡餐造影时,可显示左心房扩大,压迫食管下段,使食管移向后侧。

3. 心电图　重度狭窄可见"二尖瓣型 P 波",即 P 波宽度 >0.12 秒,伴切迹,Pv_1 终末负向波增大。电轴右偏和右心室肥大的表现。

4. 右心导管检查　主要测定右心室、肺动脉和肺毛细血管压力、肺循环阻力以及计算心排血量等,从而判断病变的程度。

【诊断与鉴别诊断】

1. 诊断　心尖区有舒张期隆隆样杂音伴 X 线或心电图示左心房增大,一般即可诊断,超声心动图检查可确诊。

2. 鉴别诊断

(1) 需与二尖瓣狭窄相鉴别的疾病是左心房黏液瘤,综合分析病史,观察杂音随体位改变或杂音时隐时现,超声心动图检查见左心房内有云团状等特征表现,鉴别一般无特殊困难。

(2) 心尖部听到收缩期杂音,应注意二尖瓣关闭不全的存在。

【治疗要点】

1. 一般治疗

(1) 有风湿活动者应予抗风湿治疗,一般坚持用药至患者 40 岁甚至终身,常应用苄星青霉素 120 万 U 肌注,每月一次。无活动性病变者以预防为主。

(2) 预防感染性心内膜炎(见本章第九节)。

(3) 无症状者避免剧烈体力活动,定期复查;呼吸困难者遵照慢性心力衰竭的治疗。

2. 并发症的处理

(1) 大量咯血:让患者取坐位,用镇静剂,静脉注射利尿剂,以降低肺静脉压。

(2) 急性肺水肿:参见本章第二节"心力衰竭"。应选择扩张静脉类药,如硝酸酯类。正性肌力药对二尖瓣狭窄所致的肺水肿无益,但可应用于房颤伴快速心室率的患者。

(3) 慢性房颤者如无禁忌证应长期服用华法林,预防血栓形成。其他治疗参见本章第三节。

(4) 右心衰竭时应限制钠盐摄入,必要时应用利尿剂等。

3. 介入及手术治疗

(1) 经皮球囊二尖瓣成形术,见本章第十一节。

(2) 闭式分离术。

(3) 直视分离术。

(4) 人工瓣膜置换术。

二、二尖瓣关闭不全

【概述】

二尖瓣关闭依赖二尖瓣装置和左心室的结构及功能的完整性,其中任何部位的异常均可致二尖瓣关闭不全(mitral incompetence)。

【病理解剖及病理生理】

1. 主要病理改变 风湿性病变使瓣膜呈僵硬、变性、瓣缘卷缩不能合拢,以及乳头肌增厚、缩短或与心内膜融合,使瓣膜活动受限,以至于心室收缩时两瓣叶不能紧密闭合。腱索延长、断裂,瓣环断裂、乳头肌功能不全等均可产生二尖瓣脱垂,形成或加重关闭不全。

2. 病理生理 二尖瓣关闭不全主要累及左心房、左心室,最终影响右心。可分为急性和慢性二尖瓣关闭不全。

(1) 急性:左心室部分血液在收缩期经关闭不全的二尖瓣口反流入左心房,与肺静脉至左心房的血流汇总,在舒张期再流入左心室,使左心房和左心室的容量负荷骤增,而左心室急性扩张能力有限,如容量超过左心室代偿能力,则左心室舒张末压急剧上升。左心房压也急剧升高,导致肺淤血,甚至肺水肿,进一步发展导致肺动脉高压和右心衰竭。

(2) 慢性:左心室对慢性容量负荷的代偿为左心室舒张末压增大,根据 Frank-Starling 机制,左心室搏出量增加,加上部分血流反流入左心房,室壁应力下降快,利于左心室排空。故代偿期左心室总的心搏量明显增加,射血分数可完全正常,此期可维持正常心搏量多年。但如果二尖瓣关闭不全持续存在并逐渐加重,则左心室舒张末期容量进行性增加,左室功能恶化,一旦心排量降低时即可出现症状。持续严重的过度容量负荷致左心衰竭,左心房压和左心室舒张末压明显上升,导致肺淤血、肺动脉高压和右心衰竭发生。

因此,二尖瓣关闭不全主要累及左心房及左心室,最终影响右心。

【临床表现】

1. 症状

(1) 急性:二尖瓣轻度反流者症状较轻。严重者如乳头肌断裂则很快发生急性左心衰竭,甚至出现急性肺水肿和心源性休克。

(2) 慢性:轻度反流者可终身无症状。严重反流者则表现为心排血量减少的症状,首先出现的突出表现为疲乏无力,肺淤血症状则出现较晚。

2. 体征

(1) 心浊音界向左侧扩大,心尖搏动增强,可见抬举性搏动。

(2) 心尖部可闻及Ⅲ级以上收缩期杂音,并向左腋部或左肩胛下传导。

(3) 反流严重时常可闻及第三心音。

(4) 晚期可出现充血性右心衰竭体征,如颈静脉怒张、肝脏肿大、下肢水肿等。

3. 并发症 与二尖瓣狭窄相似。房颤见于多数慢性重度二尖瓣关闭不全者;感染性心内膜炎较二尖瓣狭窄多见,但体循环栓塞较二尖瓣狭窄少见。

【辅助检查】

1. 超声心动图 多普勒血流显像可探及收缩期反流束,诊断敏感率几乎100%,并可半定量反流的程度。二维超声可显示二尖瓣装置形态结构的改变,如瓣叶增厚、融合、缩短和钙化等,还可提示是否伴有赘生物。

2. X线检查 急性者心影正常或左心房轻度增大伴明显肺淤血。慢性重度反流者常见左心房、左心室增大,左心衰竭时可见肺淤血和间质性肺水肿征。

3. 其他 放射性核素、心室造影可测定左心室收缩与舒张末期容积、射血分数,以判断左心室收缩功能。并可通过左、右心室心搏量的比值来评估反流程度,该比值 >2.5 提示严重反流。

【诊断与鉴别诊断】

1. 诊断 主要根据病史、临床表现、心尖区收缩期杂音及辅助检查结果诊断。确诊有赖于超声心动图。

2. 鉴别诊断 由于二尖瓣关闭不全时,心尖区杂音可向胸骨左缘传导,应注意与三尖瓣关闭不全、室间隔缺损相鉴别。超声心动图有助于鉴别。

(1) 三尖瓣关闭不全:为全收缩期杂音,在胸骨左缘第 4,5 肋间最清楚,右心室显著扩大时可传导至心尖区,但不向左腋下传导。杂音在吸气时增强,常伴颈静脉收缩期搏动和肝收缩期搏动。

(2) 室间隔缺损:全收缩期杂音,在胸骨左缘第 4 肋间最清楚,不向腋下传导,常伴胸骨旁收缩期震颤。

【治疗要点】

1. 急性 治疗目的是增加心排出量,降低肺静脉压及纠正病因。内科治疗一般为术前过渡措施,尽可能在床旁 Swan-Ganz 导管血流动力学监测指导下进行。外科治疗为根本措施,视病因、病变性质、反流程度和对药物治疗的反应,采取紧急或择期手术。部分患者经药物治疗后症状基本得到控制,进入慢性代偿期。

2. 慢性

(1) 内科治疗:①风心病伴风湿活动者需抗风湿治疗,并预防风湿热复发;②治疗感染性心内膜炎、房颤及心力衰竭等并发症;③无症状、心功能正常者无需特殊治疗,但应定期随访。具体见相关章节。

(2) 外科治疗:为恢复瓣膜关闭完全的根本措施,应在发生不可逆的左心室功能不全之前施行手术,否则影响术后预后。可行瓣膜修补术或人工瓣膜置换术。

三、主动脉瓣狭窄

【概述】

主动脉瓣狭窄(aortic stenosis)是指左心室向升主动脉射血时发生梗阻。风湿性炎症引起的单纯性主动脉瓣狭窄少见,大多伴有不同程度的主动脉关闭不全和二尖瓣狭窄。已诊断为本病的患者除无症状、病变较轻者外,多数需要手术治疗。出现充血性心力衰竭、晕厥和心绞痛等症状的患者自然生存期较短。

【病理解剖及病理生理】

1. 病理解剖 风湿性炎症导致瓣膜交界处粘连融合,瓣叶纤维化、僵硬、钙化和挛缩畸形,导致主动脉瓣狭窄。多伴主动脉瓣关闭不全和二尖瓣病变。

2. 病理生理 主要是左心室流出道梗阻和排血障碍。成人主动脉瓣口$\geqslant 3.0 cm^2$。当瓣口面积减少一半时,收缩期仍无明显跨瓣压差。当瓣口$\leqslant 1.0 cm^2$时,左心室收缩压明显升高,跨瓣压差显著。

(1) 左心室肥厚、扩张:对慢性主动脉瓣狭窄所致的压力负荷增加,左心室通过进行性室壁向心性肥厚,以维持正常收缩期室壁应力和左室心排血量。而左心室肥厚导致其顺应性降低,引起左心室舒张末压进行性升高,致左心房后负荷增加,左心房代偿性肥厚。最终因室壁应力增加、心肌缺血和纤维化等导致左心室功能衰竭。

(2) 冠状动脉供血不足:严重的主动脉瓣狭窄引起冠状动脉的绝对供血不足和相对供血不足。①绝对供血不足原因:主动脉瓣狭窄,一方面致左心室射入主动脉血流减少,冠状动脉灌注压低,另一方面左心室收缩时间延长,舒张期缩短,使冠状动脉供血时间缩短;②相对供血不足原因:心肌肥厚,需氧量增加;心肌为克服增加的后负荷收缩增强,耗氧量增加。

【临床表现】

1. 症状 出现较晚。呼吸困难、心绞痛和晕厥为典型主动脉瓣狭窄常见的三联征。

(1) 呼吸困难:劳力性呼吸困难为晚期肺淤血的首发症状,见于90%的有症状患者。继而可发生阵发性呼吸困难、端坐呼吸和急性肺水肿。

(2) 心绞痛:常由运动诱发,休息后可缓解,见于60%的有症状患者。主要由心肌缺血所致,极少数由瓣膜钙质栓塞冠状动脉引起。

(3) 晕厥或接近晕厥:多发生于直立、运动中或运动后即刻,由脑缺血引起。见于1/3有症状的患者。休息时的晕厥可由于房颤、房室传导阻滞等心律失常导致心排量骤减所致。

2. 体征

(1) 心音:第一心音正常,因左心室射血时间延长可致第二心音中的主动脉瓣成分延迟,肥厚的左心房强有力收缩可产生第四心音。

(2) 杂音:在第一心音稍后可有收缩期喷射性杂音,止于第二心音前,性质为吹风样、粗糙、递增 - 递减型,在胸骨右缘第2或胸骨左缘第3肋间最响,主要向颈动脉传导,亦可向胸骨左下缘传导,常伴震颤。狭窄越重,杂音越长。心室衰竭或心排血量减少时杂音减弱或消失。

(3) 其他：动脉脉搏上升缓慢、细小而持续，晚期收缩压和脉压均下降。

3. 并发症

(1) 心律失常：10% 的患者可发生房颤。病变侵及传导系统可致房室传导阻滞，左心室肥厚及心内膜下心肌缺血可致室性心律失常，以上心律失常均可导致晕厥。

(2) 其他：可并发心源性猝死，一般见于有症状者。少数患者并发感染性心内膜炎、体循环栓塞等。

【辅助检查】

1. 超声心动图　是明确诊断和判定狭窄程度的重要方法。二维超声心动图探测主动脉瓣异常十分敏感，有助于显示瓣膜结构和确定狭窄的病因，但不能准确定量狭窄程度。多普勒血流显像可测出最大血流速度，计算出平均和峰跨瓣压差及瓣口面积，所得结果与心导管检查相关良好。

2. X 线检查　早期心影可正常或左心室稍大，后期增大明显；升主动脉根部常见狭窄后扩张；晚期肺淤血及左心房增大。

3. 心导管检查　当超声心动图不能确定狭窄程度并考虑人工瓣膜置换时，应行心导管检查。可通过计算左心室 - 主动脉收缩期峰值压差，计算出瓣口面积。瓣口面积 >1.0cm^2 为轻度狭窄，0.75~1.0cm^2 为中度狭窄，<0.75cm^2 为重度狭窄。

【诊断与鉴别诊断】

1. 诊断　有典型主动脉瓣狭窄杂音时较易诊断。确诊有赖于超声心动图。主要根据病史、临床表现、心尖区收缩期杂音及辅助检查结果，可诊断。

2. 鉴别诊断　当杂音传导至胸骨左下缘或心尖区时，需与二尖瓣关闭不全、三尖瓣关闭不全、室间隔缺损相鉴别。超声心动图有助于鉴别。

【治疗要点】

1. 内科治疗　主要目的是观察狭窄程度及进展情况，为择期手术作准备。

(1) 预防感染性心内膜炎：如为风心病伴风湿活动者需预防风湿热复发。

(2) 无症状的轻度狭窄每 2 年复查一次；中、重度狭窄应避免剧烈体力活动，每 6~12 个月复查一次。

(3) 预防房颤：一旦出现，及时采用直流同步电复律。并积极治疗其他可能导致症状或血流动力学改变的心律失常。

(4) 心绞痛可用硝酸酯类药物。

(5) 心力衰竭患者应限制水钠摄入，可使用利尿剂及洋地黄类药物。不可使用作用于小动脉的血管扩张剂如酚妥拉明，以防血压过低。

2. 外科治疗及介入治疗　人工瓣膜置换术为治疗成人主动脉瓣狭窄的主要方法。重度狭窄(瓣口面积 <0.75cm^2 或平均跨瓣压 >50mmHg)伴心绞痛、晕厥或心力衰竭为主要手术指征。介入治疗主要是经皮球囊主动脉瓣成形术，但临床使用较少。

四、主动脉瓣关闭不全

【概述】

主动脉瓣关闭不全(aortic incompetence)是由于主动脉瓣和(或)主动脉根部疾病所致。

【病理解剖及病理生理】

1. 病理解剖 可分为急性和慢性主动脉瓣关闭不全。

(1) 急性:感染性心内膜炎导致瓣叶损毁和穿孔,创伤、主动脉夹层动脉瘤导致主动脉扩张、瓣环扩大,人工瓣膜撕裂造成短期内瓣膜装置的损坏。

(2) 慢性:约 2/3 的主动脉瓣关闭不全为风心病所致。风湿性病变使瓣叶缩短变形、增厚、钙化和活动受限,影响舒张期瓣叶边缘对合,导致主动脉瓣关闭不全。

2. 病理生理 主动脉瓣关闭不全的主要病理生理改变是左心室容量负荷增加,心脏代偿性扩大和心肌肥厚,心肌耗氧量增加和顺应性下降。疾病初期心室呈代偿性扩大,以增加排血量,可维持一定的时间。久之,心室呈进行性扩大,最终产生心力衰竭。

另外,主动脉瓣关闭不全可导致体循环供血不足,产生头晕或晕厥,甚至出现心慌、气短等症状,少数患者可发生肺动脉高压及右心衰竭。

【临床表现】

1. 症状 轻度或中度关闭不全患者,临床可无明显症状,较重者可出现心悸、心前区不适及头部动脉强烈搏动感。少数患者可有心前区疼痛,部分患者伴有心绞痛。常有体位性头昏,晕厥较罕见。晚期出现左心衰竭的表现。

2. 体征

(1) 血管征:收缩压升高,舒张压降低,脉压增大。周围血管征常见,包括随心脏搏动的点头征、颈动脉和桡动脉触及水冲脉、毛细血管搏动征、股动脉枪击音、听诊器轻压股动脉闻及双期杂音等。

(2) 心尖搏动:因左心室扩大,心尖搏动向左下移位,可有抬举性搏动。

(3) 心音:第一心音减弱,由收缩期前二尖瓣部分关闭引起。第二心音主动脉瓣成分减弱或缺如。由于舒张早期左心室快速充盈增加,心尖区常有第三心音。

(4) 心脏杂音:主动脉瓣第二听诊区可闻及高调叹气样递减型舒张早期杂音,以吸气及端坐前倾时明显。轻度反流时,杂音限于舒张早期,音调高;中度或重度反流时,杂音粗糙,为全舒张期。重度反流者常在心尖区听到舒张中晚期隆隆样杂音(即 Austin-Flint 杂音)。

3. 并发症 感染性心内膜炎、室性心律失常较常见,心脏性猝死较少见。

【辅助检查】

1. 超声心动图 多普勒血流显像可探及全舒张期反流束,为最敏感的确定主动脉瓣反流的方法,并可通过计算反流血量与搏出血量的比例来判断其严重程度。M 型超声显示舒张期二尖瓣前叶或室间隔纤细扑动,为主动脉瓣关闭不全的可靠诊断征象,但敏感性只有 43%。二维超声可显示瓣膜和主动脉根部的形态改变,有助于确诊病因。经食管超声有利于主动脉夹层和感染性心内膜炎的诊断。

2. X 线检查 早期心影可正常或稍大,后期左心室增大明显。严重的主动脉瘤样扩张提示为 Marfan 综合征或中层囊性坏死。左心衰竭时有肺淤血或肺水肿征。

3. 其他 放射性核素心室造影可测定左心室舒张、收缩末期容量和静息、运动时的射血分数,以判断左心室功能。

【诊断与鉴别诊断】

1. 诊断 典型主动脉瓣关闭不全的舒张期杂音伴周围血管征可以作出诊断。确诊有赖于超声心动图。

2. 鉴别诊断 当主动脉瓣舒张早期杂音传导于胸骨左下缘明显时,需与 Graham Stell 杂音鉴别,后者见于严重肺动脉高压伴肺动脉扩张所致的相对性肺动脉瓣关闭不全,常有肺动脉高压体征,如肺动脉瓣区第二心音增强等。

【治疗要点】

1. 内科治疗 参照主动脉瓣狭窄的治疗。

2. 外科治疗 人工瓣膜置换术为治疗成人严重主动脉瓣关闭不全的主要方法。部分患者(如创伤、感染性心内膜炎所致的瓣叶穿孔)可行瓣膜修复术。主动脉根部扩大,如 Marfan 综合征,可行主动脉根部带瓣人工血管植入术。

五、心脏瓣膜病患者的护理

【主要护理诊断/问题】

1. 活动无耐力 与心输出量下降有关。

2. 有感染的危险 与肺淤血及风湿活动有关。

3. 潜在并发症:栓塞、心力衰竭。

【护理措施】

1. 病情观察

(1) 体温及风湿活动:定时监测体温,注意热型,超过 38.5℃给予物理降温。观察有无风湿活动表现,如皮肤红斑、皮下结节、关节红肿疼痛等。

(2) 心功能:监测有无左心衰征象,如呼吸困难、咳嗽咳痰,观察痰液的性质,检查有无肺部湿啰音,以及湿啰音的演变情况。观察有无右心功能不全的症状与体征,如食欲减退、腹部不适、肢端肿胀、颈静脉怒张、肝脏肿大等。

(3) 栓塞:观察瞳孔、神志及肢体活动等。当患者出现头晕、失语、肢体功能障碍,甚至昏迷、脑疝等征象时应警惕脑栓塞的可能;当肢体突发剧烈疼痛、局部皮肤温度下降,应考虑外周动脉栓塞的可能。

2. 起居护理 保持病室适宜的温湿度,减少探视,保持环境安静。病情加重期患者应绝对卧床休息,保证睡眠,减少心肌耗氧量。病情稳定后可根据患者的心功能分级适当安排活动,如心功能 I 级不限制活动,但应避免重体力活动,心功能 II 级中度限制活动,心功能 III 级应严格限制体力活动,心功能 IV 级应绝对卧床休息。合并主动脉病变者需限制活动,风湿活动时应卧床休息。

3. 饮食护理 给予高热量、高蛋白、富含维生素的清淡、易消化饮食。已发生心力衰竭的患者应给予低热量、易消化饮食,宜少量多餐,心衰缓解后可适量补充营养,提高机体抵抗力。服用抗凝药物的患者应避免食用含大量维生素 K 的深绿色蔬菜(如菠菜),以免影响抗凝效果。服用排钾利尿药患者应多食富含钾的食物,如海产类、豆类、菌菇类、水果类等,避免太咸的食物。

4. 用药护理 遵医嘱使用抗生素、抗风湿药物、抗凝药物等,观察药物疗效及副作用。应用抗凝药期间,应严密监测出血征兆,如牙龈出血、皮下瘀斑、血尿、黑便、月经量增多等,如有应及时就诊。阿司匹林宜饭后服用,并注意有无胃肠道反应。注意观察与预防口腔及肺部的二重感染。

5. 对症护理

(1) 关节疼痛：注意休息，病变关节应制动，保暖，避免受压和碰撞，局部可热敷或按摩，减轻疼痛，必要时给予止痛治疗。

(2) 呼吸困难：胸闷气急时给予半卧位，必要时端坐位，下肢下垂，以减少回心血量，减轻心脏负担；血压下降的患者可采取中凹位，以增加回心血量，从而维持动脉压，保证重要脏器血液灌注。及时给予吸氧。

(3) 栓塞护理：①预防血栓形成：鼓励与协助患者翻身，避免长时间蹲、坐位，勤换体位，经常按摩，用温水泡足，以防下肢静脉栓塞；②防止附壁血栓脱落：患者应绝对卧床休息，避免剧烈运动或体位突然改变，以防血栓脱落，形成栓塞。

6. 心理护理　安慰、关心、帮助患者，稳定患者情绪，避免情绪激动，保持心态平和，以减轻心脏负荷。

【其他相关护理诊断】

1. 潜在并发症：心律失常、感染性心内膜炎、心绞痛、猝死等。

2. 无效性家庭应对　与患者长期患病，家属体力、精力及经济不支有关。

3. 焦虑　与担心疾病预后等有关。

4. 知识缺乏：缺乏疾病相关治疗、保健知识。

【中医护理概要】

1. 本病属于中医心悸、怔忡等范畴。

2. 其病因主要是先天禀受，或者感受外邪等导致痹阻关节、血脉日久而致心脉瘀阻。病位主要在心，可波及全身血脉及脏腑。病理性质多属本虚标实。

3. 发作时针灸或按摩相关穴位，以增加活血安神、养心止悸、调养气血之效。气血亏虚者可选神门、内关、心俞、脾俞、足三里、膈俞等，用补法；血脉痹阻者活血化瘀、理气通络，可选内关、通里、膈俞、心俞、阴郄，用泻法；唇舌发绀者取少商、中冲、少冲针刺出血；心肾阳虚者针刺水分、三焦俞、气海俞、神门、内关、心俞、关元等穴，用补法；若心悸、气喘而大汗者可灸神阙。

4. 本病的饮食调护：宜少量多餐，清淡而有营养，忌食肥甘厚腻，辛辣刺激，生冷之品。气血亏虚者可常食人参粥、黄芪粥；心肾阳虚者要注意低盐，忌生冷饮食，宜少量多餐，加强温补，可给予海参粥、制附子母鸡汤等。

【健康教育】

1. 知识宣教　告知患者及家属本病的原因和病程进展特点，鼓励其做好长期与疾病作斗争的思想准备。告知坚持遵医嘱服药的重要性，并定期门诊复查。有手术适应证时及早择期手术，以免错过最佳手术时机。

2. 预防感染　尽可能改善居住环境，避免潮湿、阴暗等，保证室内空气流通、阳光充足。日常生活中防止受伤。避免与上呼吸道感染等患者接触。加强营养，锻炼身体，以增加抵抗力，预防感冒。指导患者在接受牙科治疗及各种侵袭性检查或治疗时，事先告诉医生有风心病病史，以便预防性应用抗生素。

3. 避免诱因　尽量避免剧烈运动、重体力劳动或情绪激动。育龄妇女应在医生的指导下选择妊娠与分娩时机，病情重不能妊娠与分娩者，应做好家属的思想工作。

4. 用药指导　指导患者遵医嘱按时口服抗凝药物，尽量不要漏服，服用剂量视凝血酶原时间(PT)及活动度决定,每次服用后记录在保健手册上,以便复查时作参考。阿司匹林应在饭后服用。服用排钾利尿药者应多食含钾的食物。不可集中食用过多蔬菜或高脂食物,以免影响抗凝效果或增加心脏负担。

【结语】

心脏瓣膜病指由于各种原因引起的单个或多个瓣膜结构或功能异常,导致瓣口狭窄及(或)关闭不全。最常累及二尖瓣。瓣膜狭窄主要影响病变瓣膜的前向射血,而关闭不全常可导致心脏容量负荷过重,最后导致相应心腔扩大和衰竭,甚至引起肺淤血等。超声心动图或多普勒检查是确诊的主要方法。护理上应密切监测体温、心功能及重要脏器栓塞征象,合理指导饮食、活动,疏导患者不良心理,行相应的对症处理,同时预防各种并发症。

第五节 冠状动脉粥样硬化性心脏病

冠状动脉粥样硬化性心脏病(coronary atherosclerotic heart disease)指冠状动脉粥样硬化使血管腔狭窄或阻塞,和(或)因冠状动脉功能性改变(痉挛)导致心肌缺血缺氧或坏死而引起的心脏病,统称冠状动脉性心脏病(coronary heart disease),简称冠心病,亦称缺血性心脏病(ischemic heart disease)。冠心病最具特征性的病变是富含脂质的粥样斑块突入冠状动脉腔内引起管腔狭窄(图 3-5-1)。

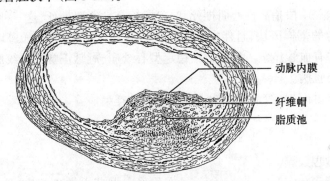

动脉内膜

纤维帽
脂质池

图 3-5-1 动脉粥样硬化斑块的纤维帽及其覆盖下的脂质池示意图

冠心病是严重危害人类健康的常见病。本病多发生在 40 岁以后,男性发病早于女性,脑力劳动者较多。欧美国家本病极为常见,美国每年约 50 余万人死于本病,占死亡人口数的 1/3~1/2。近年我国亦有增多趋势。

【病因】

冠心病病因虽然尚未完全确定,但目前认为该病是多个因素作用所致。由于冠心病的基本病变是动脉粥样硬化,故引起动脉粥样硬化的因素亦是导致冠心病的危险因素。

1. 血脂异常 脂质代谢异常是动脉粥样硬化最重要的危险因素,亦是斑块形成的物质基础。总胆固醇(TC)、甘油三酯(TG)、低密度脂蛋白(LDL)或极低密度脂蛋白(VLDL)及载脂蛋白 B(Apo B)的增高,高密度脂蛋白(HDL)及载脂蛋白 A(Apo A)的降低都被认为是危险因素,尤其是 TC 和 LDL 的增加最受关注。此外脂蛋白(a)[Lp(a)]增高是独立危险因素。

2. 高血压 收缩压与舒张压增高均与冠心病的发生密切相关。60%~70% 的冠心病患者同时患有高血压,高血压患者患本病较血压正常者高 3~4 倍。与高压血流导致血管内膜损伤有关。

3. 吸烟 吸烟者与不吸烟者相比,本病的发病率与病死率增高 2~6 倍,且与每日吸烟的支数成正比。

4. 糖尿病和糖耐量异常 糖尿病患者中不仅本病的发病率和病死率增高数倍,且病变进展快。伴糖耐量异常者亦十分常见。

5. 年龄与性别 本病男性多于女性,多数在 40 岁以后发病,女性在更年期以后发病率有所增加。年龄与性别属于不可改变的因素。

次要的危险因子包括:①肥胖;②缺少体力活动或从事脑力劳动者;③西方饮食习惯,即常食用较高热量、含较多动物性脂肪和胆固醇、高糖和高盐食物的人群;④遗传因素;⑤A 型性格等。

近年提出"代谢综合征"即肥胖、血脂异常、高血压、糖尿病或糖耐量异常同时存在是本病重要的危险因素。

【临床分型】

1979 年世界卫生组织将本病分为五型:无症状型心肌缺血、心绞痛、心肌梗死、缺血性心肌病、猝死。近年临床医学专家趋于将本病分为急性冠脉综合征(acute coronary syndrome, ACS)和慢性冠脉病(chronic coronary artery disease, CAD)两大类。前者包括不稳定型心绞痛、非 ST 段抬高性心肌梗死和 ST 段抬高性心肌梗死,这三种病症的共同病理基础均为不稳定的粥样斑块,且伴发不同程度的继发性病理改变,如斑块纤维帽破裂、出血、血栓形成,并有血管痉挛。后者包括稳定型心绞痛、冠脉正常的心绞痛、无症状性心肌缺血和缺血性心肌病。

本章将重点讨论"心绞痛"和"心肌梗死"两种类型。

一、心 绞 痛

(一)稳定型心绞痛

稳定型心绞痛(stable angina pectoris)亦称稳定型劳力性心绞痛,是在冠状动脉严重狭窄的基础上,由于心肌负荷增加,心肌急剧且暂时的缺血与缺氧所引起的临床综合征。其特点为劳动或情绪激动时,出现阵发性的前胸压榨性疼痛或憋闷感觉,主要位于胸骨后部,可放射至左上肢尺侧,持续数分钟,休息或服用硝酸酯制剂后消失。

【发病机制】

当冠状动脉的供血与心肌的需血之间出现矛盾,即冠状动脉的血流量不能满足心肌代谢的需要,引起心肌急剧的、暂时的缺血缺氧时,患者就产生心绞痛。

心肌氧耗的多少取决于心肌张力、心肌收缩强度和心率,故常以"心率 × 收缩压"作为估计心肌氧耗的指标。心肌细胞摄取血氧含量的 65%~75%,而身体其他组织则仅摄取 10%~25%。故平静状态下,心肌对血液中氧的摄取已接近于最大量,当机体需氧增加时已难从血液中摄取更多的氧,只能依靠增加冠状动脉的血流量。正常情况下,冠状循环有很大的储备力量。如剧烈活动时,冠状动脉适当地扩张,血流量可增加到休息时的 6~7 倍。缺氧可扩张冠状动脉,使血流量增加 4~5 倍。动脉粥样硬化而致冠状动脉狭窄或部分分支闭塞时,其扩张性减弱,血流量减少,且对心肌的供血量相对固定。心肌的血液供应降低到仅能应对心脏平日的需要,则休息时可无症状,一旦心脏负荷突然增加,心肌氧耗量增加时,心肌对血液的需求增加,而冠脉的供血已不能相应增加,即可引起心绞痛。

【临床表现】

1. 症状　心绞痛以发作性胸痛为主要临床表现,疼痛特点为:

(1) 部位:主要在胸骨体上段或中段之后,可波及心前区,手掌大小范围,甚至横贯前胸,界限不很清楚。常放射至左侧的肩、臂及掌内侧达无名指和小指,或至颈、咽或下颌部。

(2) 性质:胸痛常为压迫、发闷或紧缩性,也可有烧灼感,但不尖锐,不像针刺或刀扎样痛,偶伴濒死感。发作时,患者会不自觉地停止正在进行的活动,直至症状缓解。

(3) 诱因:发作常由体力劳动或情绪激动(如过度兴奋、愤怒、焦急等)所引起。饱食、寒冷、吸烟、心动过速、休克等亦可诱发。疼痛不发生于一天或一阵劳累之后,而发生于劳动或激动时。典型的心绞痛常在相似的条件下发生,但有时同样的劳力只在早晨而不在下午引起心绞痛,提示与晨间痛阈较低有关。

(4) 持续时间:疼痛出现后常逐渐加重,3~5 分钟内渐渐消失。消除诱因和(或)舌下含用硝酸甘油后一般可缓解。可数天或数周发作一次,亦可一日内发作多次。

2. 体征　心绞痛不发作时无异常体征。发作时可见患者面色苍白、出冷汗、心率增快、血压升高、焦虑,有时心尖部出现奔马律。可有短暂性心尖部收缩期杂音,是乳头肌缺血导致功能失调引起二尖瓣关闭不全所致。

【辅助检查】

因心绞痛发作时间短暂,下述检查都应在发作期间进行。

1. 心电图检查　是发现心肌缺血、诊断心绞痛最常用的检查方法。约半数患者在静息时心电图正常。

(1) 心绞痛发作时心电图:绝大多数患者可出现暂时性心肌缺血所致的 ST 段移位。心内膜下心肌容易缺血,故常见 ST 段压低≥0.1mV,疼痛缓解后恢复。有时出现 T 波倒置。可与平时心电图进行比较,如与平时的 T 波有明显差别,也有助于诊断。

(2) 心电图负荷试验:运动可增加心脏负担激发心肌缺血,故最常用的试验为运动负荷试验。运动方式主要采用可逐步分期升级的分级平板。检查方法:连接心电监护仪,让患者迎着转动的平板原地踏步,根据患者主诉及心电监护情况,适时调整运动负荷量,直至达到靶心率。运动负荷量增加前及运动中记录心电图。目前国内外常用的靶心率为:按年龄预计可达到的最大心率(HRmax)或亚极量心率(85%~90% 的 HRmax)。达到 HRmax 的试验为极量运动试验,达到亚极量心率则为亚极量运动试验。如患者发生心绞痛或显著疲劳、气短等症状为终止目标。运动终止后即刻及此后的每 2 分钟重复记录心电图,直至心率恢复至运动前水平。运动中出现典型心绞痛、心电图改变主要以 ST 段压低≥0.1mV 作为阳性标准。运动中出现步态不稳,室性心动过速或血压下降时,应立即停止运动。

2. 冠状动脉造影　该检查是诊断冠心病的一种有效方法,亦是诊断冠心病的金标准。具体内容参见本章第十一节的"循环系统介入性诊断与治疗"。

3. 放射性核素检查　^{201}Tl- 心肌显像或兼作负荷试验 ^{201}Tl(铊)随冠状血流很快被正常心肌摄取。正常血流灌注的心肌无灌注缺损。明显的灌注缺损见于运动后缺血区周围心肌。运动受限的患者可作双嘧达莫试验,静脉注射双嘧达莫使正常或较正常的冠状动脉扩张,引起"冠状动脉窃血",产生局部心肌缺血,可取得与运动试验相同的效果。

4. 其他检查 多层螺旋 X 线计算机断层显像(MDCT)冠状动脉造影二维或三维重建有助于冠心病的诊断。

【诊断与鉴别诊断】

根据心绞痛典型的发作特点和体征,含服硝酸甘油后缓解,结合年龄和存在冠心病危险因素,排除其他原因所致的心绞痛,一般不难诊断。发作时心电图检查可见以 R 波为主的导联中,ST 段压低,T 波平坦或倒置,发作后数分钟内逐渐恢复。心电图无改变的患者可考虑作心电图负荷试验。必要时行选择性冠状动脉造影。

心绞痛严重度分级:2007 年中华医学会心血管病学分会推荐的加拿大心血管病学会(CCS)制定的分级标准,将本病分为 4 级,具体见表 3-5-1。

表 3-5-1 加拿大心血管病学会(CCS)制定的心绞痛严重度分级标准

严重度	体力活动
I 级	一般活动如步行和爬楼不受限
II 级	轻度受限,可在快速、饭后、寒冷或刮风中、精神应激或餐后数小时内,或平地步行 200m 以上或登楼一层以上发生心绞痛
III 级	明显受限,平地步行 200m,或登楼一层引起心绞痛
IV 级	轻微活动或休息时就可发生心绞痛

本病需与急性心肌梗死加以鉴别,具体内容见"心肌梗死"。

【治疗要点】

心绞痛的治疗原则是增加冠状动脉供血和降低心肌耗氧,同时治疗动脉粥样硬化。长期服用阿司匹林或给予有效的降血脂治疗可稳定粥样斑块,减少血栓形成,降低不稳定型心绞痛和心肌梗死的发生率。

1. 发作期的治疗

(1)休息:发作期应立即休息,一般在停止活动后症状即可消除。

(2)药物治疗:发作较重时,可选用作用较快的硝酸酯制剂。这类药物除扩张冠状动脉、增加冠脉血流量外,还可扩张周围血管,减少静脉回心血量,降低心脏前、后负荷和心肌的需氧量,从而缓解心绞痛。①舌下含化硝酸甘油 0.3~0.6mg,1~2 分钟即开始起效,约半小时后作用消失。②硝酸异山梨醇酯:可用 5~10mg,舌下含化,2~5 分钟见效,作用维持 2~3 小时。约 92% 的患者有效,其中 76% 在 3 分钟内见效。延迟见效或完全无效时提示患者并非患冠心病或患严重的冠心病。长期反复应用可产生耐药性,停用 10 天以上,可恢复药效。

2. 缓解期的治疗

(1)药物治疗:作用持久的抗心绞痛药物,以防心绞痛发作,可单独选用,亦可交替或联合应用。

1)β 受体阻滞剂:β 受体阻滞剂可减慢心率、降低血压、减弱心肌收缩力和减少氧耗量,从而缓解心绞痛的发作。此外,减少同一运动量水平上心肌的氧耗量,使不缺血的心肌区小动脉收缩,从而使更多的血液通过极度扩张的侧支循环流入缺血区。常用制剂有美托洛尔 25~100mg,每天两次,缓释片 95~190mg,每天 1 次,此外还有普萘洛尔和阿替洛尔。

2）硝酸酯制剂：①硝酸异山梨醇酯 5~20mg 口服每日 3 次，服后半小时起作用，持续 3~5 小时；缓释制剂 20mg，每天两次，药效可维持 12 小时；② 5- 单硝酸异山梨酯是长效硝酸酯类药物，无肝脏首过效应，生物利用度几乎 100%。有口服和注射制剂，口服用量为 20~40mg，每天两次；③长效硝酸甘油制剂：服用后硝酸甘油持续缓慢释放，口服后半小时起作用，持续可达 8~12 小时，可每 8 小时口服 1 次，2.5mg/ 次；或用 2% 硝酸甘油油膏或橡皮膏（含 5~10mg）涂或贴在胸前或上臂皮肤，适用于预防夜间心绞痛发作。

3）钙通道阻滞剂：本类药物可抑制钙离子进入细胞内，抑制心肌细胞兴奋 - 收缩耦联中钙离子的利用，因而抑制心肌收缩，减少心肌氧耗量；扩张冠状动脉，解除冠状动脉痉挛，改善心内膜下心肌的血供；扩张周围血管，降低动脉压，减轻心脏负荷；还可以降低血液黏稠度，抗血小板聚集，改善心肌微循环。常用制剂有维拉帕米 40~80mg，每日 3 次，或缓释片 240mg/qd。另外还有硝苯地平缓释剂及地尔硫䓬等。治疗变异型心绞痛以钙通道阻滞剂的疗效最好。

4）调整血脂及抗血小板药物：给予抗血小板药物阿司匹林 75~100mg/qd。选用以他汀类为主的调脂药，使 TC<4.68mmol/L、LDL-C<2.6mmol/L，亦可选用贝特类等降脂药。

（2）经皮腔内冠状动脉成形术：参见本章第十一节“循环系统介入性诊断与治疗”。

（3）外科手术治疗：主要是施行主动脉 - 冠状动脉旁路移植手术。

（4）运动锻炼疗法：安排进度适宜的运动锻炼有助于促进侧支循环的形成，提高体力活动的耐力。

（二）不稳定型心绞痛

临床上除上述典型的稳定型劳力性心绞痛外，其他心肌缺血所引起的心绞痛统称为不稳定型心绞痛（unstable angina，UA），如恶化型心绞痛、静息心绞痛、梗死后心绞痛等。随着对不稳定粥样斑块的深入认识，这类患者存在病情不稳定性，有进展至心肌梗死的高度危险，必须高度重视。

【发病机制】

与稳定型劳力性心绞痛相比，其特征主要为冠脉内不稳定的粥样斑块继发病理改变，如斑块内出血、斑块纤维帽出现裂隙、表面有血小板聚集，和（或）冠状动脉痉挛，使局部心肌供血明显减少。虽然也可因劳力负荷增加诱发，但劳力负荷终止后胸痛症状并不缓解。

【临床表现】

胸痛的部位、性质与稳定型心绞痛相似，但具有以下特点。

1. 原为稳定型心绞痛，在 1 个月内疼痛发作的频率增加，程度加重，时限延长，诱因变化，硝酸酯类药物缓解作用减弱。

2. 较轻负荷所诱发的、近 1 个月内新发的心绞痛。

3. 静息状态下或较轻微活动后发作，发作时可有 ST 段抬高的变异型心绞痛。

4. 包括因贫血、感染、甲亢、心律失常等原因诱发的心绞痛亦属继发性不稳定型心绞痛。

UA 与非 ST 抬高型心肌梗死同属非 ST 段抬高性急性冠脉综合征，两者的鉴别主要根据血中心肌坏死标记物的测定。根据 UA 的严重程度不同，临床将其分为低危组、中危组及高危组。

低危组是指新发生的或原有劳力性心绞痛恶化加重,达 CCS Ⅲ 或 Ⅳ 级,发作时 ST 段下移≤1mm,持续时间 <20 分钟,胸痛间期心电图正常或无变化。

中危组是指就诊前 1 个月(48 小时内未发作)发作 1 次或数次,静息心绞痛及梗死后心绞痛,持续时间 <20 分钟,心电图示 T 波倒置 >0.2mV,或有病理性 Q 波。

高危组是指就诊前 48 小时内反复发作,静息心绞痛伴一过性 ST 段改变(>0.5mV),新出现束支传导阻滞或持续性室速,持续时间 >20 分钟。

【治疗要点】

1. 一般处理　卧床休息 1~3 天,床边 24 小时心电监护,给予氧疗以维持血氧饱和度在 90% 以上。尽早使用他汀类药物。必要时重复检测心肌坏死标记物。

2. 缓解疼痛　舌下含化硝酸甘油 0.3~0.6mg,使之迅速为唾液所溶解而吸收,药物未溶解者可嘱轻轻嚼碎之后继续含化。服药后 3~5 分钟不缓解者,可重复用药。对于心绞痛频繁发作或服用硝酸甘油效果差的患者,可遵医嘱静脉点滴硝酸甘油,直至症状缓解或出现血压下降。应用硝酸酯类疗效不佳时,在无禁忌的情况下给予 β 受体阻滞剂。变异型心绞痛以钙通道阻滞剂的疗效最好。

疼痛剧烈伴烦躁不安时可给予吗啡 5~10mg 皮下注射。

3. 抗栓(凝)治疗　应用阿司匹林、氯吡格雷和低分子肝素防止血栓形成。

4. 介入治疗　高危组患者或血肌钙蛋白升高者可行介入治疗。

【主要护理诊断/问题】

1. 疼痛　与心肌缺血缺氧有关。

2. 活动无耐力　与心肌氧供不足有关。

【护理措施】

1. 病情观察　观察患者疼痛的部位、性质、程度、持续时间,给予心电监护,描记疼痛发作时的心电图,严密监测心率、心律、血压变化,观察患者的面色是否苍白、皮肤有无出汗等,以防心肌梗死的发生。监测患者活动过程中的胸痛发生情况,出现异常情况立即停止活动。

2. 休息与活动　心绞痛发作时应立即停止正在进行的活动。不稳定型心绞痛者应卧床休息 1~3 天。稳定型心绞痛一般无需卧床休息。缓解期应调整日常生活与工作量,保持适度的体力活动,有利于冠脉侧支循环的建立,但以不发生心绞痛为度。避免竞赛活动、屏气用力动作及长时间工作。对于规律性发作的劳力性心绞痛,可预防用药,如在排便、外出就餐等活动前含服硝酸甘油。

3. 饮食护理　指导患者摄取低热量、低脂肪、低胆固醇、适量蛋白质、丰富维生素的清淡易消化食物,少量多餐,避免暴饮暴食。多食粗纤维(如糙米、芹菜等)或富含可溶性纤维(如红薯等)食物,以保持大便通畅;避免刺激性食物,如咖啡、可乐等,并戒烟酒。

4. 用药护理　遵医嘱用药。

(1) 硝酸酯类:告知硝酸酯类药物的正确用药方法及不良反应,后者包括头昏、头胀痛、头部跳动感、面红、心悸等,偶有血压下降,故在首次用药时,嘱患者平卧片刻,必要时吸氧。静脉用药时,嘱患者和家属不可擅自调节滴速,以免造成低血压。

(2) β 受体阻滞剂:①本药与硝酸酯有协同作用,因而剂量应偏小,尤其要注意开始剂量,以免引起体位性低血压等不良反应;②停药时应逐步减量,如突然停用有诱发心肌梗死的危险;③有心功能不全、支气管哮喘、心动过缓及高度房室传导阻滞者不宜使用。

(3) 钙通道阻滞剂:①应告知并密切观察其不良反应如头晕、恶心、呕吐、便秘、血压下降等;②本药与β受体阻滞剂合用时则有过度抑制心脏的危险。停药时宜逐渐减量,以免诱发冠脉痉挛。

5. 对症护理　胸痛:休息或含硝酸甘油后即可缓解。疼痛时可给予强效镇痛剂,如吗啡,延长硝酸酯类的应用时间,直至疼痛缓解。给予中流量氧疗。

6. 心理护理　了解患者心理,用丰富的知识、娴熟的技术操作取得患者的信任,稳定其情绪,避免不良刺激。亦可让患者听轻音乐,减轻焦虑,减少心肌氧耗量。向患者及家属解释心绞痛和心肌梗死之间的区别与联系,使其正确认识目前的病情,树立战胜疾病的信心。

【其他相关护理诊断】

1. 潜在并发症:心肌梗死。

2. 焦虑　与心绞痛反复发作有关。

3. 知识缺乏:缺乏预防动脉粥样硬化及心绞痛发作的知识。

【中医护理概要】

1. 本病属于中医胸痹范畴。

2. 其病因主要是寒邪入侵、饮食不节、情志失调或年老体虚等导致凝滞气机,痰浊内生,闭阻胸阳而致病。病位在心,与肝、脾、肾三脏有关,病理性质分虚实,多属本虚标实。

3. 胸痛剧烈时,可遵医嘱服用速效救心丸、麝香保心丸、冠心苏和丸。

4. 亦可在胸痛急性发作时针刺止痛,常选用内关、神门、心俞、膻中、合谷、劳宫等穴位。心脉痹阻者可针刺心俞、巨阙、膻中、内关等穴,痰阻者加丰隆或肺俞,血瘀者加膈俞或血海穴,每日1次,也可揉擦涌泉,按摩内关、合谷、膻中、三阴交、足三里等穴;气阴两虚者针刺内关、间使、膻中、足三里、神门、三阴交等穴,平补平泻手法,留针10~15分钟,提插2~3次,每日1次;心肾阳虚者针刺心俞、肾俞、内关、足三里、阴陵泉、水分等穴,平补平泻手法,留针15~20分钟,提插与捻转配合,每日1次。

5. 心脉痹阻者饮食忌寒凉及油腻之品;痰浊者不宜食过甜食物,以免助痰生湿;可进食行气活血的桃仁粥、木耳汤等。多食萝卜、杏仁、橘子等蔬菜、瓜果;气阴两虚者饮食选富有营养的益气养阴之品,如参芪粥、山药粥等;心肾阳虚者饮食宜进温补之品,一般给予高蛋白、高热量、高维生素、易消化之食品,少食过酸、生冷、油腻之物,饮食不宜过咸。

【健康教育】

1. 生活指导　①合理膳食:摄入低热量、低脂、低盐、高维生素、高纤维素饮食;②控制体重:肥胖者特别要限制食量,减轻体重;③适当运动:以有氧运动为主,运动量以不引发心绞痛为宜,必要时在监测下运动;④戒烟;⑤保持良好的心理,勿急躁发怒。

2. 避免诱因　避免过劳,情绪激动,饱餐,寒冷刺激等。

3. 病情监测　教会患者或家属心绞痛发作时的缓解方法,即立即停止活动或舌下含化硝酸甘油。症状仍不缓解,或心绞痛发作较以往频繁、程度加重、时间延长时,应立即去医院就诊,警惕心肌梗死的发生。不典型心绞痛发作时可表现为牙痛、上腹痛等,应按心绞痛发作先做处理并及时就诊。

4. 用药指导

(1) 嘱患者出院后按医嘱服药，不可擅自停药或增减药量，并注意监测药物不良反应。

(2) 随身携带硝酸甘油，并放在棕色瓶内避光、密封保存。药瓶开启后每6个月更换一次，以确保疗效。

(3) 必须强调的是，UA经治疗病情稳定出院后，应继续抗凝及调脂治疗，特别是他汀类药物的应用，以稳定斑块。

5. 定期随访　告知患者定期复查血脂、心电图等。

【结语】

心绞痛可分为稳定型和不稳定型心绞痛，前者是指在冠状动脉严重狭窄的基础上，由于心肌负荷增加，心肌急剧且暂时的缺血缺氧所引起的临床综合征。其典型的胸痛特点为劳动或情绪激动时，出现阵发性的前胸压榨性疼痛或憋闷感觉，主要位于胸骨后部，可放射至左上肢尺侧，持续数分钟，休息或服用硝酸酯制剂后消失。不稳定型心绞痛是指除前者外的心肌缺血引起的心绞痛。护理时应侧重教会患者建立良好的生活方式、避免诱因、学会自我监测及自救和合理使用药物。

二、心 肌 梗 死

心肌梗死(myocardial infarction)是指在冠状动脉病变的基础上，发生冠状动脉血供急剧减少或中断，使相应的心肌严重而持久地急性缺血所致的心肌坏死。其临床表现为持久的胸骨后剧烈疼痛、发热、白细胞计数和血清心肌酶增高，以及心电图进行性改变。可发生心律失常、休克或心力衰竭，属急性冠脉综合征的严重类型。

本病在欧美常见，每年约有80万人发生心肌梗死。在我国本病远不如欧美多见，近年有增高趋势，以华北地区发病率最高。

【病因和发病机制】

基本病因是冠状动脉粥样硬化(极少数为冠状动脉痉挛栓塞、炎症、先天性畸形、外伤、冠状动脉口阻塞)，造成一支或多支血管管腔狭窄和心肌血供不足，而侧支循环尚未充分建立。在此基础上，一旦血供进一步急剧减少或中断20~30分钟，使心肌严重而持久地急性缺血，即可发生急性心肌梗死(acute myocardial infarction, AMI)。

绝大多数的AMI是由于内皮损伤、高血压、高脂血症及炎症细胞浸润等因素导致不稳定的粥样斑块破裂，继而出血，管腔内血栓形成使管腔堵塞。少数为粥样斑块内或斑块下出血，或血管持续痉挛，使冠状动脉完全闭塞。冠状动脉闭塞后20~30分钟，相应的心肌即有少数坏死，1~2小时绝大部分心肌即呈凝固性坏死。

促使斑块破裂出血及血栓形成的因素有：

1. 氧需增加的因素　重体力劳动、情绪过分激动、血压突然升高、排便用力，使左心室负荷明显加重，需氧量明显增加。

2. 增加血黏度的因素　饱餐特别是进食高脂食物后，血脂增高，血黏度增加。

3. 供氧减少的因素　脱水、出血、外科手术、严重心律失常、休克致心排血量骤降，冠脉灌流量锐减。

4. 交感神经兴奋　早晨6时至12时交感神经活性增加，机体应激反应性增强，心肌收缩力增强、心率增快、血压增高。

故心肌梗死往往在饱餐，特别是进食多量脂肪后，早晨6时至12时或用力大便时发生。

【临床表现】

与梗死的大小、部位、侧支循环建立情况密切相关。

1. 先兆　50%~81.2%的患者在发病前数日有乏力，胸部不适，活动时心悸、气急、烦躁、心绞痛等前驱症状，其中以新发生心绞痛（初发型心绞痛）或原有的心绞痛加重（恶化型心绞痛）最为突出。心绞痛发作较以往频繁、疼痛较剧、持续时间较长、硝酸甘油疗效差、诱发因素不明显，疼痛时伴有恶心、呕吐、大汗，或伴心功能不全、血压波动大等，同时心电图示短暂 ST 段明显抬高（变异型心绞痛）或压低，T 波倒置或增高（"假性正常化"），即不稳定型心绞痛的表现，应警惕近期内发生心肌梗死的可能。发现先兆，及时住院处理，可使部分患者避免发生心肌梗死。

2. 症状

（1）疼痛：是最先出现的症状，常发生于清晨，疼痛部位和性质与心绞痛相同，但多无明显诱因，且常发生于安静时，程度较重，持续时间较长，可达数小时或数天，休息和含用硝酸甘油多不能缓解。常伴出汗、恐惧、烦躁不安或濒死感。少数患者尤其是糖尿病患者和高龄老人可无疼痛，一开始即表现为休克或急性心力衰竭。部分患者有上腹部疼痛，部分患者疼痛放射至下颌、颈部、背部上方。

（2）全身症状：疼痛发生后24~48小时出现发热、白细胞增高、红细胞沉降率增快和心动过速等，多由坏死组织吸收所致。程度与梗死范围常呈正相关，体温一般38℃左右，很少超过39℃，持续约一周。

（3）胃肠道症状：疼痛剧烈时常伴有频繁的恶心、呕吐和上腹胀痛，与迷走神经受坏死心肌的刺激和心排出量降低导致组织灌注不足等有关。部分患者有肠胀气。有呃逆者为重症。

（4）心律失常：75%~95%的患者在起病1~2天内出现心律失常，尤以24小时内最多见，可伴乏力、头晕、昏厥等症状。以室性心律失常最多见，尤其是室性期前收缩，如频发（每分钟5次以上）或成对出现，或短阵室性心动过速，多源性或落在前一次心搏的易损期时（R on T），常被认为是室颤先兆，室颤为心肌梗死早期，特别是入院前的主要死因。房室传导阻滞和束支传导阻滞也较多见。前壁心肌梗死如发生房室传导阻滞提示梗死范围广，病情重。

（5）低血压和休克：疼痛阶段常见血压下降，不一定是休克。如疼痛缓解而收缩压仍低于80mmHg，伴烦躁不安、面色苍白、皮肤湿冷、脉细而快、大汗淋漓、尿量减少（<20ml/h），神志迟钝，甚至昏厥者则提示心源性休克。休克多在起病后数小时至1周内发生，主要是心肌广泛（40%以上）坏死，心排血量急剧下降所致。

（6）心力衰竭：急性心肌梗死引起的心力衰竭称为泵衰竭，发生率约为32%~48%，主要是急性左心衰竭。可在起病最初几天内发生，或在疼痛、休克好转期出现，为梗死后心脏收缩力显著减弱或不协调所致。主要表现为呼吸困难、咳嗽、发绀、烦躁等症状，严重者可发生肺水肿，随后可继发右心衰竭，表现有颈静脉怒张、肝大、水肿等。右心室心肌梗死者可一开始即出现右心衰竭表现，伴血压下降。

按 Killip 分级法可将泵衰竭分为四级：Ⅰ级：尚无明显心力衰竭；Ⅱ级：有左心衰竭；Ⅲ级：有急性肺水肿；Ⅳ级：有心源性休克等不同程度或阶段的血流动力学变化。心源性休克是泵衰竭的严重阶段。兼有肺水肿和心源性休克者情况最为严重。

3. 体征

(1) 心脏体征：心率多增快，少数也可减慢；心脏浊音界可正常也可轻至中度增大；心尖区第一心音减弱；可出现奔马律；10%~20% 患者在起病第 2~3 天出现心包摩擦音，为反应性纤维素性心包炎所致；二尖瓣乳头肌功能失调或断裂者心尖区可出现粗糙的收缩期杂音或伴收缩中晚期喀喇音；可有各种心律失常。

(2) 血压：除极早期血压可增高外，几乎所有患者都有血压降低。高血压患者的血压可降至正常，且可能不再恢复到起病前的水平。

4. 并发症

(1) 乳头肌功能失调或断裂(dysfunction rupture of papillary muscle)：发生率可高达50%。二尖瓣乳头肌因缺血坏死，造成不同程度的二尖瓣脱垂伴关闭不全，心尖区出现收缩中晚期喀喇音和吹风样收缩期杂音，可引发心力衰竭。轻症可以恢复。心力衰竭明显者可迅速发生肺水肿而在数日内死亡。

(2) 心脏破裂(rupture of the heart)：少见，常在起病后 1 周内出现，多为心室游离壁破裂，导致心包积血，最后因急性心包填塞而猝死。偶为心室间隔破裂导致心力衰竭和休克而在数日内死亡。心脏破裂如为亚急性，患者能存活数月。

(3) 栓塞(embolism)：见于起病后 1~2 周，发生率 1%~6%，左室附壁血栓脱落则引起脑、肾、脾或四肢等动脉栓塞。下肢静脉血栓部分脱落，则产生肺动脉栓塞。

(4) 心室膨胀瘤(cardiac aneurysm)：或称室壁瘤，主要见于左心室，发生率 5%~20%。体格检查可见左侧心界扩大。心电图示 ST 段持续抬高。超声心动图可见局部心缘突出，搏动减弱或有反常搏动。

(5) 心肌梗死后综合征(postinfarction syndrome)：发生率约 10%。于心肌梗死后数周至数月内出现，表现为反复发生心包炎、胸膜炎或肺炎，可能为机体对坏死物质的过敏反应。

【辅助检查】

1. 心电图　心电图呈进行性改变。有助于心肌梗死的诊断、定位、定范围、评估病情演变和预后。

(1) 特征性改变：ST 段抬高性心肌梗死者的心电图表现特点为：①ST 段抬高呈弓背向上型，在面向坏死区周围心肌损伤区的导联上出现；②宽而深的 Q 波（病理性 Q 波），在面向透壁心肌坏死区的导联上出现；③T 波倒置，在面向损伤区周围心肌缺血区的导联上出现。背向心肌梗死区的导联则出现相反的改变，即 R 波增高、ST 段压低和 T 波直立并增高。

非 ST 段抬高性心肌梗死者的心电图表现有两种：①无病理性 Q 波，有普遍 ST 段压低≥0.1mV，但 aVR 导联（有时还有 V_1 导联）ST 段抬高，或有对称性 T 波倒置。②无病理性 Q 波，也无 ST 段变化，仅有 T 波倒置。

(2) 动态性改变：ST 段抬高性心肌梗死：①起病数小时内，可尚无异常或出现异常高大两肢不对称的 T 波，为超急性期的改变；②数小时后，ST 段明显抬高，弓背向上，与直立的 T 波连接形成单相曲线。1~2 天内出现病理性 Q 波,同时 R 波减低,为急性期改变。70%~80% 的患者永久存在 Q 波;③早期如不干预,ST 段抬高持续数日至两周左右,逐渐回到基线水平,T 波则演变为平坦或倒置,为亚急性期改变;④数周至数月后,T 波呈 V 形倒置,两肢对称,波谷尖锐,为慢性期改变(陈旧期)。部分 T 波倒置可永久存在。

非 ST 段抬高性心肌梗死:除 aVR,有时 V_1 导联外,其他导联首先是 ST 段普遍压低,继而 T 波倒置呈对称型,但始终不出现 Q 波。ST 段和 T 波的改变持续存在 1~2 周以上。

(3) 定位和定范围:ST 段抬高性心肌梗死的定位和定范围可根据出现特征性改变的导联数来判断。V_1~V_3 提示前间隔病变,V_3~V_5 提示前壁病变,V_1~V_5 为广泛前壁病变,V_5~V_7 为侧壁病变,V_7、V_8 为正后壁;Ⅰ 与 aVL 为高侧壁病变,Ⅱ、Ⅲ、aVF 为下壁病变。

2. 实验室检查

(1) 起病 24~48 小时后白细胞可增至 $(10~20) \times 10^9/L$,中性粒细胞增多,嗜酸性细胞减少或消失;红细胞沉降率增快,均可持续 1~3 周。C 反应蛋白增高持续 1~3 周。

(2) 血心肌坏死标记物:其增高水平与心肌梗死范围及预后明显相关。①血肌红蛋白:起病后 2 小时内增高,12 小时达高峰,1~2 天恢复正常。其高峰较血清心肌酶出现早,而恢复则较慢,但缺乏特异性;②肌钙蛋白 I(cTnI)或 T(cTnT):为心肌结构蛋白,该蛋白含量的增高是诊断心肌梗死的敏感指标。起病 3~4 小时后增高,cTnI 于 11~24 小时达高峰,7~10 天恢复正常;cTnT 于 1~2 天达高峰,10~14 天降至正常;③肌酸激酶同工酶(CK-MB):较传统的肌酸磷酸激酶特异性高,敏感性好,且能较好地反映梗死的范围。起病后 4 小时内增高,16~24 小时达高峰,3~4 日恢复正常。

临床应综合评价心肌坏死标记物的变化,如肌红蛋白在心肌梗死后出现最早,也十分敏感,但特异性不够高。cTnI 和 cTnT 虽稍迟出现,但特异性高,缺点是持续时间长,对判断再梗死不利。CK-MB 对心肌梗死早期的诊断有较重要的价值。

3. 超声心动图　切面和 M 型超声心动图有助于了解心室壁的运动和左心室功能,可帮助诊断室壁瘤和乳头肌功能失调等。

4. 放射性核素检查　利用坏死心肌细胞中的钙离子能结合放射性锝焦磷酸盐的特点,静脉注射 ^{99m}Tc 焦磷酸盐,然后进行 "热点" 扫描或照相可显示心肌梗死的部位和范围。目前多用单光子计算机化体层扫描(SPECT)或正电子发射体层显像(PET)来判断心肌存活与否,效果更好。

【诊断与鉴别诊断】

根据典型的临床表现,心电图的动态演变及心肌坏死的血清标记物诊断本病并不困难。对老年患者,突然发生严重心律失常、休克、心力衰竭而原因未明,或突然发生较重而持续较久的胸闷或胸痛者,都应考虑本病的可能。非 ST 段抬高性心内膜下心肌梗死的血清心肌标记物的诊断价值更大。

鉴别诊断要考虑以下疾病:

1. 心绞痛　鉴别要点见表 3-5-2。

表 3-5-2　急性心肌梗死与心绞痛的鉴别要点

		心绞痛	急性心肌梗死
疼痛	部位	胸骨上、中段之后	同心绞痛,或在较低位或上腹部
	性质	压榨性或窒息性	相似,但更剧烈
	诱因	劳力、情绪激动、饱餐等	不常有
	时限	短,1~5 分钟或 15 分钟以内	长,数小时或 1~2 天
	频率	频繁发作	不频繁
	硝酸甘油疗效	显著缓解	作用较差
气喘或肺水肿		极少	常有
血压		升高或无显著改变	常降低,甚至休克
体温、ESR、WBC		无改变	增高
血心肌坏死标记物		无改变	增高
心电图变化		无变化或暂时性 ST-T 变化	特征性和动态性变化

2. 主动脉夹层　胸痛一开始即达高峰,常放射到背、肋、腹、腰和下肢,两上肢的血压和脉搏可有明显差别,可有偏瘫和主动脉瓣关闭不全的表现等可资鉴别。二维超声心动图检查有助于诊断。

3. 急性肺动脉栓塞　可发生胸痛、咯血、呼吸困难和休克。但有急性右心衰竭的表现,如发绀、颈静脉充盈、肝大、下肢水肿等。心电图示 I 导联 S 波加深,III 导联 Q 波明显。

【治疗要点】

对 ST 段抬高的急性心肌梗死,强调及早发现,尽快住院,并加强院前的就地处理。尽量缩短患者就诊、检查、处置及转运的时间。治疗原则是尽快恢复心肌的血液灌注(到达医院 30 分钟内开始溶栓或 90 分钟内开始 PCI 治疗),以挽救濒死的心肌,防止梗死范围扩大,缩小心肌缺血范围,保护和维持心脏功能,及时处理严重心律失常、泵衰竭和各种并发症,防止猝死,使患者不但能度过急性期,且康复后还能保持尽可能多的有功能的心肌。

1. 一般治疗

(1) 休息:急性期卧床休息,减少探视,保持环境安静,同时防止不良刺激。

(2) 吸氧:有血氧饱和度降低者或呼吸困难症状者最初几日内,间断或持续给予氧疗。但对无低氧血症者,吸氧可能无益。

(3) 监测:在冠心病监护室(coronary care unit,CCU)进行生命体征监测,必要时需行血流动力学监测。

(4) 建立静脉通道,保证给药途径畅通。

(5) 阿司匹林:无禁忌者立即服用或嚼服肠溶阿司匹林 150~300mg/qd,3 天后改为 75~150mg/qd,长期服用。

2. 解除疼痛　选用下列药物尽快解除疼痛:

(1) 哌替啶 50~100mg 肌内注射或吗啡 5~10mg 皮下注射,必要时 1~2 小时后再注射一次,以后每 4~6 小时可重复应用。

(2) 疼痛较轻者可用可待因或罂粟碱 0.03~0.06g 肌内注射或口服。

(3) 可试用硝酸甘油 0.3mg 或硝酸异山梨醇酯 5~10mg 舌下含服或静脉滴注,要注意心率增快和血压降低,合并心动过缓时禁用。

3. 再灌注心肌治疗　心肌再灌注疗法可有效地解除疼痛。起病 3~6 小时最多在 12 小时内,使闭塞的冠状动脉再通,心肌得到再灌注,濒临坏死的心肌可能得以存活或使坏死范围缩小,改善预后,是一种非常积极有效的治疗措施。

(1) 介入治疗(percutaneous coronary intervention,PCI)可分为:

1) 直接 PCI:早期因认为支架置入后容易产生支架内血栓而尽量避免植入支架。随着支架安置术的提高和抗血小板治疗的进步,支架内亚急性血栓的发生率已降至 1% 以下。急性心肌梗死时,既可直接置入支架,又可在直接 PTCA 的并发夹层或急性闭塞补救性置入。即便是高危病变患者,直接支架仍然可行,其即刻成功率为 94%~100%,死亡率低于直接 PTCA。直接支架安全有效,并可以减少住院期间心肌缺血和急性闭塞,提高无事件生存率。故直接 PTCA 仍然是目前公认的 AMI 最佳治疗选项之一。

2) 补救性 PCI:即溶栓治疗后有明显胸痛,抬高的 ST 段无明显降低者,应尽快行冠脉造影,有相关动脉未再通者宜立即行补救性 PCI。

3) 溶栓再通者的 PCI 即溶栓成功后,患者如无缺血复发表现,可在 7~10 天后行冠状造影,有残留的狭窄病变适宜于 PCI 者。

有关 PCI 的适应证、禁忌证、操作步骤及护理见第三章第十一节。

(2) 溶栓疗法:无条件行 PCI 治疗或因患者就诊延误、转运患者到有条件做介入的单位的过程中将会错过再灌注时机,如无禁忌应在当地医院立即(接诊后 30 分钟内)行溶栓治疗。

1) 适应证:①心电图改变至少 2 个相邻导联 ST 段抬高(肢导≥0.1mV,胸导≥0.2mV),或病史提示急性心肌梗死伴左束支传导阻滞,起病时间 <12 小时,年龄 <75 岁;②ST 段显著抬高的急性心肌梗死,年龄 >75 岁,经慎重权衡利弊后仍可考虑;③ST 段抬高性急性心肌梗死,发病时间已达 12~24 小时,但如仍有进行性缺血性胸痛,广泛 ST 段抬高者也可考虑。

2) 禁忌证:①既往发生过出血性脑血管意外,1 年内发生过缺血脑卒中或脑血管事件;②颅内肿瘤;③2~4 周内有活动性内脏出血、创伤史、>10 分钟的心肺复苏;④可疑夹层动脉瘤;⑤入院时有严重而未控制的高血压(至少两次测定结果血压 >180/110mmHg),或慢性严重高血压病史;⑥目前正在使用治疗剂量的抗凝药或已知有出血倾向;⑦近期(<3 周)有外科大手术,或近期(<2 周)曾有在不能压迫部位的大血管行穿刺术。

3) 溶栓药:以纤溶酶激活剂激活血栓中纤维蛋白溶酶原,使其转变为纤维蛋白溶酶而溶解冠状动脉内的血栓。常用溶栓药物:①第一代溶栓药:尿激酶、链激酶,不具纤维蛋白选择性。国内常用尿激酶 30~60 分钟内静脉滴注 150~200 万 U。或链激酶皮试阴性后,以 150 万 U 静脉滴注,在 60 分钟左右滴完;②第二代溶栓药:重组组织型纤溶酶原激活剂(rt-PA),重组单链尿激酶原激活剂(SCU-PA)等,具有相对纤维蛋白选择性的溶栓药物,用于静脉或冠状动脉内注射,对血栓有高度选择性,因而起效较快,随即应用肝素抗凝以维持疗效,剂量为 90 分钟内静脉滴注 50~100mg,可先 1 次注射 10~15mg,继而 30 分钟静脉滴注 50mg,余量在其后的 60 分钟内用完;冠状动脉内用量减半。同时用肝素治疗。

4) 再通标准:冠状动脉造影是判断溶栓治疗后血管开通的金标准。或根据:①抬高的 ST 段在 2 小时内回降 >50%;②2 小时内胸痛基本消失;③2 小时内出现再灌注心律失常;④血清 CK-MB 酶峰提前至 14 小时内等指标来间接判断溶栓是否成功。

4. 心律失常的处理 及时消除心律失常,以免演变为严重的心律失常甚至猝死。

(1) 室颤或持续多形性室速:应尽快采用直流电除颤或复律。单形性室性心动过速药物治疗不满意时应尽早用同步直流电复律。

(2) 室性早搏:以前认为"警告性心律失常"即频发室早(>5次/分)、多形性室早、R on T现象和成对室早预示着心室颤动的发生,现在发现其警示作用并不强。可用利多卡因 50~100mg 静脉注射,每 5~10 分钟重复 1 次,至室早消失或总量达 300mg,然后以 1~3mg/min 的速度静滴维持。反复发作者可用胺碘酮。

(3) 缓慢性心律失常:可用阿托品 0.5~1mg 肌肉或静脉注射。

(4) 传导阻滞:Ⅱ度或Ⅲ度房室传导阻滞伴血流动力学障碍者,宜考虑临时起搏治疗。

(5) 室上性快速心动过速:宜选用维拉帕米或美托洛尔或胺碘酮治疗。药物疗效不佳时用同步直流电复律。

5. 控制休克 判断休克的原因,是单纯心源性,还是伴周围血管舒缩障碍或血容量不足等因素存在,进而分别处理。

(1) 补充血容量:估计有血容量不足,中心静脉压和肺楔嵌压低者,用低分子右旋糖酐或 5%~10% 葡萄糖液静脉滴注,输液后如中心静脉压上升 >18cmH$_2$O,肺楔嵌压 >15~18mmHg 则应停止输注。右心室梗死时,中心静脉压的升高则未必是补充血容量的禁忌。

(2) 应用血管活性药物:补充血容量后血压仍不升,而肺楔嵌压和心排出量正常时,提示周围血管张力不足,可在 5% 葡萄糖液 100ml 中加入多巴胺或去甲肾上腺素静脉滴注。亦可选用多巴酚丁胺,20~25mg 溶于 5% 葡萄糖溶液中,以 2.5~10μg/(kg·min) 滴注。经上述处理血压仍不升,而肺楔嵌压增高,心排血量低或周围血管显著收缩以致四肢厥冷并有发绀时,加用硝普钠或硝酸甘油治疗。

(3) 其他:在上述基础上,还应注意纠正酸中毒、避免脑缺血、保护肾功能,必要时应用强心甙等。

上述治疗无效时,用主动脉内气囊反搏术进行辅助循环,然后作选择性冠状动脉造影,随即施行坏死心肌切除和主动脉冠状动脉旁路移植手术,可挽救一些患者的生命。

6. 治疗心力衰竭 主要是治疗急性左心衰竭,以应用吗啡(或哌替啶)和利尿剂为主,亦可选用血管扩张剂减轻左心室的后负荷,或用多巴酚丁胺 10μg/kg·min 静脉滴注等治疗。洋地黄类药物因可能引起室性心律失常宜慎用。有右心室梗死的患者应慎用利尿剂。其他治疗参考第三章第二节。

7. 其他治疗 下列疗法可能有助于挽救濒死心肌,防止梗死范围扩大,促进愈合。

(1) β 受体阻滞剂和转换酶抑制剂:在无禁忌证的前提下,起病早期尽早应用美托洛尔或阿替洛尔等 β 受体阻滞剂,尤其是前壁心肌梗死伴有交感神经功能亢进者,可能防止梗死范围的扩大,改善急、慢性期的预后,但应注意其对心脏收缩功能的抑制。转换酶抑制剂中的卡托普利有助于改善恢复期的心肌重构,降低心力衰竭的发生率,从而降低死亡率。

(2) 极化液疗法:氯化钾 1.5g、普通胰岛素 8U 加入 10% 葡萄糖液 500ml 中,静脉滴注,1~2 次/天,7~14 天为一个疗程。极化液可促进心肌摄取和代谢葡萄糖,使钾离子进入细胞内,恢复细胞膜的极化状态,以利于心脏的正常收缩、减少心律失常,并促使抬高的ST段回降。

(3) 抗凝疗法:目前抗凝多用在溶栓疗法之后,单独应用则少。在梗死范围较广、复发性梗死、或有梗死先兆而又有高血凝状态者可考虑应用。

8. 并发症的处理　并发栓塞时,用溶栓和(或)抗凝疗法。有影响心功能或引起严重心律失常的室壁瘤,宜手术切除。心脏破裂和乳头肌功能严重失调都可考虑紧急手术治疗。心肌梗死后综合征可用糖皮质激素或阿司匹林等治疗。

【主要护理诊断/问题】

1. 疼痛:胸痛　与心肌缺血坏死有关。

2. 活动无耐力　与心脏泵血能力下降有关。

3. 有便秘的危险　与进食少、活动少、排便方式改变及焦虑有关。

4. 潜在并发症:心律失常。

【护理措施】

1. 病情观察

(1) 尽早入住CCU病房,给予心电及血压监护,持续监测患者心电图变化,及时发现心率、心律及血压的变化。监测人员必须极端负责,既不放过任何有意义的变化,又保证患者安静休息。除颤仪处于备用状态,同时准备好起搏器、气管插管等抢救物品及抢救药物。

(2) 定时抽血监测心肌坏死标记物的变化情况。

2. 休息与活动

(1) 发病初期12小时卧床休息,有利于减少心肌耗氧量,缩小梗死范围。如有并发症,则延长卧床时间。

(2) 活动指导:活动可促进侧支循环的形成,防止深静脉血栓形成,预防便秘,提高活动耐力。目前主张尽早活动。

1) 评估患者病情、并发症及年龄等情况,若患者胸痛不明显、生命体征稳定时可进行康复训练。经有效的再灌注治疗可酌情提早活动,尤其是55岁以下的早发冠心病患者。

2) 向患者解释活动的重要性,说明活动耐力的恢复是一个循序渐进的过程,既不能操之过急,过早或过度活动,也不能因担心病情而不敢活动。根据病情确定患者活动处方,并按此处方进行活动。

3) 个体化运动方案:若无并发症,12~24小时内鼓励患者床上行肢体活动,24小时后允许坐床边椅。在此期间,协助患者洗漱、进餐,鼓励其自理部分日常活动如梳头、自行进餐,以增加自我价值感。再逐步过渡到床边活动,患者若无低血压,第3天可在病房内行走,4~5天逐步增加活动,5~7天可在病室外走廊散步、辅助如厕、医疗体操、洗澡、试着上下一层楼梯等,直至每天3次步行,每次100~150米。

4) 活动时的监测:任何活动以不引起任何不适为前提。开始活动时,医护人员应严密监测患者的主诉、脉搏及血压,心率增加10~20次/分为正常反应,运动时心率增加<10次/分提示运动量不足,可加大运动量,进入高一阶段的训练。若运动时心率增加>20次/分,收缩压降低>15mmHg,出现心律失常,或心电图ST段缺血型下降≥0.1mV或抬高≥0.2mV,则应退至前一个运动水平。

出现下列情况时应减缓运动进程或停止运动：①胸痛、气喘、心悸、头晕、恶心等；②心肌梗死3周内活动时，心率增加>20次/分，血压变化>20mmHg；③心肌梗死6周内活动时，心率变化>30次/分，血压变化>30mmHg。

3. 饮食护理 起病后4~12小时内给予流质饮食，然后给予低脂、低热量、适量蛋白质、丰富维生素、富含纤维素的清淡易消化饮食，提倡少食多餐，忌暴饮暴食。避免刺激性食物如咖啡、可乐，并戒烟戒酒。

4. 用药及再灌注治疗的护理

（1）用药护理

1）硝酸酯类：舌下含化时，向患者解释硝酸酯类制剂的不良反应有头昏、头胀痛、头部跳动感、面红。静脉点滴硝酸甘油者，应严格控制滴速，以免造成低血压。密切监测血压变化，维持收缩压在100mmHg以上。

2）使用吗啡等镇痛剂时应密切观察呼吸情况。

（2）再灌注治疗

1）PCI治疗按介入护理常规，具体见本章第十一节。

2）溶栓治疗的护理：①治疗前应询问患者有无脑血管病病史、活动性出血和出血倾向、严重而未控制的高血压、近期大手术或外伤史等溶栓禁忌证。查血常规、出凝血时间和血型。根据医嘱准确迅速地配制并输注溶栓药物；②治疗后应监测溶栓是否成功的间接指标，如胸痛改善、ST段回降、再灌注性心律失常及心肌酶的变化情况。同时密切监测溶栓后的不良反应如出血包括皮肤黏膜出血、血尿、便血、咯血、颅内出血等，过敏反应或低血压（收缩压<90mmHg）等，一旦出现，应汇报医生紧急处理。

5. 对症护理

（1）胸痛：①遵医嘱给予哌替啶或吗啡止痛。定时给予硝酸甘油或硝酸异山梨酯，尽快增加冠脉血流，缓解疼痛。及时询问患者疼痛的变化情况。②间断或持续给氧，氧流量2~5L/min，因吸氧可以改善心肌缺氧，缩小梗死面积，减轻或缓解疼痛。

（2）便秘：排便护理在急性心肌梗死（AMI）中非常重要，无论是急性期还是恢复期的患者常因便秘而诱发心律失常、心绞痛、心源性休克、心力衰竭，甚至发生猝死。①调整饮食，给予一定的水分，增加富含纤维素食物如蔬菜、红薯、香蕉等的摄入，无糖尿病的患者可食用蜂蜜（20ml/d）等，促进排便；②加强腹部按摩；③允许患者使用床边坐便器，排便时提供隐蔽环境；④可常规或必要时使用缓泻剂，以防排便用力后病情加重。一旦出现排便困难，应立即给予开塞露或低压灌肠。如常规使用开塞露无效，可采用下述灌肠法：患者取左侧卧位，将开塞露吸入注射器，后者连接细肛管，润滑后插入肛门，深度为15cm左右，使肛管末端到达粪便处，然后边推注边退撤肛管，使开塞露和粪便充分混合，软化粪便，同时使肠腔内压力增加，刺激直肠壁产生明显排便反射，使粪便顺利排出，效果显著；⑤避免排便时过度屏气，防止因腹内压急剧升高，反射性引起心率及冠状动脉血流量变化而发生意外；⑥排便前可预防性口服消心痛，排便时，医护人员应在床旁守护，严密观察ECG的改变，防止发生意外。

6. 心理护理

（1）疼痛发作期应设专人陪护，允许患者表达其内心感受，及时给予心理支持，如告知患者在心脏监护病房，有经验丰富的医护人员和先进的治疗方法、监护设备，最终会帮助患者转危为安等。

（2）向患者简要讲解疾病过程及治疗配合，说明不良情绪对疾病产生的影响。通过暗示、说服等方法，让患者学会放松，转移注意力，消除恐惧心理，使其自觉控制焦虑、恐惧等不良情绪。

（3）医护人员应以一种快节奏但有条不紊的方式进行工作，以取得患者的信任，增加患者渡过难关的信心。抢救危重患者时应注意保护周围患者，并将监护仪的报警声尽量调低，以免增加患者心理负担。

【其他相关护理诊断】

1. 自理缺陷　与医源性限制有关。

2. 焦虑　与担心疾病预后有关。

3. 恐惧　与剧烈疼痛伴濒死感有关。

4. 睡眠型态紊乱　与疼痛、担心疾病预后有关。

5. 潜在并发症：心力衰竭、心源性休克、心搏骤停。

6. 无效性生活型态　与梗死心肌不能参与射血，导致活动无耐力及性知识缺乏有关。

【中医护理概要】

见心绞痛"中医护理概要"。

【健康教育】

心肌梗死的健康教育除参见"心绞痛"患者的内容外，还应注意以下方面：

1. 饮食指导　严格控制饱和脂肪（占总热量的 7% 以下）和胆固醇（<200mg/d）的摄入。指导患者避免食用下列食品：①所有的脂肪、黄油、猪油等；②蛋黄、鱼卵、奶油及动物内脏；③煮熟后制成罐头的食品如果酱、果冻、加糖果汁等。

2. 戒烟　讲解烟对健康特别是心血管方面的危害，并告知戒烟方法、戒烟过程等方面的知识，然后根据患者的具体情况制定戒烟计划，包括戒烟方法、戒烟时间、防止重新吸烟的措施，并争取家属一起监督执行该计划。提醒患者避免被动吸烟。

3. 运动指导　宜采取低强度长期性的锻炼项目。运动前应进行热身活动，运动中使患者达到其最大心率的 60%~65%。开始阶段可采取步行，以后慢跑、太极拳、骑自行车、游泳等，每周运动 3~4 天。无并发症的患者，心肌梗死 6~8 周后可恢复性生活，但应适度；如出现心率和呼吸增快持续 20~30 分钟，或有胸痛症状，应节制性生活。2~4 个月的康复运动锻炼后，可酌情恢复工作。重体力劳动、高空作业及其他精神紧张的工种应给予更换。

4. 用药指导　定期复查、坚持服药。告知药物不良反应。

5. 技能指导　心肌梗死是心源性猝死的高危因素，故应教会患者或家属测量脉搏，教会照顾者心肺复苏的技术。

【结语】

心肌梗死是指在冠状动脉病变的基础上，发生冠状动脉血供急剧减少或中断，使相应的心肌严重而持久地急性缺血所致的心肌坏死。心肌梗死的基本病变为冠脉粥样斑块的破裂及血栓形成。其临床表现为持久的胸骨后剧烈疼痛、发热、白细胞计数和血清心肌酶增高，以及心电图进行性改变。可发生心律失常、休克或心力衰竭，属急性冠脉综合征的严重类型,需要紧急介入治疗或溶栓治疗。住院期间加强症状护理、排便护理、活动指导及心理护理。

第六节　原发性高血压

原发性高血压(primary hypertension)是以血压升高为主要临床表现,伴或不伴有多种心血管危险因素的综合征,通常简称为高血压。高血压是多种心、脑血管疾病的重要病因和危险因素,影响重要脏器(如心、脑、肾)的结构与功能,最终导致这些器官的功能衰竭,是心血管疾病死亡的主要原因之一。

高血压的患病率和发病率在不同国家、地区或种族之间有差别,工业化国家较发展中国家高,欧美国家高于亚非国家,美国黑人约为白人的 2 倍。我国高血压患病率和流行存在地区、城乡和民族差别,北方高于南方;沿海高于内地;城市高于农村;高原少数民族地区患病率较高。男、女患病率差别不大。

知识链接 ↘

高血压患病状况

从 1980 年到 1991 年的 10 年间,我国人群高血压患病率增长了 54%,患病率呈现逐年升高的趋势。2002 年卫生部组织的营养与健康状况调查显示,我国 18 岁以上成人高血压患病率已达到 18.8%,估计全国患病人数约 1.6 亿,与 1991 年资料相比又上升了 31%。然而现有的患者中,知晓率仅为 30.2%,治疗率为 27.4%,控制率为 6.1%,依然很低。

目前,我国采用的高血压的定义为收缩压≥140mmHg 和(或)舒张压≥90mmHg。根据血压升高水平,进一步分为 1~3 级(见表 3-6-1)。

表 3-6-1　高血压的分类

类别	收缩压(mmHg)	舒张压(mmHg)
正常血压	<120	<80
正常高值	120~139	80~89
高血压		
1 级(轻度)	140~159	90~99
2 级(中度)	160~179	100~109
3 级(重度)	≥180	≥110
单纯收缩期高血压	≥140	<90

注:当收缩压与舒张压分别属于不同分级时,以较高的级别作为标准。以上标准适用于男、女性任何年龄的成人。

【病因与发病机制】

1. 病因　高血压的病因目前认为是多因素,在遗传易感性基础上加上环境因素的作用,使正常血压调节机制失代偿。

(1)遗传因素:一般认为遗传因素占 40%。高血压具有明显的家族聚集性。父母均为高血压,子女发病概率达到 46%,约 60% 的高血压患者有家族史。高血压的遗传可能存在主要基因显性遗传和多基因关联遗传两种方式。在遗传表型上,血压升高的发生率、血压高度、并发症发生以及其他有关因素(如肥胖)均有遗传性。

（2）环境因素：主要包括饮食、精神应激等，约占60%。

1）饮食：不同地区人群血压水平、高血压患病率与钠盐平均摄入量显著相关。摄盐过多导致血压升高主要见于对盐敏感的人群。钾摄入量与血压升高呈负相关；摄入高蛋白质（动物和植物蛋白质）可升压；饮食中饱和脂肪酸或饱和脂肪酸/不饱和脂肪酸比值高也可升压；饮酒量与血压水平线性相关（尤其是收缩压），每天摄入乙醇>50g可明显增高高血压的发病率。

2）精神应激：长期反复的过度紧张与精神刺激可引起高血压。因此，城市脑力劳动者、从事精神紧张度高的职业者、长期在噪声环境中生活或工作者发生高血压的较多。

3）其他因素：超重或肥胖是血压升高的重要危险因素。体重指数（BMI）是衡量肥胖程度的指标，血压与BMI呈显著正相关，高血压患者约1/3有不同程度肥胖，腹型肥胖者容易发生高血压。此外，服用避孕药可引起轻度高血压，但可逆转。阻塞性睡眠呼吸暂停综合征（SAHS）患者50%有高血压，血压高度与SAHS病程有关。

2. 发病机制　血压主要取决于心输出量和体循环的外周血管阻力。心输出量又受心脏舒缩功能、心率、血容量和回心血量的影响，外周血管阻力主要取决于血管管腔大小和血液黏稠度，血管管腔大小又受神经、体液和血管本身各种复杂因素的影响。

（1）各种发病因素（如过度紧张、精神刺激等）使大脑皮质下神经中枢功能发生变化，各种神经递质浓度与活性异常，导致交感神经系统活动亢进，血浆儿茶酚胺浓度升高，阻力小动脉收缩增强。

（2）各种原因引起肾性水钠潴留，机体为避免心输出量增高使组织过度灌注，全身阻力小动脉收缩增强，导致外周血管阻力增高，也可能通过排钠激素分泌释放增加，在排泄水钠的同时使外周血管阻力增高。

（3）由于小动脉痉挛，引起肾脏缺血，肾素分泌增加，将肝脏产生的血管紧张素原水解为血管紧张素Ⅰ，再经血管紧张素转换酶（ACE）的作用，形成血管紧张素Ⅱ，后者有强烈的收缩小动脉平滑肌的作用，引起外周血管阻力进一步增加。另外血管紧张素Ⅱ可刺激肾上腺皮质球状带，使醛固酮分泌增加，导致水钠潴留，血容量增加，最终使血压进一步升高。

此外，细胞膜离子转运异常、胰岛素抵抗、血管活性物质等亦参与高血压的发生。

【临床表现】

1. 症状和体征　大多数起病缓慢、渐进，一般缺乏特殊的临床表现。早期常无症状，测量血压或发生心、脑、肾等并发症时才发现。一般表现有头晕、头痛、颈项板紧、疲劳、耳鸣、心悸等，呈轻度持续性，多数休息后缓解，在紧张或劳累后加重，也可出现视力模糊、鼻出血等严重症状。高血压时体征较少，听诊可闻及主动脉瓣区第二心音亢进、主动脉瓣区杂音或收缩早期喀喇音，病程较长者可出现心脏扩大，可闻及第四心音。

2. 恶性或急进性高血压　少数患者病情急骤发展，舒张压持续高于130mmHg。表现为头痛、视力模糊、眼底出血、渗出和乳头水肿；特点为肾脏损害突出，持续蛋白尿、血尿与管型尿；病情进展迅速，如不及时治疗，预后很差，死因常为肾衰竭、脑卒中或心力衰竭。

3. 并发症　血压长期持久升高可导致靶器官受损。

（1）高血压危象：因紧张、疲劳、寒冷、突然停服降压药等诱因，小动脉发生强烈痉挛，血压急剧上升产生危急症状。出现头痛、烦躁、眩晕、恶心、呕吐、心悸、气急、视力模糊等严重症状,以及伴有动脉痉挛累及的靶器官缺血症状。在高血压的早期与晚期均可发生。

(2) 高血压脑病:由于过高的血压突破了脑血流自动调节范围,脑组织血流灌注过多引起脑水肿。表现为严重头痛、呕吐、意识障碍、精神错乱、昏迷或惊厥。

(3) 脑血管病:包括脑出血、脑血栓形成、腔隙性脑梗死、短暂性脑缺血发作等。

(4) 心力衰竭:高血压可引起心脏形态和功能改变。早期左心室后负荷增加,可致心室肥厚、扩大,后期心功能失代偿,最终导致心力衰竭。

(5) 慢性肾衰竭:长期持久高血压致进行性肾小球硬化,并加速肾动脉粥样硬化的发生,肾功能减退,晚期出现肾衰竭。

(6) 主动脉夹层:严重高血压促使主动脉夹层形成,血液深入主动脉壁中层形成夹层血肿,并沿着主动脉壁延伸剥离,常可致死。

【辅助检查】

1. 常规检查 项目包括血常规、尿常规、血糖、肾功能、血脂(胆固醇和甘油三酯)、血尿酸和心电图,有助于发现相关危险因素和靶器官损害。根据需要和条件可以检查眼底、超声心动图、血电解质等。

2. 特殊检查 有目的、有选择性的做一些特殊检查,如 24 小时动态血压监测、心率变异、颈动脉内膜中层厚度、动脉弹性功能测定、血浆肾素活性等。

【诊断与鉴别诊断】

1. 高血压诊断 主要根据测量的血压值。采用经核准的水银柱或电子血压计,测量安静休息坐位时上臂肱动脉部位血压。诊断依据是非药物状态下 2 次或 2 次以上非同日血压测定所得的平均值,应排除其他疾病导致的继发性高血压。需要注意的是,判断是否血压升高不能仅凭几次血压测量值来确定,还要通过一段时间的随访,观察血压变化和总体水平。

2. 高血压危险度分层 高血压的预后不仅与血压升高水平有关,而且与其他心血管危险因素及靶器官损害程度有关。为了便于指导治疗和判断预后,目前主张对高血压患者作心血管危险分层,将高血压患者分为低危、中危、高危和极高危。分层标准根据血压水平、其他心血管危险因素、糖尿病、靶器官损害以及并发症情况,具体见表 3-6-2。

(1) 用于分层的其他心血管危险因素:①血压水平(1、2、3 级);②男性 >55 岁,女性 >65 岁;③血胆固醇(TC)>5.72mmol/L(220mg/dl);④吸烟;⑤糖尿病;⑥早发心血管疾病家族史(一级亲属发病年龄 <50 岁);⑦腹型肥胖(腹围:男性 ≥85cm,女性 ≥85cm)或体重指

表 3-6-2 高血压患者心血管危险分层标准

其他危险因素和病史	血压(mmHg)		
	1 级(收缩压 140~159 或舒张压 90~99)	2 级(收缩压 160~179 或舒张压 100~109)	3 级(收缩压 ≥180 或舒张压 ≥110)
无其他危险因素	低危	中危	高危
1~2 个危险因素	中危	中危	极高危
3 个以上危险因素或糖尿病或靶器官损害	高危	高危	极高危
有并发症	极高危	极高危	极高危

数 >28。

(2) 用于分层的靶器官损害：①左心室肥厚（心电图或超声心动图）；②微量白蛋白尿 30~300mg/24 小时或血肌酐轻度升高（男性 115~133μmol/L，女性 107~124μmol/L）；③颈动脉超声证实有动脉斑块或内膜中层厚度≥0.9mm。

(3) 用于分层的并发症：①心脏疾病（心绞痛、心肌梗死、冠状动脉血运重建、心力衰竭）；②脑血管疾病（脑出血、缺血性脑卒中、短暂性脑缺血发作）；③肾脏疾病（糖尿病肾病、血肌酐：男性 >133μmol/L，女性 >124μmol/L、临床蛋白尿 >300mg/24h）；④血管疾病（主动脉夹层、外周血管病）；⑤高血压性视网膜病变（出血或渗出、视神经盘水肿）。

在高血压危险度分层的因素中，除了危险因素外，靶器官损害是否至关重要。靶器官损害不仅加速心、脑血管病发生，而且成为预测心、脑血管病的危险标记。左心室肥厚、颈动脉内膜中层厚度增加或粥样斑块、动脉弹性功能减退和微量白蛋白尿等靶器官损害，目前被公认为是心血管危险的重要标记。

【治疗要点】

高血压目前尚无根治方法，主要采取降压治疗，降压的主要目的是减少高血压患者心、脑血管病的发生率和死亡率。血压控制目标值原则上是将血压降至患者能耐受的最高水平，目前一般主张血压控制目标值至少 <140/90mmHg，糖尿病或慢性肾脏病合并高血压患者，血压控制目标值 <130/80mmHg，老年收缩期性高血压的降压目标水平，收缩压 140~150mmHg，舒张压 <90mmHg（不低于 65~70mmHg）。

1. 改善生活行为 适用于所有高血压患者，包括使用降压药物治疗的患者。具体措施参考健康教育。

2. 降压药物治疗 对象为：①高血压 2 级或以上患者；②高血压合并糖尿病，或已经有心、脑、肾靶器官损害和并发症患者；③凡血压持续升高，改善生活行为后血压仍未获得有效控制患者；④高危和极高危患者必须使用降压药物强化治疗。

(1) 降压药的种类：目前常用降压药物可归纳为五大类，即利尿剂、β 受体阻滞剂、钙通道阻滞剂（CCB）、血管紧张素转换酶抑制剂（ACEI）和血管紧张素 Ⅱ 受体阻滞剂（ARB），具体见表 3-6-3。

(2) 降压药的作用特点：

1) 利尿剂：各种利尿剂的降压效果相仿，噻嗪类使用最多，利尿剂起效较平稳、缓慢，持续时间相对较长，作用持久，服用 2~3 周后作用达高峰。适用于轻、中度高血压，在盐敏感性高血压、合并肥胖或糖尿病、更年期女性和老年高血压有较强的降压效果。利尿剂能增强其他降压药的疗效，袢利尿剂主要用于肾功能不全时。

2) β 受体阻滞剂：降压效果迅速、强力，适用于各种不同严重程度高血压，尤其是心率较快的中、青年患者或合并心绞痛者，对老年人高血压疗效较差。

3) 钙通道阻滞剂：降压迅速，降压疗效和降压幅度相对较强，短期治疗一般能降低血压 10%~15%，剂量与疗效呈正相关，疗效的个体差异性较小，与其他类降压药物联用能明显增强降压作用，对血脂、血糖代谢无明显影响。钙通道阻滞剂还具有的优势是对老年患者有较好的降压效果，高钠摄入不影响降压效果，对嗜酒患者也有显著降压效果，不受非甾体类抗炎药的干扰，可用于合并糖尿病、冠心病或外周血管病患者，长期使用还具有抗动脉粥样硬化作用，依从性较好。

表 3-6-3 常用降压药名称、剂量及用法

药物分类	药物名称	剂量(mg)	用法(每日)
利尿剂			
噻嗪类	氢氯噻嗪	12.5	1~2 次
	氯噻酮	25~50	1 次
袢利尿剂	呋塞米	20~40	1~2 次
醛固酮受体拮抗剂	螺内酯	20~40	1~2 次
保钾利尿剂	氨苯蝶啶	50	1~2 次
β 受体阻滞剂	普萘洛尔	10~20	2~3 次
	美托洛尔	25~50	2 次
	阿替洛尔	50~100	1 次
	比索洛尔	5~10	1 次
	卡维洛尔	12.5~25	1~2 次
	倍他洛尔	10~20	1 次
钙通道阻滞剂			
二氢吡啶类	硝苯地平	5~10	3 次
	硝苯地平控释剂	30~60	1 次
	氨氯地平	5~10	1 次
非二氢吡啶类	维拉帕米缓释剂	240	1 次
	地尔硫䓬缓释剂	90~180	1 次
血管紧张素转换酶抑制剂	卡托普利	12.5~50	2~3 次
	依那普利	10~22	2 次
	贝那普利	12.5~25	1~2 次
	培哚普利	4~8	1 次
血管紧张素 Ⅱ 受体阻滞剂	缬沙坦	80~160	1 次
	氯沙坦	50~100	1 次
	厄贝沙坦	150~300	1 次
	替米沙坦	40~80	1 次

4) 血管紧张素转换酶抑制剂:降压起效缓慢,逐渐增强,3~4 周时达最大作用,限制钠盐或联用利尿剂可使起效迅速、作用增强。对肥胖、糖尿病和靶器官(心脏、肾脏)受损的高血压患者有较好的疗效,特别适用于心力衰竭、心肌梗死后、糖耐量减退或糖尿病肾病的高血压患者。

5) 血管紧张素 Ⅱ 受体阻滞剂:降压作用起效缓慢、持久而平稳,一般在 6~8 周时达最大作用,持续时间能达 24 小时以上,低盐饮食或联用利尿剂能明显增强疗效,多数 ARB 的疗效与剂量呈正相关。此类药物最大的特点是不良反应很少,持续治疗的依从性高。与 ACEI 并列推荐为常用五大降压药物之一。

除了上述五大类主要降压药物外,还有交感神经抑制剂(利血平、可乐定)、直接血管扩张剂(肼屈嗪)、α_1 受体阻滞剂(哌唑嗪、特拉唑嗪)等,不主张单独使用,但在复方制剂或联合治疗时仍在使用。

(3) 降压治疗方案:单独或联合使用药物时应从小剂量开始,逐渐增加剂量。临床实

际使用时根据患者具体情况(如危险度分层、降压疗效、不良反应、药物费用等)选择适合的降压药。目前认为,2 级高血压患者在开始治疗时就可以两种降压药物联合治疗,联合治疗有利于相对较短时间内达到降压目标,也有利于减少不良反应。联合治疗应采用不同降压机制的药物,选择合理的联合治疗方案,对于有并发症或合并症的患者,降压药和治疗方案的选择应个体化。

3. 高血压急症的治疗　高血压急症是指短期内(数小时或数天)血压重度升高,舒张压 >130mmHg 和(或)收缩压 >200mmHg,伴有重要器官组织(心、脑、肾脏、眼底、大动脉)的严重功能障碍或不可逆性损害。及时正确处理高血压急症十分重要,可在短时间内缓解病情,预防靶器官损害,降低死亡率。处理高血压急症时迅速降低血压,合理选择降压药物(常首选硝普钠),不同高血压急症(脑出血、脑梗死、急性冠脉综合征)按原则处理。

【主要护理诊断 / 问题】

1. 疼痛:头痛　与血压升高有关。

2. 有受伤的危险　与头晕、视力模糊、意识障碍或发生直立性低血压有关。

3. 知识缺乏:缺乏疾病预防、保健、用药知识。

4. 潜在并发症:高血压急症。

【护理措施】

1. 病情观察　定期监测血压并记录,密切观察有无并发症的表现,一旦发现血压急剧升高、剧烈头痛、呕吐、烦躁不安、视力模糊、意识障碍、肢体运动障碍等症状,应立即通知医生并协助处理。

2. 起居护理　保持环境安静、舒适、温暖,减少各种刺激,限制探视;初期可适当休息,根据病情选择合适的运动,血压高、症状明显、有并发症的患者应增加卧床休息,采取舒适体位;避免室内光线暗、有障碍物、地面光滑、无扶手等危险因素,嘱患者改变体位宜缓慢,用物放在患者伸手可及的位置;护理操作要轻柔、集中进行,尽量少干扰患者。

3. 饮食护理

(1) 减少钠盐摄入:膳食中的多数钠盐来自烹调用盐和各种腌制品,所以应减少烹调用盐和少吃腌制品,食盐量以 <6g/d 为宜。

(2) 补充钙和钾盐:每日应吃新鲜蔬菜(如油菜、芹菜等)400~500g,喝牛奶 500ml,可以补充钾 1000mg 和钙 400mg。

(3) 减少脂肪摄入:膳食中脂肪应控制在总热量的 25% 以下,限制动物脂肪、内脏、鱼子、软体动物和甲壳类食物。

(4) 增加粗纤维食物的摄入:如多吃芹菜、韭菜、水果,以预防便秘。

(5) 限制饮酒:饮酒量每日不可超过相当于 50g 乙醇的量,以降低抗药性。

4. 药物护理　应指导患者正确服用降压药物

(1) 说明长期药物治疗的重要性,告知患者血压降至正常水平后应继续服药,尤其是无症状患者。

(2) 介绍常用降压药物的名称、剂量、用法、适应证及不良反应,患者必须遵医嘱服药。

(3) 不能擅自增减药量,更不能突然停药,应按医嘱减量或增量药物,以维持血压稳定。

常用降压药的不良反应及禁忌证,见表 3-6-4。

表 3-6-4　常用降压药的不良反应及禁忌证

药物分类	不良反应及禁忌证
利尿剂	氢氯噻嗪可致低钾血症,影响血脂、血糖、血尿酸代谢,痛风患者禁用;保钾利尿剂导致高血钾,不宜与 ACEI、ARB 合用,肾功能不全者禁用
β 受体阻滞剂	心动过缓、乏力、四肢发冷,影响生活质量,突然停药导致撤药综合征,增加胰岛素抵抗,抑制心肌收缩力、房室传导、窦性心律,增加气道阻力;急性心衰、支气管哮喘、房室传导阻滞和外周血管病患者禁用
钙通道阻滞剂	反射性增强交感活性,心率增快,面部潮红,头痛,下肢水肿;心力衰竭、窦房结功能低下或心脏传导阻滞者不宜用
血管紧张素转换酶抑制剂	刺激性干咳,血管性水肿;高钾血症和双侧肾动脉狭窄者禁用;血肌酐超过 3mg 谨慎使用

5. 对症护理

(1) 头痛:卧床休息,保证睡眠时间,避免头痛诱发因素(劳累、情绪激动、不规律服药、环境嘈杂等),遵医嘱用药,保持心态平和,放慢生活节奏。

(2) 直立性低血压:①告诉患者直立性低血压的表现(如乏力、头晕、心悸、出汗、恶心、呕吐等);②指导预防方法:避免长时间站立,改变姿势要缓慢,最好平静休息时服药,服药后休息一段时间再下床活动,避免洗澡水过热或蒸气浴,不宜大量饮酒;③指导缓解方法:直立性低血压发生时应立即平卧并抬高下肢,以促进血液回流。

(3) 高血压急症:①定期监测血压,密切观察病情;②患者绝对卧床休息,抬高床头,避免一切不良刺激,协助生活护理;③保持呼吸道通畅,吸氧;④必要时按医嘱给予镇静剂,连接好监护仪;⑤迅速建立静脉通路,尽早使用降压药物,注意监测血压变化。

6. 心理护理　长期情绪激动或精神创伤、劳累可导致血压升高,严重者可诱发高血压急症。根据患者的性格特点,指导患者保持心态平和、自我调节的方法,如音乐疗法、缓慢呼吸等。对性格急躁、易激动的患者,让其经常听舒缓轻柔的音乐,配合充分调动家庭、社会支持系统,给予理解、疏导与支持,缓解心理、精神压力,有利于保持健康心态。

【其他相关护理诊断】

1. 营养失调:高于机体需要量　与摄入过多、缺少运动有关。

2. 焦虑 / 恐惧　与血压控制不满意、发生并发症有关。

【中医护理概要】

1. 本病属于中医眩晕范畴。

2. 其病因与情志失调、饮食失节、久病过劳及先天禀赋异常等因素有关,病机主要为肝肾阴虚,肝阳上亢。

3. 情志护理为本病护理的重要内容,因忧郁恼怒,肝阳化火,风阳上扰清窍,而头晕目眩加重,故要耐心劝慰患者,勿急勿躁,心情舒畅,肝气条达,以除风阳妄动之源。

4. 饮食调护　风阳上亢型以清淡、低盐素食为佳,忌食肥甘厚味及动风之品;气血亏虚型宜富于营养、易于消化及血肉有情之品,忌食生冷;肝肾阴虚者宜调养,忌食海腥、羊肉、辛辣之物;痰浊中阻者宜清淡化痰之品,忌食油腻和肥甘厚味、生冷、烟酒等物。

5. 针刺风池、曲池、太冲、合谷或肝俞、肾俞、三阴交等穴,以平肝潜阳,疏风活络。

【健康教育】

1. 生活指导 指导患者尽量将体重指数（BMI）控制在 25 以下，以改善糖尿病、高脂血症和左心室肥厚。尤其是肥胖患者，应减少每日总热量的摄入，并适当运动，养成良好的饮食习惯。减重速度因人而异。

2. 活动指导 根据年龄、血压水平和身体情况选择合适的运动方式，如步行、慢跑、太极拳等。运动强度因人而异，常用的运动强度指标是运动时最大心率达到（170 减去年龄）次 / 分，一般每周 3~5 次，持续 30~60 分 / 次。运动时注意劳逸结合，中、重度高血压患者应避免高强度的运动。

3. 饮食指导 按计划按步骤戒烟，避免尼古丁致一过性血压升高，详见护理措施。

4. 用药指导 强调长期药物治疗的重要性，遵医嘱服用正确的药物。告知有关药物的名称、剂量、用法、作用和不良反应。不可随意增量或减量，按时、按量服用，以便血压控制在较理想水平。

5. 定期复查 根据患者危险度分层情况及血压水平决定复诊时间。属低危或中危者，可 1~3 个月 / 次随诊；属高危者每 1 个月随诊 1 次。

【结语】

高血压是以血压升高为主要临床表现伴或不伴有多种心血管危险因素的综合征。是多种心、脑血管疾病的重要病因和危险因素，其发病与遗传、饮食、精神应激、肥胖等有关。主要表现有头晕、头痛、心悸等症状。如出现并发症则具有相应的临床表现，如果不及时降压治疗，可导致心、脑、肾等重要器官功能损害等不良后果。护理时注意饮食护理、运动指导、药物护理以及健康教育。

第七节 病毒性心肌炎

病毒性心肌炎（viral myocarditis）是指嗜心肌性病毒感染引起的，以心肌非特异性间质性炎症为主要病变的心肌炎。包括心肌局灶性炎症（无症状）和心肌弥漫性炎症所致的重症心肌炎。

本病可见于各个年龄阶段，以儿童和 40 岁以下的成人居多，男性多于女性，是儿童和健康青年猝死的主要原因。

【病因与发病机制】

1. 病因 很多病毒感染都可能引起心肌炎，其中以肠道病毒，包括柯萨奇 A、B 组病毒、孤儿病毒、脊髓灰质炎病毒等较为常见，尤其是柯萨奇 B 组病毒约占 30%~50%。此外，流感、风疹、单纯疱疹、肝炎病毒、HIV 等也能引起心肌炎。

2. 发病机制 为病毒的直接作用，包括急性病毒感染及持续病毒感染对心肌的损害；细胞免疫主要是 T 细胞，以及多种细胞因子和一氧化氮等介导的心肌损害和微血管损伤。这些变化均可损害心脏的结构和功能。

病毒性心肌炎有以心肌病变为主的实质性病变和以间质病变为主的间质性病变。前者表现为心肌细胞溶解、坏死、变性和肿胀等；后者表现为心肌纤维之间和血管周围结缔组织中炎性细胞浸润。典型改变是心肌间质增生、水肿及充血，内有多量炎性细胞浸润等。

【临床表现】

病毒性心肌炎患者临床表现取决于病变的广泛程度和严重性,轻者可无明显症状,重者可猝死。

1. 症状

(1) 前驱感染:约半数患者在发病前 1~3 周有病毒感染的前驱症状,如发热、全身倦怠感、咽痛等"感冒"样症状或恶心、呕吐、腹泻等消化道症状。

(2) 心脏受累:继病毒感染症状后出现胸闷、心悸、心前区隐痛、呼吸困难、乏力等表现。严重者出现阿 - 斯综合征,甚至猝死。

2. 体征 体检可见与发热程度不平行的心动过速,各种心律失常,心尖部第一心音可减低,可闻及第三心音或杂音。或有肺部啰音、颈静脉怒张、肝大、下肢水肿、心脏扩大等心力衰竭体征。

3. 并发症 可并发扩张型心肌病、急性心力衰竭、心源性休克等。

病毒性心肌炎病程各阶段的时间划分比较困难,一般急性期为 3 个月,3 个月至 1 年为恢复期,1 年以上为慢性期。

【辅助检查】

1. 血液检查 白细胞计数可增高,急性期红细胞沉降率加快,C 反应蛋白增加,心肌肌酸激酶(CK-MB)、血清肌钙蛋白(T 或 I)增高。

2. 病原学检查 血清柯萨奇病毒 IgM 抗体滴度明显增高,外周血肠道病毒核酸阳性或肝炎病毒血清学检查阳性,反复进行心内膜心肌活检有助于本病的诊断和预后判断。

3. X 线检查 局灶性心肌炎无异常变化,弥散性心肌炎或合并心包炎患者,可见心影扩大,心搏减弱,严重者可见肺淤血或肺水肿。

4. 心电图 常见 ST-T 段改变和各种心律失常,特别是室性心律失常和房室传导阻滞等。严重心肌损害时可出现病理性 Q 波。

5. 超声心动图 可示正常,或有左心室舒张功能减退,节段性或弥漫性室壁运动减弱,室壁厚度增加,左心室增大或附壁血栓等。

6. 核素检查 大部分患者可见左室射血分数减低。

【诊断与鉴别诊断】

病毒性心肌炎的确诊有赖于心内膜、心肌或心包组织内病毒、病毒抗原、病毒基因片段或病毒蛋白的检出。仅有病毒感染或心肌炎本身的症状不足以确诊病毒性心肌炎。由于目前国内尚不能普遍开展病原学检查,病毒性心肌炎的临床诊断主要依据前驱病毒感染史、心脏受累症状、心律失常或心电图改变、心肌损伤表现等综合分析,并排除 β 受体功能亢进综合征、甲状腺功能亢进症、二尖瓣脱垂综合征及影响心肌的其他疾患而作出判断。对难以明确诊断者,可进行长期随访。

患者有阿 - 斯综合征发作、充血性心力衰竭伴或不伴心肌梗死样心电图改变、心源性休克、急性肾衰竭、持续性室性心动过速伴低血压发作等在内的 1 项或多项表现,可诊断为重症病毒性心肌炎。如仅在病毒感染后 3 周内出现少数期前收缩或轻度 T 波改变,不宜轻易诊断为急性病毒性心肌炎。

【治疗要点】

1. 一般治疗 病毒性心肌炎患者应卧床休息,如过劳或睡眠不足等,可使病情急剧恶化甚至死亡。注意营养,进食易消化、富含维生素和蛋白质的食物。

2. **营养心肌**　应用大剂量维生素 C、三磷酸腺苷、辅酶 A、肌苷、细胞色素 C 等药物,以改善心肌的营养和代谢。

3. **对症治疗**　心力衰竭时使用利尿剂、血管扩张剂、血管紧张素转换酶抑制剂等。频发室性期前收缩或有快速性心律失常者,可选用抗心律失常药物;完全性房室传导阻滞者或窦房结功能损害而出现晕厥或明显低血压时,可考虑使用临时性心脏起搏器。目前不主张早期使用糖皮质激素,因其能抑制干扰素合成,促进病毒繁殖和炎症扩散,但对有房室传导阻滞、难治性心力衰竭、重症患者或考虑有自身免疫的情况下则可慎用。

4. **抗病毒治疗**　近年来采用黄芪、牛磺酸、辅酶 Q_{10} 等中西药结合治疗病毒性心肌炎,对抗病毒、调节免疫和改善心脏功能等有一定疗效。干扰素或干扰素诱导剂也具有抗病毒、调节免疫等作用,但价格昂贵,非常规使用。

【主要护理诊断 / 问题】

1. **活动无耐力**　与心肌受损、并发心律失常或心力衰竭有关。

2. **潜在并发症**:心律失常、心力衰竭。

【护理措施】

1. **病情观察**

(1) 观察有无心力衰竭表现:密切观察生命体征、尿量、意识、皮肤黏膜情况,注意有无呼吸困难、咳嗽、颈静脉怒张、水肿、奔马律、肺部湿啰音等表现。

(2) 观察有无心律失常表现:对重症病毒性心肌炎患者,急性期应严密心电监护直至病情平稳。注意心率、心律、心电图变化,如发现心率突然变慢、频发室性期前收缩、心动过速、心动过缓、完全性房室传导阻滞或扑动、颤动等,应立即汇报医生,及时建立静脉通道,遵医嘱准确用药,并迅速准备好抢救仪器及药物,配合急救处理。

2. **起居护理**

(1) 病室环境:保持环境安静,限制探视,减少不必要的干扰,保证患者充分的休息和睡眠时间。保持病室空气新鲜,注意通风,温湿度相对适宜。

(2) 休息与活动:无并发症者急性期应卧床休息 1 个月;重症患者应卧床休息 3 个月以上,直至症状消失,血清心肌酶、抗体滴定度、红细胞沉降率等血液学指标恢复正常后方可逐渐增加活动量。床铺要平整,被褥衣裤要柔软,防止压疮的发生。协助患者满足生活需要,定时翻身,动作轻巧,不要加重患者心脏负担。在病情允许的情况下,指导患者经常变换体位,指导家属为患者按摩。病情稳定后,在患者活动时应严密监测心率、心律、血压变化,若活动后出现胸闷、心悸、呼吸困难、心律失常等,应停止活动,以此作为限制最大活动量的指征。

3. **饮食护理**　发热、炎症会消耗机体能量,应合理调整饮食结构,指导患者进食高蛋白、高碳水化合物、高维生素及矿物质的清淡易消化饮食,如瘦猪肉、牛奶、蔬菜、水果等,同时注意避免刺激性的饮食,如过酸、过辣、咖啡浓茶等。少食多餐,避免过饱,禁烟酒。严重心肌炎伴水肿者应限制钠盐的摄入,伴有心衰的患者给予低盐低脂饮食。

4. **用药护理**

(1) 洋地黄类药物:见心力衰竭章节。

(2) 糖皮质激素:应用激素治疗的患者,应严密观察其副作用,如满月脸、水牛背、血压升高、血糖升高等,并积极采取相应的预防措施。

5. 对症护理

(1) 头晕、乏力、晕厥:存在高度房室传导阻滞的患者应严格卧床休息,严密观察病情,发生病情变化及时处理,防止意外发生。一旦发生阿-斯综合征,立即行心肺复苏,积极配合医生进行药物应用或紧急人工起搏。

(2) 烦躁不安:应给予必要的解释及安慰,必要时适当使用镇静剂。

(3) 心源性休克:应积极做好输液准备,及时有效的扩充血容量,改善微循环。

(4) 心悸:督促患者严格卧床休息,为患者提供安静、舒适的环境,限制探视,减少不必要的干扰和不良刺激对患者情绪的影响。

6. 心理护理　病毒性心肌炎患者中,青壮年占一定比例,患病常影响患者日常生活、学习或工作,从而易产生焦急、烦躁等情绪。应与患者多交流,说明本病的演变过程及预后,鼓励患者说出内心感受,帮助建立适当的应对方式。告诉患者不要急于求成,当活动耐力有所增加时,应鼓励患者坚持活动。对不愿活动或害怕活动的患者,应给予心理疏导,督促患者完成耐力范围内的活动量,或采取小组活动的方式,为患者提供适宜的活动环境和氛围,激发患者活动的兴趣。

【其他相关护理诊断】

1. 焦虑　与担心疾病预后、学习和前途有关。

2. 舒适的改变　与心肌损伤导致的胸闷、心悸、气急和心前区疼痛有关。

3. 知识缺乏:缺乏配合治疗等方面的知识。

【中医护理概要】

1. 本病属于中医温毒、心悸等范畴。

2. 本病外因为风热病毒,内因为禀赋不足或后天失养而致心之气阴不足。主要病机为正气不足,热毒侵心。病位在心,涉及肺、脾、肾等脏器。

3. 平时可少量服用人参等补气药,以增强抗病能力。

4. 注意饮食调护,急性期患者进食营养丰富清淡易消化食物,多食新鲜蔬菜、水果汁,忌食辛辣之品。心悸、胸闷、乏力者可予以赤小豆、莲子、桂圆肉、小米煮粥服食;咽痛者可用橄榄、萝卜煮水代茶饮用。

5. 针刺内关、心俞、神门、合谷、曲池等穴位,对心律失常有改善作用。还可选用耳穴疗法,常用穴位有内分泌、心、神门、三焦、肾等。

6. 传统运动疗法　体弱者练养功、放松功等静功,亦可配合保健功。后期可练太极拳、鹤翔桩等,避免体力活动过度,以免增加心脏负担。

【健康教育】

1. 避免诱因　注意防寒保暖,预防呼吸道、消化道等病毒感染,流行期少到公共场所。

2. 饮食指导　合理调整饮食结构,指导患者进食高蛋白、高维生素、易消化食物,特别是补充富含维生素 C 的食物,如新鲜蔬菜、水果等,以促进心肌代谢与修复。戒烟酒,忌刺激性食物。

3. 休息与活动　向患者解释急性期卧床休息可减轻心脏负荷,减少心肌耗氧,有利于心功能的恢复,防止病情加重或转为慢性病程。指导患者合理安排休息与活动,适当锻炼身体,增强机体抵抗力。急性病毒性心肌炎患者出院后需继续休息,避免劳累,3~6个月后无并发症者可考虑恢复学习或轻体力工作,6个月至1年内避免剧烈运动或重体力劳动、妊娠等。

4. 定期随访　教会患者及家属测脉率、节律,发现异常或有胸闷、心悸等不适及时就诊。

【结语】

病毒性心肌炎是由嗜心肌性病毒感染引起的,以心肌非特异性间质性炎症为主要病变的心肌炎,以柯萨奇病毒感染最为多见。临床表现取决于病变的广泛程度和严重性,约半数患者在发病前1~3周有病毒感染的前驱症状,之后出现心脏受累表现。护理时需要密切观察病情变化,注意有无心力衰竭及心律失常的发生,合理安排休息与活动,加强对症护理,保证营养,以增强抵抗力。

第八节　心　肌　病

心肌病(cardiomyopathy)是指伴有心肌功能障碍的心肌疾病。1995年世界卫生组织和国际心脏病学会(WHO/ISFC)工作组依据病理生理学更新了心肌病的定义和分类(表3-8-1)。据统计,在心血管病住院患者中,心肌病可占0.6%~4.3%,近年来其发病率有所升高。本节重点阐述扩张型心肌病和肥厚型心肌病。

表 3-8-1　心肌病的定义和分类(1995 年 WHO/ISFC)

1. 心肌病的定义:伴有心肌功能障碍的心肌疾病
2. 心肌病分类:依据病理生理、病因学和发病学,对心肌病进行分类
  (1)扩张型心肌病:左心室或双心室扩张,有收缩功能障碍
  (2)肥厚型心肌病:左心室或双心室肥厚,通常伴非对称性室间隔肥厚
  (3)限制型心肌病:收缩正常,室壁不厚,单或双心室舒张功能低下及扩张容积减小
  (4)致心律失常型右室心肌病:右心室进行性纤维脂肪变
  (5)未定型心肌病:不适合归类于上述类型的心肌病(如弹力纤维增生症)

一、扩张型心肌病

扩张型心肌病(dilated cardiomyopathy,DCM)以一侧或双侧心腔扩大,心肌收缩功能减退为主要特征,可伴有充血性心力衰竭。本病常伴有心律失常,病死率较高,男性多于女性(2.5∶1)。

【病因与发病机制】

病因迄今未明,除特发性、家族遗传因素外,近年来认为持续病毒感染是其重要原因。持续病毒感染对心肌组织的直接损伤,自身免疫包括细胞、自身抗体或细胞因子介导的心肌损伤等可导致和诱发扩张型心肌病。此外,酒精中毒、抗癌药物、心肌能量代谢紊乱和神经激素受体异常等多因素亦可引起本病。

【临床表现】

1. 症状和体征　起病缓慢,早期患者可有心脏轻度扩大而无明显症状。此后出现的临床表现以充血性心力衰竭的症状和体征为主,如活动后心悸、气短、胸闷、乏力、夜间阵

发性呼吸困难、水肿、肝大等。主要体征有心浊音界向两侧扩大,常可闻及第三或第四心音,心率快时呈奔马律。

2. 并发症　多数患者合并各种类型的心律失常,部分患者可发生猝死或栓塞。

【辅助检查】

1. 胸部 X 线检查　心影明显增大,心胸比 >50%,肺淤血征。

2. 心电图　可见多种心律失常的心电改变,如室性心律失常、心房颤动、传导阻滞等。其他尚有 ST-T 改变,低电压,少数可见病理性 Q 波。

3. 超声心动图　各心腔均扩大,以左心室扩大早而显著,室壁运动普遍减弱,提示心肌收缩力下降。彩色血流多普勒显示二、三尖瓣反流。

4. 心导管检查和心血管造影　有心力衰竭时可见左、右心室舒张末期压、左心房压和肺毛细血管楔压增高,心搏量、心脏指数减低。心室造影可见心腔扩大,室壁运动减弱,心室射血分数低下。冠状动脉造影多无异常。

5. 心脏放射性核素检查　核素血池扫描可见舒张末期和收缩末期左心室容积增大,左室射血分数降低。核素心肌显影表现为灶性散在性放射性减低。

6. 心内膜心肌活检　可见心肌细胞肥大、变性、间质纤维化等。

【诊断与鉴别诊断】

本病缺乏特异性诊断指标。临床上患者有心脏增大、心力衰竭和心律失常时,如超声心动图证实有心腔扩大与心脏搏动减弱,即应考虑本病的可能,但应除外各种病因明确的器质性心脏病及各种继发性心肌病后才能确立诊断。

【治疗要点】

因本病原因未明,尚无特殊治疗方法。

1. 一般治疗　限制体力活动,卧床休息,低盐饮食,减轻心脏负荷。在病毒感染时密切注意心脏情况并及时治疗,有一定的实际意义。

2. 药物治疗　针对患者出现的心力衰竭和各种心律失常采取相应治疗措施,应用洋地黄和利尿剂等,但需注意患者容易发生洋地黄中毒,故应慎用。此外常用扩血管药物、ACEI 等长期口服。近年来发现合理选用 β 受体阻滞剂从小剂量开始,视症状、体征调整用量,长期口服不但能控制心衰而且还能延缓病情进展,对提高患者生存率有益。对已有附壁血栓形成和发生血栓栓塞的患者必须长期抗凝治疗,口服华法林,调节剂量使国际标准化凝血酶原时间比值保持在 2~2.5 之间。中药黄芪、生脉散等有抗病毒、调节免疫、改善心功能等作用,对改善症状及预后有一定作用。

3. 其他治疗　以双腔起搏器植入为基础的心脏再同步化治疗已经有一系列大规模的临床试验证实,可以改善心功能,提高生活质量并降低死亡率,适用于伴有心室不同步收缩的重症晚期患者。对长期严重心力衰竭、内科治疗无效的患者,可考虑进行心脏移植。干细胞移植作为一种新的治疗终末期心血管疾病的方法已成为近年来研究的热点,有助心肌的再生,改善近期心脏功能。

二、肥厚型心肌病

肥厚型心肌病(hypertrophic cardiomyopathy,HCM)是以左心室(或)右心室肥厚为特征,常为不对称肥厚并累及室间隔,左心室血液充盈受阻、舒张期顺应性下降为基本病态的心肌病。临床上根据左心室流出道有无梗阻可分为梗阻性肥厚型心肌病和非梗阻性肥厚型心肌病。本病常为青年猝死的原因。

【病因与发病机制】

病因未明,本病常有明显家族史,约占 1/3,目前被认为是常染色体显性遗传疾病,肌节收缩蛋白基因(如心脏肌球蛋白重链、心脏肌钙蛋白 T 基因等)突变是主要的致病因素。有研究认为儿茶酚胺代谢异常、细胞内钙调节机制异常、高血压、高强度运动等均可作为本病发病的促进因子。

【临床表现】

1. 症状　部分患者可无自觉症状,因猝死或在体检时被发现。许多患者有心悸、胸痛、劳力性呼吸困难、乏力、头晕及晕厥甚至猝死。

2. 体征　心脏轻度增大,心尖搏动向左下移位,能听到第四心音。梗阻性肥厚型心肌病患者可在胸骨左缘第 3、4 肋间听到较粗糙的喷射性收缩期杂音,心尖部也常可闻及吹风样收缩期杂音。凡能影响心肌收缩力,改变左心室容量及射血速度的因素,均可使杂音的响度有明显变化,如应用 β 受体阻滞剂、取下蹲位,使心肌收缩力下降或左心室容量增加,杂音可减轻;而含服硝酸甘油、应用强心药,使左心室容量减少或使心肌收缩力增强,杂音可增强。

3. 并发症　心律失常是常见的并发症,以室性心律失常最多见。猝死是肥厚型心肌病患者的主要死亡方式,其前可能没有任何征兆。本病早期即可引起左心衰。易并发动脉栓塞,以脑栓塞多见。感染性心内膜炎通常发生在梗阻性肥厚型心肌病。

【辅助检查】

1. 胸部 X 线检查　心影增大多不明显,如有心力衰竭则心影明显增大。

2. 心电图　因心肌肥厚的类型不同而有不同的表现。最常见的表现是左心室肥大,可有 ST-T 改变、深而不宽的病理性 Q 波。此外,室内传导阻滞和期前收缩亦常见。

3. 超声心动图　对本病的诊断有非常重要的价值。检查可显示室间隔的非对称性肥厚,舒张期室间隔厚度与左心室后壁厚度之比≥1.3,室间隔运动低下。有梗阻的病例可见室间隔流出道部分向左心室内突出、二尖瓣前叶在收缩期前移、左心室顺应性降低致舒张功能障碍等。运用彩色多普勒法可了解杂音起源和计算梗阻前后的压力差。少数病例显示心肌均匀肥厚或心尖部肥厚。

4. 心导管检查和心血管造影　左心室舒张末期压上升。有梗阻者在左心室腔与流出道间有收缩期压力差,心室造影显示左心室腔变形,呈香蕉状、犬舌状、纺锤状(心尖部肥厚时)。冠状动脉造影多无异常。

5. 心内膜心肌活检　心肌细胞畸形肥大,排列紊乱有助于诊断。

【诊断与鉴别诊断】

对临床或心电图表现类似冠心病的,如患者较年轻,诊断冠心病依据不充分而又不能用其他心脏病来解释,则应考虑本病的可能。超声心动图检查对梗阻性与非梗阻性肥厚型心肌病的诊断都有帮助。心导管检查显示左心室腔与流出道间有收缩期压力差可以确立诊断。心电图改变、心室造影对诊断也有价值。临床上在胸骨下段左缘有收缩期杂音应考虑本病,用生理动作或药物作用影响血流动力学而致杂音改变有助于诊断。猝死、心脏增大等阳性家族史亦有助于诊断。

本病通过超声心动图、心血管造影及心内膜心肌活检可与高血压心脏病、冠心病、先天性心血管病、主动脉瓣狭窄等相鉴别。

【治疗要点】

本病的治疗原则为弛缓肥厚的心肌，防止心动过速及维持正常窦性心律，减轻左心室流出道梗阻和抗室性心律失常。

1. 一般治疗　限制活动量，避免过度劳累，以免出现梗阻症状或原有的梗阻症状加重。

2. 药物治疗　目前主张应用 β 受体阻滞剂及钙通道阻滞剂治疗，常用药物有普萘洛尔、美托洛尔、维拉帕米等。避免使用增强心肌收缩力和减少心脏容量负荷的药物，如洋地黄、硝酸类制剂等。有些肥厚型心肌病患者，随着病情进展，逐渐呈现扩张型心肌病的症状与体征，对此类患者用扩张型心肌病伴有心力衰竭时的治疗措施进行治疗。

3. 其他治疗　对药物治疗效果不佳的重症梗阻性患者可考虑采用介入或手术治疗，植入 DDD 型起搏器、消融或切除肥厚的室间隔心肌。

三、心肌病患者的护理

【主要护理诊断/问题】

1. 潜在并发症：心力衰竭。

2. 疼痛：胸痛　与肥厚心肌耗氧量增加有关。

3. 活动无耐力　与心脏功能下降有关。

【护理措施】

1. 病情观察

(1) 观察胸痛的部位、性质、程度、持续时间、诱因及缓解方式，注意血压、心率、心律及心电图变化。如疼痛加重或伴有冷汗、恶心、呕吐时，应及时与医生联系。对已有严重心律失常、心绞痛及晕厥症状的患者，加强心电监护。

(2) 密切观察有无脑、肺和肾等器官及周围动脉栓塞的征象。对于长期慢性心力衰竭的患者重点观察肢体的温度、色泽、感觉和运动障碍、皮肤淤点、淤斑以及有无突发胸痛、剧烈咳嗽、咯血等。

(3) 注意有无心输出量减少导致的心、脑供血不足表现。患者头晕、黑矇时嘱其立即下蹲或平卧抬腿，防止晕厥而发生意外。

2. 起居护理

(1) 病室环境：保持环境安静，减少探视，避免不良刺激。保持病室清洁，注意通风，温相对湿度适宜。

(2) 休息与活动：扩张型心肌病患者应避免劳累，宜长期卧床休息。肥厚型心肌病患者避免剧烈运动、情绪激动、突然用力或提取重物等。合并严重心力衰竭、心律失常及阵发性晕厥的患者应绝对卧床休息。对长期卧床及水肿患者应注意皮肤清洁干燥，注意拍背，促进排痰，定时翻身，防止压疮。

3. 饮食护理　给予低脂、低盐、高蛋白和高维生素的易消化饮食，避免刺激性食物。少食多餐。指导患者多食白菜、海带等富含纤维素的食物，少食易产气食物，如葱、薯类等。

4. 用药护理　遵医嘱用药，观察疗效及副作用。扩张型心肌病患者，对洋地黄耐受性较差,使用时应密切观察,警惕发生中毒;应用利尿剂时,注意电解质紊乱,尤其是低血钾;应用β受体阻滞剂和钙通道阻滞剂时,应观察心功能的变化,注意有无心动过缓、血压过低等副作用。严格控制输液量与速度,以免发生急性肺水肿。

5. 对症护理

(1) 胸痛:嘱患者立即停止活动,卧床休息。应安慰患者,解除紧张情绪。遵医嘱使用药物,持续吸氧。嘱其避免剧烈运动、屏气、持重、情绪激动、饱餐、寒冷等诱发因素,戒烟酒。

(2) 心悸、呼吸困难:停止活动,嘱患者卧床休息,以减少心肌耗氧量,休息时采用半卧位,尽量避免左侧卧位。必要时予以吸氧,根据缺氧程度、心功能状态调节氧流量。

(3) 栓塞:合并栓塞的患者,必须长期抗凝治疗,在此期间应密切观察凝血功能的改变,注意有无皮肤及黏膜出血、黑便、尿血等。发现异常应及时通知医生。

(4) 晕厥:立即让患者平躺于空气流通处,将头部位置放低;松开衣领、腰带;注意肢体保暖;吸氧;做好急救准备。

6. 心理护理　应经常与患者沟通、交流,了解其心理特点,多关心体贴患者,常予以鼓励和安慰,耐心地向患者介绍有关疾病的知识、治疗方案及心理调节与康复的关系,帮助其解除顾虑,消除悲观情绪,增强治疗信心,积极配合治疗。

【其他相关护理诊断】

1. 有受伤的危险　与梗阻性肥厚型心肌病所致头晕及晕厥有关。

2. 焦虑　与疾病呈慢性过程、病情逐渐加重、生活方式被迫改变有关。

3. 气体交换受损　与心力衰竭有关。

4. 潜在并发症:心律失常、栓塞、猝死。

【中医护理概要】

1. 本病属于中医心悸、胸痹、喘证、水肿等病证范畴。

2. 其病因主要是素体心气不足或心肾阳虚,外邪侵袭,病久失调,累及脾肾,以致心血瘀阻,水饮泛溢而为病。

3. 病情相对稳定期可配合使用食疗,如心悸、烦热、动则气急者可炖食西洋参、百合、银耳、冰糖;心衰水肿、畏寒肢冷者可经常服食当归、茯苓、羊肉、生姜、大枣等。

4. 嘱患者保持乐观、平和的情绪,避免焦躁、忧虑。

5. 心肌病合并心力衰竭时,可针刺内关、间使、通里、少府、心俞、神门、足三里等穴,每次取4~5穴,每日一次;栓塞者取肩髃、曲池、外关、合谷、环跳、阳陵泉、足三里、解溪、昆仑、地仓、颊车、太冲等穴,每日一次,7天为一疗程。

【健康教育】

1. 避免诱因　防寒保暖,预防感冒和上呼吸道感染。

2. 休息与活动　无明显症状的早期患者,可从事轻体力工作,但要避免劳累。

3. 饮食指导　戒烟戒酒,予高蛋白,高维生素,易消化食物,心衰时予低盐饮食。

4. 用药指导　坚持服用抗心力衰竭、抗心律失常的药物及β受体阻滞剂、钙通道阻滞剂等,以提高存活年限。说明药物的名称、剂量、用法,教会患者及家属观察药物疗效及不良反应。

5. 定期随访　嘱患者定期门诊随访,症状加重时立即就诊,防止病情进展、恶化。

【结语】

心肌病是指伴有心肌功能障碍的心肌疾病,包括扩张型心肌病,肥厚型心肌病等各种类型。本病病因未明,一般认为与病毒感染、自身免疫反应、遗传、药物中毒和代谢异常等有关。扩张型心肌病可有心室收缩功能不全、充血性心力衰竭和心律失常等表现;肥厚型心肌病可有胸痛、劳力性呼吸困难、头晕及晕厥甚至猝死,胸骨下段左缘有收缩期杂音等。护理时注意对症处理、休息,避免劳累,预防感染,防止晕厥和猝死。

第九节 感染性心内膜炎

感染性心内膜炎(infective endocarditis, IE)为心脏内膜表面的微生物感染,伴赘生物形成。赘生物为大小不等、形状不一的血小板和纤维素团块,内含大量微生物和少量炎症细胞。瓣膜为最常受累部位,也可发生在间隔缺损部位、腱索或心壁内膜。根据病程分为急性和亚急性感染性心内膜炎,其特征见表 3-9-1;根据累及瓣膜的性质分为自体瓣膜、人工瓣膜和静脉药瘾者的心内膜炎。

表 3-9-1 急性、亚急性感染性心内膜炎的特征

	急性感染性心内膜炎	亚急性感染性心内膜炎
中毒症状	明显	轻
病程进展	迅速,数天至数周	数周至数月
感染迁移	多见	少见
主要病原体	金黄色葡萄球菌	草绿色链球菌,其次为肠球菌

知识链接

感染性心内膜炎分类

欧洲心脏协会 2009 年制定的《感染性心内膜炎预防、诊断与治疗指南》中按照感染部位及是否存在心内异物,将感染性心内膜炎分成四类:左心自体瓣膜感染性心内膜炎;左心人工瓣膜感染性心内膜炎;右心感染性心内膜炎;器械相关性感染性心内膜炎。根据感染来源将感染性心内膜炎分成三类:社区获得性感染性心内膜炎;医疗相关性感染性心内膜炎;经静脉吸毒者的感染性心内膜炎。

一、自体瓣膜心内膜炎

【病因与发病机制】

自体瓣膜心内膜炎(native valve endocarditis)的病原微生物主要为链球菌(65%)和葡萄球菌(25%)。真菌、立克次体和衣原体为自体瓣膜心内膜炎的少见致病微生物。

1. 亚急性自体瓣膜心内膜炎 至少占 2/3 的病例,主要发生于器质性心脏病患者,以心脏瓣膜病为主,尤其是二尖瓣和主动脉瓣;其次为先天性心脏病,如室间隔缺损、动脉导管未闭、法洛四联症和主动脉缩窄。草绿色链球菌为最常见的致病菌,其次为 D 族链球菌(牛链球菌和肠球菌)和表皮葡萄球菌,其他细菌较少见。

亚急性自体瓣膜心内膜炎发病与以下因素有关:①血流动力学因素:赘生物常位于血流从高压腔经病变瓣口或先天缺损至低压腔产生高速射流和湍流的下游,高速射流冲击

心脏或大血管内膜处可致局部损伤,易于感染;②非细菌性血栓性心内膜病变:当内膜的内皮受损暴露其下结缔组织的胶原纤维时,血小板在该处聚集,形成血小板微血栓和纤维蛋白沉着,成为结节样无菌性赘生物,是细菌定居瓣膜表面的重要因素;③短暂性菌血症:各种感染或细菌寄居的皮肤黏膜的创伤常导致暂时性菌血症;口腔组织创伤常致草绿色链球菌菌血症;消化道和泌尿生殖道创伤和感染常引起肠球菌和革兰阴性杆菌菌血症;葡萄球菌菌血症见于皮肤和远离心脏部位的感染。循环中的细菌定居在无菌性赘生物上,即可发生感染性心内膜炎;④细菌感染无菌性赘生物:取决于发生菌血症的频度和循环中细菌的数量,以及细菌黏附于无菌性赘生物的能力。草绿色链球菌从口腔进入血流的机会频繁,黏附性强,因而成为亚急性感染性心内膜炎的最常见致病菌。

2. 急性自体瓣膜心内膜炎　主要累及正常心瓣膜,主动脉瓣常受累。主要由金黄色葡萄球菌引起,少数由肺炎球菌、淋球菌、A 族链球菌和流感杆菌等所致。

急性自体瓣膜心内膜炎发病机制尚不清楚,病原菌来自皮肤、肌肉、骨骼或肺等部位的活动性感染灶,循环中细菌量大,细菌毒力强,具有高度侵袭性和黏附内膜的能力。

【临床表现】

从短暂性菌血症的发生至症状出现之间的时间间隔长短不一,多在 2 周以内,但不少患者无明确的细菌进入途径可循。

1. 症状和体征

(1) 发热:是感染性心内膜炎最常见的症状,患者几乎都有发热。亚急性者起病隐匿,可出现全身不适、乏力、食欲不振和体重减轻等非特异性症状。可有弛张性低热,一般不超过 39℃,午后和晚上高热。常伴有头痛、背痛和肌肉关节痛。急性者呈暴发性败血症过程,有高热寒战。突发心力衰竭者较为常见。

(2) 心脏杂音:大多数患者可闻及心脏杂音,由基础心脏病和(或)心内膜炎导致瓣膜损害所致。瓣膜损害所致的新的或增强的杂音主要为关闭不全的杂音,尤以主动脉瓣关闭不全多见。急性者比亚急性者更易出现杂音强度和性质的变化,或出现新的杂音。

(3) 周围体征:多为非特异性,原因可能是微血管炎或微栓塞,近年已不多见。包括:①瘀点:可出现于任何部位,以锁骨以上皮肤、口腔黏膜和睑结膜多见;②指(趾)甲下线状出血;③ Roth 斑:为视网膜的卵圆形出血斑,中心呈白色,多见于亚急性感染;④ Osler 结节:为指和趾垫出现的豌豆大的红或紫色痛性结节,常见于亚急性者;⑤ Janeway 损害:为手掌及足底直径 1~4mm 的无痛性出血红斑,主要见于急性患者。

(4) 动脉栓塞:赘生物引起动脉栓塞占 20%~40%,可发生于机体的任何器官组织,脑、心脏、脾、肺、肾、肠系膜和四肢为常见部位。约 1/3 患者以栓塞为首发症状。

(5) 感染的非特异性症状:如脾大、贫血等,部分患者可见杵状指(趾)。

2. 并发症

(1) 心脏并发症:心力衰竭为最常见并发症,由瓣膜关闭不全所致,主动脉瓣受损者最常发生。其次可见心肌脓肿、急性心肌梗死心肌炎、化脓性心包炎等。

(2) 细菌性动脉瘤:多见于亚急性者,受累动脉依次为近端主动脉、脑、内脏和四肢,一般见于病程晚期,多无症状,为可扪及的搏动性肿块。

(3) 迁移性脓肿:多见于急性患者,多发生于肝、脾、骨髓和神经系统。

(4) 神经系统并发症:约 1/3 患者有神经系统受累的表现,如脑栓塞、脑细菌性动脉瘤、脑出血、中毒性脑病、脑脓肿、化脓性脑膜炎等。

（5）肾脏并发症：大多数患者有肾损害，包括肾动脉栓塞和肾梗死、肾小球肾炎、肾脓肿等。

【辅助检查】

1. 血培养 是诊断感染性心内膜炎和菌血症的最重要方法。近期未接受过抗生素治疗的患者血培养阳性率可高达95%以上，其中90%以上患者入院后第一日采取的标本呈阳性结果。2周内使用过抗生素或采血、培养技术不当，常降低血培养的阳性率。

2. 超声心动图 超声心动图有经胸检查和经食管检查两种途径，对感染性心内膜炎的诊断及随访均有重大意义。如发现赘生物、瓣周并发症等支持心内膜炎的证据，可帮助明确感染性心内膜炎诊断。

经胸超声诊断感染性心内膜炎的敏感性为40%~63%，经食管超声可检出<5mm的赘生物，敏感性为90%~100%。经食管超声的敏感性和特异性均较高，有助于检出脓肿和准确测量赘生物的大小。因此，当临床诊断或怀疑感染性心内膜炎时，主张行经食管超声检查，但超声心动图未发现赘生物时并不能除外感染性心内膜炎，必须密切结合临床。

3. 尿液 常有镜下血尿和轻度蛋白尿。肉眼血尿提示肾梗死。红细胞管型和大量蛋白尿提示弥漫性肾小球性肾炎。

4. 血常规 进行性贫血常见，白细胞计数正常或轻度升高，分类计数出现核左移。红细胞沉降率升高。

5. 免疫学检查 患者可有高丙种球蛋白血症，也可出现循环免疫复合物，病程超过6周的亚急性患者类风湿因子阳性。上述异常在感染治愈后消失。

6. 其他 X线检查肺部多处小片状浸润阴影提示脓毒性肺栓塞所致肺炎。左心衰竭时有肺淤血或肺水肿征。主动脉细菌性动脉瘤可致主动脉增宽。细菌性动脉瘤有时需经血管造影诊断。CT扫描有助于脑梗死、脓肿和出血的诊断。心电图偶可见急性心肌梗死或房室、室内传导阻滞。^{67}镓心脏扫描及^{201}铊灌注技术有助于发现心肌脓肿。

【诊断与鉴别诊断】

阳性血培养对本病诊断有重要价值。根据细菌性心内膜炎的临床表现，如发热伴有心脏杂音，尤其是主动脉瓣关闭不全杂音，贫血，血尿，脾大，白细胞增多和伴或不伴栓塞，以及血培养阳性、超声心动图改变等可诊断本病。具体感染性心内膜炎的诊断见表3-9-2。

本病的临床表现涉及全身多脏器，缺乏特异性。亚急性者应与急性风湿热、系统性红斑狼疮、左房黏液瘤、淋巴瘤腹腔内感染、结核病等鉴别。急性者应与金黄色葡萄球菌、淋球菌、肺炎球菌和革兰阴性杆菌败血症鉴别。

【治疗要点】

1. 抗微生物药物治疗 为最重要的治疗措施。

用药原则为：①早期应用，在连续送3~5次血培养后即可开始治疗；②充分用药，大剂量、长疗程，一般需要达到4~8倍以上体外有效杀菌浓度，疗程至少6~8周；③静脉用药为主；④病原微生物不明时，急性者选用针对金黄色葡萄球菌、链球菌和革兰阴性杆菌均有效的广谱抗生素，亚急性者选用针对大多数链球菌（包括肠球菌）有效的抗生素；⑤已分离出病原微生物时，应根据病原微生物对药物的敏感程度选择抗微生物药物。有条件者

表 3-9-2 感染性心内膜炎 Duke 诊断标准(修订版)

◆主要标准

1. 血培养阳性

2 次血培养均为一致的典型感染性心内膜炎致病微生物:草绿色链球菌,牛链球菌,HACEK 型,金黄色葡萄球菌;无原发灶的获得性肠球菌;

血培养持续阳性,均为同一致病微生物:至少 2 次血培养阳性,且间隔 12 小时以上;4 次阳性血培养中 3 次为同一病微生物(第一次与最后一次血培养至少间隔 1 小时);

Q 热病原体 1 次血培养阳性或其 IgG 抗体滴度 >1:800。

2. 心内膜受累证据

超声心动图阳性发现(人工瓣膜或复杂感染性心内膜炎[瓣周脓肿]推荐使用经食管超声心动图;其他患者推荐首选经胸超声心动图):血液反流束中可见瓣叶或支撑结构有振荡物,或心内植入物上存在无法解释的振荡物;或脓肿;或新出现的人工瓣膜部分裂开;或新出现的瓣膜反流(新出现杂音或杂音较前加重)。

◆次要标准

1. 易患体质,心脏本身存在易患因素,或注射吸毒者;

2. 发热,体温≥38℃;

3. 血管现象:主要动脉栓塞,感染性肺梗死,细菌性动脉瘤,颅内出血,结膜出血,以及 Janeway 损害;

4. 自身免疫现象:肾小球肾炎,Osler 结节,Roth 斑以及类风湿因子;

5. 致病微生物感染证据:不符合主要标准的血培养阳性,或与感染性心内膜炎一致的活动性致病微生物感染的血清学证据;

6. 排除超声心动图的次要标准。

确诊:满足 2 项主要标准,或 1 项主要标准 +3 项次要标准,或 5 项次要标准。

疑诊:满足 1 项主要标准 +1 项次要标准,或 3 项次要标准。

应测定最小抑菌浓度以判定致病菌对某种抗微生物药物的敏感程度,分为敏感、中度和耐药,以指导用药。

经验用药:本病大多数致病菌对青霉素敏感,可作为首选药物,可用 1000 万 ~2000 万 U/d,分 3~4 次静脉注射。联合用药以增强杀菌能力,如氨苄西林、阿米卡星、万古霉素、庆大霉素等,真菌感染者选用静脉滴注两性霉素 B。

2. 外科治疗 有严重心内并发症或抗生素治疗无效的患者应及时行手术治疗。

手术指征:①急性主动脉瓣反流致心衰者;②急性二尖瓣反流致心衰者;③尽管积极抗生素治疗情况下,菌血症和发热持续 8 天以上;④脓肿、假性动脉瘤以及 1 个(多个)瓣叶破裂或瘘引起异常交通的征象表明局部感染扩散(局部感染没有控制)时;⑤不容易治愈(如真菌、布鲁菌和 Q 热病原体)或对心脏结构破坏力大的病原微生物感染时。

如果二尖瓣赘生物 >10mm 或抗生素治疗下赘生物体积增大或赘生物位于二尖瓣闭合的边缘时应考虑尽早手术治疗。复发的肺动脉栓塞后三尖瓣赘生物 >20mm 时,必须手术治疗。

3. 全身支持、对症治疗 在抗生素治疗的同时,应注意改善全身状况,保持水、电解质、酸碱平衡,酌情使用冻干血浆、白蛋白。严重贫血时输新鲜血或输红细胞。出现心力衰竭、休克等并发症时应作相应处理。

二、人工瓣膜和静脉药瘾者心内膜炎

(一) 人工瓣膜心内膜炎(prothetic valve endocarditis)

发生于人工瓣膜置换术后 60 天以内者为早期人工瓣膜心内膜炎,60 天以后发生者为晚期人工瓣膜心内膜炎。早期者常为急性暴发性起病,致病菌约 1/2 为葡萄球菌,其次为革兰阴性杆菌和真菌。晚期者以亚急性表现常见,链球菌为最常见致病菌,其次为葡萄球菌、革兰阴性杆菌和真菌。除赘生物形成外,常致人工瓣膜部分破裂、瓣周漏、瓣环周围组织和心肌脓肿。最常累及主动脉瓣。术后发热、出现新杂音、脾大或周围栓塞征、血培养同一种细菌阳性结果至少 2 次,可诊断本病。预后不良。

本病难以治愈。应在自体瓣膜心内膜炎用药基础上,将疗程延长为 6~8 周。任一用药方案均应加庆大霉素。有瓣膜再置换术的适应证者,应早期手术。明确适应证为:①因瓣膜关闭不全致中至重度心力衰竭;②真菌感染;③充分抗生素治疗后持续有菌血症;④急性瓣膜阻塞;⑤X 线透视发现人工瓣膜不稳定;⑥新发生的心脏传导阻滞。

(二) 静脉药瘾者心内膜炎(endocarditis in intravenous drug abusers)

多见于青年男性。致病菌最常来源于皮肤,药物污染所致者少见。主要致病菌为金黄色葡萄球菌,其次为链球菌、革兰阴性杆菌和真菌。大多累及正常心瓣膜,三尖瓣受累占 50% 以上,其次为主动脉瓣和二尖瓣。急性发病者多见,常伴有迁移性感染灶。X 线可见肺部多处小片状浸润阴影,为三尖瓣或肺动脉瓣赘生物所致的脓毒性肺栓塞。亚急性表现多见于曾有感染性心内膜炎病史者。左侧心瓣膜(尤其主动脉瓣)受累,革兰阴性杆菌或真菌感染者预后不良。

对甲氧西林敏感的金黄色葡萄球菌所致右心感染,用萘夫西林或苯唑西林、妥布霉素进行治疗。其余用药选择与方案同自体瓣膜心内膜炎的治疗。

三、感染性心内膜炎患者的护理

【主要护理诊断 / 问题】

1. 体温过高　与微生物感染引起的心内膜炎有关。

2. 潜在并发症:栓塞。

【护理措施】

1. 病情观察

(1) 体温:动态监测体温变化情况,4~6 小时 / 次测量体温,并准确绘制体温曲线,判断病情进展及治疗效果。

(2) 皮肤:观察患者皮肤情况,检查有无指、趾甲下线状出血、手掌和足底无痛性出血红斑、Osler 结节等皮肤黏膜病损及消退情况。

(3) 心脏杂音:观察心脏杂音的部位、强度、性质有无变化,如有新杂音出现、杂音性质的改变往往与赘生物导致瓣叶破损、穿孔或腱索断裂有关。

(4) 栓塞:注意观察有无脑、肾、冠状动脉、肠系膜动脉及肢体动脉栓塞征象,重点观察瞳孔、神志、肢体活动及皮肤温度等。当患者突然出现胸痛、气急、发绀和咯血等表现,要考虑肺栓塞的可能;出现腰痛、血尿等考虑肾栓塞的可能;当患者出现神志和精神改变、失语、吞咽困难、瞳孔大小不对称,甚至抽搐或昏迷征象时,警惕脑栓塞的可能;若肢体突发剧烈疼痛,局部皮肤温度下降,动脉搏动减弱或消失要考虑外周动脉栓塞的可能。出现可疑征象,应及时报告医生并协助处理。

2. 起居护理

(1) 病室环境:保持室内环境清洁整齐,定时开窗通风,保持空气新鲜,注意防寒保暖。

(2) 休息与活动:急性者应卧床休息,采取舒适体位,限制活动;亚急性者可适当活动,避免剧烈运动和情绪激动等。心脏超声见巨大赘生物的患者,应绝对卧床休息,防止赘生物脱落,从而减少栓塞出现的机会。

3. 饮食护理　给予高热量、高蛋白、高维生素、低胆固醇、易消化的半流食或软食,鼓励患者多饮水,多食新鲜蔬菜、水果,变换膳食花样和口味,促进食欲,补充营养。如患者有心力衰竭的征象,应摄取低钠饮食,限制水分。脑栓塞不能进食者可给予鼻饲。

4. 用药护理

(1) 遵医嘱给予抗生素治疗,观察药物疗效、可能产生的不良反应,并及时报告医生。由于用量大,疗程长,常联合二种或三种药物进行治疗,应合理安排给药时间、静脉给药速度,严格按时间、剂量准确用药,确保维持有效的血药浓度。

(2) 用药过程中,注意观察药物疗效,重点注意体温变化,监测是否有新的栓塞出现。

(3) 注意保护患者静脉血管,有计划选择血管,以保证长时间的药物治疗,可使用静脉留置针,避免多次穿刺增加患者痛苦。

5. 对症护理

(1) 高热:给予物理降温,如温水擦浴、冰袋等,及时记录降温后体温变化。及时补充水分,必要时补充电解质,记录出入量,保证水及电解质的平衡。出汗的患者及时更换床单、衣被,为避免患者因大汗频繁更换衣服而受凉,出汗多的患者,在衣服与皮肤之间衬以柔软的毛巾,便于及时更换,增加舒适感。

(2) 栓塞

1) 对易发生动脉栓塞的部位,进行严密的观察,及时发现动脉栓塞的早期表现,并做好紧急处理的必要准备。

2) 患者平卧,栓塞部位稍放低,以增加供血。

3) 遵医嘱用抗凝药物,酌用镇静、止痛剂。

4) 局部保暖,但忌热敷,因热敷不仅对缺血肢体不利,而且易发生烫伤。

(3) 呼吸困难:嘱患者取半卧位,吸氧。注意输液的速度,避免加重心脏负荷。

6. 心理护理　鼓励患者说出内心的感受,倾听患者的主诉,并给予理解,向家属做好解释工作,争取他们的配合,共同为患者提供有效的心理支持。当患者接受检查,尤其是留取血培养标本时,应解释检查的目的及注意事项,并耐心解答患者提出的问题,以缓解患者的焦虑。

7. 其他　正确采集血培养标本。告诉患者及家属为提高血培养结果的准确率,需多次采血,且采血量较多,在必要时需暂停抗生素,以取得患者的理解和配合。对于未经治疗的亚急性患者应在第1天每隔1小时采血1次,共3次。如次日未见细菌生长,重复采血3次后,开始抗生素治疗。已用过抗生素者,停药2~7天后采血。急性患者应在入院后立即安排采血,在3小时内每隔1小时采血1次,共取3次血标本后,按医嘱开始治疗。

本病的菌血症为持续性,无需在体温升高时采血。每次采血量 10~20ml,同时作需氧和厌氧培养。

【其他相关护理诊断】

1. 营养失调:低于机体需要量　与食欲下降、长期发热导致机体消耗过多有关。

2. 焦虑　与发热、病情反复、疗程长、出现并发症有关。

3. 潜在并发症:心力衰竭。

4. 急性意识障碍　与脑血管栓塞有关。

【中医护理概要】

1. 感染性心内膜炎属于中医的心悸、怔忡、温病、胸痹等范畴。

2. 中医学认为本病多由禀赋不足,或饮食失节,房劳过度,耗伤阴血,正气不足,感受温热邪毒,内犯于心,阴伤血涩所致。病位在心,与肺、肾、肝、脾等脏亦有关。

3. 多食清热,养阴生津之品。高热患者可用银花甘草液或冰硼散液,每日漱口 3 次。出汗多时,可用鲜芦根煎水代茶饮。

4. 针刺　根据不同的证型采用相应的穴位针刺。如卫分证,取风池、风门、肺俞、列缺、合谷、大椎等穴;气分热盛者,针刺大椎、太冲、足三里、三阴交、曲池、解溪等穴,或点刺少商、商阳、十宣放血少许;热入营血者,针刺大椎、太冲、足三里、三阴交、合谷等穴。

5. 灸法　用于气阴两虚患者,以增强体质。可用隔姜灸、无瘢痕灸或温和灸,以皮肤发热红润为度。

【健康教育】

1. 用药指导　告诉患者在就诊时应向医生讲明本人有心内膜炎病史,在实施手术或侵入性诊治前应预防性使用抗生素。

2. 休息与活动　嘱患者平时注意防寒保暖,避免感冒,加强营养,合理安排作息时间。

3. 避免诱因　保持口腔及皮肤清洁,少去公共场所。勿挤压痤疮、疖、痈等感染病灶,减少病原体侵入的机会。

4. 定期随访　教会患者自我监测体温变化,定期门诊随访,若出现栓塞表现,及时就医。

【结语】

感染性心内膜炎是心脏内膜表面的微生物感染,伴赘生物形成,瓣膜为最常受累部位。可有发热、心脏杂音、动脉栓塞等表现。护理要点为密切观察病情,正确采集血培养标本,对有高热和栓塞等患者及时进行对症护理,注意患者的起居和饮食护理,实施有效的心理护理措施缓解患者焦虑情绪。

第十节　心　包　炎

心包炎(pericarditis)是指心包脏层和壁层的急、慢性炎症,常继发于某些全身性疾病,或由邻近组织病变蔓延而来。可单独存在,也可与心肌或心内膜等的炎症并存。临床上可分为急性和慢性两类。前者常伴有心包渗液,后者常引起心包缩窄。

一、急性心包炎

急性心包炎（acute pericarditis）为心包脏层和壁层的急性炎症，可由细菌、病毒、肿瘤、自身免疫、物理、化学等因素引起。

【病因与发病机制】

过去常见病因为风湿热、结核及细菌性感染。近年来，病毒感染、肿瘤、尿毒症性及心肌梗死性心包炎明显增多。急性心包炎病因见表3-10-1。

表3-10-1 急性心包炎的病因

1. 急性非特异性
2. 感染：病毒、细菌、真菌、寄生虫、立克次体
3. 肿瘤：原发性、继发性
4. 自身免疫：风湿热、系统性红斑狼疮、结节性多动脉炎、类风湿关节炎、艾滋病等
5. 代谢疾病：尿毒症、痛风
6. 物理因素：外伤、放射性
7. 邻近器官疾病：急性心肌梗死、胸膜炎、肺梗死等

急性期，心包壁、脏层间出现由纤维蛋白、白细胞及少量内皮细胞组成的渗出物，尚无明显液体积聚，为纤维蛋白性心包炎；如液体增多，主要为浆液性纤维蛋白渗液，则转变为渗出性心包炎，液体有100~3000ml不等，偶呈血性、脓性。如液体迅速增多，心包腔内压力急骤上升，导致心室舒张期充盈受限，周围静脉压升高，最终使心排血量降低，血压下降，出现急性心脏压塞的表现。

【临床表现】

1. 纤维蛋白性心包炎

(1) 症状：胸痛为最主要症状。心前区尖锐剧痛或沉闷痛，深呼吸、咳嗽、体位变动或吞咽时加重，可放射至左肩、左臂、左肩胛区及颈部、上腹部。急性非特异性心包炎及感染性心包炎疼痛较明显，结核性或肿瘤性心包炎可不明显。

(2) 体征：心包摩擦音是纤维蛋白性心包炎的典型体征。多位于心前区，胸骨左缘第3、4肋间最明显，呈抓刮样粗糙音，与心音无相关性。坐位身体前倾、深吸气或将听诊器胸件加压更易听到。可持续数小时或数天、数周。心前区听到心包摩擦音就可作出心包炎的诊断。

2. 渗出性心包炎

(1) 症状：呼吸困难是最突出的症状。严重时呈端坐呼吸，身躯前倾、呼吸浅速、面色苍白。也可因压迫气管、喉返神经、气管产生干咳、声音嘶哑及吞咽困难。还可有发冷、发热、乏力、烦躁、上腹闷胀等全身症状。

(2) 体征：心尖搏动减弱或消失，心浊音界向两侧扩大，心音遥远。大量积液时可在左肩胛骨下出现浊音及左肺受压迫所引起的支气管呼吸音，称心包积液征。大量积液可使收缩压下降，脉压减小，导致静脉回流受阻，出现颈静脉怒张、肝大、腹水及水肿等。

3. 心脏压塞 急性心脏压塞表现为心动过速、血压下降、脉压变小和静脉压明显上升，如心排血量显著下降可引起急性循环衰竭、休克。亚急性或慢性心脏压塞表现为体循环静脉淤血、颈静脉怒张、静脉压升高、奇脉等。

【辅助检查】

1. 实验室检查　取决于原发病,感染性者常有外周血白细胞计数增加、血沉增快等炎症反应。

2. X 线检查　对渗出性心包炎有一定诊断价值。当心包内积液量超过 300ml 时,可见心影向两侧增大,而肺部无明显充血现象,是心包积液的有力证据。

3. 心电图　常规导联(除 aVR 外)ST 段普遍抬高呈弓背向下型,一至数日后,ST 段回到基线,出现 T 波低平、倒置,持续数周至数月后逐渐恢复正常。渗出性心包炎时可有QRS 波群低电压及电交替,无病理性 Q 波。

4. 超声心动图　是简单、可靠的无创性诊断心包积液的方法。M 型或二维超声心动图均可见液性暗区。

5. 心包穿刺　主要指征是心脏压塞和未能明确病因的渗出性心包炎。抽取心包穿刺液进行常规涂片、细菌培养和寻找肿瘤细胞等。

6. 心包镜及心包活检　心包活检有助于明确病因。

【诊断与鉴别诊断】

根据临床表现、X 线、心电图及超声心动图可作出心包炎的诊断,然后需结合心包穿刺、心包活检等作出病因诊断。常见心包炎病因类型包括急性非特异性心包炎、结核性心包炎、化脓性心包炎、肿瘤性心包炎、心脏损伤后综合征等。本病应与急性非特异性心包炎、结核性心包炎、化脓性心包炎、肿瘤性心包炎、心脏损伤综合征相鉴别(表3-10-2)。

表 3-10-2　五种常见心包炎的鉴别

	急性非特异性	结核性	化脓性	肿瘤性	心脏损伤后综合征
病史	发病前数日常有上呼吸道感染,起病多急骤,常反复发作	常伴原发性结核病灶或与其他浆膜腔结核并存	常有原发感染病灶,伴明显败血症表现	转移性肿瘤多见,并可见于淋巴瘤及白血病	有手术、心肌梗死、心脏创伤等心脏损伤史,可反复发作
发热	持续发热	常无	高热	常无	常有
心包摩擦音	明显,出现早	有	常有	少有	少有
胸痛	常剧烈	常无	常有	常无	常有
白细胞计数	正常或增高	正常或轻度增高	明显增高	正常或轻度增高	正常或轻度增高
血培养	阴性	阴性	可阳性	阴性	阴性
心包积液量	较少	常大量	较多	大量	一般中量
性质	草黄色或血性	多为血性	脓性	多为血性	常为浆液性
细胞分类	淋巴细胞占多数	淋巴细胞较多	中性粒细胞占多数	淋巴细胞较多	淋巴细胞较多
细菌	无	有时找到结核分枝杆菌	能找到化脓性细菌	无	无

【治疗要点】

1. 病因治疗　结核性心包炎应用抗结核治疗;细菌性心包炎应用抗生素;风湿性心包炎应用肾上腺皮质激素和水杨酸制剂;非特异性心包炎一般对症治疗,重者可用肾上腺皮质激素。

2. 对症治疗　胸痛者应用镇痛剂,可予阿司匹林、吲哚美辛,必要时给予吗啡类药物;呼吸困难者半卧位、吸氧。

3. 解除心脏压塞　积液量多时应及时做心包穿刺抽液。化脓性心包炎可行心包穿刺排脓,必要时行心包切开引流。反复发作的急性创伤性心包炎致残者可行心包切除术。

二、缩窄性心包炎

缩窄性心包炎(constrictive pericarditis)是指心脏被致密厚实的纤维化或钙化心包所包围,致使心室舒张期充盈受限,从而产生一系列循环障碍的病征。

【病因与发病机制】

继发于各种急性心包炎,国内最常见的病因为结核性,其次为化脓性或创伤性心包炎后演变而来。少数与心包肿瘤、急性非特异性心包炎及放射性心包炎等有关。急性心包炎后,随着渗出液逐渐吸收可有纤维组织增生、心包粘连增厚、钙化,最终形成坚厚的瘢痕,使心包失去伸缩性,心室舒张期扩张受阻,充盈减少,心搏量下降而产生血液循环障碍。

【临床表现】

1. 症状　常见症状为劳力性呼吸困难。可伴有不同程度的疲乏、食欲不振、上腹胀满或疼痛等。

2. 体征　心尖搏动减弱或消失,心浊音界正常或稍大,心音低远,心率增快,部分患者可闻及心包叩击音,可触及奇脉。此外,有颈静脉怒张、肝大、腹水、胸腔积液、下肢水肿等,可见 Kussmaul 征。

【辅助检查】

X 线检查心影偏小、正常或轻度增大,可见心包钙化影。心电图有 QRS 波群低电压、T 波低平或倒置。超声心动图可见心包增厚、室壁活动减弱、室间隔矛盾运动等。右心导管检查血流动力学可有相应改变。CT 及 MRI 对心包增厚具有很高的特异性和分辨率。

【诊断与鉴别诊断】

典型缩窄性心包炎根据临床表现及辅助检查可明确诊断。临床上常需与肝硬化、右心功能衰竭、限制型心肌病相鉴别。

肝硬化有肝功能损害及低蛋白血症,心尖搏动正常,食管钡透示食管静脉曲张,无颈静脉怒张、奇脉、周围静脉压升高。右心功能衰竭往往有心脏瓣膜病或其他类型心脏病,心脏扩大或伴有心脏瓣膜病变的杂音,下肢水肿较腹水明显,Kussmaul 征阴性。限制型心肌病与本病鉴别十分困难,必要时需通过心内膜心肌活检来确诊。

【治疗要点】

早期施行心包剥离术以避免发展到心源性恶病质、严重肝功能不全、心肌萎缩等。通常在心包感染被控制、结核活动已静止即手术,术后继续用药 1 年。

三、心包炎患者的护理

【主要护理诊断／问题】

1. 气体交换受损　与肺淤血、肺或支气管受压有关。

2. 疼痛　胸痛,与心包炎症有关。

【护理措施】

1. 病情观察

(1) 呼吸:观察患者呼吸困难的程度,有无呼吸浅快、发绀,血气分析结果如何。

(2) 疼痛:密切监测心前区疼痛的部位、性质及其变化情况,以及心包摩擦音。

(3) 生命体征:观察颈静脉是否充盈、肝脏大小及水肿情况。如有胸闷气急、疼痛加重或心动过速、血压下降、脉压变小等,应及时与医生联系。

2. 起居护理

(1) 病室环境:保持病室安静,限制探视。注意病室温度和相对湿度,避免患者受凉,防止呼吸道感染。

(2) 休息与活动:指导患者卧床休息,协助患者取舒适卧位,如半坐卧位或坐位,使膈肌下降,呼吸面积扩大,换气量增加利于呼吸。出现心脏压塞者往往采取强迫前倾坐位。给患者提供可依靠的床头桌,并加床档以保护患者防止坠床。患者衣着应宽松,以免妨碍胸廓运动。勿用力咳嗽、深呼吸或突然改变体位,以免引起疼痛加重。

3. 饮食护理　给予高热量、高蛋白、高维生素、易消化的半流食或软食,限制钠盐摄入,少食易产气食物,如薯类、葱及笋等,多食芹菜、海带等富含纤维素的食物,以防肠内产气过多引起腹胀、便秘导致膈肌上抬。

4. 用药护理

(1) 胸痛者遵医嘱给予解热镇痛剂,但应注意观察有无出血及胃肠道反应,若疼痛加重,可用吗啡类药物止痛,但要注意观察是否出现呼吸抑制等副作用。

(2) 结核活动期行抗结核治疗,直至结核病变静止,注意药物的副作用,定期查肝功能。

(3) 应用糖皮质激素、抗菌、抗肿瘤等药物治疗时,应注意观察药物的疗效及不良反应,如青霉素的过敏反应等。

5. 对症护理

(1) 疼痛

1) 向患者解释疼痛的原因及应对方式,以缓解患者不必要的紧张情绪。

2) 对于轻、中度疼痛者,可根据患者各自喜好,选择自己喜欢的音乐或电视节目来欣赏,以分散注意力。也可采用局部按摩,松弛肌肉,改善血液循环。

3) 对疼痛明显者,可遵医嘱给予止痛剂,以减轻疼痛对呼吸功能的影响。

4) 当病情稳定时,帮助患者学习及训练膈肌呼吸。

(2) 发热:采取物理降温措施,定时测量体温并记录,遵医嘱使用抗生素及抗病毒等药物,并观察药物的疗效及不良反应。

6. 心理护理　患者呼吸困难或疼痛时,应给予解释和安慰,消除不良心理因素。在心包穿刺抽液前,通过讲解治疗的意义、过程、术中配合事项等,舒缓患者的紧张情绪。

7. 其他 心包穿刺术的配合与护理。配合医生行心包穿刺或切开引流术，以缓解压迫症状或向心包内注射药物达到治疗的目的。

(1) 术前护理：备齐物品，向患者说明手术的意义和必要性，解除思想顾虑，必要时应用少量镇静剂；询问患者是否有咳嗽，必要时给予可待因镇咳治疗；提供屏风或隐蔽的空间以维护患者隐私；操作前开放静脉通道，准备抢救药品如阿托品等以备急需；进行心电、血压监测，术前需行超声检查，以确定积液量与穿刺部位，并对最佳穿刺点做好标记。

(2) 术中配合：嘱患者勿剧烈咳嗽或深呼吸，穿刺过程中有任何不适应立即告知医护人员。严格无菌操作，抽液过程中随时夹闭胶管，防止空气进入心包腔；抽液要缓慢，每次抽液量不超过 1L，以防急性右室扩张，一般第一次抽液量不宜超过 200~300ml，若抽出鲜血，立即停止抽吸，密切观察有无心脏压塞症状；记录抽液量、性质，按要求留标本及时送检。密切观察患者的反应和主诉，如面色、呼吸、血压、脉搏、心电等变化，如有异常，应及时协助医生处理。

(3) 术后护理：术毕拔出穿刺针后，穿刺部位覆盖无菌纱布，用胶布固定；穿刺后 2 小时内继续心电、血压监测，嘱患者休息，并密切观察生命体征变化。心包引流者需做好引流管的护理，待心包引流液 <25ml/d 时拔除导管。

【其他相关护理诊断】

1. 体液过多 与渗出性、缩窄性心包炎有关。
2. 体温过高 与心包炎症有关。
3. 活动无耐力 与心排血量减少有关。
4. 营养失调 低于机体需要量，与结核、肿瘤等病因有关。
5. 焦虑 与病因诊断不明、病情重、疗效不佳有关。

【中医护理概要】

1. 本病属于中医胸痹、痰饮等病证范畴。
2. 其病因有虚实两方面，多为在正虚的基础上感受外邪，以致胸阳不振，痹阻心络。
3. 胸痛发作时可予沉香、肉桂、三七粉，或冠心苏合香丸 1 粒配合止痛。
4. 可用温针法或灸法止痛，也可配合热熨疗法或王不留行籽粘压耳穴。

【健康教育】

1. 避免诱因 嘱患者注意防寒保暖，防止呼吸道感染。
2. 饮食指导 注意休息，加强营养。进食高热量、高蛋白、高维生素的易消化饮食，限制钠盐摄入。
3. 用药指导 告诉患者坚持足够疗程药物治疗（如抗结核治疗）的重要性，不可擅自停药，指导患者正确服药并观察药物不良反应，定期随访。
4. 知识宣教 对缩窄性心包炎患者讲明行心包切除术的重要性，尽早接受手术治疗，术后仍应坚持休息半年左右，并加强营养。

【结语】

心包炎是心包脏层和壁层的急、慢性炎症。常见病因为细菌、病毒、自身免疫等引起。急性心包炎可有胸痛、呼吸困难，甚至心脏压塞等表现；缩窄性心包炎常有劳力性呼吸困难、颈静脉怒张、肝大、腹水、水肿等。护理时注意做好病情观察，进行对症处理、保证营养与休息，增强抵抗力。

循环系统病案分析

【病例】

入院时一般资料：

患者,谢××,男性,52岁,货物搬运工。

病史：

主诉:突发胸痛3小时。

现病史:患者3小时前因搬运货物时突发胸痛,位于胸骨后,向左上肢放射,程度剧烈,休息后不缓解,伴大汗。为进一步治疗收住我院。入院后,饮食可,二便正常,睡眠尚可,体重无变化。

既往史:曾于当地医院查心电图提示下壁心肌梗死,含服硝酸甘油片不能缓解;既往有高血压、高胆固醇病史5年,未重视治疗;吸烟史30年,3000支/年;饮酒史30年,白酒200g/d,烟酒均未戒。

家族史:无

过敏史:无

体格检查:T 38.0℃,P 68次/分,R 20次/分,BP 98/60mmHg,表情自然,情绪焦虑,体型正常,双肺叩诊清音,未闻及干湿啰音,心前区无隆起,心尖搏动位于第5肋间左锁骨中线内0.5cm,心界正常,律齐,各瓣膜区听诊区未闻及病理性杂音;肝脾肋下未及,双下肢无水肿。

辅助检查:血常规:WBC:12.7×10^9/L;心超:下壁节段性活动减弱。ECG:Ⅱ、Ⅲ、aVF 导联 ST 弓背样向上抬高 1.2~1.5mV,T 波倒置。

问题：

1. 该患者最可能的疾病是什么?

2. 该患者目前的主要护理问题有哪些?

病情发展:入院后的心肌酶谱示:CK 386U/L,CK-MB 401U/L。心梗全套示:肌钙蛋白(+),故给予溶栓治疗。溶栓治疗后40分钟患者主诉心悸,心电图示室性期前收缩。

3. 溶栓后的主要护理措施有哪些?

学习小结

1. 学习内容

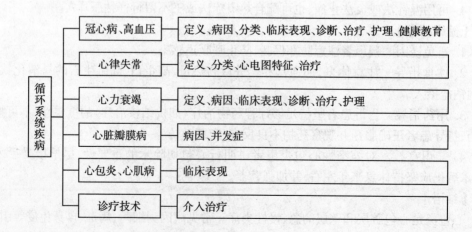

2. 学习方法

本章要结合循环系统临床病例和临床实践,对于心绞痛与心肌梗死的鉴别用比较学习法,对心电图的学习用图形分析来识别常见心律失常的分类;对诊疗技术的学习采用演示法和视频学习法来掌握本系统常见操作技能。

（梁伍今　汪小华　刘　伟　董晓红）

复习思考题

1. 左心衰和右心衰患者的临床表现有哪些不同?
2. 何时使用洋地黄类药物? 其副作用是什么?
3. 急性心衰患者的抢救原则是什么?
4. 室性心律失常与室上性心律失常的心电图鉴别。
5. 简述心律失常的患者饮食宣教的内容有哪些?
6. 试述快速性心律失常与缓慢性心律失常患者治疗的区别。
7. 二尖瓣关闭不全患者的血流动力学发生何种改变?
8. 试述二尖瓣狭窄患者发生呼吸困难时,采取何种体位更加合适?
9. 如何指导患者在平日生活中有效地预防感染?
10. 日常哪些行为可诱发冠脉粥样斑块破裂?
11. 如何指导心肌梗死患者的康复锻炼?
12. 试述排便护理对急性期心肌梗死的重要性。
13. 患者的饮食护理应注意哪些? 为什么?
14. 各类抗高血压药物的特点及主要副作用是什么?
15. 本病健康教育的要点是什么?
16. 如何合理安排病毒性心肌炎患者的休息与活动?
17. 病毒性心肌炎有哪些前驱感染症状?
18. 如何监测病毒性心肌炎患者是否发生了心力衰竭?
19. 如何监测心肌病患者是否发生了栓塞?
20. 心肌病患者发生晕厥时应如何处理?
21. 超声心动图对心肌病的诊断有何意义?
22. 感染性心内膜炎的患者如何正确采集血标本?
23. 比较急性、亚急性感染性心内膜炎的特征。
24. 感染性心内膜炎的患者发生栓塞时应如何护理?
25. 护士应如何配合医生行心包穿刺术?
26. 常见心包炎的病因类型如何鉴别诊断?
27. 如何指导心包炎患者进行休息?
28. 从引起冠状动脉粥样硬化的病因着手,谈谈如何预防和控制动脉粥样斑块增大引起的心绞痛。
29. 如何预防日常生活中心绞痛发作?
30. 与稳定型心绞痛比较,不稳定型心绞痛的主要病理特点是什么?

第四章 消化系统疾病患者的护理

 学习目的

1. 通过对消化性溃疡的临床表现、治疗要点、饮食护理、用药等内容的学习,为护理措施提供理论依据和实践指导;通过对消化性溃疡病因的学习,为预防消化性溃疡的发生提供依据。

2. 通过对胃癌、肝癌的临床表现、诊断要点、辅助检查、健康教育等内容的学习,为预防胃癌、肝癌的发生和观察判断病情提供依据,通过对止痛、化疗药物的使用和副作用的学习,指导患者正确用药,减轻患者痛苦。

3. 通过对肝硬化的临床表现、腹水治疗、饮食指导的学习,为判断肝硬化的病情、缓解病情提供依据。

4. 通过对肝性脑病的临床表现、治疗原则、用药、饮食护理的学习,为防止病情加重、指导患者正确用药提供依据。

5. 通过对急性胰腺炎的临床表现、饮食护理的学习,为护理措施提供理论依据;通过对病因及诱因的学习,为预防急性胰腺炎的发生、防止病情加重提供实践指导。

学习要点

消化性溃疡的病因、临床表现、辅助检查、治疗原则、护理;胃癌的临床表现、治疗原则、护理、健康教育;肝硬化的定义、临床表现、护理;原发性肝癌的临床表现、辅助检查、治疗、护理、健康教育;肝性脑病的定义、临床表现、用药、护理;急性胰腺炎的定义、临床表现、辅助检查、护理;上消化道大量出血的常见病因、临床表现、护理。

第一节 消化系统疾病及护理概述

消化系统疾病是临床常见病,主要包括食管、胃、肠、肝、胆、胰等脏器的器质性和功能性病变,而小肠疾病较为少见,腹膜、肠系膜和网膜疾病最少见。在我国,胃癌和肝癌的病死率在恶性肿瘤病死率排名中分别位于第二和第三位,大肠癌、胰腺癌患病率近年也有明显上升趋势。消化性溃疡、慢性乙型病毒性肝炎及肝炎后肝硬化在我国一直很常见,不过,消化性溃疡可能由于根除幽门螺杆菌治疗方法的普及而致复发率降低等原因,近年来就诊人数有所减少。随着社会发展,我国消化系统疾病谱也在发生变化。以往并未引起重视的胃食管反流病和功能性胃肠病,近年来已引起我国消化病学界的高度重视。炎症性肠病、酒精性肝病及酒精性肝硬化在西方国家相当常见,而近年在我国亦渐增多。近年调查表明非酒精性脂肪肝也已成为我国常见慢性肝病之一。消化系统疾病病变可局限于消化系统或累及其他系统,其他系统或全身性疾病也可引起消化系统疾病或症状。因此,消化专业的护士必须具备坚实的临床基础,要能着眼于患者的整体进行护理。

【消化系统的结构和功能】

1. **食管** 全长约 25cm,有三个狭窄部,是食管癌的好发部位。食管壁由黏膜层、黏膜下层与肌层组成,无浆膜层,食管病变易扩散而延及纵隔,食管或邻近器官的病变也易使食管发生阻滞,引起吞咽困难。食管下段的静脉易充盈曲张,甚至破裂出血。

食管的主要功能是运送食物入胃,其次有防止呼吸时空气进入食管,以及阻止胃内容物逆流入食管的作用。

2. 胃　分为贲门、胃底、胃体、幽门四部分。幽门口由幽门括约肌组成,能有节律性地让胃内容物进入十二指肠,并阻止十二指肠内容物反流入胃。胃壁分为4层,即黏膜、黏膜下层、肌层和浆膜层。胃黏膜的腺体有胃底腺、胃体腺和幽门腺,主要由主细胞、壁细胞、黏液细胞组成。

主细胞可分泌胃蛋白酶原,在酸性环境下转化为胃蛋白酶,可使蛋白质消化分解为多肽被吸收。壁细胞可分泌盐酸和内因子。盐酸可杀灭部分细菌,使胃蛋白酶原被激活而成为胃蛋白酶,后者可使蛋白质消化分解为多肽被吸收。盐酸分泌过多对胃十二指肠黏膜有侵袭作用,是消化性溃疡发病的决定性因素。内因子可协助维生素 B_{12} 的吸收,慢性萎缩性胃炎时内因子缺乏,可发生巨幼细胞贫血。黏液细胞主要分泌碱性黏液,可形成黏液膜以保护胃黏膜免受胃酸的腐蚀。

此外,在幽门腺中还含有 G 细胞,是一种内分泌细胞,可分泌促胃液素。促胃液素能促进壁细胞分泌胃酸,促进主细胞分泌胃蛋白酶原。

胃的主要功能是容纳和消化食物。由食管进入胃内的食团,经胃内机械性消化和化学性消化后形成食糜,食糜借助胃的运动逐次被排入十二指肠。

3. 小肠　是消化管中最长的一段,从幽门到回盲部,包括十二指肠、空肠和回肠。十二指肠与空肠连接处被屈氏韧带固定,屈氏韧带是上下消化道的分界线。小肠为消化吸收的主要场所。淀粉、蛋白质、脂肪等必须先被消化分解为简单的物质,才能被肠壁吸收。消化作用大部分靠胰腺分泌的各种消化酶来完成。

4. 大肠　包括盲肠及阑尾、结肠和直肠三部分。成人大肠全长 1.5 米,起自回肠,全程形似方框,围绕在空肠、回肠的周围。大肠的主要功能是进一步吸收水分和电解质,形成、贮存和排泄粪便。

5. 肝胆　肝脏是人体最大的消化腺,主要分为右叶和左叶,其基本结构单位为肝小叶。肝的血液供应有 1/4 来自肝动脉,3/4 来自门静脉。肝脏是维持生命活动的重要器官,主要具有以下功能:①物质代谢:糖、蛋白质、脂质、维生素的合成与代谢,都需要肝脏参与。肝脏还参与体内多种激素代谢。肝功能受损时对激素,如雌激素、胰岛素等的"灭活"功能常降低;②解毒作用:肝脏能使进入体内的各种有害物质如药物、毒物等进行生物转化,通过氧化、还原、水解、结合等方式进行解毒,保护机体正常功能;③生成胆汁:肝脏可以分泌胆汁,其对脂类物质的消化和吸收及调节胆固醇代谢有重要作用。

胆道系统由肝细胞间的毛细胆管集合成胆小管,汇合成左右肝管,由肝门出肝后汇合成肝总管,肝总管与胆囊管合成胆总管,开口于十二指肠降部。胆管有排泄和运输胆汁的作用。胆囊则有浓缩胆汁和调节胆流的作用。

6. 胰腺　胰腺位于腹膜后上腹部深处,分头、体、尾三部分。主胰管和胆总管可形成共同通道,在开口下段形成乏特(Vater)壶腹。乏特壶腹在十二指肠开口处有 Oddi 括约肌,能控制胆汁和胰液排入肠道。胰腺具有内外分泌双重作用。胰腺外分泌主要分泌胰液、电解质和各种胰酶,帮助消化淀粉、脂肪和蛋白质。胰腺中的胰岛细胞是内分泌腺,胰岛中含有多种分泌细胞,其中 A 细胞分泌胰高血糖素,B 细胞分泌胰岛素,D 细胞分泌生长激素抑制素。胰腺还可分泌胰多肽、胰抑素等多种激素。这些激素对维持正常的代谢功能有重要作用。

7. 胃肠的神经内分泌调节 中枢神经系统可直接或间接影响消化系统的运动、分泌功能,并受自主神经 - 肠神经系统支配。精神因素可通过影响脑 - 肠轴(中枢神经系统、自主神经和肠神经系统通过神经体液免疫机制联系起来)引起胃肠功能紊乱。

8. 胃肠道免疫结构与功能 胃肠道免疫有两道防线,即黏膜屏障(由胃肠道黏膜表面的生理结构和黏膜内的免疫细胞构成)、肠系膜淋巴结及肝脏。肠道免疫功能紊乱可导致肠道炎症,如溃疡性结肠炎等。

【影响消化系统疾病的主要相关因素】

1. 外源性因素

(1) 不合理的饮食:普遍认为,正常胃黏膜的完整性是由攻击因子与防御因子的动态平衡来维持的,这一平衡遭受破坏易导致黏膜损害。因此,长期饮浓茶、烈酒,食用过热、过冷或过于粗糙食物,已成为胃黏膜损伤的常见外源性因素之一。不合理的饮食对大肠癌的发生影响很大,临床研究提示肉类、高脂肪饮食和饮酒会增加大肠癌发病的几率;而全谷食物、膳食纤维、叶酸、硒和钙则减少大肠癌发生的危险性。

(2) 药物刺激:药物刺激胃黏膜所致胃肠的损伤在临床上并不少见,如非甾体类抗炎药、铁剂、氧化钾。

(3) 心理、应激因素:应激时胃黏膜的血管收缩,血流量减少,胃黏膜缺血导致急性胃黏膜损害。

(4) 生物因素:目前普遍认为 HP 感染是胃黏膜损伤,形成慢性胃炎、溃疡甚至癌前病变的重要致病因素之一。

2. 内源性因素

(1) 遗传因素:遗传发病因素是胃肠病学目前研究的热点。炎症性肠病包括克罗恩病和溃疡性结肠炎,它们的遗传发病因素已经得到公认,此外,胃癌的发病也认为与遗传密切相关。

(2) 免疫因素:目前大多学者认为肠壁黏膜免疫调节异常、持续的肠道感染、肠壁黏膜屏障缺损、遗传和环境等因素共同参与了疾病的发生、发展进程。肠道黏膜组织内的异常免疫应答(主要是 Th1/Th2 免疫平衡失调)在炎症性肠病患者肠道炎症发生过程中起重要作用。

【护理评估】

1. 病史

(1) 患病及治疗经过:①起病情况:包括起病时间、缓急、诱因。如有无进食不洁食物等;②主要症状:如吞咽困难、恶心、呕吐、嗳气、反酸、烧心感、食欲不振、腹胀、腹痛、腹泻、便秘、里急后重、黄疸、呕血、黑便、便血等;③发病过程:患者自患病以来至今病情的发展与演变。④伴随状况:自患病以来有无其他不适即伴随症状,如发热、畏寒等。⑤诊疗经过:患者自患病以来所接受的检查(尤其胃镜、肠镜等)的结果,用药的剂量、用法、疗效等。⑥目前状况:主要了解患者的一般状态等。

(2) 心理社会评估:①疾病知识:患者对疾病的严重性、预后及防治知识的了解程度;

②心理状况:患者的性格、精神状态。有无焦虑、抑郁等负性情绪及其程度;③社会支持系统:其家庭主要成员的经济状况及文化背景,对患者所患疾病认识程度,关怀和支持程度;医疗费用来源或支付方式;出院后继续就医的条件等。

(3) 生活史:生活史中某些因素与消化系统疾病的发病关系密切,特别应注意询问出生地和生活地,职业及工作条件,有无疫水接触和疫源地逗留史。日常生活方式,平时饮食习惯,有无特殊的食物喜好或禁忌,有无食物过敏;有无烟酒嗜好、程度。

2. 身体评估

(1) 一般状态:包括患者的生命体征、精神、意识、营养状况、体位是否自如。消化系统疾病容易引起吸收障碍,注意评估患者体重、皮下脂肪厚度、皮肤色泽和弹性、毛发光泽度等反映营养状况的征象。

(2) 皮肤黏膜:失血患者有无苍白、贫血貌。肝胆疾病有无皮肤色素沉着、黄疸、紫癜、蜘蛛痣、肝掌。频繁呕吐或腹泻有无皮肤干燥、弹性减退、眼球凹陷等失水征象。

(3) 腹部体检:按照视、听、叩、触的顺序依次体检。检查腹部外形、肠鸣音是否正常,有无腹肌紧张、压痛、反跳痛;肝脾是否肿大,肝区、脾区有无叩击痛,有无腹部肿块及腹水等。

3. 常见症状和体征　消化系统疾病症状和体征很多,有吞咽困难、嗳气、反酸、烧心感、食欲不振或畏食、便秘、恶心与呕吐、腹痛、腹泻、腹胀、呕血与便血、黄疸等,各种症状的临床意义可参阅《健康评估》有关章节。在此简要介绍恶心与呕吐、腹痛、腹泻。

(1) 恶心、呕吐:恶心常为呕吐的前驱感觉,也可单独出现,表现上腹部特殊不适感,常伴有头晕、流涎、脉缓、血压降低等迷走神经兴奋症状。呕吐是指胃内容物或一部分小肠内容物通过食管逆流出口腔的一种复杂的反射动作。呕吐是消化系统疾病常见症状,呕吐可将有害物质从胃排出人体而起保护作用,但持久而剧烈的呕吐可引起水电解质紊乱和代谢性酸中毒、营养不良。消化系统疾病引起呕吐的原因常见于胃肠道、肝胆、胰腺病变,如急性胃肠炎可发生恶心、呕吐、伴腹痛腹泻;急慢性胆囊炎、急性胰腺炎发病时均有恶心、呕吐。幽门梗阻时呕吐频繁、量多,呕吐物因在胃内潴留发酵而有酸馊味。

(2) 腹痛:消化系统的器官、组织发生功能性或器质性病变均可引起腹痛。腹痛可分为急性与慢性两类。急性腹痛多由腹腔脏器的急性炎症,扭转或破裂,空腔脏器梗阻或扩张,腹腔内血管阻塞易引起;慢性腹痛的原因常为腹腔脏器的炎症,腹腔脏器包膜的张力增加,消化性溃疡,胃肠神经功能紊乱,肿瘤压迫或浸润等。腹腔实质脏器病变腹痛多呈持续性,进行性加剧,空腔脏器病变多呈阵发性绞痛。腹痛的部位常为病变的所在,如胃痛位于中上腹部,肝胆疾患疼痛位于右上腹,急性阑尾炎疼痛常位于 McBurney 点,小肠绞痛位于脐周,结肠绞痛常位于下腹部。急性腹膜炎可表现为全腹疼痛并伴有压痛、反跳痛、腹肌紧张。

(3) 腹泻:指排便次数明显超过平日习惯的频率,粪质稀薄,水分增加,每日排便量超过 200g,或含未消化食物或脓血、黏液。腹泻常伴有腹痛、排便急迫感、肛门不适等症状。腹泻分急性和慢性两类,急性腹泻在短时间内使机体丢失大量水分及电解质,可引起水电解质紊乱和代谢性酸中毒。长期慢性腹泻可导致营养不良。引起急性腹泻原因以肠道感染常见,慢性腹泻病因复杂,除肠道感染性疾病外,胃部疾病、肠道非感染性疾病、肠肿瘤、胰腺疾病、肝胆疾病等均可引起。肠道感染性疾病多导致渗出性腹泻,由黏膜炎症、溃疡、浸润性病变致血浆、黏液脓血渗出,常伴有腹痛或粪便含有脓血、黏液;腹泻及全身症状、体征的严重程度取决于肠受损程度。小肠泻粪便糊状或水样、次数多,伴脐周痛,便后腹痛不减;结肠泻粪便可含脓血、黏液,伴脐下痛,便后痛减。

4. 辅助检查

(1) 化验检查

1) 粪便常规及隐血试验为简单而有价值的检验方法。

2) 胃液分析及十二指肠引流对于胃及胆道疾病可提供诊断的依据。

3) 肝功能检查项目多,意义各异,应适当选择。

4) 细胞学检查对食道、胃及结肠癌的诊断颇有帮助。

5) 肿瘤标志物的检查,如甲胎蛋白(AFP)、癌胚抗原(CEA)及糖链抗原 19-9(CA_{19-9}) 都有一定价值。

6) 自身抗体检查如抗线粒体抗体等对消化系统自身免疫性疾病的诊断有一定帮助。

7) 血沉可反映炎症性肠病、肠结核、结核性腹膜炎的活动性。

8) 血清、尿淀粉酶测定可用于急性胰腺炎的诊断。

9) 腹水常规检查结合生化、细胞学及细菌培养对鉴别肝硬化合并原发性细菌性腹膜炎、结核性腹膜炎和腹腔恶性肿瘤很有价值。

(2) 内镜检查:可直接观察病变,由于亮度大,视野清晰,盲区少,操作灵便,用途日益扩大。

1) 纤维胃镜对胃癌早期诊断帮助甚大,由于胃镜检查的应用,30% 以上的胃癌可能在早期(指癌组织尚未侵犯肌层者)得到确诊。

2) 逆行胰胆管造影(ERCP)对肝、胆、胰疾病的诊断有很大的帮助。

3) 胶囊内镜、小肠镜、纤维结肠镜可诊断小肠或大肠病变。

4) 纤维腹腔镜可帮助诊断肝胰和腹内包块,确定腹水原因。

(3) 活体组织检查:包括有内镜直视下活组织检查、B 型超声引导下细针经皮穿刺活体组织细胞学检查及外科手术活组织检查等。活体组织检查的目的主要是作出准确的病理诊断,判断病变的部位、范围、性质,帮助确定治疗方案。如肝穿刺活组织检查,对慢性肝病诊断有重要价值。

(4) 影像学检查

1) 超声检查:B 超在我国被用做首选的腹腔内实质脏器初筛检查。可显示肝、脾、胆囊、胰腺等,发现这些脏器的肿瘤、囊肿、脓肿、结石等病变,并可显示腹腔内肿块、腹水及腹水量。此外,B 超还能监视或引导各种经皮穿刺,进行诊断和治疗。彩色多普勒超声可观察肝静脉、门静脉、下腔静脉,有助于门静脉高压的诊断与鉴别诊断。

2) X 线检查:是诊断胃肠道疾病的常用手段。腹部平片、胃肠钡剂造影、小肠钡灌造影、钡剂灌肠造影等,有助于了解整个胃肠道动力状态,对肿瘤、溃疡、憩室的诊断有一定帮助。

3) 电子计算机 X 线体层显像(CT)和磁共振显像(MRI):该类检查因其敏感度和分辨率高,可反映轻微的密度改变,对病灶的定位和定性效果较佳,故在消化系疾病的诊断上越来越重要。

4) 正电子发射体层显像(PET)和放射性核素检查:PET 近年用于消化系统肿瘤的诊断、分级和鉴别诊断均有重要价值,可与 CT 和 MRI 互补提高诊断的准确性。^{99m}Tc-PMT 肝肿瘤阳性显像可协助原发性肝癌的诊断。静脉注射 ^{99m}Tc 标记红细胞对不明原因消化道出血的诊断有特殊价值。放射核素检查还可用于研究胃肠运动如胃排空、肠转运时间等。

(5) 其他检查 脏器功能试验如胃液分泌功能检查、小肠吸收功能检查、胰腺外分泌功能检查、肝脏储备功能检查等分别用于有关疾病的辅助诊断。胃肠动力学检查对胃肠道动力障碍性疾病的诊断有相当价值。目前临床上常做的有包括食管、胃、胆道、直肠等处的压力测定、食管 24 小时的 pH 监测、胃排空时间及胃肠经过时间测定等。

【护理诊断/问题】

1. 疼痛 腹痛,与胃肠道炎症、溃疡、出血、梗阻或穿孔有关。
2. 营养失调 低于机体需要量,与疼痛导致摄入量减少、长期腹泻、吸收障碍有关。
3. 腹泻 与炎症导致肠黏膜吸收障碍及肠管运动功能失常有关。
4. 活动无耐力 与疾病消耗致营养不良或失水、失血致周围循环衰竭有关。
5. 体液不足 与频繁呕吐、腹泻致脱水或出血致血容量不足有关。
6. 有误吸的危险 与呕吐物误吸入肺内有关。
7. 潜在并发症 肠梗阻、穿孔、肠瘘;肠出血、中毒性巨结肠;上消化道出血、穿孔、幽门梗阻、癌变。
8. 知识缺乏 缺乏相关疾病防治的知识。
9. 焦虑 与疾病症状反复出现、病程迁延不愈有关。
10. 恐惧 与大量呕血与黑便有关。

【护理措施】

1. 病情观察

(1) 观察生命体征、精神、意识、营养状况等。

(2) 观察胃痛、腹痛的部位、性质、程度、持续时间、诱发因素等以协助医生明确诊断。警惕急腹症或休克的发生,若患者疼痛突然加剧,或呕血、黑便,或寒战高热,或全腹压痛、反跳痛、腹肌紧张等,均要立即通知医生,进行抢救。

(3) 观察呕吐物和粪便的颜色、性状、次数、气味及伴随症状,对呕吐状况及便后有无出血,有无里急后重等均需作详细记录,必要时留取标本送检。频繁呕吐或腹泻注意有无失水征象及电解质紊乱、酸碱失衡。

(4) 肝胆疾病患者还要注意观察有无皮肤色素沉着、黄疸、紫癜、蜘蛛痣、肝掌。

(5) 了解实验室及其他检查结果,如血清电解质、酸碱平衡状态等。

2. 起居护理

(1) 病室环境宜安静、整洁、舒适,空气新鲜,通风良好。

(2) 任何疾病患者都要保证充足的休息和睡眠。重症者宜卧床休息。休息时采取有利于减轻主要症状的体位,如急性胰腺炎患者可采取弯腰屈膝侧卧位。恢复期患者适当安排休息和活动,动静结合,以不疲劳为度。

(3) 及时清除呕吐物、排泄物。具有传染性者,应严格执行消化道隔离。

3. 饮食护理

消化道疾病与饮食关系密切,饮食护理尤为重要。注意饮食卫生,饭前便后要洗手,以免病从口入。饮食以清淡、易消化、营养丰富为原则,饮食要规律,有节制,不暴饮暴食。注意饮食禁忌,不食腐败、变质、过期食物。必要时,可暂禁食,禁食期间注意遵医嘱及时给予胃肠外营养。

4. 用药护理

护士应遵医嘱使用药物。向患者及家属说明药物作用、给药方法或途径及副作用等,指导患者正确用药。注意观察用药后的疗效及反应。

5. 对症护理

(1) 呕吐

1) 患者呕吐时帮助其坐起或侧卧,头偏向一侧,以免误吸。呕吐后给予漱口。及时清除污物,更换被污染的衣物和被褥。

2) 定时测量和记录生命体征,准确记录 24 小时出入量,尤其是尿量。

3) 观察患者有无失水征象,如软弱无力、口渴、皮肤黏膜干燥、弹性减退、眼球凹陷、尿少甚至无尿、烦躁、意识模糊甚至昏迷等。

4) 积极补充水分和电解质,遵医嘱使用止呕药。

5) 应用放松技术,如深呼吸、交谈、听音乐等方法转移患者注意力,减少呕吐的发生。

(2) 腹痛

1) 腹痛监测见"病情观察"。

2) 剧烈腹痛患者应卧床休息,协助患者取适当体位,以减轻疼痛。加强巡视,随时了解和满足患者需求。烦躁不安者应采取保护措施,防止坠床意外发生。

3) 非药物缓解疼痛的方法:是缓解慢性疼痛的主要方法,能减轻患者的紧张、焦虑感,提高其疼痛阈值和对疼痛的控制感。具体方法有行为疗法、局部热敷疗法、针灸止痛法等。

4) 药物止痛:根据病情、疼痛性质和程度选择性给予镇痛药。癌性疼痛应遵循按需给药的原则,有效控制患者的疼痛。

5) 急性剧烈腹痛诊断不明者,不可随意使用镇痛药,以免掩盖症状,延误病情。腹痛诊断不明者也不可局部热敷及灌肠,以免造成炎症扩散或引起并发症。

6) 做好心理疏导,以利于增强患者对疼痛的耐受力。

(3) 腹泻护理

1) 严格记录患者排便次数、量及性状,以及 24 小时出入液量。

2) 给予少渣或无渣、低脂、易消化的温热流质或半流质饮食,避免生冷、刺激性食物,必要时禁食。

3) 注意腹部保暖,病因明确者可予热水袋热敷以缓解腹泻时伴随的腹痛症状。

4) 注意补充水分和电解质,遵医嘱使用抗生素、止泻药。

5) 排便频繁者,可为患者提供床旁便器,及时更换被污染的衣物被褥。另外,腹泻频繁者应做好肛周皮肤清洁护理,手纸应柔软,擦拭动作轻柔,便后用肥皂与温水清洗肛门及周围皮肤,必要时给予抗生素软膏涂擦以保护肛周皮肤。

6. 心理护理

护士应及时了解患者及家属的心理状态,并给予心理上的安慰和支持。适时提供疾病治疗及检查的信息,及时解答患者及家属所提出的疑问。帮助患者调整情绪,以积极的态度应对疾病。

第二节 胃 炎

胃炎(gastritis)指的是任何病因引起的胃黏膜炎症,常伴有上皮损伤和细胞再生。胃炎是最常见的消化道疾病之一。按临床发病的缓急和病程的长短,一般分为急性胃炎和慢性胃炎。

一、急 性 胃 炎

急性胃炎(acute gastritis)是由多种病因引起的急性胃黏膜炎症。内镜检查可见胃黏膜充血、水肿、出血、糜烂等一过性病变。病理组织学特征为胃黏膜固有层中以中性粒细胞为主的炎症细胞浸润。

急性胃炎主要包括:①急性幽门螺杆菌(Helicobacter pylori,H.pylori)感染引起的急性胃炎,常为一过性的上腹部症状,多不为患者注意。感染幽门螺杆菌后,如不予治疗,幽门螺杆菌感染可长期存在并发展为慢性胃炎;②除幽门螺杆菌之外的病原体感染和(或)其毒素对胃黏膜损害引起的急性胃炎;③急性糜烂出血性胃炎(acute erosive-hemorrhagic gastritis),是由各种病因引起的、以胃黏膜多发性糜烂为特征的急性胃黏膜病变,常伴有胃黏膜出血,可伴有一过性浅溃疡形成,临床常见,需要积极治疗,是本节讨论的重点。

【病因和发病机制】

引起急性糜烂出血性胃炎的常见病因有:

1. 药物 最常引起胃炎的药物是非甾体类抗炎药(non-steroidal anti-inflammatory drugs,NSAIDs),如阿司匹林、吲哚美辛等。机制可能是通过抑制环氧化酶的作用而抑制胃黏膜生理性前列腺素的产生,削弱其对胃黏膜的保护功能;其他如某些抗肿瘤药、口服氯化钾或铁剂、激素等均可直接损伤胃黏膜。

2. 应激 严重创伤、大手术、大面积烧伤、颅内病变、败血症及其他严重脏器病变或多器官功能衰竭等均可引起胃黏膜出现糜烂、出血,严重者发生急性溃疡并大量出血。其确切机制尚未完全明确,但一般认为应激状态下胃黏膜微循环不能正常运行而造成黏膜缺血、缺氧是发病的重要环节,由此可导致胃黏膜黏液和碳酸氢盐分泌不足、局部前列腺素合成不足、上皮再生能力减弱等改变,从而使胃黏膜屏障受损和 H^+ 反弥散进入黏膜。

3. 乙醇 具亲酯性和溶脂能力,高浓度乙醇可直接破坏胃黏膜屏障。

【临床表现】

由于病因不同,急性胃炎的临床表现不尽一致。轻者可无明显症状,急性糜烂出血性胃炎患者常以突然发生的上消化道出血症状而就诊,出血量大小不一,常呈间歇性发作,可自行停止。少数患者有上腹部不适、腹胀、食欲减退等消化不良表现。原发病症状严重者,上述表现可为原发病所掩盖而忽视。体检时急性期可有不同程度的上腹部压痛。

【辅助检查】

1. 粪便检查　大便隐血试验可阳性。

2. 内镜检查　确诊的必备条件。宜在出血发生后24~48小时内进行,因病变(特别是NSAID或乙醇引起者)可在短期内消失,延迟内镜检查可能无法确定出血病因。

【诊断与鉴别诊断】

1. 诊断　根据病史和症状、体征一般可作出诊断。有服用NSAIDs等用药史、应激史或大量饮酒史,如发生呕血或黑便,应考虑急性糜烂出血性胃炎的可能。确诊依据急诊胃镜检查。

2. 鉴别诊断　急性胃炎应与急性胆囊炎、急性胰腺炎相鉴别(表4-2-1)。

表4-2-1　急性胃炎与急性胆囊炎、急性胰腺炎的鉴别

鉴别要点		急性胃炎	急性胆囊炎	急性胰腺炎
诱因/病因		服用NSAIDs等用药史、应激史或大量饮酒史	进食油腻食物后	暴饮暴食或胆道疾病引起
腹痛	部位	上腹痛	右上腹,可放射到右肩部或背部	上腹正中或偏左,可沿腰部呈带状放射
	性质、程度	胀痛不适感	剧痛或绞痛,阵发性加重	持续刀割样疼痛
	腹部体征	上腹痛轻压痛	墨菲(Murphy)征阳性	中上腹压痛,出血坏死型腹膜刺激征明显,可累及全腹并有皮下出血
伴随症状		恶心、呕吐和食欲减退	不同程度的体温升高、脉搏加速等	伴持续性腹胀和恶心、呕吐
辅助检查		大便隐血试验可呈阳性,急诊胃镜可发现糜烂、出血和黏膜水肿为特征的急性胃黏膜损害	B超示胆囊增大,胆囊壁增厚,可见结石影	血尿淀粉酶在早期升高,B超、CT等可发现胰腺呈弥漫性或局限性肿大

【治疗要点】

主要针对原发病和病因采取防治措施。对处于急性应激状态的上述重症患者,除积极治疗原发病外,应常规给予抑制胃酸分泌药或黏膜保护剂作为预防措施,对服用NSAIDs的患者则视情况应用上述药物。对已发生上消化道大出血者,按上消化道出血治疗原则采取综合措施进行治疗(详见"上消化道大量出血"一节)。

【主要护理诊断/问题】

1. 潜在并发症:上消化道出血。

2. 知识缺乏　缺乏有关疾病的病因及防治知识。

【护理措施】

1. 病情观察　观察患者疼痛的部位、性质、程度,是否有呕血、黑便;有无诱因及病因。有上消化道出血者更要注意出血量和性状、血压、尿量等的观察。

2. 起居护理　患者应减少活动,注意休息。症状严重者应卧床休息。

3. 饮食护理　指导患者合理进食,饮食规律,不暴饮暴食,避免辛辣刺激性食物。一

般进少渣、温凉半流质或软食为宜。如有大量出血或频繁呕吐、剧烈腹痛者可暂禁食,少量出血可给牛奶、米汤等以中和胃酸,利于胃黏膜修复。

4. 对症护理　疼痛:见"消化性溃疡"一节;出血:见"上消化道大量出血"一节。

5. 用药护理　禁用或慎用对胃黏膜有损害的药物如阿司匹林或吲哚美辛等。指导患者正确服用制酸剂、胃黏膜保护剂。

6. 心理护理　由于严重疾病引起的应激导致出血者,患者往往情绪紧张、恐惧。护士应予心理疏导,促进患者身心休息,以利于疾病恢复。

【其他相关护理诊断】

1. 营养失调:低于机体需要量　与消化不良、少量持续性出血有关。

2. 焦虑　与消化道出血及病情反复有关。

【中医护理概要】

参见"消化性溃疡"。

【健康教育】

1. 知识宣教　介绍有关急性胃炎的病因,避免症状加重的因素,如注意饮食卫生,避免过冷、过热、辛辣刺激性食物及浓茶、咖啡等饮料。嗜酒者劝其戒酒。

2. 用药指导　尽量避免使用对胃黏膜有损害的非甾体类抗炎药、激素等药物,若必须使用应遵医嘱正确服药,配合服用制酸剂或黏膜保护剂。

二、慢 性 胃 炎

慢性胃炎(chronic gastritis)是由各种病因引起的胃黏膜慢性炎症。主要组织病理学特征是胃黏膜炎症、萎缩和肠化生。

慢性胃炎的分类方法很多,我国2006年采纳了国际新悉尼系统(Update Sydney System)的分类方法,根据病理组织学改变和病变在胃的分布部位,结合可能病因,将慢性胃炎分成非萎缩性(non-atrophic)、萎缩性(atrophic)和特殊类型(special forms)三大类。慢性非萎缩性胃炎是指不伴有胃黏膜萎缩性改变、胃黏膜层见以淋巴细胞和浆细胞为主的慢性炎症细胞浸润的慢性胃炎。当见有中性粒细胞浸润时显示有活动性炎症,称为慢性活动性胃炎,多提示存在幽门螺杆菌感染。慢性萎缩性胃炎是指胃黏膜已发生了萎缩性改变的慢性胃炎,又可再分为多灶萎缩性(multifocal atrophic)胃炎和自身免疫性(autoimmune)胃炎两大类。前者的萎缩性改变在胃内呈多灶性分布,以胃窦为主,相当于以往命名的B型胃炎,多由幽门螺杆菌感染引起的慢性非萎缩性胃炎发展而来;后者的萎缩性改变主要位于胃体部,相当于以往命名的A型胃炎,多由自身免疫引起的胃体胃炎发展而来。特殊类型胃炎如感染性胃炎、化学性胃炎、放射性胃炎等,临床上较少见。

慢性胃炎是一种常见病,其发病率在各种胃病中居首位。男性稍多于女性。任何年龄均可发病,但随年龄增长发病率逐渐增高。

【病因和发病机制】

病因和发病机制尚不完全清楚,可能是多种因素综合作用的结果。

1. 幽门螺杆菌感染　幽门螺杆菌感染是慢性非萎缩性胃炎的主要病因。幽门螺杆菌感染呈世界范围分布,人是目前唯一被确认的幽门螺杆菌传染源。一般认为通过人与人之间密切接触的口-口或粪-口传播是幽门螺杆菌的主要传播途径。幽门螺杆菌具有鞭毛,能在胃内穿过黏液层移向胃黏膜,能分泌黏附素使之贴紧上皮细胞,其所释放的尿素酶分解尿素产生 NH_3,从而保持细菌周围中性环境,这些特点有利于其在胃黏膜表面定植。另外,幽门螺杆菌通过上述产氨作用、分泌空泡毒素A(Vac A)等物质而引起细胞损害,其细胞毒素相关基因(Cag A)蛋白能引起强烈的炎症反应。其菌体胞壁还可作为抗原诱导免疫反应。这些因素的长期存在导致胃黏膜的慢性炎症。

2. 饮食和环境因素 除幽门螺杆菌感染外,其他环境因素,如水土中含过多硝酸盐、微量元素比例失调等均可增加慢性胃炎发生的危险性并影响其转归。流行病学研究显示,饮食中高盐和缺乏新鲜蔬菜水果与胃黏膜萎缩、肠化生以及胃癌的发生密切相关。另外,幽门螺杆菌感染可增加胃黏膜对环境因素损害的易感性。

3. 自身免疫 自身免疫性胃炎在北欧多见,在我国仅有少数报道。患者血液中可查到壁细胞抗体(parietal cell antibody,PCA)和内因子抗体(intrinsic factor antibody,IFA);壁细胞抗体攻击壁细胞,使壁细胞总数减少,导致胃酸分泌减少或丧失;内因子抗体与内因子结合,阻碍维生素 B_{12} 吸收而导致恶性贫血。本病常可伴有其他自身免疫病,如桥本甲状腺炎、白癜风等。

4. 物理及化学因素 长期饮浓茶、咖啡、烈酒,进食过热、过冷、粗糙食物;长期服用NSAIDs 等药物;幽门括约肌功能不全时含胆汁和胰液的十二指肠液反流入胃。理论上这些因素均可各自或与幽门螺杆菌感染协同作用而引起或加重胃黏膜慢性炎症。

【临床表现】

症状的轻重与病变的严重程度无密切关系,而与病变是否处于活动期有关。由幽门螺杆菌引起的慢性胃炎多数患者无症状;有症状者表现为上腹痛或不适、上腹胀、早饱、嗳气、恶心等消化不良症状。自身免疫性胃炎患者可伴有畏食、贫血,体重减轻等症状。多数无明显体征,有时可有上腹轻压痛。

【辅助检查】

1. 胃镜及胃黏膜活组织检查 两者结合是诊断慢性胃炎的最可靠方法,可通过活检确定胃炎的类型,并能检测幽门螺杆菌。

2. 幽门螺杆菌检测 对活检标本检测幽门螺杆菌,可采取快速尿素酶测定和胃黏膜涂片、组织切片、培养等,以增加诊断的可靠性。根除幽门螺杆菌治疗后,可在胃镜复查时重复上述检查,亦可采用非侵入性检查,如 ^{13}C 或 ^{14}C 尿素呼气试验。

3. 血清学检查 自身免疫性胃炎血清促胃泌素水平常明显升高,血清中可测得 PCA 和 IFA。多灶萎缩性胃炎时,血清促胃泌素水平正常或偏低。

【诊断与鉴别诊断】

1. 诊断 慢性胃炎确诊必须依靠胃镜检查及胃黏膜活组织病理学检查。幽门螺杆菌检测有助于病因诊断。怀疑自身免疫性胃炎应检测相关自身抗体及血清胃泌素。

2. 鉴别诊断 本病应注意与消化性溃疡、胃癌、慢性胆囊炎、肝炎引起的腹痛鉴别(表4-2-2),通过了解病史、体格检查和相应的器械检查,如内镜、B超等,鉴别并不困难。

表 4-2-2　慢性胃炎与其他疾病鉴别

	慢性胃炎	消化性溃疡	胃癌	慢性胆囊炎	肝癌
部位	剑突下正中或偏左	中上腹,可偏右或偏左	上腹部	右上腹和肩背	右季胁区
特点	不适感	节律性,与进食有关,胀痛,烧灼痛	无规律,隐痛	隐痛,阵发性加剧	持续性胀痛或钝痛
体检	多数无明显体征,有时可有上腹轻压痛	溃疡活动时上腹部可有局限性轻压痛,缓解期无明显体征	早期无明显体征,可仅有上腹部深部压痛,晚期腹部可扪及肿块	右上腹轻压痛	中晚期肝癌有肝大,可触及质地较硬,表现高低不平的结节或肿块

【治疗要点】

1. 根除幽门螺杆菌　绝大多数慢性活动性胃炎患者胃黏膜中可检出幽门螺杆菌,而根除幽门螺杆菌可使胃黏膜炎症消退。2006 年中国慢性胃炎达成共识意见,建议根除幽门螺杆菌特别适用于:①伴有胃黏膜糜烂、萎缩及肠化生、异型增生者;②有消化不良症状者;③有胃癌家族史者。具体根除方案见"消化性溃疡"一节。

2. 对症治疗　是慢性胃炎药物治疗不可缺少的部分,可改善症状,树立治疗的信心。

(1) 抑酸药:慢性胃炎不一定高胃酸,有些萎缩性胃炎胃酸偏低,但对抑酸药的反应良好,可能与减轻胃酸的刺激有关。常用有雷尼替丁 150mg;法莫替丁 20mg,每天 1~2 次;奥美拉唑 20mg,每天 1 次。

(2) 胃肠动力药:对早饱、腹胀、反酸等症状有效,如吗丁啉 10mg,3~4 次 /d 或西沙必利 5mg,3~4 次 /d,为常用药。

(3) 助消化药:乳酶生、多酶片、干酵母片、健胃消食片等均可选用。

3. 自身免疫性胃炎的治疗　目前尚无特异治疗,有恶性贫血时注射维生素 B_{12} 后贫血可获纠正。

4. 异型增生的治疗　慢性胃炎进一步发展,胃上皮或化生的肠上皮在再生过程中发生发育异常,可形成异型增生 (dysplasia),表现为细胞异型性和腺体结构的紊乱,异型增生是胃癌的癌前病变,应予高度重视。对轻度异型增生除给予上述积极治疗外,关键在于定期随访。对肯定的重度异型增生则宜予预防性手术,目前多采用内镜下胃黏膜切除术。

【主要护理诊断 / 问题】

1. 营养失调:低于机体需要量　与畏食、消化吸收不良有关。

2. 疼痛:腹痛　与胃黏膜炎性病变有关。

3. 焦虑　与病情反复、病程迁延有关。

【护理措施】

1. 病情观察　观察患者腹痛的部位、性质、程度、发作的诱因;观察皮肤黏膜是否有贫血表现;观察每天进食的餐次、量及食物种类,定期测体重及某些指标,如上臂肌围,以了解其摄入营养是否满足机体需要及有无不良饮食习惯;观察患者睡眠情况,有无焦虑、抑郁情绪。

2. 起居护理　指导患者生活要有规律,注意劳逸结合,急性发作时应卧床休息,注意上腹部保暖。

3. 饮食护理 急性发作期少量多餐,一般进少渣、温热、清淡的流质或半流饮食为宜。恢复期鼓励患者进食营养易消化食物,定时进餐,细嚼慢咽,减轻胃部负担为原则。不暴饮暴食,避免辛辣、生冷等刺激性食物。如胃酸缺乏者食物应完全煮熟后食用,可酌情食用酸性食物如山楂、食醋等;胃酸高者应避免刺激性食物,如烟酒、浓茶、甜腻之品。

4. 对症护理 疼痛护理:见"消化性溃疡"一节。

5. 用药护理 见"消化性溃疡"一节。

6. 心理护理 精神因素也与慢性胃炎消化不良症状的发生密切相关。对产生焦虑不安的患者,应评估焦虑的程度,帮助患者降低现存的焦虑水平,提供安全和舒适的环境,减少对感官的刺激。表现出对患者的理解和同情,谈话时语速要缓慢,态度要和蔼,不与患者进行争辩。指导放松疗法,如深呼吸、按摩、热水浴等。如果症状明显,可建议医生给予对症治疗的药物。

【其他相关护理诊断】

1. 知识缺乏 缺乏对慢性胃炎病因和预防知识的了解。

2. 活动无耐力 与自身免疫性胃炎致恶性贫血有关。

【中医护理概要】

1. 本病属于中医学"胃脘痛"、"痞满"范畴。

2. 病因主要是外邪犯胃、饮食不节、情志不畅、脾胃虚弱致"不通则痛"或"不荣则痛"。

3. 胃痛发作时的护理措施:

(1) 推拿 用拇指在患者中脘、内关、足三里和至阳重压揉按,用力由轻至重,由重到轻,脘痛缓解后再按压5分钟。适用于胃脘痛诸证。

(2) 熨敷 食盐适量炒热,敷熨胃痛部位,用治胃寒作痛。

(3) 刮痧 在患者上脘、中脘、下脘部和胸骨柄及脊椎两侧,适用于胃痛实证、热证。

(4) 针刺 主穴常取合谷、内关、中脘、足三里、公孙。寒邪客胃和脾胃虚寒者,加灸。

(5) 耳针 取穴神门、胃、交感、十二指肠、肝、脾。每次选用3~5个穴,毫针轻中度刺激,也可用王不留行贴压。

(6) 探吐 食滞胃脘胀满疼痛欲吐者,可用盐汤探吐以涌吐宿食,缓解胃痛。

4. 胃痛慎饮食 易食滞者平素可选食宽中和胃消食之品,如萝卜、山楂、柑橘等;喜温喜按者可适量补充温中健脾之品,如牛奶、鸡蛋、大枣、山药、生姜、饴糖等;舌红少津者宜多食益胃生津之品,如梨、甘蔗或石斛、麦冬煎汤代茶饮。

5. 食疗方 如陈茗粥(陈茶叶5~10g,粳米100g)有消食导滞功效;佛手柑粥(佛手柑15g,粳米100g)有行气解郁之效,可解胃脘胀闷。

6. 中成药如健胃消食片、午时茶、保和丸等均有助运化,家中可常备。

【健康教育】

1. 知识宣教 介绍本病有关的病因,指导患者避免诱发因素,注意生活规律,劳逸结合,保持良好心态。

2. 生活指导 指导患者保持口腔清洁,避免咽、喉、口腔病灶细菌或病毒侵入胃内,引起细菌或病毒的感染。

3. 饮食指导 指导患者注意饮食卫生,多吃新鲜蔬菜、水果,尽量少吃或不吃烟熏、腌制食物。忌浓茶、咖啡,过冷及过热、粗糙的食物。少食辛辣的食物,戒烟酒。

4. 用药指导　指导患者遵医嘱服药,并做好药物不良反应的介绍。如服用对胃有刺激性的药物时,如阿司匹林,非甾体类抗炎药物时,需餐后服用,减少药物对胃的刺激。

5. 定期复查　慢性胃炎患者要坚持定期复诊,特别是胃黏膜异型增生者,应定期胃镜检查。

【结语】

胃炎是指不同病因所致的胃黏膜炎症。可分为急性胃炎和慢性胃炎。急性胃炎中以急性糜烂出血性胃炎常见,可突然发生呕血和(或)黑便,药物、应激、酗酒是发病的三个主要因素。治疗主要针对原发病和病因采取防治措施。慢性胃炎可分为非萎缩性、萎缩性和特殊类型三大类,特殊类型胃炎临床少见。幽门螺杆菌感染是慢性非萎缩性胃炎的主要病因,饮食和环境因素与慢性胃炎的发病密切相关。确诊必须依靠胃镜及胃黏膜活组织病理学检查,极少数慢性多灶萎缩性胃炎经长期演变可发展为胃癌。治疗要点为根除幽门螺杆菌及对症治疗。护理注意生活规律,劳逸结合,保持良好心态;饮食护理强调食物营养易消化,规律进餐,饮食有节制。

第三节　消化性溃疡

消化性溃疡(peptic ulcer,PU)主要指发生在胃和十二指肠的慢性溃疡,即胃溃疡(gastric ulcer,GU)和十二指肠溃疡(duodenal ulcer,DU)。因溃疡形成与胃酸/胃蛋白酶的消化作用有关而得名。溃疡的黏膜缺损超过黏膜肌层,不同于糜烂。多数患者具有典型临床特点即慢性、周期性、节律性上腹痛。

消化性溃疡是全球性常见病,秋冬和冬春之交好发,患病率近年来呈下降趋势。临床上 DU 比 GU 多见,两者之比约为 2~3∶1。男性患者多于女性。本病可发生于任何年龄,DU 多见于青壮年,而 GU 多见于中老年,后者发病高峰比前者约迟 10 年。

【病因和发病机制】

消化性溃疡是多因素疾病。近年的研究已经明确,幽门螺杆菌(Hp)和非甾体类抗炎药(NSAIDs)是损害胃十二指肠黏膜屏障从而导致消化性溃疡发病的最常见病因。溃疡发生是黏膜侵袭因素与防御因素失平衡的结果,GU 主要是防御-修复因素减弱,DU 主要是侵袭因素增强。

1. 幽门螺杆菌(Hp)感染　Hp 感染是消化性溃疡的主要病因。其主要依据为消化性溃疡患者中 Hp 感染率高。在 DU 的检出率约为 90%、GU 约为 70%~80%;根除 Hp 可促进溃疡愈合和显著降低溃疡复发。

Hp 感染导致消化性溃疡的确切机制未明,可能的机制是 Hp 感染改变了黏膜侵袭因素与防御因素之间的平衡。Hp 凭借其毒力因子的作用,诱发局部炎症和免疫反应,损害局部黏膜的防御/修复机制。另一方面,Hp 感染可增加促胃液素和胃酸的分泌,增强了侵袭因素。这两方面的协同作用造成了胃十二指肠黏膜损害和溃疡形成。

2. 非甾体类抗炎药(NSAIDs)　NSAIDs 是引起消化性溃疡的另一个常见病因,引起的溃疡以 GU 多见。NSAIDs 除可直接损害胃黏膜外,更主要的是此类药物通过抑制环氧化酶(COX)而导致胃肠黏膜生理性前列腺素 E 合成不足,削弱前列腺素对胃及十二指肠的保护作用。NSAIDs 所致的溃疡形成与药物的种类、剂量、用药持续时间具有相关性,高龄、同时服用抗凝血药或糖皮质激素等可加重或促发 NSAIDs 所致的溃疡及其并发症发生的危险性。NSAIDs 和幽门螺杆菌是引起消化性溃疡发病的两个独立因素,至于两者是否有协同作用则尚无定论。

3. 胃酸和胃蛋白酶　消化性溃疡的最终形成是由于胃酸/胃蛋白酶对黏膜的自身消化。因胃蛋白酶活性受到胃酸的制约,因此在探讨消化性溃疡发病机制和治疗措施时,主要考虑胃酸的作用。无酸情况下罕有溃疡发生以及抑制胃酸分泌药物能促进溃疡愈合的事实,均表明胃酸在溃疡形成过程中的决定性作用,是溃疡形成的直接原因。胃酸的这一损害作用一般只有在正常黏膜防御/修复功能遭受破坏时才能发生。综合研究表明,DU 患者中大部分存在基础酸排量(BAO)、夜间酸分泌、最大酸排量(MAO)、十二指肠酸负荷等增高现象。

4. 其他因素　遗传、胃十二指肠运动异常、应激和心理因素、吸烟等与消化性溃疡发病有不同程度的关系。

DU 多发生在球部,前壁比较常见;GU 多在胃角和胃窦小弯。溃疡一般为单个,若 2 个以上,称为多发性溃疡;形状多呈圆形或椭圆形,直径多 <10mm,GU 比 DU 稍大。亦可见到直径大于 2cm 的巨大溃疡。边缘光整、底部洁净,由肉芽组织构成,上面覆盖有灰白色或灰黄色纤维渗出物。活动性溃疡周围黏膜常有炎症水肿。溃疡浅者累及黏膜肌层,深者甚至达浆膜层,溃破血管时引起出血,穿破浆膜层时引起穿孔。溃疡愈合时周围黏膜炎症、水肿消退,边缘上皮细胞增生覆盖溃疡面,其下的肉芽组织纤维转化,变为瘢痕,瘢痕收缩使周围黏膜皱襞向其集中。

【临床表现】

本病的临床表现不一,典型的消化性溃疡有如下临床特点:①慢性过程,呈反复发作,病史可达数年至数十年;②周期性发作,发作与自发缓解相交替,发作期可为数周或数月,缓解期亦长短不一,短者数周、长者数年;发作常有季节性,多在秋冬或冬春之交发病,可因精神情绪不良或过劳而诱发;③发作时上腹痛呈节律性,以 DU 多见。部分患者可无症状或症状较轻而不为患者所注意,也有以出血、穿孔等并发症为首发症状者。

1. 症状

(1) 上腹痛:为本病的主要症状。多位于中上腹,可偏右或偏左。性质多为灼痛,亦可为钝痛、胀痛、剧痛或饥饿样不适感。一般为轻至中度持续性痛。多数患者疼痛常有典型的节律性,与饮食有关,GU 与 DU 的疼痛各有特点(表 4-3-1)。部分患者仅表现为无规律性的上腹隐痛不适。也可因并发症而发生疼痛性质及节律的改变。

表 4-3-1　GU 与 DU 的疼痛比较

	GU	DU
疼痛部位	剑突下正中或偏左	上腹正中或稍偏右
疼痛发作时间	多在餐后 0.5~1 小时出现,午夜痛少见	餐后 2~4 小时或(及)午夜痛
疼痛性质	饱胀痛	饥饿痛
一般规律	进餐—疼痛—缓解	疼痛—进餐—缓解

(2) 其他:尚可伴有反酸、嗳气、上腹胀、恶心、呕吐、食欲减退等消化不良症状,也可有失眠、多汗、脉缓等自主神经功能失调表现。

2. 体征　溃疡活动时上腹部可有局限性轻压痛,缓解期无明显体征。

3. 特殊类型的消化性溃疡

(1) 复合溃疡:指胃和十二指肠同时发生的溃疡。DU 往往先于 GU 出现。幽门梗阻发生率较高。

(2) 幽门管溃疡:幽门管溃疡与 DU 相似,胃酸分泌一般较高。幽门管溃疡腹痛的节律性不明显,对药物治疗反应较差,呕吐较多见,较易发生幽门梗阻、出血和穿孔等并发症。

(3) 球后溃疡:指发生在十二指肠球部以下的十二指肠溃疡,多发生在十二指肠乳头的近端。具有 DU 的临床特点,但午夜痛及背部放射痛多见,对药物治疗反应较差,较易并发出血。

(4) 巨大溃疡:指直径大于 2cm 的溃疡。对药物治疗反应较差、愈合时间较慢,易发生慢性穿透或穿孔。胃的巨大溃疡注意与恶性溃疡鉴别。

(5) 老年人消化性溃疡:临床表现多不典型,疼痛多无规律,食欲不振、恶心、呕吐、消瘦、贫血等症状突出,易误诊为胃癌。

(6) 无症状性溃疡:约 15% 消化性溃疡患者可无症状,而以出血、穿孔等并发症为首发症状。可见于任何年龄,以老年人较多见;NSAIDs 引起的溃疡近半数无症状。

4. 并发症

(1) 出血:溃疡侵蚀周围血管可引起出血,约发生于 15%~25% 的患者,DU 比 GU 易发生。出血是消化性溃疡最常见的并发症,也是上消化道大出血最常见的病因。出血量与被侵蚀的血管大小有关,轻者粪便隐血阳性或黑便,重者呕血,超过 1000ml 可引起周围循环衰竭。

(2) 穿孔:溃疡病灶向深部发展穿透浆膜层则并发穿孔,见于 2%~10% 患者,临床上可分为:①急性穿孔:最常见,溃疡常位于十二指肠前壁或胃前壁,又称游离性穿孔。穿孔后胃肠内容物渗入腹膜腔而引起急性弥漫性腹膜炎(见外科护理学);②亚急性穿孔:邻近后壁的穿孔或游离穿孔较小,只引起局限性腹膜炎,症状较急性穿孔轻而体征较局限。③慢性穿孔:溃疡穿透并与邻近器官、组织粘连,穿孔时胃肠内容物不流入腹腔,又称穿透性溃疡。这种穿透性溃疡改变了腹痛规律,变得顽固而持续,疼痛常放射至背部。

(3) 幽门梗阻:主要是由 DU 或幽门管溃疡引起,约见于 2%~4% 的患者。溃疡急性发作时可因炎症水肿和幽门部痉挛而引起暂时性梗阻,可随炎症的好转而缓解;慢性梗阻主要由于瘢痕收缩而呈持久性。幽门梗阻临床表现为:餐后上腹饱胀、上腹疼痛加重,伴有恶心、呕吐,大量呕吐后症状可以改善,呕吐物含发酵酸性宿食。严重呕吐可致失水和低氯低钾性碱中毒。可发生营养不良和体重减轻。体检可见胃型和胃蠕动波,清晨空腹时检查胃内有振水声。进一步作胃镜或 X 线钡剂检查可确诊。

(4) 癌变:少数 GU 可发生癌变,DU 则极少见。GU 癌变率在 1% 以下,长期慢性 GU 病史、年龄在 45 岁以上、经严格内科治疗 6~8 周症状无好转,进行性消瘦,粪便隐血试验持续阳性者,应怀疑癌变,需进一步检查和定期随访。

【辅助检查】

1. 胃镜和胃黏膜组织活检检查 是确诊消化性溃疡首选的检查方法。可直接观察溃疡部位、大小、性质、分期。胃的良、恶性溃疡鉴别必须由活组织检查来确定。

2. X 线钡餐检查 适用于对胃镜检查有禁忌或不愿接受胃镜检查者。龛影是直接征象,对溃疡诊断有重要价值。

3. 幽门螺杆菌检测 消化性溃疡的常规检查项目,有无幽门螺杆菌感染决定治疗方案的选择。检测方法分为侵入性和非侵入性两大类。侵入性检测需通过胃镜取胃黏膜活检,主要包括快速尿素酶试验、组织学检查和幽门螺杆菌培养。快速尿素酶试验是侵入性检查的首选方法。非侵入性检测主要有血清学检查及 ^{13}C 或 ^{14}C 尿素呼气试验,可作为根除治疗后复查的首选方法。

4. 胃液分析和血清胃泌素测定 一般仅在疑有胃泌素瘤时作鉴别诊断之用。

5. 大便隐血试验 阳性提示溃疡处于活动期,一般经治疗 1~2 周内可转阴,如持续阳性,应考虑癌变。

【诊断与鉴别诊断】

1. 诊断 根据慢性病程、周期性发作的节律性上腹疼痛病史,可作出初步诊断。确诊有赖胃镜检查。X 线钡餐检查发现龛影亦有确诊价值。

2. 鉴别诊断 本病主要临床表现为慢性上腹痛,需与功能性消化不良、慢性胆囊炎和胆石症、胃癌、促胃液素瘤加以鉴别,在此将胃良性溃疡与恶性溃疡加以鉴别(表 4-3-2)。

表 4-3-2 胃良性溃疡与恶性溃疡的鉴别

	良性溃疡	恶性溃疡
年龄	青中年居多	多见于中年以上
病史	较长	较短
临床表现	周期性上腹痛明显,无上腹包块,全身表现轻,制酸药可缓解疼痛,内科治疗效果良好	呈进行性发展,可有上腹部包块,全身表现(如消瘦)明显,制酸一般效果差,内科治疗无效或仅暂时有效
粪便隐血	可暂时阳性	持续阳性
X 线钡餐检查	龛影直径 <25mm,壁光滑,位于胃腔轮廓之外,龛影周围胃壁柔软,可呈星状聚合征	龛影常 >25mm,边不整,位于胃腔轮廓之内;龛影周围胃壁强直,呈结节状,向溃疡聚集的皱襞有融合中断现象
内镜检查	溃疡圆形或椭圆形,底光滑,边光滑,白或灰白苔,溃疡周围黏膜柔软,可见皱襞向溃疡集中	溃疡形状不规则,底凹凸不平,边缘结节隆起,污秽苔,溃疡周围因癌性浸润增厚,僵硬,质地脆,有结节,糜烂,易出血

【治疗要点】

治疗的目的是消除病因、缓解症状、愈合溃疡、防止复发和防治并发症。

1. 抑制胃酸药物 有 H_2 受体拮抗剂(H_2RA)、质子泵抑制剂(PPI)(表 4-3-3)和碱性抗酸剂。H_2RA 能阻止组胺与 H_2 受体结合,使壁细胞分泌胃酸减少。PPI 可使壁细胞胃酸分泌中的关键酶 H^+-K^+-ATP 酶失活,从而阻滞壁细胞胞浆内 H^+ 转移至胃腔而抑制胃酸分泌,因此抑酸作用比 H_2RA 更强且持久。PPI 还是根除幽门螺杆菌治疗方案中最常用的

表 4-3-3　H₂ 受体拮抗剂常用药物的剂量与用法

药物		常规剂量	药物		常规剂量
H₂RA	西咪替丁	800mg /Qn(400mg,每天两次)	PPI	奥美拉唑	20mg /Qd
	雷尼替丁	300mg /Qn(150mg,每天两次)		兰索拉唑	30mg /Qd
	法莫替丁	40mg /Qn(20mg,每天两次)		泮托拉唑	40mg /Qd
	尼扎替丁	300mg /Qn(150mg,每天两次)		雷贝拉唑	10mg /Qd

基础药物。抗酸剂即氢氧化铝、铝碳酸镁等及其复方制剂,具有中和胃酸作用,可迅速缓解疼痛症状,目前多作为加强止痛的辅助治疗。溃疡的愈合与抑酸治疗的强度和时间成正比。

2. 保护胃黏膜药物　有 3 类,即硫糖铝、胶体铋、前列腺素类。在酸性环境下,硫糖铝能与溃疡面的蛋白质渗出物相结合,形成一层保护膜,促进溃疡的愈合;并能促进内源性前列腺素 E 的合成以及吸附表皮生长因子,使之在溃疡或炎症处聚集,有利于黏膜再生。用法是硫糖铝 1.0g,3~4 次 /d。枸橼酸铋钾(胶体次枸橼酸铋)除具有类似硫糖铝作用外,兼有较强抑制幽门螺杆菌作用,可作为根除幽门螺杆菌联合治疗方案的组分。用法是枸橼酸铋钾 120mg,4 次 /d。前列腺素类代表药物为米索前列醇,具有抑制胃酸分泌、增加胃十二指肠黏膜的黏液及碳酸氢盐分泌和增加黏膜血流等作用,主要用于 NSAIDs 溃疡的预防。

3. 根除幽门螺杆菌治疗　凡有幽门螺杆菌感染的消化性溃疡,无论初发或复发、活动或静止、有无合并症,均应予以根除幽门螺杆菌治疗。目前推荐以 PPI 或胶体铋为基础加上两种抗生素的三联治疗方案(表4-3-4)。治疗后应常规复查幽门螺杆菌是否已被根除,复查应在根除幽门螺杆菌治疗结束至少 4 周后进行。

表 4-3-4　根除 Hp 三联疗法方案

PPI 或胶体铋	抗菌药物	PPI 或胶体铋	抗菌药物
奥美拉唑 40mg/d	克拉霉素 500~1000mg/d	枸橼酸铋钾 480mg/d	甲硝唑 800mg/d
兰索拉唑 60mg/d	阿莫西林 1000~2000mg/d	选择一种	选择两种
上述剂量分 2 次服,疗程 7 天			

4. NSAIDs 溃疡的治疗及初始预防　对服用 NSAIDs 后出现的溃疡,如情况允许应立即停用 NSAIDs,予常规剂量常规疗程的 H₂RA 或 PPI 治疗;如病情不允许可换用对黏膜损伤小的 NSAIDs 如特异性 COX-2 抑制剂(如塞来昔布),选用 PPI 治疗。对初始使用 NSAIDs 的患者是否应常规给药预防溃疡的发生仍有争论。已明确的是,对于发生 NSAIDs 溃疡并发症的高危者,如既往有溃疡病史、高龄、同时应用抗凝血药(包括低剂量的阿司匹林)或糖皮质激素者,应常规予抗溃疡药物预防,目前认为 PPI 或米索前列醇预防效果较好。

5. 手术治疗　对于大量出血经内科治疗无效;急性穿孔;瘢痕性幽门梗阻;胃溃疡癌变;严格内科治疗无效的顽固性溃疡者,可行外科手术治疗。

【主要护理诊断/问题】

1. 疼痛:腹痛　与胃酸刺激溃疡面、或穿孔有关。

2. 营养失调:低于机体需要量　与疼痛导致摄入量减少、消化吸收障碍有关。

3. 潜在并发症:上消化道出血、穿孔、幽门梗阻、癌变。

【护理措施】

1. 病情观察　观察腹痛的部位、性质、程度、发作规律、与饮食、服药的关系,剧烈腹痛要警惕穿孔及上消化道出血。注意观察大便颜色,及早发现黑便。

2. 起居护理　生活要有规律,避免过度劳累和精神紧张。对溃疡活动期、大便隐血试验阳性者应嘱其卧床休息,以促进溃疡愈合。

3. 饮食护理

(1) 进餐方式:指导患者定时进餐,细嚼慢咽,避免暴饮暴食,以维持正常消化活动的节律。在溃疡活动期,以少量多餐为宜,每天进餐 4~5 次,避免餐间零食和睡前进餐,使胃酸分泌有规律。一旦症状控制,应尽快恢复正常的饮食规律。饮食不宜过饱,以免胃窦部过度扩张而增加促胃液素的分泌。

(2) 食物结构:选择营养丰富,易消化的食物。除并发出血或症状较重外,一般无需规定特殊食谱。主食最好以面食为主或以软饭、米粥。在两餐间可适当摄取脱脂牛奶,因蛋白质食物具有中和胃酸的作用,但牛奶中的钙含量高,吸收后刺激胃酸分泌,故不宜多饮。脂肪到达十二指肠时虽能刺激小肠分泌抑促胃液素而抑制胃酸分泌,但同时又可引起胃排空减慢,胃窦扩张,致胃酸分泌增加,故脂肪摄取应适量。

(3) 食物禁忌:避免食用生、冷、硬、油炸、辛辣食物和粗纤维多的蔬菜及水果,忌食浓茶、咖啡。戒除烟酒嗜好。

4. 用药护理　指导患者正确服药,注意服药时间、服药禁忌及药物副作用。

(1) 抗酸药:饭后 1 小时服用,片剂嚼服,乳剂摇匀后服用。避免与奶制品同时用,不宜与酸性食物及饮料同用。

(2) H_2 受体拮抗剂:餐中或餐后即刻服用,也可一日剂量睡前服。若需同时服用抗酸剂,则两药应间隔 1 小时以上。西咪替丁有乏力、皮疹、血清氨基转移酶升高、粒细胞减少、男性乳房发育等不良反应;雷尼替丁疗效优于西咪替丁,且不良反应少,无抗雄激素作用;法莫替丁疗效优于前两者,极少数人有头痛、头晕、腹泻和便秘不良反应。药物可随母乳排出,哺乳期应停止用药。

(3) 质子泵抑制剂:每日晨餐前或空腹口服。奥美拉唑可引起头晕,特别是用药初期,应嘱患者用药期间避免开车等须高度集中注意力的工作。此外,奥美拉唑有延缓地西泮及苯妥英钠代谢和排泄的作用,联合应用时需谨慎。

(4) 胃黏膜保护剂:餐前 1 小时与睡前服用,片剂要嚼碎。合并应用制酸药,须在硫糖铝服前半小时或服后 1 小时给予。不宜与多酶片同服。不良反应有便秘、口干、恶心等。

5. 对症护理　疼痛较重时嘱患者卧床休息。详细了解疼痛的规律和程度,指导患者缓解疼痛的方法。如 DU 表现为空腹痛或午夜痛,指导患者在疼痛前或疼痛时进食碱性食物或服用碱性抗酸剂。轻度疼痛可采取局部热敷或压迫止痛。

6. 心理护理　指导患者保持乐观情绪,学习放松技巧如听音乐等,消除焦虑、紧张感。

【其他相关护理诊断】

1. 知识缺乏　缺乏溃疡病防治的知识。

2. 焦虑　与疼痛症状反复出现、病程迁延不愈有关。

【中医护理概要】

1. 本病属于中医胃痛范畴,且与血证、瘀证等有关。

2. 其发病常与寒邪客胃,肝气犯胃,脾胃虚弱以及饮食不节有关。其病位主要在胃、脾、肝。为脾病及胃,肝胃不和以及邪阻经络导致胃失和降所致。

3. 饮食上少吃多餐,禁食辛辣烟酒,生冷瓜果。肝胃不和者,禁食土豆、山芋、南瓜等壅塞气机之品。脾胃虚寒者饮食宜温、热、软、烂,可适当选用姜葱、胡椒等作调料,多食扁豆、莲子、龙眼、大枣、鸡肉、牛肉等补中益气温胃之品。胃阴亏虚者饮食宜偏凉,忌辛辣、煎炸、浓茶、咖啡等刺激之品。可多食润燥生津之品,如番茄、荸荠、甘蔗、百合、莲子、银耳、牛奶、甲鱼等。可用石斛、麦冬煎汤代茶饮。

4. 胃热阴虚灼痛时针刺内关、合谷等穴,留针 15~20 分钟。

5. 胃寒疼痛者注意保暖,饮生姜茶等温中散寒止痛。外用狗皮兜或神功元气袋保护胃脘部,切勿受凉。局部可热敷或艾灸中脘、内关、足三里 10~15 分钟,每日 1~2 次。

6. 血瘀阻络、胃痛如针刺者可遵医嘱给服三七粉、延胡粉各 1.5g,或针刺双侧足三里穴,留针 15 分钟,以理气、活血、止痛。呕血者加白及粉 1.5g。

7. 胃气郁滞胀痛者可行胃脘部自上而下或顺时针方向按摩,必要时遵医嘱给服沉香、延胡粉、木香粉各 1.5g,以理气止痛。

【健康教育】

1. 知识宣教　帮助患者及家属了解本病的主要病因,诱发和加重溃疡病的相关因素,建立合理的饮食习惯和食物结构。

2. 生活指导　指导患者生活规律,劳逸结合,保持乐观情绪,避免精神过度紧张,注意季节转换对溃疡病的影响。

3. 用药指导　指导患者按医嘱正确服药,学会观察药效及不良反应。慎用或勿用致溃疡的药物,如阿司匹林、咖啡因、泼尼松、利血平等。

4. 定期复查　嘱患者按期复诊。平时注意观察上腹痛的节律性及大便颜色,若上腹疼痛节律发生变化或加剧,或出现黑便时,应及时就诊。

【结语】

消化性溃疡根据发生部位不同,主要包括胃溃疡和十二指肠溃疡,它是一种多因素疾病,幽门螺杆菌和非甾体类抗炎药是导致其发病的最常见病因,胃酸在溃疡形成中起主要作用,溃疡发生是黏膜侵袭因素与防御因素失平衡的结果。其主要临床表现为慢性周期性发作的节律性上腹痛。治疗主要包括降低胃内酸度、保护胃黏膜和根除幽门螺杆菌治疗。饮食护理注意进食方式、食物结构、饮食禁忌;指导患者正确服药,注意服药时间、服药禁忌及药物副作用;疼痛护理时详细了解疼痛的规律和程度,指导患者缓解疼痛的方法。

知识链接

幽门螺杆菌首先由巴里·马歇尔(Barry J. Marshall)和罗宾·沃伦(J. Robin Warren)发现,二人因此获得 2005 年的诺贝尔生理学或医学奖。

第四节 胃　癌

胃癌(gastric carcer)是源于上皮的恶性肿瘤,即胃腺癌(gastric adenocarcinoma)。是我国最常见的恶性肿瘤之一,约占胃恶性肿瘤的95%以上。居消化道肿瘤死亡原因的首位。胃癌是全球性疾病,在不同人种、不同地区甚至同一地区不同时期发病率都有较大差异。男性居多,男女之比约为2∶1。发病年龄以中老年居多,55~70岁为高发年龄段。

【病因和发病机制】

胃癌的确切病因尚未阐明,但已认识到多种因素影响了胃黏膜上皮细胞的增殖与凋亡之间的动态平衡,即癌基因被激活,抑癌基因被抑制。

1. 环境和饮食因素　某些环境因素,如火山岩地带、高泥碳土壤、水土含硝酸盐过多、微量元素比例失调或化学污染,可直接或间接经饮食途径参与胃癌的发生。流行病学研究提示,多吃新鲜水果和蔬菜、乳品、蛋白质,可降低胃癌的发生。经常食用霉变食品、咸菜、腌制烟熏食品,以及过多摄入食盐,可增加发生胃癌的危险性。

2. 幽门螺杆菌感染　胃癌可能是Hp长期感染与其他因素共同作用的结果,其中Hp可能起先导作用。Hp导致的慢性炎症有可能成为一种内源性致突变原;Hp还原亚硝酸盐,形成的N-亚硝基化合物是公认的致癌物;Hp的某些代谢产物促进上皮细胞变异。

3. 遗传因素　致癌物质对有遗传易感者更易致癌。胃癌有明显的家族聚集倾向,家族发病率高于正常人群2~3倍。一般认为遗传素质使致癌物质对有遗传易感者更易致癌。

4. 癌前状态　分为癌前疾病和癌前病变,前者是指与胃癌相关的胃良性疾病,如慢性萎缩性胃炎、胃息肉、胃溃疡、残胃炎等有发生胃癌的危险性;后者是指较易转变为癌组织的病理学变化,如肠型化生、异型增生。

【临床表现】

根据胃癌的进程可分为早期胃癌和进展期胃癌。早期胃癌是指病灶局限且深度不超过黏膜下层的胃癌而不论有无局部淋巴结转移。进展期胃癌深度超过黏膜下层,已侵入肌层者称中期,侵及浆膜或浆膜外者称晚期胃癌。

1. 早期胃癌　多无症状,或者仅有一些非特异性消化道症状,无明显体征。因此,仅凭临床表现,诊断早期胃癌十分困难。

2. 进展期胃癌　随着病情的进展可出现由于胃癌引起的症状和体征。

(1) 上腹痛:最早出现。腹痛可急可缓,开始仅为上腹饱胀不适,餐后更甚,继之有隐痛不适,偶呈节律性溃疡样疼痛,但这种疼痛不能被进食或服用制酸剂缓解。在上腹部可扪及肿块,有压痛,肿块多位于上腹偏右相当于胃窦处。

(2) 食欲减退:此症状多伴随上腹痛症状发生,常很明显,表现为纳差,厌食,体重进行性减轻。胃壁受累时,患者常有早饱感及软弱无力。

(3) 其他:贲门癌累及食管下段时可出现吞咽困难,溃疡型胃癌出血时可引起呕血或黑便,胃窦癌可引起幽门梗阻。胃癌转移至肝脏可引起肝区疼痛、黄疸和腹水;转移至肺及胸膜可发生咳嗽、胸痛、呼吸困难等或出现胸腔积液;肿瘤透入胰腺时可出现背部放射性疼痛。某些胃癌患者可以出现副癌综合征(Paraneoplastic syndromes),包括反复发作的表浅性血栓静脉炎(Trousseau征)及黑棘皮症,皮肤褶皱处有过度色素沉着,尤其是双腋下;皮肌炎、膜性肾病、累及感觉和运动通路的神经肌肉病变等。胃癌的转移有4条途径,通常以淋巴转移和直接蔓延为主,在晚期也可经血行转移。此外,癌细胞可以直接种植于腹腔内。淋巴结转移是胃癌扩散的重要途径,而且发生较早,胃的淋巴系统与左锁骨上淋巴结相连接,转移到该处时特称Virchow淋巴结。

3. 并发症 胃癌可出现大出血、贲门或幽门梗阻以及胃穿孔等主要并发症。

【辅助检查】

1. 内镜检查 内镜检查结合黏膜活检,是目前最可靠的诊断手段。对早期胃癌,内镜检查更是最佳的诊断方法。

2. X线钡餐检查 进展期胃癌X线的诊断率可达90%以上,对胃癌的诊断仍然有较大的价值。

3. 血常规检查 缺铁性贫血较常见,系长期失血所致。

4. 粪便隐血试验 常呈持续阳性,有辅助诊断意义。

5. 肿瘤血清学检查 如血清癌胚抗原(CEA)可能出现异常,对诊断胃癌的意义不大,也不作为常规检查。但这些指标对于监测胃癌术后情况有一定价值。

【诊断与鉴别诊断】

1. 诊断 胃癌的诊断主要依据内镜检查加活检以及X线钡餐。早期诊断是根治胃癌的前提。对下列情况应及早和定期内镜检查:①40岁以上,特别是男性,近期出现消化不良、呕血或黑粪者;②慢性萎缩性胃炎伴胃酸缺乏,有肠化或不典型增生者;③良性溃疡但胃酸缺乏者;④胃溃疡经正规治疗2个月无效,X线钡餐提示溃疡增大者;⑤X线发现大于2cm的胃息肉者,应进一步做内镜检查;⑥胃切除术后10年以上者。

2. 鉴别诊断 胃癌必须与胃溃疡(见"消化性溃疡"一节)、胃淋巴瘤相鉴别。胃淋巴瘤的特点是病变常广泛累及胃及十二指肠,X线示粗大皱襞伴多发性息肉样充盈缺损和多发性浅龛影。

【治疗要点】

1. 手术治疗 外科手术切除加区域淋巴结清扫是目前治疗胃癌的唯一有可能根治的手段。手术效果取决于胃癌的分期、浸润的深度和扩散范围。早期胃癌首选手术,对那些无法通过手术治愈的患者,部分切除仍然是缓解症状最有效的手段。

2. 内镜下治疗 早期胃癌可在内镜下行电凝切除或剥离切除术(EMR或EPMR)。如癌变累及到根部或表浅型癌肿侵袭到黏膜下层,需追加手术治疗。

3. 化学治疗 化学治疗是胃癌综合性治疗的重要组成部分,主要作为手术的辅助治疗及晚期、复发患者的姑息治疗。化疗药物有氟尿嘧啶及氟尿嘧啶衍生物、丝裂霉素C、阿霉素、顺铂、阿糖胞苷、依托泊苷、卡培他滨、奥沙利铂、伊立替康等。目前多采用联合化疗,联合化疗方案种类繁多,一般以氟尿嘧啶和丝裂霉素C为基本药,可以采取口服或静脉途径给药。

4. 疼痛治疗 疼痛治疗的目的是不仅缓解疼痛,还要预防疼痛的发生(即持续地控制疼痛)。治疗疼痛有药物治疗和非药物治疗两大类。

(1) 药物止痛:药物是控制癌痛的主要手段。使用止痛剂应注意以下原则:

1) 按阶梯用药:在给药前,对疼痛进行全面评估,按世界卫生组织(WHO)三阶梯癌痛治疗方案用药。所谓三阶梯疗法,是指根据轻、中、重不同程度的疼痛,单独和(或)联合应用一阶梯(以阿司匹林为代表的解热镇痛药)、二阶梯(以可待因为代表的弱阿片类药物)、三阶梯(以吗啡为代表的强阿片药物),配合其他必要的辅助药(镇静药、抗抑郁药、抗癫痫药)来处理癌性疼痛。

2) 按时给药:在24小时内定时给药,而不是疼痛后才给药,按时给药可使药物在体内维持一定的浓度,有助于预防疼痛的再发。

3) 给药途径:首选无创给药,尽量避免肌内注射。止痛药最好的给药途径是口服,具有使用方便、安全、经济的优点。其他无创给药的途径有透皮贴剂和直肠栓剂等,也可采用患者自控用药(PCA),适用于吞咽困难、严重呕吐或胃肠梗阻以及不愿口服药物的患者。

4) 个体化:使用止痛药的原则是个体化,即针对患者的具体情况区别对待,使患者得到最满意的止痛效果,且尽量使药物的不良反应降至最低。

(2) 非药物止痛:非药物治疗手段有三种模式,即物理模式(包括理疗、热疗、按摩、经皮电刺激、支具固定等);认知模式(包括注意力分散疗法、放松疗法、认知行为训练等);介入模式(包括外周神经阻滞、椎管内置管用药、神经毁损、脊髓电刺激等)。

5. 其他治疗方法 体外实验提示,生长抑素类似物及COX-2抑制剂能抑制胃癌生长,但对人类治疗尚需进一步临床研究。支持、免疫治疗能够增强患者体质,提高免疫力。

【主要护理诊断/问题】

1. 疼痛:腹痛 与癌细胞浸润有关。

2. 营养失调:低于机体需要量 与腹痛、厌食、呕吐、胃癌造成吞咽困难有关。

3. 潜在并发症:化疗药物不良反应。

4. 恐惧 与胃癌的确诊,不了解治疗计划,害怕治疗对机体的影响有关。

【护理措施】

1. 病情观察 密切观察疼痛的部位、性质、程度,有无伴随恶心、呕吐、消化道出血,有无进行性加重的吞咽困难及幽门梗阻等表现。如有突发腹部剧痛及腹膜刺激征,应怀疑急性穿孔,须及时通知医生并协助做好相关检查或术前准备。

2. 起居护理 减少不良刺激,保证环境安静、舒适。抗癌治疗期间,患者多卧床休息,避免体力消耗。长期卧床的患者,应鼓励其进行深呼吸和有效咳嗽,定时更换体位,以防止肺炎及肺不张。

3. 饮食护理 胃癌患者往往伴有食欲减退、恶心、呕吐,尤其在化疗期间,护士应鼓励患者进食,给予适合患者口味的高热量、高蛋白易消化饮食,可少量多餐。对有吞咽困难者及不能进食的中晚期患者,及时遵医嘱给予胃肠外营养。

4. 用药护理

(1) 遵医嘱根据药物的浓度、剂量、给药途径等正确给药。

(2) 化疗药物:近年来,新一代的化疗药物被用于胃癌患者,提高了胃癌的治疗水平。这些化疗药物除了具有细胞毒性药物的一般副作用(静脉炎、胃肠反应、骨髓抑制、脱发等)外,也具有各自特殊的毒性反应,如奥沙利铂的神经毒性,伊立替康引起的腹泻,卡培他滨引起的手足综合征等。护士应做好相应的护理,使药物的毒性副作用降至最低。

1) 神经毒性:周围神经损害是奥沙利铂最常见的副作用,奥沙利铂骨髓抑制轻微,不产生心脏毒性,没有肾损害及听力损害。神经毒性以急性、短暂的症状较为常见,并可能出现可逆的累积性的感觉神经异常,主要表现为四肢麻木、刺痛感,有时可以出现口腔周围、上消化道及上呼吸道的痉挛及感觉障碍。冷刺激可激发或加重急性感觉障碍及感觉异常。护理:①奥沙利铂必须用 5% 葡萄糖注射液溶解、稀释,禁用生理盐水、碱性制剂等一起使用,也不能用含铝的静脉注射器具,以免产生难溶物质及铂被铝氧化置换而增加其毒性;②化疗前必须向患者详细地告知奥沙利铂的神经毒性,以利于患者观察发现,及时告知医务人员;③从用药之日起至用药周期结束,每天评估患者口周、肢端感觉及其他外周神经反应的程度及持续时间,做好记录,并及时反馈给医生;④指导患者化疗期间不能接触冷刺激,应使用温水洗脸、漱口及避免进食冷饮等,天气寒冷时在注射肢体远端置热水袋,热水袋温度低于 50℃,并加棉被,穿贴身松软保暖衣服,戴手套等;⑤遵医嘱配合应用神经营养剂,如维生素 B_1、维生素 B_6 或复合维生素 B 等;⑥滴注奥沙利铂出现外渗禁止冷敷,以免诱发或加重毒副反应,可选用 5%GS20ml+ 地塞米松 5mg+2% 普鲁卡因 2ml 局部封闭,疗效较好。

2) 腹泻:胃癌患者接受 FOFIRI(伊立替康联合氟尿嘧啶)、XELIRI(伊立替康联合卡培他滨)方案治疗容易出现腹泻。腹泻分为急性腹泻和迟发性腹泻,多在化疗第一周期出现。护理:①注药前嘱患者禁食 2 小时,遵医嘱给予预防性药物,如阿托品等;②一旦出现稀便即遵医嘱给予苯丁哌胺(易蒙停)抗腹泻治疗;③指导患者进食少渣、无刺激性饮食,鼓励多饮水,每日 3000ml 以上;④其余措施见"消化系统疾病护理概述"。

3) 口腔黏膜炎:胃癌患者使用氟尿嘧啶时口腔黏膜损害发生率较高,护理如下:①指导患者进食高蛋白、高热量、细软、温度适宜,不含辛辣刺激性的食物,戒烟酒;②餐前、餐后及睡前及时漱口,清除食物残渣,宜用软毛牙刷及无刺激性牙膏刷牙,禁用牙签剔牙;③出现口腔黏膜炎时及时用生理盐水 250ml+ 庆大霉素 8 万 u 与碳酸氢钠交替漱口;疼痛者可用庆大霉素与维生素 B_{12}+0.5% 普鲁卡因交替漱口;在溃疡面上涂以 0.5% 金霉素甘油或锡类散等促进溃疡愈合。

4) 手足综合征(hand-foot syndrome, HFS):也叫肢端红斑,目前已被证明是卡培他滨的剂量限制性毒性,有较高的发病率。按照美国国立癌症研究所(NCI)的分级标准分为 3度,Ⅰ度:轻微的皮肤改变或皮炎(如红斑、脱屑)或感觉异常(如麻木感、针刺感、烧灼感),但不影响日常活动;Ⅱ度:皮肤改变伴疼痛,轻度影响日常活动,皮肤表面完整;Ⅲ度:溃疡性皮炎或皮肤改变伴剧烈疼痛,严重影响日常生活,明显组织破坏(如脱屑、水疱、出血、水肿)。护理:①做好关于化疗药物的健康宣教,促使患者自觉监测 HFS 症状和体征,减少HFS 发生率和程度;②告知患者用药期间避免日光照射,洗浴时水温不可过高。穿宽松的衣服和舒适、透气的鞋袜,以避免对皮肤产生不必要的压迫;坐或躺在松软的表面上且尽可能的抬高腿部促进血液回流,减轻水肿;③遵医嘱进行预防性治疗,口服大剂量 VitB6预防治疗能减少 HFS 的发生。对于出现 HFS 的患者,给予大剂量维生素 B_6 治疗的同时保持患者皮肤湿润,可控制患者局部症状的加重。

(3) 阿片类药物的不良反应及护理

1) 便秘:阿片类药物最常见的不良反应。护理:①用药前评估患者排便情况,如有便秘史,在患者开始使用阿片类药物时就遵医嘱同时给予预防便秘的缓泻剂,如润肠丸、酚酞、杜秘克等;②鼓励患者多饮水、多食含纤维素的食物、适当活动和养成规律排便的习惯,以预防便秘的发生;③每天了解患者排便情况,如果患者出现严重的便秘(3 天没有排便),则需遵医嘱使用刺激性泻药(硫酸镁、番泻叶等),必要时灌肠。

2) 恶心、呕吐:大约 1/3 的患者使用阿片类药物(口服或贴剂)后会出现恶心和呕吐,一般发生于用药初期 1 周左右,继续使用则会缓解甚至完全消失。护理见"消化系统疾病护理概述"。

3) 嗜睡:少数患者在用药后的最初几天可能出现思睡或嗜睡等过度镇静的不良反应,几天后大多会自行消失。护理:①密切观察患者对呼唤的反应,监测呼吸状况,尤其是老年患者、肺功能差者更应加强观察,如果出现持续加重的过度镇静症状,应注意药物过量中毒或呼吸抑制等不良反应的可能性,应及时通知医生,同时面罩高流量给氧,唤醒并鼓励患者做呼吸动作;②若出现严重呼吸抑制(呼吸 <8~10 次 / 分、节律不规则),可遵医嘱给予吗啡拮抗剂纳洛酮,纳洛酮 0.4mg 溶于 10ml 生理盐水,0.5ml/min 缓慢静脉推注,直到呼吸抑制缓解。

5. 对症护理

(1) 疼痛:

1) 全面评估疼痛,为止痛药的用药提供依据。内容不仅包括疼痛的强度、部位、特征、影响因素,发作和加重的时间以及对以往治疗的反应等,还应注意患者心理以及患者家庭、文化背景甚至宗教等因素。

2) 评估工具采用数字分级法,对疼痛导致患者的活动能力、情绪、工作和社交能力以及睡眠的干扰做出量化的评估。

3) 正确用药,吗啡控释片(美施康定)等糖衣片服用时勿切开或咬碎;患者不能口服药物时,可直肠给药或经皮给药;经皮给药如芬太尼贴剂(多瑞吉),可持续 72 小时释放药物。粘贴时注意:应在躯干或上臂未受刺激及未受辐射的平整皮肤表面贴用。最好选择无毛发部位,如有毛发,应在使用前剪除(勿用剃须刀剃除)。粘贴前先用清水清洁皮肤,待干燥后,启封贴膜将其平整、牢固地粘贴于皮肤,用手掌按压 2 分钟以确保贴剂与皮肤完全接触,尤其注意使贴膜边缘无皱褶、无气泡。更换下一贴时应另选部位。

4) 注意疼痛治疗后的再评估,对于严重疼痛的患者(NRS 7~10 分)应在 24 小时内对其疼痛控制情况再次评估,而对于中度(NRS 4~6 分)和轻度疼痛(NRS 3 分以下)的患者,再评估时间点可分别定为 24~48 小时和下次随访时。

5) 积极宣教,消除患者对使用阿片类药物会导致成瘾的顾虑;纠正患者认为口服用药效果不佳的偏见;增加患者及其家属的信心(如告知患者如果药物不能良好地控制疼痛,还可以采用其他的手段)。

6) 避免加重疼痛的因素,活动困难患者在变换体位时,应避免推、拉动作,小心搬动,防止用力不当引起患者疼痛。

知识链接 ↘

数字分级法(numerical rating scale,NRS)是用 0~10 个数字代表不同程度的疼痛,0 为无痛,1~3 为轻度疼痛,4~6 为中度疼痛,7~10 为重度疼痛,让患者圈出一个最能代表疼痛程度的数字。

| 0 | 1 | 2 | 3 | 4 | 5 | 6 | 7 | 8 | 9 | 10 |

---

(2) 吞咽困难:贲门癌患者出现吞咽困难时应评估患者进食梗阻的程度,是否仅在进干燥食物时有哽噎感,还是逐步加重,甚至发展到进半流食、饮水都有困难。指导患者饮

食以温热食物为宜,避免进食冷食及辛辣刺激性食物,以免引起食道痉挛,发生恶心呕吐、疼痛等。当患者出现哽噎感时,不要强行吞咽,否则会刺激局部癌组织出血、扩散、转移和疼痛。在哽噎严重时应进流食或半流食,对于完全不能进食的贲门癌患者,应采取静脉输注高营养物质以维持机体代谢需要。

(3) 幽门梗阻:可行胃肠减压,同时遵医嘱静脉补充液体和营养物质。

6. 心理护理　护士应及时了解患者及家属的心理状态,并给予心理上的安慰和支持。适时提供疾病治疗及检查的信息,及时解答患者及家属所提出的疑问。帮助患者面对现实,调整情绪,以积极的态度应对疾病。对晚期患者要充满爱心,给予人文关怀,使患者能较安详、无憾有尊严地离开人世。

【其他相关护理诊断】

1. 知识缺乏　缺乏有关胃癌及癌前状态的防治知识。

2. 潜在并发症:消化道出血、胃穿孔、幽门梗阻、感染。

【中医护理概要】

1. 本病属于中医癥瘕的范畴。

2. 其病因与七情内伤、饮食劳倦及久病不愈有关。病位在胃,与肝脾肾相关。其发病以脾、肾虚衰为本,复因情志、饮食所伤,形成气滞、血瘀、痰浊互结而成。

3. 饮食宜清淡,易消化,少食或忌食壅阻气机的食物如马铃薯、红薯、南瓜等。多食萝卜、橙子以理气消胀。

4. 气滞腹痛可食冰糖话梅;血瘀腹痛可食丹参酒、红花酒。

5. 疼痛严重时应卧床休息。并给予参三七粉、延胡索粉各1.5g,出血者加白及粉1.5g。可以腹部热敷,以疏通气血,减轻疼痛。

6. 针刺取阳陵泉、足三里、期门、中脘、内关等穴,以泻法为主。

【健康教育】

胃癌的治疗效果很不理想,早期发现、早期诊断是提高胃癌治愈率的关键,应通过健康教育提高群众的自我保健意识。

1. 疾病知识指导　宣传与胃癌发生的相关因素,指导群众注意饮食卫生,避免或减少摄入可能的致癌物质,如熏烤、腌制和霉变食物。提倡多食富含维生素C的新鲜蔬菜、瓜果。

2. 定期复查　重视可疑征象,对下列情况定期复查,并做内镜检查,以便及时发现癌变。如原因不明的上腹部不适、隐痛、食欲不振及进行性消瘦,特别是中年以上者;原因不明的呕血、黑便或大便潜血阳性者;原有长期胃病史,近期症状加重者;中年既往无胃病史,短期出现胃部症状者;多年前因胃良性疾病做胃大部切除手术,近年又出现消化道症状者。

3. 用药指导　指导胃癌患者合理使用止痛药,发挥自身积极的应对能力提高控制疼痛的效果。

4. 心理指导　指导患者及家属放松的方法,给予患者支持与鼓励,介绍胃癌进展信息,提高患者对疾病康复的信心,积极应对疾病。

【结语】

胃癌确切病因未明,目前认为与环境和饮食因素、Hp感染、遗传因素、癌前状态等有关。早期胃癌可无症状,进展期胃癌主要表现为上腹痛、食欲减退、体重进行性下降等。大部分胃癌在确诊时已处于中晚期,手术是最主要治疗手段。注意疼痛、吞咽困难等的对症护理、应用化疗药物或阿片类止痛药时加强对药物不良反应的观察及护理。加强胃癌的健康教育,对于可疑征象尽早检查并定期复查,以期早发现、早治疗。

第五节　肠结核和结核性腹膜炎

一、肠　结　核

肠结核(intestinal tuberculosis)是结核分枝杆菌引起的肠道慢性特异性感染,在消化系统结核病中最常见,其最主要的临床表现为腹痛、腹部肿块和大便习惯改变。多见于中青年,女性稍多于男性。近年来随着结核病发病率的提高,肠结核患者也日益增多。

【病因和发病机制】

肠结核多继发于肺结核,特别是活动性肺结核。感染途径主要为肠源性、血源性(粟粒性肺结核)和直接蔓延(盆腔结核、肾结核等),经口吞入含菌痰液或食物是最主要的感染方式。经常和开放性肺结核患者共餐,忽略餐具消毒,也可引起本病。肠结核可以发生于肠的任何部位,以回盲部最常见,可以形成溃疡型肠结核、增生型肠结核或混合型肠结核。溃疡型肠结核表现为肠壁淋巴组织充血、水肿、炎性渗出,逐渐发展为干酪样坏死而形成溃疡,在病变修复过程中,大量纤维组织增生和瘢痕形成可导致肠管变形和狭窄;增生型肠结核病变多局限在回盲部,可有大量结核肉芽肿和纤维组织增生,使局部肠壁增厚、僵硬,亦可见瘤样肿块突入肠腔,上述病变均可使肠腔变窄,引起梗阻;混合型肠结核兼有溃疡和增生两种病变。

【临床表现】

起病慢,病程长,临床表现多不典型,且常与肠外结核并存。

1. 症状

(1) 腹痛:多位于右下腹或脐周,间歇性发作,常为痉挛性阵痛伴腹鸣,进餐可诱发或加重,排便或肛门排气后缓解。腹痛的发生可能与进餐引起胃肠反射或肠内容物通过炎症、狭窄肠段,引起局部肠痉挛有关。并发肠梗阻时,可有腹绞痛、腹胀等。

(2) 腹泻与便秘:腹泻是溃疡型肠结核的主要临床表现之一。排便次数因病变严重程度和范围不同而异,一般每日 2~4 次,重者达 10 余次 /d。粪便呈糊样,一般不含脓血,不伴有里急后重。有时患者会出现腹泻与便秘交替,这与病变引起的胃肠功能紊乱有关。增生型肠结核可以便秘为主要表现。

(3) 全身症状:结核毒血症状多见于溃疡型肠结核,有午后低热,不规则热,伴有盗汗、消瘦、乏力、贫血等。可同时有肠外结核特别是活动性肺结核的临床表现。增生型肠结核病程较长,无发热或偶有低热,多不伴有肠外结核,全身情况一般较好。

2. 体征　患者可呈慢性病容,消瘦、贫血。增生型肠结核可在右下腹触及腹部肿块,肿块位置比较固定,质地中等,伴有轻度或中度压痛。溃疡型肠结核病变肠段与周围组织粘连或合并肠系膜淋巴结结核时,也可触及腹部肿块。伴有肠梗阻时可有肠鸣音亢进,腹部可见肠型及蠕动波。

3. 并发症 见于晚期患者,以肠梗阻多见,瘘管、腹腔脓肿、肠出血少见。可因合并结核性腹膜炎而出现相关临床表现。

【辅助检查】

1. 一般检查及结核菌素(PPD)试验 溃疡型肠结核可有轻、中度贫血。血沉多明显增快,可作为估计结核病活动程度的指标之一。溃疡型肠结核的粪便多为糊样,一般无肉眼黏液和脓血,但显微镜下可见少量脓细胞与红细胞,隐血试验阳性。结核菌素(PPD)试验呈强阳性有助本病诊断。

2. X线检查 X线小肠钡剂造影对肠结核的诊断具有重要价值。

3. 结肠镜检查 因肠结核病变主要在回盲部,常可发现病变,对本病诊断有重要价值。镜下取活体组织送病理检查具有确诊价值。如活体组织病检能找到干酪性肉芽肿具确诊意义,活检组织中找到抗酸染色阳性杆菌有助诊断。

【诊断与鉴别诊断】

1. 诊断 如有以下情况应考虑本病:①中青年患者有肠外结核,主要是肺结核;②临床表现有腹泻、腹痛、右下腹压痛,也可有腹块、原因不明的肠梗阻,伴有发热、盗汗等结核毒血症状;③X线小肠钡剂检查发现小肠有跳跃征、溃疡、肠管变形和肠腔狭窄等征象;④结肠镜检查发现主要位于回盲部的肠黏膜炎症、溃疡(常呈横形、边缘呈鼠咬状)、炎症息肉或肠腔狭窄;⑤结核菌素(PPD)试验强阳性。

对疑似患者,如抗结核治疗数周内(2~6周)症状明显改善,2至3个月后肠镜检查病变明显改善或好转,可作出肠结核的临床诊断。

对诊断有困难而又有手术指征的患者行手术剖腹探查,病变肠段或(及)肠系膜淋巴结病理组织学检查发现干酪性肉芽肿可获确诊。

2. 鉴别诊断 肠结核必须与克罗恩病、右侧结肠癌、阿米巴病或血吸虫病性肉芽肿等疾病鉴别。在此主要将肠结核与克罗恩病加以鉴别(表4-5-1)。

表 4-5-1 肠结核与克罗恩病的鉴别

区别点	肠结核	克罗恩病
一般情况	男、女之比约 1:4 有结核毒血症状	男、女之比约 2:1 活动期与缓解期交替出现,活动期有发热、纳差、贫血等非特异性全身症状
肠内表现	以肠梗阻多见,瘘管、腹腔脓肿、肠出血、急性穿孔少见	便血相对多见,肠道内外瘘管的形成及肛门周围直肠病变是其特征性表现
肠外表现	多伴有肠外结核表现	口腔溃疡、色素膜炎、关节痛、结节性红斑发生率约20%,肠结核少见
X线检查	肠管狭窄多为向心性,肠道短缩更为明显;溃疡多为环形;回盲瓣病变更为多见	肠管不对称性狭窄,溃疡多为纵行并位于肠系膜侧;多部位受累;内外窦道、瘘管形成更为多见

【治疗要点】

肠结核一旦明确诊断,原则上采取内科保守治疗,大多数患者能治愈。

1. 休息与营养 休息与营养可加强患者的抵抗力,是治疗的基础。

2. 抗结核化学药物治疗　本病治疗的关键。强调早期、规律、联用、适量、足量、全程的用药原则,应用抗结核药物。常用药物有异烟肼、利福平、乙胺丁醇、吡嗪酰胺、链霉素,强化期至少四联抗结核。疗程为 1.0~1.5 年。

3. 对症治疗　在加强抗结核的同时可辅助适时禁食、补液、解痉对症治疗。对于结核中毒症状严重的患者,可在抗结核的同时加用激素治疗,症状改善后减量,一般应用 6 周后停用激素治疗。

4. 手术治疗　仅当出现肠梗阻或穿孔时才考虑行外科手术治疗。

二、结核性腹膜炎

结核性腹膜炎(tuberculous peritonitis)是由结核分枝杆菌引起的慢性弥漫性腹膜感染。多数缓慢发病,以腹痛、腹胀、腹泻、发热、乏力、消瘦为主要症状;腹部压痛、腹壁柔韧感、腹部肿块、腹水是其主要体征。可见于任何年龄,以中青年多见,女性多于男性。

【病因和发病机制】

本病由结核分枝杆菌感染腹膜引起,多继发于肺结核或体内其他部位结核病。感染途径以腹腔内的结核病灶直接蔓延为主,肠系膜淋巴结结核、输卵管结核、肠结核等为常见的原发病灶。少数患者由血行播散引起,常可发现活动性肺结核(原发感染或粟粒性肺结核)、关节、骨、睾丸结核,并可伴结核性多浆膜炎、结核性脑膜炎等。

本病的病理改变可分为渗出、粘连、干酪三型,以前两型为多见。干酪型多由前两型演变而来,是本病的重型,并发症常见。

【临床表现】

一般起病缓慢,早期症状较轻;少数起病急骤,以急性腹痛或骤起高热为主要表现;有时起病隐袭,无明显症状,仅因和本病无关的腹部疾病在手术进入腹腔时,才被意外发现。

1. 症状

(1) 腹胀与腹痛:结核性腹膜炎起病时常有腹胀,但腹痛不明显,以后可出现持续性隐痛或钝痛,也可始终没有腹痛。疼痛多位于脐周、下腹,有时在全腹。当并发不完全性肠梗阻时,有阵发性绞痛。干酪样坏死病灶溃破或肠结核急性穿孔时可表现为急腹症。

(2) 腹泻:常见,一般每日不超过 3~4 次,糊状便。腹泻主要由腹膜炎所致的肠功能紊乱引起,偶可由伴有的溃疡型肠结核或干酪样坏死病变引起的肠管内瘘等引起。有时腹泻与便秘交替出现。

(3) 全身症状:结核毒血症常见,主要是发热与盗汗。热型以低热与中等热为最多,约1/3 患者有弛张热,少数可呈稽留热。高热伴有明显毒血症者,主要见于渗出型、干酪型,或见于伴有粟粒型肺结核、干酪样肺炎等严重结核病的患者。后期有营养不良,表现为消瘦、水肿、贫血、舌炎、口角炎等。女性患者可出现月经改变,大多出现经期延长及经量减少,少数患者甚至出现闭经。

2. 体征

(1) 腹部压痛、腹壁柔韧感:腹部压痛一般轻微;少数压痛严重,且有反跳痛,常见于干酪型结核性腹膜炎。腹壁柔韧感系腹膜遭受轻度刺激或有慢性炎症的一种表现,触之似揉面团一样,故又称揉面感,是结核性腹膜炎的常见体征。

(2) 腹部肿块:粘连型或干酪型结核性腹膜炎可在脐周触及腹部肿块,肿块多由增厚的大网膜、肿大的肠系膜淋巴结、粘连成团的肠曲或干酪样坏死脓性物积聚而成,其大小不一,边缘不整,表面不平,有时呈结节感,活动度小。

(3) 腹水:以少量至中等量多见,中等量腹水时可有移动性浊音阳性。

3. 并发症 以肠梗阻为常见,多发生在粘连型。肠瘘一般多见于干酪型,往往同时有腹腔脓肿形成。

【辅助检查】

1. 血液检查及结核菌素(PPD)试验 部分患者有轻度至中度贫血。血沉可作为病变活动的简易观察指标,活动性病变时血沉增快。PPD试验呈强阳性有助本病诊断。

2. 腹水检查 多作为常规检查,目的是排除癌性腹水。腹水为草黄色渗出液,腹水细菌培养阳性率低。

3. 腹部B超检查 B超可发现少量腹水,并可协助腹腔穿刺准确定位。

4. X线检查 腹部X线平片可见到钙化影,提示钙化的肠系膜淋巴结结核。胃肠X线钡餐检查可发现肠粘连、肠结核、肠瘘、肠腔外肿块等征象,对本病诊断有辅助价值。

5. 腹腔镜检查 对诊断有困难者行腹腔镜检查并作活检具有确诊价值,但腹膜有广泛粘连者属禁忌证。

【诊断与鉴别诊断】

1. 诊断 有以下情况应考虑本病:①中青年患者,有结核病史,伴有其他器官结核病证据;②长期发热原因不明,伴有腹痛、腹胀、腹水、腹壁柔韧感或腹部包块;③腹水为渗出液性质,以淋巴细胞为主,普通细菌培养阴性;④X线胃肠钡餐检查发现肠粘连等征象;⑤PPD试验呈强阳性。

典型患者可作出临床诊断,予抗结核治疗(2周以上)有效可确诊。不典型患者主要是有游离腹水患者,行腹腔镜检查并作活检,符合结核改变可确诊。有广泛腹腔粘连者需结合B超、CT等检查排除腹腔肿瘤,有手术指征者剖腹探查。

2. 鉴别诊断 主要与腹腔恶性肿瘤(腹膜转移癌、恶性淋巴瘤、腹膜间皮瘤等)、肝硬化腹水相鉴别。对腹水细胞学检查未找到癌细胞而结核性腹膜炎与腹腔肿瘤鉴别有困难者,腹腔镜检查多可明确诊断。肝硬化腹水为漏出液,且伴失代偿期肝硬化典型表现,鉴别无困难。

【治疗要点】

1. 休息与营养 加强休息和营养是重要的辅助治疗措施。

2. 抗结核化学药物治疗 本病治疗的关键。用药原则是早期、规律、联用、适量、足量、全程。根据每个患者病程以及初、复治,既往用药情况等不同,分别制定出个体化的化疗方案,进行抗结核治疗。

3. 对症治疗 腹水过多出现压迫症状时,可适量放腹水以减轻症状。为加快腹水的吸收,减少其后的粘连和缓解发热等中毒症状,也可在应用足量抗结核药物的同时,给予小剂量、短期的糖皮质激素,如泼尼松龙15mg/d。

4. 手术治疗 手术适应证包括:①并发完全性肠梗阻或有不全性肠梗阻经内科治疗而未见好转者。②急性肠穿孔,或腹腔脓肿经抗生素治疗未见好转者。③肠瘘经抗结核化疗与加强营养而未能闭合者。④本病诊断有困难,与急腹症不能鉴别时,可考虑剖腹探查。

三、肠结核和结核性腹膜炎的护理

【主要护理诊断/问题】

1. 疼痛:腹痛　与结核杆菌侵犯肠道、腹膜炎、肠梗阻有关。

2. 营养失调　低于机体需要量,与细菌毒素作用、消化吸收障碍有关。

3. 体温过高　与结核病毒血症有关。

4. 活动无耐力　与疾病消耗致营养不良有关。

【护理措施】

1. 病情观察　定时测量体温、脉搏,观察患者有无发热、盗汗现象;腹部体检时注意有无腹痛、腹胀腹部肿块及移动性浊音等。对腹痛性质突然发生变化,一般治疗无效或反而加重时,要警惕某些并发症的发生,如突发急性腹痛伴腹胀、肠鸣音亢进,可能为肠梗阻;伴压痛反跳痛,应考虑腹腔结核病灶破溃或急性穿孔,均应及时通知医生予以处理。观察腹泻的次数、量、性状,注意有无便血发生。

2. 起居护理　保持病室环境安静,空气流通,阳光充足,定期紫外线消毒。抗结核治疗期间,患者多卧床休息,避免劳累,注意腹部保暖。有发热、盗汗者应勤换内衣裤,及时更换床单,避免受凉。

3. 饮食护理　结核病患者一般处于消耗多、吸收差的负氮平衡状态,因此需要保证营养摄入,饮食以高热量、高蛋白、高维生素、易消化流质或半流质食物为主,如鸡蛋、瘦肉、新鲜水果蔬菜等。为避免肠梗阻及肠穿孔等并发症,患者饮食应少渣、忌生冷、粗硬、辛辣刺激性食物,发生肠梗阻及肠穿孔时应禁食。有发热、盗汗者注意补充水分。注意餐具的消毒隔离。进食困难或重度营养不良者,遵医嘱静脉补充营养,如氨基酸、白蛋白、脂肪乳剂等。

4. 用药护理　应用抗结核化疗药物的护理详见“肺结核”。

5. 对症护理

(1) 疼痛:可采取非药物方法,如分散注意力、局部热敷等方法缓解疼痛。根据病情选择合适的镇痛药物,当剧烈腹痛未明确诊断时,不可随意使用镇痛药,尤其是强镇痛药,以免掩盖病情。

(2) 高热:应根据具体情况选择适宜的降温方式,如温水浴、酒精擦浴、冰敷、冰盐水灌肠及药物降温等,降温过程中注意体温的监测,汗出较多而进食少者遵医嘱补充热量、水分和电解质。

(3) 腹胀:患者出现腹胀应首选排除肠梗阻,注意评估患者有无伴随腹痛、肠鸣音是否亢进、有无停止排便排气。若怀疑肠梗阻,应予以禁食水,胃肠减压以减轻腹胀;体位选半卧位,以减轻对膈肌的压迫;严密观察病情变化,若病情加重,应警惕绞窄性肠梗阻的发生,及时通知医生准备手术治疗。

6. 心理护理　本病病程长,抗结核治疗效果缓慢,应鼓励患者倾诉内心顾虑,并认真解释治疗和疾病预后知识,使患者保持平静心态,积极配合治疗。

【其他相关护理诊断】

1. 知识缺乏　缺乏肠结核、结核性腹膜炎的防治知识。

2. 焦虑　与疾病迁延不愈有关。

3. 腹泻　与疾病致肠功能紊乱有关。

4. 潜在并发症:肠梗阻、穿孔、肠瘘。

【中医护理概要】

1. 本病属于中医腹痛、泄泻、积聚的范畴。

2. 其病因与感染瘵虫及正气虚弱有关。病位在大小肠,与脾相关,脾气不足,卫外不固,饮食不节,瘵虫侵袭所致。

3. 可多食用赤豆、扁豆、山药、银耳等健脾养阴之品。忌食生冷,辛辣,肥甘,油炸等伤脾碍胃之品。

4. 有盗汗者,可用浮小麦煎汤代茶饮,或睡前以五倍子粉外敷肚脐处,以收敛止汗。

5. 可针灸脾俞,章门,中脘,天枢,足三里等穴,以健脾止泻。

6. 有腹痛者,可局部按摩或敷贴法以活血止痛。如三棱 12g,莪术 10g 研末,凡士林调贴痛处。

【健康教育】

1. 知识宣教 宣传结核病传播的相关知识。积极锻炼身体,增强机体的抵抗力。肺结核患者不可吞咽痰液,应保持排便通畅。对肠外结核早发现、早治疗。

2. 饮食指导 提倡分餐制,注意饮食卫生,不饮用未经消毒的带菌牛奶或乳制品。对患者的用具、粪便要消毒处理。

3. 用药指导 鼓励患者坚持遵医嘱治疗,保证足够的疗程和剂量。告知长期用药过程中可能出现的药物副作用,指导患者保持良好的心态,充分的休息与营养。

4. 定期随访 监测病情变化及肝肾功能,配合医生,根据病情改变调整治疗方案,定期复查。

【结语】

肠结核主要是由结核菌经口感染肠道而发病,病变部位多在回盲部。结核性腹膜炎由结核菌感染腹膜引起。肠结核和结核性腹膜炎均有腹痛、腹泻、结核毒血症、腹部肿块等临床表现。治疗的关键是及早给予合理、足够疗程的抗结核化学药物。休息和营养是治疗的基础,饮食护理注意既保证营养,又不加重肠道损害。对症护理关注疼痛、高热、腹胀的护理。积极进行健康教育,使结核病能够被早发现、早治疗。

第六节 溃疡性结肠炎

溃疡性结肠炎(ulcerative colitis, UC)是一种病因不明的直肠和结肠慢性非特异性炎症性疾病。主要表现为腹泻、黏液脓血便、腹痛。病情轻重不等,多呈反复发作的慢性病程。本病可发生在任何年龄,多见于 20~40 岁,男女发病率无明显差别。

【病因和发病机制】

UC 是炎症性肠病(inflammatory bowel disease, IBD)之一。IBD 的病因和发病机制尚未完全明确,目前认为这是由多因素相互作用所致,主要包括环境、遗传、感染和免疫因素。环境因素作用于遗传易感者,在肠道菌群的参与下,启动了肠道免疫及非免疫系统,最终导致免疫反应和炎症过程。可能由于抗原的持续刺激和(或)免疫调节紊乱,这种免疫炎症反应表现为过度亢进和难于自限。

UC 病变主要位于直肠和乙状结肠,限于黏膜与黏膜下层,呈连续性弥漫性分布。范围多自肛端直肠开始,逆行向近段发展,甚至累及全结肠及末段回肠。结肠炎症在反复发作的慢性过程中,可形成炎性息肉、瘢痕,黏膜肌层及肌层肥厚,使结肠变形缩短、结肠袋消失,甚至肠腔缩窄。少数患者发生结肠癌变。

【临床表现】

起病多数缓慢,少数急性起病,偶见急性爆发起病。病程呈慢性经过,多表现为发作期与缓解期交替,少数症状持续并逐渐加重。饮食失调、劳累、精神刺激、感染等多为本病发作或加重的诱因。临床表现与病变范围、病型及病期等有关。

1. 消化系统表现

(1) 症状

1) 腹泻:为最主要的症状 见于绝大多数患者,黏液脓血便是本病活动期的重要表现。大便次数及便血的程度反映病情轻重,轻者每日排便 2~4 次,便血轻或无;重者每日可达 10 次以上,脓血显见,甚至大量便血。多数为糊状,重可至稀水样。病变限于直肠或累及乙状结肠患者,除可有便频、便血外,偶尔反有便秘,这是病变引起直肠排空功能障碍所致。

2) 腹痛:一般有轻度至中度腹痛,多为左下腹或下腹的阵痛,亦可涉及全腹。有疼痛 - 便意 - 便后缓解的规律,常有里急后重。若并发中毒性巨结肠或炎症波及腹膜,有持续性剧烈腹痛。

3) 其他症状:可有腹胀,严重患者有食欲不振、恶心、呕吐。

(2) 体征:轻、中型患者仅有左下腹轻压痛,有时可触及痉挛的降结肠或乙状结肠。重型和暴发型患者常有明显压痛和鼓肠。若有腹肌紧张、反跳痛、肠鸣音减弱应注意中毒性巨结肠、肠穿孔等并发症。

2. 全身表现 多在中、重型患者活动期,常有低度至中度发热,高热多提示合并症或见于急性暴发型。重症或病情持续活动可出现乏力、消瘦、贫血、低蛋白血症、水与电解质平衡紊乱等表现。

3. 肠外表现 如外周关节炎、结节性红斑、巩膜外层炎、口腔复发性溃疡等这些表现在结肠炎控制或结肠切除后可以缓解或恢复;强直性脊柱炎、原发性硬化性胆管炎及少见的淀粉样变性等,可与溃疡性结肠炎共存,但与溃疡性结肠炎本身的病情变化无关。

4. 临床分型 根据病程,本病可分为初发型、慢性复发型、慢性持续型及急性暴发型,各型可相互转化,以慢性复发型最多见。根据病情程度,本病分为:

(1) 轻度:腹泻每日 4 次以下,便血轻或无,无发热、脉速,贫血无或轻,血沉正常;

(2) 重度:腹泻每日 6 次以上,并有明显黏液脓血便,体温 >37.5℃、脉搏 >90 次 / 分,血红蛋白 <100g/L,血沉 >30mm/h,清蛋白 <30g/L,短期内体重明显下降;

(3) 中度:介于轻度与重度之间。

5. 并发症

(1) 中毒性巨结肠(toxic megacolon):多发生在暴发型或重症患者。常因低钾、钡剂灌肠、使用抗胆碱能药物或阿片类制剂而诱发。临床表现为病情急剧恶化,毒血症明显,有脱水与电解质平衡紊乱,出现鼓肠、腹部压痛,肠鸣音消失。血常规白细胞计数显著升高。X 线腹部平片可见结肠扩大,结肠袋形消失。易引起急性肠穿孔,预后差。

(2) 直肠结肠癌变:多见于广泛性结肠炎、幼年起病而病程漫长者。

（3）其他并发症：肠大出血在本病发生率约3%。肠穿孔多与中毒性巨结肠有关。肠梗阻少见。

【辅助检查】

1. 血液检查 可有不同程度的贫血。白细胞计数在活动期可有增高。血沉加快和C反应蛋白增高是活动期的标志。严重者血清白蛋白下降。

2. 粪便检查 常有黏液脓血便，镜检见红细胞和脓细胞，急性发作期可见巨噬细胞。常规结合粪便病原学检查排除感染性结肠炎。

3. 自身抗体检测 血中外周型抗中性粒细胞胞浆抗体和抗酿酒酵母抗体分别为UC和克罗恩病（Crohn's disease，CD）的相对特异性抗体，同时检测这两种抗体有助于UC和CD的诊断和鉴别诊断。

4. 结肠镜检查 首选。应作全结肠及回肠末段检查，确定病变范围，并取活组织检查。本病病变呈连续性、弥漫性分布，从肛端直肠开始逆行向上扩展，内镜下所见有：①黏膜血管纹理模糊、紊乱或消失、充血、水肿、易脆、出血及脓性分泌物附着，并常见黏膜粗糙，呈细颗粒状；②病变明显处见弥漫性糜烂和多发性浅溃疡；③慢性病变见假息肉及桥状黏膜，结肠袋变浅、变钝或消失。黏膜活检组织学见弥漫性慢性炎症细胞浸润，活动期表现为表面糜烂、溃疡、隐窝炎、隐窝脓肿；慢性期表现为隐窝结构紊乱、杯状细胞减少和潘氏细胞化生。

5. X线钡剂灌肠检查 没有结肠镜检查准确，无条件做结肠镜检查时可选用。重型或暴发型患者不宜做钡剂灌肠检查，以免加重病情或诱发中毒性巨结肠。

【诊断与鉴别诊断】

1. 诊断 临床表现具有持续或反复发作腹泻和黏液脓血便、腹痛、里急后重，伴有（或不伴）不同程度全身症状者，结合结肠镜检查或X线钡剂灌肠检查有本病特征性改变者，可诊断本病。初发患者、临床表现、结肠镜改变不典型者，暂不作出诊断，须随访3~6个月，观察发作情况。

2. 鉴别诊断 诊断本病须排除结肠克罗恩病、急性自限性结肠炎、阿米巴痢疾、慢性血吸虫病、大肠癌、肠易激综合征等，在此主要与结肠克罗恩病进行内镜鉴别（表4-6-1）。

表4-6-1 溃疡性结肠炎与结肠克罗恩病的内镜鉴别

	溃疡性结肠炎	结肠克罗恩病
好发部位	左侧结肠	右侧结肠
沿肠纵轴	连续	跳跃、节段或区域性
沿肠横轴	全周、对称	偏心、不对称
黏膜炎症	严重，无正常黏膜残存	轻，有正常黏膜残存
脓性分泌物	多见	少见
溃疡形态	不规则	阿弗他，圆形、卵圆形，裂沟状
深度	浅	深
周围黏膜	充血、糜烂	正常
卵石征	无	多见
肠管形态	早期痉挛、晚期长管形狭窄，呈铅管样结肠	早期正常，晚期多发性跳跃式狭窄

【治疗要点】

治疗目的是控制急性发作,维持缓解,减少复发,防治并发症。

1. 一般治疗 强调休息、饮食和营养。腹痛、腹泻时酌情使用抗胆碱能药物或止泻药如地芬诺酯(苯乙哌啶)或洛哌丁胺,但重症患者应禁用,因有诱发中毒性巨结肠的危险。重症有继发感染者,应给予广谱抗生素,静脉给药,合用甲硝唑对厌氧菌感染有效。

2. 氨基水杨酸制剂 柳氮磺吡啶(SASP)一般作为首选药物。该药适用于轻、中度患者或重度经糖皮质激素治疗已有缓解者。该药口服后大部分到达结肠,经肠菌分解为5-氨基水杨酸(5-ASA)与磺胺吡啶,前者是主要有效成分,其滞留在结肠内与肠上皮接触而发挥抗炎作用。用药方法:4g/d,分4次口服。病情完全缓解后可逐渐减量为2g/d或3~4g/d,分次口服,至少维持3年。对SASP不能耐受者可口服5-ASA控释剂,如美沙拉嗪(mesalamine),奥沙拉秦(olsalazine)和巴柳氮(balsalazide)。病变局限在直肠-乙状结肠或直肠者,适用于5-ASA的灌肠剂或栓剂。

3. 糖皮质激素 适用于对氨基水杨酸制剂疗效不佳的轻、中度患者,特别适用于重度患者及急性暴发型患者。一般予口服泼尼松40~60mg/d;重症患者先予较大剂量静脉滴注,如氢化可的松300mg/d、甲泼尼龙48mg/d或地塞米松10mg/d,7~10天后改为口服泼尼松60mg/d。病情缓解后以每1~2周减少5~10mg用量至停药。减量期间加用氨基水杨酸制剂逐渐接替激素治疗。病变局限在直肠-乙状结肠者,也可用激素加生理盐水作保留灌肠,以减少全身不良反应。

4. 免疫抑制剂 对激素治疗效果不佳或对激素依赖型,可试加用硫唑嘌呤或巯嘌呤。

5. 手术治疗 内科治疗无效,有严重合并症(并发大出血、肠穿孔、中毒性巨结肠、结肠癌)者,应及时采取手术治疗。

【主要护理诊断/问题】

1. 疼痛:腹痛 与肠道炎症、溃疡有关。

2. 营养失调:低于机体需要量 与长期腹泻、吸收障碍有关。

3. 腹泻 与炎症导致肠黏膜吸收障碍及肠管运动功能失常有关。

【护理措施】

1. 病情观察 观察排便次数、粪便的量、性状,并做记录。腹泻严重者观察生命体征变化、准确记录出入量,注意皮肤黏膜有无脱水表现。

观察腹痛的部位、性质变化,了解病情变化及进展情况,如腹痛性质突然发生变化,要警惕肠穿孔、大出血等并发症的发生。

使用抗胆碱能药物的患者应注意观察腹泻、腹部压痛及肠鸣音的变化,如出现鼓肠、肠鸣音消失、腹痛加剧等,要考虑中毒性巨结肠的发生,应及时通知医生处理。

2. 起居护理 提供安静、舒适的休息环境安静。轻者应鼓励适量运动,劳逸结合,重者应卧床休息,以减少胃肠蠕动及体力消耗。

3. 饮食护理 急性活动期患者应进食无渣流质饮食,病情缓解后给予少渣、易消化、富营养的食物。禁生冷、粗硬、辛辣刺激性食物,忌纤维素多的蔬菜,慎用牛奶和乳制品。病情严重者应禁食,遵医嘱静脉补充营养、水电解质。

4. 用药护理 向患者及家属说明药物的作用、用法、不良反应等,指导正确用药。柳氮磺吡啶(SASP)不良反分为两类,一类是剂量相关的不良反应如恶心、呕吐、食欲减退、头痛、可逆性男性不育等,可嘱患者餐后服药,减轻消化道反应。另一类不良反应过敏,有皮疹、粒细胞减少、自身免疫性溶血、再生障碍性贫血等,因此服药期间必须定期复查血象,一旦出现此类不良反应,应改用其他药物。

药物保留灌肠时宜在晚睡前执行,先嘱患者排净大便,行低压保留灌肠,灌肠毕嘱患者适当抬高臀部,以延长药物在肠道停留时间,便于药物充分吸收。

5. 对症护理 腹泻:准确记录大便次数与性质,血便量多时应估计出血量及时留取化验标本,并通知医师,遵医嘱给予止血药物。腹泻其他护理要点见"消化系统疾病护理概述"。

6. 心理护理 本病病程长,病情易反复,患者易产生焦虑或抑郁情绪,丧失治疗的信心。护士应鼓励、宽慰患者,避免不良情绪影响病情,使患者保持平静、乐观心态,积极应对疾病。

【其他相关护理诊断】

1. 焦虑 与疾病迁延不愈有关。

2. 体液不足 与频繁腹泻致脱水有关。

3. 潜在并发症:肠出血、中毒性巨结肠。

4. 活动无耐力 与疾病消耗致营养不良有关。

【中医护理概要】

1. 本病属于中医泄泻范畴。

2. 其病因与感受外邪,饮食不节,情志失调及脾胃虚弱有关。病位在大小肠,与脾胃相关,为外邪入侵,脾虚失运,湿浊内生所致。

3. 注意饮食调理,病情稳定后,选食莲子、扁豆、山药、薏苡仁等,以健脾养胃。食欲恢复后,再增加瘦肉、鱼、蛋类、猪肝等补益气血。忌食生冷瓜果、芝麻、香蕉、核桃等滑利之品。

4. 脐腹冷痛者,可做腹部热敷,并作顺时针方向按摩,或艾灸足三里、神阙等穴。

5. 腹胀者可用陈皮或佛手片泡茶饮。亦可给山楂炭、鸡内金粉各 1.5g,水调服。

6. 寒湿腹泻者,腹部应保暖,用热水袋热敷,给服纯阳正气丸 3g,或艾灸中脘、天枢、足三里、神阙等穴,10~15 分钟,以散寒止泻。

7. 湿热腹泻者,可针刺三阴交、阴陵泉等穴,留针 20 分钟。

8. 伤食腹泻者,若泻下不畅,给服生大黄粉 3~5g,通腑导滞。

9. 慢性腹泻者,宜保暖,可用暖脐膏敷脐,并吞服附子理中丸 10g。

10. 注意摄生,勿受凉,包含须谨慎,忌食荤腥油腻、生冷瓜果、不洁之物,防止反复。

【健康教育】

1. 知识宣教 使患者及家属认识到本病一般呈慢性迁延过程,病程长,症状易反复,从而主动从身心休息、饮食及合理用药等方面学会自我护理,尽量提高生活质量。

2. 生活指导 生活规律,劳逸结合,保持心情舒畅,避免受凉。

3. 饮食指导 讲究饮食卫生,饭前便后要洗手,食具要消毒。

4. 用药指导 告知患者及家属遵医嘱坚持服药的重要性及药物不良反应的观察,以利于其出院后正确用药。

5. 定期随访 以便医生根据病情调整治疗方案或药物剂量。如出现腹泻、腹痛加剧、便血等异常情况,应及时到医院就诊。

【结语】

溃疡性结肠炎是一种原因不明的直肠和结肠慢性非特异性炎症性疾病,主要表现为腹泻、黏液脓血便、腹痛。病变主要位于直肠和乙状结肠,结肠镜检查对本病有重要诊断价值,柳氮磺吡啶是治疗本病的常用药物。本病呈慢性过程,大部分患者反复发作,不易彻底治愈,但大多预后较好。护理应注意病情观察,强调饮食护理,避免饮食不当诱发或加重病情,指导患者正确用药,坚持用药,加强药物不良反应的预防。

第七节　脂肪性肝病

正常人肝内脂肪占肝湿重的 4%~5%,当肝细胞内脂质(主要是甘油三酯,TG)蓄积量超过肝湿重 5% 或组织学每单位面积里有 1/3 以上肝细胞有脂肪沉积时而引起的临床病理综合征称脂肪性肝病(fatty liver disease)。临床上脂肪性肝病有非酒精性脂肪性肝病(non-alcoholic fatty liver disease,NAFLD)和酒精性脂肪性肝病(alcoholic fatty liver disease)之分。流行病学调查显示,近年脂肪性肝病的发病率不断升高,且发病呈低龄化趋势,按全球 60 亿人口计算,其中约 12 亿患非酒精性脂肪性肝病,每年因本病死亡 8000 万例;在美国,每年大量嗜酒或酒精依赖者大约 1530 万人,其中 90% 以上有不同程度的酒精性脂肪性肝病;在我国,2004 年城市成人本病患病率为 10%,肥胖和 2 型糖尿病者中本病患病率为 50%,经常失眠、疲劳、胃肠功能失调等亚健康人群中本病患病率为 60%。目前,脂肪性肝病已经成为危害我国人民健康的仅次于病毒性肝炎的第二大肝病。

一、非酒精性脂肪性肝病

非酒精性脂肪性肝病(NAFLD)是指除外酒精和其他明确的肝损害因素所致的,以弥漫性肝细胞大泡性脂肪变为主要特征的临床病理综合征。NAFLD 包含一系列肝损伤,从单纯脂肪变性到脂肪性肝炎(NASH),进展到肝纤维化,甚至肝硬化。本病有遗传易感性,发生于不酗酒的人群,胰岛素抵抗和氧化应激在 NAFLD 的发病中起主要作用。在过去的 10~15 年中,在美国和其他发达国家,各年龄组中 NASH 的发病与肥胖和糖尿病的增多是平行的,随着肥胖和糖尿病的发病率增加,NAFLD 现已成为我国常见的慢性肝病之一。

【病因和发病机制】

1. 病因　肥胖、2 型糖尿病(非胰岛素依赖型)、高脂血症、药物中毒、营养不良、某些原因过度消耗等全身性疾病在肝脏产生相应的病理改变,尤其是肥胖、2 型糖尿病、高脂血症单独或共同存在,成为 NAFLD 的易感因素。

2. 发病机制　肝脏是机体脂质代谢的中心器官,肝内脂肪主要来源于食物和外周脂肪组织。大部分脂质以甘油三酯(TG)形式潴留于肝细胞内,是发展为 NASH 的必要条件。肝内脂质蓄积源于下列因素:①游离脂肪酸(FFA)经血循环入肝多;②肝细胞合成 FFA增加,从碳水化合物转化为 TG 增多;③脂肪酸在肝内线粒体内氧化利用减少,转化为甘油二酯增多;④极低密度脂蛋白(VLDL)合成、分泌障碍,甘油三酯运出肝细胞少,最终 TG

在肝细胞内蓄积,出现大泡性或以大泡性为主的肝细胞脂肪变性,为 NAFLD 的特征性病理改变。

根据肝内脂肪变、炎症和纤维化的程度,将 NAFLD 分为三型:单纯性脂肪性肝病、脂肪性肝炎、脂肪性肝硬化。①单纯性脂肪性肝病:肝小叶内 >30% 的肝细胞发生以大泡性为主的脂肪变性,肝细胞无炎症、坏死。据肝内脂肪沉积程度,脂肪肝分为轻、中、重三度,即分别占肝湿重的 5%~10%、10%~25%、25% 以上;②脂肪性肝炎:大部分肝小叶内存在脂肪变性、炎症性坏死。肝腺泡Ⅲ区出现肝细胞气球样变,腺泡点灶状坏死,门管区炎症伴(或)门管区周围炎症,进而窦周/细胞周纤维化扩展到门管区及周围,出现局灶性或广泛桥接纤维化;③脂肪性肝硬化:大体形态上为小结节性肝硬化。肝小叶结构破坏,形成假小叶和广泛纤维化,可分为活动性和静止性。肝硬化发生后,肝细胞内脂肪变性减轻甚至完全消退。

目前提出"两次打击"学说阐述 NAFLD 的发病机制:第一次打击主要是胰岛素抵抗,引起良性的肝细胞内脂质沉积;第二次打击主要是氧化应激和脂质过氧化,是疾病进展的关键。研究发现,由于胰岛素抵抗,肝细胞内脂肪的摄取、合成、分解或分泌等代谢途径发生改变,故胰岛素抵抗被认为是导致肝脏脂质过度沉积的原发病因。

--- 知识拓展 ↘ --

　　胰岛素抵抗,又称高胰岛素血症,即机体对一定量的胰岛素的生物学反应低于预计正常水平的一种现象。有人认为本病是代谢综合征的一种表现。代谢综合征是指伴有胰岛素抵抗的一组疾病(肥胖、高血糖、高血脂、高血压、高胰岛素血症等)的聚集,多伴有中心性肥胖、2 型糖尿病以及脂质代谢紊乱等。肥胖、高血脂是胰岛素抵抗的主要原因,其机制可能是肥胖时体内脂肪细胞肥大和增生,组织细胞胰岛素受体数目减少或活性下降,同时组织细胞膜上 Ca^{2+}-ATP 酶活性下降导致细胞内钙抑制了胰岛素的作用。

　　氧化应激是指活性氧(reactive oxygen species,ROS)及其代谢产物的产生超过对其防御或去毒能力,即促氧化物和抗氧化物之间的动态平衡失调。各种不同病因引起氧游离基或 ROS 形成增多以及脂肪酸氧化障碍,导致肝细胞脂肪沉积。持久大量的 ROS 产生引起脂质过氧化反应,形成脂质过氧化产物(lipid peroxide,LPO),导致脂肪性肝病发生炎症、坏死和纤维化。氧化应激和脂质过氧化,是从脂肪浸润进展为更复杂阶段肝损伤的关键因子。

【临床表现】

NAFLD 起病隐匿,慢性病程,常无症状。少数患者可有乏力、右上腹轻度不适、肝区隐痛或上腹胀痛等非特异症状。严重脂肪性肝炎时可出现黄疸、食欲不振、恶心、呕吐等症状,常规体检可发现部分患者肝脏肿大。发展至肝硬化失代偿期时其临床表现与其他原因所致肝硬化相似。

【辅助检查】

1. 血液检查　常有血清 ALT、AST、γ-GT 水平正常或轻、中度升高(<5 倍正常值上限),常以 ALT 升高为主。

2. 影像学检查　B 超检查是诊断脂肪性肝病重要而实用的手段,脂肪性肝病的准确率达 70%~80% 左右。CT 特别是 MRI 对区分局灶脂肪浸润和局灶肝转移有意义。

3. 肝穿刺活组织检查　肝活检不仅是确诊 NAFLD 的最好方法,对鉴别诊断有重要意义,而且是提供重要预后信息的最敏感和特异的方法。

【诊断和鉴别诊断】

对疑有 NAFLD 的患者,结合临床表现、实验室检查、影像学检查,排除其他能引起脂肪变性的肝病如病毒、自身免疫、代谢/遗传性肝病和酒精性肝病等,即可诊断。临床诊断标准为:凡具备下列第 1~5 项和第 6 或第 7 项中任何一项者即可诊断为 NAFLD。①无饮酒史或饮酒折合乙醇量男性每周 <140g,女性每周 <70g;②除外病毒性肝炎、药物性肝病、全胃肠外营养、肝豆状核变性等可导致脂肪性肝病的特定疾病;③除原发疾病的临床表现外,可有乏力、消化不良、肝区隐痛、肝脾肿大等非特异性症状及体征;④可有体重超重和(或)内脏性肥胖、空腹血糖增高、血脂代谢紊乱、高血压等代谢综合征相关组分;⑤血清转氨酶和 γ-GT 水平可有轻至中度增高(<5 倍正常值上限),通常以 ALT 增高为主;⑥肝脏影像学表现符合弥漫性脂肪性肝病的影像学诊断标准;⑦肝活体组织检查组织学改变符合脂肪性肝病的病理学诊断标准。临床、生化和影像研究对 NAFLD 的诊断有价值,但是肝活检是诊断和判断预后最敏感和特异的方法。影像学尽管可以确定 NAFLD 的存在和肝脂肪浸润的数量,但是不能确定肝损伤的程度。一旦其他肝病被排除,临床上怀疑 NAFLD,只能通过肝活检才能确诊。

【治疗要点】

NAFLD 的治疗强调控制病因,改善不良生活行为如调节饮食、适度锻炼,以维持理想体重、正常血脂和血糖水平,辅以适当的保肝、去脂、抗纤维化的药物治疗。肝移植可治愈早期 NAFLD 者并能延长晚期 NAFLD 患者生存期。

1. 病因治疗　控制 NAFLD 的危险因素是最重要的治疗措施。减肥和运动可改善胰岛素抵抗,是治疗肥胖相关 NAFLD 的最佳措施。单纯性脂肪性肝病和脂肪性肝炎可借此措施逆转乃至完全恢复。限制热卡及脂肪(特别是饱和脂肪酸)摄入,使体重逐步下降(每周减轻 1kg 左右),体重下降过快则加重肝损害,应在减肥过程中监测体重及肝功能。坚持足量的运动锻炼以维持理想体重。对糖尿病或高脂血症患者,应适当控制代谢,如限制及调整高脂血症者饮食结构、积极控制糖尿病患者血糖。停止使用可致 NAFLD 的药物,也能避免损伤肝脏。

2. 药物治疗　目前对 NAFLD 尚无有效的药物治疗,临床用药,疗效多不肯定。近年对 NAFLD 的直接特异性药物治疗研究取得一定进展。多烯磷脂酰胆碱(易善复),S-腺苷甲硫氨酸等不良反应少,可试用。VitE 具抗氧化作用,常规用于脂肪性肝炎治疗。胰岛素增敏剂(如二甲双胍、曲格列酮、罗格列酮、匹格列酮等)有一定临床效果;绿茶可减少肝细胞内脂肪堆积,预防脂肪变性和脂肪动员,可预防肝损伤,但不能阻止乙醇对肝脏的损伤;二氯醋酸二异丙胺(甘乐)可抑制血中 TG 和胆固醇的合成,抑制脂肪动员,改善糖脂代谢及肝功能,从而安全有效地治疗 NAFLD。一般认为降脂药只用于血脂升高明显者,因其使血脂集中在肝脏代谢,进一步损害肝细胞,故应慎重使用,并在用药期间密切监测肝功能情况。

二、酒精性肝病

酒精性肝病(alcoholic liver disease)是由于长期大量饮酒(嗜酒)所致的肝脏损伤性疾病。早期酒精性脂肪肝(AFLD)时,戒酒后可完全恢复。持续或短期内的大量饮酒可发展成酒精性肝炎(AH)、酒精性肝纤维化和酒精性肝硬化,甚至发生酒精相关性肝癌。

流行病学研究表明,全世界患脂肪肝约 20 亿,每年死亡人数约 8 千万,其中近 50% 为饮酒所致。本病在欧美等国多见,我国 1982~2000 年饮酒者增加 20 倍,酒精相关疾病增加 10 倍,肝硬化增加 3 倍,调查发现我国成人的酒精性肝病患者患病率为 4% 左右。

【病因和发病机制】

1. 病因

增加酒精性肝病发生的危险因素有多种,主要与饮酒的量、患者的营养状态、遗传和代谢特征有关。具体如下:

(1) 酗酒剂量及时间:女性饮酒 20g/d 或男性饮酒 60g/d,数年后可使肝脏受损,如饮酒 150~200g/d,持续 10~12 天,健康人亦发生脂肪肝;平均摄入乙醇 80g/d 达 10 年以上会发展为酒精性肝硬化。单纯饮酒不进食或同时饮用多种不同的酒也易发生酒精性肝病。

(2) 患者营养状态:乙醇不能提供热卡,使食欲下降且对肠道和胰腺有毒性作用而引起吸收不良,若患者缺乏一种或数种营养素又可加重乙醇的毒性作用,致患者营养不良加重。

(3) 遗传代谢特征:酒精性肝病的发生常有家族倾向并存在明显的个体差异,但具体的遗传标记尚未确定。日本人和中国人乙醇脱氢酶(ADH)的同工酶有异于白种人,其活性较低,饮酒后血中乙醛浓度很快升高而产生各种酒后反应,对继续饮酒起到自限作用;同样乙醇摄入量女性比男性易患酒精性肝病,与女性体内 ADH 含量低,酒精代谢减少有关。

(4) 其他肝病: 如乙型或丙型肝炎病毒感染可增加酒精性肝病发生的危险性,并可使酒精性肝损害加重。

2. 发病机制 乙醇进入人体后主要在小肠吸收,90% 以上在肝内代谢。低至中浓度的乙醇主要通过 ADH 作用脱氢转化为乙醛;高浓度的乙醇在肝微粒体乙醇氧化酶系统催化下,辅酶Ⅱ与 O_2 将乙醇氧化为乙醛。乙醛进入微粒体内经乙醛脱氢酶作用脱氢转化为乙酸,后者在外周组织中降解为水和 CO_2。在乙醇转为乙醛及乙醛进而转化为乙酸过程中,氧化型辅酶 I 转变为还原型辅酶 I。乙醇所致肝损害主要表现为大泡性或大泡性为主伴小泡性的混合性肝细胞脂肪变性,结合是否伴有炎症反应和纤维化,可分为酒精性脂肪肝、酒精性肝炎、酒精性肝纤维化和酒精性肝硬化。

酒精性脂肪肝时,小叶中央区散在单个或小片状肝细胞脂肪变性,进一步弥漫分布,肝细胞无炎症、坏死,小叶结构完整。酒精性肝炎、肝纤维化时,肝细胞坏死、中性粒细胞浸润、小叶中央区肝细胞内出现酒精性透明小体(Mallory 小体),重者出现融合性坏死和(或)桥接坏死,窦周/细胞周和中央静脉周围纤维化,可扩至门管区,中央静脉周围硬化性玻璃样坏死,门管区局灶性或广泛的星芒状纤维化甚至桥接纤维化。酒精性肝硬化病理改变同脂肪性肝硬化。

本病发病机制尚未完全阐明,可能有以下多种:①中间代谢物乙醛能与蛋白质结合形成乙醛-蛋白加合物,后者直接损伤肝细胞,且可作为新抗原诱导细胞及体液免疫反应,致肝细胞出现免疫性损伤;②乙醇代谢的耗氧过程导致小叶中央区缺氧;③乙醇在 MEOS 途径中产生活性氧,对肝组织有损害;④乙醇代谢过程消耗 NAD 而使 NADH 增加,导致依赖 NAD 的生化反应减弱而依赖 NADH 的生化反应增高,这一肝内代谢的紊乱可致高脂血症和脂肪肝;⑤肝脏微循环障碍和低氧血症,长期大量饮酒患者血液中酒精浓度过高,肝内血管收缩、血流减少、血流动力学紊乱、氧供减少以及酒精代谢氧耗增加,进一步加重低氧血症,导致肝功能恶化。

【临床表现】

酒精性肝炎患者临床表现差异较大,一般与饮酒的量和酗酒的时间长短有关,因个体遗传代谢特征、营养状态以及原有肝脏损害程度的不同而有明显差异,肝脏可长时间代偿而无任何症状。

酒精性脂肪肝患者有长期饮酒史,一般状态良好,常无症状或症状轻微,可有乏力、食欲不振、右上腹隐痛或不适等。查体见肝脏不同程度肿大。

常在近期(数周至数月)大量饮酒后,可出现全身不适、食欲不振、恶心、呕吐、乏力、肝区疼痛等症状。查体一般为低热,伴黄疸,肝大并有压痛。严重者可并发急性肝功能衰竭。

酒精性肝硬化发生于长期大量饮酒者,以门脉高压为主要表现,余与其他原因所致肝硬化临床表现相似,可伴慢性酒精中毒的精神神经症状、慢性胰腺炎等其他表现。

【辅助检查】

1. 实验室检查　酒精性脂肪肝可有血清天门冬氨酸氨基转移酶(AST)、丙氨酸氨基转移酶(ALT)轻度升高。酒精性肝炎具有特征性的酶学改变,即 AST 升高比 ALT 升高明显,AST/ALT 常大于 2,但 AST 和 ALT 值很少大于 500IU/L,γ- 谷氨酰转肽酶(GGT)、总胆红素(TBil)、凝血酶原时间(PT)和平均红细胞容积(MCV)等指标也可有不同程度的改变。

2. 影像学检查　B 型超声检查可见肝细胞脂肪性变,伴有肝脏增大。CT 检查可准确显示肝脏形态及密度变化。发展至酒精性肝硬化时各项检查发现与其他原因引起的肝硬化相似。

3. 肝活组织检查　是确定酒精性肝病及分期分级的可靠方法,是判断其严重程度和预后的重要依据。

【诊断与鉴别诊断】

综合分析饮酒史、临床表现及辅助检查,与非酒精性脂肪性肝病、病毒性肝炎、药物性肝病、自身免疫性肝病等及其他原因引起的肝硬化相鉴别,必要时肝穿刺活组织检查可确诊酒精性肝病。其中饮酒史是必备依据,即饮酒的种类、每日摄入量、持续饮酒时间和饮酒方式等。目前我国关于酒精摄入的安全阈值标准为:有长期饮酒史,一般超过 5 年,折合酒精量男性≥40g/d,女性≥20g/d;或 2 周内有大量饮酒史,折合酒精量 >80g/d。酒精量换算公式为:酒精量(g)= 饮酒量(ml)× 酒精含量(%)× 0.8。注意酒精性肝病与慢性病毒性肝炎关系密切,两者相互作用,即原有慢性乙型、丙型肝炎者易罹患酒精性肝病,酒精性肝病患者亦对肝炎病毒敏感性增加,两者可协同作用,加重损害肝脏,详见"肝硬化"病因环节。

【治疗要点】

ALD 患者不需要特殊的药物处理,戒酒和营养支持是主要的治疗方法。管理酒精依赖或中毒的脂肪肝患者经常需要识别和处理戒断综合征。应给予适当的维生素、矿物质和微量元素替代治疗。严重酒精性肝硬化患者可考虑肝移植。

1. 戒酒　戒酒是治疗酒精性肝病的关键。戒酒不仅使脂肪肝患者整体身体素质(食欲、体能、记忆力、工作效率)明显提高,而且也能使肝脏本身的形态(包括组织学)和生化学指标恢复,如仅为酒精性脂肪肝,戒酒4~6周后脂肪肝可停止进展,彻底戒酒可使轻、中度的酒精性肝炎临床症状、血清转氨酶升高乃至病理学改变逐渐减轻,而且酒精性肝炎、纤维化及肝硬化患者的存活率明显提高。但对临床上出现肝功衰竭表现(凝血酶原时间明显延长、腹水、肝性脑病等)或病理学有明显炎症浸润或纤维化者,戒酒未必可阻断病程发展。

2. 药物治疗　多烯磷脂酰胆碱可稳定肝窦内皮细胞膜和肝细胞膜,降低脂质过氧化,减轻肝细胞脂肪变性及其伴随的炎症和纤维化。美他多辛有助于改善酒精中毒。糖皮质激素可缓解重症酒精性肝炎症状,改善生化指标。其他药物(如S-腺苷甲硫氨酸)有一定的疗效。中药通过舒肝、促进血液循环、化痰等也可有效改善酒精导致的肝脏脂肪变性。

3. 肝移植　患者在肝移植前一般需戒酒至少3~6个月,且无严重的其他脏器的酒精性损害。酒精性肝硬化肝移植后的生存期与其他原因导致的晚期肝病相类似或更好。影响肝移植后患者生存质量的主要问题是移植后再饮酒,往往发生在第一年,这些患者迅速发生组织学上的肝损伤如肝纤维化等。

三、脂肪性肝病患者的护理

【主要护理诊断/问题】

1. 营养失调:高于机体需要量　与高热量及高脂肪食物摄入过多致营养过剩有关。

2. 营养失调:低于机体需要量　与酒精摄入影响蛋白质和维生素摄入致营养不良有关。

3. 知识缺乏　缺乏有关脂肪肝致病因素的防治知识。

4. 焦虑　与担心疾病预后有关。

5. 潜在并发症　戒断综合征。

【护理措施】

1. 起居护理　减肥和运动是对NAFLD的最佳措施。通过以各种运动代替传统的久坐不动的生活方式是增加能量消耗的常用方法。在体力活动中用于评价能量消耗的单位是MET或代谢当量,1MET代表一个人静坐时的能量消耗。运动剂量常被描述为体力活动,可以被表达为体力活动的总量,或表达为运动强度、持续时间或频率。在日常轻体力活动的基础上,每天从事30分钟中等强度的体力活动,每周5天,或每天从事20分钟强体力活动,每周3天,或中等强度和强体力活动相结合,达到每周运动量450~750MET,是目前推荐的获得显著健康的最低运动量。每天至少30分钟的运动量也可以由每次10分钟的间断性运动累积达到。经常性的体力活动对个体和公众健康都很重要,坚持足量的运动锻炼对脂肪肝患者尤为重要。不同强度体力活动能量消耗见表4-7-1。

表 4-7-1　按轻中重强度分级体力活动的 MET 等值

活动类型	轻（<3.0METs）	中（3.0~6.0METs）	重（>6.0METs）
步行	在家、商店或办公室附近漫步 =2.0	以 3.0mph 速度 =3.3 快速（4mph）=5.0	非常快速（4.5mph）=6.3 以中等速度/徒步旅行不背包或背轻包 =7.0 陡坡徒步旅行和背重包 =7.5~9.0 慢跑（5mph）=8.0 慢跑（6mph）=10.0 跑步（7mph）=11.5
家务和工作	用轻巧工具，在桌旁用电脑工作 =1.5 站着叠被、洗碗、熨衣服、做饭和收银 =2.0~2.5	清洁工作： 擦玻璃、洗车、打扫车库 =3.0； 打扫地面或地毯，使用吸尘器，拖地 =3.0~3.5 一般的木工活 =3.6 搬运和堆积木头 =5.5 用步行割草机割草 =5.5	铲沙子等 =7.0 搬运重东西（砖块等）=7.5 重的耕作（提拉杂草）=8.0 铲煤、挖沟 =8.5
休闲娱乐和运动	手工艺和玩牌 =1.5 撞球 =2.5 划船 =2.5 掷镖游戏 =2.5 坐着钓鱼 =2.5 弹奏乐器 =2.0~2.5	羽毛球娱乐 =4.5 投篮球 =4.5 骑自行车： 　平地（10~12mph）=6.0 跳舞： 　慢速跳舞 =3.0 　舞池快速 =4.5 沿河边钓鱼和步行 =4.0 高尔夫： 　步行至俱乐部打球 4.3 帆船、冲浪 =3.0 悠闲游泳 =6.0 打乒乓球 =4.0 网球双打 =5.0 非竞技性排球 =3.0~4.0	篮球比赛 =8.0 骑自行车： 　平地（12~14mph）=8.0； 　快速（14~16mph）=10 乡村滑雪： 　慢速（2.5mph）=7.0； 　快速（5.0~7.9mph）=9.0 足球：休闲 =7.0；比赛 =10.0 游泳：适度/用力 =8~11 +网球单打 =8.0 排球：球馆或沙滩比赛 =8.0

2. 饮食护理　对 NAFLD 患者,限制及调整高脂血症者饮食结构,尤其是饱和脂肪酸及糖类物质的摄入,是最佳护理措施。水果、蔬菜、奶制品和很多谷物中所固有的糖为自然存在的糖,在食品制作过程中或餐桌上额外加入的糖称为添加糖。因软饮料、水果饮料、甜点和方便食品中应用大量添加糖,摄入过多则能量过多,进而出现脂质代谢异常、空腹血糖升高、胰岛素敏感性降低及腹部脂肪沉积,故应限制摄入,其中添加糖总量不应超过总热量的 25%,即女性每日在饮食中应摄入不超过 100kcal 的添加糖,而男性每日在饮食中应摄入不超过 150kcal 的添加糖。

自由热卡容许量是维持体重所需要的热卡与满足营养需求量所需要的热卡之差值。摄入的添加糖、固体脂肪、酒精所提供的热量均属于自由热卡容许量,添加糖摄入的上限为自由热卡容许量的半量,由固体脂肪和添加糖各提供一半的自由热卡,若同时饮酒,需进一步减少固体脂肪和添加糖的摄入量,即扣除酒精提供的额外能量。因此,对酒精性肝病患者,因酒精摄入致吸收不良,一方面应限制添加糖的摄入;另一方面,还应强调在戒酒的基础上给予高热量、高蛋白、低脂饮食,并补充多种维生素(如维生素 B、C、K 及叶酸),以避免营养不良。

3. 用药护理

(1) 多烯磷脂酰胆碱(易善复):为必需磷脂,内含天然胆碱磷酸二甘油酯、不饱和脂肪酸等,有助于肝细胞修复。常用方法为口服胶囊者起始量 456mg/ 次,一段时间后改用维持量 228mg/ 次,日 3 次;也可用注射剂 232.5~465mg/d,缓慢静注或静滴,严重者酌情增量。注意胶囊不应咀嚼,用足够液体整体吞服,餐后或餐中服,视病情轻重疗程可达一年。因本药注射液品性质极不稳定,胶囊或注射液保存温度不宜大于 25℃;静注时不可与其他任何注射液混合;静滴时只能用 5%(或 10%)葡萄糖注射液或 5% 木糖醇注射液稀释,若用其他溶液配制,配制后溶液应 pH<7.5,严禁用生理盐水或林格液稀释,只能使用澄清液体。口服用本药时注意胃肠不适、腹泻等不良反应,以及是否有过敏反应。

(2) S- 腺苷甲硫氨酸(思美泰):为利胆药,可减轻肝内胆汁淤积,延缓肝硬化发生。本药初始量为 0.5~1g/d,肌肉或静脉用,持续 2 周,维持治疗时采用口服 1~2g/d。本药肠溶片须整片吞服,不得嚼碎,两餐间服用,静注时应缓慢,不与碱性液体、含钙离子溶液及高渗溶液(如 10% 葡萄糖)配伍,粉针剂须在用前用所附溶剂溶解,溶解后的注射液保存时间不超过 6 小时。长期应用本药未见严重不良反应,以下不良反应轻微且短暂,无需停药,如浅表性静脉炎、头痛、出汗、胃灼热、上腹痛、恶心、腹泻、特别敏感者可有昼夜节律紊乱。睡前服用催眠药可减轻症状。有血氨增高的肝硬化前或肝硬化者,用药期间应监测血氨水平。

(3) 维生素 E:具有抗氧化作用,可减轻氧化应激反应,从而防止肝细胞损伤。维生素 E 生理需要量成年男性 10mg/d,女性 8mg/d,如需长期服用,一日剂量不宜超过 200mg。若长期过量用药可减少维生素 A 的体内贮存,出现恶心、呕吐、眩晕、头痛、视力模糊、皮肤皲裂、唇炎、口角炎、腹泻、乳腺肿大、乏力等不良反应。

(4) 戒酒药物:酒精过量中毒者可用纳曲酮 0.4mg 缓慢静推,以缓解中毒症状;酒精成瘾者常规用苯二氮䓬类药物进行脱瘾治疗,与乙醇有交叉耐受性,可明显缓解戒断症状,遵医嘱用量准确,注意观察疗效及有无嗜睡和共济失调等不良反应,同时注意补充 B 族维生素。戒酒硫可在停止饮酒后 4~5 天开始服用。最初可口服 0.5g/Qd,共 1~3 周。维持量因人而异,一般 0.25~0.5g/d 较为适当,有的患者则需较大剂量。无论患者还是家属均应了解戒酒硫的效用会持续 3~7 天之久,在此期间饮酒仍会招致不良反应。酒精戒断症状出现时需很谨慎使用镇静剂,因严重肝病者易诱发肝性脑病,注意观察有无肝昏迷前驱期症状。

4. 对症护理 戒酒:由于对酒文化认识的差异,戒酒治疗并非是简单的命令或说教,应根据患者嗜酒及酒精依赖的程度,制定社会环境、心理和药物辅助等综合方法。

(1) 在戒酒过程中,应向患者说明戒酒后肝功的异常不会立即恢复,须告知 AFLD 患者在其完全戒酒 2~4 周后,肝功才明显改善甚至恢复,若戒酒 3~6 个月后血清转氨酶仍未能恢复,则考虑其存在 AH,让患者心中有数,做好充分的思想准备,制定现实的目标,使之增强信心,不要急于求成,以免其失望而出现沮丧心理。

(2) 向患者及家属说明个体最大酒精耐受量有遗传倾向性,因种族不同而不同,例如根据换算公式:酒精量(g)=饮酒量(ml)×度数×0.8,英国男性为21单位/周,女性为14单位/周(1单位约10g);日本男性为50g/d,女性相当于男性的2/3量;中国男性为40g/d,女性略低于男性。

(3) 对于严重酒依赖者戒酒过程中要注意以下几点:①戒酒时最好住院,一方面可以断绝酒源,另一方面有医生和护士的照顾,也比较安全;②注意发生戒断综合征,可采用递减法逐渐戒酒无论一次或分次戒酒,临床上均要密切观察和监护,尤其在戒酒后第一周,注意评估患者体温、脉搏、血压、意识状态和定向力,及时处理可能发生的戒断症状,以免危及生命;③在戒酒过程中可能出现癫痫发作;④应注意补充维生素B族、改善营养状态;⑤遵医嘱给予戒酒药物纳洛酮等辅助治疗,观察该药疗效及是否有恶心、呕吐、烦躁不安、心动过速、原有低血压应用异丙基肾上腺素者可出现室速甚至室颤等不良反应,应及时备好抢救药品和器械。

5. 心理护理

(1) 向患者讲解单纯性脂肪性肝病经减肥和运动等积极治疗可完全恢复,酒精性脂肪肝戒酒后亦可完全恢复,以免其担心预后,减轻焦虑。

(2) 根据患者的年龄、文化、社会背景、性格特点制定心理护理策略,并自始至终贯穿于治疗与护理的全过程中。不论是减肥、运动锻炼,还是戒酒,均应强调持之以恒的重要性。

(3) 酒精性肝病患者在疾病严重发作、社会生活打击(如失业、家庭破裂)以及医生劝告之后而自愿戒酒,但戒除却很困难,指导患者进行有效地情绪控制,提供其情感支持,患者每前进一步都要予以表扬,鼓励其坚持治疗。

(4) 对酒精依赖者应针对性开展认知领悟疗法,帮助其认识成瘾物质的特点、危害性、治疗的艰巨性和重要性;通过心理支持疗法,给予患者充分的理解、支持,必要的同情、鼓励和包容;通过摆脱不良环境刺激,法制教育和管理,帮助建立起新的支持系统;通过工娱治疗,增强个体的社会适应能力、意志力;必要时给予厌恶疗法,抑制并矫正其不良行为等。

(5) 定期组织患者与病情类似且控制较好的患者建立联系,交流有效的控制方法。

【其他相关护理诊断】

1. 活动无耐力　与肝脏损伤所致慢性消耗性疾病营养代谢降低有关。

2. 思维过程改变　与慢性酒精中毒致脑功能障碍有关。

3. 体液不足的危险　与呕吐、腹泻、摄入量减少有关。

【中医护理概要】

1. 本病属于中医胁痛、积聚、肥气、肝着等范畴。

2. 其病因多为过食肥甘厚味,过度肥胖,或嗜酒过度,或感受湿热毒邪,或情志失调,或久病体虚。其发病机制为肝失疏泄,脾失健运,痰浊郁结,肾精亏损,痰浊不化,痰瘀化热,瘀血阻滞而最终形成湿痰瘀阻互结,痹阻肝脏脉络而形成脂肪肝。

3. 本病患者应多运动,饮食应以低糖低脂为主,少饮酒,更不可饮酒过度,减少脂肪的摄入。

4. 本病属于湿热病,患者易怒,中医认为怒则伤肝,故患者应控制好情绪。

【健康教育】

1. 知识宣教　向患者及家属讲解非酒精性脂肪性肝病和酒精性肝病的发病原因,机理,临床表现和转归。告知患者如能对病因加以控制,单纯性脂肪性肝病和脂肪性肝炎,单纯酒精性肝病均可逆转至恢复正常。

2. 休息与活动　减肥和运动可改善胰岛素抵抗,是治疗肥胖相关 NAFLD 的最佳措施,鼓励患者建立健康的生活方式,鼓励运动,强身健体。

3. 饮食指导　戒酒可使单纯性酒精性肝病患者恢复正常,但在其基础上应给予高热量、高蛋白、高脂、高维生素饮食,以保证营养摄入的均衡。

【结语】

脂肪性肝病包括非酒精性肝病和酒精性肝病,前者主要与日常生活行为如高脂高糖饮食、久坐不动等有关,分为三型,即单纯性脂肪性肝病、脂肪性肝炎、脂肪性肝硬化;后者主要与酒精摄入有关,包括酒精性脂肪肝、酒精性肝炎(或肝纤维化)和酒精性肝硬化。临床表现上早期常无症状或症状轻微,后期可进展至肝硬化,病理发现肝细胞均发生脂肪变性,经肝活检可确诊。减肥和运动是治疗肥胖相关非酒精性脂肪性肝病的最佳措施,戒酒是酒精性肝病治疗成功的关键。护理时应注意改善患者生活方式如合理膳食、坚持运动,对症处理,戒酒者采用递减法逐渐戒酒以防戒断综合征等。

第八节　肝　硬　化

肝硬化(hepatic cirrhosis)是一种慢性进行性弥漫性肝脏损害,是由各种病因长期或反复作用引起的广泛肝细胞变性坏死、肝细胞结节性再生、结缔组织增生及纤维化,造成严重的肝脏血液循环障碍和肝细胞的功能丧失,肝脏逐渐变硬变形而发展为肝硬化。临床上起病隐匿,慢性病程,常以肝功能损害和门脉高压为主要表现,晚期常有严重并发症。

本病是我国常见病和主要死亡病因之一。世界范围内的年发病率为 100(25~400)/10 万,发病高峰年龄在 35~50 岁,男性居多,常死于并发症。

【病因和发病机制】

1. 病因　肝硬化由多种病因引起,在我国以病毒性肝炎引起肝硬化为主要原因,其中主要是乙型肝炎和丙型肝炎。欧美国家以慢性酒精中毒多见。

(1) 病毒性肝炎:一般经过慢性活动性肝炎逐渐发展而来,称为肝炎后肝硬化,主要见于乙型、丙型、丁型肝炎病毒感染。乙型加丁(或丙)型肝炎病毒的重叠感染可加速发展至肝硬化,急性或亚急性肝炎若大量肝细胞坏死伴肝纤维化可直接演变为肝硬化。甲型、戊型病毒性肝炎一般不演变为肝硬化。

(2) 慢性酒精中毒:长期大量饮酒(摄入乙醇 80g/d 达 10 年以上),乙醇及其中间代谢产物(乙醛)直接引起酒精性肝炎,并发展为肝硬化;酗酒导致长期营养失调也导致肝细胞代谢障碍,损害肝脏加重肝纤维化进程,其致病过程在"酒精性肝病"中已详细阐述。

(3) 非酒精性脂肪性肝炎:非酒精性脂肪性肝炎(NASH)是非酒精性脂肪性肝病(NAFLD)的一个阶段。目前普遍认为 NAFLD 是一可进展至晚期肝脏病变的临床病理学状态。

(4) 胆汁淤积:肝外胆管阻塞或肝内胆汁淤积持续存在时,高浓度胆酸和胆红素可使肝细胞变性、坏死,逐渐发展为原发性或继发性胆汁性肝硬化。

(5) 肝静脉回流受阻:多见于慢性充血性心力衰竭、缩窄性心包炎、肝静脉阻塞综合征等,可致长期肝细胞淤血缺氧坏死和纤维组织增生,逐渐发展为心源性肝硬化。

(6) 遗传代谢性疾病:由于遗传代谢性疾病,某些酶先天缺陷,致使某些物质不能被正常代谢而沉积于肝,造成肝损害并可致肝硬化。如肝豆状核变性(铜沉积)、血色病(铁沉积)、α_1- 抗胰蛋白酶缺乏症和半乳糖血症。

(7) 工业毒物或药物:长期反复接触化学毒物如四氯化碳、磷、砷等,或长期服用甲基多巴、双醋酚汀、异烟肼及四环素等,可引起中毒性或药物性肝炎,最终演变为肝硬化。长期服用甲氨蝶呤可引起肝纤维化而发展为肝硬化。

(8) 免疫紊乱:自身免疫性慢性肝炎最终可进展为肝硬化。

(9) 营养失调:食物中长期缺乏蛋白质、维生素、胆碱等,以及慢性炎症性肠病,可引起营养不良和吸收不良,降低肝细胞对致病因素的抵抗力,成为肝硬化的直接和间接病因。

(10) 日本血吸虫病:反复或长期感染血吸虫者,由于虫卵沉积在汇管区,虫卵及其毒性产物的刺激引起大量纤维组织增生,导致血吸虫病性肝纤维化和窦前性门脉高压症。

(11) 病因不明:约 5%~10% 的病例发病原因难以确定,称为隐源性肝硬化,其中部分病例可能由非酒精性肝炎发展而来。

2. 发病机制 各种致病因素均可使肝细胞变性、坏死,肝小叶纤维支架塌陷,残存肝细胞结节性再生;各种细胞因子促进纤维间隔形成;结缔组织增生将纤维间隔连接并包绕再生结节或重新分割残留肝小叶,形成假小叶,内含 2~3 条中央静脉或中央静脉偏向一侧,并见炎症细胞浸润及假胆管。根据结节形态,肝硬化分为三型:①小结节性肝硬化:结节大小相等,直径 <3mm;②大结节性肝硬化:结节大小不等,均 >3mm,最大达 5cm 以上;③大小结节混合性肝硬化:肝内同时存在大小结节两种病理形态。大体形态上,发病早期肝脏肿大、晚期明显缩小,质地变硬,外观棕黄或黑褐色,表面有塌陷区和大小不等的结节弥漫性分布。

肝纤维化是肝硬化演变发展过程中一个重要阶段。肝受损伤时肝星状细胞被激活,在多种细胞因子参与下,细胞外基质合成增加,降解减少。细胞外基质中,胶原含量增加最明显,非胶原糖蛋白和蛋白多糖等其他成分也有增加。各型胶原沉积在 Disse 间隙,致肝窦毛细血管化,这在肝细胞损害和门脉高压的发生发展中起着重要作用。早期的肝纤维化是可逆的,后期假小叶形成时是不可逆的。

肝功能减退和门脉高压是肝硬化发展的两大后果。临床上表现为多系统、多器官受累(如睾丸、卵巢、肾上腺皮质、甲状腺等常有萎缩和退行性变等),进一步可产生一系列并发症。此处重点阐述门脉高压和腹水形成的发病机制。

(1) 门静脉高压:解剖上,门静脉收集胃左静脉、肠系膜上静脉及脾静脉血液,脾静脉又收集肠系膜下静脉血液,门静脉小分支及肝动脉小分支血流汇合于肝小叶内的肝窦,进而流入肝小叶中央静脉,经肝静脉而流入下腔静脉。上述肝硬化典型病理改变使肝内血管扭曲、受压、闭塞、血管床减少,肝内门静脉、肝静脉和肝动脉三者分支间失去正常关系并形成交通支等。肝内血液循环紊乱是形成门脉高压的病理基础,且使肝细胞缺血缺氧,加速病情进展。肝纤维化及再生结节对肝窦及肝静脉的压迫是门静脉高压的起始动因。发生肝硬化时,肝功能减退及多种血管活性因子失调,使心输出量增加,外周血管阻力降低,内脏器官充血致门静脉血流量增加,进一步维持并加重了门静脉高压。门静脉高压可导致脾大、侧支循环的开放、腹水,其中腹水将在腹水形成机制中阐述。

1)脾大:脾脏因长期淤血而肿大,脾髓增生和大量结缔组织形成,当发生脾功能亢进时,脾对外周血细胞破坏增加,表现为外周血中白细胞、红细胞和血小板均减少。

2)侧支循环的开放:门静脉系的特点是:①两端连接毛细血管网,一端是胃肠脾胰的毛细血管网,另一端是肝小叶内的肝窦;②门静脉无静脉瓣,血液反流无阻;③门静脉系与腔静脉系之间有许多交通支。

当门静脉压力增高达 200mmH$_2$O 以上时,门静脉回流受阻导致这些交通支开放。主要侧支循环包括:①食管下段和胃底静脉曲张:为门静脉系的胃左、胃短静脉和腔静脉系的奇静脉之间的胃底和食管黏膜下静脉开放。胃黏膜充血、水肿、糜烂,呈马赛克或蛇皮样改变时则称为门脉高压性胃病。食管胃底静脉曲张和(或)门脉高压性胃病,是肝硬化合并上消化道出血的重要原因;②腹壁静脉曲张:由于脐静脉重新开放,与附脐静脉、腹壁静脉相通,其中静脉向腹壁上延伸者经胸腹壁静脉、胸廓内静脉回流至上腔静脉,静脉向腹壁下延伸者经腹壁浅静脉、腹壁下静脉回流至下腔静脉;③痔核形成:门静脉系的直肠上静脉与下腔静脉系的直肠中、下静脉吻合扩张形成痔核。

侧支循环的开放除引起消化道出血外,还可使肠内吸收的毒物回流入门静脉后不经肝脏直接入体循环,以致诱发肝性脑病。

(2)腹水形成:是肝功能减退和门静脉高压共同作用的结果,是肝硬化肝功能失代偿期时最突出的临床表现。其主要发生机制是水钠潴留。影响因素包括:

1)门静脉压力增高:门脉压力正常为 0.67~1.3kPa,当压力增高至 2.9kPa 以上时,一方面使内脏血管床静水压增高,组织液顺流吸收减少而漏入腹腔;另一方面增高肝窦压,大量液体进入 Disse 间隙,肝淋巴液生成增加,增至 7~11L/d(正常时 1~3L/d),当超过胸导管引流能力时,大量淋巴液从肝包膜直接漏入腹腔,形象称之为"肝出汗"。两者均可形成腹水。

2)血浆胶体渗透压降低:血清白蛋白全部由肝脏合成,肝功能下降时,白蛋白合成减少,当出现低白蛋白血症(<25g/L)时,促使血浆外渗至组织间隙,漏入腹腔而形成腹水。

3)有效血容量不足:肝硬化时,心输出量增加而外周血管阻力降低,以致内脏动脉扩张,大量血液滞留其内,致有效循环血容量下降,从而激活交感神经系统、肾素-血管紧张素-醛固酮系统等,致使肾小球滤过率下降,水钠重吸收增加,发生水钠潴留。

4)其他:心房钠尿肽相对不足及机体对其敏感性下降,可致水钠潴留。肝功能减退时对醛固酮和抗利尿激素灭活作用减弱,致体内醛固酮和抗利尿激素增多。

【临床表现】

起病隐匿,病程进展缓慢,可隐伏 3~5 年或 10 年以上,少数因短期内大片肝坏死可在数月后发展为肝硬化。临床上分为代偿期和失代偿期肝硬化。

代偿期肝硬化:早期无症状或症状轻微且无特异性,常以乏力、食欲减退、腹胀为主要表现,可伴恶心、轻微腹泻等。劳累或发生其他疾病时症状表现明显,休息或治疗后可缓解。体检时患者营养状况一般,肝轻度大、质偏硬,脾轻度大,肝功能多正常或轻度酶学异常。

失代偿期肝硬化：主要为肝功能减退和门脉高压症表现，可累及全身多系统。

1. 症状

(1) 全身症状：乏力突出，程度自轻度疲倦至严重乏力，消瘦日益明显，常伴夜盲、舌炎、口角炎等。少数患者可有不规则低热，常与病情活动或感染有关。

(2) 消化道症状：食欲减退最常见，甚者畏食，常伴恶心，偶伴呕吐，稍进油腻肉食易引起腹泻。上述症状产生与门脉高压时胃肠道淤血水肿、肠壁水肿及消化吸收障碍、肠道菌群失调等有关。腹胀反复出现，尤其在进食后上腹饱胀不适，与低钾血症、胃肠积气、肝脾肿大和腹水有关。部分患者有腹痛，多为肝区隐痛，与肝大牵拉包膜有关，合并肝癌、胆道感染等时，腹痛明显。

(3) 出血倾向：常有牙龈出血、鼻出血、皮肤紫癜或胃肠出血等倾向，女性常有月经过多。这与肝合成凝血因子减少、脾功能亢进、毛细血管脆性增加有关。

(4) 与内分泌紊乱有关的症状：由于肝对雌激素灭活能力减退，体内雌激素增多，通过下丘脑 - 垂体 - 性腺轴负反馈，抑制腺垂体分泌促性腺激素及促肾上腺皮质激素，致雄激素和肾上腺糖皮质激素减少。雌雄激素比例失调，男性患者可有性欲减退、睾丸萎缩、乳房发育；女性患者可有月经失调、闭经、不孕等。肝功能减退时对胰岛素灭活减少，存在胰岛素抵抗，肝病患者中糖尿病发病率增加，严重肝功减退者肝糖原储备减少易出现低血糖。

(5) 门脉高压的症状：常因进食粗糙坚硬食品机械损伤、胃酸反流腐蚀损伤，或因剧烈咳嗽、恶心、呕吐、负重等致腹内压突然增高，或因短时间内门脉压力明显增高，导致曲张静脉破裂，发生呕血、黑便及休克症状。胃肠失血、脾功能亢进及门脉高压性胃病致营养不良、肠道吸收障碍等因素，使患者常有贫血，表现为皮肤黏膜苍白等。大量腹水时，患者腹胀难以忍受，往往因此就医。

2. 体征　患者精神萎靡不振，营养状况较差，皮肤干枯粗糙。因肾上腺皮质功能减退，黑色素生成增加，患者呈肝病面容（面色灰暗黝黑无光泽）和皮肤色素沉着（分布在面部、眼眶周围、胫骨前方及其他暴露部位）。黄疸表现者，提示肝细胞有进行性或广泛性坏死，黄疸持续性或进行性加深则提示预后不良。

因雌激素过多，男性乳房发育，皮肤可见蜘蛛痣和肝掌，前者分布在患者面、颈、手背、上臂、前胸、肩部等上腔静脉引流区域，其数目和大小随肝功能状况而变化；后者表现为患者手掌大、小鱼际及指端腹侧有充血性红斑。

肝脏早期肿大，表面尚光滑，肝脏质地中等硬；晚期肝炎后肝硬化者肝脏常明显缩小而不能触及，酒精性肝硬化者纤维结缔组织明显增生致肝脏增大可触及，质地坚硬；肝区一般无压痛。

半数患者可触及肿大脾脏，一般为轻、中度大，少数重度，血吸虫病性肝纤维化者以门脉高压症为主要表现，巨脾多见。上消化道大量出血时，脾脏可暂时缩小，待出血停止或补充血容量后，脾脏可再度增大。

腹壁静脉以脐为中心向四周放射，程度从初期显露至后期迂曲扩张，严重者脐周静脉突起称水母头或海蛇头，并可听到静脉杂音。腹水伴或不伴下肢水肿是失代偿期患者最突出表现。腹水初期仅肠管间少量积液腹部外形尚正常，随着腹水量增多，可呈蛙形腹，重度腹水者腹部高度膨隆,皮肤紧张发亮,甚者导致脐疝,严重者疝突出体表如儿头大小且表面血运不良,易坏死溃烂而继发感染。腹水量超过 1000ml 时,腹部叩诊出现移动性浊音。部分患者经膈淋巴交通支可伴肝性胸水,以右侧多见。

3. 并发症

(1) 消化道出血:为本病最常见的并发症,因曲张的食管下段静脉或胃底静脉破裂所致。常突然发生大量呕血和(或)黑便,可造成大量出血性引起失血性休克。部分肝硬化患者上消化道出血系并发消化性溃疡、门脉高压性胃病引起。

(2) 肝性脑病:为本病最严重的并发症,又是最常见的死亡原因,主要临床表现为性格行为失常、意识障碍、昏迷。(详见本章"肝性脑病"一节)。

(3) 感染:由于肝硬化患者抵抗力降低,侧支循环开放等因素,增加细菌入侵繁殖机会,常易并发感染,如呼吸道、胃肠道、泌尿道、皮肤等处,腹水者常并发自发性细菌性腹膜炎(spontaneous bacterial peritonitis,SBP)。SBP 系指在无任何邻近组织炎症的情况下发生的腹膜和(或)腹水的细菌性感染,是肝硬化常见的一种严重的并发症,其发病率颇高。其主要原因是肝硬化时单核 - 巨噬细胞系统噬菌能力减弱,肠道内细菌异常繁殖并经由肠壁进入腹腔,以及带菌的淋巴液漏入腹腔引起感染,病原菌多为来自肠道的革兰阴性杆菌。临床表现为发热、腹痛、腹胀、短期内腹水迅速增加或持续不减,体检发现轻重不等的全腹压痛和腹膜刺激征,血常规示白细胞增高。少数病例上述临床表现不典型,而为肝功迅速恶化,发生低血压或中毒性休克,可诱发肝性脑病等。

(4) 肝肾综合征(hepatorenal syndrome,HRS):是指发生在严重肝病基础上,肾脏本身并无器质性损害的肾衰竭,又称功能性肾衰竭,表现为自发性少尿或无尿,氮质血症和血肌酐升高,稀释性低钠血症,低尿钠。主要见于晚期肝硬化伴腹水或急性肝功能衰竭者,由于有效循环血容量不足,激活交感神经系统和肾素 - 血管紧张素 - 醛固酮系统,致肾皮质血管强烈收缩,肾小球滤过率降低。

(5) 原发性肝细胞癌:肝硬化患者短期内出现肝脏迅速增大、持续性肝区疼痛、腹水增多且为血性、不明原因的发热等,应考虑并发原发性肝癌,血清甲胎蛋白升高及 B 超提示肝内占位病变者,需进一步行 CT 确诊。

(6) 电解质和酸碱平衡紊乱:患者出现腹水和其他并发症后出现明显电解质紊乱,常见的有:①低钠血症:由于钠摄入不足、长期使用利尿剂或大量放腹水导致钠丢失、抗利尿激素增多致水潴留超过钠潴留,出现稀释性低钠血症;②低钾低氯血症:钾摄入不足、呕吐腹泻、长期应用利尿剂或高渗葡萄糖液,继发性醛固酮增多等,易造成血钾、血氯降低;③酸碱平衡紊乱:肝硬化时可发生各种酸碱平衡紊乱,低钾低氯血症可导致代谢性碱中毒,并诱发肝性脑病;呼吸性碱中毒亦常见;也可为呼吸性碱中毒合并代谢性碱中毒;④低钙血症:因患者肝功减退,胆汁分泌不良影响脂溶性维生素 D 吸收,易出现低钙血症,手足抽搐。

(7) 肝肺综合征(hepatopulmonary syndrome,HPS):是指发生在严重肝病基础上的低氧血症,主要与肺内血管扩张相关而无心肺疾病基础。临床特征为严重肝病、肺内血管扩张、低氧血症 / 肺泡 - 动脉氧梯度增加的三联征。发病机制是晚期肝硬化时内源性扩血管物质如一氧化氮、胰高血糖素增加,使肺内血管扩张,毛细血管及小动静脉管壁增厚致肺间质水肿,肺动静脉分流,造成通气 / 血流比例失调、氧弥散功能障碍,以及胸腹水压迫引起肺通气功能障碍,最终引起低氧血症。临床上患者多有呼吸困难,尤以立位时加重。

(8) 门静脉血栓形成:可有急性和慢性门脉血栓形成,前者出现剧烈腹痛、腹胀、血便、休克,脾脏迅速增大和腹水迅速增加;后者可无明显临床症状,或仅有腹部隐痛及腹胀。

【辅助检查】

1. 血常规 代偿期多正常,失代偿期可有贫血,感染时白细胞增高。脾功能亢进时血中红细胞、白细胞和血小板计数均减少,若脾功能亢进合并感染则白细胞计数可正常。

2. 尿常规 一般正常,并发肝肾综合征时可有尿管型、血尿、蛋白尿,黄疸时尿胆红素阳性,尿胆原增加。

3. 粪常规及隐血试验 门脉高压性胃病引起慢性出血,粪便潜血试验阳性,消化道出血时可出现肉眼可见的黑便。

4. 肝功能检查 代偿期大多正常或仅有轻度酶学异常,失代偿期普遍异常。转氨酶轻、中度增高,肝细胞受损时 ALT(GPT)增高较显著,肝细胞严重坏死时 AST(GOT)升高更明显。失代偿期可见血清总胆固醇特别是胆固醇脂下降;血清总蛋白可正常、降低或增高,其中血清白蛋白降低、球蛋白增高,A/G 比例倒置,血清蛋白电泳显示以 γ- 球蛋白增加为主;凝血酶原时间有不同程度延长,且不能被注射维生素 K 所纠正。肝功能明显下降时血中总胆红素升高,直接胆红素和间接胆红素均升高,以直接胆红素升高为主。反映肝纤维化的血清学指标,如Ⅲ型前胶原肽、透明质酸、层粘连蛋白等常显著增高。定量评价肝储备功能的吲哚菁绿清除试验、利多卡因代谢产物生成试验等显示出不同程度潴留。

5. 免疫功能检查 自身免疫性肝炎引起肝硬化者可出现抗核抗体、抗平滑肌抗体、抗线粒体抗体等非特异性自身抗体;病毒性肝炎致肝硬化者,乙型、丙型和丁型肝炎病毒标记可呈阳性反应,血浆 IgG 亦显著增高,T 淋巴细胞数常低于正常;甲胎蛋白(AFP)明显升高常提示合并原发性肝细胞癌,若肝细胞严重坏死时,则 AFP 随转氨酶同步升降。

6. 腹水检查 近期出现腹水者、原有腹水迅速增加且原因不明者、疑似合并 SBP 者,应做腹腔穿刺,作常规检查、腺苷脱氨酶测定、细菌培养及细胞学检查。未合并 SBP 肝硬化腹水一般呈漏出液,若合并 SBP 或结核性腹膜炎时,可呈渗出液或中间型,细菌培养阳性。渗出液与漏出液的鉴别详见《健康评估》,此处不再赘述。若腹水呈血性则高度怀疑癌变,需进一步行细胞学检查有助诊断。

7. 内镜检查

(1) 上消化道内镜检查:可观察静脉曲张及其分布和程度,并据此评估出血风险。食管胃底静脉曲张是诊断门静脉高压的最可靠的指标。对并发上消化道出血者,不仅能明确其出血原因和部位,而且可同步进行止血治疗。

(2) 腹腔镜检查:可直接观察肝脾等腹腔脏器及组织情况,在直视下对病变明显处进行穿刺作活组织检查,以明确肝硬化病因,或鉴别肝硬化、慢性肝炎与原发性肝癌。

8. 影像学检查

(1) X 线检查:食管静脉曲张时行食管吞钡 X 线检查可见虫蚀样或蚯蚓状充盈缺损,纵行黏膜皱襞增宽,胃底静脉曲张时胃肠钡餐可见菊花瓣样充盈缺损。

(2) 腹部超声检查:B 超可提示肝硬化,不作为确诊依据,可初步筛查肝硬化合并肝癌者,1/3 肝硬化患者超声检查无异常发现。B 超常示肝脏表面不光滑、肝叶比例失调、肝实质回声不均匀等提示肝硬化改变,以及脾大、门静脉扩张等提示门静脉高压的超声图像,还能检出体检中难以检出的少量腹水。多普勒检查可间接了解门静脉血流动力学状况。

(3) CT 和 MRI:CT 对肝硬化的诊断价值与 B 超相似,对肝硬化合并肝癌者的诊断价值高于 B 超,当 B 超疑有癌变时,行 CT 进一步检查,诊断仍有疑问者,可配合 MRI 检查,综合分析。

9. 肝穿刺活组织检查　具诊断价值,适用于代偿期肝硬化的早期诊断、肝硬化结节与小肝癌的鉴别。

10. 门静脉压力测定　经颈静脉插管测定肝静脉楔入压与游离压,两者之差为肝静脉压力梯度反映门静脉压力。正常多 <5mmHg,大于 10mmHg 则为门脉高压症。

【诊断与鉴别诊断】

1. 诊断　结合病史、临床表现和辅助检查,可作出临床诊断。

代偿期肝硬化临床诊断常有困难,对原因不明肝脾大、慢性病毒性肝炎及长期酗酒者应密切随访,注意其肝脾情况及肝功变化,若有肝质地变硬、脾大或肝功异常,B 超示肝实质回声不均等情况,提示早期肝硬化,必要时行肝穿刺活检有助于早期确诊。

失代偿期肝硬化诊断依据如下:①有病毒性肝炎、长期酗酒等致肝硬化病史;②有肝功能减退与门脉高压症的临床表现;③肝功能检查示血清白蛋白下降、胆红素增高、凝血酶原时间延长等,提示肝功能失代偿;④ B 超或 CT 提示肝硬化或内镜检查发现食管胃底静脉曲张。肝活组织检查见假小叶形成是诊断本病的金标准。

完整的诊断应包括病因病期、病理和并发症。对肝脏储备功能的评估有助于估计预后和选择适宜的治疗方案。临床常用 Child-Pugh 分级来评估,见表 4-8-1。

表 4-8-1　肝硬化患者 Child-Pugh 分级标准

临床或生化指标	分数		
	1	2	3
肝性脑病(级)	无	1~2	3~4
腹水	无	轻度	中重度
总胆红素(μmol/L)*	<34	34~51	>51
白蛋白(g/L)	≥35	28~35	≤28
凝血酶原时间延长(秒)	13	46	>6

注:* 原发性胆汁性肝硬化(PBC)或原发性硬化性胆管炎(PSC):

总胆红素(μmol/L)<68　1分;68~170　2分;>170　3分

总分:A 级≤6分,B 级 7~9分,C 级≥10分

2. 鉴别诊断　本病需与血液病、代谢性疾病引起的肝脾肿大相鉴别,必要时经肝穿刺活检;结核性腹膜炎、缩窄性心包炎、慢性肾小球肾炎等可引起腹水,可根据病史、临床表现及腹水常规等检查鉴别,必要时可行腹腔镜确诊;本病并发症上消化道出血、肝性脑病、肝肾综合征等的鉴别见本书相关章节。

【治疗要点】

本病目前无特效治疗,关键在于早期诊断,强调病因治疗和一般治疗,以缓解病情,延长代偿期和劳动力,后期积极防治并发症,至终末期只能有赖于肝移植。一般治疗强

调休息和饮食,代偿期注意劳逸结合,失代偿期以卧床休息为主,饮食应注意既保证营养又遵守必要的限制以改善肝功能、延缓病情进展,并最大限度地促进损伤肝细胞修复和再生。

1. 抗肝纤维化治疗 目前尚无有肯定抗纤维化作用的特效药物,如水飞蓟素,治疗原发病的同时在一定程度上也起到抗肝纤维化的作用,如采用活血化瘀药物进行中医辨证施治等。适当选用保肝药物,但不宜盲目过多使用,以避免增加肝细胞负担,可用谷胱甘肽、甘草酸二铵、葡醛内酯、肌苷、核糖核酸等,也可采用中西药联合治疗。

对病毒复制活跃的病毒性肝炎肝硬化者进行抗病毒治疗,治疗目标通过抑制病毒复制,改善肝功能,以延缓和减少肝移植需求的需求,其只能延缓疾病进程,并不能改变终末期肝硬化的最终结局。慢性乙型肝炎引起肝硬化者,可用拉米夫定100mg,日一次口服,治疗乙肝过程中若出现肝功失代偿或肝硬化时,不可随意停药,应加强对症保肝治疗;慎用干扰素,因其可致肝衰竭,一旦肝功失代偿则禁忌使用。慢性病型肝炎引起肝硬化者,代偿期可根据病情选用干扰素联合利巴韦林治疗方案,失代偿期则难以耐受干扰素治疗的不良反应,有条件者应行肝移植术。

2. 腹水的治疗

(1) 限制钠、水的摄入:钠摄入量限制在60~90mmol/d(相当于食盐1.5~2.0g/d),应用利尿剂者,适当放宽钠摄入量。有稀释性低钠血症者,同时限制进水量500~1000ml/d。部分患者通过卧床休息和限制钠盐可产生自发性利尿作用,腹水消退。

(2) 增加钠、水的排泄

1) 利尿剂:对基础治疗无效或大量腹水者应用利尿剂。排钾类和保钾类利尿剂可联合或交替使用,加强疗效且减轻不良反应,是目前临床应用最广泛的治疗腹水的方法。一般先用螺内酯40~80mg/d,无效时加用呋塞米20~40mg/d,视利尿效果逐渐加大剂量,最大剂量螺内酯400mg/d,呋塞米160mg/d。利尿不可过猛,否则致水电解质紊乱,以每天体重减轻0.3~0.5kg(无水肿者)或0.8~1kg(有水肿者)或每周体重减轻2kg为宜,避免诱发肝性脑病、肝肾综合征。服用期间监测体重及血生化指标,及时补充氯化钾。

2) 导泻:利尿剂治疗无效可应用导泻药,如甘露醇20mg,1~2次/d,通过肠道排出水分。

3) 腹腔穿刺放腹水:腹胀、呼吸困难、行走困难的患者可酌情考虑,但可使蛋白质丢失,并可诱发肝性脑病。目前临床上在1~2小时内放腹水4~6L,同时输注白蛋白8~10g/L,继续适量使用利尿剂。可重复进行。此法不宜用于有严重凝血功能障碍、肝性脑病、上消化道出血等情况的患者。

(3) 提高血浆胶体渗透压:每周定期输注新鲜血或白蛋白、血浆,对恢复肝功能和消退腹水有帮助,也有助于改善机体营养状况和肝功能。

(4) 腹水浓缩回输:将放出的腹水通过浓缩处理(超滤或透析)后再静脉回输,可消除水、钠潴留,提高血浆白蛋白浓度及有效循环血容量,并能改善肾血液循环,对顽固性腹水的治疗提供一种较好的方法。此法用于治疗大量腹水且减少输白蛋白费用。应用前需进行腹水常规、细菌培养和内毒素检查,感染性或癌性腹水不能回输,应用后注意有无发热、感染、DIC等不良反应。

(5) 经颈静脉肝内门体分流术(TIPS):是一种以血管介入的方法在肝内的门静脉分支与肝静脉分支建立分流通道。用于治疗门脉压增高明显的难治性腹水,但易诱发肝性脑,故不宜作为治疗首选。

3. **手术治疗**　为降低门脉压力、消除脾功能亢进，常行各种分流、断流术和脾切除术等，一般用于食管胃底静脉曲张破裂大出血各种治疗无效而危及生命者，或大出血后预防再出血且伴有脾功亢进者。无黄疸或腹水、肝功损害轻者手术预后好；大出血时急诊手术、机体一般状况差、肝功损害重者手术预后差，病死率高。

4. **并发症的治疗**　关于上消化道出血、肝性脑病及原发性肝癌的治疗详见本章"上消化道出血"、"肝性脑病"及"原发性肝癌"的相应部分，此处不再赘述。

(1) 自发性细菌性腹膜炎：早期、足量、足疗程、联合静脉应用广谱抗生素，不应等细菌培养结果，选用针对革兰阴性杆菌兼顾革兰阳性球菌的抗生素，一般联合半合成广谱青霉素与内酰胺酶抑制药的混合物，用药时间不少于 2 周至腹水常规示白细胞恢复正常后数天停药。对急性曲张静脉出血或腹水蛋白低于 1g/L 等 SBP 的高危患者，应预防性给予喹诺酮类药物治疗。

(2) 肝肾综合征：预防该病的重要措施包括：①积极防治 HRS 诱因，如感染、上消化道出血、水电解质紊乱、大剂量利尿剂等；②避免使用肾毒性药物。此外，研究已证实血管活性药物（如特利加压素）加输注白蛋白对本病有一定疗效，TIPS 可提高 HRS 患者生存率。而肝移植是使患者长期存活的唯一疗法。

(3) 肝肺综合征：本病目前无有效内科治疗，吸氧只能暂时缓解症状，但不能逆转病程，预后差。肝移植是其唯一治疗选择。

5. **肝移植**　肝移植是对晚期肝硬化治疗的最佳选择，顽固性腹水者首选此法。

【主要护理诊断/问题】

1. **体液过多**　与肝功能减退、门静脉高压引起水钠潴留有关。

2. **营养失调：低于机体需要量**　与肝功能减退、门静脉高压引起食欲减退、消化和吸收障碍有关。

3. **潜在并发症**：上消化道出血、肝性脑病。

4. **焦虑**　与担心疾病预后有关。

【护理措施】

1. **病情观察**

(1) 患者腹水消退情况：注意呼吸困难、心悸有无好转，按时记录 24 小时出入液量，定期测量腹围、体重。

(2) 黄疸征象：注意皮肤黏膜有无黄染、尿色有无异常。

(3) 出血倾向：注意皮肤黏膜有无瘀点、紫癜、瘀斑，有无牙龈出血、鼻出血等。

(4) 并发症

1) 有无因食物粗糙、化学性刺激和腹内压增高等因素而致曲张的食管下段和胃底静脉突然破裂，引起呕血和柏油样便和出血性休克表现；

2) 有无性格行为改变、扑击样震颤等肝性脑病表现；

3) 是否伴发肺炎、胆道感染、自发性腹膜炎等而出现发热及相应表现，严密观察热型变化及抗生素的疗效；

4) 观察是否有进行性肝脏肿大、持续性肝区疼痛、血性腹水等；

5) 观察大量腹水时是否出现氮质血症、少尿和无尿等，且肾脏本身无明显器质性

损害;

6) 观察有无腹胀、乏力、心律失常等低钾血症表现,有无口周和指尖麻木、手足抽搐、腹部绞痛等低钙血症表现;有无头晕、手足麻木、视物模糊、肌肉痉挛抽搐等低钠血症表现,以及呼吸变浅变慢、嗜睡、谵妄等代谢性碱中毒表现。遵医嘱及时处理,如低钙者可予10% 葡萄糖酸钙 10ml 静脉注射纠正。

2. 起居护理

(1) 一般护理:代偿期患者若无明显精神体力减退者一般可参加轻体力活动,避免过度疲劳。平卧位有利于增加肝肾血液回流量,促进肝细胞修复,提高肾小球滤过率,故失代偿期患者应以卧床休息为主,适量活动以防过多躺卧引起消化不良和情绪不佳,以不引起疲劳、心悸、胸闷等为度。严重体力衰弱者应绝对卧床休息。大量腹水者卧床时取半卧位,使横膈下降,增加肺活量,减轻呼吸困难和心悸;应注意避免腹内压骤增的因素,如剧烈咳嗽、打喷嚏、用力排便等以免诱发出血或脐疝。

(2) 皮肤护理:臀部、阴囊、下肢等受压部位可用棉垫托起,经常给予热敷和按摩,以促进血液循环,预防压疮发生。也可抬高下肢,用托带托起水肿的阴囊,以消退水肿。沐浴时水温不可过高,不用刺激性的皂类、沐浴液,沐浴后用性质柔和润肤品。胆汁淤积性肝硬化者胆盐沉积皮下,皮肤瘙痒明显,应及时进行止痒处理,嘱患者勿搔抓,以免皮肤破损而继发感染。水肿者使用热水袋的水温应为 40~50℃。做任何侵入性操作时应严格遵守无菌操作原则。保持床铺干燥平整,患者穿宽松衣物,用系带而不用松紧带。注意脐疝可还纳者及时还纳,若不能还纳且表面皮肤破溃者,应在严格无菌操作下给予换药处理。

3. 饮食护理 饮食原则为高热量、高蛋白质、高维生素、适量脂肪、清淡、易消化软食,应忌酒及避免食入粗糙或刺激性食物。对于剧烈恶心、呕吐的患者及进食甚少或不能进食者,可遵医嘱给予静脉补充足够的营养,如高渗葡萄糖液、复方氨基酸、白蛋白或新鲜血。应向患者及家属说明影响营养状况的因素、饮食原则及意义,与患者共同制定符合治疗需要又被接受的饮食计划。经常动态评估患者饮食和营养状况(如食品种类、进食量、体重和化验指标)。根据肝硬化饮食原则、病情变化、兼顾患者饮食习惯,及时更改饮食计划。

(1) 高热量:肝硬化者存在负氮平衡,应供应充足热量,减少体内蛋白消耗,维持在2000~2500kcal/d。主要通过碳水化合物供能,占总量 70% 左右,以复合碳水化合物为主,不可过多,致腹胀影响食欲,严重者以单糖、双糖为主。脂肪供能占总量 20%~25%,应适量而不需严格限制,因肝功减退则脂肪不易消化,过多会影响食欲或引起腹泻。

(2) 蛋白质:是肝细胞修复和维持血浆白蛋白正常水平的重要物质基础,应保证其摄入量 1.5~2.0g/kg/d。包括植物性蛋白和动物性蛋白,前者主要来源于豆制品,后者可来源于鱼、肉、奶、蛋等。肝硬化患者应以植物性蛋白为主,因其蛋氨酸、芳香族氨基酸及产氨的氨基酸少,以防诱发肝性脑病。如血氨偏高者应限制或禁食蛋白质,待病情好转后再逐渐增加蛋白质摄入量。详见"肝性脑病饮食护理"。

(3) 维生素:包括脂溶性和水溶性维生素。脂溶性维生素 A、D、E、K,其吸收有赖于胆汁的乳化脂肪作用,肝功能减退时消化吸收减少,维生素 A 缺乏则暗适应能力差,视物模糊、夜盲,毛囊角化皮肤粗糙,维生素 D 缺乏则钙吸收障碍,手足抽搐,维生素 E 缺乏则氧自由基清除障碍,不能抗细胞老化,患者有早衰征象,维生素 K 缺乏则凝血酶原活化及凝血因子合成减少,患者有出血倾向。水溶性维生素 B、C,其中维生素 C 可保护肝细胞,减少毛细血管脆性,促进肝糖原合成;维生素 B_2 促进肝细胞修复,维生素 B_6 参加氨基酸、脂肪代谢,减少恶心并止吐,B 族维生素有助于增强消化功能,促进食欲。故肝功下降者均应补充丰富的维生素,如进食西红柿、柑橘等富含维生素 C 的新鲜蔬菜和水果,应保证日常摄取量。

(4) 限制水钠:随着腹水减少到患者自我感觉良好,可逐步增加钠摄入量,增至钠少于 80mmol/d,即氯化钠少于 4.8g/d。每日水摄入量不超过 1000ml。根据腹水的不同程度给予低盐或无盐饮食,具体见表 4-8-2。

表 4-8-2　钠盐饮食种类及适用情况

饮食种类	钠量(mmol/d)	钠量(mg/d)	氯化钠量(g/d)	适用情况
无盐饮食	10~20	250~500	0.6~1.2	明显腹水
低盐饮食	20~40	500~800	1.2~2.4	轻度腹水

应向患者介绍各种食物成分,如高钠食物有腌制品、咸肉、酱菜、罐头制品、酱油、含钠味精、含钠饮料、干海货、大碱馒头等,应少食用;含钠少的食物粮谷类、瓜茄类、水果等应多食用。遵医嘱定期监测患者血中钠离子情况,注意有无稀释性低钠血症发生(血中钠离子低于 130mmol/L 或限钠利尿后体重仍增加)。动态评估患者有无不恰当的饮食习惯。限钠饮食常使患者食之淡而无味,可适量用糖醋调味,如柠檬汁、食醋等,以促进食欲。

(5) 避免损伤曲张静脉:食管胃底静脉曲张者注意烹调方法,咽下食团宜小且光滑,如用菜泥、肉末、炖煮软食,应少量多餐,定时定量、细嚼慢咽。切勿混入鱼刺、甲壳、糠皮、硬骨屑等,以防曲张静脉受损而破裂出血。

4. 用药护理　禁用一切损害肝脏药物。

(1) 利尿剂:能加速水、钠的排泄,遵循利尿剂使用原则基础上,密切观察其疗效和不良反应。利尿剂有效的观察指标为:①尿量大于 1500ml/d,若 <1000ml/d 视为无效;②体重逐渐减轻,每周不超过 2Kg;③腹围日益减小。利尿剂不良反应见表 4-8-3。

表 4-8-3　利尿剂种类及其不良反应

类别	药名	不良反应
排钾类	速尿	低血钾、低血钠、低血压
	噻嗪类	低血钾、胃部不适、呕吐、腹泻、高血糖、高尿酸、血脂异常等
保钾类	安体舒通	高血钾、嗜睡、运动失调、男性乳房发育、面部多毛等
	氨苯蝶啶	高血钾、胃肠道反应、嗜睡、乏力、皮疹等

使用利尿剂期间严密监测有无水、电解质及酸碱平衡失调。每日记录尿量、腹围、出入液量。补充含钾丰富食物,如鲜橙汁、西红柿汁、香蕉、枣、杏、无花果、葡萄干、梅干、马铃薯、菠菜、花菜等,必要时补充钾盐。口服补钾宜在饭后或钾水与果汁同服,减轻胃肠道不适。

(2) 谷胱甘肽:保护和修复肝细胞。使用前需完全溶解与注射用水后,加入 100ml、250~500ml 生理盐水或 5% 葡萄糖注射液中静滴。观察有无恶心、呕吐、胃痛,皮疹,注射局部疼痛等不良反应。若出现皮疹、面色苍白、血压下降、脉搏异常,立即停药。

(3) 甘草酸二铵：适用于伴转氨酶增高的病毒性肝炎。可引起头晕、恶心、呕吐、腹胀、胸闷、心悸、血压升高、低血钾、高血钠等不良反应。该药使用中不可突然减量，否则引起反跳。用药期间应定期监测血压、血清钾及钠浓度。若出现皮疹、高血压、低血钾、高血钠时，立即减量或停药。

(4) 核糖核酸：为免疫增强剂，不良反应有脉速、头晕、发热、恶心、荨麻疹、注射局部肿疼痛等，若出现全身反应或局部反应持续 1~3 天，红肿直径大于 10cm 者，应停药。

(5) 拉米夫定：为核苷类逆转录酶抑制剂，不良反应有头晕、头痛、高血糖、贫血、血小板减少、腹泻、肌痛、横纹肌溶解等。用药期间监测肝功、肾功及血常规变化。

5. 对症护理 食管下段和胃底静脉曲张破裂出血的抢救配合：

(1) 立即准备抢救用物和药品，如双气囊三腔管、止血药物、吸引器、静脉切开包等。

(2) 患者取平卧位，头侧向一侧，保持呼吸道通畅，防止窒息。如患者呈休克状态应取抗休克位。保持床单整洁。嘱暂时禁食并给予氧气吸入。

(3) 安慰患者及家属以消除恐惧心理。

(4) 立即建立静脉通路，配血、备新鲜血，补充血容量。对用垂体后叶素止血的患者，除要观察药物不良反应外，尚需注意静脉滴注速度应缓慢，常需维持 24 小时以上。

(5) 密切观察血压、脉搏、呼吸、面色、呕吐物及粪便量、颜色和性质，有无肝性脑病先兆出现。做好重危患者记录。

(6) 需做双气囊三腔管压迫止血者，按双气囊三腔管护理。在抽去胃内积血后，用冰生理盐水洗胃或灌注。也可在上腹部放置冰袋，使血管收缩、血流减少。详见"上消化道出血"。

6. 心理护理

(1) 向患者及家属介绍疾病有关知识，介绍本病发生发展及诱因，使其对疾病发展结果有充分认识，正确对待现实情况。勿过多考虑病情，遇事豁达开朗，树立战胜疾病信心，保持乐观。

(2) 强调肝硬化为慢性病程，疾病反复是诱因造成的，这些诱因是可控制的，致病后是可逆的，关键在于坚持正确的治疗和良好的自我保养方法。帮助患者分析并发症的诱因，增强患者防御能力减轻焦虑。

【其他相关护理诊断】

1. 活动无耐力 与肝功能减退、大量腹水有关。

2. 皮肤完整性受损的危险 与营养不良、水肿、皮肤干燥、瘙痒、长期卧床有关。

3. 感染的危险 与机体抵抗力低下、门腔静脉侧支循环开放等因素有关。

【中医护理概要】

1. 本病属于中医鼓胀、积聚、癥瘕等病的范畴。

2. 中医认为本病是由于长期情志所伤、饮食不节、劳欲过度，损伤正气，或湿热疫毒内侵，气机不利，肝郁乘脾，脾失健运，水湿内停而发。正虚血瘀是肝硬化的基本病机，其本质是"本虚标实"之证。

3. 本病护理应注意饮食调理：气滞湿阻的患者可食理气健脾食物，如柑橘、佛手、萝卜、芍药、扁豆等；湿热蕴结的患者可食偏凉、滑利、渗湿的食物，如菠菜、芹菜、黄花菜、冬瓜、绿豆、茭白、荸荠等清热利湿之品；寒湿困脾的患者可食健脾温阳利湿食物，如鲤鱼、山药、薏米、赤小豆等;肝脾血瘀的患者可食行气活血的食物,如萝卜、橘子、山楂、桃仁等;脾肾阳虚的患者应温热、忌生冷可食健脾益肾的食物,如羊肉、南瓜、大枣、龙眼、鸡蛋、黄鱼、鳝鱼等;肝肾阴虚的患者可食平肝息风、滋肾养阴的食物,如黑木耳、香菇、核桃、花生等。

4. 在辨证分型基础上配合炒、研、调、熨诸法敷脐(神阙穴)治疗肝硬化腹水。可用艾灸、拔罐等中医外治法治疗肝硬化双下肢乏力症状。先予艾灸灸足三里、犊鼻(内外)、血海、阳陵泉、阴陵泉,再用闪火法行局部拔罐,取穴委中、承山、承筋。

【健康教育】

1. 知识宣教 向患者介绍本病的病因、诱因、疾病过程,指导自我护理方法,增强个人应对疾病能力,做好心理调适、起居护理和饮食护理。注意保暖,预防呼吸道、消化道、泌尿系等途径的感染。

2. 用药指导 按医生处方用药,以免增加肝脏负担,根据病情详细介绍用药知识,如药物种类、给药时间和方法,教会患者观察其疗效和不良反应。定期门诊随诊。因患者有门脉高压性胃病,注意避免损害胃黏膜屏障的药物,如扑热息痛等易致出血。

3. 休息与活动 保证充足睡眠,生活起居有规律。代偿期如无明显症状,可参加轻度活动,以不引起患者疲劳为宜;失代偿期以卧床休息为主,视病情适量活动。

4. 皮肤保护 肝硬化患者易发生皮肤破损,故应嘱其避免使用有刺激性皂类和沐浴液,避免水温刺激,勿用手抓搔止痒,以免诱发皮肤破溃。

5. 照顾者指导 向家属介绍本病的诱因及疾病过程,分析和消除降低家庭应对能力下降因素,指导家属给予精神支持。教会家属去除并发症诱因,并识别并发症早期表现,若有异常及时就医。监督患者切实执行治疗计划。

【结语】

肝硬化由一种或多种病因长期反复作用导致肝脏弥漫性损害,起病隐匿,在我国主要病因是病毒性肝炎,酒精中毒次之,临床表现代偿期无特异性,以乏力、食欲不振为主要表现。失代偿期主要表现为肝功能减退和门脉高压,多系统受累。腹水是肝硬化最突出的症状。若肝功能处于代偿阶段就积极治疗原发病,病变可趋静止。肝硬化患者可出现肝性脑病、上消化道出血、肝肾综合征和继发感染等并发症。护理上注意休息,进高热量、高蛋白质、高维生素、适量脂肪、清淡、易消化软食,应忌酒及避免食入粗糙或刺激性食物,并根据病情变化及时调整食物成分。注意防止各种途径感染,慎用药物以防损害肝脏。

第九节 原发性肝癌

原发性肝癌(primary liver cancer),简称肝癌,是指肝细胞或肝内胆管上皮细胞发生的恶性肿瘤。据世界卫生组织统计,全世界每年约有25万人死于本病,在世界范围内肝癌死亡率列第五位。肝癌可发生于任何年龄,以40~49岁为最多,男女之比为2~5:1。流行病学调查显示,肝癌的病死率地理差别很大,高发于东南亚、东非和中非,低发区为英、美(阿拉斯加除外)、北欧、加拿大、澳大利亚等。在我国,肝癌高发于江苏、福建、广东、广西等东南沿海地区的江、河、海口与岛屿,是我国常见恶性肿瘤之一,其死亡率在消化系统恶性肿瘤中仅次于胃癌和食管癌。

【病因和发病机制】

原发性肝癌的病因和发病机制尚未清楚,高发区流行病学调查显示,可能与多种因素综合作用有关,具体如下:

1. 病毒性肝炎 原发性肝癌患者中约 1/3 有慢性肝炎史。肝癌患者血清 HBsAg 阳性率可达 90%,明显高于健康人群,提示乙型肝炎病毒与肝癌高发有关;近年发现 5%~8% 肝癌患者抗 HCV 抗体阳性,提示丙型肝炎病毒感染也与肝癌发病有关。在我国,慢性病毒性肝炎是原发性肝癌的最主要致病因素。

2. 肝硬化 原发性肝癌合并肝硬化者占 50%~90%,其病理基础在我国多为乙型肝炎后肝硬化,在欧美国家多为酒精性肝硬化,考虑在肝细胞再生过程中发生恶变。

3. 黄曲霉毒素 动物实验证明,黄曲霉菌污染的玉米及花生能致肝癌,与其代谢产物黄曲霉毒素 B_1 有强烈的致癌作用有关。

4. 饮用水污染 调查江苏启东肝癌发病率显示饮池塘水者发病率明显高于饮井水者,系池塘中蓝绿藻产生藻类毒素污染水源。地面水易被有机致癌物如六氯苯、多氯联苯、氯仿等污染,长时间饮用均可能与肝癌发病有关。

5. 遗传因素 在不同种族及同一种族不同地理环境的人群之间,肝癌发病率均不同,常有家族聚集现象,与遗传有关因素尚在研究中。

6. 其他 一些化学物质如亚硝胺类、有机磷农药、乙醇等为可疑致肝癌物质。华支睾吸虫寄生于肝小胆管中,刺激其上皮增生,可致原发性胆管细胞癌。

组织学上,肝癌分三型:肝细胞型(约 90%)、胆管细胞型(较少见)或混合型(最少见)。大体形态上,肝癌分三型,即块状型、结节型、弥漫型。其中块状型最多见,常出现肝破裂、腹腔出血等并发症;结节型常伴肝硬化,单个癌结节直径 <3cm 或相邻两个癌结节直径之和 <3cm 者称为小肝癌;弥漫型最少见,不易与肝硬化区分,患者往往死于肝功能衰竭。

肝癌最早在肝内转移,侵犯门静脉及其分支,癌栓脱落在肝内形成多发转移灶,导致或加重门脉高压,引起顽固性腹水。可通过多种途径向肝外转移,血行转移最常见部位是肺,其次是胸、肾上腺、肾及骨等;淋巴转移至肝门淋巴结最常见,也可转移至胰、脾、主动脉旁及锁骨上淋巴结;癌细胞也可从肝表面脱落而种植在腹膜、横膈、盆腔、卵巢等处,少见,但可引起血性腹水、胸水。

【临床表现】

原发性肝癌起病隐匿,早期缺乏典型表现。常以肝硬化为发病基础,或以转移灶症状首发。患者自行就诊时多属中晚期,主要表现如下:

1. 症状

(1) 肝区疼痛:是肝癌最常见症状,50% 以上患者有肝区疼痛,常局限于右上腹部,呈持续性胀痛或钝痛,系肿瘤增长迅速牵拉肝包膜所致。若肝变侵及膈肌,则疼痛放散至右肩或背部;若肿瘤生长缓慢,则疼痛可不明显;若肝表面癌结节破裂,则引起突然剧烈腹痛,由肝区延至全腹,产生急腹症,甚者可致失血性休克。

(2) 肝硬化症状:以肝硬化为发病基础者有肝功能失代偿期临床表现,常有脾大、腹水、上消化道出血、贫血等症状,部分患者伴肝掌及蜘蛛痣。患者腹水增加迅速且难治,一般为漏出液,血性腹水多因肝癌侵及肝包膜或破溃至腹腔引起,少数因癌肿转移至腹膜所致。

(3) 恶性肿瘤的全身性症状:进行性消瘦明显,尤其原有肝硬化者,与食欲减退、恶心、呕吐有关。部分患者有低热,极少数可高热;也有乏力、营养不良和恶病质等。

(4) 转移灶症状:如转移至肺、骨、脑、淋巴结、胸腔等处,可产生相应部位受累症状,胸腔转移以右侧多见,部分患者以转移灶症状首发而就诊。

2. 体征

(1) 肝脏肿大:肝脏呈进行性增大。若肝癌突出于右肋弓或剑突下时,腹部可见局部隆起或饱满,若癌肿位于膈面,则膈肌抬高而肝下缘不下移。腹部触诊时肝脏质地坚硬,表面凹凸不平,呈结节状,边缘不规则,可有不同程度触痛。

(2) 伴癌综合征:原发性肝癌患者由于癌肿本身代谢异常或癌组织对机体影响而引起内分泌或代谢异常而出现的一组临床症候群,主要表现为自发性低血糖症、红细胞增多症、高血钙、高血脂、类癌综合征等,称为伴癌综合征。

(3) 黄疸:晚期出现黄疸,多为阻塞性黄疸,系因癌肿压迫或侵及胆管,或癌肿转移至肝门淋巴结肿大,致胆道梗阻;少数为肝细胞性黄疸,系因癌组织肝内浸润或合并慢性肝炎、肝硬化,致肝细胞损害。

3. 并发症

(1) 肝性脑病:常是肝癌的终末期最严重并发症,约 1/3 患者因此死亡。

(2) 上消化道出血:约占肝癌死亡原因的 15%。肝癌者常伴有肝硬化或门静脉、肝静脉癌栓导致门静脉高压引起食管胃底静脉曲张,一旦血管破裂,则发生呕血和黑便;部分晚期患者因胃肠道黏膜糜烂伴凝血功能障碍亦导致广泛出血。大量出血则进一步损害肝功能,易诱发肝性脑病。

(3) 癌结节破裂出血:约 10% 肝癌患者因此死亡。肝癌组织坏死、液化可致自发破裂,或因外力而破裂。癌结节破裂若仅限于肝包膜下,可有局部疼痛,若破入腹膜可引起急性腹痛和腹膜刺激征。

(4) 继发感染 患者在长期消耗及放疗、化疗引起白细胞减少的情况下,导致免疫功能低下,加之长期卧床及营养失调等因素,易继发感染,如肺炎、败血症、肠道感染等。

【辅助检查】

1. 肝癌标记物检测

(1) 甲胎蛋白(AFP)测定:肝癌早期诊断的重要方法之一。AFP 检测广泛用于肝细胞癌普查、诊断、判断疗效、预测复发。肝癌者 AFP 阳性率为 70%~90%。AFP 假阳性见于生殖腺胚胎瘤、少数转移性肿瘤(胃癌)、妊娠、活动性肝炎、肝硬化炎症活动期。血清 AFP 浓度通常与肝癌大小呈正相关。该项检查诊断肝癌标准为:AFP>500μg/L,持续 4 周以上;AFP 由低逐渐升高不降;AFP>200μg/L,持续 8 周以上。

(2) 其他肝癌标志物:γ 谷氨酰转肽酶同工酶 II(GGT-II)在原发性和转移性肝癌中可升高,阳性率达 90%,其他血清异常凝血酶原(APT)、α_1- 抗胰蛋白酶等活性增高。联合检测多种标记物可提高肝癌确诊率。

2. 影像学检查

(1) 超声显像:超声检查可显示直径为 1~2cm 以上的肿瘤,对早期定位诊断有较大价值,有助于引导肝穿刺活检。彩色多普勒超声可了解肝内血流状况以判断病变性质。B 型超声实时检测是目前肝癌筛查的首选方法。

（2）电子计算机 X 线体层摄影（CT）：CT 对 1cm 以下的肿瘤的检出率可达 80% 以上，是目前诊断小肝癌和微小肝癌的最佳方法。近年,随着结合动脉插管注射造影剂的各种 CT 动态扫描技术发展日臻成熟,进一步提高了 CT 检查对肝癌检查的敏感性和特异性。

（3）X 线肝血管造影：腹腔动脉和选择性肝动脉造影能显示直径在 1cm 以上的癌结节,是肝癌诊断的重要补充手段。它适用于肝内占位病变经无创性检查未能定性者、疑似肝癌经无创性检查未明确定位者、拟行肝动脉栓塞化疗者及需施行配合 CT 检查的新技术者。

（4）其他：放射性核素肝扫描对肝内占位性病变有诊断价值。磁共振成像（MRI）可见癌内部结构,对判断子瘤、瘤栓有价值。

3. 肝穿刺活体组织检查　超声或 CT 引导下行肝穿刺组织学检查是确诊肝癌的最可靠方法,属有创性检查,偶有出血或沿穿刺途径转移的风险。

【诊断与鉴别诊断】

1. 诊断　肝癌患者以典型临床症状就诊者,往往处于晚期,故强调早诊早治。对高危人群每年做一次血清 AFP 测定和 B 型超声检查以进行肝癌普查。经普查检出的肝癌可无任何症状和体征,称亚临床肝癌。有肝病史的中年人,特别是男性,若有不明原因肝区疼痛、进行性消瘦,和肝大,应考虑肝癌,需做 AFP 测定和影像学检查,必要时行肝穿刺活检以确诊。

诊断标准如下：①两种影像学检查均显示有 >2cm 肝癌特征性占位性病变；②一种影像学检查显示 >2cm 肝癌特征性占位性病变,同时伴 AFP ≥ 400μg/L,且排除妊娠、生殖腺胚胎瘤、活动性肝炎及转移性肝癌；③影像学不能确诊的 ≤ 2cm 的肝内结节通过肝穿刺活检证实原发性肝癌组织学特征。

2. 鉴别诊断　本病需与以下疾病鉴别：①继发性肝癌：原发于胃肠道、呼吸道等处癌灶常转移至肝,临床上以原发癌表现为主,肝内多发病灶,血清 AFP 多阴性,少数难以鉴别者需行病理组织学检查确诊；②肝硬化：若肝硬化患者有明显肝大、质硬大结节或肝萎缩变形,而影像检查示占位性病变,则肝癌可能性大；③肝脓肿：患者表现为发热、肝区疼痛、压痛明显,肝脏肿大且表面光滑,白细胞计数及中性粒细胞升高,超声示脓肿处液性暗区。此外,也应密切结合病史、临床表现、辅助检查等与病毒性肝炎、肝局部脂肪浸润、肝区附近肝外肿瘤及其他肝脏良恶性肿瘤相鉴别。

【治疗要点】

早期肝癌尽量采取手术切除,不能切除者应采取综合治疗模式。

1. 手术治疗　是目前根治肝癌的最好方法,凡有手术指征者均应及早切除。手术适应证为：①诊断明确,估计病变局限于一叶或半肝,未侵及肝门和下腔静脉者；②肝功能代偿良好,凝血酶原时间不低于正常的 50%；③无明显黄疸、腹水或远处转移者；④心肺肾功能良好,能耐受手术者；⑤术后复发,但病变局限于肝一侧者；⑥经肝动脉栓塞化疗或肝动脉结扎、插管化疗后,病变明显缩小,估计可手术切除者。术后加强随访与综合治疗以防复发。

2. 局部治疗

（1）肝动脉化疗栓塞治疗（TACE）：是原发性肝癌非手术疗法中的首选方法,可明显提高患者三年的生存率。TACE 是经皮穿刺股动脉,在 X 线透视下将导管插至肝固有动脉或其分支,注射抗肿瘤药和栓塞剂。常用栓塞剂有碘化油和明胶海绵碎片。现临床多采用碘化油混合多种化疗药,注入肝动脉,以持久抗肿瘤,一般每4~6周重复一次,经2~5次治疗后,肝癌病灶明显缩小,再行手术切除。

(2) 无水酒精注射疗法(PEI):是在B超引导下,将无水酒精直接注入肝癌组织内,使癌细胞脱水变性,产生凝固性坏死。PEI可使小肝癌明显缩小,甚至可以根治,还可控制晚期癌肿生长速度,延长患者生存期。

(3) 物理疗法:冷冻疗法和直流电疗法可杀伤癌细胞。局部高温疗法可使癌细胞变性坏死,亦可增强癌细胞对放疗的敏感性,常用方法有微波组织凝固技术、射频消融、高功率聚焦超声治疗、激光等。

3. 放射治疗 放疗对肝癌效果不佳。常采用放射性^{60}Co和直线加速器局部照射,早期病灶局限、肝功较好病例可耐受4000rad以上放射剂量患者,疗效显著。目前趋向用放疗联合化疗,同时结合中药和其他支持疗法,则效果更佳。

4. 化学治疗 常用药物为阿霉素、顺铂(DDP)、丝裂霉素、5-FU等,一般采用CDDP方案。

5. 生物和免疫治疗 近年来,随着对肝癌克隆起源、肝癌免疫逃避机制、肝癌分化诱导及特异性主动和被动免疫等研究的不断深入,为肝癌治疗开辟了崭新前景。目前单克隆抗体和酪氨酸激酶抑制剂类的各项靶向治疗已应用于临床。此外,基因治疗和肿瘤疫苗技术也在研究中。

6. 中医治疗 配合手术、化疗和放疗使用,以增强机体免疫能力,减少不良反应,改善症状,提高疗效。

7. 综合治疗 因个体差异及肿瘤生物学特性不同,治疗应根据患者具体情况,合理选择多种方法,联合应用,目前综合治疗已成为中晚期肝癌的主要治疗方法。

【主要护理诊断/问题】

1. 疼痛:肝区痛 与肿瘤生长迅速牵拉肝包膜或肝动脉栓塞术后产生栓塞后综合征有关。

2. 营养失调:低于机体需要量 与恶性肿瘤对机体的慢性消耗、化疗所致胃肠道反应有关。

3. 预感性悲哀 与患者知道疾病的预后有关。

4. 潜在并发症:上消化道出血、肝性脑病、癌结节破裂出血。

【护理措施】

1. 病情观察

(1) 病情进展情况:有无肝区疼痛加重和出现发热、腹泻、黄疸、呕血、便血等。出现上述症状,提示病程进入后期,应加强对症护理。

(2) 转移:突然出现门静脉高压的各种表现时,应考虑肝内血行转移和静脉癌栓阻塞所致;如出现咳嗽、咯血症状,应考虑肺转移;如出现骨骼疼痛提示骨转移,如出现神经定位体征提示颅内转移。

(3) 并发症:预测有无病情急剧变化趋势,如肝性脑病或癌结节破裂征象,应做好相应准备,如降血氨药物、升压药、输血及手术前准备等。

2. 起居护理 病情较轻尚能自理无明显精神体力减退者应注意劳逸结合,适量活动以减轻负性情绪,以不引起疲劳、心悸、胸闷等为度。病情进展较快或严重者体力衰弱应绝对卧床休息,以增加肝肾血液回流量,促进肝细胞修复。后期肝硬化征象明显出现大量腹水者应取半卧位,增加肺活量,减轻呼吸困难和心悸;应注意避免腹内压骤增的因素,如剧烈咳嗽、打喷嚏、用力排便等以免诱发出血或脐疝。应注意不可突然改变体位或用力触摸肝区结节部位,以免癌结节破裂出血。

3. 饮食护理　患者食欲下降,应设法促其进食,按肝病饮食原则补充必要的营养,提供高蛋白、高维生素饮食,以使肝血流量增加和肝细胞再生。

恶心、呕吐患者饭前应给予口腔护理,以促进食欲。经口进食少者可给予支持疗法,如静脉补液　必要时给予白蛋白等静滴。腹水严重者应限制水钠摄入量。伴有肝功能衰竭或肝性脑病倾向的患者,蛋白质的摄入量应减少,甚至禁食,饮食以糖类供能为主,以防诱发肝性脑病。

4. 用药护理　做化疗前应向患者及家属讲解有关药物副反应,让其有充分的心理准备。帮助患者采取适当的措施以避免或减轻不良反应,如出现恶心、呕吐时,可采用少量多餐的进食方式、深呼吸、使用止吐剂等方法来缓解。化疗时应避免把化疗药漏到血管外。

5. 对症护理

(1) 腹水:伴有腹水和黄疸的患者需卧床休息,腹胀不适应取适当体位,使腹部放松,活动困难时应给予帮助。腹水患者使用利尿剂应谨防水、电解质、酸碱平衡失调。

(2) 发热:发热如系继发感染,应按医嘱积极使用有效抗生素,若为肿瘤组织坏死而致癌性发热,则使用抗生素无效,只能给予一般发热护理。

(3) 疼痛:对肝区疼痛者,护理人员除给予患者一定的心理支持外,还应给患者创造一个安全舒适的环境,亦可鼓励患者采用其他非药物止痛方法进行止痛,如听录音机或回想一些以往的美好事物以转移注意力。肝区疼痛加剧者可用止痛剂及少量地西泮,其他镇静剂或麻醉剂不宜使用,以防诱发肝性脑病。遵医嘱按以下原则给予止痛药。

1) WHO 三阶段止痛方案用药。

一阶段:非阿片类,阿司匹林、布洛芬。

二阶段:弱阿片类,可待因、曲马多、布桂嗪。

三阶段:强阿片类,吗啡,以能控制患者痛苦的最小剂量为宜。

2) 24 小时内按时给药,而不是在患者疼痛已发作或加重时才给药,其目的是使疼痛处于持续被控制状态。

3) 首选口服,尽量避免肌内注射,必要时也可采用患者自控给药。

4) 肝癌止痛药使用应个体化。

(4) 肝动脉化疗栓塞术:对行肝动脉化疗栓塞术者,护士应做好术前护理、术中配合及术后护理,以减少患者疼痛及并发症的发生。

1) 术前护理:①向患者及家属解释有关治疗的必要性、方法和疗效,减轻焦虑,取得配合;②做好各项检查,如肝功、肾功、出凝血时间、血常规、血型、超声;检查股动脉及足背动脉搏动情况;③行碘过敏试验、普鲁卡因过敏试验及抗生素过敏试验;④术区备皮,范围同肝动脉血管造影;⑤术前 6 小时禁食水,防术中呕吐误吸;⑥术前半小时遵医嘱给予镇静剂,并测量生命体征,尤其是血压。

2) 术中配合:①安慰患者,并授以深呼吸和肌肉渐进性放松训练的方法;②注射造影剂时,严密观察患者有无心悸、胸闷、恶心、皮疹等过敏情况,监测血压改变,尤其是原有高血压者;③注射化疗药后,观察患者有无恶心、呕吐,一旦出现,立即头偏一侧,口边垫弯盘,同时指导深呼吸,若反应明显,则注药前遵医嘱应用止吐药;④术中观察有无腹痛及腹痛部位、性质和程度,处理同前述疼痛护理。

3) 术后护理:肝动脉栓塞术后由于肝动脉血供突然减少,可产生栓塞后综合征,即出现腹痛、发热、恶心、呕吐、血清白蛋白降低、肝功能异常等改变。具体措施如下:①穿刺部位压迫止血 15 分钟,加压包扎、沙袋压迫 6 小时,患肢伸直 24 小时,观察穿刺部位有无血肿及渗血,保持穿刺处敷料干燥完整无渗出,否则及时更换;②术后 48 小时内腹痛者根据情况遵医嘱注射哌替啶、阿法罗定以止痛;③大多数患者于术后 4~8 小时体温开始升高,持续一周左右,发热与栓塞物及坏死组织重吸收均有关。中等程度发热者不需特别处理,高热者及时给予降温措施,主张以物理降温为主,避免机体大量消耗,以防肝性脑病;④密切观察意识状态等的变化情况,发现肝性脑病前驱症状应及时处理;⑤术后禁食 2~3 天,可减轻恶心呕吐,故进食初期摄取流食,且少食多餐,后期逐渐过渡到半流食、软食;⑥鼓励深呼吸、排痰,给予吸氧,提高血氧分压,促进肝细胞修复;⑦栓塞术 1 周后,注意补充葡萄糖和蛋白质,并保持体液平衡,因肝缺血影响肝糖原储存和合成白蛋白,如血浆白蛋白<25g/L 应由静脉输入白蛋白,体液失衡将影响心排出量,从而影响门静脉血流和供氧,需记录出入液量,如出汗、呕吐物、尿量,以作补液参考;⑧防寒保暖,预防肺部并发症。

6. 心理护理　与其他肿瘤患者一样,肝癌患者及其家属往往经历否认、愤怒、协议、忧郁、接受期五个心理反应阶段。护士在不同阶段实施不同的心理护理,有助于提高患者及家庭的应对能力。

(1) 肝癌患者一般具有共同的性格特征,即"C 型行为模式",如习惯自我克制、情绪压抑、善于忍耐,多思多虑,内向而不稳定。因此,护士应多与患者交谈,鼓励其说出内心感受,建立良好的护患关系,并对其疑问给予适当客观的解释,注意适当保护患者运用的心理防御机制,如否认、退化等。但当其极度恐惧出现绝望甚至有自杀倾向时,要加强监护,寻找其亲朋等社会支持系统,取得合作,避免意外发生。

(2) 对于临终阶段的患者,积极减轻患者身体不适,注意维护其尊严。护士一方面耐心解决患者及其家属的各种问题,鼓励家人多陪伴,以稳定情绪,另一方面对家属亦应做好心理支持和指导。

【其他相关护理诊断】

1. 活动无耐力　与癌肿致肝功能减退,营养不良有关。

2. 有皮肤完整性受损的危险　与恶液质、水肿、长期卧床有关。

3. 有感染的危险　与长期消耗及化疗、放疗引起白细胞减少致免疫力低下有关。

【中医护理概要】

1. 本病属于中医癥瘕、痞满等范畴。

2. 其病因不外乎内外两因,内因主要为饮食劳倦伤脾,脾不健运,或情志抑郁,肝失疏泄。外因主要为湿、热、毒邪内侵肝胆脾胃,化湿生热蕴毒,结于肝胆脾胃。肝癌的病机,不外乎本虚标实。

3. 本病常伴肝区疼痛,可外敷活血化瘀、软坚散结、解毒止痛中药,研末外敷肝区和期门穴,达到消散肿块、活血化瘀之目的。

4. 在本病中晚期肝失调达,横逆犯胃,胃气上逆,胃气不降而呕吐的患者,可针刺足三里、内关、中脘;或将王不留行籽贴于耳穴肾上腺、胃、膈穴位,并加以按压。

【健康教育】

1. 疾病预防指导

(1) 保管好如花生、粮油等粮食作物,防止黄曲霉毒素污染,尤其在污染严重地区。

(2) 保护水源,防止污染,引入流动水以清除池塘中的藻类毒素,尽量饮用地下水。

(3) 应用乙型和丙型病毒性肝炎疫苗,预防病毒性肝炎和肝硬化。

(4) 定期对肝癌高发区人群进行普查,以及早诊治,并积极宣传该病的预防知识。

2. 知识宣教　向患者及家属介绍肝癌的有关知识,以观察病情变化,识别并发症,及时就诊。

3. 用药指导　指导患者按医嘱服药,忌用对肝脏有损害的药物。

4. 生活指导　建立健康的生活方式,戒烟酒,保持情绪乐观,积极参加社会性"抗癌俱乐部"等组织,以调动机体免疫功能。注意劳逸结合,避免身心俱疲,以减少肝糖原分解,减少乳酸和血氨产生。

【结语】

原发性肝癌起病隐匿,发现时多属中晚期,在我国主要病因是病毒性肝炎,黄曲霉毒素 B_1 有强烈的致癌作用。临床表现常以肝硬化为发病基础,或以转移灶症状首发,肝区疼痛最突出,AFP 可用于原发性肝癌的人群普查。手术切除是根治本病的最好方法。不能手术者则采用综合治疗模式,其中局部肝动脉化疗栓塞术为首选方案。护理上注意卧床休息,提供高蛋白、高维生素、易消化软食,避免继发感染、对症护理。应从防治病毒性肝炎、预防粮食霉变、改进饮用水质、注意食物清洁、减少接触有害物质等方面着手积极预防本病。

第十节　肝性脑病

肝性脑病(hepatic encephalopathy,HE)过去又称为肝昏迷(hepatic coma),是严重肝病引起的以代谢紊乱为基础的中枢神经系统功能失调的综合征,以意识障碍、行为失常和昏迷为主要临床表现。门体分流性脑病(porto-systemic encephalopathy,PSE)发生的主要机制是由于门静脉高压,门静脉与腔静脉间形成侧支循环,使大量门静脉血绕过肝脏流入体循环。有严重肝病尚无肝性脑病的临床表现及生化异常,经精细智力测验和(或)电生理检测发现异常者,称之为轻微肝性脑病,也称为亚临床肝性脑病(subclinical hepatic encephalopathy,SHE),国外 SHE 患病率多数统计在 30%~84% 之间。

【病因和发病机制】

1. 病因　各型肝硬化及门体分流手术是引起肝性脑病的最常见原因,其中肝炎后肝硬化最多见;重症肝炎,如重症病毒性肝炎、中毒性肝炎和药物性肝炎;以及原发性肝癌、妊娠期急性脂肪肝、严重胆道感染等,均可导致肝性脑病。肝性脑病尤其是门体分流性脑病常见诱因有:

(1) 上消化道出血:出血后血液淤积在胃肠道内,经细菌分解作用后,产生大量的氨,由肠壁扩散至血循环,引起血氨升高,从而促发肝性脑病。

（2）大量排钾利尿、放腹水：可引起低钾性碱中毒，促使 NH_3 透过血脑屏障进入脑细胞，产生氨中毒，还可造成大量蛋白质和电解质的丢失，加之血容量减少及肾功能减退，从而诱发肝性脑病。

（3）高蛋白饮食：患者摄入的蛋白超过肝脏代谢负荷时，加重已经衰竭的肝脏的负担，同时血氨的增高和蛋白质代谢不全也促使肝功能衰竭，诱发肝性脑病。

（4）感染：机体感染增加了肝脏吞噬、免疫及解毒功能的负荷，也引起机体代谢率增高与耗氧量增高。

（5）药物：利尿剂可导致电解质平衡失调，从而加速肝性脑病的发生；安眠药、镇静药、麻醉药可直接抑制大脑和呼吸中枢，造成缺氧进而加重肝脏损伤；含氮药物可引起血氨增高；加重肝损害的药物也是诱发肝性脑病的常见原因，如抗结核药等。

（6）便秘：可使含氮物质与肠菌接触时间延长，有利于氨的产生和吸收。

（7）其他：腹泻、外科手术、尿毒症、分娩等可增加肝、脑、肾代谢负担或抑制大脑功能，从而促使肝性脑病的发生。

2. 发病机制　肝性脑病发病机制迄今不完全明确，其病理生理基础是肝细胞功能衰竭和门腔静脉之间由自然形成或手术造成的侧支循环，使主要来自肠道的许多毒性代谢产物不能被肝完全解毒和清除，经过侧支循环进入体循环，透过血脑屏障至脑部，引起大脑功能紊乱。有关肝性脑病的发病机制有许多学说，其中以氨中毒学说研究最多。

（1）氨中毒学说：血氨升高是肝性脑病的临床特征之一，在慢性肝性脑病的发病机制中十分重要。

1）氨的形成和代谢：血氨主要来自肠道。正常人胃肠道每日产氨 4g，氨主要在结肠部位以非离子型（NH_3）弥散入黏膜内而被吸收，其吸收率比离子型（NH_4^+）高得多。游离的 NH_3 有毒性，且能透过血脑屏障；NH_4^+ 呈盐类形式存在，相对无毒，不能透过血脑屏障。游离的 NH_3 与 NH_4^+ 的互相转化受肠腔 pH 值的影响。当结肠中 pH>6 时，NH_3 大量弥散入血；pH<6 时 NH_4^+ 从血液转至肠腔，随粪便排出。此外，肾脏中的谷氨酰胺被谷氨酰胺酶分解而产氨，心肌及骨骼肌活动时也能产氨。机体清除血氨的途径有：①绝大部分来自肠道的有毒氨在肝脏内将合成为无毒的尿素，经肾脏排出体外；②体内脑、肝、肾等组织利用和消耗氨合成谷氨酸和谷氨酰胺；③肾小管泌酸的同时以 NH_4^+ 形式排出氨；④血氨过高时少量氨自肺呼出。

2）血氨增高的原因：血氨增高的原因主要是由于氨生成过多和（或）代谢清除过少。肾前性与肾性氮质血症时，血中大量尿素弥散至肠腔转变为氨进入血液；肠源性氮质血症时，外源性氨如摄入过多含氮食物或药物，内源性氨如上消化道出血后停留在肠道内的血液分解，均可在肠道内产生氨，自肠腔弥散入血。肝功能衰竭时，肝脏利用氨合成尿素的能力减退，而门体分流存在时，肠道的氨未经肝脏解毒而直接进入体循环，使血氨增高。

3）氨对中枢神经系统的毒性作用：一般认为氨的毒性作用主要是干扰脑细胞的三羧酸循环，使大脑细胞的能量供应不足，以致不能维持正常功能，同时氨是具有神经毒性的化合物，可直接损害中枢神经系统。氨在脑组织的去毒过程中，需消耗大量的辅酶、三磷酸腺苷、谷氨酸等，并产生大量的谷氨酰胺，而谷氨酰胺是一种有机渗透质，可导致脑水肿，谷氨酸是大脑的重要兴奋性神经递质，缺少则加重大脑抑制性。

（2）假性神经递质学说：神经冲动的传导是通过递质完成的。神经递质有兴奋性和抑制性两类。兴奋性神经递质包括儿茶酚胺中的多巴胺和去甲肾上腺素、乙酰胆碱、谷氨酸和门冬氨酸等。正常情况下,食物中的芳香族氨基酸如酪氨酸、苯丙氨酸等经肠菌脱羧酶的作用转变为酪胺和苯乙胺,两者继续在肝内单胺氧化酶作用下被清除。当肝对酪胺和苯乙胺的清除发生障碍,两者则进入脑组织,在脑内 β 羟化酶作用下形成 β 羟酪胺和苯乙醇胺。后两者的化学结构与兴奋性神经递质去甲肾上腺素相似,称为假性神经递质,它们取代了突触中的正常递质,使神经传导发生障碍,出现意识障碍和昏迷。

(3) γ- 氨基丁酸 / 苯二氮䓬(GABA/BZ)复合体学说:GABA 是哺乳动物大脑的主要抑制性神经递质,在门体分流和肝衰竭时,可绕过肝进入体循环。近年在肝性脑病的动物模型中发现 GABA 浓度增高,血脑屏障通透性也增高,大脑突触后神经元的 GABA 受体增多。这种受体不仅与 GABA 结合,还与巴比妥类和苯二氮䓬类药物结合,故称为 GABA/BZ 复合体。上述三者的任何一种与受体结合后,均可导致神经传导抑制。

(4) 氨基酸代谢不平衡学说:肝硬化患者血浆中芳香族氨基酸增多而支链氨基酸减少,两组氨基酸呈代谢不平衡现象。支链氨基酸减少,则进入脑中的芳香族氨基酸增多。正常情况下,色氨酸与清蛋白结合不易进入血脑屏障,肝病时清蛋白合成降低,加之血浆中其他物质对清蛋白的竞争性结合,造成游离的色氨酸增多,游离的色氨酸可通过血脑屏障,在脑内衍生更多的 5- 羟色胺和 5- 羟吲哚乙酸,两者都是中枢神经元的抑制性递质,有拮抗去甲肾上腺素的作用,与早期睡眠方式及日夜节律改变有关。

【临床表现】

肝性脑病临床表现常因原有肝病性质、肝功能损害轻重缓急及诱因不同而很不一致。一般可根据意识障碍程度、神经系统表现和脑电图改变,将肝性脑病由轻至重分为四期:

1. 一期(前驱期) 轻度性格改变和行为失常,如欣快激动或淡漠少言、衣冠不整或随地便溺,应答尚准确,但有时吐词不清且较缓慢。可有扑翼样震颤,亦称肝震颤,即嘱患者两臂平伸,肘关节固定,手掌向背侧伸展,手指分开时,可见到手向外侧偏斜,掌指关节、腕关节、甚至肘与肩关节不规则的扑击样抖动。此期脑电图多数正常。此期持续数天及数周,因症状不明显易被忽视。

2. 二期(昏迷前期) 以意识模糊、睡眠障碍、行为失常为主。前一期症状加重,定向力和理解力均减退,对时间、地点、人物的概念混乱,不能完成简单计算和智力构图,言语不清,举止反常,多有睡眠时间倒错、昼睡夜醒,甚至有幻觉、恐惧、狂躁而被看成一般精神病。此期患者有明显神经系统体征,如腱反射亢进、肌张力增高、踝阵挛及病理反射阳性等。此期扑翼样震颤存在,脑电图表现异常。

3. 三期(昏睡期) 以昏睡和精神错乱为主。各种神经体征持续存在或加重,患者大部分时间呈昏睡状态,但可唤醒。醒时尚能答话,但常有神志不清和幻觉。此期配合者扑翼样震颤仍可引出,肌张力增加,四肢被动运动常有抗力,锥体束征呈阳性。脑电图有异常表现。

4. 四期(昏迷期) 神志完全丧失,不能唤醒。浅昏迷时,对疼痛刺激有反应,腱反射亢进,肌张力增加,扑翼样震颤因患者不合作而无法引出。深昏迷时,各种反射均消失,肌张力降低,瞳孔散大,可出现阵发性惊厥、踝阵挛和换气过度。此期脑电图明显异常。部分患者呼气中出现由甲基硫化物引起的特殊气味,称为“肝臭”。

肝性脑病临床分期及各期主要表现见表 4-10-1。

表 4-10-1　肝性脑病临床分期及各期主要表现

	前驱期	昏迷前期	昏睡期	昏迷期	
				浅昏迷	深昏迷
主要表现	轻度性格改变行为失常	意识模糊睡眠障碍	昏睡精神错乱		
扑翼样震颤	有	有	有	无	无
腱反射亢进	无	有	有	有	无
锥体束征阳性	无	有	有	有	无
脑电图改变	无	有	有	有	有

以上各期的分界不很清楚,前后期临床可有重叠,肝功能损害严重的肝性脑病患者常有明显黄疸、出血倾向和肝臭,易并发各种感染、肝肾综合征和脑水肿等情况,临床表现更加复杂。

【辅助检查】

1. 血氨　慢性肝性脑病尤其是门体分流性脑病者多有血氨升高。急性起病者血氨多正常,故不作为常规检查。

2. 脑电图检查　前驱期正常。昏迷前期到昏迷期,脑电图明显异常,典型的改变为节律变慢,出现每秒 4~7 次的 θ 波和每秒 1~3 次的 δ 波。脑电图检查不仅有诊断价值,而且有一定的预后意义。

3. 心理智能测试　主要用于早期肝性脑病的诊断。一般将木块图试验、数字连接试验、数字符号试验联合应用,方法简便,无需耗材,但受年龄、教育程度的影响。

4. 影像学检查　行 CT 和 MRI 检查时,急性肝性脑病患者可发现脑水肿,慢性肝性脑病患者则可发现不同程度的脑萎缩。

5. 诱发电位　当刺激各种感官时,其信息被大脑皮质或皮质下层所接受,而产生的电位,称之为诱发电位,它不同于脑电图所记录的大脑自发性电活动,可用于轻微肝性脑病的诊断和研究。

6. 临界视觉闪烁频率　肝性脑病早期,星形胶质细胞轻度肿胀,功能障碍,改变胶质神经元的信号传导,这种病变在视网膜胶质细胞上也存在,表现为临界视觉闪烁频率的改变,可借此观察大脑胶质星形细胞病变情况,用于检测轻微肝性脑病。

【诊断与鉴别诊断】

1. 诊断　1~4 期 HE 的主要诊断依据为:①有严重肝病和(或)广泛门体静脉侧支循环建立和开放;②肝性脑病的诱因;③行为失常、昏睡或昏迷;④明显肝功损害或血氨增高;⑤扑翼样震颤和典型脑电图改变。

SHE 的诊断依据为:①有严重肝病和(或)广泛门体静脉侧支循环形成的基础;②心理智能测验、诱发电位、头部 CT 或 MRI 检查及临界视觉闪烁频率异常。

2. 鉴别诊断　部分 HE 患者肝病病史不明确,存在明显精神障碍,易被误诊为精神疾病。故对精神错乱患者常规检查其肝功能并详细了解肝病病史。本病还应与其他可致昏迷的疾病,如低血糖、糖尿病、尿毒症、脑血管病、脑炎和镇静剂过量等相鉴别。

【治疗要点】

目前尚无特效疗法,多采用综合措施,包括去除病因和诱因,避免诱发和加重肝性脑病;减少肠内毒物生成和吸收;促进有毒物质的代谢和清除;纠正氨基酸失衡等。

1. 识别及消除诱因 必须及时防治感染、上消化道出血,避免快速、大量排钾利尿和放腹水,纠正电解质和酸碱平衡紊乱。不用或慎用镇静、催眠、镇痛药及麻醉剂。

2. 减少肠内氮源性毒物的生成和吸收

(1) 调整饮食结构和限制蛋白质饮食,同时尽量保证热能供应和各种维生素补充。

(2) 抑制细菌生长

1) 抗生素:口服抗生素能抑制肠内产尿素酶的细菌,促进乳酸杆菌繁殖,减少氨的形成和吸收。常用抗生素有新霉素、甲硝唑、利福昔明等。

2) 乳果糖或乳梨醇:口服乳果糖后在小肠不被分解,在结肠中被细菌分解为乳酸和醋酸,使肠内呈酸性,不利于肠内产尿素酶的细菌,但有利于乳酸杆菌繁殖,从而减少氨的产生。另外,肠内酸性环境可促进血液中氨渗入肠道排出。乳梨醇疗效与乳果糖相似,但其甜度低,口感好,不良反应亦较少。

3) 益生菌制剂:口服某些不产尿素酶的有益菌可抑制有害菌的生长,对减少氨的生成有一定作用。

(3) 灌肠或导泻:清除肠内含氮物质或积血,适用于上消化道出血或便秘者。可用生理盐水或弱酸性溶液灌肠,也可用 25% 硫酸镁 30~50ml 导泻。弱酸液灌肠可使肠内的 pH 值保持于 5~6,利于血中 NH_3 进入肠腔随粪便排出。忌用肥皂水灌肠,因其可使肠腔内呈碱性,使氨离子易经肠黏膜弥散入血至脑组织,加重肝性脑病。应保持大便通畅,每日 2~3 次软便为宜。

3. 促进体内氨的代谢

(1) L- 鸟氨酸 -L- 门冬氨酸(OA):是一种鸟氨酸和门冬氨酸的混合制剂,能促进体内的尿素循环而降低血氨。

(2) 鸟氨酸 -α- 酮戊二酸:其降氨机制与 OA 相同,但其疗效不如 OA。

(3) 谷氨酸钾或谷氨酸钠:每次用 4 支,加入葡萄糖液中静脉滴注,每天 1~2 次。其机制是与游离氨结合形成谷氨酰胺,从而降低血氨。

(4) 精氨酸:可与氨合成尿素和鸟氨酸,从而降血氨。

4. 调节神经递质

(1) GABA/BZ 复合体受体拮抗剂:氟马西尼,可以拮抗内源性苯二氮䓬所致的神经抑制。对于部分Ⅲ~Ⅳ期患者有促醒作用。

(2) 减少或拮抗假性神经递质:支链氨基酸(BCAA)制剂是一种以亮氨酸、异亮氨酸、缬氨酸等 BCAA 为主的复合氨基酸。其机制为竞争性芳香族氨基酸进入大脑,减少假性神经递质的形成,其疗效尚有争议,但对不能耐受蛋白质的营养不良者,有助于改善其氮平衡。

5. 人工肝 用分子吸附剂再循环系统,血液灌流、血液透析等方法可清除血氨和其他有毒物质,对于急慢性肝性脑病有一定疗效。

6. 肝移植 是治疗各种终末期肝病的一种有效手段,严重和顽固性肝性脑病有肝移植的指征。

【主要护理诊断 / 问题】

1. 急性意识障碍 与血氨增高影响大脑细胞正常代谢等有关。

2. 营养失调:低于机体需要量 与食欲下降、消化吸收障碍、控制蛋白质摄入等有关。

3. 活动无耐力 与肝功能减退、营养摄入不足有关。

4. 知识缺乏 缺乏肝性脑病的预防保健知识。

【护理措施】

1. 病情观察

(1) 早期发现肝性脑病:严密观察其性格、情绪和行为的改变,严密观察意识模糊者病情,密切注意肝性脑病的早期征象,及时与医师取得联系。

(2) 严格观察原发肝脏疾病的症状、体征有无加重:如出血倾向、黄疸及是否有上消化道出血、感染等并发症发生。

(3) 观察水、电解质和酸碱平衡:记录24小时出入量,一般每日入液量不超过2500ml,注意有无低钾、低钠与碱中毒等情况。

(4) 观察血氨情况:血氨增高是肝性脑病的临床特征之一,慢性肝性脑病尤其是门体分流性肝性脑病患者,多有血氨增高。

2. 起居护理 合理安排肝病患者生活作息时间及行为习惯,及时发现其性格和行为有无改变,如昼睡夜醒、衣冠不整、随地便溺及昏睡等情况,及时通知医生处理。肝病患者多乏力,若过度劳累,生活在高温环境等亦容易丧失大量水分致血容量降低而诱发肝性脑病,故应注意避免劳累,病情轻者注意劳逸结合,病情重者应卧床休息,住所应通风良好,温度湿度相对适宜。

3. 饮食护理 肝性脑病患者饮食原则为高热量、高糖、高维生素、限制蛋白、适量脂肪、易消化饮食。

(1) 蛋白质:减少食物中的蛋白质量,因饮食中的蛋白质可被肠菌氨基酸氧化酶分解产生氨,故肝性脑病患者应限制蛋白质的摄入。在发病开始数日内禁食蛋白质,尤其是昏迷者,病情好转或清醒后,可逐渐增加蛋白质饮食,每日20g,以后每3~5日增加10g,逐渐增至1g/(kg·d),短期内不能超过40~50g/d。以植物蛋白为宜,如豆制品,因其含蛋氨酸、芳香族氨基酸少,富含支链氨基酸和非吸收性纤维,并可促进肠蠕动,被细菌分解后还可降低结肠pH值,并利于排便,故可加速毒物排出和减少氨吸收,故肝性脑病者首选植物蛋白。乳制品营养丰富,如病情稳定可适量摄入,肉类应尽量少摄入。

(2) 糖类:肝性脑病者能量供应以糖类为主,给予蜂蜜、葡萄糖、果汁、面条、稀饭等。昏迷患者以鼻饲25%葡萄糖液供给热量,若胃排空不良可经静脉滴注,以减少体内蛋白分解。需长期静脉内补充者可作锁骨下静脉或颈静脉穿刺插管供给营养。

(3) 维生素:食物配制中应含有丰富的维生素,尤其是维生素C、B、E、K等,但不宜用维生素B_6,因其可使多巴在周围神经处转为多巴胺,影响多巴进入脑组织,减少中枢神经的正常传导递质。

(4) 脂肪:应尽量少食用,因其可延缓胃排空。

(5) 限制水、钠摄入:显著腹水者钠盐摄入应限制在250mg/d,入水量一般为尿量加1000ml/d。

4. 用药护理

(1) 防止大量进液或输液:因过多液体可引起低血钾、稀释性低血钠、脑水肿等,可加重肝性脑病。如大量输注葡萄糖时,应警惕低钾血症、心力衰竭和脑水肿。

(2) 禁止给患者应用安眠药和镇静药物:一方面避免药物掩盖病情,同时减少药物对肝脏的损害,如临床确实需要可用地西泮、氯苯那敏等,但用量宜小,一般只用常量的1/3~1/2。

(3) 谷氨酸钠(钾)偏碱性,碱中毒时要慎用,注意根据电解质情况选钠盐或钾盐。肾衰竭时慎用或禁用钾盐,以防血钾升高;水肿、腹水、心力衰竭、脑水肿时慎用或禁用钠盐。

(4) 精氨酸呈酸性,适用于碱中毒时,含氯离子,不宜与碱性溶液配伍使用,静滴时不宜过速,因会引起流涎、面色潮红、呕吐、尿少,肾衰竭时禁用。

(5) 新霉素长期应用有耳毒性和肾毒性,不宜超过 1 个月,用药期间监测听力和肾功。

(6) 乳果糖产气较多,不良反应为饱胀、腹痛、恶心、呕吐及电解质紊乱等,使用时应从小剂量开始。

(7) 因硫酸镁可刺激肠蠕动,有诱发出血可能,服药后应观察脉搏、血压、尿量和粪便颜色。

5. 对症护理

(1) 兴奋、躁动不安:要注意患者安全,如取下义齿、发夹,加床档或适当约束,防止坠床。

(2) 昏迷:患者取仰卧位,头偏向一侧,以防舌后坠,阻塞呼吸道。做好口腔、眼的护理,对眼睑闭合不全,角膜外漏的患者可用生理盐水纱布覆盖眼部,特别要注意保持呼吸道通畅和防止感染。

(3) 抽搐、脑水肿:患者可戴冰帽降低颅内温度以减少能量消耗,保护脑细胞功能。应用脱水剂时要注意滴速和尿量。

(4) 出血倾向:护理中要注意保护皮肤、黏膜免受损伤,宜多次少量输入新鲜血液。

(5) 如有感染症状出现,应及时报告医师并遵医嘱及时、准确地给予抗生素。

6. 心理护理

(1) 随着病情进展,患者逐渐丧失自理能力,加强临床护理的同时,应向患者提供情感支持。同时,与家属建立良好的护患关系,给予情感上的支持。

(2) 长期治疗亦给家庭带来沉重的经济负担,使患者和家属出现各种心理问题,应密切注意其心理状态,尤其应观察患者是罹患疾病后的心理问题还是该病意识障碍的表现。

(3) 护士给照顾者讲解和示范各种照顾内容和方法,与其一起制定患者的护理计划,让其做好充分的心理准备。

【其他相关护理诊断】

1. 生活自理能力丧失　与昏迷不能自主活动有关。

2. 睡眠型态紊乱　与疾病所致中枢神经系统功能失调有关。

3. 照顾者角色紧张　与长期承担照顾肝性脑病患者的义务及缺乏对疾病诱因的认识致心理压力过大有关。

【中医护理概要】

1. 本病属于中医瘟黄、神昏、厥证等范畴。

2. 其病因实证为邪毒攻心,属风、火、痰内闭,神明失守。虚证为正虚邪陷所致,此因阴阳气血衰败,精神竭绝而神明不用。

3. 本病实证昏厥期,针刺取涌泉穴、神阙穴、水沟穴,以醒脑神、开清窍。

4. 本病阴阳气血不足之虚证者,针刺取肝俞、脾俞、气海、水分、丰隆等穴。

【健康教育】

1. 知识宣教　向患者及家属讲解本病的发生、发展过程及治疗、预后,使其认识到疾病的严重性和自我护理保健的重要性。教会患者家属识别肝性脑病的早期征象,如出现性格行为异常、睡眠异常等,需及时到医院就诊。

2. 心理指导　鼓励患者和家属树立战胜疾病的信心,保持乐观的情绪,配合医生积极治疗,家属应给予患者以精神支持和生活方面的照顾。

3. 饮食指导　坚持合理的饮食原则,讲解限制蛋白饮食的意义及各营养素摄入量。

4. 用药指导　避免使用镇静催眠药、含氮药物和对肝功能有损害的药物,避免诱发肝性脑病。指导患者按医嘱规定的药物、剂量、用法服药,了解药物的不良反应,并定期随访复诊。

【结语】

肝性脑病患者原有严重肝病病史,其中肝炎后肝硬化最多见,常由低血容量、含氮食物及药物摄入、感染、利尿不当等因素诱发,氨是促发肝性脑病的最主要神经毒素。临床表现上包括原有肝病表现和意识障碍,分为四期,意识障碍从轻度性格改变至昏迷程度不等,四期界限不清,脑电图除一期外均异常,二期扑翼样震颤最明显,为本病特有体征。对肝性脑病患者早期诊断、早期治疗是治疗成功的关键。因本病早期症状不明显,时隐时现,护理上给予对症护理,限制蛋白饮食,强调严密观察病情、及时发现前驱症状,重点在于消除诱因,积极防治肝病。

第十一节　急性胰腺炎

急性胰腺炎(acute pancreatitis,AP)是多种病因导致胰酶在胰腺内被激活后引起胰腺组织自身消化,从而出现水肿、出血甚至坏死的化学性炎症反应。临床上以急性上腹痛、恶心、呕吐、发热、血尿淀粉酶增高为主要表现。

随着医疗技术及治疗策略的进步,近年来本病的病死率较前有所下降,但作为常见急腹症之一,其总死亡率仍达5%~10%,严重威胁着人类的生命健康,并带来沉重的社会和经济负担。据临床资料统计,该病患者平均发病年龄是53.7±20.3岁,男女比例为1.29:1。多数轻症胰腺炎患者以胰腺水肿为主,呈自限性,预后良好,临床多见,达90%;少数重症胰腺炎患者胰腺出血坏死,而继发感染、腹膜炎、休克等并发症,临床少见,约占10%。

【病因和发病机制】

1. 病因　急性胰腺炎的病因很多,我国以胆道疾病常见,西方国家以大量饮酒多见。

(1) 胆道疾病:约50%以上急性胰腺炎由胆结石、胆道炎症和胆道蛔虫所引起。这是因为约70%~80%的人胆总管和胰管共同开口于十二指肠大乳头处,并被Oddi括约肌包绕,解剖上称为Vater壶腹,在胆石嵌顿、胆道感染分泌物、蛔虫阻塞等病理情况下,因壶腹部出口阻塞,引起Oddi括约肌水肿痉挛,同时伴胆道内压增高,可通过胆胰管共同通道使胆汁反流进入胰管,引起急性胰腺炎。另外,胆石在移行过程中也可损伤胆总管或壶腹部,会引起暂时性Oddi括约肌松弛,可使富含肠激酶的十二指肠液反流入胰管,引起急性胰腺炎。此外,胆道感染时细菌毒素、非结合胆红素等亦可通过胆胰间淋巴管交通支扩散至胰腺,激活胰酶,引起急性胰腺炎。

(2) 酗酒和暴饮暴食:酗酒和暴饮暴食均使胰液分泌旺盛;暴饮暴食时大量食糜涌入十二指肠以及酗酒时乙醇的直接刺激,均可引起十二指肠乳头水肿,Oddi 括约肌痉挛;长期酒癖者胰管内蛋白沉淀,致蛋白栓形成而堵塞胰管,以上原因致胰液排出不畅,胰管内压增高而引起急性胰腺炎。酗酒引起剧烈呕吐者,又可使十二指肠内压力骤增,导致十二指肠液反流入胰管,激活胰酶而引起急性胰腺炎。

(3) 胰管梗阻:若胰管出现结石、肿瘤、蛔虫或狭窄,可引起胰管梗阻,致胰液排泄障碍,当胰液分泌旺盛时,胰管内压增高,可使胰管小分支和腺泡破裂,胰液消化酶溢入间质,引起急性胰腺炎。胰腺分裂症者系先天胚胎发育异常,多经副胰管引流大部分胰液,因相对狭窄而引流不畅,引起急性胰腺炎。

(4) 手术与创伤:腹腔手术特别是胰、胆或胃手术,腹部钝挫伤等,少数 ERCP 检查时重复注射造影剂或注射压力过高时,可直接或间接损伤胰腺组织及其血液供应而引起胰腺炎。

(5) 内分泌与代谢障碍:甲状旁腺肿瘤、VitD 过多等疾病引起的高钙血症,可刺激胰液分泌增加并促进胰蛋白酶原激活,还可通过胰管钙化、胰管内结石导致胰液引流不畅,甚至胰管破裂。任何原因引起高脂血症(如家族性高脂血症),可通过胰液内脂质沉着或来自胰外脂肪栓塞引发胰腺炎。妊娠时胰腺炎多发生在晚期,且 90% 合并胆石症,糖尿病昏迷和尿毒症偶可发生急性胰腺炎。

(6) 感染:某些急性传染病如流行性腮腺炎、柯萨奇病毒感染、传染性单核细胞增多症、Echo 病毒和肺炎衣原体感染等,可增加胰液分泌引起急性胰腺炎,但症状多数较轻,随感染痊愈而自行消退,常伴特异性抗体升高。沙门菌或链球菌败血症时可出现胰腺炎。

(7) 药物:噻嗪类利尿剂、硫唑嘌呤、糖皮质激素、磺胺类、四环素等药物可直接损伤胰腺组织,使胰液分泌或黏稠度增加,引起急性胰腺炎,多发生在服药最初 2 月,与剂量不一定相关。

(8) 十二指肠乳头邻近部位的病变:邻近十二指肠乳头部的十二指肠憩室炎,球部溃疡并发炎症等情况下,可致胰管出口阻塞,引起急性胰腺炎。

(9) 其他:胃部手术后输入襻综合征、肾或心脏移植术后、血管性疾病及遗传因素等,致胰腺血液循环障碍,可引发胰腺炎。

(10) 病因不明:多数急性胰腺炎可找到致病因素,但仍有 5%~25% 的患者病因不明,称为特发性胰腺炎。

2. 发病机制　正常胰腺分泌的消化酶以两种形式存在:一种是有生物活性的酶,如淀粉酶、脂肪酶、核糖核酸酶等;另一种是无生物活性的酶,以前体或酶原形式存在,如前磷脂酶、前弹性蛋白酶、前羟肽酶、胰蛋白酶原、糜蛋白酶原、激肽释放酶原等。正常情况下,合成的胰酶绝大部分是无活性的酶原,酶原颗粒与细胞质是隔离的,胰腺腺泡的胰管内含有胰蛋白酶抑制物质,灭活少量的有生物活性或提前激活的酶,这是胰腺避免自身消化的生理性防御屏障。正常情况下,当胰液进入十二指肠后,在十二指肠液中的肠激酶作用下,首先激活胰蛋白酶原,形成胰蛋白酶,胰蛋白酶进一步激活各种胰消化酶原变成有生物活性的消化酶,对食物进行消化。

急性胰腺炎发病机制尚未完全阐明,已达成共识的是胰腺自身消化理论。该理论认为,上述各种病因破坏前述胰腺生理性防御屏障,导致:①胰腺腺泡内酶原被激活,发生胰腺自身消化的连锁反应;②胰腺导管内通透性增加,使有生物活性的胰酶渗入胰腺组织,加重胰腺炎症。两者在急性胰腺炎发病中可能为序贯作用。

在被激活的各种有生物活性的消化酶中,起主要作用的有磷脂酶 A_2、激肽释放酶或胰舒血管素、弹性蛋白酶、脂肪酶。磷脂酶 A_2 在胆酸作用下分解细胞膜磷脂,产生对细胞有毒性作用的溶血磷脂酰胆碱和溶血脑磷脂,引起胰腺实质凝固性坏死、脂肪组织坏死及溶血。激肽释放酶把激肽酶原变成缓激肽、胰激肽,后两者使血管舒张和通透性增加,引起水肿和休克。弹性蛋白酶溶解血管壁的弹性纤维,引起出血和血栓形成。脂肪酶分解胰腺及胰周的脂肪,产生的脂肪酸与血中游离钙离子结合,形成脂肪酸钙,其后果是:一方面组织坏死和液化,若有大范围脂肪坏死灶,散落在胰腺及胰周的组织(如大网膜),则称为钙皂斑;另一方面导致低钙血症。上述消化酶共同作用,损伤胰腺实质及周围组织,其内消化酶又释放出来,如此形成恶性循环。

近年研究显示,当发生急性胰腺炎时,胰腺组织损伤过程中,产生一系列炎症介质(如氧自由基、血小板活化因子、前列腺素、白细胞三烯等)起着重要介导作用,它们和血管活性物质(如一氧化氮、血栓素等)可导致胰腺血液循环障碍,还可通过血液循坏和淋巴管途径,输送到全身,引起多脏器损害,成为急性胰腺炎的多种并发症和致死原因。

【临床表现】

急性胰腺炎分为急性水肿型(轻症)和重症胰腺炎,临床上以急性水肿型较多见。其临床表现和病情轻重取决于病因、病理类型和治疗是否及时。

1. 症状

(1) 腹痛:为本病主要表现和首发症状。多在胆石症发作不久、暴饮暴食或饮酒后 1~2 小时突然发作。腹痛常位于上腹正中,可偏左或偏右,常向腰背部呈带状放射。疼痛性质不一,可为钝痛、绞痛、钻痛或刀割样痛,疼痛剧烈而持续,可有阵发性加剧。进食后疼痛加重,且不易被胃肠解痉剂缓解。部分患者弯腰抱膝或上身前倾体位可减轻疼痛。水肿型患者腹痛 3~5 天可缓解,重症患者疼痛持续时间较长,当发生腹膜炎时,疼痛可波及全腹。极少数年老体弱患者腹痛极轻微或无腹痛。

腹痛发生机制包括:①胰腺炎症刺激和牵拉胰腺包膜上的神经末梢;②炎性渗出液和胰液外渗刺激腹膜和腹膜后组织;③炎症累及肠道引起肠胀气和肠麻痹;④胰管阻塞或伴胆囊炎、胆石症引起疼痛。

(2) 恶心、呕吐与腹胀:起病时常伴恶心、呕吐,多在进食后出现,大多频繁而持久。剧烈呕吐者可吐出食物和胆汁,呕吐后腹痛并不减轻。大部分患者有腹胀,重症者甚至出现麻痹性肠梗阻。

(3) 发热:多为中度发热,一般持续 3~5 天,不超过 38.0℃。若持续一周以上不退或逐日升高,超过 38.5℃并伴白细胞升高,应考虑有胰腺脓肿或胆道炎症等继发感染。特别在胰腺或腹腔有继发感染时,常呈弛张高热。

(4) 低血压和休克:仅见于重症者。可在起病数小时突然出现,提示胰腺有大片坏死。也可逐渐出现,或在有并发症时发生。这与胰蛋白酶激活各种血管活性物质致周围血管扩张、有效循环血容量不足、并发消化道出血有关。

(5) 水电解质及酸碱平衡紊乱:多有轻重不等脱水,呕吐频繁者可有代谢性碱中毒,重症者常有显著脱水和代谢性酸中毒,并常伴高血糖、低钾血症、低镁血症、低钙血症(<2mmol/L),偶可发生糖尿病酮症酸中毒或高渗昏迷。

2. 体征

(1) 轻型急性胰腺炎：患者一般情况尚好，仅表现为上腹部轻度压痛，无肌紧张与反跳痛，可有不同程度的腹胀，肠鸣音减弱。

(2) 重症急性胰腺炎：患者呈急性病容，痛苦表情，伴呼吸急促、脉搏增快、血压下降，上腹压痛明显。并发急性腹膜炎时有全腹压痛、反跳痛与肌紧张。并发胰源性腹水时可有移动性浊音，腹水呈血性。胰酶或坏死组织液及出血沿腹膜后间隙及肌层渗到腹壁下可导致两侧胁腹部皮肤呈暗灰蓝色（Grey-Turner 征）或脐周皮肤青紫（Cullen 征）。低钙血症引起手足抽搐，常是重症与预后不良的征兆，一则因大量脂肪组织坏死时分解出脂肪酸与血中游离钙离子结合成脂肪酸钙，二则因胰腺炎致胰高血糖素释放，刺激甲状腺分泌降钙素所致。部分患者于病后 1~2 天出现一过性黄疸，系胰头炎症水肿压迫胆总管所致。如有胰腺脓肿或假性囊肿肿形成，上腹部可扪及肿块。

3. 并发症　主要见于重症胰腺炎，可有局部并发症和全身并发症。

(1) 局部并发症：包括胰腺脓肿和假性囊肿。

1) 胰腺脓肿：因胰腺及周围组织坏死继发感染引起，出现于起病后 2~3 周，高热不退、呈弛张热，持续腹痛，上腹部肿块。

2) 假性囊肿：出现于起病后 3~4 周，因胰腺坏死组织或脓肿内容物与胰管相通排出后所致，多位于胰腺体尾部，囊壁为坏死组织、肉芽无上皮组织覆盖，故易破裂致胰源性腹水，系难治性腹水，严重者囊肿破裂后并发急性弥漫性腹膜炎。

(2) 全身并发症：重症胰腺炎并发不同程度多器官功能衰竭，包括：①急性呼吸窘迫综合征：最常见，突然发作、进行性呼吸窘迫、发绀等，常规氧疗不能缓解；②急性肾衰竭：少尿、蛋白尿和进行性血尿素氮、肌酐增高等；③心律失常和心力衰竭：心包积液、心律失常和心力衰竭；④消化道出血：应激性溃疡或黏膜糜烂致上消化道出血，胰腺坏死穿透横结肠致下消化道出血；⑤胰性脑病：表现为精神症状，如幻觉、妄想、躁狂及定向力障碍等；⑥败血症和真菌感染：病死率很高，早期以革兰阴性杆菌为主，后期为混合菌，败血症与胰腺脓肿同时存在；重者机体免疫力极低，加之抗生素大量使用，极易产生真菌感染。⑦高血糖：多为暂时性，胰腺损伤严重时可出现糖尿病；⑧皮下等脂肪坏死；⑨弥散性血管内凝血；⑩慢性胰腺炎等。

【辅助检查】

1. 血常规　血白细胞计数升高，中性粒细胞明显增高及核左移。

2. 淀粉酶测定　急性胰腺炎时，血清和尿淀粉酶常有明显升高，但病情的严重性与淀粉酶升高的程度并不一致（见表 4-11-1）。血清淀粉酶超过正常值 3 倍可确诊本病。尿淀粉酶值受尿量影响。胰源性腹水和胸水中的淀粉酶值亦明显升高。其他急腹症如消化性溃疡、胆石症、肠梗阻等可有血清淀粉酶升高，但一般不超过正常值 2 倍。

3. 血清脂肪酶测定　血清脂肪酶常在病后 24~72 小时开始升高，持续 7~10 天，超过

表 4-11-1　急性胰腺炎发病后血、尿淀粉酶的动态变化

种类	开始上升（小时）	到达高峰（小时）	开始下降（小时）	持续时间（天）	诊断值
血清淀粉酶	6~12	12~24	48~72	3~5	>500U
尿液淀粉酶	12~14			7~14	>256U

1.5U/L(Cherry-Crandall 法)时有意义,且特异性较高。

4. C反应蛋白(CRP) CRP是组织损伤和炎症的非特异性标志物,在胰腺坏死时明显升高。

5. 生化检查 可有血钙降低(<2mmol/L),低血钙程度与临床严重程度平行,若低于1.5mmol/L则预后不良。暂时性血糖升高较常见。持久空腹血糖高于10mmol/L反映胰腺坏死。此外可有血清 AST、LDH 增加,血清清蛋白降低。

6. 影像学检查

(1) 腹部X线平片:可见"哨兵样"和"结肠切割征",为胰腺炎的间接指征,可发现肠麻痹或麻痹性肠梗阻征象;可排除其他急腹症,如内脏穿孔等;弥漫性模糊影、腰大肌边缘不清,提示腹水。

(2) 腹部B超:作为急性胰腺炎常规初筛检查。可见胰腺肿大、胰内及胰周回声异常,可了解胆囊和胆道情况;后期有助于胰腺脓肿或假性囊肿的诊断。

(3) CT检查:对急性胰腺炎的诊断和鉴别诊断、评估严重程度、鉴别轻症和重症胰腺炎,以及是否受累附近器官具有重要价值。增强CT是诊断胰腺坏死的最佳方法。轻症可见胰腺弥漫增大增厚,胰周边缘不规则;重症可见胰周区消失,网膜囊和网膜脂肪变性,密度增加,胸腔、腹腔积液。

【诊断与鉴别诊断】

1. 诊断 根据病史、典型临床表现和实验室检查,常可作出诊断。患者有胆道疾病、酗酒、暴饮暴食等病史,轻症患者突发剧烈而持续的上腹部疼痛,伴恶心、呕吐、发热及上腹部压痛,但无肌紧张,血和(或)尿淀粉酶显著增高,排除其他急腹症者,即可诊断。重症者除具备轻症急性胰腺炎诊断标准外,尚具有局部并发症和(或)器官衰竭。因重症胰腺炎病情凶险,多种评分系统被用于预测病情严重性及预后,关键在于发病48小时或72小时内病情和实验室检查的变化,密切监测,综合评判。

轻症与重症急性胰腺炎的临床预后截然不同,区别两者十分重要,若有以下表现:①临床症状:烦躁不安、四肢厥冷、皮肤呈斑点状等休克症状;②体征:腹肌强直、腹膜刺激征,Grey-Turner征或Cullen征;③实验室检查:血钙显著下降(<2mmol/L)、无糖尿病史情况下血糖升高(>11.2mmol/L),血尿淀粉酶突然下降;④腹水检查示高淀粉酶活性,应按重症胰腺炎处理。

2. 鉴别诊断 本病需与以下疾病鉴别:①消化性溃疡急性穿孔:典型溃疡病史;腹痛突然加剧,腹肌紧张,肝浊音界消失;X线透视见膈下游离气体。②胆石症和急性胆囊炎:有胆绞痛史;疼痛位于右上腹,放射到右肩部,Murphy征阳性;血、尿淀粉酶升高不超过正常值2倍;B超示胆囊内强回声团,胆囊增大;③急性肠梗阻:阵发性腹痛、呕吐、腹胀、不排气,可见肠型,肠鸣音亢进,有气过水声,腹部X线见液气平面;④心肌梗死:有冠心病史,突然发病,发热,心动过速,心前区压榨性痛,恐惧窒息感,有时疼痛限于上腹部,心电图是心肌梗死特征性改变,血清心肌酶增高,血、尿淀粉酶正常。

【治疗要点】

治疗原则为减轻腹痛、减少胰液分泌、防治并发症。大多数轻症急性胰腺炎患者,经3~5天积极治疗可痊愈,重症胰腺炎患者必须采取综合性治疗措施,积极抢救。

1. 抑制或减少胰液分泌

(1) 禁食及胃肠减压:禁食、持续胃肠减压或经鼻行鼻胆管引流,可减少胃酸与食物刺激胰液分泌,减轻腹痛与腹胀。

(2) 抑酸治疗:

1) H_2 受体拮抗剂:如西咪替丁、雷尼替丁等,可减少胃酸分泌,从而减少对胰腺分泌的刺激。

2) 质子泵抑制剂:如奥美拉唑、泮托拉唑等,可抑制胃壁细胞 Na^+-K^+-ATP 酶,抑制胃酸分泌,从而减少胃酸对胰腺分泌的刺激。

3) 抗胆碱能药:可抑制胃肠腺体分泌,从而减少胃酸分泌。常用阿托品或 654-2 肌注。有肠麻痹、尿潴留、严重腹胀者不宜使用抗胆碱能药。

(3) 生长抑素的应用:生长抑素具有抑制胰液和胰酶分泌、抑制胰酶合成的作用,其类似物奥曲肽疗效亦较好。重症胰腺炎者应尽早使用。生长抑素如施他宁剂量为 $250\mu g/h$,奥曲肽为 $25\sim50\mu g/h$,持续静滴,3~7 天。

2. 抑制胰酶活性 仅用于重症胰腺炎早期,国内学者推荐使用。常用药物抑肽酶 20 万 ~50 万 U/d,分两次溶于葡萄糖液静滴,或用加贝酯 100~300mg 溶于葡萄糖液,以 $2.5mg/(kg\cdot d)$ 速度静滴,病情好转后逐渐减量。

3. 解痉镇痛 阿托品或 654-2 肌注,每天 2~3 次。疼痛剧烈者可用哌替啶 50~100mg 肌内注射。

4. 抗生素应用 胆道疾病所致胰腺炎和重症胰腺炎者应常规使用抗生素,以防胰腺坏死继发细菌感染。常用药物以喹诺酮类或亚胺培南为佳,因该类药物对肠道移位细菌敏感,且对胰腺有较好渗透作用;同时联合应用甲硝唑以抑制厌氧菌。

5. 抗休克治疗 重症胰腺炎患者低血容量休克时可予输全血、血浆、白蛋白或血浆代用品,补充血容量,可在扩容基础上应用血管活性药物。

6. 纠正水电解质平衡失调 由于禁食、呕吐、胃肠减压等易造成水、电解质平衡失调,应积极补充液体及电解质。

7. 营养支持 重症胰腺炎者早期一般采用全胃肠外营养,如无肠梗阻,应尽早过渡到肠内营养,以增强肠内黏膜屏障。

8. 其他治疗

(1) 中医治疗:对急性胰腺炎有一定疗效,主要有柴胡、黄连、黄芩、积实、厚朴、木香、白芍、芒硝、大黄(后下)等,随症加减用量。

(2) 内镜下 Oddi 括约肌切开术:用于胆源性胰腺炎合并胆道感染或梗阻者,行 Oddi 括约肌切开术或放置鼻胆管引流。

(3) 腹腔灌洗:通过腹腔灌洗可清除腹腔内细菌、内毒素、胰酶、炎性因子等,以减少此类物质入血损害全身脏器。

(4) 手术治疗:胰腺坏死合并感染、胰腺脓肿、胰腺假性囊肿、胆道梗阻或感染、疑有腹腔脏器穿孔或肠坏死者诊断未明需行剖腹探查术者,是手术指征。

(5) 并发症处理:对重症胰腺炎伴腹腔内大量渗液者或急性肾衰者可采用腹膜透析治疗,对急性呼吸窘迫综合征者除药物治疗外,可行气管切开和应用呼吸机治疗,并发糖尿病者可使用胰岛素。

【主要护理诊断 / 问题】

1. 疼痛:腹痛 与胰腺及其周围组织炎症、水肿或出血坏死有关。

2. 营养失调:低于机体需要量　与急性胰腺炎行禁食和胃肠减压有关。

3. 恐惧　与腹痛剧烈及病情进展急骤有关。

【护理措施】

1. 病情观察

(1) 观察腹痛的程度、部位、性质及解痉药物效果:注意监测患者用药前后疼痛有无减轻、疼痛性质和特点有无改变。若疼痛持续存在伴高热,则应考虑并发急性胰腺脓肿;如疼痛剧烈、腹肌紧张、压痛、反跳痛明显,提示并发腹膜炎,及时通知医生。

(2) 注意观察呕吐物的量及性质:行持续胃肠减压和鼻胆管引流者,观察和记录引流液的量、色、性状,准确记录24小时出入液量,观察患者皮肤黏膜色泽和弹性变化,判断脱水程度。

(3) 定期留取标本,监测血尿淀粉酶、血糖、血电解质的变化,做好动脉血气分析,防止低钙血症可给予静脉注射葡萄糖酸钙。

(4) 重症胰腺炎者如有条件应收治在ICU,密切观察其体温、血压、脉搏、呼吸、尿量、中心静脉压及神志情况,注意有无尿量减少、呼吸急促、脉搏细速等多脏器功能衰竭表现。

2. 起居护理　急性期绝对卧床休息,降低机体代谢率,增加脏器血流量,促进组织修复。协助患者弯腰屈膝侧卧位,以减轻疼痛。鼓励患者翻身。因剧痛在床上辗转不安者要防止坠床,周围不要有危险物品。因疼痛多汗者要注意保持皮肤干燥。对重症胰腺炎者应协助其做好日常生活护理。

3. 饮食护理

(1) 大多患者需禁食1~3天,明显腹胀者需行胃肠减压,以减少胃酸分泌,进而减少胰液分泌,减轻腹痛腹胀。护士向患者及家属解释禁食的意义。

(2) 禁食期间一般不能饮水,口渴者可含漱或湿润口唇,应做好口腔护理。

(3) 禁食期间通过静脉滴注葡萄糖注射液补充能量,对重症者进行全胃肠外营养,促进胰腺细胞修复。禁食患者应迅速建立静脉通路,维持有效循环血容量。根据患者脱水程度、年龄和心肺功能,遵医嘱适当调整补液量及速度,及时补充因呕吐、发热、引流和禁食所丢失的液体,纠正酸碱失衡,胃肠减压时入液量需达到3000ml/d以上。

(4) 对血尿淀粉酶显著下降、症状稍缓解且无肠梗阻者,可在胃镜直视下经鼻置入鼻肠营养管于十二指肠降段远端(距门齿约60cm),体外留置约10cm固定,进行肠内营养,护理要点如下:

1) 一般鼻肠营养管最多留置42天。

2) 留置期间用25~50ml/8h生理盐水冲洗管道,管饲前后用至少25ml生理盐水冲洗管道,以防堵塞。

3) 开始时用营养泵控制肠内营养液滴速,从25ml/h开始,逐渐增至稳定数值,以此速度持续滴入,以后再分次滴入,以防止一过性高血糖及低血糖反应发生。

(5) 随着病情逐渐好转,待腹痛和呕吐基本消失后,可给少量碳水化合物类流食,逐渐恢复正常饮食,但忌油脂,避免刺激性强、产气过多、高蛋白饮食。

4. 用药护理

(1) H_2受体拮抗剂、质子泵抑制剂、抗胆碱能药物等抑酸剂的不良反应在"消化性溃疡"一节已述及,注意观察药物疗效及不良反应,此处不再赘述。若患者有肠麻痹、尿潴留、严重腹胀则不宜使用抗胆碱能药,因其松弛平滑肌而加重上述症状。

（2）若患者疼痛剧烈，可遵医嘱给予哌替啶等解痉镇痛药，但哌替啶反复使用可致成瘾，禁用吗啡，因吗啡可引起 Oddi 括约肌痉挛，加重疼痛。

（3）遵医嘱应用生长抑素类药物，调整适当的输液速度和量。14 肽天然生长抑素（施他宁），用法为首剂 250μg 静脉缓注，继以 250μg/h（3mg 加 10% 葡萄糖液 500ml）持续静脉滴注。本药半衰期极短，仅 2~3 分钟，故应持续静滴，滴注过程中不能中断，若中断超过 5 分钟，应重新注射首剂。8 肽生长抑素拟似物（如善宁、奥曲肽）该药半衰期较长，用法为首剂 100μg 静脉缓注，继以 25~50μg/h（0.3mg 加 10% 葡萄糖液 500ml）持续静脉滴注。生长抑素及其拟似物使用时严格控制静脉推注或滴注速度，速度过快易引起恶心、呕吐。

（4）部分抑制胰酶活性的药物会引起过敏反应，使用前应做药物过敏试验，如抑肽酶试敏液 0.1ml 静脉内注射，15 分钟后观察患者有无胸闷、心悸等不适，过敏者则不可使用。

5. 对症护理

（1）腹痛：对重症胰腺炎者，需准备抢救用物如静脉切开包、血浆、输液用物、氧气、人工呼吸器、气管切开包等。腹腔内渗液严重需做好耻骨上切开引流的手术前准备。对重症胰腺炎有明显手术指征者，需立即作手术切除者，应做好术前准备。

（2）呼吸困难：对发生呼吸困难、有急性呼吸窘迫综合征患者，应配合医生应用气管切开与人工呼吸器等。

（3）休克：若患者出现神志改变、尿量减少、皮肤黏膜苍白、出冷汗等时，应给予抗休克位（平卧位），注意保暖，吸入氧气，配血、备血及建立静脉通路，快速静脉输液、输血或输血浆以纠正低血容量。如血压仍不上升应按医嘱给予升压药物，必要时监测中心静脉压调节滴速。

6. 心理护理

（1）帮助患者减轻或去除加重疼痛的因素，指导患者采用减轻疼痛的方法如松弛疗法、皮肤刺激疗法等。

（2）向患者及家属解释禁食的重要意义，并关心和照顾其生活，以减轻其焦虑。

（3）对重症胰腺炎患者，护士应简明扼要讲解疾病的发生发展，陪伴患者，给予适当安慰，减轻恐惧。

【其他相关护理诊断】

1. 知识缺乏　缺乏有关本病的病因和预防知识。

2. 潜在并发症：血容量不足、急性肾衰竭、心功能不全、DIC、败血症、ARDS。

【中医护理概要】

1. 本病属于中医胃脘痛的范畴。

2. 本病主要由于饮食不节、饮酒过度、暴饮暴食所致，肝胆脾胃功能损伤。该病早期基本病机为湿、热、毒、气、瘀蕴结中焦，腑气升降失调，肝脾实热，阳明热结。临床以腑实热壅证为最多见。

3. 在口服甘遂末的治疗中，应注意水、电解质平衡；可用四黄水蜜外敷上腹部；不耐受四黄水蜜外敷者，可用吴茱萸加粗盐热熨。

【健康教育】

1. 知识宣教　向患者及家属介绍本病的主要诱发因素和疾病的过程，教育患者积极治疗胆道疾病，注意防治胆道蛔虫症。

2. 饮食指导　指导患者进食应定时定量、少量多餐，避免暴饮暴食。病情平稳后，应从低糖无脂饮食过渡到低脂低糖饮食,逐渐恢复,避免刺激性强、产气多、高脂肪、高蛋白食物,防止复发。患者应戒除烟酒。

【结语】

急性胰腺炎主要由胆道疾病和过量酒精摄入引起。临床上分为轻症和重症胰腺炎,前者多见,后者因并发症而病死率升高。腹痛为本病主要表现和首发症状,胰淀粉酶增高有助于本病诊断,可有高血糖、低血钙,血钙过低提示预后不良。轻症胰腺炎治疗原则为抑制胰酶、抑酸、解痉止痛、营养支持。禁食和胃肠减压是首要措施。重症胰腺炎必须采取综合措施,符合手术适应证者应及时手术,积极抢救。护理上注意卧床休息,避免暴饮暴食、戒酒,开始宜禁食,经少量低脂、低糖饮食逐渐恢复正常饮食,动态监测胰酶及生命体征,以观察疗效。

第十二节　上消化道大出血

上消化道出血(upper gastrointestinal hemorrhage)是指屈氏韧带以上的消化道,包括食管、胃、十二指肠、胰腺、胆道等病变引起的出血,以及胃空肠吻合术后的空肠病变引起的出血。上消化道大出血是指在数小时内失血量超过1000ml或占循环血容量20%,主要表现为呕血和(或)黑便,因血容量急剧减少,常伴有急性周围循环衰竭,是临床常见急症,病情严重者,常因失血性休克而死亡。

近年,本病诊断及治疗水平有很大提高,临床资料统计显示,约80%~85%急性上消化道大量出血患者短期内可自行停止,仅15%~20%患者持续出血或反复出血,最终死于出血并发症,其中急性非静脉曲张性上消化道出血的发病率在我国仍居高不下,严重影响人民的生命健康,而且罹患本病的老年人因各器官储备功能下降,常伴有心脑血管疾病、慢性阻塞性肺疾病等基础病变,即使出血量不大也可引起多器官功能衰竭,病死率仍相当高。

【病因】

上消化道出血原因很多,上消化道疾病和全身性疾病均可引起。临床上常见病因有消化性溃疡、食管下段和胃底静脉曲张破裂、急性糜烂出血性胃炎和胃癌。食管贲门黏膜撕裂综合征(Mallory-Weiss综合征)引起的出血亦不少见。归纳如下:

1. 上消化道疾病

(1) 胃、十二指肠疾病:临床最常见病因是消化性溃疡,此外急性糜烂出血性胃炎、胃癌、胃血管异常、急性糜烂性十二指肠炎、淋巴瘤、壶腹周围癌、胃手术后病变如吻合口溃疡、残胃癌,重度钩虫病或十二指肠克罗恩病等,也可能引起出血。

(2) 食管、空肠疾病:食管炎、食管癌、食管贲门黏膜撕裂综合征、强酸强碱或其他化学试剂引起的损伤、胃空肠吻合术后的空肠病变等。

2. 各种原因所致门脉高压引起的食管下段和胃底静脉曲张破裂

(1) 各种病因引起的肝硬化。

(2) 门静脉阻塞:门静脉炎、门静脉血栓形成、门静脉受邻近肿块压迫。

3. 上消化道邻近器官或组织的疾病

(1) 胆道出血:胆管结石、胆道蛔虫病,胆管癌、肝癌、肝脓肿或肝血管瘤破入胆道等。

(2) 胰腺疾病:侵及十二指肠的胰腺癌、急性胰腺炎并发脓肿破溃。

(3) 主动脉瘤破入食管、胃或十二指肠。

(4) 纵隔肿瘤或脓肿破入食管。

4. 全身性疾病

(1) 血液病:白血病、血小板减少性紫癜、血友病、DIC及其他凝血机制障碍等。

(2) 血管性疾病:过敏性紫癜、遗传性出血性毛细血管扩张、弹性假黄瘤、动脉粥样硬化等。

(3) 尿毒症。

(4) 结缔组织病:结节性多动脉炎、系统性红斑狼疮或其他血管炎。

(5) 急性感染:流行性出血热、钩端螺旋体病等。

(6) 应激相关胃黏膜损伤:是指各种严重疾病引起的应激状态下产生的急性糜烂出血性胃炎乃至溃疡形成,可引起出血,溃疡形成时多发生大出血。

【临床表现】

上消化道出血的临床表现取决于出血的量及速度,并与出血前的全身状态有关,如是否合并心、肝、肾功能障碍,贫血以及疾病严重程度。

1. 呕血与黑便   是上消化道出血的特征性表现。出血部位在幽门以上者常有呕血,若出血量少,速度较慢,亦可无呕血。出血部位在幽门以下者,若出血量大,速度快,可因血液反流入胃内,引起呕血。胃内积血量大未经胃酸充分混合而呕出者则为鲜红色或有血块;呕血棕褐色呈咖啡渣样,系血液在胃内停留时间长,经胃酸作用形成正铁血红素(Fe^{3+})所致。上消化道大出血之后,均有黑便,一次出血后的黑便约经3天才可排净。黑便呈柏油样,黏稠而发亮,系血红蛋白的铁与肠内硫化物作用形成硫化亚铁(Fe^{2+})所致;若出血量大,血液在肠内推进快,粪便可呈暗红甚至鲜红色;若空肠、回肠出血,量不大且在肠道停留时间长,亦可表现为黑便,需与上消化道出血相鉴别。

2. 发热   多数患者于大量出血24小时内出现发热,一般不超过38.5℃,持续3~5天降至正常。发热原因尚不清楚,可能是由于出血后体温调节中枢功能障碍和出血后坏死物质吸收热所致。临床上分析发热病因时还应注意是否合并肺炎及其他部位感染。

3. 失血性周围循环衰竭   上消化道出血的量及速度决定了急性周围循环衰竭的程度。急性大量出血致有效循环血容量迅速减少,静脉回心血量不足,心排血量迅速降低,心、脑、肾等重要脏器血供不足而功能障碍。临床上可出现头昏、心悸、乏力、晕厥、肢体冷感等一系列组织缺血的表现。患者晕厥常在排便时或便后突然起立时发生,系因消化道内血液刺激肠蠕动增加,患者总有便意,排血便致失血及体位性低血压所致。

休克早期血压因机体代偿作用而正常或呈一过性升高,脉搏无明显增快,头晕乏力明显,此时应特别注意血压波动,若不及时补充血容量,则血压将迅速下降。严重者呈休克状态,表现为精神萎靡、烦躁不安、甚至反应迟钝或神志不清;面色苍白、口唇发绀、呼吸急促、四肢湿冷,皮肤呈灰白色或紫灰花斑,压之褪色经久不恢复,体表静脉塌陷;血压下降(收缩压低于80mmHg),脉压差变小(低于25~30mmHg),心率加快,脉搏细数(120次/分以上)等。休克未改善时尿量减少,若补充血容量后仍少尿或无尿,应考虑并发急性肾衰竭。

【辅助检查】

1. 实验室检查

(1) 血常规:上消化道出血早期无变化,一般需经3~4小时以上均有急性失血性贫血,即红细胞、血小板计数,血红蛋白浓度均下降。出血24小时内网织红细胞即见增高,至出血后 4~7 天可高达 5%~15%，以后逐渐降至正常，如出血不止则可持续升高。白细胞计数在出血后 2~5 小时轻至中度升高，可达 $(10~20) \times 10^9/L$，出血止后 2~3 天恢复正常，脾功能亢进者白细胞计数可不升高。

(2) 肾功能变化：可出现肠源性、肾前性、肾性氮质血症。上消化道大量出血后，大量血液进入肠道，其蛋白质消化产物被吸收，引起血中尿素氮浓度增高，称为肠源性氮质血症。一般于一次出血后数小时血尿素氮开始上升，约 24~48 小时达高峰，大多不超过 14.3mmol/L，3~4 天后降至正常。若患者出血前肾功能正常，血容量已经纠正，但血中尿素氮仍持续增高超过 3~4 天，提示上消化道出血未停止或再次出血。出血导致周围循环衰竭，使肾血流量减少，肾小球滤过率下降而出现肾前性氮质血症。若无活动性出血证据，血容量已经补足，但尿量仍少，致血尿素氮不能降至正常，则考虑因严重持久休克造成急性肾衰竭，或失血加重了原有肾病者的肾脏损害而发生肾衰竭，即肾性氮质血症。

(3) 粪便检查：因出血量及速度不同，可出现隐血试验阳性、黑便、暗红色或鲜红色血便等，据此估计失血量及动态观察有无活动性出血，判断治疗效果及协助病因诊断。

2. 胃镜检查　可以直视下顺序观察食管、胃、十二指肠球部直至降段，是目前诊断上消化道出血病因的首选检查方法，在出血后 24~48 小时内进行，称急诊内镜检查。有些病变如急性糜烂出血性胃炎可在短短几天内愈合而不留痕迹；有些疾病如血管异常在活动性出血或近期出血期间才易于发现，故急诊内镜检查有助于提高出血病因诊断的准确性，对同时存在 2 处或多处病变者可确定其出血部位，并根据病变特征判断是否继续出血或有再出血的危险，同时可对出血灶进行内镜下止血治疗。

3. X 线钡剂造影检查　对明确病因亦有价值。主要适用于有胃镜检查禁忌证，不宜或不愿进行内镜检查者，或经胃镜检查未能明确病因，需排除十二指肠降段以下的小肠段有无出血病灶者。在出血停止和病情基本稳定数天后进行为宜，因活动性出血早期胃内有积血，且患者处于抢救阶段不能满意配合。

4. 其他　选择性腹腔动脉造影、放射性核素扫描、胶囊内镜及小肠镜检查等，适用于胃镜及 X 线钡剂造影未能确诊而反复出血者。胶囊内镜对排除小肠病变引起的出血有特殊价值。若患者处于持续严重大量出血状态且有手术禁忌，内镜无法安全进行或积血影响镜下视野，此时可行选择性肠系膜上动脉造影帮助确定出血部位，并同时行介入治疗。不能耐受 X 线、内镜或动脉造影检查的患者，可做吞线试验，根据棉线有无沾染血迹及其部位，可以估计活动性出血部位。

【诊断与鉴别诊断】

1. 上消化道出血诊断的确立　有引起上消化道出血疾病的病史；有呕血黑便甚至周围循环衰竭的表现；血液检查有红细胞、血红蛋白、血细胞比容下降的证据，粪便隐血试验呈强阳性等，可作出上消化道出血的诊断。需注意以下几点：①与消化道出血以外的因素，如口、鼻、咽喉等处出血时咽下血液引起呕血和黑便；某些心肺疾患所致咯血等；以及进食动物血、碳粉、铁剂、铋剂等引起的黑便相鉴别；②判断是上消化道出血还是下消化道出血，呕血与黑便多提示上消化道出血，血便多为下消化道出血，做出初步判断，难以明确者在病情稳定后行胃镜或其他检查确诊。部分患者出血速度快，可先出现周围循环衰竭而无呕血和黑便，疑有上消化道大量出血时，应及早行直肠指检，以发现未排出的黑便。

2. 出血病因的诊断　根据病史、症状和体征提供的线索，依靠前述器械检查确诊出血原因及部位。常见病史特点为:①消化性溃疡:有慢性、周期性、节律性上腹痛,冬春或春秋交界季好发,有饮食失调、劳累、精神紧张受伤等诱因,出血前疼痛加剧,出血后疼痛减轻;②急性糜烂出血性胃炎:有服用吲哚美辛、保泰松、肾上腺糖皮质激素等损伤胃黏膜的药物史或酗酒史,有创伤、颅脑手术、休克、严重感染等应激史;③胃癌:中年以上患者有近期上腹痛无规律性,伴厌食、进行性消瘦、贫血,粪便隐血试验呈持续阳性,出血后疼痛无缓解;④食管下段胃底静脉曲张破裂出血:既往有病毒性肝炎、酗酒等病史,有肝功能减退和门脉高压表现,肝功试验结果异常,血常规红细胞、血小板、血红蛋白减少等,特征为突然呕出大量鲜红色血液,不易止血,易致失血性休克,肝功进一步受损,并诱发肝性脑病。值得注意的是,约 1/3 肝硬化患者出血系因门脉高压性胃病、消化性溃疡、急性糜烂出血性胃炎等病变所致。

【治疗要点】

上消化道大量出血是临床急症,重者危及生命,应采取积极措施进行抢救:迅速补充血容量、抗休克、止血、纠正水电解质紊乱,同时积极进行病因诊断和治疗。

1. 积极补充血容量　尽快补充血容量。紧急输血指征包括:①患者变换体位时出现晕厥、血压下降和心率加快;②失血性休克;③血红蛋白低于 70g/L 或血细胞比容低于 25%。

2. 止血措施

(1) 食管下段胃底静脉曲张破裂大出血:本病往往出血量大、再出血率高、死亡率高,止血措施有其特殊性。

1) 药物止血:包括全身用药和局部用药两部分。前者经静脉进入体内,发挥止血作用;后者经口或经胃管注入消化道内,对病灶局部进行止血。全身用药主要有:①血管加压素及其拟似物:通过收缩内脏血管,减少门脉血流量,降低门静脉及其侧支循环的压力,从而控制食管胃底静脉曲张出血,特列加压素为加压素拟似物,止血效果好,不良反应少,因价格昂贵目前国内尚未推广使用。②生长抑素及其拟似物:可明显减少内脏血流量,并减少奇静脉血流量,止血效果好,该类药物已经成为近年治疗食管胃底静脉曲张出血的最常用药物。③巴曲亭:是一种凝血酶素,具有止血功能,且不形成血栓。④氨甲环酸注射液:通过竞争抑制纤溶酶在纤维蛋白上吸附,从而防止其激活,保护纤维蛋白不被纤溶酶所降解和溶解,最终达到止血效果。局部用药主要有:①去甲肾上腺素强烈收缩出血的小动脉而止血,适用于胃、十二指肠出血。②凝血酶经接触性止血,促使纤维蛋白原转变为纤维蛋白,加速血液凝固,近年来被广泛应用于局部止血。

2) 三(四)腔二囊管压迫止血:仅适用于食管下段胃底静脉破裂出血者。气囊压迫止血效果肯定,但缺点是患者痛苦大,并发症多。因不能长期压迫,停用后早期再出血率高,目前已不推荐气囊压迫作为首选止血措施,限于药物无效时作暂时止血用。

3) 内镜治疗:在用药物治疗和气囊压迫基本控制出血,病情基本稳定后,进行急诊内镜检查和止血治疗。内镜直视下注射硬化剂或组织黏合剂至曲张的静脉(前者用于食管曲张静脉、后者用于胃底曲张静脉),或用皮圈套扎曲张静脉,不但能达到止血目的,而且可有效防止早期再出血,是目前治疗食管胃底静脉曲张破裂出血的重要手段。并发症主要有局部溃疡、出血、穿孔、瘢痕狭窄、感染等。

4) 手术治疗:食管胃底静脉曲张破裂出血上述内科治疗无效时,应考虑外科手术或经颈静脉肝内门体静脉分流术。急诊外科手术并发症多、死亡率高,因此应尽量避免。

5) 介入手术:选择性肠系膜上动脉造影后发现出血部位,行脾动脉栓塞术等介入治疗,同前述肝硬化介入治疗。

(2) 非曲张静脉上消化道大出血:除食管胃底静脉曲张破裂出血之外的其他病因引起的上消化道大量出血,习惯上称为非曲张静脉上消化道大出血,其中以消化性溃疡所致出血最为常见。止血措施主要有:

1) 药物止血:在 pH<5.0 时,新形成的凝血块在胃液中迅速会被消化,在 pH>6.0 时,血浆凝血功能所诱导的止血作用才能有效发挥,故应用抑酸药,提高胃内 pH,有利于血小板聚积。常用的药物有 H₂ 受体拮抗剂或质子泵抑制剂,后者疗效优于前者。

2) 内镜治疗:消化性溃疡出血约 80% 不经特殊处理可自行止血,其余患者中的一部分则会持续出血或再出血。内镜治疗适用于有活动性出血或暴露血管的溃疡,包括激光光凝、高频电凝、微波止血、热探头止血、血管夹钳夹等方法。此外,也可行去甲肾上腺素、凝血酶等药物局部喷洒,局部注射硬化剂(如酒精)等。

3) 介入治疗:患者严重消化道大出血在少数特殊情况下,既无法进行内镜治疗,又不能耐受手术,可考虑在选择性肠系膜动脉造影找到出血灶的同时进行血管栓塞治疗。

【主要护理诊断/问题】

1. 体液不足　与上消化道出血有关。

2. 活动无耐力　与失血后贫血有关。

3. 营养失调:低于机体需要量　与急性期禁食及贫血有关。

4. 恐惧　与上消化道大量出血致生命或健康受到威胁有关。

5. 潜在并发症:休克。

【护理措施】

1. 病情观察

(1) 早期识别出血先兆:如头昏、口渴、恶心;频繁呃逆、恶心欲吐、上腹不适等为呕血先兆;肠鸣音增强、腹胀、有便意等为便血先兆,早期识别上述征象,早期处理。

(2) 评估出血量:粪便隐血试验阳性提示每天出血量 5~10ml;出现黑便表明出血量在 50~100ml/d 以上;胃内积血量在 250~300ml,可引起呕血;一次出血量 <400ml,轻度减少的血容量可由组织液及脾脏贮血补充,可不引起全身症状;出血量超过 400~500ml,可出现头昏、心悸、出汗、乏力等全身症状;短期内出血量超过 1000ml,可出现失血性周围循环衰竭表现。

(3) 周围循环衰竭表现:对大量出血患者每 5~20 分钟测量血压、脉搏 1 次;观察呕血、黑便的量及颜色;准确记录出入量;并注意出血速度及随之出现的状况,包括患者出现的主观感觉、意识状态及肝性脑病的特征、肢体温度和相对湿度、皮肤与甲床色泽和颈静脉充盈情况。如烦躁不安、面色苍白、皮肤湿冷、四肢冰凉提示微循环血流灌注不足,应注意保温,当皮肤逐渐转暖、出汗停止则提示血流灌注好转。疑有休克时应留置导尿管,测每小时尿量,应保持尿量 >30ml/h。

(4) 判断出血是否停止:临床上出现下列征象,提示继续出血或再出血:①反复呕血,甚至呕出物由咖啡色转为鲜红色,黑便次数增多且粪质稀薄色泽转为暗红色,伴肠鸣音亢进;②周围循环衰竭现象经充分补液输血而未见明显改善,或虽暂时好转而又恶化,血压波动,中心静脉压不稳定;③红细胞计数,红细胞比容、血红蛋白测定不断下降,网织红细胞计数持续增高;④在补液足够、尿量正常的情况下,血尿素氮持续或再次增高;⑤门脉高压患者原有脾大,出血后常暂时缩小,脾恢复肿大亦提示出血未止。

2. 起居护理 大出血者急性期绝对卧床休息,协助取舒适卧位并定时更换体位,指导患者坐起或站起时动作缓慢,病情稳定后逐渐增加活动量。轻症患者可起身稍事活动,可上厕所大小便,注意有活动性出血时,患者常因有便意而上厕所,出现头晕、心悸、出汗时立即卧床休息,并告知护士。限制活动期间,协助患者完成个人日常生活活动,例如进食、口腔清洁、皮肤清洁、会阴护理等,必要时护士陪同入厕或在床上大小便。长期卧床者预防压疮发生,呕吐后及时漱口,便次多者注意肛周皮肤护理。加强对重症患者的巡视,护理操作应集中,注意保暖,床栏保护,防止坠床。

3. 饮食护理

(1) 急性大出血伴恶心、呕吐者应禁食。

(2) 消化性溃疡出血者,可在止血停止 24 小时后给予温凉流食;消化性溃疡少量出血无呕吐者,一般不需禁食,可摄入少量清淡流食,以中和胃酸,减少饥饿性胃肠蠕动,促进溃疡愈合,利于止血;3~5 天后逐渐过渡到营养丰富、易消化、无刺激性半流食,逐步至软食。

(3) 食管下段和胃底静脉曲张破裂出血者,需禁食时间较长,一般于出血停止 48~72 小时后可先予试验性半量冷流质饮食,渐进高热量、高维生素流食,限制钠和蛋白质摄入,避免粗糙、坚硬、刺激性食物。

(4) 进食时应注意细嚼慢咽、少量多餐,减轻胃肠负担。

4. 用药护理 积极补充血容量、使用各种止血药,用药期间均应注意其用法并观察呕血、便血量及性质的改善情况。

(1) 输血:在配血期间,先输平衡液或葡萄糖盐水。一般先输浓缩红细胞,活动性大出血者输全血。宜输新鲜血,因库血存含氨量高易诱发肝性脑病。输血量视患者周围循环动力学及贫血改善而定,尿量是有价值的参考指标。应注意因输液、输血过快、过多导致肺水肿,原有心脏病或老年患者必要时可根据中心静脉压调节输液量。

(2) 血管加压素:用法为 0.2U/min 持续静滴,根据治疗反应可逐渐增加到 0.4U/min。该药在较大剂量时才能发挥止血效果,此剂量时其不良反应较大,如腹痛、呕吐、血压升高、心律失常、心绞痛、重者可发生心肌梗死等,故使用时应静滴或舌下含服硝酸甘油,以减少其不良反应及协同降低门静脉压,注意有冠心病、高血压者禁用;静点过程中控制好滴速,保证有效浓度;加强巡视,防止外溢,一旦外溢用 50% 硫酸镁湿敷;因该药有抗利尿作用,突然停用血管加压素会引起反射性尿液增多,故应观察尿量并向家属做好解释工作。

(3) 氨甲环酸注射液:用法为 0.5g 加 10% 葡萄糖液 250ml 日一次静点,使用时应注意有血栓形成倾向者慎用,与青霉素和输血有配伍禁忌。巴曲亭用法为 1ku/ 次,肌内注射,或静脉缓推,或静滴。

(4) 凝血酶:可采取口服、局部灌注或内镜下局部喷洒的方法。严禁静脉、皮下、肌内给药,因可致血栓形成。口服凝血酶时指导患者变换体位,观察是否有恶心、头昏等副作用。此药不能与酸碱及重金属等药物配伍,应现用现配,若出现过敏现象应立即停药。

(5) 镇静剂:肝病患者忌用吗啡、巴比妥类等强镇静药物。

5. 对症护理

(1) 急性周围循环衰竭

1) 患者取平卧位,头偏一侧,保持呼吸道通畅,下肢略抬高 10°~15°。

2）给予高流量氧气吸入。

3）立即建立静脉通路，配合医生迅速、准确验血型，抽血交错，应用各种止血急救用品及药物等抢救措施，并观察治疗效果及不良反应。

4）纠正出血性休克的关键在于短期内补充血容量。根据患者血压、脉搏、周围循环情况、血红蛋白量，调整补液速度，如收缩压<80mmHg，脉搏>120次/分，血红蛋白<80g/L，尿量<20ml/h，心肺功能正常者，可每小时输全血或新鲜血300ml，或补液1000ml；当收缩压>100mmHg，输血、补液的速度可适当减慢，以免引起急性肺水肿或因血压突然升高引起再出血。输液开始宜快，必要时测定中心静脉压，作为调整输液量和速度的依据。

（2）三(四)腔二囊管压迫止血：适用于食管下段和胃底静脉曲张破裂出血者。该管的两个气囊分别称胃囊和食管囊，该管内的三个腔分别通患者的胃腔和两个气囊，四腔管较三腔管多了一条在食管囊上方开口的管腔，用来抽吸食管内积蓄的分泌物或血液。气囊压迫止血并发症有：吸入性肺炎、窒息、食管炎、食管黏膜坏死、心律失常等。具体护理如下：

1）插管前护理：①向患者做好解释工作，使其了解使用三(四)腔二囊管的目的、意义、配合要点及不适；②检查气囊性能，分别向胃囊和食管囊注气，确认无漏气后，抽尽囊内气体，做好标记，用液状石蜡润滑管及气囊外部，备用。

2）插管护理：①协助医生为患者做鼻腔和咽喉部的局部麻醉，当三腔二囊管插入约15cm时，嘱患者做吞咽动作，减少咽喉部的摩擦和黏膜损伤，保证插管顺利；②插管至50~60cm时，抽取胃液，检查管端在胃内，并抽出胃内积血；③先向胃囊注气150~200ml，囊内压力约50~70mmHg(6.7~9.3kpa)，封闭管腔口，缓慢向外牵拉，使胃囊压胃底扩张的静脉；④如果单用胃囊压迫已经止血，则食管囊不必充气；如果未能止血，继续向食管囊注气约80~100ml，囊内压力约35~45mmHg，平均40mmHg(5.3kpa)，封闭管腔口，使气囊压迫食管扩张的静脉；⑤管外端用绷带连接0.5kg重物，放于患者床尾端的牵引架上做持续牵引。牵引绷带和水平面呈30°角，防止压迫鼻腔，牵引重物距地面5~10cm，若滑脱，气囊向上移位时，重物即至地面而减轻了牵拉压力。

3）置管期护理：①初次压迫可持续6~12小时，以后每4~6小时放气半小时后再注气压迫，避免压迫时间过长致黏膜发生缺血和坏死，气囊压迫一般3~4日，继续出血者可适当延长。气囊持续压迫最长不应超过24小时，放气解除压迫一段时间后，必要时重复充盈气囊恢复牵引；②经胃管用冰水或冰盐水洗胃，清除积血，减少有毒物质在肠道的吸收，防止诱发肝性脑病；③定期抽吸胃内容物，避免胃膨胀引起呕吐，观察和记录胃内容物量、色、性状，评估出血是否停止。如无血性液体抽出，应遵医嘱局部注入止血药；如见新鲜血液说明止血效果不好，应检查牵引松紧或气囊压力，予以调整；④定期监测囊内压：每隔4~6小时监测1次囊内压力，若囊内压力降低，应抽尽囊内气体重新注气；若患者出现恶心、胸骨下不适或频发期前收缩，应检查胃囊是否进入食管下端压迫心脏，给予调整；若提拉不慎或患者用力咳嗽，可将胃气囊拉出而阻塞咽喉部，引起呼吸困难或窒息，此时应将气囊口打开，放出气体；若囊内压力为"0"且注气后测压仍为"0"，考虑气囊破裂，应按拔管处理后重新置管；⑤定期做好口鼻腔护理，每日三次向鼻腔滴入少量润滑油，以免三腔管黏附鼻黏膜，每日两次口腔护理，嘱痰液不要咽下，以免误入气管致吸入性肺炎；⑥定期做好雾化吸入，可用生理盐水，每日两次，减轻置管所致咽部疼痛及拔管后的声音嘶哑；⑦留置气囊管给患者带来不适，易出现紧张、焦虑、恐惧等心理反应，应与患者多沟通，给予鼓励和安慰，取得配合。

4) 拔管护理:出血停止 24 小时后,食管囊放气同时放松牵引,将三腔管向胃内送入少许,以解除胃底贲门压力,即游离胃囊,在此情况下继续置管 24 小时,如未再出血,即可拔管。拔管前嘱患者口服液状石蜡 20~30ml,润滑黏膜和气囊管外壁,轻柔缓慢拔管。拔管后 24 小时内仍需严密观察,如发现出血征象,仍可用三腔二囊管止血。

6. 心理护理

(1) 观察患者的心理变化,如紧张、恐惧或悲观、沮丧等,特别是慢性病或全身性疾病所致反复出血者,有无对治疗失去信心、不合作。

(2) 解释各项检查、治疗措施,耐心细致地解答患者或家属的提问,消除他们的疑虑。说明情绪稳定有助于止血,而过度的精神紧张则可加重出血。

(3) 患者呕血或黑便后应及时清除血迹或污物,以减少对患者的不良刺激。

(4) 经常巡视,大出血时陪伴患者,抢救工作应迅速而不忙乱,使其产生安全感、信任感,保持稳定情绪,帮助患者消除紧张恐惧心理,更好地配合治疗及护理。

【其他相关护理诊断】

1. 窒息的危险　与血液或分泌物反流入气管,气囊阻塞气道有关。

2. 受伤的危险　与气囊长时间压迫食管胃底黏膜,体位性低血压致晕厥有关。

3. 知识缺乏　缺乏引起上消化道出血的疾病及其防治的知识。

【中医护理概要】

1. 本病属于中医血证中吐血、便血的范畴。

2. 本病是由脏腑气机功能紊乱,气火逆乱,血不循经,脉络损伤,血溢于外所致。

3. 本病可辅以食疗,肝火犯胃可佐餐服用三七藕蛋羹,脾气虚弱可佐餐服用栗子糕,胃脘瘀血型可服益母草汁粥。

【健康教育】

1. 知识宣教　上消化道出血的临床过程及预后因引起出血的病因而异,应帮助患者和家属掌握与患者消化道出血有关疾病的病因、诱因、预防、治疗和护理知识,以减少再度出血的危险。患者及家属应学会早期识别出血征象及相应的应急措施,如出现头晕、心悸等不适,或呕血、黑便时,立即卧床休息,保持安静,减少身体活动;呕吐时取侧卧位以免误吸,就医救治。

2. 用药指导　指导患者用药方法,讲解药物的作用及不良反应,嘱患者定时定量服药。禁用阿司匹林、保泰松等解热镇痛剂。

3. 活动　生活起居要有规律,劳逸结合,保持乐观情绪,注意身心休息,避免长期紧张及过度劳累。应戒烟酒。

4. 饮食指导　饮食应规律卫生、细嚼慢咽、少量多餐。进营养丰富、易消化饮食,避免食物粗糙,生、冷、硬、刺激性、产气多食物和饮料。

【结语】

上消化道大出血是常见的临床急症,常见病因有消化性溃疡、急性胃黏膜损害、食管胃底静脉曲张破裂和胃癌。临床表现与出血部位、病变性质、出血量及速度、患者原有全身状态有关,呕血和(或)黑便是其特征性表现,常伴有急性周围循环衰竭、贫血、网织红细胞增加,氮质血症等。治疗上强调尽快补充血容量、止血、抗休克。可通过药物、内镜下、手术方法止血,食管胃底曲张静脉破裂出血者还可行三(四)腔二囊管压迫止血。护理上注意立即建立静脉通路、绝对卧床,严密观察病情、急性期禁食,做好心理护理及三(四)腔二囊管的护理。积极消除出血诱因,如饥饿,暴饮暴食,进粗糙食物,搬重物、咳嗽、打喷嚏、便秘等增加腹内压的因素等。

消化系统病案分析

入院时一般资料:

患者,刘某,男性,68岁,工人。

病史:

主诉:间断上腹痛10余年,加重2周,呕血、黑便6小时。

现病史:10余年前开始无明显诱因间断上腹胀痛,餐后半小时明显,持续2~3小时,可自行缓解。2周来加重,纳差,服中药后无效。6小时前突觉上腹胀、恶心、头晕,先后两次解柏油样便,共约700g,并呕吐咖啡样液1次,约200ml,此后心悸、头晕、出冷汗,发病来无眼黄、尿黄和发热,平素二便正常,睡眠好,自觉近期体重略下降。

既往史:30年前查体时发现肝功能异常,经保肝治疗后恢复正常。

家族史:无。

过敏史:无。

体格检查:

T36.7℃,P108次/分,R22次/分,Bp90/70mmHg,神清,面色稍苍白,四肢湿冷,无出血点和蜘蛛痣,全身浅表淋巴结不大,巩膜无黄染,心肺无异常。腹平软,未见腹壁静脉曲张,上腹中轻压痛,无肌紧张和反跳痛,全腹未触及包块,肝脾未及,腹水征(-),肠鸣音10次/分,双下肢不肿。

辅助检查:

血常规:Hb:82g/L,WBC:5.5×10⁹/L,分类N:69%,L:28%,M:3%,plt:300×10⁹/L。

大便隐血强阳性。

问题:

1. 该患者最可能的疾病是什么?

2. 该患者目前的主要护理问题有哪些?

病情发展:如患者入院后进一步检查,上消化道造影示:胃窦小弯侧似见约2cm大小龛影,位于胃轮廓内,周围黏膜僵硬粗糙,腹部B超检查未见肝异常,胃肠部分检查不满意。

3. 若该患者确诊为胃癌,此时对该患者如何进行心理护理?

学习小结

1. 学习内容

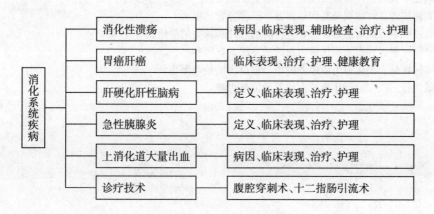

2. 学习方法

消化系统常见病的学习要结合病例分析和临床实践,对胃炎与消化性溃疡的学习采用比较学习法,对肝硬化、肝性脑病、上消化道大量出血采用联系、分析法;对诊疗技术的学习采用演示法和视频学习法来掌握本系统常见操作技能。

(高小莲　卜秀梅　钱　鑫)

复习思考题

1. 急性胃炎的病因与临床表现有哪些?
2. 如何指导慢性胃炎患者进行食疗?
3. 试述幽门螺杆菌是怎样引起消化性溃疡的?
4. 消化性溃疡并发出血后疼痛会减轻,为什么?
5. 试归纳消化性溃疡患者腹痛发作时可采取哪些方法缓解疼痛?
6. 与胃癌发生有关的因素有哪些?
7. 从哪些方面进行胃癌疾病的预防宣教?
8. 试述癌性疼痛研究及护理的发展趋势?
9. 肠结核为什么好发于回盲部?
10. 肠结核和结核性腹膜炎患者为什么要予高热量、高蛋白、高维生素饮食?
11. 肠结核和结核性腹膜炎患者并发肠梗阻时应如何护理?
12. 溃疡性结肠炎的概念及主要临床表现是什么?
13. 溃疡性结肠炎治疗常用药物是什么,其药理机制及副作用包括哪些?
14. 溃疡性结肠炎应与哪些疾病加以鉴别?
15. 哪些不良日常行为是引起脂肪性肝病的因素?
16. 如何指导非酒精性脂肪性肝病患者进行运动?
17. 试述戒酒护理措施及其对酒精性肝病患者的重要性。
18. 哪些症状和体征提示肝硬化患者并发了自发性腹膜炎?
19. 如何指导肝硬化患者制定合理的饮食计划?
20. 试述肝硬化大量腹水患者的护理措施。
21. 如何指导肝癌高发区人群防治肝癌?
22. 如何护理肝癌晚期肝区剧烈疼痛的患者?
23. 试述肝动脉化疗栓塞术后患者的护理措施。
24. 哪些因素诱发肝硬化患者并发肝性脑病?
25. 如何指导肝性脑病患者合理进食?
26. 试述在救治肝性脑病患者时灌肠的护理要点。
27. 试述禁食对急性胰腺炎发作患者的重要意义。
28. 如何护理急性胰腺炎发作后留置鼻肠营养管的患者?
29. 通过哪些方面对胆石症患者进行防治急性胰腺炎的健康指导?
30. 肝硬化患者并发上消化道出血的诱发因素有哪些?
31. 如何评估上消化道出血患者的出血量及出血是否停止?
32. 试述行三腔二囊管压迫止血患者的护理措施。

第五章　泌尿系统疾病患者的护理

 学习目的

1. 通过学习各类肾小球肾炎的病因病机、临床表现、治疗原则等内容,为该类疾病的预防、护理措施的制定、健康教育提供理论依据和临床实践指导。

2. 通过对肾病综合征典型症状体征、并发症、治疗措施等内容的学习,为临床护理观察病情、判断病情发展提供依据;指导患者正确用药及给予饮食起居指导。

3. 通过对尿路感染的病因病机、临床表现、治疗原则、用药等内容的学习,指导此类疾病的预防、护理,有效减少尿路感染的发生。

4. 通过对急、慢性肾衰竭的临床表现、治疗方法、诊断要点等内容的学习,指导患者合理用药,加强健康教育,提高人们对肾脏的保护意识、维护肾功能,减少肾衰竭的发生。

5. 通过对血液净化治疗方法、机理、适应证、禁忌证等内容的学习,为血液透析、腹膜透析的患者进行术前、术中、术后指导,为临床护理奠定基础。

学习要点

肾小球肾炎的分类、临床表现、治疗原则、护理措施、健康教育;肾病综合征的临床表现、诊断、治疗原则及药物不良反应预防;尿路感染的预防、治疗要点;慢性肾衰的临床表现、护理措施、饮食指导、健康教育;血液透析的术前、术后护理,腹膜透析的护理。

第一节　泌尿系统疾病及护理概述

泌尿系统疾病属于临床常见病,特别是慢性肾脏疾病,已经成为全球范围内的公共卫生健康问题。近年来,美国、欧洲、日本、澳大利亚等国家及我国的部分地区相继进行了大规模的流行病学调查,均提示成人慢性肾脏病的患病率约为10%,而患者中的知晓率仅9%左右。慢性肾脏疾病已经成为继心血管疾病、糖尿病之后又一个常见的"隐形杀手"。肾脏疾病的高发病率增加了心血管疾病的危险性,产生了巨额的医疗费用,增加了社会的经济负担。因此,通过本节学习,了解泌尿系统的结构和功能,熟悉泌尿系统疾病的常见症状及体征,掌握泌尿系统疾病患者的评估及护理,可为泌尿系统疾病的学习、做好临床护理打下基础。

【泌尿系统的结构和功能】

泌尿系统由肾脏、输尿管、膀胱和尿道四部分组成,其主要功能是生成及排出尿液,借以排出人体代谢过程中产生的废物和毒物,并排除多余的水分和无机盐类,维持内环境的稳定。其中肾脏是尿液生成最重要的器官,输尿管、膀胱和尿道是排尿管道。肾脏还具有重要的内分泌功能。

1. **肾脏解剖及组织学结构**　肾脏位于脊柱两侧,左右各一。

肾单位是肾脏的基本单位,由肾小体和肾小管组成。肾小体由肾小球和肾小囊组成。肾小球的核心是一团毛细血管球,血管球始于肾小球入球小动脉,进入肾小球后形成5~8个初级分支。初级分支再分出数个分支,共形成20~40个盘曲的毛细血管襻,毛细血管襻汇合成出球小动脉。肾小囊是肾小球外由两层上皮细胞形成的腔隙,与近曲小管相连。肾小管分为近端小管、细段和远端小管,远端小管最后汇入集合管。

肾小球毛细血管内皮细胞、基膜和肾小囊脏层上皮细胞构成滤过膜。滤过膜包含了滤过屏障和电荷屏障。滤过膜内层是毛细血管内皮细胞,上面有许多小孔,称窗孔,可允许小分子溶质及小分子量蛋白质通过,但血细胞不能通过。肾小球基膜主要由带负电荷的阴离子蛋白多糖组成,内皮细胞和脏层上皮细胞表面也含有带负电荷的唾液酸糖蛋白,阻碍带负电的蛋白质通过。滤过膜的外层由肾小囊脏层上皮细胞组成,其长突起相互交错,其间的裂隙构成滤过膜的最后一道屏障。肾小球滤过膜的精细结构和电荷状态保证了正常的滤过功能,滤过物质的分子量、携带电荷状态、分子体积及形状等因素均可影响其滤过程度。当滤过膜的面积及通透性发生变化时,肾小球的滤过将受到影响。

肾小球系膜由系膜细胞和基膜样的系膜基质组成,系膜位于毛细血管之间,构成肾小球小叶的中轴,起支持作用。系膜细胞具有收缩、吞噬、合成系膜基质和胶原等功能,还可产生血管活性物质、细胞因子等。

肾小球旁器由球旁细胞、致密斑和球外系膜细胞组成。球旁细胞位于入球小动脉的中膜内,可分泌肾素。致密斑位于皮质部髓襻升支,可感受远曲小管内钠浓度的变化并将信息传递至球旁细胞,调节肾素释放。球外系膜细胞是入球小动脉和出球小动脉之间的一群细胞,具有吞噬功能,可以清除肾小球滤过的某些大分子物质,其细胞内的肌丝收缩可调节肾小球的滤过面积。

2. **肾脏的生理功能** 肾脏的生理功能主要是排泄代谢产物及调节水、电解质和酸碱平衡,维持机体内环境的稳定。

(1) 肾小球的滤过功能:当血流流经肾小球时,血浆中的水和小分子溶质,包括分子量较小的血浆蛋白可以滤入肾小囊,形成超滤液或称原尿。人两侧肾脏24小时的原尿量约180升,其晶体渗透压与血浆完全相等。然而,原尿进入肾小管,经过肾小管、集合管的选择性重吸收,大约99%的水分被重吸收,只有1%的水分成为终尿被排出体外。单位时间内两肾生成的超滤液量称为肾小球滤过率(GFR),正常成人为125ml/min左右。影响肾小球滤过率的主要因素包括肾小球滤过的面积、滤过膜的通透性、有效滤过压及肾血流量。肾小球滤过率是衡量肾功能的重要指标。

(2) 肾小管的功能

1) 重吸收功能:肾脏的重吸收功能主要由近端肾小管承担。滤过的葡萄糖、氨基酸100%被重吸收,90%的碳酸氢根(HCO_3^-)、约70%的水和$NaCl$被重吸收,一些代谢废物、毒物、药物不被重吸收而随尿排出体外。

2) 分泌和排泄功能:肾小管上皮细胞能将血液中及自身产生的某些物质排泌到尿中,如H^+、NH_3、K^+、肌酐等,以调节电解质及酸碱平衡。

3) 浓缩和稀释功能:当体内缺水时,机体将排出高渗尿,即尿被浓缩。当体液过多时,机体将排出低渗尿,即尿液被稀释。当肾脏对尿液的浓缩稀释能力受损时,终尿的渗透压和血浆相似,此为等渗尿。因此,根据尿液的渗透压可了解肾脏的浓缩稀释功能。肾脏对尿液的浓缩与稀释,在调节体液平衡方面起着极为重要的作用。

(3) 肾脏的内分泌功能:肾脏不仅是激素作用的靶目标,而且它还合成、调节和分泌激素。

肾脏分泌的激素可分为血管活性肽和非血管活性激素。前者作用于肾脏本身,参与肾脏的生理功能,主要调节肾脏的血流动力学和水盐代谢,包括肾素、血管紧张素、前列腺素、激肽释放酶-激肽系统、内皮素、利钠肽等;非血管活性激素包括 1α-羟化酶和红细胞生成素等。

1) 肾素:由球旁细胞产生。当有效循环血量减少、交感兴奋、血钠含量降低时,分泌增加。肾素可使肝脏产生的血管紧张素元转换为血管紧张素 I,再经肝、肾转换酶作用生成血管紧张素 II 及 III,该物质可引起小动脉平滑肌收缩使血压升高,同时刺激醛固酮的合成和分泌,促进肾小管重吸收,增加血容量。

2) 前列腺素(PG):主要由肾髓质间质细胞分泌,包括 PGE_2、PGA_2、$PGF_{2\alpha}$。前两者扩张肾血管,增加肾血流量和水钠排出,使血压下降,$PGF_{2\alpha}$ 则使血管收缩。

3) 促红细胞生成素(EPO):EPO 可刺激骨髓红细胞系增殖分化,使 RBC 和 Hb 合成增多。当慢性肾脏疾病导致肾实质破坏而使 EPO 分泌减少时,可引起肾性贫血。

4) 1-α 羟化酶:由肾皮质产生。25-羟维生素 D_3 经肾脏 1-α 羟化酶催化形成有活性的 1、25-2 羟维生素 D_3,后者可增加肠道对钙、磷吸收,促进肾小管对钙、磷重吸收,从而使血钙增高,骨盐沉积。

5) 激肽释放酶:激肽释放酶 90% 由远端小管细胞产生,可使激肽元转化为激肽,对抗血管紧张素的作用,刺激 PG 的释放,使小动脉扩张,增加肾血流量。此酶产生、分泌受细胞外容量、体内钠量、醛固酮、肾血流量调节。

(4) 肾脏对激素的灭活作用:肾脏可灭活胰岛素、甲状旁腺素、胃泌素。当肾功能不全时,胃泌素灭活减少,可诱发胃溃疡。

【影响泌尿系统疾病的主要相关因素】

1. 感染　感染是肾脏疾病的诱因之一,咽炎、扁桃体炎等感染都会引发肾脏疾病,慢性泌尿道感染、尿路梗阻可导致肾盂压力增高,压迫肾实质,造成肾脏损伤引发疾病。

2. 不良生活方式　高盐、高脂、高蛋白饮食均可加重肾脏负担。高盐饮食导致高血压的发病率增高,继而并发肾损伤。长期憋尿不仅容易引起膀胱损伤,尿液长时间滞留在膀胱内易造成细菌繁殖,一旦反流回输尿管和肾盂,有可能造成肾脏感染,从而引发尿路感染、或急性肾衰竭。喝水少可导致尿液浓缩,尿盐沉积,易形成结石,造成尿路梗阻及肾损害。

3. 滥用药物　滥用减肥药、无批号保健药,长期使用肾毒性药物,如非甾体类抗炎药、多种抗生素(两性霉素、新霉素、氨基糖苷类、磺胺类等)抗肿瘤化疗药物、抗癫痫药物等,容易造成肾损害。

【护理评估】

1. 病史

(1) 患病及治疗经过:①起病情况:起病时间、缓急、有无诱因及相关病史。如有无上呼吸道感染、皮肤脓疱疮及有害物质接触史,有无过敏性紫癜、系统性红斑狼疮等病史及长期使用肾损害药物等;②主要症状:如血尿、蛋白尿、水肿、高血压、排尿异常、腰痛、尿毒症等,详细询问出现的程度、发作频率、持续时间、加重或缓解因素;③发病过程:患者自患病以来至今病情的发展与演变;④伴随情况:自患病以来有无其他不适,如贫血、营养不良、骨折等;⑤诊疗经过:患者自发病以来所接受的检查及结果、用药的种类、剂量、用法、效果等;⑥目前状况:目前主要不适及病情变化、患者一般状态,如饮食、睡眠、大小便等。

(2) 心理社会评估:①疾病知识:患者对疾病的防治知识、严重性及预后的了解程度;②心理状况:患者的性格、精神状态,有无焦虑、抑郁等负性情绪及其程度;③社会支持系统:其家庭主要成员的经济状况及文化背景,对患者所患疾病认识程度、关怀和支持程度;医疗费用来源或支付方式;出院后继续就医的条件等。

(3) 生活史:生活史中某些因素与泌尿系统疾病的发病关系密切,特别应注意询问职业及工作条件、居住环境等。有无过度劳累,是否注意个人卫生。日常生活方式是否规律、健康;平时饮食习惯,有无特殊的食物喜好或禁忌,有无食物过敏史,每天的饮水习惯及量等。遗传性肾炎、多囊肾还应了解其家族史。肾功能受损者还应了解有无系统性红斑狼疮等疾病以及药物史等。

2. 常见症状和体征

(1) 水肿:是指过多的液体积聚在人体的组织间隙使组织肿胀,是肾小球疾病最常见的临床表现。可分为两大类:①肾炎性水肿:发生机制是肾小球滤过率降低,出现球 - 管功能失衡;毛细血管通透性增高;血容量增加和高血压导致充血性心力衰竭,加重水、钠潴留。水肿的特点多从眼睑、颜面部开始,重者波及全身,指压凹陷不明显。多伴有少尿、血尿、高血压等;②肾病性水肿:发生机制是长期大量蛋白尿导致低蛋白血症,血浆胶体渗透压降低,液体进入组织间隙产生水肿。而继发有效循环血容量减少激活了肾素 - 血管紧张素 - 醛固酮系统,刺激抗利尿激素(ADH)分泌增多,加重水、钠潴留。特点是水肿的严重程度与低蛋白血症的严重程度呈正相关,水肿常呈全身性,因受重力影响,以体位最低处更显著,最初多在足踝部出现凹陷性水肿,病情严重者可伴有胸水、腹水、心包腔积液及会阴部水肿等。

(2) 高血压:肾脏疾病多数可引起高血压,肾性高血压是继发性高血压的常见原因之一。①肾性高血压按解剖特点分为肾血管性和肾实质性。前者主要由肾动脉狭窄或阻塞引起,高血压程度较重,易进展为急进性高血压,较少见。后者主要由肾小球肾炎、慢性肾盂肾炎、慢性肾衰竭等疾病引起,临床较常见;②肾性高血压按发生机制分为容量依赖型和肾素依赖型。前者约占到80% 以上,主要与水钠潴留引起的血容量增多有关,限制水钠摄入及使用排钠利尿剂可明显降低血压,常见于急慢性肾炎及大多数肾功能不全。后者(肾素依赖性)约占10%,由肾素 - 血管紧张素 - 醛固酮(RAAS)被激活引起,见于肾血管疾病及慢性肾衰竭晚期。应用利尿剂效果差,可使用血管紧张素转换酶抑制剂(ACEI)、血管紧张素Ⅱ受体拮抗剂和钙通道阻滞剂降压。

(3) 尿液异常

1) 尿量异常:正常人每昼夜尿量为 1000~2000ml,平均约 1500ml。尿量异常包括多尿、少尿、无尿及夜尿增多;①多尿:指每昼夜尿量 >2500ml。多尿包括暂时性多尿及持续性多尿。暂时性多尿可因大量饮水、饮入含糖分多的饮料,使用利尿剂等出现。持续性多尿又可分为肾源性及非肾源性两类。肾源性多尿常见于慢性肾炎、慢性肾盂肾炎、急性肾衰竭的多尿期;非肾源性多尿见于尿崩症、糖尿病、精神性多饮多尿症等;②少尿或无尿:每昼夜尿量 <400ml 为少尿,若每昼夜尿量 <100ml 称为无尿。按病因可分为:肾前性(如血容量不足或心排血量减少)、肾性(如急、慢性肾衰)、肾后性(如尿路梗阻等);③夜尿增多:指夜间尿量超过白天尿量或夜间尿量超过 750ml。持续的夜尿增多,尿比重低而固定,提示肾小管浓缩功能减退。

2) 蛋白尿:尿中蛋白含量超过正常范围时(尿蛋白 >150mg/d)或尿蛋白定性试验阳性称为蛋白尿。若尿蛋白 >3.5g/d 称为大量蛋白。蛋白尿是肾脏疾病(尤其是肾小球疾病)最常见的临床表现之一。按照发生机制,蛋白尿分为 6 类:①功能性蛋白尿:肾脏功能正常,多为暂时性蛋白尿。当发热、充血性心力衰竭、脱水、青少年剧烈运动后、直立位时出现，程度较轻，一般 <1g/d；②肾小球性蛋白尿：最常见，各种因素导致肾小球毛细血管壁损伤，电荷屏障作用减弱或滤过膜完整性被破坏，使血浆中大量蛋白滤过并超出肾小管的重吸收能力，而出现于尿中。如病变较轻，则仅有血清清蛋白滤过，称为选择性蛋白尿；当病变较重，较大分子量蛋白质无选择性地滤出，称为非选择性蛋白尿；③肾小管性蛋白尿：当肾小管受损，近端肾小管重新收能力下降，导致小分子蛋白质从尿中排出，包括 β_2 微球蛋白、溶菌酶等；④混合性蛋白尿：肾小球和肾小管同时受损时出现的蛋白尿，具有上述两种蛋白尿的特征；⑤溢出性蛋白尿：见于多发性骨髓瘤患者（尿中有本 - 周蛋白）、严重挤压伤的肌红蛋白尿、骨髓瘤、单核细胞白血病时的溶菌酶尿等。血循环中较低分子量的蛋白质异常增多，经肾小球滤出，超过肾小管再吸收能力而出现于尿中；⑥组织性蛋白尿：由肾组织被破坏或肾小管分泌蛋白增多所致的蛋白尿，多为低分子量蛋白。此类蛋白尿可与肾小球性及肾小管性蛋白尿同时出现。

3）血尿：尿液中含有一定量的红细胞称为血尿。新鲜尿沉渣每高倍视野红细胞超过 3 个（RBC>3 个 /HP），或 1 小时尿红细胞计数超过 10 万，称镜下血尿。尿外观呈血样或洗肉水样，称肉眼血尿。发生血尿的原因可见于泌尿系统疾病，如炎症、结石、肿瘤、外伤、结核等；全身性疾病，如血液病、高血压、肾动脉硬化症、风湿病等；此外，还可发生功能性血尿，如肾下垂、剧烈运动后。

4）白细胞尿（脓尿）、菌尿：新鲜离心尿液每个高倍镜视野白细胞超过 5 个或 1 小时新鲜尿液白细胞数超过 40 万或 12 小时尿中超过 100 万者称为白细胞尿或脓尿。取中段尿标本涂片镜检，每个高倍镜视野均可见细菌，或尿培养菌落计数超过 10^5 个 /ml 时，称为菌尿，可诊断为泌尿系感染。

5）管型尿：尿中管型是由蛋白质、细胞或其碎片在肾小管中凝结而成。包括透明管型、细胞管型、颗粒管型、蜡样管型等。其形成与尿蛋白的性质和浓度、尿液酸碱度以及尿量关系密切。正常人尿中偶见透明管型。若 12 小时尿沉渣计数管型超过 5000 个，或镜检出现异常类型管型称为管型尿。白细胞管型是诊断肾盂肾炎或间质性肾炎的重要依据，红细胞管型见于急性肾小球肾炎，上皮管型见于急性肾小管坏死，蜡样管型见于慢性肾衰竭。

（4）尿路刺激征：尿频、尿急、尿痛合称尿路刺激征，由泌尿道感染引起。尿频是指单位时间排尿次数增多。尿急是指一有尿意便迫不及待需要排尿。尿痛指排尿时感觉耻骨上区、会阴部和尿道内疼痛或有烧灼感。

（5）肾区痛：肾脏及周围组织的炎症、肿瘤、外伤等可使肾盂、输尿管张力增高或牵张肾被膜，引起肾区隐痛、钝痛或叩击痛。当输尿管内有结石梗阻时，可发生肾绞痛，表现为突然发生的一侧腰部绞痛，可向下腹部、外阴及大腿内侧放射。

3. 辅助检查

（1）尿液检查

1）尿液的一般检查：包括尿液的理化性状检查、化学成分检查、显微镜检查。

2）尿液检查：包括①一般性状：如尿量、颜色、酸碱度及尿比重等；②化学检查：如蛋白质、葡萄糖等；③显微镜检查：如细胞、管性等；④尿沉渣定量检查和尿细胞学检查等。

3）24 小时尿蛋白定量检查：24 小时尿蛋白持续超过 150mg 或尿蛋白超过 100mg/L 称为蛋白尿。24 小时尿清白蛋白排泄在 30~300mg 称微量白蛋白尿。近年来认识到蛋白尿是进展性肾脏病、糖尿病和心血管病的一种独立的危险因素,直接针对减少蛋白尿的干预性治疗现在已成为慢性肾脏病治疗的主要方法之一。

4) 尿标本采集注意事项:①尿常规标本一般采集清晨第一次尿,使用清洁干燥容器,立即送检。②女性患者应避开月经期。尿细菌培养标本在无菌操作下留取中段尿,最好在使用抗生素前留取,若已经使用抗生素,应在送验单上注明。

(2) 肾功能检查

1) 肾小球滤过率测定(GFR):肾小球滤过率是指肾在单位时间内清除血浆中某一物质的能力。常用内生肌酐清除率(Ccr)、血肌酐(Cr)、血尿素氮(BUN)检测肾小球滤过功能。①内生肌酐清除率(Ccr)测定:Ccr是反映肾小球滤过功能的敏感指标。可用Ccr判断病情,指导治疗。当Ccr<40ml/min时,需限制蛋白质的摄入;Ccr<30ml/min时,使用噻嗪类利尿剂无效;Ccr<10ml/min时,对速尿等利尿剂疗效明显减低,需进行透析治疗;测定前,患者需要连续3天低蛋白饮食(<40g/d),禁饮咖啡、浓茶等饮料,避免剧烈运动。于第四天晨8时将尿液排尽,开始留取24小时尿液,加入4~5ml甲苯防腐,次晨8时将尿排入容器,同时采血2~3ml,一起送检;②血肌酐(Cr)测定:当肾实质损害,GFR约降低到正常人的1/3时,血Cr会明显上升,故测定血肌酐浓度可作为GFR受损的指标,但并非早期诊断指标;③血尿素氮(BUN)测定:尿素的生成量与饮食、组织蛋白分解及肝功能状况有关。当急性肾衰竭肾功能轻度受损时,BUN可无变化,因此,其不能作为肾功能的早期诊断指标。但对于慢性肾衰竭,BUN的增高程度一般与病情严重性一致。因此,也是临床常用的检查之一。

2) 肾小管功能测定:包括近端肾小管功能测定及远端肾小管功能测定。检查近端肾小管功能常用β$_2$微球蛋白(β$_2$-MG)测定,检查远端肾小管功能常用尿浓缩稀释实验、尿渗量测定。①β$_2$微球蛋白(β$_2$-MG)测定:体内产生的β$_2$-MG经肾小球滤出到原尿中,几乎100%在近端肾小管被重吸收。当疾病、药物导致肾小管功能受损时,β$_2$-MG重吸收减少,从尿中排出,形成肾小管性蛋白尿。因此,测定尿中β$_2$-MG,可较敏感地反映近端肾小管的重吸收功能;②尿浓缩稀释试验:肾脏浓缩和稀释功能试验常用方法有昼夜尿比重试验(莫氏试验)及3小时尿比重试验。莫氏试验时要求患者受检日正常进食,但每餐含水量控制在500~600ml。除3餐外不再饮任何液体。3小时尿比重试验时患者可保持正常饮食和活动。两试验均应按要求分段留取24小时尿标本送检。当出现多尿、低比重尿、夜尿增多或比重固定在1.010时,说明肾小管浓缩功能差,可见于慢性肾小球肾炎、慢性肾衰竭、急性肾衰竭多尿期等;③尿渗量测定:尿渗量与尿比重均可反映尿中溶质的含量,但尿蛋白、葡萄糖等对尿比重的影响较尿渗量大,故在判断肾浓缩-稀释功能时,测定尿渗量比尿比重更有意义。试验时嘱患者晚餐后禁饮8~12小时,留取晨尿100ml(不加防腐剂),同时采集肝素抗凝静脉血一起送检。若尿渗量与血浆渗量比值等于或接近1,称为等渗尿,表明肾浓缩功能几乎丧失,可见于慢性肾小球肾炎、多囊肾及慢性肾盂肾炎晚期。

(3) 肾活组织检查:肾穿刺活组织检查可明确肾脏疾病的病理类型,对协助诊断、指导治疗和判断预后有重要意义。

(4) 影像学检查:包括超声显像、静脉尿路造影、CT、MRI、肾血管造影、放射性核素检查等。可了解泌尿系统各器官的形态、位置及功能改变。

(5) 免疫学检查:原发性肾小球疾病多与免疫介导的炎症反应有关,故免疫学检查有利于疾病病因的查找。常用的检查包括血清补体成分测定、血清抗链球菌溶血素"O"测定等。

【护理诊断/问题】

1. 体液过多　与肾小球滤过率下降致水钠潴留、大量蛋白尿导致血浆清蛋白减少有关。

2. 有皮肤完整性受损的危险　与组织水肿、营养不良有关。

3. 排尿障碍:尿频、尿急、尿痛　与尿路感染引起的刺激征有关。

4. 营养失调:低于机体需要量　与低蛋白饮食、蛋白大量丢失有关。

5. 活动无耐力　与疾病所致的高血压、水肿、营养不良、水电解质酸碱平衡失调、贫血等有关。

6. 体温过高　与机体感染有关。

7. 有感染的危险　与激素、细胞毒药物、免疫抑制剂使用、透析治疗有关。

8. 潜在并发症:急性肾衰竭、慢性肾衰竭、水电解质酸碱平衡失调、急性左心衰竭、高血压脑病等。

【护理措施】

1. 病情观察

(1) 观察患者的生命体征、意识、尿量、皮肤黏膜的变化并做好记录。

(2) 注意观察患者泌尿系统的症状体征,如水肿程度、进展情况、血压变化、有无排尿异常、尿液的量、颜色,若尿中有大量泡沫,表明含大量蛋白质。

(3) 注意患者实验室检查的情况,发现异常及时报告医师。

2. 起居护理

(1) 病室及居住环境:应保持室内环境整洁、安静、舒适,定时通风,保持空气清新,但应避免对流以免患者受凉,诱发呼吸道感染。注意调整室内温度、相对湿度。美化周围环境,利于患者的修养康复。

(2) 体位与活动:严重水肿、酸碱失衡和电解质紊乱等患者应绝对卧床休息,待水肿消退、病情缓解后方可逐渐增加活动量,但应避免劳累。卧床患者在病情允许情况下应适度活动,防止下肢静脉血栓形成。慢性患者缓解期注意身体锻炼,增强体质,预防感染发生。

3. 饮食护理

(1) 向患者及家属宣传增加营养与促进健康的关系,取得患者及家属的主动配合。

(2) 肾脏疾病患者一般应给予低盐、高热量、高维生素、易消化饮食,蛋白质摄入视病情而定。应注意营养,但避免暴饮暴食。严重水肿患者应限制水的摄入,一般患者量入为出。

(3) 调配好食物的色、香、味,尽量安排多样化饮食,创造清洁、舒适、愉快的进餐环境。

(4) 有吞咽困难者应给予流质饮食,进食宜慢,取半卧位,以免发生吸入性肺炎或呛咳,甚至窒息;病情危重者应采取喂食、鼻饲,或静脉输入脂肪乳剂、复方氨基酸和含电解质的液体。

4. 用药护理　遵医嘱合理使用利尿、降压、激素、抗生素等药物,向患者讲解用药的方法及注意事项,用药期间注意观察患者的反应、药物的副作用和毒性反应,以便及早发现异常和及时处理。

5. 对症护理

(1) 水肿

1) 一般水肿者应卧床休息,严重者绝对卧床休息,抬高下肢,增加静脉回流。阴囊水肿者可用吊带托起。症状好转后,可下床活动,但注意避免劳累。

2) 一般宜采取低盐饮食,2~3g/d,减轻肾脏负担及水肿,尿少时尚需限制含钾、磷高的食物摄入。

3）患者对蛋白质的摄入根据其肾功能情况而定。肾衰竭时给予高热量、优质低蛋白饮食，或暂禁蛋白饮食。

4）尿量正常时一般不限制水的摄入，每日进液量为前1天的尿量加500ml，即量出为入。

5）密切观察生命体征，尤其是尿量、BP的变化，记录24小时出入液量。定期测量体重、腹围，以观察水肿的消长情况。观察有无感染、重度高血压、心衰等并发症出现。

6）加强皮肤护理，衣着宽松，防止压疮。

7）使用利尿药物时应密切观察电解质及酸碱平衡情况，防止低钾血症、低钠血症及低氯性碱中毒出现。呋塞米等强效利尿剂可引起眩晕、耳鸣、听力丧失等，应加强监测。

（2）高血压：护理见循环系统高血压患者护理。

（3）尿路刺激征

1）急性发作期尽量卧床休息，取舒适卧位。各项护理操作最好能集中进行，以保证充足的休息和睡眠。

2）嘱患者多饮水，勤排尿，以达到尿路冲洗的目的，减少细菌在膀胱停留的时间，从而减轻膀胱刺激征引起的不适感，告知患者憋尿会加重病情。

3）指导患者做好全身及外阴部卫生，向患者及家属说明该项措施的作用及重要性。

4）遵医嘱使用抗生素及口服碳酸氢钠，注意观察疗效及副作用，并嘱患者按时、按量、按疗程服药，勿随意停药。

5）指导患者正确留取尿标本送检。

（4）肾区痛

1）观察肾区痛的部位、性质、程度、发作规律、伴随症状及诱因等。若确定是肾绞痛应注意观察生命体征、有无血尿的情况。

2）遵医嘱应用止痛药物。

3）可采用肾区局部热敷、改变体位等方式缓解疼痛；若是肾绞痛引起的疼痛，嘱患者多饮水，以冲洗尿路及排出细小结石。

6. 心理护理　为新入院的患者详细介绍环境、主管医生和责任护士，尽快消除患者的陌生感，减轻患者对住院的恐惧。经常巡视病房，了解患者需要，理解患者的情绪波动，鼓励患者表达自己的感受。处处体贴患者，给予患者言语性和非言语性安慰，如握住患者的手等。通过连续性护理与患者建立良好的护患关系。必要时鼓励家属探视，并参与患者的生活护理。

第二节　肾小球肾炎

一、肾小球疾病概述

肾小球疾病是一组以血尿、蛋白尿、水肿、高血压等为主要临床表现的肾脏疾病，常累及双侧肾脏。此类疾病虽有相似的临床表现，但病因、发病机制、病理改变、病程及预后并不完全相同。根据病因可将该类疾病分为原发性、继发性和遗传性三大类。原发性肾小球疾病病因不明；继发性肾小球疾病是指全身性疾病引起的肾脏损害，如狼疮性肾炎、糖尿病肾病、高血压肾病等；遗传性肾小球疾病是指遗传变异基因所致的肾小球疾病。上述三类疾病中以原发性肾小球疾病最多见,是导致慢性肾衰竭的主要原因。本节主要介绍原发性肾小球疾病。

【发病机制】

一般认为,免疫机制及免疫引发的炎症反应是肾小球疾病的主要发病机制。在疾病发展过程中,可有非炎症因素参与,如健存肾单位中肾小球受到高压力、高灌注、高过滤的影响而发生硬化,高脂血症具有"肾毒性"可加重肾小球损伤,大量蛋白尿对肾脏的损害等。

1. 免疫反应 体液免疫在肾小球疾病中的作用已经得到公认。根据免疫复合物形成的途径分为两类,即循环免疫复合物沉积及肾小球原位免疫复合物形成。

(1) 循环免疫复合物沉积:内源性或外源性抗原刺激机体产生抗体。抗原与抗体在血循环中结合形成免疫复合物,随血液流经肾脏时,在肾小球系膜区和(或)内皮细胞下沉积,激活炎症介质后导致炎症反应,引起肾小球损伤。此种机制在肾小球免疫损伤中最为常见。

(2) 肾小球原位免疫复合物形成:在肾小球内固有的(肾小球基底膜抗原)或植入的抗原,与循环中的抗体在肾小球内直接结合形成免疫复合物,激发炎症反应引起肾小球损伤。

上述两种免疫复合物若被单核 - 巨噬细胞、中性粒细胞或肾小球系膜细胞所吞噬,则病变多可恢复;若两种复合物继续形成和沉积,则病变将持续进展。

2. 炎症反应 始发的免疫反应须经炎症介导系统引发炎症反应,才能导致肾小球损害及出现临床症状。炎症介导系统包括炎症细胞和炎症介质两大类。炎症细胞主要有单核 - 巨噬细胞、中性粒细胞、上皮细胞、内皮细胞、系膜细胞、血小板等,其可产生多种炎症介质,如补体、血管活性肽、白细胞介素、凝血及纤溶因子等。炎症介质又可趋化激活炎症细胞,两者共同参与、相互作用最终导致肾小球损害。

【原发性肾小球疾病的分类】

1. 原发性肾小球疾病的临床分型

(1) 急性肾小球肾炎

(2) 急进性肾小球肾炎

(3) 慢性肾小球肾炎

(4) 隐匿性肾小球肾炎

(5) 肾病综合征

2. 原发性肾小球疾病的病理分型

(1) 轻微病变性肾小球肾炎

(2) 局灶性节段性病变

(3) 弥漫性肾小球肾炎

1) 膜性肾病。

2) 增生性肾炎:包括①系膜增生性肾小球肾炎;②毛细血管内增生性肾小球肾炎;③系膜毛细血管性肾小球肾炎;④新月体和坏死性肾小球肾炎。

3) 硬化性肾小球肾炎。

(4) 未分类的肾小球肾炎:肾小球疾病的临床分型与病理分型之间有一定的联系,但并非肯定的对应关系。同一病理类型可有多种不同的临床表现,而同种临床表现又可见于不同的病理类型。因此,肾活检是确定肾小球疾病病理类型和病变程度的必要手段,而正确的病理诊断又必须与临床紧密结合。

二、急性肾小球肾炎

急性肾小球肾炎(acute glomerulonephritis, AGN)简称急性肾炎,是以急性肾炎综合征为主要临床表现的一组肾小球疾病。临床特点为起病急,患者常出现血尿、蛋白尿、水肿、高血压,可伴有少尿和一过性氮质血症。本病好发于儿童,男性多于女性。常见于链球菌感染后,也可见于其他细菌、病毒及寄生虫感染。本节主要介绍链球菌感染后急性肾小球肾炎。

【病因与发病机制】

本病常发生于 β-溶血性链球菌"致肾炎菌株"感染后,如上呼吸道感染(急性扁桃体炎、咽峡炎)、皮肤感染(脓疱疮)等。其发生机制是链球菌胞壁上的 M 蛋白、胞浆及分泌蛋白的某些成分刺激机体产生抗体,形成循环免疫复合物沉积于肾小球或原位免疫复合物种植于肾小球,继而致补体激活、中性粒细胞及单核细胞浸润,导致双侧肾脏弥漫性炎症。

本病病理类型为毛细血管内增生性肾炎。光镜下可见弥漫性肾小球内皮细胞及系膜细胞增生。肾小管病变多不明显,但肾间质可有水肿及炎性细胞浸润。

【临床表现】

常于前驱感染后 1~3 周发病,平均 10 天。呼吸道感染者较皮肤感染者稍短。本病起病急、病情轻重不一,轻者可仅有镜下血尿及血清补体异常;重者可发生急性肾衰竭;典型病例呈急性肾炎综合征的表现。预后大多良好,常在数月内临床自愈。

1. 急性肾炎综合征

(1) 尿液异常

1) 尿量减少:多数患者起病初期尿量减少到 400~700ml/d,少数可发展为无尿。少尿可导致一过性氮质血症。大约 1~2 周后肾功能逐渐恢复,尿量增加。

2) 血尿:常为首发症状,几乎所有的患者均可见到。有肉眼血尿者约占到 40%,数天至 1~2 周肉眼血尿转为镜下血尿,镜下血尿可持续 3~6 个月或更久。

3) 蛋白尿:大多数患者尿蛋白定性(+),定量检查 0.5~3.5g/d,少数患者出现大量蛋白尿,以白蛋白为主,也可出现更大分子的血浆蛋白。

(2) 水肿:常为首发症状,见于 80% 以上患者。晨起眼睑水肿,或伴下肢轻度水肿,呈凹陷性;严重者可波及全身,并形成胸水、腹水。主要是肾小球滤过率下降导致水钠潴留所致。大部分在 2~4 周自行利尿消肿,水肿持续者,预后不佳。

(3) 高血压:见于 80% 的患者,可为一过性轻、中度高血压,与水钠潴留有关,因此可随利尿而恢复正常。少数患者出现重度高血压,甚至导致高血压脑病。

(4) 肾功能异常:部分患者在疾病早期出现一过性氮质血症,严重患者可出现急性肾衰竭(AFR)。主要因肾小球滤过率下降、少尿而引起,随着尿量增加可逐渐恢复正常。

2. 非特异性表现　患者可出现倦怠乏力、厌食、恶心、呕吐、嗜睡、头晕、视力模糊、腰痛等。

3. 并发症　少数患者在急性期可出现并发症。

(1) 充血性心力衰竭:老年患者多见。多在急性期因水钠潴留及高血压所致。

(2) 高血压脑病:病程早期出现,以儿童多见。

(3) 急性肾衰竭:很少见,是急性肾炎死亡的主要死因,但多数可逆。

【辅助检查】

1. 尿液检查　几乎 100% 患者有镜下血尿;尿蛋白定性:+~++,少数为 +++~++++;尿沉渣图片可见红细胞管型、颗粒管型、白细胞增多等。

2. 血液检查 RBC、Hb 可有轻度下降(血液被稀释所致),血沉明显增快。

3. 抗链球菌溶血素"O"抗体(ASO)检查 ASO 滴度增高表明近期有链球菌感染,增高程度与链球菌感染的严重程度相关,但早期应用青霉素后滴度可不高。

4. 血清补体检查 发病初期血清总补体及 C3 水平均明显下降,8 周内逐渐恢复正常。

5. 肾功能检查 肾小球滤过率可轻度降低,血肌酐、血尿素氮可短暂升高。

6. 肾活组织病理检查 可明确病理类型。

【诊断与鉴别诊断】

1. 诊断要点:①发病前 1~3 周有链球菌感染史;②有血尿、蛋白尿、水肿、高血压等肾炎综合征表现;③血清 C3 下降;④病情于发病 8 周内逐渐减轻到完全恢复。据上述 4 点可作出急性肾小球肾炎的临床诊断。若病情 2 个月内未见明显好转,可做肾活检,进一步明确诊断。

2. 鉴别诊断:急性肾小球肾炎应与下列疾病引起的肾炎相鉴别(见表 5-2-1)。

表 5-2-1 急性肾小球肾炎与其他肾炎的鉴别

疾病	临床特征	辅助检查	病程及预后
急性肾小球肾炎	多有上呼吸道及皮肤前驱感染史,有少尿、血尿、水肿、高血压等肾炎综合征的表现	100% 有血尿,急性期血清总补体及 C3 水平均明显下降,8 周内逐渐恢复正常	多在 8 周内临床症状消失,有自限性,预后良好
其他细菌、病毒感染后的肾炎	潜伏期 3~5 天,临床表现较轻,少有水肿和高血压	血清补体未见降低	临床过程自限
系膜毛细血管性肾小球肾炎	除有肾炎综合征外,常有伴肾病综合征的表现	50%~70% 患者有持续性补体降低	无自愈倾向,8 周内多数不能恢复
系膜增生性肾小球肾炎	部分患者有前驱感染及急性肾炎综合征,IgA 肾病潜伏期短,可在感染后数小时及数日发病;血尿可反复发作	血清 C3 一般正常,部分患者血清 IgA 升高	无自愈倾向
急进性肾小球肾炎	早期即可出现少尿、无尿,肾功能急剧恶化至肾衰竭	病理检查呈新月体性肾小球肾炎	病情进展迅速,预后差,部分患者半年内发展为尿毒症
过敏性紫癜肾炎	皮肤紫癜、关节痛、腹痛、黑便	皮疹出现后 2~4 周出现血尿、蛋白尿	多在 3~4 周内恢复,少数反复发作演变为慢性肾炎
系统性红斑狼疮肾炎	颊部蝶形红斑、多部位皮疹、关节疼痛、浆膜腔积液等多系统受损的表现	可检出多种自身抗体	与本病整体治疗效果有关,治疗后可缓解,但易复发

【治疗要点】

治疗以休息及对症处理为主,发生急性肾衰竭时应给予透析。

1. 一般治疗 急性期须卧床休息,待肉眼血尿消失、水肿消退、血压恢复正常后,可下床活动。急性期应予低盐饮食(<3g/d),肾功能正常者,不必限制蛋白质摄入,氮质血症期应给予优质低蛋白饮食。

2. **控制感染灶** 对有上呼吸道及皮肤感染的患者,选用青霉素、头孢菌素等无肾毒性的抗生素治疗。对反复发作的扁桃体炎,待病情稳定后行扁桃体摘除术,手术前、后2周使用青霉素。一般不主张长期预防性使用抗生素。

3. **对症治疗** 对于限制水纳摄入后水肿仍较明显的,可使用利尿剂,在休息、限制水钠摄入及使用利尿剂后血压仍不能控制者,可给予降压治疗。

4. **透析治疗** 发生急性肾衰竭且有透析指征的,应给予短期透析治疗,帮助患者度过危险期。本病有自愈倾向,一般不需要长期透析。

5. **中医药治疗** 急性肾小球肾炎发展期往往采用祛风利水、清热解毒、凉血止血等;常用方剂如越婢加术汤等。

【主要护理诊断/问题】

1. **体液过多** 与肾小球滤过率下降导致水钠潴留有关。

2. **活动无耐力** 与疾病导致的血尿、蛋白尿、水肿及高血压有关。

3. **有皮肤完整性受损的危险** 与皮肤水肿、营养不良有关。

【护理措施】

1. **病情观察**

(1) 水肿情况:水肿的部位、程度、消长的变化。每天测量体重1次,记录24小时出入量。

(2) 尿液情况:观察尿量、尿液颜色,及时发现有无血尿、蛋白尿、少尿、无尿。如尿液中有大量泡沫,提示蛋白尿。尿量急剧减少时提示发生了急性肾衰竭,应及时通知医生。

(3) 生命体征:尤其观察血压的变化,每天监测血压,观察有无高血压脑病及急性左心衰竭,认真做好记录。注意观察体温变化,监测有无感染的情况发生。

(4) 肾功能:密切关注内生肌酐清除率、血肌酐、尿素氮等指标的变化。急性肾衰竭时,血肌酐、尿素氮进行性升高,内生肌酐清除率快速下降。

2. **起居护理**

(1) 休息与活动:急性期必须绝对卧床休息至少4周,待肉眼血尿消失、水肿消退、血压恢复正常后,可逐渐增加活动量,但在1~2年内避免重体力劳动及过度劳累。

(2) 室内环境:保持室内空气清新、流通和室内适宜的温度、湿度。

(3) 日常生活护理:保持口腔、皮肤卫生,防止皮肤黏膜损伤,注意保暖及防止上呼吸道感染。儿童患者指导、协助处理好大小便,做好皮肤清洁卫生及日常生活护理。

3. **饮食护理** 给予高热量、正常量优质蛋白、高维生素易消化饮食,氮质血症时给予低蛋白饮食,同时实施低盐饮食,尿量明显减少者限制水的摄入。当病情严重,出现肾衰竭时,给予高热量优质低蛋白饮食,摄水量严格"量出为入",当尿量增加、肾功能逐渐恢复后给予正常饮食。

4. **用药护理** 遵医嘱给药。使用青霉素时应先做药物过敏试验;使用头孢类抗生素应观察有无过敏、皮疹等;使用利尿剂时应观察有无低钾血症、低钠血症、低氯性碱中毒等电解质紊乱。使用降压药物应注意控制输液滴速,密切监测血压变化。避免使用损害肾功能的药物。

5. **对症护理**

(1) 水肿:急性期卧床休息,但应经常变换卧位,防止压疮;抬高下肢,必要时托起阴囊;给患者擦洗时避免过度用力,防止擦伤。衣着宽松,注意个人卫生,防止感染;低盐饮食。

(2) 高血压:参见循环系统高血压患者的护理。

6. **心理护理** 因卧床及知识缺乏,患者常出现焦虑情绪,护理过程中,应耐心倾听患者的倾诉,告知其经过充分休息及合理治疗可痊愈。增强患者对治疗的信心,增加治疗的依从性。若为儿童患者,应根据儿童的心理特点,选择一些有兴趣的活动,如听故事、看动画片等。多采用赞赏、鼓励的语言,诱导患儿配合治疗。

【其他相关护理诊断】

1. 知识缺乏　缺乏与本病有关的防治知识。

2. 潜在并发症:急性肾衰竭。

【中医护理概要】

1. 本病属于中医水肿的范畴。

2. 其病因主要是外感风邪、水湿、皮肤疮疖、饮食不当及劳欲体虚等,最终导致肺、脾、肾对水液的宣化输布功能失调,水湿潴留,泛溢肌肤而形成水肿。

3. 该病起病急,多属实证。治疗以疏风宣肺、健脾利水、解毒化湿为主。该病食疗方有多种,例如:

(1) 玉米须茅根饮:玉米须、白茅根各 50g,共煎汤,加适量白糖分次服用。适用于阳水。

(2) 赤小豆鲤鱼汤:赤小豆 60g,鲤鱼 1 条(去肠脏),生姜 10g,共炖汤,不放盐,吃鱼饮汤。适用于阴水。

(3) 黄芪瘦肉汤:黄芪 60g,猪瘦肉适量,共煎汤,不放盐,吃肉饮汤。适用于阴水。

(4) 白茅根(鲜者佳)60g,金银花 30g,开水冲泡,当茶服。

4. 护理方面应注意增进营养,少进咸食,注意保暖,保持居室干燥,避免冒雨涉水,防止感冒,劳逸结合,调节情志,节制房事。

【健康教育】

1. 休息与活动　嘱患者充分休息,必要时卧床休息,但应适度活动,避免肢体血栓形成。身体痊愈后积极锻炼,增强体质,减少呼吸道感染的发生,但应避免过度劳累。

2. 饮食指导　指导患者选用高热量、低盐、高维生素、高膳食纤维及优质蛋白饮食。

3. 预防感染　给患者讲解呼吸道及皮肤感染对本病的影响,嘱患者尽量减少到公共场所去,避免呼吸道感染。儿童特别应注意皮肤卫生,防止皮肤感染,指导患者衣着宽松,防止擦伤皮肤。

【结语】

急性肾小球肾炎常继发于链球菌感染后,临床表现轻重不一。常以血尿、蛋白尿、水肿、高血压为特征,大多预后良好,常在数月内自愈。急性期应卧床休息,低盐饮食,限制钠水摄入,同时应预防上呼吸道感染及皮肤感染。

三、急进性肾小球肾炎

急进性肾小球肾炎(rapidly progressive glomerulonephritis,RPGN)是以急性肾炎综合征、肾功能急剧恶化、早期出现急性肾衰竭为特征的临床综合征。肾病理检查显示肾小球囊腔内大量新月体形成,故又称新月体性肾小球肾炎。RPGN 是肾小球肾炎中最严重的类型,病情发展迅速,多在数周至半年内发展为尿毒症,死亡率高。

【病因与发病机制】

本病根据病因可分为三类:原发性急进性肾小球肾炎、继发性急进性肾小球肾炎(如狼疮性肾炎)、由其他病理类型转化而来的新月体性肾小球肾炎。本文着重讨论原发性急进性肾小球肾炎(以下简称急进性肾炎)。

根据免疫病理特点,原发性 RPGN 可分为 3 型:①Ⅰ型称抗肾小球基底膜型,由于抗肾小球基底膜抗体与肾小球基底膜抗原结合激活补体而致病;②Ⅱ型又称免疫复合物型,因肾小球内循环免疫复合物的沉积或原位免疫复合物形成,激活补体而致病;③Ⅲ型为非免疫复合物型,与肾微血管炎有关(原发性小血管炎肾损害)。患者血清中抗中性粒细胞胞浆抗体(ANCA)常呈阳性。

本病可致双侧肾脏增大,光镜下超过 50% 的肾小球有新月体形成(占囊腔 >50%)。病变早期主要是细胞性新月体,晚期为纤维性新月体。最后发生肾小球硬化。

【临床表现】

本病多见于男性;Ⅰ型好发于中、青年,Ⅱ及Ⅲ型常见于中、老年,我国以Ⅱ型多见。患者多有上呼吸道感染的前驱病史,起病急,病情进展迅速。

1. 症状、体征 临床表现类似急性肾炎综合征,以血尿、蛋白尿、水肿、高血压、少尿、无尿及进行性肾功能恶化为临床特征,最终发展为肾衰竭、尿毒症。多数患者在 6 个月内死亡或依赖透析生存。Ⅱ型患者多伴肾病综合征,Ⅲ型患者常有不明原因的发热、乏力、关节痛等前驱表现。

2. 并发症

(1) 感染:因糖皮质激素及免疫抑制剂治疗、透析治疗、血浆置换等、大量蛋白尿等所致机体抵抗力低下引起感染。

(2) 贫血:患者肾衰竭后常伴有中度贫血。

【辅助检查】

1. 尿液检查 常为肉眼血尿,镜下可见大量红细胞、白细胞及红细胞管型,尿蛋白定性呈 +~++++ 不等。

2. 肾功能检查 内生肌酐清除率降低,血肌酐、尿素氮可进行性升高。

3. 免疫学检查 Ⅰ型可见抗肾小球基底膜抗体阳性;Ⅱ型患者的血循环免疫复合物及冷球蛋白可呈阳性,并可伴血清补体 C3 降低;Ⅲ型可见抗中性粒细胞胞浆抗体(ANCA)阳性。

4. B 超检查 双侧肾脏增大。

【诊断与鉴别诊断】

1. 诊断要点:①急性肾炎综合征的表现;②迅速发生的进行性肾功能下降;③肾活检显示为新月体肾炎;④排除继发原因

凡急性肾炎综合征伴肾功能急性恶化,无论是否已达到少尿性急性肾衰竭,应怀疑本病并及时进行肾活检。若肾活检显示 50% 以上肾小球有新月体形成,根据临床表现和实验室检查诊断可成立。

2. 鉴别诊断:原发性急进性肾小球肾炎应与下列疾病相鉴别(见表 5-2-2)。

【治疗要点】

应在早期作出病因诊断和免疫病理分型的基础上尽快进行强化治疗。

1. 强化疗法

(1) 强化血浆置换疗法:该疗法主要适用于Ⅰ型急进性肾炎,宜早期应用。方法为:应用血浆置换机将患者的血浆和血细胞分离,弃去血浆,将等量正常人的血浆或血浆白蛋白和患者血细胞重新输入体内。每次置换 2~4L,每日或隔日 1 次,直到血清抗基膜抗体或免疫复合物转阴、病情好转,一般需置换 10 次左右。该疗法须同时联合糖皮质激素及细胞毒药物治疗。

表 5-2-2　原发性急进性肾炎与其他疾病的鉴别

疾病	临床特征	辅助检查	预后
急进性肾小球肾炎	起病急,病情进展迅速。以血尿、蛋白尿、水肿、高血压、少尿、无尿及进行性肾功能恶化为临床特征,最终发展为肾衰竭、尿毒症	内生肌酐清除率降低,血肌酐、尿素氮进行性升高。肾小球囊腔内大量新月体形成	预后极差,多数患者在6个月内死亡或依赖透析生存
急性肾小管坏死	常有明确的肾缺血、肾毒性药物应用、肾小管阻塞等诱因,可出现低比重尿、低渗透压尿,一般无急性肾炎综合征表现	可见肾小管上皮细胞、上皮细胞管型、尿比重低且固定,多在1.015以下	与原发病性质、肾功能受损程度、有无并发症有关
急性过敏性间质性肾炎	有明确的用药史及药物过敏史,血尿、尿中嗜酸性粒细胞增加	光镜下发现肾间质水肿、弥漫性淋巴细胞及单核细胞浸润,散在嗜酸性粒细胞浸润	轻者去除过敏原后缓解;重症使用糖皮质激素治疗,预后较好
梗阻性肾病	突然出现无尿,但无急性肾炎综合征表现	B超、膀胱镜检查发现有尿路梗阻	解除梗阻后预后良好
继发性急进型肾炎	有其他系统、器官受累的表现,如出血、皮肤紫癜、关节痛、腹痛、黑便等	检查发现其他系统、器官受累的阳性表现,如毛细血管扩张、CT延长,或 ANA、dsDNA 阳性等	与原发病性质、肾功能受损程度、有无并发症有关
原发性肾小球疾病	有急性肾炎综合征表现,病变持续或严重	肾活检肾小球囊腔无新月体形成	预后不良

（2）冲击疗法：该疗法主要适用于Ⅱ、Ⅲ型,Ⅰ型疗效较差。首选甲泼尼龙 0.5~1.0g 溶于 5% 葡萄糖溶液中静脉点滴,每日或隔日 1 次,3 次为一疗程。必要时间隔 3~5 天可进行下一疗程,一般不超过 3 个疗程。该疗法需辅以泼尼松及环磷酰胺常规治疗,口服泼尼松 1mg/kg·d,口服 8~12 周,逐渐减量,当减至最小有效量时,维持半年。环磷酰胺每次 0.2~0.4g,累积量达到 6~8g 停药。

2. 替代治疗　凡急性肾衰竭已达透析指征者,应及时透析。对强化治疗无效的晚期病例或肾衰竭至终末期的患者,予以透析治疗长期维持,在病情稳定 1 年后可进行肾移植。

3. 对症治疗　积极治疗高血压、感染、水钠潴留及电解质酸碱平衡紊乱。

【主要护理诊断/问题】

1. 有感染的危险　与激素、细胞毒药物应用、透析治疗、血浆置换、大量蛋白尿所致机体抵抗力低下有关。

2. 体液过多　与肾小球滤过率下降、大量激素治疗导致水钠潴留有关。

【护理措施】

1. 病情观察

（1）水肿情况：观察水肿的开始部位、严重程度、消长情况。定时测量体重,记录 24 小时出入量。

（2）尿液情况：重点观察尿量、尿液颜色,及时发现有无血尿、蛋白尿、少尿、无尿。

(3) 生命体征：密切观察血压的变化，每天测量血压 1~2 次，观察有无高血压脑病及急性左心衰竭，认真做好记录。同时观察体温、脉搏、呼吸有无改变。

(4) 观察肾功能：密切关注内生肌酐清除率、血肌酐、尿素氮等指标的变化。急性肾衰竭时，血肌酐、尿素氮进行性升高，内生肌酐清除率快速下降。

(5) 电解质及酸碱平衡情况：少尿可导致高血钾、酸中毒，引起心肌损害，继而可导致心律失常和呼吸改变，应关注检验结果，及时发现征象，遵医嘱对症处理。

(6) 全身状况：如有无贫血及贫血的程度、有无恶心、呕吐、胸闷、气促、呼吸困难等情况。

2. 起居护理

(1) 休息与活动：嘱患者卧床休息，避免劳累。急性期绝对卧床休息，时间较急性肾炎更长，但应在床上适度活动肢体，注意翻身叩背，指导患者有效咳嗽，防止下肢静脉血栓形成，防止肺部感染。进行血液及腹膜透析治疗的患者，按本章第六节透析患者实施护理。

(2) 室内环境：保持室内空气清新、流通和室内适宜的温度、相对湿度。

(3) 预防感染：保持口腔、皮肤卫生，防止皮肤黏膜损伤，注意保暖及防止上呼吸道感染。

3. 饮食护理　给予高热量、正常量优质蛋白、高维生素易消化饮食，急性肾衰竭时给予低蛋白饮食，同时限制水、钠的摄入。

4. 用药护理　遵医嘱给药。应用肾上腺糖皮质激素治疗应密切观察有无感染、药物性糖尿、医源性 Cushing 综合征(如满月脸、水牛背、多毛、痤疮、向心性肥胖等)、血压增高、消化道溃疡或出血、骨质疏松、股骨头坏死、伤口愈合不良等多项不良反应。使用细胞毒药物时应观察有无骨髓抑制、中毒性肝损伤、性腺抑制(尤其男性)、出血性膀胱炎、胃肠道反应、脱发等毒副作用。此外，大量使用糖皮质激素及细胞毒药物后可使机体免疫力受到抑制，继发感染的机会增加，因此应注意观察有无呼吸道、皮肤、泌尿道感染的征象，必要时实行保护性隔离。使用利尿剂时应观察有无低钾血症、低钠血症、低氯性碱中毒等电解质紊乱。

5. 对症护理

(1) 水肿：急性期卧床休息，但应经常变换卧位，防止压疮；抬高下肢，必要时托起阴囊；给患者擦洗时避免过度用力，防止擦伤。衣着宽松，注意个人卫生，防止感染；低盐饮食。

(2) 急性肾衰竭：参见本章第五节急性肾衰竭的护理。

6. 心理护理　因病情进展快、预后差，患者常出现焦虑、恐惧心理。护理过程中，应充分了解患者的心理状态，耐心倾听患者的倾诉，及时予以安慰与精神支持。与患者家属充分沟通，增加他们对本疾病的认知，使其能充分帮助及关爱患者，增强患者战胜疾病的信心。

【其他相关护理诊断】

1. 知识缺乏　缺乏与本病有关的防治知识。

2. 焦虑　与病情进展快、预后差有关。

【中医护理概要】

1. 本病属于中医水肿的范畴。

2. 病因、治疗原则、中医食疗方法参见急性肾小球肾炎。

【健康教育】

1. 休息与活动　嘱患者充分休息，避免劳累，急性期绝对卧床休息，病情缓解后适度活动。

2. 用药指导　与患者及家属讲明本病的特点及治疗目的，强调遵医嘱规律用药的重要意义，嘱其不可自行增减药量或停药，以免引起"反跳"现象。告知糖皮质激素及细胞毒药物可能发生的不良反应及服药注意事项,增强治疗的依从性。

3. 预防感染　注意防止感冒,尽量避免到人群聚集的场所去,减少呼吸道感染的发生。保持皮肤卫生,指导患者衣着宽松,防止擦伤皮肤及引起感染。

4. 定期随诊　向患者解释自我监测病情的意义及方法,告知其随访时间及规律,防止病情恶化。

【结语】

急进性肾小球肾炎又称新月体性肾小球肾炎,以少尿、血尿、蛋白尿、水肿、高血压为临床特征。病情进展迅速,肾功能急剧恶化,多在数周至半年内发展为尿毒症。本病预后差,常需要透析治疗或激素、细胞毒药物冲击治疗,应加强针对性护理。注意预防呼吸道及皮肤感染。

四、慢性肾小球肾炎

慢性肾小球肾炎(chronic glomerulonephritis,CGN)简称慢性肾炎,是以蛋白尿、血尿、高血压、水肿为基本临床表现的一组肾小球疾病。本病起病隐匿、方式多样、病情迁延,患者逐渐出现不同程度的肾功能减退,终至慢性肾衰竭。

【病因与发病机制】

慢性肾炎仅少部分是由急性肾炎发展而来,绝大多数由不同病理类型的原发性肾小球病变迁延、发展所致。慢性肾炎的病因、发病机制和病理类型不尽相同,但导致病情慢性化的机制主要是免疫炎性病变的持续进展,而非免疫非炎症因素也起着重要作用。

慢性肾炎可有多种病理类型,常见的有系膜增生性肾小球肾炎(包括 IgA 和非 IgA 系膜增生性肾小球肾炎)、系膜毛细血管性肾小球肾炎、膜性肾病及局灶性节段性肾小球硬化等。上述所有类型后期可出现程度不等的肾小球硬化、肾小管萎缩、肾间质纤维化,导致肾体积缩小、肾皮质变薄,转化为硬化性肾小球肾炎。

【临床表现】

本病多发于青壮年男性。多数起病缓慢、隐匿;临床表现个体差异较大。

1. 症状、体征　基本临床表现为蛋白尿、血尿、高血压、水肿。早期患者可有疲倦、乏力、食欲下降、腰部酸痛;水肿可有可无,多为眼睑和(或)下肢轻、中度凹陷性水肿。部分患者可无明显临床症状,出现较长时间的无症状性尿异常,主要表现为蛋白尿、镜下或肉眼血尿;血压可正常或轻度升高。经历数年,数十年的慢性损害,逐渐发展为肾衰竭,并出现贫血、高血压等相应的临床表现。肾衰竭时,多数患者有中度以上高血压(尤其是舒张压),可出现眼底渗出、出血、视神经盘水肿等表现,夜尿逐渐增多。如血压控制不好,肾功能恶化较快,预后差。

该病慢性进展过程中,部分患者因感染、劳累、妊娠、预防接种、用肾毒性药物而致病情恶化,肾功能急剧下降。病理类型与疾病的进展速度密切相关,如系膜毛细血管性肾小球肾炎进展较快、膜性肾病进展较慢。

2. 并发症

(1) 感染:慢性肾衰竭可导致机体抵抗力逐渐降低,引发机体感染,特别是呼吸道及泌尿道的感染。

(2) 心脏损害:由于高血压、贫血等多因素作用,可引起心肌损害,导致心律失常甚至心力衰竭。

【辅助检查】

1. 尿液检查　早期为轻度尿异常,尿蛋白定性:+~+++;定量 1~3g/d;尿沉渣镜检红细胞增多,可见管型。

2. 血常规检查　早期 RBC、Hb 可正常或有轻度下降,晚期可有明显下降。

3. 肾功能检查　多数患者肾功能长期稳定,晚期内生肌酐清除率明显下降,血肌酐、尿素氮升高,尿浓缩功能减退。

4. B 超　早期肾脏大小正常,晚期可对称性缩小、皮质变薄。

5. 肾活组织病理检查　可明确病理类型,对确定治疗方案及判断预后有重要参考价值。

【诊断与鉴别诊断】

诊断要点:有蛋白尿、血尿、管型尿、水肿及高血压病史达一年以上,无论有无肾功能损害均可作出慢性肾炎的临床诊断,但应除外继发性肾小球肾炎及遗传性肾小球肾炎。

鉴别诊断:慢性肾小球肾炎应与下列疾病相鉴别(见表 5-2-3)。

表 5-2-3　慢性肾小球肾炎与其他疾病的鉴别

疾病	临床特征	辅助检查	预后
慢性肾小球肾炎	蛋白尿、血尿、管型尿、水肿及高血压病史一年以上,晚期出现肾衰竭、贫血等	早期为轻度尿异常,晚期内生肌酐清除率明显下降,血肌酐、尿素氮升高,尿浓缩功能减退,RBC、Hb 可有明显下降	后期出现肾衰竭,预后较差
隐匿性肾炎	主要表现为无症状性血尿和(或)蛋白尿,无水肿、高血压和肾功能减退	有多种病理类型,但病变轻微	良好
感染后急性肾炎	有链球菌感染史;潜伏期 1~3 周;急性期血清 C3 明显下降,于 8 周内基本恢复	血肌酐、尿素氮可短暂升高	有自愈倾向
原发性高血压肾损害	有较长期高血压,其后再出现肾损害,常有其他靶器官(心、脑)并发症	肾小管浓缩功能减退,夜尿增多,可有微量蛋白尿及镜下血尿	若血压得不到控制,可导致慢性肾衰竭
继发性肾炎	有其他系统、器官受累的表现,如出血、皮肤紫癜、关节痛、腹痛、黑便等	检查发现其他系统、器官受累的阳性表现,如毛细血管扩张、CT 延长,或 ANA、dsDNA 阳性等	与原发病性质、肾功能受损程度、有无并发症有关
Alport 综合征	常在 10 岁前发病,有阳性家族史,遗传与性别有关,血尿(变形红细胞血尿)为突出和首发表现	电镜下可观察到 GBM 广泛增厚、或变薄以及致密层分裂的典型病变	不同遗传型的 Alport 综合征预后不同

【治疗要点】

慢性肾炎的治疗原则是防止或延缓肾功能进行性恶化、缓解临床症状、防治严重并发症。

1. 控制高血压　高血压是导致肾小球硬化及慢性肾衰竭的重要因素,因此积极控制高血压十分重要。应力争把血压控制在理想水平,即蛋白尿≥1g/d,血压应控制在

125/75mmHg 以下；尿蛋白 <1g/d，血压可控制在 130/80mmHg 以下。宜选择对肾脏有保护作用的降压药物，如血管紧张素转换酶抑制剂（ACEI）或血管紧张素 Ⅱ 受体拮抗剂（ARB），常用药物有卡托普利，(25mg，每日 3 次）或贝那普利（10~20mg，每日 1 次）；氯沙坦（50~100mg，每日 1 次）。

上述两类药物除具有降压作用外，还可改善肾小球内高压力、高灌注和高滤过状态，具有减少尿蛋白、延缓肾功能恶化、保护肾脏的作用。有钠水潴留容量依赖性高血压的患者可选用噻嗪类利尿剂，如氢氯噻嗪（12.5mg，每天两次）。其他降压药物有钙拮抗剂，如氨氯地平（5~10mg，每日 1 次）；β 受体阻滞剂，如美托洛尔，(25~50mg，每日 1 次）。高血压难以控制时可选用不同类型降压药联合应用。

2. 调整饮食 慢性肾炎患者出现氮质血症时应限制食物中蛋白质及磷的摄入量，应给予优质低蛋白饮食或加用低磷饮食，以减轻高灌注、高滤过、高压力引起的肾小球硬化，延缓肾功能减退。注意补充必需氨基酸或 α- 酮酸。

3. 应用抗血小板聚集药 大剂量双嘧达莫（300~400mg/d）、小剂量阿司匹林（40~300mg/d）有抗血小板集聚作用，对系膜毛细血管性肾小球肾炎有一定降尿蛋白的作用。

4. 应用糖皮质激素和细胞毒药物 一般不主张常规使用，但患者肾功能正常或仅轻度受损，病理类型较轻（如轻度系膜增生性肾小球肾炎、早期膜性肾病等），尿蛋白较多者，若无禁忌可考虑使用，无效者再逐步停用。

5. 避免加重肾损害的因素 感染、劳累、妊娠及应用肾毒性药物，均可能损伤肾脏，导致肾功能恶化，应予以避免。

【主要护理诊断 / 问题】

1. 体液过多 与肾小球滤过率下降导致水钠潴留、长期蛋白尿引起低蛋白血症有关。

2. 有营养失调的危险：低于机体需要量 与长期蛋白尿和（或）低蛋白饮食有关。

3. 潜在并发症 慢性肾衰竭。

【护理措施】

1. 病情观察

（1）尿液情况：注意观察尿液中有无大量泡沫，它可反映尿液中蛋白质的多少，是否有肉眼血尿及程度，是否有夜尿增多、尿比重降低等。

（2）肾功能：密切关注内生肌酐清除率、血肌酐、血尿素氮等检验结果。注意排除外源性肌酐及药物对结果的影响。慢性肾炎晚期，血肌酐、尿素氮进行性升高，内生肌酐清除率明显下降，夜尿增多。

（3）全身状况：监测营养状态，观察指甲、口唇、皮肤黏膜颜色，每周测一次体重，定期测定血红蛋白浓度及血清白蛋白浓度；观察高血压、水肿程度、贫血及严重程度、有无恶性、呕吐、胸闷、气促、呼吸困难、心律失常等情况；观察有无感染的发生。

2. 起居护理

（1）休息与活动：病情较轻时，可维持日常活动，但避免劳累。当血压增高、尿液明显异常时，可嘱患者卧床休息，但要注意防止下肢血栓及压疮。

（2）病室环境：保持室内空气清新、适宜的温度（18~20℃）、相对湿度（50%~60%）。

（3）预防感染：保持口腔、皮肤卫生，勤剪指甲防止皮肤黏膜损伤，避免用过热的水洗澡，沐浴后涂润肤霜防止皮肤干燥，注意保暖，防止皮肤、泌尿道及上呼吸道感染。

3. 饮食护理 慢性肾炎氮质血症期应给予优质低蛋白、低磷、低盐、高热量、高维生素饮食。盐摄入量 <3g/天;蛋白质摄入量一般在每日 0.6~0.8g/kg,可满足基本生理需求,动物蛋白及植物蛋白的比例各占 50%;当 GFR<5ml/min 每日蛋白质总量 <20g,增加动物蛋白质的比例(如鸡蛋、牛奶、瘦肉等),同时须静脉补充 α-酮酸或必需氨基酸。每天摄入热量不低于 126kJ/kg,以减少体内蛋白质的分解。

4. 用药护理 遵医嘱给药。应用血管紧张素转换酶抑制剂(如卡托普利)时观察有无咳嗽、低血压、头痛等不良反应;使用降压药注意体位性低血压的发生;使用利尿剂时应观察有无低钾血症、低钠血症、低氯性碱中毒等电解质紊乱。

5. 对症护理

(1) 水肿:急性期卧床休息,但应经常变换卧位,防止压疮;抬高下肢,必要时托起阴囊;给患者擦洗时避免过度用力,防止擦伤。衣着宽松,注意个人卫生,防止感染;低盐饮食。

(2) 高血压:定时测量血压,观察靶器官(心、脑、肾、眼)受累的表现,疲倦、乏力明显时卧床休息,服降压药时注意观察不良反应(详见高血压患者的护理)。

6. 心理护理 因病情逐渐进展、预后差,患者常感到焦虑、恐惧。护理过程中,应充分了解患者的心理状态,耐心倾听患者的倾诉,及时予以安慰与精神支持。与患者家属充分沟通,增加他们对本病的认知,使其能充分帮助及关爱患者,增强患者战胜疾病的信心。

【其他相关护理诊断】

1. 知识缺乏 缺乏与本病有关的防治知识。

2. 焦虑 与病程长、预后差有关。

【中医护理概要】

1. 本病属于中医水肿-阴水的范畴。

2. 其病因可由外感风、寒、湿、热、疮毒之邪,或内伤于情志失调、饮食不当或劳欲体虚,至肺、脾、肾三脏功能失调,三焦气化不利,水液代谢失常而致。本病起病缓慢,病程较长,以虚证为多。

3. 中药汤剂宜温服,恶心呕吐者,宜少量多次进服。服药前滴少量生姜汁于舌上,对防止呕吐有效。

4. 慢性肾炎患者可有贫血营养不良,可选用动物肾脏、紫河车、蛋类、乳制品、核桃、赤小豆、乌龟、鲫鱼等补肾利尿。

5. 配合艾灸脾俞、肾俞、三阴交、命门、阳陵泉、委中等穴,以温肾行水。

【健康教育】

1. 休息与活动 嘱患者充分休息,避免劳累,延缓肾功能减退。向患者及家属解释低蛋白、低磷、低盐、高热量饮食的重要意义,增强治疗的依从性。指导患者合理选择食物。

2. 用药指导 告知患者及家属降压药物使用的意义及注意事项,防止体位性低血压的发生。使其明白病情预后与肾脏的保护及治疗息息相关。

3. 预防感染 注意防止感冒,尽量避免到人群聚集的地方去,减少呼吸道感染的发生。保持皮肤清洁卫生,指导患者衣着宽松,防止擦伤皮肤及引起感染。合理增加营养,增强抗感染能力。

4. 定期随诊 向患者解释自我监测病情的意义及方法,告知其随访时间及规律,防止病情恶化。

【结语】

慢性肾小球肾炎是以蛋白尿、血尿、水肿、高血压为临床特征的一组肾小球疾病。起病隐匿,病变进展缓慢,逐渐出现不同程度的肾功能减退,终至肾衰竭。控制血压对延缓肾衰竭十分重要。应避免感染、劳累、妊娠及应用肾毒性药物。当出现氮质血症时应给予优质低蛋白、低磷、低盐、高热量、高维生素饮食。

第三节 肾病综合征

肾病综合征(nephritic syndrome,NS)是由各种肾脏疾病所致的具有共同临床表现的一组综合征。其典型表现是:大量蛋白尿(尿蛋白 >3.5g/d)、低蛋白血症(血浆清蛋白 <30g/L)、水肿、高脂血症,即呈现"三高一低"的特征。根据病因可分为原发性和继发性两大类,本节仅讨论原发性肾病综合征。

【病因与发病机制】

肾病综合征病因及分类(见表 5-3-1)。

表 5-3-1 肾病综合征的分类和常见病因

分类及病因	儿童	青少年	中老年
原发性	微小病变型肾病	系膜增生性肾小球肾炎 系膜毛细血管性肾小球肾炎 局灶性节段性肾小球硬化	膜性肾病
继发性	过敏性紫癜肾炎 乙肝病毒相关性肾炎 狼疮性肾炎	狼疮性肾炎 过敏性紫癜肾炎 乙肝病毒相关性肾炎	糖尿病肾病 肾淀粉样变性 骨髓瘤性肾病 淋巴瘤 / 实体瘤性肾病

原发性肾病综合征发病机制主要是免疫介导的炎症所致的肾损害。具体为:①大量蛋白尿的发生机制是肾小球滤过膜的分子屏障及电荷屏障受损,肾小球滤过膜的通透性增高,原尿中的蛋白(主要是血浆清蛋白)含量增多,当蛋白增加超过肾小管的重吸收能力时,导致大量蛋白溢入尿中,形成蛋白尿;②低蛋白血症的发生机制是大量蛋白从尿中丢失,肝脏相对合成不足,此外,胃肠黏膜水肿导致食欲减退、摄入不足、吸收不良;③水肿是因低蛋白血症导致血浆胶体渗透压明显下降而出现,严重时甚至出现腹水、胸水;④高脂血症主要为高胆固醇或(和)高甘油三酯血症,其发生机理是低蛋白血症刺激肝脏合成脂蛋白增加以及脂蛋白分解减少。

导致原发性肾病综合征的肾小球疾病的主要病理类型有微小病变型肾病、系膜增生性肾小球肾炎、系膜毛细血管性肾小球肾炎、膜性肾病、局灶性节段性肾小球硬化。

【临床表现】

1. 症状和体征 原发性肾病综合征不同病理类型的临床特征如下:

(1) 微小病变型肾病:常见于儿童,约占 80%~90%。男性多于女性。但 60 岁后发病率又有增高。表现为典型的肾病综合征(三高一低),少数患者伴有镜下血尿,一般无持续性高血压及肾功能减退。部分病例可自发缓解,但复发率高。90% 病例对激素治疗敏感。若大量蛋白尿长期得不到控制,可转变为局灶性节段性肾小球硬化。

（2）系膜增生性肾小球肾炎：本类型我国发病率很高，占原发性 NS 的 30%；好发于青少年，男性多于女性；约半数患者在上呼吸道感染后急性起病，部分患者起病隐匿。根据免疫病理检查将本组疾病分为 IgA 肾病和非 IgA 肾病。后者约 50% 患者表现为 NS，多数伴有血尿；而 IgA 肾病几乎均有血尿，15% 患者出现 NS。随着增生性病变由轻至重，肾功能不全及高血压发生率逐渐增加。

（3）系膜毛细血管性肾小球肾炎：好发于青壮年，男性多于女性。30% 患者在前驱感染后表现为急性肾炎综合征；约 50%~60% 患者表现为 NS；几乎所有患者伴有血尿；其中少数为发作性肉眼血尿。50%~70% 病例的血清 C3 持续降低；肾功能损害、高血压及贫血出现较早；本病疗效差、进展快，发病后 10 年约 50% 的病例进展至慢性肾衰竭。

（4）膜性肾病：常见于中老年，男性多于女性；起病隐匿。约 80% 患者表现为 NS；一般无肉眼血尿，30% 伴有镜下血尿；早期可无肾功能损害。因患者血液常伴高凝状态易导致血栓、栓塞性并发症，肾静脉血栓发生率可高达 40%~50%。早期患者经治疗多数可达临床缓解，5~10 年后逐渐出现肾功能损害。

（5）局灶性节段性肾小球硬化：好发于青少年男性，占原发性 NS 的 5%~10%。起病多隐匿，部分病例可由微小病变型转变而来。主要临床表现为肾病综合征，约 70% 伴有血尿；半数以上有高血压，约 30% 有肾功能减退。有 30%~50% 的患者用激素治疗有效，但显效较慢。经治疗不缓解者 6~10 年后超过半数患者进入终末肾衰竭期。

2. 并发症

（1）感染：是常见的并发症。其发生与低蛋白血症、免疫功能紊乱及糖皮质激素治疗有关。感染常起病隐匿、症状不典型，主要发生的部位是呼吸道、泌尿道、皮肤、腹腔。感染是导致肾病综合征复发及疗效不佳的主要原因。

（2）血栓形成、栓塞：最常见为肾静脉血栓。由于水肿、有效循环血容量减少，血液浓缩，加之高脂血症，使血液黏稠度增大；低蛋白血症刺激肝脏代偿性合成蛋白质增多，引起机体凝血、抗凝及纤溶系统失衡，利尿剂的应用进一步加重了高凝状态，易形成血栓或栓塞。该并发症是影响肾病综合征治疗效果和预后的重要因素。

（3）急性肾衰竭：由于有效循环血容量减少，肾血流量减少，导致肾前性氮质血症。多数病例经扩充血容量、利尿治疗可恢复，少数病例可出现急性肾衰竭。病理类型以微小病变型肾病居多。肾衰的发生机制是肾间质水肿压迫肾小管和蛋白管型堵塞肾小管引起。

（4）其他：长期低蛋白血症可导致营养不良、小儿生长发育迟缓、机体免疫力低下、微量元素缺乏、内分泌紊乱及钙、磷代谢障碍。长期高脂血症可导致动脉硬化、冠心病等。

【辅助检查】

1. 尿液检查　尿蛋白定性检查为 +++~++++，定量检查尿蛋白超过 3.5g/24h。尿中可有红细胞颗粒管型等。

2. 血液检查　血浆清蛋白 <30g/L；血中胆固醇、甘油三酯、低密度脂蛋白、极低密度脂蛋白和脂蛋白 a 均可增高，血 IgG 可减低。

3. 肾功能检查　内生肌酐清除率可正常或降低，血肌酐、尿素氮可正常或升高。

4. 肾活组织病理检查　肾穿刺活检可明确肾小球病变的病理类型，指导治疗及判断预后。

5. 影像学检查　B 超显示双肾正常或缩小。

【诊断与鉴别诊断】

诊断包括三个方面：①根据尿蛋白 >3.5g/d、血浆清蛋白 <30g/L、水肿、高脂血症（其中前2项为必备），可诊断 NS；②根据病因明确原发性、继发性 NS；根据肾活检结果明确病理类型；③判断有无并发症。

本病需要与下列疾病引起的继发性 NS 相鉴别（见表 5-3-2）。

表 5-3-2　肾病综合征的鉴别

疾病	好发人群	临床特征	辅助检查特征性表现
原发性肾病综合征	各型均是男性多于女性；微小病变型肾病常见于儿童；膜性肾病常见于中老年；系膜增生性及系膜毛细血管性肾小球肾炎、局灶性节段性肾小球硬化常见于青壮年	大量蛋白尿（尿蛋白>3.5g/d）、低蛋白血症（血浆清蛋白 <30g/L）、水肿、高脂血症，即呈现"三高一低"的特征	定量检查尿蛋白超过3.5g/24h，血清清蛋白<30g/L；血中胆固醇、甘油三酯、低密度脂蛋白、极低密度脂蛋白和脂蛋白 a 均可增高
过敏性紫癜性肾炎	青少年	皮肤紫癜、关节痛、腹痛、黑便	皮疹出现后 2~4 周出现血尿、蛋白尿
系统性红斑狼疮性肾炎	育龄青年女性	颊部蝶形红斑、多部位皮疹、关节疼痛、浆膜腔积液等多系统受损的表现	可检出多种自身抗体
乙肝病毒相关性肾炎	儿童及青少年	无症状或有转氨酶增高；可有高血压及镜下血尿	血中 HBV 抗原阳性，肾活检切片中有 HBV 抗原
糖尿病肾病	中老年	常见于糖尿病病程 10 年以上的患者。糖尿病病史及眼底改变有助于诊断	早期尿中可检出微量蛋白，随着病程延长，蛋白量逐渐增多，甚至大量蛋白尿、NS
肾淀粉样变性	中老年男性	原发性淀粉样变性病可累计心、肾、消化道、皮肤、神经等。早期可无临床表现，中晚期逐渐出现蛋白尿、NS、肾衰竭	需肾活组织病理检查确诊
多发性骨髓瘤肾损害	中老年男性	骨痛、骨质破坏、淋巴结及肝脾肿大、神经根受累等浆细胞浸润现象，常伴贫血、肾衰竭等	贫血，骨髓检查浆细胞异常增多，单株免疫球蛋白增高，尿本周蛋白阳性

【治疗要点】

抑制免疫与炎症反应是肾病综合征的主要治疗手段。

1. 一般治疗　水肿严重者需卧床休息，待水肿消退，一般情况好转后，可逐步增加活动量。给予高热量、低盐、低脂、高维生素及富含可溶性纤维的饮食。肾功能正常者，给予正常量优质蛋白，肾功能减退者给予优质低蛋白饮食。

2. 对症治疗

(1) 利尿消肿:原则:不宜过快、不宜过猛,以免造成有效循环血容量不足、加重血液高粘倾向,诱发血栓、栓塞等并发症。

1) 噻嗪类利尿剂:常用氢氯噻嗪,25mg,每日 3 次。

2) 保钾利尿剂:常用氨苯蝶啶,50mg,每日 3 次。与噻嗪类利尿剂合用。

3) 袢利尿剂:呋塞米(速尿),20~120mg/d,口服或静脉滴入。

4) 渗透性利尿剂:常用低分子右旋糖酐或 706 代血浆。可加用袢利尿药增强利尿效果。

5) 提高血浆胶体渗透压:用血浆或血浆白蛋白提高血浆胶体渗透压,达到利尿效果。

(2) 减少尿蛋白:持续大量蛋白尿可导致肾小球的高滤过,加重肾损伤,促进肾小球硬化。因此应积极控制蛋白尿,保护肾功能。血管紧张素转换酶抑制剂(ACEI)及血管紧张素Ⅱ受体拮抗剂(ARB)类药物在控制血压的同时有减少尿蛋白的作用,但所用剂量大于常规降压时的剂量。

(3) 降脂治疗:肾病综合征患者的高脂血症增加了心脑血管病的患病风险,多数患者需用降脂药物。常用的有洛伐他汀、非诺贝特等。

3. 主要治疗

(1) 肾上腺糖皮质激素(简称激素):激素通过抑制炎症、免疫反应,抑制醛固酮和 ADH 分泌,影响肾小球基底膜通透性等综合作用而发挥利尿、消除尿蛋白的疗效。使用原则为:起始足量;缓慢减量;长期维持。常用药物为泼尼松 1mg/(kg·d),顿服,口服 8~12 周。足量治疗后每 2~3 周减少原用量 10%,当减至 20mg/d 时,病情易反复,应更加缓慢减量。最后以 10mg/d 的最小有效剂量维持半年左右,此时可隔日顿服以减轻不良反应。当泼尼松效果不佳或严重水肿、肝功能损害时,可考虑使用甲泼尼龙,口服或静脉注射。

(2) 细胞毒药物:可用于"激素依赖型"和"激素抵抗型"肾病综合征,常用环磷酰胺、氮芥等药物协同激素治疗,一般不单独使用。环磷酰胺用量为 100~200mg/d,分次口服或隔日静注,总量达到 6~8g 后停药。

(3) 环孢素:可选择性抑制 T 辅助细胞及 T 细胞毒效应细胞,用于治疗激素及细胞毒药物无效的难治性肾病综合征。常用剂量为 5mg/(kg·d),分 2 次口服,服药 2~3 个月后缓慢减量,总疗程半年至一年。此药昂贵、副作用大,停药后病情易复发。

(4) 吗替麦考酚酯:选择性抑制 T、B 淋巴细胞增殖及抗体形成达到治疗目的。常用量为 1.5~2g/d,分 2 次口服,用 2~3 个月,酌情减量后维持半年。该药已广泛应用于肾移植后排异反应,副作用相对较小。

4. 并发症治疗

(1) 感染:无感染时不需要使用抗生素预防感染。一旦发生感染应立即选择敏感、高效、无肾毒性抗生素,尽快去除感染灶,严重感染难控制时考虑减少或停用激素。

(2) 血栓及栓塞并发症:当血浆出现高凝状态时应预防性使用抗凝剂,如肝素钠、华法林等,同时配合使用双嘧达莫或阿司匹林抑制血小板聚集。当出现血栓或栓塞时,应尽早应用尿激酶或链激酶溶栓。抗凝及溶栓时应避免药物过量而导致出血。

(3) 急性肾衰竭:当 NS 出现急性肾衰竭时可首先选用较大剂量袢利尿剂,无效时进行透析,同时碱化尿液、积极治疗原发病。

【主要护理诊断/问题】

1. 体液过多 与低蛋白血症致血浆胶体渗透压下降等有关。
2. 营养失调:低于机体需要量 与大量蛋白尿、摄入减少及吸收障碍有关。
3. 有感染的危险 与机体抵抗力下降、应用激素和(或)免疫抑制剂有关。
4. 有皮肤黏膜完整性受损的危险 与水肿、营养不良有关。

【护理措施】

1. 病情观察

(1) 水肿消长情况:记录 24 小时出入液量;每天测量体重;定期评估水肿程度;观察有无胸闷、气促、腹胀、呼吸困难等浆膜腔积液及心衰的征象。

(2) 营养状态:关注血浆清蛋白、血红蛋白的检测值,评估营养状态。

(3) 皮肤黏膜完整性:观察皮肤黏膜有无红肿、破损、压疮、感染发生。

(4) 感染征象:监测体温,观察有无咳嗽、咳痰、肺部湿啰音、尿路刺激征、皮肤红肿等感染征象。

(5) 肾功能:观察有无肉眼血尿,密切关注检验结果,如尿常规、肾小球滤过率、血肌酐、尿素氮等。

(6) 其他:观察有无烦躁、乏力、心律失常、高钾、低钾的情况,及早识别心力衰竭、呼吸困难及重度高血压的征象。

2. 起居护理

(1) 休息与活动:平时保证休息、避免劳累,病情严重时卧床休息,待水肿消退,病情好转后,可逐步增加活动量。

(2) 病室环境:保持室内空气清新、流通;保持舒适的温度(18~22 ℃)、相对湿度(50%~60%)。

(3) 预防感染:定时进行空气及室内物品消毒。保持口腔卫生,防止皮肤黏膜损伤,注意保暖及呼吸道隔离,减少探视,防止交叉感染。

3. 饮食护理 给予高热量(126~147kJ/kg·d)饮食,一般给予正常量(0.8~1.0g/kg·d)的优质蛋白,如鱼、虾、乳类、瘦肉等。肾功能不全时,应根据肌酐清除率调整蛋白质的摄入量。同时给予低盐(<3g/d)饮食,禁食腌制食品。给予含不饱和脂肪酸(植物油)、高维生素及富含可溶性纤维素(燕麦、豆类、米糠)的饮食。

4. 用药护理 遵医嘱给药。应用糖皮质激素治疗时,密切观察有无感染、药物性糖尿、医源性 Cushing 综合征、血压增高、消化道溃疡或出血、骨质疏松、股骨头坏死等不良反应。使用细胞毒药物时应观察有无骨髓抑制、中毒性肝损伤、性腺抑制(尤其男性)、出血性膀胱炎、胃肠道反应、脱发等毒副作用。环孢素除了肝肾毒性外,还可导致高血压、高尿酸血症、多毛及牙龈增生等。长期服用噻嗪类利尿剂应防止低钾、低钠。常用保钾利尿剂如氨苯蝶啶,需防高血钾。使用袢利尿剂,如呋塞米(速尿),应注意防止低钠血症及低钾、低氯性碱中毒。渗透性利尿剂如低分子右旋糖酐或 706 代血浆,少尿时应慎用,因易与肾小管分泌的蛋白和肾小球滤过的白蛋白一起形成管型,阻塞肾小管;高渗作用致肾小管上皮细胞变性、坏死,致急性肾衰竭。

5. 对症护理 水肿:水肿时皮肤弹性降低、脆性增大、抵抗力下降,加之严重水肿时需卧床休息,容易导致皮肤破损、感染,易出现压疮等并发症。因此水肿患者卧床休息时,应经常变换卧位,防止压疮;抬高下肢,必要时用绷带托起阴囊;给患者擦洗时避免过度用力,防止擦伤。衣着宽松,勤换内衣,注意个人卫生,防止感染。

6. 心理护理 本病病程长、易复发,患者及家属常出现焦虑、悲观情绪。护理过程中,应耐心倾听患者及家属的倾诉,告知其经过规律治疗可稳定病情,维持正常活动。长期使用糖皮质激素患者可出现满月脸、水牛背、多毛、痤疮、向心性肥胖等,自我形象紊乱可伤害患者自尊心,应向其解释此现象是暂时的,随着病情好转、药物减量会逐渐好转,从而使其对治疗及疾病预后充满信心。注意评估患者的经济状况及社会支持程度,有针对性的予以疏导。

【其他相关护理诊断】

1. 知识缺乏 缺乏与本病有关的防治知识。

2. 焦虑 与本病的病程长、易反复发作有关。

3. 潜在并发症:血栓形成、感染、急性肾衰竭。

【中医护理概要】

1. 本病属于中医水肿的范畴。

2. 其病因多由素体薄弱,烦劳过度,或久病失治误治,或体虚感邪,或情志劳欲等诱因所致。其病机为肺脾肾三脏功能失调,脾肾两虚,气血阴阳不足,水液代谢紊乱,湿浊潴留,精微外泄。

3. 本病体虚易感,可常服用人参大枣粥、黑芝麻粥以及动物肾脏、紫河车、蛋类、乳制品、核桃、赤小豆、乌龟、鲫鱼等补肾利尿。

4. 宜食西瓜、冬瓜、葫芦、赤豆等具有利尿食疗作用的食物,避免辛辣肥厚之物,尤忌海腥、鱼虾、鹅肉等。

【健康教育】

1. 饮食指导 给患者解释饮食配合对治疗疾病的重要意义,指导患者坚持服用高热量、低盐、低脂、高维生素、高膳食纤维及优质蛋白饮食。指导患者选择合适食物。

2. 休息与活动 嘱患者充分休息,必要时卧床休息,但应适度活动,避免肢体血栓形成、压疮等并发症。

3. 预防感染 指导患者衣着宽松,防止擦伤;注意个人卫生,尽量减少出入公共场所,避免呼吸道感染。

4. 病情监测 指导患者对病情进行自我监测,嘱其定时测量体重、记录24小时尿量、观察尿液颜色、新鲜尿液有无泡沫等。

5. 用药指导 介绍药物的使用方法、注意事项,不良反应,特别是使用激素时,嘱其不可自行停药、减量或增量。

【结语】

原发性肾病综合征是由肾小球病变引起的一类临床综合征。主要表现为"三高一低",即大量蛋白尿、低蛋白血症、高度水肿及高脂血症。以激素治疗为主。饮食原则为适量优质蛋白、高热量、低盐、低脂、高维生素及富含膳食纤维。主要的护理措施包括水肿的护理、饮食护理、并发症的防治、药物不良反应的防治。

第四节 尿 路 感 染

尿路感染(urinary tract infection,UTI)简称尿感,是由各种病原微生物感染所引起的尿路急、慢性炎症,多见于育龄女性、老年人、免疫功能低下者。根据感染部位的不同,可分为上尿路感染(主要是肾盂肾炎)和下尿路感染(主要是膀胱炎)。

本病女性发病率明显高于男性,比例约 8 : 1。未婚女性约 1%~3%,已婚女性约 5%,与性生活、月经、妊娠、应用杀精子避孕药等因素有关。60 岁以上女性尿感发生率高达 10%~12%,多为无症状性细菌尿。除非存在易感因素,成年男性极少发生尿路感染,50 岁以后男性因前列腺肥大尿感发生率也相应增高,约为 7%。

【病因与发病机制】

1. 病因 以细菌感染为主,其中大肠埃希菌最为常见(约占 70%)。

(1) 铜绿假单胞菌:尿路器械检查或长期留置导尿的患者多见。

(2) 柠檬色或白色葡萄球菌:性生活活跃女性多见。

(3) 变形杆菌、克雷伯杆菌:尿路结石者多见。

(4) 真菌感染:糖尿病及免疫功能低下者多见。

2. 发病机制

(1) 感染途径:以上行感染为主,即病原菌经由尿道上行至膀胱,甚至输尿管、肾盂所致的感染,约 90%。正常情况人体前尿道和尿道口周围所定居的少量细菌不会致病,但某些因素,如性生活、尿路梗阻、医源性操作、生殖器感染等,可导致上行感染的发生。少数患者是通过血行感染、直接感染或淋巴道感染。

(2) 机体防御能力:尿路感染发生与否,与细菌的数量、致病力以及机体的防御能力均有关。机体防御能力包括:①排尿的冲刷作用;②尿道与膀胱黏膜的抗菌力;③尿液中高浓度尿素、高渗透压和低 pH 值等;④前列腺分泌物中所含的抗菌成分;⑤感染后白细胞的趋化与清除细菌的作用;⑥输尿管膀胱连接处的活瓣防止尿液、细菌进入输尿管。

(3) 易感因素

1) 尿路梗阻:如结石、狭窄、肿瘤、前列腺增生等均可阻碍尿液自由流出,导致尿液积聚、细菌不易被冲洗清除,而在局部大量繁殖引起感染。尿路梗阻合并感染时可快速破坏肾组织结构,因此应及时解除梗阻。

2) 膀胱输尿管反流:当输尿管壁内段及膀胱开口处的黏膜发生功能或结构异常时,可促使尿液从膀胱逆流至输尿管,甚至到达肾盂,导致细菌在局部定植引发感染。

3) 性别与性活动:女性由于尿道短而宽,距离肛门较近,开口于阴唇下方,因此容易发生尿路感染。性生活时可将尿道口周围的细菌挤入膀胱而引发尿路感染。中老年男性尿路感染发生主要与前列腺增生有关。包茎、包皮过长易诱发男性尿路感染。

4) 机体免疫力低下:如长期使用免疫抑制剂、糖尿病、长期卧床、艾滋病等。

5) 神经源性膀胱:如脊髓损伤、糖尿病、多发性硬化等疾病,可出现支配膀胱的神经功能发生障碍,导致长时间的尿液潴留和(或)应用导尿管引流尿液而引发感染。

6) 妊娠:由于孕期输尿管蠕动功能减弱、暂时性膀胱输尿管活瓣关闭不全及妊娠后期子宫增大的缘故,使得尿液引流不畅而引发感染。在妊娠妇女中约占 2%~8%。

7) 医源性因素:导尿或留置导尿管、膀胱镜和输尿管镜检查、逆行性尿路造影等可损伤尿路黏膜,将细菌带入尿路,易引发尿路感染。

8) 泌尿系统结构异常:如肾发育不良、肾盂及输尿管畸形、移植肾、多囊肾等。

【临床表现】

1. 膀胱炎 占尿路感染的 6% 左右。以尿频、尿急、尿痛等膀胱刺激征为主要表现,伴有耻骨上不适,多无全身症状,白细胞尿,30%可见血尿,偶有肉眼血尿。

2. 肾盂肾炎

(1) 急性肾盂肾炎:各年龄段均可发生,育龄女性最为多见。起病较急,临床表现与感染程度相关。

1) 全身症状:寒战、高热(体温多在38℃以上,且多为弛张热)、头痛、全身酸痛、无力、食欲减退。轻者较少出现。

2) 泌尿系统表现:膀胱刺激征,腰痛或肾区不适,肋脊角压痛或叩击痛,脓尿和血尿。

(2) 慢性肾盂肾炎:可有急性肾盂肾炎、膀胱炎病史,或急性肾盂肾炎未彻底治愈而反复发作。临床表现与急性肾盂肾炎相似,慢性期全身表现较轻,甚至无全身表现。起病常隐匿,仅有低热、头晕、疲乏无力等。膀胱刺激症状及尿改变也不如急性期典型。急性发作时可与急性肾盂肾炎类同,但通常症状较轻。可出现水肿和高血压。病情持续可发展为慢性肾衰竭。

3. 无症状性菌尿 指尿培养可有真性菌尿但无尿路感染症状。多见于老年人,如不治疗,部分患者可发生急性肾盂肾炎。

4. 并发症 及时治疗较少发生并发症,若细菌毒力强、合并尿路梗阻或机体抵抗力低下者,可发生并发症。如肾乳头坏死(表现为高热、剧烈腰痛和血尿,肾绞痛)和肾周脓肿(原有肾盂肾炎症状加重外,单侧腰痛,向健侧弯腰时疼痛加剧)。

【辅助检查】

1. 尿常规 尿中白细胞数显著升高,可有镜下血尿,极少数有肉眼血尿,尿蛋白多为阴性~微量。

2. 尿细菌学检查

(1) 尿涂片细菌检查 清洁中段尿沉渣涂片,若每个视野下可见1个或更多细菌,提示尿路感染。

(2) 尿细菌培养 中段尿细菌定量培养≥105/ml,称为真性菌尿,可确诊尿路感染;尿细菌定量培养104~105/ml,为可疑阳性,需复查;如<104/ml,可能为污染。耻骨上膀胱穿刺尿细菌定性培养有细菌生长,即为真性菌尿。其中膀胱穿刺尿培养结果最可靠。

3. 影像学检查 如B超、腹部平片或静脉肾盂造影(IVP)等,可协助慢性、反复发作或经久不愈者确定有无结石、梗阻、畸形等。但急性期不宜做IVP。

4. 其他 如血常规、肾功能、亚硝酸盐还原试验等。

【诊断】

1. 典型尿感 膀胱刺激征、尿液改变、尿液细菌学检查(新鲜清洁中段尿细菌定量培养菌落计数≥105/ml)确诊。

2. 不典型者 主要依据尿细菌学检查确诊(新鲜清洁中段尿细菌定量培养菌落计数≥105/ml),要求两次细菌培养均为同一菌种的真性菌尿。

3. 尿感定位诊断 可根据临床表现、实验室检查等协助定位诊断。

4. 慢性肾盂肾炎的诊断 除反复发作尿感病史外,还需结合影像学及肾功能检查。

(1) 肾外形凹凸不平,且双肾大小不等;

(2) 静脉肾盂造影可见肾盂肾盏变形、缩窄;

(3) 持续性肾小管功能损害。

具备上述第(1),(2)条的任何一项再加第(3)条可确诊。

【治疗要点】

用药原则:①选用敏感抗生素:无病原学结果前,一般首选对革兰阴性杆菌有效的抗生素,尤其是首发尿感,治疗 3 天症状无改善,应按药敏结果调整用药;②抗生素在尿和肾内的浓度要高;③选用肾毒性小,副作用少的抗生素;④单一药物治疗失败、严重感染、混合感染、耐药菌株出现时应联合用药;⑤对不同类型的尿路感染给予不同治疗时间。

1. 急性膀胱炎

(1) 单剂量疗法:复方磺胺甲噁唑 2.0g、甲氧苄啶 0.4g、碳酸氢钠 1.0g,1 次顿服(简称 STS 单剂);氧氟沙星 0.4g,1 次顿服;阿莫西林 3.0g,1 次顿服。但单剂量疗法易复发。

(2) 短程疗法:3 日疗法,如氟喹酮类(氧氟沙星 0.2g,3 次 / 日)或磺胺类(复方磺胺甲噁唑 2 片,每天两次)。

停服抗生素 7 天后,需进行尿细菌定量培养。如结果阴性表示急性细菌性膀胱炎已治愈。如仍有真性细菌尿应继续给予 2 周抗生素治疗。

对于老年患者、糖尿病患者、机体免疫力低下、妊娠妇女及男性患者不宜使用单剂量及短程疗法,应采用较长疗程。

2. 急性肾盂肾炎

(1) 抗生素:轻者可选用氟喹酮类、半合成青霉素类、头孢菌素类等,疗程 10~14 天,若尿菌仍为阳性,则应根据药敏试验结果选用敏感抗生素 4~6 周。严重者需住院治疗,静脉给药。必要时联合用药。

(2) 碱化尿液:碳酸氢钠片 1.0g,每日 3 次,口服。

(3) 严重者在病情允许的情况下作影像学检查以确定有无尿路梗阻。

3. 慢性肾盂肾炎　治疗的关键是积极寻找并祛除易感因素。急性发作时治疗同急性肾盂肾炎。

4. 无症状细菌尿

(1) 非妊娠妇女和老年人一般不予治疗。

(2) 妊娠妇女必须治疗,选用肾毒性较小的抗菌药,如青霉素、头孢类等,不宜使用氯霉素、四环素、氟喹酮类,慎用复方磺胺甲噁唑和氨基糖苷类。

(3) 学龄前儿童也应予以治疗。

(4) 肾移植、尿路梗阻及其他尿路有复杂情况者。

(5) 曾出现有症状感染者。

5. 再发性尿路感染

(1) 复发:原致病菌再次引起感染,通常在停药后 1 个月内发生。应在积极祛除诱因的基础上,选用敏感强有力的抗生素治疗。

(2) 重新感染:另一种新致病菌侵入所引起的尿路感染,多在停药 1 个月后发生。积极寻找并去除易感因素,选用强效杀菌剂,在允许范围内用最大剂量治疗 6 周,如不成功再延长疗程或改为注射用药。如提示尿路防御功能低下,可长期预防性治疗。

【主要护理诊断 / 问题】

1. 排尿障碍　尿频、尿急、尿痛,与泌尿系统感染有关。

2. 体温过高　与急性肾盂肾炎有关。

3. 焦虑　与膀胱刺激征引起的不适、担心预后有关。

【护理措施】

1. 病情观察　观察体温、尿液的变化、有无腰痛加剧。若高热持续不退,且出现腰痛加剧等症状时,应考虑可能出现肾周脓肿、肾乳头坏死等并发症,需及时通知医生。

2. 起居护理　症状明显时卧床休息,可取屈曲位以减轻不适感,尽量减少站立或坐直。平时无不适时应适当锻炼以增强体质。养成良好的个人卫生习惯,选择透气性好、吸湿性强的纯棉内裤,每晚睡前用温开水清洗外阴。

3. 饮食护理　饮食宜清淡、营养、易消化,高热者在无禁忌证的情况下,鼓励患者多饮水,保证每日饮水量在 2500ml 以上,使尿量增加,起到稀释尿液、冲刷膀胱、利于引流的作用,减少细菌进入尿道的机会。注意营养的均衡搭配以增强机体抵抗力。

4. 用药护理

(1) 遵医嘱给予抗菌药物和口服碳酸氢钠,注意观察药物的疗效及不良反应。嘱患者按时、按量、按疗程服药,勿随意停药。

(2) 使用复方磺胺甲噁唑期间注意多饮水,并同时服用碳酸氢钠,以增强疗效和减少磺胺结晶形成。

(3) 尿路感染的疗效评价标准:①见效:治疗后复查菌尿转阴;②治愈:完成抗菌药物疗程后,菌尿转阴,于停药 1 周和 1 个月分别复查 1 次,如无菌尿,则可认为已治愈;③治疗失败:治疗后持续菌尿或复发。

5. 对症护理

(1) 发热:物理降温,如冰敷、酒精擦浴等。

(2) 尿频:保持心情舒畅,缓解紧张情绪,可从事一些感兴趣的活动以转移患者的注意力,减轻尿频症状。

(3) 尿痛:膀胱区热敷或按摩,必要时服用解痉镇痛药物。

6. 心理护理　给予患者充分的理解、尊重、关心与帮助,建立相互信任的护患关系。过分紧张可加重尿频,故应保持心情舒畅。从事一些感兴趣的活动,以分散患者的注意力,减轻焦虑,缓解尿路刺激征。

【其他护理诊断 / 问题】

1. 潜在并发症:肾乳头坏死、肾周脓肿等。

2. 知识缺乏　缺乏预防尿路感染的知识。

【中医护理概要】

1. 本病属于中医淋证范畴。

2. 其病因为外感湿热、饮食不节、情志失调、体虚劳欲而致湿热蕴结下焦,肾与膀胱气化不利而发病。初病因湿热为患,正气未虚,多属实症。淋久湿热伤正,每致脾肾两虚,而由实转虚。由于病理变化及累及脏腑之差异,临床上有六淋之分。湿热结于下焦,膀胱气化失司,小便灼热刺痛为热淋;热伤血络,迫血妄行,血随尿出,小便涩痛带血为血淋;湿热久蕴,熬尿成石致石淋;湿热阻滞,脂液不循常道或肾虚不固,不能摄钠精微脂液,小便浑浊不清成膏淋;肝失疏泄,气火郁于膀胱或气虚下陷,膀胱气化无权成气淋;久淋不愈,脾肾受损,正虚邪恋,遂成劳淋。

3. 多饮水,尤其磁化水,多饮绿茶,也可用车前子、通草煎水代茶饮。多食新鲜水果蔬菜,以清热利尿。

4. 血淋者,用白茅根煮水代茶饮,也可用琥珀粉,三七粉各 1.5g 调服。甘蔗、莲藕各

500g,榨取汁液后分 3 次饮服,对尿频、尿急、血尿者有效。

5. 石淋者用金钱草煎水多饮,少食含钙、磷高的食物,如牛奶、杨梅、草莓、菠萝、红茶、巧克力、蛋类、动物内脏、肥肉等。可常食核桃仁粥、赤小豆粥、鸡内金粉调服。

6. 气淋可用沸手、橘皮泡水喝,饮食宜选青豆、红枣、槟榔、黄花菜、食醋等理气之品。

7. 膏淋者可选南瓜子煮水服或水芹菜,荠菜花煮水饮,也可用何首乌 15g(炒),白果(连皮打碎)20g,韭菜汁适量煎服。

8. 劳淋者多选补益脾肾之品,如山药、胡桃、百合、莲子、龟甲胶、紫河车、藕、蜂蜜,或枸杞子、菟丝子煎水服。常食黑芝麻、大枣粥。

【健康教育】

1. 生活指导　保持规律生活,避免劳累,坚持体育锻炼,增强抵抗力。

2. 预防指导　多饮水、勤排尿,尿量 >1500ml/d,是预防尿路感染最简便而有效的方法。

3. 生活指导　注意个人卫生,尤其是会阴部及肛周皮肤的清洁,应教会患者正确清洁外阴部的方法。与性生活有关的反复发作者,应注意性生活后立即排尿,并服抗菌药预防。

4. 用药指导　告知患者按时、按量、按疗程服药,切不可随意停药,否则易复发或者转为慢性肾盂肾炎,一旦发生尿频、尿急、尿痛、寒战、发热、腰痛等症状,应及时就医。

【结语】

尿路感染系由各种病原微生物感染所引起的尿路急、慢性炎症,多见于育龄女性、老年人、免疫功能低下者。是最常见的泌尿系统疾病之一,其发生与不良生活方式密切相关。临床多表现为尿频、尿急、尿痛,伴或不伴全身中毒症状。防治尿路感染应做到多喝水、勤排尿、不憋尿;女性因其特殊的尿道结构,更应注意做好个人卫生;同时应注意锻炼身体以增强体质。

第五节　肾　衰　竭

一、急性肾衰竭

急性肾衰竭(acute renal failure,ARF)是由于各种原因引起的肾功能在短时间内(数小时至数周)突然下降而出现的综合征。主要表现为氮质血症(血肌酐和尿素氮升高),水电解质、酸碱平衡紊乱及全身各系统并发症,常伴有少尿。急性肾衰竭有广义和狭义之分,广义的有肾前性、肾性和肾后性,狭义的指急性肾小管坏死(acute tubular necrosis,ATN)。本节主要以 ATN 为代表进行叙述。

【病因和发病机制】

1. 病因　由肾实质损害所致。最常见的是肾缺血(心搏出量急剧减少等)或肾毒性物质(如抗菌药物、血红蛋白等)损伤肾小管上皮细胞,如急性肾小管坏死(最常见的急性肾衰竭类型,多数可逆)、急性肾间质病变、肾小球和肾小血管病变。

2. 发病机制　一般认为不同病因、不同程度的急性肾小管坏死可以有不同的始动机制和持续发展因素。急性肾小管坏死的机制尚未完全阐明,主要有以下解释:

(1)肾血流动力学异常:肾缺血后对血管收缩刺激和肾自主神经刺激的敏感性增加,导致肾自主调节功能损害、血管舒缩功能紊乱和内皮损伤,也可产生炎症反应。内皮损伤和炎症反应引起血管收缩因子(内皮素、血栓素 A_2 等)产生过多,而血管舒张因子(一氧化氮、前列腺素

PGI_2 和 PGE_2)合成减少。这些改变进一步引起血流动力学异常,主要为肾血流量下降、肾内血流重新分布,结果肾皮质血流量减少、肾髓质充血等,引起肾小球滤过率下降。

(2)肾小管损伤:缺氧、缺血和肾毒性物质可引起近端肾小管损伤,肾小管严重受损可导致肾小球滤过液的反漏,通过受损的上皮或小管基底膜漏出,致肾间质水肿和肾实质进一步损伤。

(3)炎症损伤:肾缺血可通过炎症反应直接使血管内皮细胞受损,也可通过肾小管细胞产生炎症介质(白细胞介素、肿瘤坏死因子 -α 等)使内皮细胞受损,并通过细胞黏附分子 -1(ICAM-1)和 P 选择素(血小板活化标志物)的增加,使白细胞黏附及移行增加,从而导致肾组织的进一步损伤,使肾小球滤过率下降。

【临床表现】

ATN 是急性肾衰竭最常见的类型。引起 ATN 的原发病、病情轻重及病期等不同,临床表现亦有不同。典型病程可分为起始期、维持期和恢复期。

1. 起始期 有导致 ATN 的诸多病因,如缺血、低血压和肾毒素等,但尚未发生明显的肾实质损伤,此期的急性肾衰竭可预防,患者的主要表现是原发病的症状和体征。此期历时短,仅数小时至 1~2 天。

2. 维持期(少尿期) 典型的病程为 7~14 天,也有短至几天,长至 4~6 周者。此期肾小球滤过率持续在低水平,多数患者出现少尿。但也有不出现少尿者,称为非少尿型急性肾衰竭,预后较好。然而,不论尿量是否减少,随着肾功能的减退,临床上均可出现一系列尿毒症表现。

(1)各系统症状

1)消化系统:症状出现最早,常有食欲减退、恶心、呕吐、腹胀、腹泻等。严重者可出现消化道出血等。

2)呼吸系统:因肺部感染、过度容量负荷等,患者可出现呼吸困难、咳嗽、憋气、胸痛等症状。

3)循环系统:由于少尿、未控制饮水,导致体液过多,出现高血压、心力衰竭及肺水肿,表现为气促、端坐呼吸、咳嗽咳痰等。另一方面,因毒素潴留、贫血、电解质紊乱及酸中毒引起各种心律失常及心肌病变,出现乏力、疲倦、心悸、胸闷等症状。

4)神经系统:出现意识障碍、性格改变、躁动、谵妄、抽搐、昏迷等尿毒症脑病症状。

5)血液系统:可有出血倾向及轻度贫血等。

6)其他:因免疫力低下、营养不良等常导致感染。在急性肾衰竭同时或疾病发展过程中还可出现多脏器功能衰竭,如发生此类情况,死亡率可高达 70%。

(2)水、电解质和酸碱平衡紊乱:高钾血症和代谢性酸中毒最为常见。

1)高钾血症:肾脏排泄减少、酸中毒、组织分解过快(见于感染、热量摄入不足等)是导致患者高钾血症的主要原因。严重创伤、烧伤引起的急性肾衰竭,有时血钾每日可上升 1.0~2.0mmol/L 以上。患者表现为恶心、呕吐、四肢麻木、烦躁、胸闷等,还可发生心率减慢、心律失常,甚至室颤、心脏骤停。

2)代谢性酸中毒:主要因为肾脏排酸能力下降,同时急性肾衰竭常合并高分解代谢状态,使酸性产物明显增多。患者表现为恶心、呕吐、疲乏、嗜睡和呼吸深长等。

3)低钠血症:主要是由水钠潴留引起的稀释性低钠。患者表现为疲乏、头晕、手足麻木、恶心、呕吐、血压下降、神志不清、昏迷等。

4)其他:可有低钙、高磷血症,但症状远不如慢性肾衰竭时明显。

3. 恢复期 肾功能恢复或基本恢复正常。肾小球滤过率逐渐恢复正常或接近正常范围,少尿型患者开始出现利尿,可有多尿表现,每天尿量可达 3000~5000ml 或更多(不使用利尿剂的情况下)。通常持续 1~3 周,继而逐渐恢复。肾小管上皮细胞功能较肾小球滤过率恢复相对延迟,常需数月后才能恢复。少数患者可能遗留永久性肾脏结构和功能缺陷。

【辅助检查】

1. 血液检查　可有不同程度的贫血、血肌酐和尿素氮的进行性上升,血清钾浓度 >5.5mmol/L,pH 常低于 7.35,血钙降低,血磷升高。

2. 尿液检查　尿蛋白 ±~+(以小分子蛋白为主),尿沉渣检查可见肾小管上皮细胞、上皮细胞管型、颗粒管型及少许红细胞和白细胞等。尿比重降低且固定,多数 <1.015,尿渗透浓度 <350mmol/L,尿钠含量增高,多在 20~60mmol/L。尿液指标检查须在输液、使用利尿剂、高渗药物前进行,以免影响结果。

3. 影像学检查　尿路超声显像有助于排除尿路梗阻,必要时可做 CT 检查、肾盂造影、MRI 或放射性核素检查等。但明确诊断仍需进行肾血管造影。

4. 肾活检　是重要的诊断手段。在排除了肾前性及肾后性原因后,没有明确致病原因的肾性 ARF 都可做肾活检。

【诊断和鉴别诊断】

1. 诊断　一般依据血肌酐的绝对值或相对值的变化诊断,如血肌酐绝对值每日平均增加 44.2μmol/L 或 88.4μmol/L,或在 24~72 小时内血肌酐相对增加 25%~100% 为诊断标准。根据原发疾病、肾功能急剧进行性减退,再结合临床症状和体征、辅助检查等,一般不难作出诊断。

2. 鉴别诊断　本病需与肾前性 ARF、肾后性尿路梗阻相鉴别,详见表 5-5-1。

表 5-5-1　肾前性 ARF、ATN 与肾后性尿路梗阻的鉴别

	肾前性 ARF	ATN	肾后性尿路梗阻
病因	体液丢失、出血	肾缺血、肾毒性物质	结石、前列腺增生、肿瘤
发病机制	肾灌注减少导致血流动力学介导的肾小球滤过率降低	肾小管上皮细胞损伤、脱落,管型形成和肾小管腔阻塞	少尿和血尿素氮升高
尿液和其他检查	透明管型,比重 >1.020 尿渗透压 >500mOsm/kg·H$_2$O	棕色颗粒管型,比重 <1.010 尿渗透压 <300mOsm/kg·H$_2$O	突发性无尿或间歇性无尿 超声和 X 线检查有相应尿路狭窄改变
伴随表现	脱水表现及出血		肾绞痛、胁腹或下腹部疼痛 肾区叩击痛阳性,膀胱膨胀叩诊浊音

【治疗要点】

1. 纠正可逆病因　急性肾衰竭治疗首先要纠正可逆病因,主要除去导致有效血容量下降的因素(如急性失血、大量液体丢失等)及停用影响肾灌注或肾毒性的药物(磺胺类、非甾体类抗炎药、造影剂等)。

2. 维持体液平衡　应按照"量出为入"的原则补充液体。每日补液量应为显性失液量加上非显性失液量减去内生水量。因非显性失液量和内生水量估计有困难,每日进液量按前一日尿量加 500ml 计算。具体补液时需考虑患者体温、房间温度和相对湿度等因素。

3. 饮食和营养疗法　补充营养以维持机体的正常代谢,有助于损伤细胞的修复和再生,提高存活率。必要时鼻饲或静脉补充。

4. 高钾血症的处理　血钾 >6.5mmol/L,心电图有明显变化时应予以紧急处理:①10% 葡萄糖酸钙 10~20ml 稀释后缓慢静脉注射(5 分钟);②11.2% 乳酸钠或 5% 碳酸氢钠 100~200ml 静滴,纠正酸中毒并促进钾离子向细胞内流动;③50% 葡萄糖液 50~100ml 加普通胰岛素 6~12U 缓慢静脉注射,可使钾离子向细胞内移动;④口服离子交换树脂 15~30g,每日 3 次。以上措施无效或有高分解代谢的急性肾衰竭,透析是最有效的方法。

5. 纠正代谢性酸中毒　当血浆 HCO_3^-<15mmol/L 时应及时处理,可选用 5%$NaHCO_3$100~250ml 静滴,严重者应立即开始透析。

6. 防治感染　感染是急性肾衰竭主要死亡原因之一。一旦发生感染,应尽早使用抗生素。根据细菌培养和药敏试验选用无肾毒性或肾毒性低的药物,并按内生肌酐清除率调整药物剂量。

7. 透析疗法　凡符合透析指征的患者应行透析治疗,重症患者倾向于早期进行。

8. 多尿期的治疗　此期肾功能还未恢复正常,治疗重点仍是维持水、电解质和酸碱平衡,控制氮质血症和防治各种并发症。

【主要护理诊断 / 问题】

1. 营养失调:低于机体需要量　与食欲减退、限制蛋白质、透析等有关。

2. 体液过多　与肾小球滤过率降低、水钠潴留有关。

3. 有感染的危险　与机体免疫功能低下、透析等有关。

【护理措施】

1. 病情观察

(1) 酸中毒:密切观察患者有无呼吸深长、恶心呕吐、疲乏、嗜睡等;

(2) 高钾血症:观察有无恶心呕吐、四肢麻木、烦躁、胸闷、心率减慢及心律不齐等;

(3) 水钠失衡:观察有无水肿、体重增加、乏力、疲倦、意识障碍、抽搐等;

(4) 其他:监测生命体征、尿液及电解质变化,记录 24 小时出入量。

2. 起居护理

(1) 一般护理:病室保持安静,温相对湿度要适宜。病情严重时绝对卧床休息,下肢水肿时抬高下肢,对躁动、抽搐的患者加床档,昏迷患者按昏迷常规护理进行。病情好转后可逐渐增加活动量,以不感到劳累为宜。

(2) 皮肤口腔护理:①皮肤护理:注意皮肤清洁(清洁时不能过分用力),保持衣被柔软、清洁、平整、干燥,经常更换体位,防止压疮发生,年老体弱者可协助翻身或使用软垫。肌内注射时应严格消毒后深部注射,拔针后用无菌棉球按压注射部位,以防药物外渗;②口腔护理:有恶心、呕吐患者可遵医嘱用止吐剂,做好口腔清洁护理,预防感染,增进食欲。

(3) 预防感染:①观察感染征象:注意体温变化,观察有无肺部感染及尿路感染表现,必要时做血液、尿液、痰液的检查;②预防感染:有条件时住单人间,病室要定期消毒;各项检查治疗和护理严格无菌操作,注意观察各部位留置导管有无感染;加强日常清洁护理,尽量避免到公共场所;透析患者乙型肝炎发生率高于正常人群,应接种乙肝疫苗,尽量减少输注血液制品。

3. 饮食护理

(1) 蛋白质:摄入量应限制在 0.8g/(kg·d),有高分解代谢或营养不良及接受透析的患者适当增加蛋白质摄入量。必要时静脉补充必需氨基酸。

(2) 热量:每日所需热量为 147kJ/kg.d(35kcal/(kg·d),主要由碳水化合物和脂肪来供给。

(3) 其他:如有高钾血症应限制钾的摄入,少用或忌用含钾多的食物,如香蕉、菠菜、薯类等,禁止输入库存血;根据病情限制钠盐;如有低钙血症,多饮牛奶或可遵医嘱使用维生素 D 及钙剂等。

4. 用药护理　遵医嘱合理使用对肾无毒性或低毒性的药物。使用 10% 葡萄糖酸钙时稀释后缓慢静脉注射,以免引起心律失常和减轻对血管的刺激,用药期间注意巡视病房,及时发现有无外渗,如有外渗立即更换注射部位,进行湿敷或局部封闭。使用 11.2% 乳酸钠或 5% 碳酸氢钠时注意观察有无碱中毒和低钾血症的发生。

5. 心理护理　急性肾衰竭病情发展快,病情较重,患者常有焦虑、恐惧心理。护理人员应加强与患者的沟通,关心、帮助和安慰患者,介绍本病的治疗新进展,告知患者治疗效果,以配合治疗,帮助患者树立战胜疾病的信心。

【其他相关护理诊断】

1. 恐惧　与肾功能急剧恶化、病情危重有关。

2. 皮肤完整性受损的危险　与体液过多、抵抗力下降有关。

3. 潜在并发症:心力衰竭、心律失常、多脏器功能衰竭等。

【中医护理概要】

1. 本病属于中医水肿的范畴。

2. 其病因为风邪袭表、疮毒内犯、外感水湿、饮食不节及禀赋不足、久病劳欲,导致肺失通调,脾失转输,肾失开阖,三焦气化不利而致。水肿可分为阳水和阴水,阳水病性属实,由风、湿、热、毒诸邪致水气潴留,阴水多属本虚标实,由脾肾气虚,气化不利所致。

3. 水肿患者中药宜浓煎,少量多次温服,以免呕吐。呕恶严重时,可在药液中或舌面上加滴生姜汁止吐。也可选择中药保留灌肠法给药。

4. 可常食赤小豆粥、冬瓜汤、薏米茯苓饼,白茅根、玉米须或西瓜皮煮水服,以利湿消肿。

5. 阳水兼表证者,汤药轻煎热服,药后可盖被安卧,以助药力。也可用芫荽、浮萍草煎水代茶饮,以发汗消肿。兼湿热证可选西瓜、梨、荸荠、鲜藕汁、菠菜、芹菜、茭白、鲤鱼、鲫鱼等清热利湿;便秘者多食新鲜蔬菜、水果及含粗纤维的食物,或选麻仁丸、番泻叶泡水服,以润肠通便。

6. 阴水者饮食宜温热,选用辛温调味品如葱、姜、蒜等,多食补中益气温阳之品,如红枣、桂圆、核桃、黑芝麻、扁豆、蚕豆、乳类、蛋类、动物肾脏、紫河车等,也可服乌鱼汤、黑豆鲤鱼汤或老母鸡汤,以温阳利水。多作温热疗法,如热敷、热熨、艾灸等。

【健康教育】

1. 疾病预防指导　使患者及家属了解急性肾衰竭的诱发因素,尽量避免使用肾毒性药物,老年人、肾血流灌注不良者尽量避免使用大剂量造影剂的检查,工作和生活中避免接触重金属、毒物等。

2. 生活指导　指导患者合理安排休息和活动,适当锻炼,劳逸结合。注意清洁卫生,注意保暖,避免感冒。指导患者制定合理的饮食计划,加强营养。

3. 定期随访　向患者及家属介绍监测肾功能和电解质变化的重要性,嘱患者定期随访,教会测量和记录尿量的方法,告知病情有变化及时就诊。

二、慢性肾衰竭

慢性肾衰竭(chronic renal failure,CRF)是指慢性肾脏疾病引起的肾小球滤过率下降,及与此相关的代谢紊乱和临床症状组成的综合征。根据慢性肾衰竭的程度可分为四个阶段:肾功能代偿期（肾储备能力下降期）、肾功能失代偿期（氮质血症期）、肾衰竭期、尿毒症期（表 5-5-2）。慢性肾脏病的防治已成为重要的公共卫生问题之一，据部分报告，我国目前慢性肾脏病的患病率约为 8%~10%。

表 5-5-2 慢性肾衰分期

CRF 分期	肌酐清除率（Ccr）（ml/min）	血肌酐（Scr）（μmol/L 或 mg/L）
肾功能代偿期	50~80	133~177 或 1.6~2.0
肾功能失代偿期	20~50	186~442 或 2.1~5.0
肾衰竭期	10~20	451~707 或 5.1~7.9
尿毒症期	<10	≥707 或 8.0

【病因和发病机制】

1. 病因　各种原发性和继发性肾脏疾病均可导致慢性肾衰竭。我国常见病因有原发性肾小球肾炎、糖尿病肾病、高血压肾病（高血压肾小动脉硬化）等。发达国家常见病因有糖尿病肾病、高血压肾病（高血压肾小动脉硬化）等。此外，引起慢性肾衰竭的病因还有肾小管间质病变（慢性肾盂肾炎、梗阻性肾病等）、肾血管病变、遗传性肾病（多囊肾、遗传性肾炎）等。

2. 慢性肾衰进展的危险因素

（1）慢性肾衰渐进性进展的危险因素：据研究，高血糖控制不满意、高血压、蛋白尿、低蛋白血症、吸烟等为慢性肾衰渐进性进展的危险因素。贫血、高脂血症、营养不良等可能在慢性肾衰的病情进展中起一定作用。

（2）慢性肾衰急性加重的危险因素：血容量不足（低血压、脱水、大出血或休克等）和肾脏局部血液供应急剧减少（肾动脉狭窄患者应用 ACEI 等药物）是导致肾功能急剧恶化的主要原因之一。另外，肾脏疾病（原发性肾小球肾炎等）复发或加重、严重高血压、肾毒性药物（氨基糖苷类抗生素）、泌尿道梗阻（尿路梗阻）、严重感染（呼吸道感染、败血症）等也导致肾功能急剧恶化。存在这些危险因素时应及时处理，如诊治延误或恶化极为严重，可能导致不可逆性发展。

3. 发病机制

（1）慢性肾衰进展的发生机制

1）肾单位高滤过、高代谢学说：慢性肾衰时，残余肾小球出现高灌注和高滤过，可促进系膜细胞增殖和基质增加，形成微动脉瘤，损伤内皮细胞，增强血小板聚集，炎性细胞浸润等，从而促使肾小球硬化不断发展。慢性肾衰时肾小管，尤其是近端肾小管出现高代谢状况，主要引起肾小管耗氧量和氧自由基增多，导致肾小管和间质损伤。

2）健存肾单位学说：肾单位破坏到一定数量时，剩余的正常（健存）肾单位代偿性肥大，使肾小球和肾小管功能增强，维持机体正常需要。但随着病情的发展，肾单位进一步破坏，健存肾单位逐渐减少，无法代偿时出现肾衰症状。

（2）尿毒症症状的发生机制

1）尿毒症毒素的作用：尿毒症毒素中，小分子毒性物质以尿素最多，占非蛋白氮的 80% 或更多，其他还有胍类、胺类、酚类等；中分子毒性物质有甲状旁腺激素；大分子毒性物质有核糖核酸酶、β_2- 微球蛋白、维生素 A 等。

2）体液因子的缺乏：慢性肾衰时由肾脏分泌的激素，如促红细胞生成素（EPO）、骨化三醇缺乏，引起肾性贫血和肾性骨病。

3）营养素的缺乏：尿毒症时某些营养素缺乏或不能被有效利用也可能与某些症状有关，如缺乏蛋白质和氨基酸、热量、水溶性维生素、微量元素，可引起营养不良、消化道症状、免疫功能低下等；缺铁和（或）蛋白质缺乏，可加重肾性贫血；L-肉碱缺乏可致肌无力、食欲下降、贫血加重。

【临床表现】

慢性肾衰竭的不同阶段，其临床表现也各不相同，早期可无任何症状或有轻度不适，随着病情发展，症状逐渐明显，晚期可出现各系统表现及各种代谢紊乱。

1. 水、电解质和酸碱平衡紊乱 慢性肾衰竭时最常见的是代谢性酸中毒和水钠失衡。

（1）代谢性酸中毒：慢性肾衰时，部分患者由于肾小管分泌氢离子障碍或肾小管重吸收 HCO_3^- 的能力下降致肾小管性酸中毒。肾小球滤过率进一步下降时酸性代谢产物潴留可发生尿毒症性酸中毒。

（2）水钠代谢紊乱：主要为水钠潴留，也表现为低血容量和低钠血症。慢性肾衰时肾脏对钠负荷过多或容量过多的适应能力逐渐下降导致水钠代谢紊乱。

（3）钾代谢紊乱：肾小球滤过率降到一定程度（≤20~25ml/min）时肾脏排钾能力下降出现高钾血症。尤其是钾摄入过多、酸中毒、感染、创伤、消化道出血等情况时更易出现高钾血症；钾摄入不足、丢失过多、应用排钾利尿剂等时也可出现低钾血症。

（4）钙磷代谢紊乱：主要表现为钙缺乏和磷过多。钙缺乏主要由摄入不足、维生素 D 缺乏、高磷血症、代谢性酸中毒等因素引起。当肾小球滤过率下降，尿排出减少时血磷浓度逐渐增高。肾衰中晚期，肾小球滤过率 <20ml/min 时出现低钙血症和高磷血症。

2. 营养素代谢紊乱 主要包括蛋白质、脂肪、糖类和维生素的代谢紊乱。

（1）蛋白质代谢紊乱：主要表现为蛋白质代谢产物潴留（氮质血症），也可表现为白蛋白和必需氨基酸水平下降。主要与白蛋白分解和（或）合成代谢异常、负氮平衡、肾脏排出障碍等有关。

（2）糖代谢异常：主要表现为糖耐量减低，主要与胰高血糖素升高、胰岛素受体功能障碍等有关。

（3）脂肪代谢紊乱：高脂血症常见，多数患者表现为高甘油三酯血症，少数患者表现为高胆固醇血症和其他脂质代谢紊乱。

（4）维生素代谢紊乱：主要是维生素 A 增高、维生素 B_6 及叶酸缺乏等，与摄入不足、某些酶活性下降有关。

3. 各系统表现

（1）心血管系统表现

1）高血压和左心室肥厚：多数患者有不同程度的高血压，主要与水钠潴留有关，也与肾素、血管紧张素、某些舒血管因子有关。高血压可引起左心室肥厚、动脉硬化、心力衰竭。

2）心力衰竭：是尿毒症患者最常见的死亡原因。导致心衰的主要原因有水钠潴留、高血压、尿毒症心肌病变（由代谢产物潴留和贫血引起）等。

3）心包病变：心包积液常见，主要与尿毒症毒素、低蛋白血症、心力衰竭有关。轻者可无症状，重者可有心音低钝、遥远，少数患者有心包填塞。心包炎主要与透析相关，表现与一般心包炎相似，但心包积液多为血性，可能与毛细血管破裂有关。

4）血管钙化与动脉粥样硬化：由于高磷血症、钙分布异常和"血管保护性蛋白"缺乏而引起血管钙化。动脉粥样硬化进展迅速，血液透析患者更甚于未透析患者，其原因与高脂血症、高血压有关。发生粥样硬化的血管有冠状动脉、脑动脉及全身周围动脉。其中，冠心病是慢性肾衰主要死亡原因之一。

(2) 呼吸系统表现:患者可有气短、气促或呼吸深长,与体液过多、酸中毒有关。肺水肿或胸腔积液见于体液过多、心功能不全。尿毒症毒素诱发的肺泡毛细血管通透性增加、肺充血可引起尿毒症肺水肿,X线检查时表现为"蝴蝶翼"征。

(3) 消化系统表现:主要表现有食欲不振、恶心、呕吐、腹胀、舌和口腔黏膜溃疡、口腔有尿味。尿毒症患者消化道出血也较常见,主要与胃黏膜糜烂或消化性溃疡有关,尤以前者最常见。

(4) 血液系统表现

1) 贫血:大多数患者都有轻中度贫血(正细胞正色素性),主要由红细胞生成素不足引起(肾性贫血)。此外,铁摄入不足、急慢性失血、叶酸和蛋白质缺乏等也可引起贫血。

2) 出血倾向:轻者表现为皮下出血、黏膜出血(如鼻黏膜出血等)、瘀斑等,重者可发生消化道出血、颅内出血等。出血倾向与血小板功能降低和凝血因子减少等有关。

3) 白细胞异常:一部分患者可有白细胞计数减少,中性粒细胞功能减弱。

(5) 神经肌肉系统表现

1) 中枢神经系统症状:早期症状有疲乏、失眠、注意力不集中等,后期有性格改变、抑郁、记忆力下降、判断错误等,晚期常有淡漠、谵妄、幻觉、昏迷、精神异常等。

2) 周围神经病变:常有。感觉神经障碍较运动神经显著,最常见的表现是肢体感觉丧失呈袜套样,此外还有肢体麻木、灼热感或疼痛感、深反射迟钝或消失,可有肌肉震颤、痉挛、不安腿综合征,晚期患者出现肌无力和肌萎缩。

3) 透析失衡综合征:第一次透析患者血尿素氮等物质降低过快,血浆渗透压降低,而血脑屏障使脑脊液中的毒素下降较慢,以致脑脊液中的渗透压大于血浆渗透压,水分由血液进入到脑脊液中形成脑水肿,可发生透析失衡综合征。主要是颅内压增高和脑水肿的表现,如头痛、恶心呕吐、惊厥等。长期透析患者有时会发生"透析性痴呆",可能与透析用水铝含量过多有关。

(6) 内分泌功能紊乱:慢性肾衰时出现多种内分泌紊乱。①在肾脏分泌或代谢的激素不足,如红细胞生成素和 $1,25-(OH)_2$ 维生素 D_3 等不足,患者出现贫血和骨骼病变;②在肾脏降解的激素升高,如胰岛素、胰升血糖素及甲状旁腺激素等水平升高,患者可有糖耐量异常、骨骼病变;③性激素紊乱,如雌激素和睾丸素降低、促性腺激素升高等,患者出现性功能障碍。

(7) 肾性骨病:常见的骨骼改变有纤维囊性骨炎、骨生成不良、骨软化症及骨质疏松症。出现临床症状者 <10%,X线检查发现异常者 35%~40%,骨活体组织检查(骨活检)异常者约 90%,故早期诊断依靠骨活检。肾性骨病的原因有 $1,25-(OH)_2$ 维生素 D_3 不足、继发性甲状旁腺功能亢进、营养不良、铝中毒等。

(8) 皮肤表现:皮肤瘙痒是常见症状,有时难以忍受,可能与钙盐在皮肤以及神经末梢沉积和继发性甲状旁腺功能亢进有关。尿毒症患者面部肤色常较深并萎黄,有轻度水肿感,称为"尿毒症面容",与贫血、尿素霜沉积于皮肤有关。

(9) 感染:尿毒症患者易于并发感染,为主要死因之一。主要与机体免疫功能低下、白细胞功能异常等有关。常见感染是肺部感染和尿路感染。透析患者可发生动静脉瘘感染、肝炎病毒感染等。

【辅助检查】

1. 血液检查　红细胞计数及血红蛋白浓度降低,白细胞计数可升高或降低。

2. 尿液检查　夜尿增多,尿渗透压下降。尿沉渣检查可见红细胞、白细胞、颗粒管型及蜡样管型。

3. 肾功能检查　内生肌酐清除率降低,血尿素氮和血肌酐浓度升高。

4. 血生化检查　血浆白蛋白、血钙降低,血磷升高。

5. 影像学检查　B 超或 X 线检查可见双肾缩小。

【诊断与鉴别诊断】

1. 诊断　综合病史、临床表现及辅助检查做出诊断。首先明确基础肾脏病诊断,再结合肾功能检查、血生化检查及影像学检查加以诊断。

2. 鉴别诊断　CRF 与肾前性氮质血症的鉴别要点是有效血容量补足 48~72 小时后肾功能恢复情况,如肾功能恢复者为肾前性氮质血症;CRF 与急性肾衰竭的鉴别要点是询问病史、影像学检查(如 B 超、CT 等)或肾图检查,分析检查结果如双肾缩小或肾图提示慢性病变,则支持 CRF 的诊断。

【治疗要点】

1. 治疗基础疾病和纠正肾衰恶化的危险因素　坚持长期合理病因治疗,避免或消除肾功能急剧恶化的危险因素,保护健存肾单位,延缓慢性肾衰的进展,防止尿毒症的发生。

2. 延缓肾衰竭发展

(1) 饮食治疗:详见饮食护理。

(2) 及时、有效地控制高血压:24 小时持续、有效控制高血压是延缓、停止或逆转慢性肾衰的主要因素之一,对保护靶器官具有重要作用。透析前肾小球滤过率≤10ml/min 的患者,血压一般控制在 120~130/75~80mmHg 以下。首选 ACEI 和 ARB,既有良好的降压作用,还有减低高滤过、减轻蛋白尿、抗氧化、减轻肾小球基底膜损害等作用。

(3) 其他:研究表明,严格控制血糖(糖尿病患者空腹血糖控制在 5.0~7.2mmol/L 或 $HbA_{1c}<7\%$)可延缓慢性肾衰的进展;将患者蛋白尿控制在 <0.5g/24h,可延缓病程进展和提高生存率;积极纠正贫血、降血脂、戒烟等对肾功能有一定的保护作用。

3. 对症治疗

(1) 水电解质和酸碱平衡紊乱的防治

1) 水钠平衡紊乱:有水肿、高血压者,限制水和钠盐的摄入。水肿较重者根据需要使用呋塞米 20~200mg/d,分 2~3 次给予。对严重病例(如急性肺水肿)及时给予血液透析。

2) 高钾血症:根据肾小球滤过率适当或严格限制钾的摄入,已发生高钾血症的患者碳酸氢钠口服或静脉用药(必要时),以纠正酸中毒;静脉或肌内注射呋塞米 40~80mg,必要时增加剂量;输入葡萄糖 - 胰岛素溶液(葡萄糖 5g 加胰岛素 1U),使钾离子转移至细胞内;口服钙型离子交换树脂,增加肠道钾的排出;血钾超过 6mmol/L,伴有少尿、利尿剂效果欠佳的重症患者应及时做血液透析。

3) 代谢性酸中毒:轻者口服碳酸氢钠 1.5~3.0g/d,中、重度者口服 3~15g/d,必要时静脉输入。如无效应及时透析治疗。

4) 钙磷代谢紊乱:当肾小球滤过率 <30ml/min 时,除限制磷摄入外可餐中口服碳酸钙 0.5~2g/ 次,每天 3 次,既补充钙,又能减少磷的吸收。血磷正常、血钙过低患者可口服葡萄糖酸钙。血磷正常、血钙低、继发性甲状旁腺功能亢进明显者口服 $1,25-(OH)_2D_3$(骨化三醇)。

(2) 心血管系统症状的防治

1) 高血压:减少水和钠盐的摄入,适当选用利尿剂(呋塞米 40mg,每日 3 次),血压可恢复。

为了更好地保护靶器官可以选用 ACEI、ARB 和钙通道阻滞剂,使血压控制在 <130/80mmHg(透析前),但维持透析患者血压不超过 140/90mmHg 即可,用药过程中监测血钾和肾功能。

2) 心力衰竭:因心力衰竭是水钠潴留所致,一般的治疗心力衰竭的方法疗效较差,可用透析疗法。

3) 心包炎:应积极透析改善症状,如出现心包压塞,应做心包穿刺或心包切开引流。

(3) 贫血的治疗:重组人红细胞生成素(rHuEPO)治疗肾性贫血,其疗效显著,改善贫血症状的同时提高心血管功能和生活质量。一般开始用量为每周 80~120U/kg,分 2~3 次皮下注射(疗效好、节约用量)。透析前患者小剂量疗法(2000~3000U/ 次,1~2 次 / 周),疗效佳,副作用小。个别透析患者 rHuEPO 剂量可能需增加(3000~4000U/ 次,3 次 / 周),但不应盲目单纯加大剂量应分析影响疗效的原因后再调整剂量和治疗方案。影响 rHuEPO 疗效的主要原因是缺铁,应注意补充铁剂,部分透析患者口服铁剂吸收差,应静脉途径补充氢氧化铁蔗糖复合物(蔗糖铁)。

(4) 防治感染:抗感染治疗时,抗生素的选择和应用原则与一般感染相同。疗效相近的情况下,应选用肾毒性最小的药物,并按肾小球滤过率来调整药物剂量。

(5) 改善神经系统症状:充分的透析可改善神经系统症状。肾移植后周围神经病变显著改善。骨化三醇和加强营养可改善部分患者的肌病症状。

(6) 其他:①糖尿病肾病患者随着 GFR 不断下降,必须调整胰岛素用量,一般应逐渐减少;②皮肤瘙痒患者外用乳化油剂,口服抗组胺药,控制磷的摄入及强化透析,有部分患者有效;③高尿酸血症患者如有痛风予以别嘌呤醇 0.1g,口服 1~2 次 /d。

4. 尿毒症的替代疗法

(1) 透析疗法:当慢性肾衰患者 GFR6~10ml/min(Scr>707μmol/L),并有明显尿毒症临床表现,经治疗不能缓解时进行透析治疗(糖尿病肾病患者可提前到 GFR10~15ml/min 时进行)。目前常用的透析方法是血液透析和腹膜透析,两者疗效相近,各有优缺点,在临床应用上可互为补充。但透析疗法仅可部分代替肾脏的排泄功能,不能代替肾脏的分泌和代谢功能。

(2) 肾移植:患者通常先做一个时期的透析治疗,待病情稳定并符合条件后可考虑肾移植。成功的肾移植会恢复正常的肾功能,包括内分泌和代谢功能。亲属肾移植的效果更好,肾移植后需长期用免疫抑制剂(糖皮质激素、环孢素、硫唑嘌呤等),以防排斥反应。

【主要护理诊断 / 问题】

1. 营养失调:低于机体需要量   与长期限制蛋白质摄入、尿毒症所致的消化吸收功能障碍等有关。

2. 体液过多   与肾小球滤过率降低、水钠潴留有关。

3. 皮肤完整性受损的危险   与皮肤水肿、瘙痒、凝血机制异常、机体抵抗力下降有关。

4. 活动无耐力   与心血管并发症、贫血、水电解质和酸碱平衡紊乱有关。

5. 感染的危险   与机体免疫功能低下、白细胞功能异常、透析等有关。

【护理措施】

1. 病情观察

(1) 生命体征:尤其观察体温及血压的变化,每天定时检测并记录,观察有无高血压及继发感染,以避免病情加重,甚至死亡。

(2) 神经精神状态:有无注意力不集中、性格改变、记忆力下降等中枢神经系统异常表现;有无肢体麻木、灼热感或疼痛感、深反射迟钝或消失、不安腿综合征等周围神经病变表现;有无颅内压增高和脑水肿的表现及"透析性痴呆"等。

（3）水肿情况：观察水肿部位、性质、程度，准确记录 24 小时出入水量，每日测体重；有无短期内血压迅速增加、血压升高、意识改变及心率加快等体液过多表现。

（4）各系统表现：观察有无尿毒症肺炎、高血压脑病、心力衰竭、严重贫血等表现，如出现及时处理。

（5）肾功能：定期观察血尿素氮、血肌酐、肾小球滤过率等，以判断病情。

（6）感染：观察有无寒战、疲乏无力、咳嗽咳脓痰、尿路刺激征及白细胞计数升高等感染征象。

2. 起居护理　病室要安静、整洁、空气要新鲜，温相对湿度要适宜。根据病情安排休息和活动：①症状不明显、病情稳定患者在家属或医护人员的陪伴下可以适当活动，应避免劳累和受凉，以不出现乏力、心慌等症状为宜；②症状明显、病情加重患者，应绝对卧床休息，提供安静舒适的环境，协助患者做好各项生活护理；③贫血严重患者应卧床休息，改变体位或活动时动作宜缓慢，以免发生头晕。出血倾向者注意安全，避免皮肤黏膜损伤；④长期卧床患者指导或帮助其进行床上主动运动或指导家属为患者做被动运动，以避免血栓形成和肌肉萎缩。

3. 饮食护理　合理科学的饮食可维持氮平衡，增强抵抗力，减缓病情发展，提高生活质量，改善预后。

（1）蛋白质：慢性肾衰患者一般的蛋白质摄入量是 $0.6\sim0.8g/(kg\cdot d)$，以满足基本生理需要，维持氮平衡。当 GFR<50ml/min 时限制蛋白质的摄入，但其中 50% 以上必须是优质蛋白（鸡蛋、鱼、瘦肉、牛奶等），尽可能少食植物蛋白（花生、黄豆及其制品等），以增加必需氨基酸的摄入比例。蛋白质的摄入量可根据 GFR 来调整。GFR>20ml/min 时可给予 $0.7g/(kg\cdot d)$，GFR 10~20ml/min 时 $0.6g/(kg\cdot d)$，GFR 5~10ml/min 时 $0.4g/(kg\cdot d)$，GFR<5ml/min 时 $0.3g/(kg\cdot d)$。患者蛋白质摄入量在 $0.4\sim0.6g/(kg\cdot d)$ 时，有条件可补充必需氨基酸或（和）α-KA（α 酮酸），有助于尿素氮的再利用和改善蛋白营养状况，对纠正钙磷代谢紊乱和减轻继发性甲状旁腺功能亢进有一定疗效。

（2）热量：患者必须摄入足够的热量，主要由足够的碳水化合物和脂肪来供给，以减少蛋白质的分解和体内蛋白库的消耗。一般为 $125.6\sim146.5kJ/(kg\cdot d)$〔$30\sim35kcal/(kg\cdot d)$〕。为了摄入足够的热量，多食用植物油和食糖。

（3）其他：①注意补充维生素：多食富含维生素 C 和 B 族维生素的食物；②低磷饮食：每日不超过 600mg；③钠的摄入：除有水肿、高血压和少尿者要限制食盐外，一般不宜严格限制；④钾的摄入：尿量 >1000ml，一般无需限制饮食中的钾；⑤饮水：有尿少、水肿、心力衰竭者，应严格控制进水量。尿量 >1000ml、无水肿者，不宜限制水的摄入量。

（4）改善食欲：适当增加活动量，烹饪时注意色、香、味，尽量提供患者愿意进食的食物，提供整洁舒适的进餐环境，消化道症状明显的患者加强口腔护理，以促进食欲。

4. 用药护理　遵医嘱合理使用对肾无毒性或毒性低的药物，注意观察疗效和副作用。① EPO：注意观察患者有无头痛、高血压及癫痫等副作用，定期检查血常规；②必需氨基酸：宜口服给药，如静脉输液时注意速度。输液过程中如有胃肠道反应予以止吐剂，并减慢速度。氨基酸内不得加入其他药物，以免引起不良反应。

5. 对症护理

（1）瘙痒：注意全身清洁卫生，避免皮肤干燥，可涂润肤剂。避免使用刺激性的沐浴液或肥皂,指导患者勤剪指甲。必要时遵医嘱给予抗组胺药和止痒剂(炉甘石洗剂)。

(2) 水肿:衣被、床褥要清洁、柔软、宽松、干燥,定时更换体位,严重水肿时可用气垫床,骨突出处用软垫支撑,易发生压疮部位经常按摩,护理动作要轻柔,避免人为损伤,下肢明显水肿者卧床时抬高下肢,男性患者有阴囊水肿,可用托带托起。

(3) 预防感染:参照急性肾衰竭。

6. 心理护理　慢性肾衰竭往往是肾脏疾病发展至晚期的表现。长期的住院治疗和透析,不能正常工作和生活,患者感到绝望、恐惧。护理人员应经常与患者沟通交流,认真倾听患者的倾诉,真诚地关心、帮助和安慰患者,避免一切不良刺激,指导患者自我心理调整的方法,保持健康心态,配合治疗,帮助患者树立战胜疾病的信心。

【其他相关护理诊断】

1. 预感性悲哀　与疾病预后差有关。

2. 性功能障碍　与内分泌失调有关。

3. 受伤的危险　与钙磷代谢紊乱、肾性骨病等有关。

【中医护理概要】

1. 本病属于中医水肿、淋证、癃闭等范畴。

2. 其病因为肾系病证反复发作或迁延日久,导致脾肾阴阳衰惫,气虚不化,湿浊毒邪内蕴所致。脾肾阴阳衰惫是致病之本,浊邪内聚成毒是发病之标,病理表现为本虚标实。随着病情的发展,正虚不复可由虚致损。又因五脏相累,肾病可及肝、肺、脾、心,诸脏同病,虚实夹杂,互相影响,使病情不断恶化。

3. 选食补肾利水之品,如动物肾脏、紫河车、蛋类、乳类、黑芝麻、核桃仁、赤小豆、薏米,也可常服葱白粥、鲤鱼汤、乌鱼汤或老母鸡汤。以清淡少盐,少食多餐为原则。

4. 腰酸痛者给予热敷,也可用附子、干姜、川断、大葱等份捣为泥状局部外敷,或在脾俞、肾俞穴位处拔火罐。

5. 伴有皮肤瘙痒,干燥脱屑者,可外用炉甘石洗剂,或选艾叶、苦参、苍耳子、防风中的任何 1~2 味药各 30g,煎水外洗,以润燥止痒。

6. 配合中药灌肠(大黄 30g、生槐花 30g、白茅根 30g、蒲公英 30g),辨证为脾肾阳虚者加制附子 20g,肝肾阴虚者加女贞子 30g。浓煎取汁 200ml,加入 5% $NaHCO_3$ 液 50~60ml,1~2 次 /d 次灌肠,可利于血肌酐、尿素氮下降。

7. 水肿者宜灸不宜针,可艾灸脾俞、肾俞、三阴交、命门、阳陵泉、委中等穴,以温肾行水。

【健康教育】

1. 知识宣教　使患者及家属了解慢性肾衰竭的基本知识,消除或避免加重肾功能恶化的危险因素,延缓病情进展,提高生活质量。

2. 用药指导　严格遵医嘱用药,避免使用肾毒性药物,不能自行用药。

3. 饮食指导　强调合理、科学的饮食对疾病治疗的重要性,指导患者按饮食原则制定热量、蛋白质等的摄入量,根据病情选择适合的食物品种,予以适当的增减。

4. 疾病预防指导　保持室内空气新鲜,经常开窗通风,注意保暖,避免与感染性疾病患者接触,尽量减少到公共场所。根据病情适当活动,避免劳累。

5. 定期随访　定期复查肾功能、电解质等,观察体温变化,及时发现感染征象、及时处理。有变化及时就诊。

【结语】

肾衰竭是指各种原因或肾脏疾病引起的肾脏功能部分或全部丧失的病理状态。根据其发作缓急分为急性肾衰竭和慢性肾衰竭两种。

急性肾衰竭是肾功能在短期内突然下降而出现的临床综合征。按病因分为肾前性、肾性和肾后性,其中最常见的原因是急性肾小管坏死。临床表现主要为高血钾、代谢性酸中毒及各系统症状,治疗要点是纠正高钾血症和代谢性酸中毒,符合透析指征者进行透析治疗。饮食护理、预防感染等为护理重点。

慢性肾衰竭是长期肾脏疾病致肾功能逐渐下降而出现一组临床综合征。其病因主要包括肾小球肾炎、糖尿病肾病、高血压肾病等。主要表现为水、电解质紊乱、酸碱平衡失调和全身各系统症状。治疗要点包括治疗原发病、合理饮食、控制肾衰进展的危险因素。护理上要重视饮食护理、心理护理及健康教育。

泌尿系统病案分析

入院时一般资料:

患者,徐颖,女性,23 岁,已婚。

病史:

主诉:尿频、尿急、尿道灼热感 3 天,食纳正常。无不洁性交史。

现病史:患者五天前洗澡受凉后,出现寒战,体温高达 40℃,伴咳嗽、咳痰,痰量不多,为白色黏痰。无胸痛,无痰中带血,无咽痛及关节痛。门诊给双黄连及退热止咳药后,体温仍高,在 38℃到 40℃之间波动。病后纳差,睡眠差,大小便正常,体重无变化。

患者三天前不明原因出现排尿感增强,排尿次数增多,但每次排尿量不多,深黄色尿,感觉尿液排不尽伴有下腹部坠胀感,尿道口显著烧灼样感。未予重视。育有一子,曾于满月后外出旅游,现产后已有三个月余,偏食辛辣煎炸的食物。

既往史:无。

家族史:无。

过敏史:无。

体格检查:

T37.5℃,P80 次 / 分,R19 次 / 分,Bp120/80mmHg。心肺无异常,腹平软,无压痛、叩痛、反跳痛,肝脾无肿大,肠鸣音正常,双肾区无叩痛,双肋脊角无压痛,其他无异常。

辅助检查:

尿常规:白细胞数增高。

尿细菌定量培养 $>10^5$/ml,为大肠杆菌。

血常规:Hb130g/L,WBC12.6×10^9/L,以中性粒细胞为主。

粪常规(-)。肝肾功能均正常。

问题:

1. 该患者所患疾病最可能是什么?

2. 尿培养的标本是什么? 如何指导患者正确留取尿培养标本?

病情发展:如患者于门诊治疗后原有症状改善不明显,并出现发热、体温 38.5℃,头身困重、疲乏无力、伴腰痛、恶心、呕吐、食欲减退,尿常规可见白细胞管型,尿培养仍为阳性。

3. 随着病情的进展,应做哪些治疗方面的调整?

学习小结

1. 学习内容

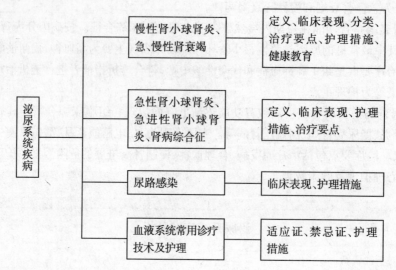

2. 学习方法

结合泌尿系统的临床病例分析和临床实践,学习本章内容;对于各种肾小球肾炎采用对比学习法,对于急慢性肾衰竭等内容采用归纳、推理法,对于诊疗技术的学习采用演示法和视频学习法。

（张勇勤　张文霞　梁伍今）

复习思考题

1. 急性肾小球肾炎的典型临床特征有哪些?

2. 急性肾小球肾炎的主要治疗措施是什么?

3. 该病在急性期应采取何种饮食?

4. 急进性肾炎与急性肾炎的主要区别点是什么?

5. 对急进性肾炎患者如何进行用药指导?

6. 简述慢性肾小球肾炎的主要临床特征。

7. 简述慢性肾炎的治疗要点。

8. 如何对慢性肾炎患者进行饮食指导?

9. 肾病综合征与急性肾炎综合征的主要表现有何异同?

10. 对肾病综合征的患者如何进行饮食指导?

11. 如何护理高度水肿患者?

12. 留置导尿管的患者发生尿路感染的因素有哪些? 如何防治与护理?

13. 不同集尿引流装置在预防留置尿管相关性尿路感染方面有何异同点?

14. 密闭式膀胱冲洗如何操作可降低留置尿管相关性尿路感染发生的几率?

15. 急性肾衰竭和慢性肾衰竭的发病和临床特征的区别是什么?

16. 慢性肾衰竭患者的饮食护理中蛋白质供给要点是什么?

17. 急性肾衰竭患者高钾血症的处理原则是什么?

第六章　血液系统疾病患者的护理

学习目的

1. 通过对各类贫血病因、治疗要点的学习,为护理措施及健康教育提供理论依据和实践指导;通过对临床表现、辅助检查的学习,为临床护理观察病情、判断病情发展提供依据;通过对护理诊断、护理措施及健康教育的学习,学会护理程序在本病中的应用,为临床护理的实践奠定基础。

2. 通过对特发性血小板减少性紫癜、过敏性紫癜及血友病定义、病因、治疗要点的学习,为疾病的预防、护理提供依据和指导;通过对弥散性血管内凝血的定义、病因、发病机制、临床表现的学习,指导对其的抢救及护理。

3. 通过对急性白血病的临床表现、治疗要点的学习,为临床护理观察病情、判断病势提供依据;通过对常见化疗药物的用法学习,指导患者正确用药及并对相应不良反应进行适当预防和处理;通过对护理诊断、护理措施及健康教育的学习,学会护理程序在本病中的应用,为临床护理的实践奠定基础。

4. 通过对造血干细胞移植及骨髓穿刺术的适应证、禁忌证及护理的学习,为临床操作配合及护理提供知识基础。

学习要点

缺铁性、再生障碍性贫血的定义、病因、主要临床表现、治疗要点、护理、健康教育;巨幼细胞型贫血、溶血性贫血的定义、病因、治疗要点;特发性血小板减少性紫癜、过敏性紫癜、血友病的定义、临床表现;弥散性血管内凝血的定义、病因、临床表现、护理;急性、慢性粒细胞及慢性淋巴细胞白血病的定义、临床表现、护理及健康教育;淋巴瘤的定义、分类;造血干细胞移植及骨髓穿刺术的适应证、禁忌证及护理。

第一节　血液系统疾病及护理概述

血液系统疾病是指原发于或主要累及血液和造血系统的疾病,其主要包括各种贫血、出血性疾病、白血病、淋巴瘤。近年来,由于遗传因素、细菌病毒感染、免疫反应、电离辐射、药物等理化因素的影响,使得血液系统疾病的发病率呈上升趋势。了解血液系统的结构、功能及常见疾病,有利于在临床工作中对患者做出全面、准确的护理评估和实施有效的护理措施。

【血液系统的结构、功能及常见疾病的分类】

造血系统主要由血液、骨髓、脾、淋巴结及分散在全身各处的淋巴组织和单核 - 巨噬细胞组成。

1. 造血器官　主要造血器官由骨髓、胸腺、淋巴结、肝脏及脾脏等组成。在胚胎早期,肝、脾是主要造血器官,骨髓造血自胚胎发育后期开始,出生时全部移行至骨髓造血,并维持终生。

骨髓为人体的主要造血器官。出生后血细胞几乎都在骨髓内形成,骨髓分为红骨髓(造血组织)和黄骨髓(脂肪组织),5~7岁以前全身骨髓都为红骨髓,随着年龄的增长,除了四肢长骨的骺端及躯干骨,其余骨髓腔内的红骨髓逐渐被黄骨髓所取代。

肝、脾造血功能在出生后基本停止,在造血功能应激情况下,肝、脾能够重新恢复造血,称为髓外造血。如骨髓纤维化时,肝、脾又恢复造血能力。

血细胞来源于骨髓内生成的造血干细胞(hemapoietic stem cell,HSC),此类细胞具有自我复制及分化功能,是各种血液细胞与免疫细胞的起始细胞。在胚胎9~10天,中胚层开始出现HSC,形成造血位点,以后逐步发育成卵黄囊中的血岛。胚胎形成后HSC主要在胎肝。脐带血、胎盘血是胎儿期外周血的一部分,也含有HSC。出生后,HSC作为一种成体干细胞,主要保留在骨髓,外周血仅含少量。

2. 血液组成　血液是由血浆及血细胞组成。血细胞是血液的重要组成部分,包括红细胞、白细胞及血小板。红细胞成熟时,外形呈双凹扁圆形,中央较薄,周缘较厚,细胞内无细胞核和细胞器,细胞质中充满血红蛋白,其功能是结合与输送O_2和CO_2。白细胞种类多,功能较复杂,主要功能是参与人体对入侵异物的反应过程,具体包括:①中性粒细胞主要具有杀菌和抑菌作用;②嗜酸性粒细胞主要具有抗过敏、抗寄生虫作用;③嗜碱性粒细胞主要与变态反应有关;④单核细胞是巨噬细胞的前身,负责吞噬、消灭细胞内微生物,清除衰老组织、杀灭肿瘤细胞;⑤淋巴细胞在免疫应答中起核心作用,又称免疫细胞。经胸腺作用后称T淋巴细胞,参与细胞免疫,占血液中淋巴细胞总数的75%,在骨髓内发育后进入血循环;未经胸腺作用的称为B淋巴细胞,参与体液免疫。血小板具有止血功能,参与生理性止血和血液凝固,具有黏附、释放、聚集、收缩与吸附的生理特点。

红细胞进入血液循环后的寿命平均为120天,成熟粒细胞在外周血流中半衰期约6~7小时,血小板在循环血中寿命为8~11天。由于血细胞寿命不同,输血治疗时,应根据治疗目的,选择合适的血液。例如血小板减少患者输血时,应该选择新鲜血液。

3. 血液系统疾病的分类　血液病常表现为血细胞数量和质量的改变及出凝血机制的障碍,故将血液病大致分为下列几类:

(1) 红细胞疾病:各类贫血和红细胞增多症等。

(2) 粒细胞疾病:如粒细胞缺乏症、中性粒细胞分叶功能不全(Pelger-Hüet 畸形)、惰性白细胞综合征及类血病反应等。

(3) 单核细胞和巨噬细胞疾病:炎症性组织细胞增多症、恶性组织细胞病等。

(4) 淋巴细胞和浆细胞疾病:各类淋巴瘤、急慢性淋巴细胞白血病、多发性骨髓瘤等。

(5) 造血干细胞疾病:再生障碍性贫血(再障)、阵发性睡眠性血红蛋白尿、骨髓增生异常综合征、骨髓增殖性疾病以及急性非淋巴细胞白血病等。

(6) 脾功能亢进。

(7) 出血性及血栓性疾病:血管性紫癜、血小板减少性紫癜、凝血功能障碍性疾病、弥散性血管内凝血(DIC)以及血栓性疾病等。

【影响血液系统疾病的主要相关因素】

1. 遗传　血友病是一种连锁隐形遗传疾病。临床资料也表明,白血病、再障均可能与遗传因素相关。

2. 物理因素　长期接触各种电离辐射如X射线、γ射线及其他放射性物质等可因阻碍DNA的复制而抑制细胞的有丝分裂,使HSC的数量减少,引起血液系统疾病。

3. 感染　病毒感染,如风疹病毒、EB病毒、流感病毒以及肝炎病毒均可引起再障。约80%的急性特发性血小板减少性紫癜的患者,在发病前2周左右有上呼吸道感染史。同样,感染也是过敏性紫癜最常见的病因之一。而感染也是导致 DIC 的重要原因。

4. 化学因素 油漆、塑料、染料、杀虫剂等化学物品对骨髓的抑制作用,可导致再障的发生。同时长期接触人群的白血病的发生率也高于一般人群。

5. 免疫因素 研究表明,淋巴瘤、特发性血小板减少性紫癜的发病均与免疫因素密切相关。

【护理评估】

1. 病史

(1) 患病及治疗经过:询问病情发生发展及治疗经过,有助于掌握病情的轻重缓急,并对其预后作出初步判断。故询问时应包括如下内容:①起病情况:病变的初发时间、起病特点、起病缓急、诱因。如有无受凉、劳累、化学品、药品接触史等。②主要症状:如发热的热型、持续时间;出血的部位、颜色、性质、出血量;关节疼痛的部位、发作频率、持续时间、缓解因素等。③发病过程:患者自患病以来至今病情的发展与演变,了解实验室检查结果,特别是外周血象和骨髓检查。④伴随情况:即自患病以来有无其他不适,如头晕、乏力、淋巴结肿大、脾肿大等。⑤诊疗经过:了解既往检查、治疗用药及效果等,包括药物的种类、剂量、用法、疗程、是否遵医嘱用药等。⑥目前状况:一般情况如精神状态、营养状况、食欲、睡眠、大小便等。

(2) 心理社会评估:①疾病知识:多数血液病具有治疗周期长、病情复发、反复多次住院、治疗效果欠佳等特点,加上化疗药物等所带来的不良反应,易致患者及其家属产生焦虑、恐惧、忧郁、悲观等负性情绪;②心理状况:了解患者的性格特征、对疾病治疗与康复的态度及其行为倾向。是否存在角色适应不良和应对无效等情况;③社会支持系统:了解患者的家庭成员组成、经济状况,家庭成员对患者所患疾病的认识程度以及对患者的关心和支持程度。了解患者的工作单位或现有条件所能提供的帮助和支持,有无医疗保障等。

(3) 生活史:主要了解患者有无与血液病相关的疾病史及可能影响患者康复和治疗效果的相关疾病史,如肝脏疾病、系统性红斑狼疮、慢性肾脏疾病与消化道疾病等。了解患者的工作环境、工作性质及居住条件,了解其饮食习惯。女性患者的月经史和妊娠分娩史对于贫血原因的诊断也有帮助。了解患者亲属中有无类似疾病或相关疾病史,如白血病、血友病等具有明显的家族遗传倾向。

2. 常见症状和体征

(1) 贫血貌:贫血貌是血液病最常见的体征。引起贫血的原因很多,因具有共同的病理生理基础即血液携氧能力降低,致使各组织系统发生缺氧改变,所以临床表现相似。一般表现为皮肤黏膜苍白,尤以面色苍白最为常见。临床多以观察指(趾)甲、口唇黏膜和睑结膜等处较可靠。

(2) 发热:血液病的发热大多为感染所致,临床上常出现发热的血液病有白血病、淋巴瘤、再生障碍性贫血、骨髓增生性异常综合征等,这是因为白细胞数量与质量异常合并感染。非感染性发热是由于未成熟的白细胞的生长与迅速破坏,导致蛋白质分解作用增高,基础代谢率增强,坏死物质的吸收等。周期性高热(pel-ebstein 热)是霍奇金淋巴瘤的典型症状之一。此外,血液病如直接侵犯体温中枢可造成该中枢功能失调,见于白血病浸润及颅内出血。

(3) 出血或出血倾向:血液病出血的特点多为周身性,出血程度和引起出血的创伤极不成正比，甚至可没有创伤史。临床以自发性皮肤、黏膜紫癜为主者是毛细血管型出血的特征；而外伤后深部组织出血与血肿形成，及非损伤性关节积血或皮肤黏膜持续性渗血不止，则是凝血机制异常出血的特征。凡有自发的广泛或局部皮肤、黏膜、关节、肌肉出血，或外伤、手术后出血不止，或兼有家族成员有出血史者，均提示有凝血机制异常之可能。

了解出血表现特点对确定出血原因有帮助，例如发现四肢对称性大小不等的出血点、瘀点或瘀斑，且出血点、出血斑又稍高于皮肤，应考虑可能是过敏性紫癜；反复关节腔或深部组织出血可能为血友病。

(4) 继发感染：由于机体免疫力降低以及营养不良，血液病患者容易发生感染。其中最重要的原因是由于正常的白细胞数量减少和质量改变，不能抵抗细菌的侵袭而招致感染。常见疾病有白血病、再生障碍性贫血、淋巴瘤等。感染部位多见于口腔黏膜、咽及扁桃体、肺部、泌尿道以及肛周皮肤，严重时可发生败血症。发热是继发感染最常见的症状。继发感染是白血病患者最常见的死亡原因之一。

3. 辅助检查

(1) 外周血液检查：外周血细胞质和量的改变常可反映骨髓造血的病理变化，因此外周血象检查是血液病诊断和病情观察不可或缺的手段。必要时进行血培养。

1) 红细胞计数和血红蛋白测定：主要用于评估患者有无贫血及其严重程度。正常成人红细胞计数，男性为 $(4\sim5.5)\times10^{12}/L$，女性为 $(3.5\sim5.0)\times10^{12}/L$；血红蛋白男性为 120~160g/L，女性为 110~150g/L。

2) 白细胞计数及分类：主要用于判断有无感染及其原因，也有助于某些血液病的诊断。正常成人白细胞计数为 $(4\sim10)\times10^9/L$，白细胞计数 $>10\times10^9/L$ 称白细胞增多，常见于急性感染、白血病等。白细胞计数 $<4\times10^9/L$ 称白细胞减少，其中以中性粒细胞减少为主。当中性粒细胞绝对值 $<1.5\times10^9/L$ 时称粒细胞减少症，$<0.5\times10^9/L$ 时称粒细胞缺乏症，常见于病毒感染、再生障碍性贫血、粒细胞减少症等。正常白细胞分类中不应出现或偶尔可见少许幼稚细胞，若出现大量幼稚细胞，则应警惕白血病或类白血病，应做进一步检查以明确诊断。

3) 网织红细胞计数：正常成人的网织红细胞在外周血中占 0.5%~1.5%，绝对值为 $(77\pm23)\times10^9/L$。网织红细胞增多，表示骨髓红细胞增生旺盛，可见于溶血性贫血、急性失血性贫血或贫血的有效治疗后；网织红细胞减少，表示骨髓造血功能低下，常见于再生障碍性贫血。

4) 血小板计数：是出血性疾病首选的筛查项目之一。正常值 $(100\sim300)\times10^9/L$，血小板数 $<100\times10^9/L$ 时称血小板减少，通常 $<50\times10^9/L$ 时患者即有出血症状，见于再生障碍性贫血、急性白血病、特发性血小板减少性紫癜等；血小板 $>400\times10^9/L$ 为血小板增多，可见于骨髓增生性疾病、慢性粒细胞白血病早期等。

(2) 骨髓细胞学检查：主要用于了解骨髓造血细胞生成的质与量的变化，对多数血液病的诊断和鉴别诊断起决定性作用。

1) 骨髓涂片：主要用于了解骨髓的增生程度，骨髓中各种系列细胞及其各发育阶段细胞的比例。

2) 血细胞化学染色：通过对细胞各种生化成分、代谢产物的测定，了解血细胞的类型，对某些血液病的诊断和疗效评价有重大意义。

（3）止血、凝血功能检查：

1）束臂试验：又称毛细血管脆性试验或毛细血管抵抗力试验。其方法是：用血压计袖带缚于上臂，充气，使压力维持在收缩压与舒张压之间，以对毛细血管壁施加压力。持续 8 分钟后放松袖带，5 分钟后记录前臂屈侧直径为 5cm 圆周内的新出血点数目。新出血点数目 >10 个为阳性，提示毛细血管脆性增加，见于血小板减少、血小板功能缺陷、遗传性毛细血管扩张症、过敏性紫癜等。

2）出血时间（bleeding time，BT）测定：出血时间是指在一定条件下，将皮肤毛细血管刺破后血液自然流出到自然停止的时间。出血时间主要受血小板的数量与功能、毛细血管的通透性与脆性的影响。正常值 Duke 法测定为 1~3 分钟，BT>4 分钟为延长，见于遗传性毛细血管扩张症、血小板减少性紫癜、血小板无力症及服用阿司匹林后。

3）凝血时间（clotting time，CT）测定：凝血时间是指静脉血离体后发生凝固的时间，是内源性凝血系统的筛选试验之一。正常值试管法为 4~12 分钟，CT>12 分钟为延长，见于各型血友病、抗凝药物治疗等。

（4）免疫学检查：血液免疫学检查，如抗人球蛋白试验、红细胞血型测定、免疫电泳检查单株免疫球蛋白存在的情况和酶标法测定各种细胞因子；放射性核素测定红细胞寿命等。

（5）影像学检查：如超声显像、电子计算机体层显像（CT）、磁共振显像（MRI）、正电子发射计算机体层显像 CT（PETCT）和放射性核素进行脾、淋巴系统及骨骼显像扫描等，对不同的血液病都有其相应的重要诊断价值。

【护理诊断 / 问题】

1. 体温过高　与白血病致感染有关。

2. 有感染的危险　与正常粒细胞减少、免疫功能下降有关。

3. 营养失调：低于机体需要量　与发热致食欲降低有关。

4. 活动无耐力　与急性再障合并感染（贫血引起全身组织缺氧）有关。

5. 恐惧　与急性白血病高热、全身皮肤黏膜出血有关。

6. 皮肤完整性受损的危险　与血小板减少、凝血因子缺乏有关。

7. 知识缺乏　缺乏出血性疾病预防出血知识。

8. 潜在并发症：贫血性心脏病、脑出血等。

【护理措施】

1. 病情观察

（1）观察患者生命体征（特别是体温和脉搏），注意体温变化和热型，并做好记录。

（2）观察患者血液系统的症状体征，如贫血、发热、出血或出血倾向、骨关节疼痛及有无继发感染等。

（3）及时了解患者实验室检查的情况，如血红蛋白浓度、网织红细胞计数等，发现异常及时报告医生。

2. 起居护理

（1）居住环境：应阳光充足、空气新鲜、定时通风，但避免吹对流风以免患者受凉。房间保持整洁、安静和舒适。保持适当温度、相对湿度，室内空气定期消毒。

（2）休息与活动：充足的睡眠与休息可减少机体的消耗，缓解症状；适当的活动可调节身心状况,提高患者的活动耐力和抗病能力。指导患者根据自身病情的变化做好休息和活动的自我调节,急性期应减少活动或卧床休息,恢复期可适当增加活动。

3. 饮食护理

(1) 向患者及家属宣传增加营养与促进健康的关系,帮助其纠正不良的饮食习惯;采取科学合理的烹饪方法,保持膳食营养搭配均衡,避免偏食、挑食,养成良好的进食习惯。

(2) 鼓励患者进食,选用高蛋白、高热量、富含维生素清淡的易消化食物,以加强营养,提高机体抵抗力。

(3) 调配好食物的色、香、味,尽量安排多样化饮食,创造清洁、舒适、愉快的进餐环境。如出现食欲降低、腹胀,可建议其少食多餐、细嚼慢咽。

(4) 有感染存在或发热时,鼓励患者足量饮水、勤排尿,促进毒素排泄,同时也有助于减轻药物引起的不良反应。儿童、心肾功能不全患者必须根据病情限制其液体及钠的摄入量。

4. 用药护理 正确执行医嘱,了解患者的服药依从性、治疗效果。向患者做好必要的解释和指导,如服药时间和方法、自我监测药物的不良反应、预防各种感染等。注意观察用药后患者的反应、药物的副作用和毒性反应,以便及早发现异常和及时处理。

熟悉常用止血药物的作用、副作用。常用止血药物包括:①卡巴克洛、酚磺乙胺,作用均是减少毛细血管通透性,两药均无明显副作用,多用于过敏性紫癜、血小板减少性紫癜;②维生素 K,可促进肝脏合成凝血因子,多用于早产儿、新生儿出血或维生素 K 缺乏者。维生素 K_1 静脉滴注速度过快易致血压突降,故多采用肌内注射;维生素 K_3 和维生素 K_4 口服易引起恶心呕吐,嘱患者饭后服用以减轻对胃肠道的刺激;③氨甲苯酸(对羧基苄胺)为纤维蛋白溶解抑制剂,可抑制纤维蛋白溶解达止血效果,临床多用于 DIC 及产后出血,但是用量大时,可能形成血栓。

5. 对症护理

(1) 发热

1) 增进舒适:做好皮肤和口腔护理,体温下降期常常大量出汗,应及时为患者更换内衣,避免再次受凉;饭前饭后漱口,保持口腔清洁。

2) 饮食护理:为患者提供高热量、高蛋白、高维生素易消化饮食,可少食多餐,多饮水,出汗多时注意补充含盐饮料,必要时遵医嘱静脉补液,以保证入量,发热时每日入液量 3000ml 左右为宜。

3) 物理降温:可在患者头颈、腋下及腹股沟等大血管处放置冰袋,也可用酒精擦浴;药物降温者,药量不宜过大,以免引起大量出汗、血压下降,甚至虚脱,对年老体弱者尤须小心。

4) 相关检查的护理:及时配合医生做好各项检查,如血培养、痰培养,标本应及时送检,采集标本前应向患者说明检查目的及标本采集方法。

5) 用药护理:对感染引起的发热,遵医嘱使用抗生素,观察药物副作用,一旦发生不良反应及时向医生报告。

6) 出院指导:向患者及家属说明发热的原因,并简单介绍物理降温方法及发热时的饮食、饮水要求,使之学会自我护理及如何预防感染。

(2) 出血倾向

1) 皮肤出血:定期检查皮肤出血部位和范围大小,四肢皮肤或深层组织出血可抬高患肢,深部组织血肿也可应用局部压迫法。剪短指甲,避免搔抓皮肤。定期擦洗或沐浴,以保持皮肤清洁。使用注射药物时在注射后用消毒棉球充分压迫局部直至止血。

2) 鼻出血:出血量少,可用干棉球或1:1000肾上腺素棉球填塞压迫止血,并局部冷敷,冰袋放在前额部,促进血管收缩达到止血目的。若出血不止,应请医生用油纱条作后鼻孔填塞术压迫止血,术后定时用无菌液状石蜡滴入,保持鼻黏膜湿润。术后三天可轻轻取出油纱条,如仍出血,需更换油纱条再填塞。嘱患者不要用手挖鼻痂,以防出血因素未纠正造成再出血,可用液状石蜡滴鼻,防止黏膜干裂出血。

3) 口腔、牙龈出血:牙龈渗血时,可用肾上腺素棉球或吸水性明胶海绵片贴敷齿龈,或局部涂抹凝血酶粉剂、三七粉等。牙龈出血时口腔内易存有陈旧血块,引起口臭,使患者食欲或心情受影响,可用棉签沾水擦洗去除,1%过氧化氢液体效果更佳,可嘱患者进餐前后用该液体漱口。不要用牙刷、牙签清理牙齿,可用棉签沾漱口液擦洗牙齿。保持口腔卫生,定时用氯己定或苏打漱口液漱口,用液状石蜡油涂抹口唇,以防干裂。

4) 输血及血液制品:遵医嘱输入浓缩血小板或新鲜全血或血浆,输血前要认真核对血型、姓名,输入后注意有无输血反应、过敏反应等。

6. 心理护理　为新入院的患者详细介绍病区环境、床位医生、责任护士及护士长,消除患者的陌生感,帮助其尽快适应医院生活和患者角色。多巡视病房,及时了解患者所需。耐心倾听患者的诉说,了解其苦恼,鼓励其表达自己的感受,对患者的焦虑、恐惧、忧郁等不良情绪,表示理解。告知患者负性情绪会引起食欲减退、失眠、免疫力低下,反过来会加重病情。

让家属了解护理计划的内容,以便共同作好患者的思想工作。向患者介绍成功治愈或病情好转的典型病例,帮助其建立战胜疾病的信心。组织相同疾病的病友间进行养病经验的交流和学习。

第二节　贫　血

贫血(anemia)是指外周血液在单位容积内的血红蛋白浓度(Hb)、红细胞计数(RBC)和(或)红细胞比容(HCT)低于正常最低值的一种病理状态。其中以血红蛋白浓度最为常用和可靠。

国内诊断贫血的标准为:成年男性Hb<120g/L、RBC<4.5×10^{12}/L,HCT<0.42;成年女性(非妊娠)Hb<110g/L、RBC<4.0×10^{12}/L,HCT<0.37;成年女性(妊娠)Hb<100g/L、RBC<3.5×10^{12}/L,HCT<0.30。

【分类】

贫血通常是根据引起贫血的原因及红细胞形态进行分类。

1. 按病因和发病机制分类　可将贫血分为红细胞生成减少性贫血、红细胞破坏过多性贫血和失血性贫血三大类。

(1) 红细胞生成减少性贫血:包括造血干细胞异常所致贫血、造血微环境异常所致贫血、造血物质缺乏或利用障碍。

1) 造血干细胞异常所致贫血:如再生障碍性贫血,纯红细胞再生障碍性贫血,先天性红细胞生成异常性贫血,造血系统恶性克隆性疾病如白血病等。

2) 造血微环境异常所致贫血:造血微环境包括骨髓基质、基质细胞和细胞因子。①骨髓基质和基质细胞受损所致贫血,如骨髓纤维化、感染或非感染性的骨髓炎;②造血调节因子水平异常所致贫血,如肾功能不全引起的促红细胞生成素(EPO)不足。

3) 造血物质缺乏或利用障碍:如缺铁性贫血、巨幼细胞性贫血。

(2) 红细胞破坏过多性贫血:由红细胞内在缺陷或外来因素等各种原因引起的溶血。

(3) 失血性贫血:根据失血速度分为急性和慢性。急性失血常见于内脏、大血管破损、功能性子宫出血等;慢性失血常见于月经过多、钩虫病、痔疮出血等,慢性失血性贫血往往合并缺铁性贫血。

2. 按血红蛋白的浓度分类　按贫血严重程度分为轻度、中度、重度和极重度四个等级,见表6-2-1。

表 6-2-1　贫血的严重度划分标准

贫血程度	血红蛋白浓度	临床表现	贫血程度	血红蛋白浓度	临床表现
轻度	>90g/L	症状轻微	重度	30~59g/L	休息时仍气促、心悸
中度	60~90g/L	活动后气促、心悸	极重度	<30g/L	常并发贫血性心脏病

3. 按红细胞形态特点分类　可将贫血分为大细胞性贫血、正常细胞性贫血和小细胞低色素性贫血,见表6-2-2。

表 6-2-2　贫血的红细胞形态划分标准

类　型	常见疾病
大细胞性贫血	巨幼细胞性贫血
正常细胞性贫血	再生障碍性贫血、急性失血性贫血、溶血性贫血
小细胞低色素性贫血	缺铁性贫血、铁粒幼细胞性贫血、珠蛋白生成障碍性贫血

4. 按骨髓红系增生情况分类　可将贫血分为骨髓增生低下性贫血,常见于再生障碍性贫血;骨髓增生性贫血,见于除再生障碍性贫血以外的贫血。

【病因与发病机制】

贫血的病因和发病机制主要与红细胞形态密切相关,类型不同的贫血其机制各不同,详见本节相关内容。

【临床表现】

贫血的病因,血液携氧能力的下降程度,血容量下降的程度,发生贫血的速度和血液、循环、呼吸等系统的代偿和耐受能力均会影响贫血的表现。

1. 一般表现　疲乏无力是贫血最早出现也是最常见的症状,常易被患者忽视。皮肤黏膜苍白是贫血最突出的体征,也是患者就诊的主要原因。苍白程度与肤色、皮肤厚度、皮下毛细血管的舒缩状态、皮下水肿等因素有关。临床常以检查指(趾)甲、口唇黏膜和睑结膜等处结果较为可靠。

2. 神经系统表现　头晕,头痛,耳鸣,失眠,多梦,记忆力减退,注意力不集中等,是由于脑组织缺血缺氧导致神经组织损伤所致最常见的症状。

3. 呼吸系统表现　轻度贫血无明显表现,仅活动后引起呼吸加快加深。贫血愈重,活动量愈大,症状愈明显。重度贫血时,即使平静状态下也可能有气短甚至端坐呼吸。

4. 循环系统表现　主要表现出心悸、气促、活动后明显加重。长期严重贫血者,心脏负荷增加及心肌组织缺血缺氧,可致心脏功能与结构发生改变,会导致贫血性心脏病,可表现为心绞痛、心律失常甚至全心衰竭。

5. 消化系统表现　由于胃肠道缺血缺氧可致消化液分泌减少和胃肠功能紊乱,有食欲不振、恶心、胃肠胀气、腹泻、便秘、舌炎、口角炎等表现。

6. 泌尿生殖系统表现　严重贫血者可出现低比重尿、轻度蛋白尿和夜尿增多,月经不调,闭经、月经过少,偶有月经过多,性功能减退等。

此外,不同原因所致贫血的临床表现尚有各自的特点,详见相关章节内容。

【辅助检查】

1. 血液检查　血红蛋白和红细胞计数是确定患者有无贫血及其严重程度的基本检查项目;平均红细胞体积(MCV)、红细胞平均血红蛋白浓度(MCHC)有助于贫血的形态学分类及其病因诊断;网织红细胞计数有助于贫血的鉴别诊断及疗效的观察;外周血涂片检查有助于贫血的病因诊断。

2. 骨髓检查　骨髓检查是贫血病因诊断的必要检查方法,包括骨髓细胞涂片分类和骨髓活检。

3. 病因相关检查　根据患者的具体情况选择病因相关的检查项目,详见本节相关内容。

【诊断与鉴别诊断】

综合分析贫血患者病史、体格检查和实验室检查结果,即可明确贫血的病因或发病机制,从而作出贫血的疾病诊断。

【治疗要点】

1. 病因治疗　积极寻找和去除病因是治疗贫血的首要原则。如慢性失血所致的缺铁性贫血,只有去除原发病,才能达到纠正贫血并彻底治愈的目的;缺铁性贫血需要补充铁剂治疗;巨细胞贫血需补充叶酸或维生素 B_{12} 治疗等。

2. 对症和支持治疗　严重贫血应输血以迅速改善贫血症状,故输血是对症治疗的重要措施。如重度贫血患者、老年或合并心肺功能不全者应输红细胞;急性大量失血的患者应及时输全血或红细胞及血浆;对贫血合并感染者应酌情抗感染治疗等。

【主要护理诊断/问题】

1. 活动无耐力　与贫血导致机体组织缺氧有关。

2. 营养失调:低于机体需要量　与各种原因导致造血物质摄入不足、消耗增加或丢失过多有关。

【护理措施】

1. 病情观察　监测贫血的一般症状、神经精神症状以及皮肤黏膜情况;了解相关的辅助检查结果,以判断病情变化。

2. 起居护理　根据贫血程度、发生速度及既往身体状况,帮助患者制定活动计划,随病情变化,增减活动量。教会患者在活动中自测脉搏,若脉搏≥100 次/分,应停止活动。注意保护患者,如出现共济失调者行走要有人陪伴。

3. 饮食护理　纠正不良饮食习惯,注意指导患者均衡膳食,养成定时、定量、细嚼慢咽的饮食习惯。根据贫血的病因给予相应营养素丰富的食物,如缺铁性贫血应进食高蛋白、高维生素、含铁丰富的食物,如动物肝、瘦肉、动物血、紫菜、海带、香菇、木耳、豆类等,动物食品中的铁较易吸收;巨幼细胞性贫血中维生素 B_{12} 缺乏者多吃动物肝、肾、瘦肉。

4. 用药护理　遵医嘱正确用药,并注意药物的疗效及不良反应。

5. 心理护理 告知患者病情预后情况,帮助患者及家属建立信心,主动参与疾病的治疗和康复。

【其他相关护理诊断】

1. 感染的危险 与各种贫血所致抵抗力下降有关。

2. 知识缺乏 缺乏各种贫血疾病相关知识。

一、缺铁性贫血

缺铁性贫血(iron deficiency anemia)是体内用来合成血红蛋白的贮存铁缺乏,血红蛋白合成不足,红细胞生成障碍引起的一种小细胞低色素性贫血。

缺铁性贫血是贫血中最常见的一种,各年龄组均可发生,6个月~2岁婴幼儿患病率为33.8%~45.7%,妊娠3个月以上妇女为19.3%,育龄妇女为11.4%,10~17岁青少年为9.8%。

【铁代谢】

1. 铁在体内存在形式 可分为功能状态铁(包括血红蛋白铁、肌红蛋白铁、转铁蛋白铁以及乳铁蛋白、酶和辅因子结合的铁)、贮存铁(铁蛋白和含铁血黄素),血清铁蛋白测定可准确反映体内贮存铁情况。

2. 铁的来源 生理情况下,人体每天造血约需20~25mg铁,主要来自衰老破坏的红细胞;食物也是铁的主要来源,含铁量较丰富的食物有动物肝、瘦肉类、血、蛋黄、豆类、海带、发菜、紫菜、木耳、香菇等,而谷物、多数蔬菜、水果含铁较低,乳类(如牛奶)含铁最低。非生理情况下,铁可来源于药物和输血。

3. 铁的吸收 正常人维持体内铁平衡需每天从食物中摄铁1~1.5mg,孕妇、哺乳期妇女需铁量增多,约需2~4mg。动物铁吸收率(可达20%)较植物铁吸收率(1%~7%)高。铁的吸收分两步:①胃酸将食物中的铁游离,由维生素C等还原物质将高铁(Fe^{3+})还原成无机亚铁(Fe^{2+})被肠黏膜吸收;②十二指肠及空肠上段为铁的主要吸收部位,亚铁离子被小肠吸收后,大部分铁通过肠黏膜进入血流,小部分与肠黏膜上皮细胞内去铁铁蛋白结合形成铁蛋白。铁的吸收受体内贮存铁控制,贮存铁多,铁吸收减少,反之增多。

4. 铁的转运 经肠黏膜进入血液的亚铁被氧化为高铁,高铁与血浆转铁蛋白结合后生成血清铁,血清铁将铁输送至全身各组织中,主要是骨髓。正常血清铁为14.3~26.9μmol/L(80~150μg/dl)。

血浆转铁蛋白能结合的铁总量称为总铁结合力(TIBC)。正常情况下,血浆转铁蛋白与铁结合的量占其总量的1/3,总铁结合力为204~420μg/dl。转铁蛋白饱和度=血清铁÷总铁结合力×100%,正常值为33%~35%。

5. 铁的排泄 正常情况下,铁的排泄和吸收保持平衡状态。人体每天排铁不超过1mg,主要通过肠黏膜脱落细胞随粪便排出,少量通过尿液、汗液丢失,育龄妇女还通过月经、妊娠和哺乳而丢失铁。

【病因与发病机制】

1. 病因 缺铁性贫血主要是由铁丢失过多、铁需要量增加及铁摄入减少等原因导致。其中慢性失血是成人缺铁性贫血最常见和最重要的病因,铁需要量增加但摄入不足是妇女儿童缺铁性贫血的主要原因。具体原因见表6-2-3。

表 6-2-3　缺铁性贫血的原因

	铁摄入减少		铁丢失过多	铁需求增加
常见原因	饮食不足	胃肠道出血	月经过多	妊娠
	吸收障碍	消化道溃疡	过度献血	哺乳
	胃酸缺乏	痔疮	慢性血管内溶血	婴幼儿
	胃手术后	恶性肿瘤	阵发性睡眠性血红蛋白尿	青少年
	胃肠道疾病	口服非类固醇类抗炎药	机械性溶血（如人造心瓣膜）	
	长期腹泻	裂孔疝	疟疾	
		溃疡性结肠炎	原发性肺含铁血黄素沉着病	
		肠息肉	出血性疾病	
		钩虫病	慢性肾衰竭和血液透析	

2. 发病机制　当体内铁缺乏时，血红蛋白生成减少，红细胞胞浆少、体积小，导致小细胞低色素性贫血；还可引起含铁酶和铁依赖酶活性降低，进而影响患者的精神、行为、体力、免疫功能及患儿的智力发育、神经系统功能。缺铁还可引起黏膜组织病变和外胚叶组织营养障碍。

【临床表现】

1. 症状和体征

(1) 原发病表现：本病起病缓慢，常有原发病表现，如消化性溃疡、痔疮导致血便，肠道寄生虫感染导致的腹痛或大便性状改变，功能性子宫出血，血管内溶血的血红蛋白尿等相应疾病的临床表现。

(2) 共有表现：早期多无症状，贫血明显时可具有一般贫血的症状体征，如面色苍白、乏力、心悸、气短、头晕、耳鸣、纳差，严重者可发生贫血性心脏病。

(3) 组织缺铁表现：组织细胞中含铁酶和铁依赖酶的活性降低，影响精神行为、体力、免疫功能等，如易激动、烦躁、注意力不集中，易感染，儿童生长发育迟缓，智力低下。

(4) 皮肤黏膜及其附属器：黏膜组织病变和外胚叶营养障碍，可引起舌炎、口角炎、吞咽困难，皮肤干燥、毛发干枯、脱落，指（趾）甲缺乏光泽、脆薄易裂，变平，指甲条纹隆起，严重呈"反甲"也称"匙状甲"。

(5) 其他症状：少数患者有异食癖，如喜食泥土、生米、石子等。

2. 并发症　贫血性心脏病，长期严重贫血者，由于心脏负荷增加及心肌组织缺血缺氧，可导致心脏功能与结构发生改变，导致贫血性心脏病。

【辅助检查】

1. 血液检查　呈小细胞低色素性贫血。血红蛋白降低，血片中可见红细胞体积小，中央淡染区扩大，白细胞、血小板计数正常或减低。

2. 骨髓细胞学检查　骨髓增生活跃，特别是晚幼红细胞增生活跃。骨髓铁染色表现为细胞内铁消失，外铁减少，尤其细胞外明显，是诊断缺铁性贫血的可靠指标。但有明确缺铁病史和其他实验室指标支持时，骨髓检查并非缺铁性贫血诊断所必需。

3. 其他　血清铁 <8.95μmol/L，血清总铁结合力 >64.44μmol/L，转铁蛋白饱和度 <15%，血清铁蛋白低于 12μg/L。血清铁蛋白的准确度和敏感度最高，是反映贮存铁的敏感指标，可用于早期诊断，但伴有感染和肿瘤时血清铁蛋白可以不低。

【诊断与鉴别诊断】

根据病史、症状体征、有关检查为小细胞低色素性贫血,血清铁及铁蛋白降低,骨髓细胞铁染色铁粒幼细胞极少或消失、细胞外铁缺乏,可作出临床诊断。缺铁原因应进一步查明。

本病须与细胞性贫血鉴别,具体见表 6-2-4。

表 6-2-4　缺铁性贫血的鉴别诊断

	发病年龄	原因	特点	血象	骨髓象
缺铁性贫血	中青年女性	铁摄入减少、铁需要增加、铁丢失过多	铁缺乏	血清铁下降,血清铁蛋白下降	骨髓外铁下降,铁幼粒细胞数减少
地中海贫血	幼年	有家族史	慢性溶血	血清铁上升,血清铁蛋白上升	骨髓可染铁增高,铁幼粒细胞数增多
铁粒幼细胞性贫血	中老年	遗传或不明原因导致	红细胞铁利用障碍	血清铁上升,血清铁蛋白上升	含铁血黄素颗粒增多,铁粒幼细胞增多,并出现环形铁粒细胞
慢性病性贫血	不定	慢性炎症、感染或肿瘤等引起	铁代谢异常	血清铁下降或正常,血清铁蛋白正常或稍有上升	骨髓铁增多,铁粒幼细胞减少

【治疗要点】

1. 病因治疗　是根治缺铁性贫血的关键。如婴幼儿、青少年和妊娠妇女营养不足引起的缺铁性贫血,应改善饮食。

2. 补充铁剂

(1) 口服铁剂:是纠正缺铁性贫血的首选方法。一般从小剂量开始,逐渐增量,餐后服用,以减少对胃肠道的刺激。常用口服铁剂有硫酸亚铁、琥珀酸亚铁、维铁控释片、富马酸亚铁等。网织红细胞上升为铁剂治疗有效指标(表 6-2-5)。

表 6-2-5　口服铁剂治疗后有效指标

口服铁剂后	监测项目	程度
1 周	网织红细胞	开始升高
2 周	血红蛋白	开始升高
2 个月	血红蛋白	恢复正常

(2) 注射铁剂:患者胃肠道不能耐受口服铁剂,或消化道吸收障碍,或有胃肠道疾病,或病情要求迅速纠正贫血等情况时可使用注射铁剂。常用右旋糖酐铁,成人首次用量 50mg。注射用铁的总需量(mg)=(需达到的血红蛋白浓度 − 患者的血红蛋白浓度)× 0.33 × 患者体重(kg)。

【主要护理诊断/问题】

1. 活动无耐力　与贫血引起全身组织缺氧有关。

2. 营养失调:低于机体需要量　与铁摄入不足或吸收不良有关。

【护理措施】

1. 病情观察 观察皮肤黏膜苍白及活动无力的程度,有无头晕头痛、耳鸣、记忆力减退、食欲不振等;监测心率、呼吸频率;了解相关的辅助检查结果,以判断病情变化。

2. 起居护理 根据贫血程度、发生速度及既往身体状况,帮助患者制定活动计划,随病情变化,增减活动量。教会患者在活动中自测脉搏,若脉搏≥100次/分,应停止活动。重度贫血的患者应卧床休息,以减轻心脏负荷。

3. 饮食护理 纠正不良饮食习惯,注意指导患者均衡膳食,养成定时、定量、细嚼慢咽的饮食习惯。偏食挑食、进食速度过快、囫囵吞枣等不良饮食习惯,是导致机体缺铁的原因。给予丰富含铁食物,应进食高蛋白、高维生素、含铁丰富的食物,如动物肝、瘦肉、动物血、紫菜、海带、香菇、木耳、豆类等,动物食物中的铁较易吸收。食用含维生素C丰富的食物,有助于铁的吸收。合理饮食搭配,饮食要注意荤(含铁)素(含维生素C)搭配。

4. 用药护理

(1) 口服铁剂

1) 解释:向患者解释口服铁剂可能会出现的不良反应,如胃肠道刺激症状、黑便等。告诉患者黑便是铁与肠内硫化氢作用生成黑色的硫化铁所致,以免患者出现不必要的紧张。

2) 服药注意事项:指导患者小剂量餐后服用铁剂,以减轻胃肠道的刺激症状。与维生素C同服,促进铁的吸收。避免与浓茶、咖啡、牛奶等同服,因茶中含有鞣酸,易与铁形成不易吸收的物质随粪便排出,牛奶含磷较高影响铁的吸收;避免同时服用H_2受体拮抗剂等,这类药物可抑制铁的吸收。口服液体铁时,须用吸管,避免染黑牙齿。

3) 服药时间:铁剂治疗至血红蛋白恢复正常后,患者仍须继续服用铁剂3~6个月,以补足贮存铁,但同时要观察患者症状有无改善,监测血象、血清铁等,防止药物总量过大引起铁中毒。

(2) 注射铁剂

1) 防止过敏反应:过敏反应表现为面部潮红、头痛、肌肉关节疼痛、荨麻疹等,严重者可出现过敏性休克。首次注射量要少,注射后10分钟至6小时之内要观察副作用,同时备好肾上腺素等急救药品。若患者无不良反应,次日按常规剂量进行注射。

2) 防止注射局部肿痛或形成硬结:选择柔软、丰厚的肌肉,用8~9号针头深部注射,并经常更换注射部位。注射时速度要慢,拔针后按压针眼片刻,但不可按摩。必要时可在注射局部干热敷,促进铁的吸收。

3) 避免药液引起皮肤染色:注意不在皮肤暴露部位注射,抽取药液后更换针头,避免原来针头上的药液使组织染色。

5. 对症护理 口腔炎或舌炎影响食欲者,避免进食过热、过辣食物,进食前后给予口腔护理。

【其他相关护理诊断】

1. 口腔黏膜受损 与贫血引起口腔炎、舌炎有关。

2. 知识缺乏 缺乏缺铁性贫血的相关防治知识。

3. 感染的危险 与严重贫血因其营养缺乏和衰弱有关。

【中医护理概要】

1. 本病属于中医血虚、眩晕范畴。

2. 本病常因血不养神而出现失眠、健忘、多梦,故疏导其心志,调节心情,安神定志,促进睡眠。

3. 根据四时气候变化,调节寒温,预防感受外邪。适当进行户外活动,增强体质。

4. 饮食宜清淡,易消化,富含营养食品。常食花生、大枣、赤小豆、血糯粥,猪肝、胡萝卜、黑木耳等。

5. 适宜技术　针灸足三里、气功导引。

【健康教育】

1. 知识宣教　向患者介绍缺铁性贫血的基本知识,说明贫血的病因及积极根治贫血的重要意义。及时治疗慢性出血、肠道的慢性炎症等原发病是防治缺铁性贫血的有效措施。

2. 饮食指导　在易患人群中开展预防缺铁性贫血的卫生知识教育,对婴幼儿强调改进喂养方法,合理、及时正确添加辅食,妊娠期、哺乳期妇女除多食用含铁丰富的食物外,必要时可每日口服少量的硫酸亚铁 0.2g。

3. 生活指导　预防肠道钩虫感染,注意个人卫生。注意保暖。

【结语】

缺铁性贫血是贫血中最常见的一种,主要是由贮存铁缺乏血红蛋白合成减少所引起的,以小细胞低色素性贫血为特点。慢性失血是成人缺铁性贫血最常见和最重要的病因。病因治疗是根治缺铁性贫血的关键。补充铁剂主要通过饮食、口服铁剂、注射铁剂进行。需重视饮食护理、用药护理。

二、巨幼细胞性贫血

巨幼细胞性贫血(megaloblastic anemia,MA)是指由于叶酸、维生素 B_{12} 缺乏或某些影响核苷酸代谢药物的作用,导致细胞核脱氧核糖核酸合成障碍所引起的一类贫血,其特点是大细胞性贫血。在我国因叶酸缺乏所致巨幼细胞性贫血多见,山西、陕西、河南、山东等地为高发区。在欧美国家,以维生素 B_{12} 缺乏及体内产生内因子抗体所致的恶性贫血多见。

【病因与发病机制】

1. 病因

(1) 叶酸缺乏

1) 摄入量不足:叶酸由蝶啶、对氨基苯甲酸及 L-谷氨酸组成,亦称蝶酰谷氨酸,属维生素 B 族,需要量为 $200\mu g/d$。人体不能合成叶酸,主要依靠外源性摄入,食物供给不足是叶酸缺乏最主要的原因。主要是与食物加工不当有关,如烹调时间过长或温度过高可破坏大量叶酸,损失率高达 50%~90%;其次是偏食,如食物中缺少富含叶酸的新鲜蔬菜、肉蛋类食物。

2) 吸收利用障碍:叶酸主要在十二指肠及空肠上段吸收,所以小肠尤其是空肠的炎症会导致叶酸吸收不良。长期腹泻、酗酒以及某些药物如甲氨蝶呤、异烟肼、苯妥英钠等会导致叶酸吸收或利用障碍。

3) 需求量增加:婴幼儿、青少年、妊娠和哺乳期妇女,甲状腺功能亢进症、慢性感染、肿瘤等消耗性疾病的患者,叶酸的需要量均增加,如不能及时补足会导致叶酸缺乏。

4) 排出增加:尿液和粪便是叶酸的主要排泄途径,排出量约为 $25\mu g$。血液透析、酗酒可增加叶酸的排出。

(2) 维生素 B_{12} 缺乏:维生素 B_{12} 在人体内以甲基钴胺素形式存在于血浆,以 5 脱氧腺苷钴胺素形式存于肝及其他组织。正常人每日需维生素 B_{12} $1\mu g$,主要来源于动物肝、肾、肉、鱼、蛋及乳品类食品。食物中的维生素 B_{12} 与蛋白结合,经胃酸和胃蛋白酶消化,与蛋白分离,再与胃黏膜壁细胞合成的 R 蛋白结合成 R-VitB_{12} 复合物(R-B_{12})。R-B_{12} 进入十二指肠经胰蛋白酶作用,R 蛋白被降解,两分子维生素 B_{12} 又与同样来自胃黏膜上皮细胞的内因子(intrinsic factor,IF)结合形成 IF-B_{12} 复合物。IF 保护维生素 B_{12} 不受胃肠道分泌液破坏,到达回肠末端与该处肠黏膜上皮细胞刷状缘的 IF-B_{12} 受体结合并进入肠上皮细胞,继而经门静脉入肝。

1) 吸收障碍:为维生素 B_{12} 缺乏最常见的原因。可见于:①内因子缺乏,包括先天性和后天性(如恶性贫血、胃大部切除术后、慢性萎缩性胃炎等)两种;②胃酸和胃蛋白酶缺乏;③膜蛋白酶缺乏;④肠道疾病,如回肠疾病、寄生虫感染、外科手术后的盲袢综合征;⑤药物影响(如对氨基水杨酸、新毒素、二甲双胍、秋水仙碱和苯乙双胍等)。

2) 摄入减少:完全素食者、偏食者常因摄入减少导致维生素 B_{12} 缺乏。由于维生素 B_{12} 每天需要量极少且储备较多,故由此所造成的缺乏需较长时间后才会出现。

2. 发病机制　叶酸和维生素 B_{12} 是合成 DNA 过程中的重要辅酶。当叶酸和维生素 B_{12} 缺乏到一定程度时,细胞核中 DNA 合成速度减慢,但胞浆内的 RNA 继续成熟,使 RNA/DNA 的比例失调,造成细胞体积变大而核发育较幼稚,出现"老浆幼核"的巨幼细胞,类似情况也发生于粒系和巨核细胞系。

【临床表现】

1. 血液系统表现　常有乏力、疲倦、心悸、气促、头晕、耳鸣等一般慢性贫血症状。20% 左右(多为重症者)可伴有白细胞和血小板减少,出现反复感染和出血。少数患者可出血黄疸、肝脾肿大。

2. 消化系统表现　早期食欲下降、腹胀、腹泻或便秘,部分患者有口角炎、舌炎,舌乳头萎缩而令舌面光滑呈镜面舌或舌色鲜红。

3. 神经系统表现　可出现对称性远端肢体麻木,深感觉障碍如振动感和运动感消失;共济失调或步态不稳;锥体束征阳性、肌张力增加、腱反射亢进。部分患者味觉、嗅觉降低、视力下降、黑蒙征;重者可有大、小便失禁;叶酸缺乏者有易怒、妄想等精神症状;维生素 B_{12} 缺乏者有抑郁、失眠、记忆力下降、幻觉、妄想甚至精神错乱、人格变态等。

4. 并发症　心力衰竭、感染。

【辅助检查】

1. 血液检查　呈大细胞性贫血。全血细胞减少,RBC 减少较 Hb 更明显,MCV 和 MCH 升高,MCHC 正常。血涂片中可见红细胞大小不等、中央淡染区消失,有大椭圆形红细胞、点彩红细胞等;中性粒细胞核分叶过多(核右移)。

2. 骨髓细胞学检查　骨髓增生活跃,以红系增生显著,各阶段巨幼红细胞均可见,胞核发育迟于胞浆,细胞体积大,称"核幼浆老"。粒细胞、巨核细胞也可见巨型变。骨髓铁染色增多。

3. 胃液分析　壁细胞除分泌胃酸外,还能分泌内因子,内因子促进维生素 B_{12} 吸收。所以恶性贫血往往合并有胃酸降低。

4. 血清叶酸和维生素 B_{12} 测定　是诊断叶酸和维生素 B_{12} 缺乏的重要指标。血清维生素 B_{12} 浓度低于 <74pmol/L(100ng/ml),血清叶酸的浓度 <6.8nmol/L(3ng/ml),红细胞叶酸低于 227nmol/L(100ng/ml),均具有诊断意义。

【诊断与鉴别诊断】

根据患者营养史或特殊用药史、贫血表现、消化道及神经系统症状、体征,结合特征性血象和骨髓象等可作出诊断。若血清叶酸、维生素 B_{12} 浓度降低,还需要进一步确诊其原因。另外还需要与以下疾病进一步鉴别。

1. 造血系统肿瘤性疾病 如急性非淋巴细胞白血病 M_6 型、红血病、骨髓增生异常综合征,骨髓均可见幼红细胞巨幼样改变等病态造血现象,但叶酸、维生素 B_{12} 水平不低,且补充无效。

2. 有红细胞自身抗体的疾病 如温抗体型自身免疫性溶血性贫血、Evans 综合征等因不同阶段的红细胞有抗体附着,MCV 变大,又有间接胆红素增高,少数患者尚合并内因子抗体,故极易与单纯叶酸、维生素 B_{12} 缺乏引起的 MA 混淆。其鉴别点是此类患者有自身免疫病的特征。用免疫抑制剂方能显著纠正贫血。

3. 合并高黏滞血症的贫血 如多发性骨髓瘤,因 M 蛋白成分黏附红细胞而使之呈"缗钱状",血细胞自动计数测出的 MCV 偏大,但骨髓瘤的特异表现是 MA 所没有的。

【治疗要点】

1. 去除病因 是巨幼细胞性贫血得以有效治疗或根治的关键,应针对引起叶酸和维生素 B_{12} 缺乏的不同病因进行治疗。

2. 补充性药物治疗

(1) 叶酸缺乏:每次口服叶酸 5~10mg,每日 3 次,直至血象完全恢复正常。胃肠吸收不良者,可肌内注射四氢叶酸钙,每天 1 次。伴神经系统症状者,常合并有维生素 B_{12} 缺乏,故需同时加用维生素 B_{12}。

(2) 维生素 B_{12} 缺乏:肌内注射维生素 B_{12} 500μg,2 次 / 周,至血象恢复正常,若有神经系统症状,则 2 次 / 周,100μg/ 次,治疗维持半年至一年,以增加储备。恶性贫血患者需终身维持治疗,每月一次,100μg/ 次。

【主要护理诊断 / 问题】

1. 活动无耐力 与贫血引起组织缺氧有关。

2. 营养失调:低于机体需要量 与叶酸、维生素 B_{12} 摄入不足,吸收不良以及需要量增加有关。

【护理措施】

1. 病情观察 监测贫血的一般症状、神经精神症状以及皮肤黏膜情况。

2. 起居护理 舌炎、口腔炎者进餐前后可用生理盐水或氯己定、朵贝尔液漱口。重症贫血合并神经系统症状者须卧床休息。对功能障碍的肢体注意保暖,但避免烫伤;对肢体进行适度按摩和被动运动,避免损伤;出现共济失调者行走要有人陪伴,避免摔伤。

3. 饮食护理 改变不良的饮食习惯补充富含叶酸和维生素 B_{12} 丰富的食物。叶酸缺乏者多吃蔬菜、瓜果。维生素 B_{12} 缺乏者多吃动物肝、肾、瘦肉,纠正偏食。正确烹调食物,烹调时不宜温度过高或时间过长,且烹调后不宜久置。

4. 用药护理 遵医嘱正确用药,并注意药物的疗效及不良反应。恶性贫血需终身肌注维生素 B_{12},但不能无限加大维生素 B_{12} 用量。补充叶酸、维生素 B_{12} 时,需注意补充含钾、含铁高的食物。舌炎、口腔炎者宜进食温凉饮食。

5. 心理护理 告知患者本病预后良好,帮助患者及家属建立信心,从而主动参与到疾病的治疗和康复中来。

【其他相关护理诊断】

1. 口腔黏膜的改变 与贫血引起舌炎、口腔溃疡有关。

2. 感知改变 与维生素 B_{12} 缺乏引起神经系统损害有关。

3. 焦虑 与担心预后有关。

【中医护理概要】

1. 本病属于中医血虚范畴。

2. 本病的形成多由先天禀赋不足,饮食失调,长期失血,劳倦过度,妊娠失养,病久虚损等引起脾胃虚弱,血少气衰所致。

3. "三红汤"由红枣 7 枚、红豆 50g、花生红衣适量组成,三味共同熬汤,食之能使气血生化充足,改善血虚症状,防治贫血。

4. 足穴按摩:可按摩以下反射区:肾上腺、肾、输尿管、膀胱、心、脾、胃、大脑、垂体、小肠、脊椎等。

【健康教育】

1. 知识宣教 对患者及家属讲述本病知识,告诉患者贫血纠正后应坚持合理饮食和药物治疗一段时间。恶性贫血需要终身用维生素 B_{12} 维持治疗。

2. 饮食指导 对高危人群进行饮食卫生宣教,如婴幼儿应及时添加辅食,青少年、孕妇、哺乳期妇女应保证食物荤素搭配,纠正偏食习惯,合理膳食。

3. 生活指导 教会患者自我监测病情,要多注意休息,防治心脏负担过重而诱发心衰,注意清洁,预防损伤和感染。

【结语】

巨幼细胞性贫血是指叶酸和(或)维生素 B_{12} 缺乏所引起的一类贫血,其特点是大细胞性贫血。人体不能合成叶酸、维生素 B_{12},主要依靠外源性摄入。所以当其需要量增加或摄入减少等可引起 MA。病因治疗是 MA 得以有效治疗或根治的关键,护理时侧重于患者的饮食护理等。

三、再生障碍性贫血

再生障碍性贫血(aplastic anemia,AA)简称再障,是由多种原因致造血干细胞的数量减少和(或)功能异常而引起的一类贫血,因其会导致骨髓造血功能衰竭,所以又称骨髓造血功能衰竭症。临床主要表现为骨髓造血功能低下、进行性贫血、感染、出血和外周血液中红细胞、白细胞、血小板三系均明显减少。

再障的分类方法较多。根据病因不同可分为遗传性再障和获得性再障。获得性再障还可按是否有明确诱因分为原发性再障和继发性再障,我国再障有半数以上是原发性的。根据患者的病情、血象、骨髓象及预后,可分为重型(SAA)和非重型(NSAA),有学者将非重型进一步分为中间型和轻型,而从重型中又分出极重型(VSAA);国内也有学者将 AA 分为急性型再障(AAA)和慢性型再障(CAA)。1986 年以后,又将 AAA 改称为重型再障Ⅰ型(SAA-I),CAA进展成的急性型称为重型再障-Ⅱ型(SAA-Ⅱ)。

我国 AA 的年发病率为 7.4/100 万,在欧美为(4.7~13.7)/100 万,日本为(14.7~24.0)/100;可发生于各年龄段,以青壮年和老年人发病率较高。

【病因与发病机制】

1. 病因 约有半数以上病例找不到明显病因,但大量临床观察与调查结果发现,再障的发生与下列因素有关:

(1) 药物及化学因素:为再障最常见的致病因素,且近年来由于化学物质所致的再障有增多的趋势。药物引起再障最多见为氯霉素,除此外还有抗生素类(磺胺类、链霉素等)、解热止痛药(保泰松、吲哚美辛等)、抗惊厥药(苯妥英钠等)、抗甲状腺药(甲巯咪唑、甲亢平等)、抗癌药(氮芥、环磷酰胺等)。其中氯霉素和磺胺类药物是否引起再障和剂量、疗程无关,而与个体敏感性有关,后果较为严重。化学物质主要有苯及其衍生物,如油漆、杀虫剂、皮革、染发水、某些居室装修用物等;除杀虫剂外,这些化学物质的致病作用和剂量有关,且长期与苯及其衍生物接触比一次性大剂量接触的危险性更大。

(2) 病毒感染:如风疹病毒、肝炎病毒、微小病毒 B_{19} 等。

(3) 物理因素:主要是长期接触各种电离辐射如 X 线、γ 射线等。

(4) 生物因素:严重的细菌感染(急性血行播散型肺结核、伤寒、白喉等)、各型病毒性肝炎等均能损伤骨髓造血,引起再障。

(5) 其他:长期未经治疗的严重贫血、慢性肾衰竭、系统性红斑狼疮等疾病均可演变成再障。

2. 发病机制 尚未完全阐明,目前的研究多认为与以下三个方面有关:

(1) 造血干细胞内在缺陷("种子"学说):包括造血干细胞质和量的异常。各种致病因素直接造成骨髓造血干细胞破坏,使骨髓内各系造血细胞明显减少,从而导致外周血中全血细胞减少。

(2) 造血微环境异常("土壤"学说):造血微环境受损会直接影响造血细胞的生长与发育。而 AA 患者骨髓活检除发现造血细胞减少外,还有骨髓"脂肪化"、静脉窦壁水肿、出血、毛细血管坏死;部分 AA 患者骨髓基质细胞体外培养生长情况差,分泌的各类造血调控因子明显不同于正常人。骨髓基质细胞受损的 AA 造血干细胞移植不易成功。

(3) 免疫异常(免疫学说):异常免疫反应会损伤造血干细胞,导致骨髓造血组织损伤。相关研究表明,T 淋巴细胞数量和功能异常及其所导致的相关细胞因子分泌失调与再障的发病关系密切。异常的 T 淋巴细胞可通过免疫介导反应直接抑制骨髓细胞的生长,而所分泌的细胞因子可抑制造血干细胞的造血。约半数患者 T 细胞亚群分布异常,Th/Ts(Th 辅助细胞生长 /Ts 抑制细胞生长)明显低于正常人,使得骨髓细胞生长被抑制,故临床应用免疫抑制剂治疗再障有确切效果。

【临床表现】

1. 症状和体征 主要为进行性贫血、出血、反复感染,但多无肝、脾、淋巴结肿大。SAA 和NSAA 的具体表现见表 6-2-6。

表 6-2-6 重型再障与非重型再障的临床表现与鉴别

项目	重型再障(SAA)	非重型再障(NSAA)
起病	急、重	缓
出血、感染	严重	轻
贫血	重	轻
中性粒细胞	$<0.5 \times 10^9/L$	$>0.5 \times 10^9/L$
血小板	$<20 \times 10^9/L$	$>20 \times 10^9/L$
网织红细胞绝对值	$<15 \times 10^9/L$	$>15 \times 10^9/L$
骨髓象	增生极度减低	增生减低或局部增生
病程、预后	病程短、预后差	病程长、预后较好

2. 并发症

(1) 出血：血小板减少所致出血常常是患者就诊的主要原因，同时也是并发症，表现为皮肤瘀点和瘀斑、牙龈出血和鼻出血。在年轻女性可出现月经过多和不规则阴道出血。严重内脏出血如泌尿道、消化道、呼吸道和中枢神经出血少见，且多在病程晚期。患者出现严重鼻出血、视物不清、头痛、恶心呕吐，常是致命性颅内出血先兆表现，是危及再生障碍性贫血患者生命的最重要并发症之一，临床要充分予以注意。

(2) 感染：白细胞减少所致感染为再障最常见并发症。轻者可以有持续发热、体重下降、食欲不振，重者可出现严重系统性感染，此时因血细胞低使炎症不能局限，常缺乏局部炎症表现，严重者可发生败血症，感染多加重出血而导致死亡。

【辅助检查】

1. 血液检查　全血细胞减少，呈正常细胞正常色素性贫血，但三系细胞的减少程度不一定平衡。网织红细胞绝对值低于正常，粒细胞计数减少，淋巴细胞比例相对增高，血小板减少，出血时间延长。血小板 $<20 \times 10^9/L$ 有助于重型再障的临床诊断。

2. 骨髓细胞学检查　是诊断再障的主要依据。

(1) 重型再障(SAA)：骨髓增生低下或极度低下，粒、红两系明显减少，无巨核细胞，淋巴细胞及非造血细胞(如浆细胞、组织细胞和组织嗜碱性细胞)比例明显增多。非造血细胞增多。

(2) 非重型再障(NSAA)：骨髓增生减低(至少要有一个部位增生不良)或呈灶性增生，三系细胞均有不同程度的减少，但巨核细胞明显减少，淋巴细胞相对性增多。

【诊断和鉴别诊断】

根据患者有进行性贫血、出血和感染，无肝、脾、淋巴结肿大，血象、骨髓象三系减少，骨髓增生低下，颗粒极少，脂肪滴增多，巨核细胞明显减少，可作出初步的临床诊断与分型。但尚需与其他类型的再障(遗传性 AA，继发性 AA)及全血细胞减少性疾病(急性白血病、阵发性睡眠性血红蛋白尿、骨髓增生异常综合征等)鉴别。

1. AA 诊断标准：①全血细胞减少，网织红细胞 <0.01，淋巴细胞比例增高；②一般无肝、脾肿大；③骨髓多部位增生减低，造血细胞减少，非造血细胞比例增高，骨髓小粒空虚，骨髓活检示造血组织均匀减少；④除外引起全血细胞减少的其他疾病，如急性造血功能停滞、骨髓增生异常综合征、免疫相关性全血细胞减少、骨髓纤维化、毛细胞白血病、低增生性白血病、间变性T 细胞淋巴瘤等；⑤一般抗贫血治疗无效。

2. AA 分型诊断标准：SAA，发病急，贫血进行性加重，严重感染和出血。血象具备下述三项中两项：①网织红细胞绝对值 $<15 \times 10^9/L$，②中性粒细胞 $<0.5 \times 10^9/L$，③血小板 $<20 \times 10^9/L$。骨髓增生广泛重度减轻。NSAA 指达不到 SAA 诊断标准的 AA。

【治疗要点】

1. 支持治疗

(1) 休息：急性型重度贫血患者须卧床休息，轻、中度贫血应适当休息，避免劳累，减低氧耗。

(2) 加强保护措施：预防感染。

1) 注意饮食及环境卫生：SAA 粒细胞绝对值 ANC $\leqslant 0.5 \times 10^9/L$ 时，应采取保护隔离以预防感染。

2) 避免诱发或加重出血(防止外伤及剧烈活动)。

3）杜绝接触各类对骨髓有损伤或抑制的因素,如避免再次接触放射性物质、苯及其衍生物、药物等;必要的心理护理。

（3）对症治疗:包括纠正贫血、控制出血、控制感染和护肝治疗。

1）纠正贫血:通常认为血红蛋白低于60g/L且有明显缺氧症状者,可考虑输血,一般输浓缩红细胞。但应严格掌握输血指征,防止输血过多,因多次输血会影响其日后造血干细胞移植的效果;若拟行干细胞移植,应尽量避免术前输血,提高植入成功率。

2）控制出血:选用酚磺乙胺（止血敏）、氨基己酸（泌尿生殖系统出血患者禁用）,但还应根据患者的具体情况选用适当的止血方法或药物。如女性子宫出血可肌注丙酸睾酮;凡迅速发展的紫癜、严重口腔或视网膜出血、血尿或血小板低于 $20 \times 10^9/L$ 而同时有感染者、颅内出血、消化道大出血或血尿,可输注同血型浓缩血小板、新鲜冷冻血浆;当任意供者的血小板输注无效时,改输 HLA 配型相配的血小板;皮肤、鼻黏膜出血可用糖皮质激素。

3）控制感染:对于感染性高热的患者,应取可疑感染部位的分泌物或尿、大便、血液等作细菌培养和药敏试验,并用广谱抗生素治疗,待细菌培养和药敏试验有结果后再换用敏感窄谱的抗生素。对重症患者,为控制病情发展,多主张早期、足量、联合用药。长期广谱抗生素治疗可诱发真菌感染和肠道菌群失调,若发生真菌感染可用两性霉素 B 等抗真菌药物同时进行治疗。必要时输注白细胞混悬液,防止感染扩散。

4）护肝治疗:AA 常合并肝功能损害,应酌情选用护肝药物。

2. 针对发病机制的治疗

（1）免疫抑制治疗:抗淋巴 / 胸腺细胞球蛋白（ALG/ATG）主要用于无合适供髓者的重型再障者的治疗,可抑制患者T淋巴细胞或非特异性自身免疫反应。一般马 ALG 10~15mg/(kg·d)或兔 ATG 3~5mg/(kg·d),连用 5 天;用药前需做过敏试验;用药过程中用糖皮质激素防治过敏反应和血清病;可与环孢素（CsA）组成强化免疫抑制方案。

环孢素（CsA）是治疗再障的一线药物,适用于各型再障,常与雄激素联合用于治疗慢性再障,也用于重型 AA。常用剂量为(3~5)mg/(kg·d)左右,疗程一般长于 1 年。应参照患者造血功能和 T 细胞免疫恢复情况、药物不良反应等调整用药剂量和疗程进行个体化治疗。

有学者使用 CD_3 单克隆抗体、吗替麦考酚酯（MMF,骁悉）、环磷酰胺、甲泼尼龙等治疗 SAA。

（2）促进骨髓造血:

1）雄激素:是目前治疗非重型再障的常用药,其作用机制是刺激肾脏产生更多的促红细胞生成素,并直接作用于骨髓刺激红细胞生成。常用丙酸睾酮 50~100mg 肌内注射,每日或隔日 1 次,疗程至少 4 个月,取得疗效后减量,过早停药很快复发;或口服十一酸睾酮（安雄）40~80mg,每日 3 次;或司坦唑醇（康力龙）2mg,每日 3 次;或达那唑 0.2g,每日 3 次。

2）造血细胞因子:主要用于重型再障。单用无效,一般在免疫抑制剂治疗的同时或之后使用,以促进骨髓恢复,是重型 AA 必不可少的支持治疗。常用药物有促红细胞生成激素（EPO,50~100U/(kg·d),重组人粒细胞集落刺激因子（rhG-CSF),重组人粒 - 巨噬细胞集落刺激因子（rhGM-CSF）等,疗程 3 个月以上为宜。

（3）造血干细胞移植:是治疗重型再障最有希望的治疗措施之一,可使 50%~80% 患者长期存活,需配型。包括骨髓移植、外周血干细胞移植、胎肝细胞输注、脐血输注等。最佳移植对象为年龄不超过 40 岁,未接受输血,未发生感染者。

【主要护理诊断/问题】

1. 感染的危险 与粒细胞减少有关。

2. 活动无耐力 与贫血、感染、发热,长期卧床有关。

3. 组织完整性受损 与血小板减少导致皮肤黏膜出血有关。

【护理措施】

1. 病情观察 定期观察血象,了解红细胞、白细胞、血小板数量有无上升;注意全身皮肤、黏膜有无出血,有无内脏出血或颅内出血;有无体温升高等感染征象。观察患者皮肤瘀点、瘀斑的增减情况,有无破损或感染征象,并注意患者生命体征、神志、意识、瞳孔的变化,如患者出现头痛、呕吐、视力模糊、意识障碍等颅内出血征兆,应立即报告医师。

2. 起居护理 保证充足的睡眠与休息。

3. 饮食护理 减少消化道黏膜刺激,避免病从口入。给予高蛋白,高热量,高维生素饮食,提高患者的抗病能力。

4. 用药护理 加强对药物副作用的观察。

(1) 免疫抑制剂:①ATG、ALG 是生物制剂,其主要副作用是超敏反应、血小板消耗、并发感染,因此用药前做过敏试验;用药期间要密切观察药物副作用,给予保护性隔离,加强支持疗法,防止出血及感染;静脉滴速不宜过快,每日剂量应维持点滴 12~16 小时;②用环孢素时应定期检查肝、肾功能,观察有无牙龈增生和消化道反应;③应用糖皮质激素时可有医源性肾上腺皮质功能亢进,机体抵抗力下降等,应密切观察有无诱发或加重感染,有无血压上升,有无上腹痛及黑便等。

(2) 雄性激素:①不良反应有男性化作用,用药前要向患者解释随着药物剂量的减少,不良反应会逐渐消失,消除患者的疑虑;②丙酸睾酮为油剂,不易吸收,因此应深部缓慢分层肌内注射,并每日更换注射部位,经常检查局部有无硬结,发现硬结应及时理疗,以促进吸收,防止感染;③口服十一酸睾酮(安雄),宜饭后服用,不可咀嚼。口服司坦唑醇、达那唑等易引起肝脏损害,治疗过程中应注意有无黄疸,并定期查肝功能;④监测疗效,定期监测血红蛋白、白细胞计数、网织红细胞计数。

(3) 不可用对造血系统有害的药物,如氯霉素,磺胺类,保泰松,阿司匹林,安乃近等。

5. 对症护理

(1) 贫血:参见"贫血"的护理。

(2) 出血:参见"出血性疾病"的护理。

6. 心理护理 多与患者交谈,与患者及家属建立信任关系,向患者介绍疾病概况及治疗目的,说明药物作用与副作用,鼓励患者坚持完成疗程;了解患者的思想动态,向患者说明雄激素是治疗慢性再障的较好药物,并且病情缓解后逐渐减量,不良反应会消失;针对不同的心理状况做好耐心的解释工作,鼓励患者正确面对疾病,消除不良情绪,积极配合治疗;鼓励家属关心体贴患者,积极参与患者的治疗与护理,消除悲哀情绪,提高治疗信心。

【其他相关护理诊断】

1. 焦虑/恐惧 与病情恶化,预后不良有关。

2. 自我形象紊乱 与雄激素的不良反应有关。

3. 知识缺乏 缺乏有关再障治疗及预防感染和出血的知识。

4. 潜在并发症:颅内出血。

【中医护理概要】

1. 本病与中医髓劳相似,归属于虚劳、血虚范畴。

2. 本病的发生主要因先天不足,七情妄动,外感六淫,饮食不节,邪毒外侵,或大病久病后伤及脏腑气血,元气亏损,精血虚少,气血生化不足而致。本病多为虚证,也可见虚中夹实。阴阳虚损为本病的基本病机。病变部位在骨髓,发病脏腑为心、肝、脾、肾,肾为根本。

3. 针灸治疗,主穴为足三里、膈俞、肾俞、膏肓;配穴,发烧加大椎、曲池,出血加血海,肝大加肝俞,脾大加脾俞。

【健康教育】

1. 疾病知识指导 向患者和家属介绍本病的病因,如因职业关系接触造血毒物如X线、放射性物质、农药、苯等,应做好防护工作,严格遵守操作规程,尽可能避免和减少与再障发病相关的各种药物和理化物质。

2. 生活指导 学会自我照顾,注意避免受凉,少到公共场所,防止交叉感染。学会调节情绪,保持心情舒畅。教会患者避免外伤以及防治出血的简单方法。

3. 用药指导 向患者及家属说明坚持用药的重要性,坚持按医嘱用药。指导患者不能随便用药,避免服用对造血系统有害的药物,如氯霉素、磺胺药、保泰松、阿司匹林、安乃近等,需要时应在医生指导下使用。

4. 定期随访 定期体检,定期门诊复查血象以便了解病情变化。

【结语】

再障是造血干细胞异常所致的贫血。以三系明显减少为特点。主要表现为贫血、出血、感染。治疗以对症治疗为主,包括纠正贫血,控制出血,控制感染,护肝治疗等,同时结合病因的药物疗法,护理时需注意预防感染和用药护理等。

四、溶血性贫血

溶血性贫血(hemolytic anemia,HA)是指红细胞破坏速度超过骨髓造血代偿功能时所引起的一组贫血。若溶血时骨髓造血功能代偿而不出现贫血时,则称为溶血性疾病。溶血性贫血的主要临床表现是贫血、黄疸、脾大、网织红细胞增高及骨髓幼红细胞增生。我国溶血性贫血约占同期贫血患者的10%~15%,个别类型的溶血性贫血的发病情况有地区差异。

【病因与发病机制】

1. 临床分类及病因 溶血性贫血的分类有多种,按红细胞被破坏的原因可分为遗传性和获得性两大类;按溶血发生的场所可分为血管外溶血和血管内溶血;按发病机制可分为红细胞内结构异常或缺陷的溶血性贫血与红细胞外环境异常所致的溶血性贫血,前者主要与遗传因素有关,后者多由获得性因素引起,此分类体系在临床上较为常用。

正常红细胞的平均寿命为120天。红细胞特殊的双凹圆盘形态及结构特点使其具有可塑变形性、悬浮稳定性与渗透脆性,这种特性依赖于红细胞膜、酶和血红蛋白的正常,三者之一异常均可使红细胞膜完整性遭受破坏而溶血。此外,红细胞受到抗体、补体、物理和机械因素及化学毒物等侵袭,也可遭受破坏而溶血。引起溶血性贫血的主要病因见表6-2-7。

表 6-2-7　溶血性贫血的分类及主要病因

1. 红细胞内结构异常或缺陷所致的溶血性贫血

(1) 红细胞膜异常性溶血性贫血

遗传性红细胞膜结构与功能缺陷:遗传性球形红细胞增多症、遗传性椭圆形红细胞增多症
遗传性棘形红细胞增多症、遗传性口形红细胞增多症

获得性细胞膜糖化肌醇磷脂(GPI)锚连膜蛋白异常:阵发性睡眠性血红蛋白尿

(2) 遗传性红细胞内酶缺乏性溶血:戊糖磷酸途径酶缺陷——葡萄糖 -6- 磷酸脱氢酶缺乏
无氧糖酵解途径酶缺陷——丙酮酸激酶缺乏

(3) 珠蛋白和血红素异常性溶血

遗传性血红蛋白病(珠蛋白生成障碍性贫血):珠蛋白肽链量的异常——地中海贫血
珠蛋白肽链质的异常——异常血红蛋白病

血红素异常:先天性红细胞卟啉代谢异常——红细胞生成性卟啉病、铅中毒

2. 红细胞外环境异常所致的溶血性贫血

(1) 免疫因素

同种免疫性溶血性贫血:新生儿溶血性贫血、血型不合输血后溶血

自身免疫性溶血性贫血:温抗体或冷抗体型、系统性红斑狼疮

药物性免疫性溶血性贫血(奎尼丁、青霉素、甲基多巴等)等

(2) 化学因素:苯、磺胺、亚硝酸盐等

(3) 生物因素:蛇毒、毒蕈中毒、细菌、病毒等

(4) 物理和机械因素:大面积烧伤、人造心脏瓣膜、微血管病性溶血性贫血等

2. 发病机制　溶血性贫血的本质是红细胞寿命缩短,易于破坏,其发生机制主要包括以下三方面:

(1) 红细胞膜异常:①红细胞膜支架异常,导致红细胞形态异常,如球形红细胞增多症。异常的红细胞容易在单核 - 巨噬细胞系统内被破坏;②红细胞膜的离子通透性异常,如丙酮酸激酶缺乏症时红细胞 K^+ 外流和 Na^+ 内流增加,使红细胞稳定性遭到破坏;③红细胞膜化学成分异常,如无 β 脂蛋白血症,胆固醇含量增加而卵磷脂含量较低,导致红细胞呈棘状;④红细胞膜吸附有凝集抗体、不完全抗体或补体,导致红细胞易被单核 - 巨噬细胞系统破坏,如自身免疫性溶血性贫血。

(2) 血红蛋白异常:血红蛋白分子结构的异常可导致分子间易发生聚集或形成结晶,导致红细胞硬度增加,无法通过直径比红细胞小的微循环而被单核 - 巨噬细胞系统吞噬。不稳定血红蛋白病和磷酸戊糖旁路途径的酶缺陷使血红蛋白受氧化而形成海因小体,含有这种小体的红细胞极易被脾索阻滞而清除。

(3) 机械性因素:如病理性瓣膜(钙化性主动脉瓣狭窄)、人工机械瓣膜对红细胞的机械性损伤。弥散性血管内凝血时微血管内形成网状的纤维蛋白条索,循环红细胞贴附到纤维蛋白条索后在血流的持续冲击下或强行通过条索之间的网孔发生机械性损伤而发生溶血,或直接破裂,临床称为微血管病性溶血性贫血。

【临床表现】

1. 症状和体征　溶血性贫血临床表现与起病急缓、溶血程度及溶血场所有关,分为急性

和慢性两种。具体表现见表 6-2-8。

表 6-2-8　急性溶血与慢性溶血的临床表现与鉴别

项目	急性溶血	慢性溶血
病程	起病急	起病缓慢
溶血场所	多见于血管内溶血	多见于血管外溶血
溶血程度	严重	轻
临床表现	全身表现重，出现腰背及四肢酸痛、头痛、恶心、呕吐、寒战高热、明显贫血、血红蛋白尿和黄疸；严重者出现周围循环衰竭、急性肾衰竭	症状轻，可有不同程度贫血、黄疸、脾大；可并发胆石症和肝功能损害

2. 并发症　由于高胆红素血症，可并发肾衰竭、休克、溶血危象等。

【辅助检查】

1. 确定是否为溶血性贫血

(1) 红细胞破坏增多的检查项目：红细胞数和血红蛋白有不同程度下降、血清游离胆红素升高、尿胆原升高、粪胆素升高、血清结合珠蛋白升高、血红蛋白尿、含铁血黄素尿、红细胞寿命缩短（是诊断溶血可靠的指标）。

(2) 红细胞代偿性增生的检查项目：网织红细胞增多、外周血中出现幼红细胞、骨髓幼红细胞高度增生。

2. 溶血性贫血的特殊检查　进一步判断溶血性贫血的类型。

(1) 红细胞脆性实验：脆性增加，见于遗传性球形细胞增多症；降低，见于珠蛋白生成障碍，如海洋性贫血。

(2) 抗人球蛋白试验（Coombs 试验）：试验阳性，见于自身免疫性溶血性贫血；试验阴性，见于遗传性球形细胞增多症。

(3) 酸溶血试验（Ham 试验）：阳性，见于阵发性睡眠性血红蛋白尿。

【诊断与鉴别诊断】

1. 诊断　溶血性贫血的诊断依赖实验室检查，有下列任一情况，可考虑为溶血性贫血：

(1) 兼有红细胞过度破坏及幼红细胞代偿性增生者；

(2) 骨髓幼红细胞极度增生，但仍有持续性贫血者；

(3) 有血红蛋白尿、含铁血黄素尿或其他血管内溶血征象者。

2. 鉴别诊断　溶血性贫血应与下列各情况鉴别：

(1) 贫血及网织红细胞增多：如失血性、缺铁性或巨幼细胞贫血的恢复早期，黄疸不明显；

(2) 非胆红素尿性黄疸：如家族性非溶血性黄疸（Gilbert 综合征）等；

(3) 幼粒幼红细胞性贫血伴轻度网织红细胞增多：如骨髓转移瘤等。

本质上不是溶血，缺乏实验室诊断溶血的三方面证据，易鉴别。

【治疗要点】

1. 病因治疗　慢性溶血的急性发作或加重常有明确诱因，去除诱因是控制或减轻此类活动性溶血的有效手段，如抗感染等。对 G6-PD 缺乏症者，避免服用氧化性药物（如伯氨喹啉、磺胺类、镇静药），禁食蚕豆。若为化学毒物或药物引起的溶血，要避免再次接触或服用该类物质。避免血型不合输血。

2. 药物治疗　常应用的药物是糖皮质激素和免疫抑制剂,主要用于免疫因素相关的溶血性贫血,如自身免疫性溶血性贫血等;也可应用于阵发性睡眠性血红蛋白尿症发作时的治疗。对其他类型溶血基本无效。

3. 手术治疗　常用的手术方式是脾切除,适用于异常红细胞主要在脾内破坏者,对遗传性球形细胞增多症的效果较好,贫血可永久改善;需较大剂量肾上腺皮质激素维持的自身免疫性溶血性贫血,以及某些类型的血红蛋白病。手术前最好先进行红细胞半寿命测定以证实红细胞主要是在脾内破坏。

4. 输血疗法　输血可暂时纠正贫血及改善患者的缺氧症状,是起效最快的缓解症状的治疗方法。但对某些免疫机制介导的溶血性贫血,如自身免疫性溶血性贫血等,有时可加重溶血反应,因此应严格掌握适应证,否则加重溶血。

5. 急性溶血处理　参见《基础护理学》中常见输血反应及护理有关内容。

【主要护理诊断/问题】

1. 活动无耐力　与贫血引起组织缺氧有关。

2. 潜在并发症:休克,急性肾衰竭。

【护理措施】

1. 病情观察　注意患者皮肤黏膜、黄疸、尿色的变化。观察糖皮质激素及免疫抑制剂使用后副作用,定期测量血压,观察有无便血情况,有无感染征象。询问患者主观感受,发现异常情况及时报告医生。

2. 起居护理　轻度贫血、慢性溶血贫血可适当活动,急性贫血则卧床休息。

3. 对症护理　输血:对确需输血患者,认真检查姓名、床号、血型等,同时观察输血时有无不良反应,如畏寒、发热、恶心、腹痛,一旦出现立即停止输血,同时报告医生,配合抢救。

4. 心理护理　向患者介绍本病的基本知识,特别是对拟行脾切除术患者,要耐心解释,消除其紧张心理,积极主动配合治疗。

【其他相关护理诊断/问题】

1. 疼痛　与溶血引起的肝、脾肿大不适有关。

2. 知识缺乏　缺乏疾病有关诱因的防护知识。

【中医护理概要】

1. 本病属中医黄疸、虚劳范畴。

2. 本病为先天不足、后天失养引起。本病位在肝胆脾胃,病因主要责之于湿热,与先天禀赋有关。

3. 本病治疗以扶正祛邪为原则,根据不同的发病机制分别采用清热利湿、益气养血,益气养血兼清湿热,补益气血、活血化瘀,温肾助阳、祛寒除湿的治疗方法。

4. 湿热蕴结型应注意休息、少食辛辣助热之品;气血两虚与正虚瘀结型应注意调节饮食,调畅情志,勿过劳,预防感冒;肾虚寒凝型应注意避寒保暖。

【健康教育】

1. 知识宣教　根据患者具体情况,讲解疾病的有关知识,教会患者及家属观察皮肤黏膜有无黄染或苍白,有无尿量减少或浓茶尿、尿潴留等。

2. 饮食指导　进食高蛋白、高维生素食物,如向 G6-PD 缺血症患者及家属介绍蚕豆病常识,嘱患者不吃蚕豆、豆制品及氧化性药物。阵发性睡眠性血红蛋白尿患者应忌食酸性食物和药物,如维生素 C,阿司匹林和苯巴比妥等。

3. 生活指导　进行适当体育锻炼,保证充分睡眠与休息,溶血发作期间减少活动或卧床休息。注意保暖,避免受凉,勤排尿等。

4. 疾病预防指导　在遗传性疾病或发病倾向前进行婚前遗传病咨询,避免精神紧张、感染、过劳、妊娠等诱发因素。

【结语】

溶血性贫血是指红细胞寿命缩短或破坏速度超过骨髓造血代偿功能时所引起的一组贫血。其主要特点是贫血、黄疸、脾大、网织红细胞增高及骨髓幼红细胞增生。常采取病因治疗、糖皮质激素、免疫抑制剂等。护理上注意患者的病情监测,对于需要输血的患者,认真实施输血前中后的查对措施。

第三节　出血性疾病

出血性疾病(hemorrhagic disease)是由于正常的止血机制发生障碍,引起自发性出血或轻微损伤后出血不止的一组疾病。任何原因造成血管壁通透性增加,血小板数目减少及其功能异常和凝血功能障碍,均可导致出血。该类疾病以自发性或血管损伤后出血不止为特征,且具有以下特点:

1. 多部位或非寻常部位出血,呈广泛性或局部性;

2. 病情反复,持续时间较长;

3. 不能解释的手术或创伤时严重出血;

4. 止血药物疗效差,血液制品效果较好;

5. 部分患者具有家族史。

【出血性疾病的分类】

正常的止血由初级止血(一期止血,包括血管收缩,血小板激活形成白色血栓)、次级止血(二期止血,血液凝固形成红色血栓)和纤维蛋白溶解(清除纤维蛋白,恢复正常血流)三个过程组成,涉及血管收缩功能、血小板的质与量及凝血因子是否缺乏等因素。生理性凝血过程见图 6-3-1。

按病因及发病机制,可分为以下几类:

1. 血管壁异常

(1) 先天性或遗传性:①遗传性出血性毛细血管扩张症;②家族性单纯性紫癜;③先天性结缔组织病(血管及其支持组织异常)。

(2) 获得性:①感染:如败血症;②过敏:如过敏性紫癜;③化学物质及药物:如药物性紫癜;④营养不良:如维生素 C 缺乏症;⑤代谢及内分泌障碍:如糖尿病;⑥其他:如结缔组织病、动脉硬化、体位性紫癜等。

2. 血小板异常

(1) 血小板数量异常

1) 血小板减少:血小板生成减少,如再生障碍性贫血、白血病、放疗及化疗后的骨髓抑制;血小板破坏过多,多与免疫反应等有关,如特发性血小板减少性紫癜(ITP);血小板消耗过度,如弥散性血管内凝血(DIC);血小板分布异常,如脾功能亢进。

2) 血小板增多:原发性,如原发性出血性血小板增多症;继发性,如脾切除术后。

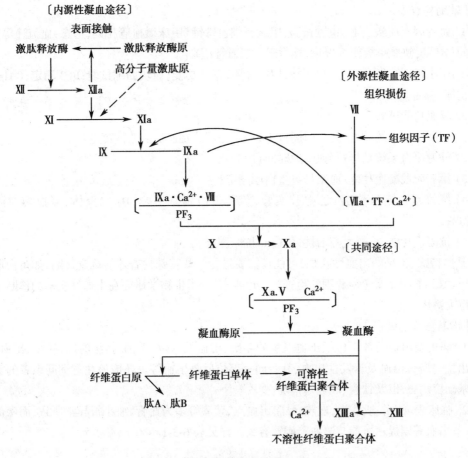

图 6-3-1 生理性凝血的过程

(2) 血小板质量异常

1) 遗传性:①黏附异常:巨大血小板综合征,血管性血友病;②分泌异常;③活化异常:环氧化酶缺乏症;④聚集异常:血小板无力症;⑤促凝功能缺陷:如 PF3 缺乏症。

2) 获得性:由抗血小板药物、感染、尿毒症、肝病等引起。

3. 凝血因子异常

(1) 遗传性:最常见的是血友病甲(FⅧ缺乏),其他如血友病乙(FIX缺乏)、遗传性凝血因子XI缺乏症等。

(2) 获得性:临床以此类多见,主要包括:①重症肝病;②维生素 K 依赖性因子Ⅱ、Ⅶ、Ⅸ、Ⅹ缺乏,常见于胆道疾病、长期应用广谱抗生素、口服抗凝剂等。

4. 纤维蛋白(原)溶解亢进 遗传性少见,如 α_2-PI 缺乏症。获得性包括原发性和继发性两种。原发性指 t-PA 或 u-PA 释放入血(前列腺、胰腺手术过度挤压)或抗纤溶酶活性降低(肿瘤、肝病)所致的纤溶亢进;继发性指凝血反应启动后FⅫa激活激肽释放酶原生成激肽释放酶,后者激活纤溶系统,见于 DIC 及各种血栓性疾病。

5. 病理性抗凝物质过多 见于肝素应用过量、重症肝病;香豆素类药物过量;免疫相关抗凝物增多;蛇、水蛭咬伤;溶栓药物过量。

6. 复合因素 ①遗传性:如血管性血友病;②获得性:如 DIC、重症肝病性出血。

【辅助检查】

1. 血管因素所致出血:束臂试验;甲皱毛细血管镜(甲床微血管排列,形态,血流速等);出血时间(BT:反映血小板能否聚集,黏附于受损血管壁)。

2. 血小板因素所致出血:血小板计数;黏附,聚集功能;血块回缩试验;PF3 测定;PAIg(血小板抗体)测定。

3. 凝血功能试验

1)内源凝血系统功能:凝血时间(CT),白陶土部分凝血活酶时间测定(KPTT);

2)外源凝血系统功能:凝血酶原时间(PT);

3)第三阶段凝血功能:血浆纤维蛋白原测定;

4)纤维蛋白溶解实验:乙醇胶实验,鱼精蛋白副凝实验,D-二聚体,凝血酶时间测定(TT);

5)抗凝血功能:抗凝血酶活性;蛋白 C 抗原测定。

某些特殊、少见的出血性疾病,可能还需要进行一些特殊检查才能确定诊断,如蛋白质结构分析、氨基酸测序及免疫病理学检查等。近年来,分子生物学研究在出血性疾病的诊断上取得了巨大进展。

【诊断与鉴别要点】

1. 病史及出血特征 包括出血发生的年龄、出血的部位、诱因、持续时间、频率、出血量、有否出生时脐带出血及迟发性出血、有否同一部位反复出血等。还应该注意询问患者的家族史和基础疾病史,以及饮食、职业等情况。

2. 临床表现 一般认为,皮肤、黏膜出血点、紫癜等多为血管、血小板异常所致,而深部血肿、关节出血等则提示可能与凝血障碍等有关。详见表 6-3-1。

表 6-3-1 常见出血性疾病的临床鉴别

	血管性疾病	血小板疾病	凝血障碍性疾病
性别	女性多见	女性多见	80%~90% 见于男性
阳性家族史	较少见	罕见	多见
出生后脐带出血	罕见	罕见	常见
皮肤紫癜	常见	多见	罕见
皮肤大块瘀斑	罕见	多见	可见
血肿	罕见	可见	常见
关节腔出血	罕见	罕见	多见
内脏出血	偶见	常见	常见
眼底出血	罕见	常见	少见
月经过多	少见	多见	少见
手术或外伤后渗血不止	少见	可见	多见

(1)皮肤黏膜出血,是血小板和血管性出血疾病最常见、最易发现的症状和体征。可表现为出血点、紫癜和瘀斑、血泡、鼻出血、齿龈出血等。

(2)深部器官出血,可表现为:①血肿:为深部皮下、肌肉及其他软组织出血的表现,多见于凝血机制障碍,轻度外伤后或自发性血肿为血友病的特征;②关节积血:多见于负重的关节,尤其是膝关节;③浆膜腔出血;④眼底出血,见于重度血小板减少。

3. 体格检查

(1) 出血体征：出血范围、部位,有无血肿等深部出血、伤口渗血,分布是否对称等。

(2) 相关疾病体征：贫血,肝、脾、淋巴结肿大,黄疸,蜘蛛痣、腹水,水肿等。关节畸形、皮肤异常扩张的毛细血管团等。

(3) 一般体征：如心率、呼吸、血压、末梢循环状况等。

【治疗要点】

1. 病因防治 主要适用于获得性出血性疾病。

(1) 防治基础疾病：如控制感染,积极治疗肝、胆疾病、肾病,抑制异常免疫反应等。

(2) 避免接触或使用可加重出血的物质及药物：如血管性血友病、血小板功能缺陷症等,应避免使用阿司匹林、吲哚美辛、噻氯匹定等抗血小板药物;过敏性紫癜患者应避免再次接触致敏物质。

2. 止血治疗

(1) 补充血小板和(或)相关凝血因子：在紧急情况下,输入新鲜血浆或新鲜冷冻血浆是一种可靠的补充或替代疗法,因其含有除 TF、Ca^{2+} 以外的全部凝血因子。此外,如血小板悬液、纤维蛋白原、凝血酶原复合物、冷沉淀物、FⅧ等,亦可根据病情予以补充。

(2) 使用止血药物：目前广泛应用于临床的止血药物有以下几类：①收缩血管、增加毛细血管致密度、改善其通透性的药物：如卡巴克络、曲克芦丁、垂体后叶素、维生素 C 及糖皮质激素等;②合成凝血相关成分所需的药物：如维生素 K 等;③抗纤溶药物：如氨基己酸(EACA)、氨甲苯酸(PAMBA)、抑肽酶等;④促进止血因子释放的药物：如去氨加压素(1- 脱氨 -8- 精氨酸加压素,DDAVP)促进血管内皮细胞释放 vWF,从而改善血小板黏附、聚集功能;⑤局部止血药物：如凝血酶、巴曲酶及吸收性明胶海绵等。

(3) 促血小板生成的药物：多种细胞因子调节各阶段巨核细胞的增殖、分化和血小板的生成,包括血小板生成素(TPO)等。

(4) 局部处理：局部加压包扎、固定及手术结扎局部血管等。

3. 其他治疗

(1) 基因疗法：适用于某些先天性出血性疾病,如血友病等。

(2) 抗凝及抗血小板药物：对某些消耗性出血性疾病,如 DIC、TTP 等,以肝素等抗凝治疗终止异常凝血过程,减少凝血因子、血小板的消耗,可发挥一定的止血作用。

(3) 血浆置换：重症 ITP、TTP 等,通过血浆置换去除抗体或相关致病因素。

(4) 手术治疗：包括脾切除、血肿清除、关节成型及置换等。

(5) 中医中药：传统医学称出血性疾病为"血证"。现代医学研究表明,中药中有止血作用的药物相当多,如蒲黄炭、血余炭、藕节炭、棕榈炭、大黄、断血流片等有减低血管通透性、收缩血管、增强血小板功能的作用;荆芥炭脂溶性提取液、赤石脂、血余炭粗晶液、党参注射液等可增强止血功能。大出血时,可以补气摄血,用人参煎水频服可止血。

一、特发性血小板减少性紫癜

特发性血小板减少性紫癜(idiopathic thrombocytopenic purpura,ITP)是临床上常见的一种血小板减少性疾病,约占出血性疾病的 1/3。其特征包括广泛皮肤、黏膜及内脏出血,血小板减少,骨髓巨核细胞发育成熟障碍,血小板生存时间缩短等。血小板过度破坏缺乏明确的外源性致病原因,与自身免疫反应有关,大多数患者血清可检测出血小板膜糖蛋白特异性自身抗体。

ITP 发病率约为 5~10/10 万。65 岁以上老年人发病率有升高趋势。临床可分为急性型和慢性型,急性型好发于儿童,慢性型多见于成人,以女性常见。

【病因与发病机制】

急性 ITP 的发病与多种病毒感染密切相关,通常在病毒感染后 2 周左右发病。慢性 ITP 的病因尚不明确,可能与以下因素相关。

1. 感染   慢性 ITP 患者,常因感染而致病情加重。

2. 免疫因素   ITP 患者血浆输给健康受试者可造成后者一过性血小板减少。50%~70% 的 ITP 患者血浆和血小板表面可检测到血小板膜糖蛋白特异性自身抗体。目前认为自身抗体致敏的血小板被单核巨噬细胞系统过度吞噬破坏是 ITP 发病的主要机制。

3. 肝脾因素   脾脏是自身抗体产生的主要部位,也是血小板破坏的重要场所。肝脏也有类似的作用。患者做脾脏切除后,多数血小板计数上升,血小板抗体有所下降,表明脾脏在发病机制中可能起一定作用。

4. 其他因素   ITP 在女性多见,且多发于 40 岁以前,因此本病发病可能与雌激素有关。现已发现雌激素可能有抑制血小板生成或增强单核 - 巨噬细胞系统吞噬已经与抗体结合的血小板的作用。

【临床表现】

(一) 急性型

常见于儿童,占儿童 ITP 的 70%~90%,男女发病率相近。

1. 起病方式   发病前 1~3 周 84% 的患者有急性上呼吸道感染或病毒感染史,起病急骤,部分患者可出现畏寒、寒战、发热。

2. 病程   80% 以上的患者可自行缓解,病程平均为 4~6 周,痊愈后很少复发,少数可迁延不愈转为慢性 ITP。

3. 出血   ①皮肤、黏膜出血:全身皮肤出血,可见瘀点、瘀斑,常先出现于四肢,尤以下肢居多。严重者可有血泡及血肿形成。黏膜出血多见鼻出血、牙龈出血、眼结膜出血、口腔及舌出血,损伤及注射部位可渗血不止或形成大小不等的瘀斑;②内脏出血:当血小板低于 20×10^9/L 时,可出现内脏出血,如呕血、黑便、咯血、尿血、阴道出血等。如患者出现剧烈头痛、意识障碍、瘫痪及抽搐,须警惕颅内出血,颅内出血是本病致死的主要原因。出血量过大,可出现程度不等的贫血、血压降低甚至失血性休克。

(二) 慢性型

常见于成人,尤其年轻女性,女性发病率为男性的 3~4 倍。

1. 起病方式   起病隐匿,多在常规检查时偶然发现。

2. 病程   每次发作常持续数周或数月,可迁延多年。病程半年以上者,可伴轻度脾肿大。长期月经过多可出现失血性贫血。

3. 出血倾向   多数较轻而局限,但反复发作。可表现为皮肤、黏膜出血,如瘀点、紫癜、瘀斑及外伤后不易止血等,鼻出血、牙龈出血亦很常见。严重内脏出血较少见,女性月经过多较常见,在部分患者可为唯一的临床症状。患者病情可因感染等而骤然加重,出现广泛、严重的皮肤黏膜及内脏出血。

4. 其他   经治疗后少部分患者可痊愈或缓解。

【辅助检查】

1. 血液检查　血小板计数减少,急性型常低于 $20 \times 10^9/L$,慢性型一般在 $(30~80) \times 10^9/L$。血小板平均体积偏大。失血多者可出现贫血。

2. 骨髓细胞学检查　急性型骨髓巨核细胞数量轻度增加或正常,慢性型骨髓象中巨核细胞显著增加;巨核细胞发育成熟障碍,急性型者尤为明显,表现为巨核细胞体积变小,胞浆内颗粒减少,幼稚巨核细胞增加;有血小板形成的巨核细胞显著减少(<30%);红系及粒、单核系正常。

3. 血小板生存时间　90% 以上的患者血小板生存时间明显缩短。

4. 其他　出血时间延长,血块收缩不良,可有正常细胞或小细胞低色素性贫血,程度与失血量成正比。若贫血程度与失血量不成正比,应考虑自身免疫性溶血(Evans 综合征)的可能。

【诊断与鉴别诊断】

广泛出血累及皮肤、黏膜及内脏;多次检验血小板计数减少;脾不大;骨髓巨核细胞增多或正常,有成熟障碍;泼尼松或脾切除治疗有效;排除其他继发性血小板减少性紫癜,见表6-3-2。

表 6-3-2　急性型和慢性型 ITP 的临床特征

特征	急性型	慢性型
发病高峰年龄	2~6 岁	20~40 岁
性别	无差异	女性为男性 3~4 倍
感染史	发病前 1~3 周常有	常无
起病	急骤,大多 <1 周	缓慢,大多 >2 个月
口腔血泡	严重病例有	通常无
血小板计数	常 $<20 \times 10^9/L$	$(30~80) \times 10^9/L$
血小板形态	正常	有异形及巨大血小板
嗜酸性粒细胞及淋巴细胞升高	常见	少见
病程	2~6 周	数月到数年
自发缓解	83%	2%
完全恢复	89%	50%

【治疗要点】

1. 一般治疗　出血倾向严重的急性期患者应卧床休息,避免外伤,避免服用阿司匹林等抗血小板药物。止血药的应用及局部止血措施见本节概述部分。感染时应使用抗生素。

2. 急性 ITP 治疗　出血轻微者可仔细观察病情变化。鉴于部分严重者可死于颅内出血,对血小板严重减少病例短期给予泼尼松 1~3mg/(kg·d),如无效可静脉给予大剂量丙种球蛋白,使血小板迅速上升。

3. 慢性 ITP 治疗　首选药物是肾上腺皮质激素,该类药物可以:①抑制自身抗体生成,减轻抗原抗体反应;②抑制单核 - 巨噬细胞系统的功能,减少血小板的破坏;③降低毛细血管的脆性;④刺激骨髓造血及血小板向外周血的释放。剂量与用法:常用泼尼松 1mg/(kg·d),分次或顿服,病情严重者用等效量地塞米松或甲泼尼龙静脉滴注,好转后改口服。待血小板升至正常或接近正常后逐步减量(每周减 5mg),最后以 5~10mg/d 维持治疗,持续 3~6 个月,最多不超过 1 年,约 70%~90% 患者可缓解。

4. 脾切除 有效率约为 70%~90%，无效者对糖皮质激素的需要量亦可减少。一般不作首选治疗。其适应证为：正规糖皮质激素治疗无效，病程迁延 3~6 个月；糖皮质激素依赖、停药或减药后复发，维持量需 30mg/d 以上；有糖皮质激素使用禁忌证。

5. 免疫抑制剂 适应证：①糖皮质激素或脾切除疗效不佳者；②不宜用糖皮质激素或脾切除者；③与糖皮质激素合用以提高疗效，减少糖皮质激素的用量。常用药物有长春新碱、环磷酰胺、硫唑嘌呤、环孢素等。

6. 难治性 ITP 指上述治疗方法无效的患者，常用治疗措施有：大剂量甲泼尼龙、达那唑、大剂量丙种球蛋白、大剂量环磷酰胺，近年来也有人应用 α- 干扰素治疗难治性 ITP。

7. 急重症处理 急重症主要包括：①血小板计数 <20 × 10^9/L 者；②出血严重而广泛者；③疑有或已发生颅内出血者；④近期将实施手术或分娩者。处理方法有：

(1) 血小板输注：紧急补充血小板，以暂时控制或预防严重出血。成人用量为 10~20U/ 次，可根据病情重复使用，1g/d，3~5 天为 1 疗程。

(2) 静脉大剂量注射泼尼松龙：可有效抑制单核 - 吞噬细胞系统的吞噬效应，减少血小板的破坏。

(3) 静脉大剂量注射丙种球蛋白：可竞争性抑制血小板与相关抗体的结合，减少单核 - 吞噬细胞系统对血小板的吞噬与破坏，是目前 ITP 紧急救治最有效的方法之一。剂量为 400mg/（kg·d），5 天为 1 疗程。也可先静注丙种球蛋白 1000mg/kg，后即输注血小板，次日再用相同剂量 1 次。

(4) 血浆置换：可有效清除血浆中的抗血小板抗体。方法：每天置换 3L，连续 3~5 天。

【主要护理诊断 / 问题】

1. 组织完整性受损 出血，与血小板减少有关。

2. 感染的危险 与糖皮质激素治疗有关。

3. 潜在并发症：颅内出血。

【护理措施】

1. 病情观察 注意皮肤黏膜有无损伤、有无出血点，观察出血部位及出血量。检测血小板计数、出血时间。询问患者有无头晕、心悸、视力模糊、呕血及便血情况。监测生命体征，观察神志、情绪变化以了解有无颅内出血、肾出血、失血性休克等出血征象。如有异常，及时联系医生。

2. 起居护理 保持病室安静、清洁、舒适，空气新鲜。忌干燥、污浊或刺激性气味。注意开窗通风，15~30 分 / 次。紫外线照射消毒床及床头柜表面，地面用 0.5% 的 84 消毒液擦洗。限制探视人员，急性发作期患者应卧床休息，加强必要防护，避免剧烈活动及创伤引起出血。出血严重者绝对卧床休息，减少活动。

3. 饮食护理 给予高热量、高蛋白、高维生素饮食，半流质或软食。多食蔬菜、水果，预防便秘。禁食生硬、辛辣刺激性食物。出血急性期应禁食，当出血停止后，给予流质饮食，饮食温度不可过热，以后逐渐进半流质、软食。

4. 用药护理 长期服用糖皮质激素可引起 Cushing 综合征，并可加重感染。用药期间注意预防感冒及各种感染，不可擅自减量或停药。应用激素后，还会导致胃酸分泌增加，可诱发和加重溃疡，嘱患者饮食应清淡、易消化的少渣软食或半流质，同时遵医嘱给予胃黏膜保护剂治疗。长春新碱可引起骨髓造血功能抑制、末梢神经病变，环磷酰胺可引起膀胱炎等。由于患者凝血功能差，凡是可能引起或加剧出血的药物均须慎用。输注丙种球蛋白过程中应密切观察有无皮疹、皮肤瘙痒、寒战、胸闷甚至休克等反应，应现用现配，滴速不宜过快。

5. 对症护理　出血倾向：保持床单清洁、干燥、平整，保持皮肤清洁，定期洗澡更衣，勤剪指甲，避免抓伤皮肤。尽量穿棉织宽松衣物，避免皮肤受刺激引起出血。进行穿刺时，局部要严格消毒，勿在有瘀点、瘀斑处进行，动作轻柔，尽量做到一针见血。穿刺后注意用消毒棉球充分压迫止血，时间须 5~10 分钟以上。保持鼻腔湿润，防止干裂加重出血，并嘱患者不要用手挖鼻。加强口腔护理，预防口腔感染，指导患者用软毛牙刷刷牙，忌用牙签剔牙，以防牙龈损伤。发热时禁用酒精擦浴，以免加重皮肤出血。

6. 心理护理　本病情较重，病程较长，患者易产生紧张、恐惧、焦虑、悲观等心理。护士要向患者及家属详细解释本病的相关知识，告之患者所服药物的作用、副作用等注意事项，以减轻患者的焦虑情绪。

【其他相关护理诊断】

1. 知识缺乏　缺乏疾病相关知识。

2. 自我形象紊乱　与长期使用激素有关。

【中医护理概要】

1. 本病属于中医血症、紫癜范畴。

2. 本病病因多为外感热毒之邪和内伤脏腑，气血阴阳失调，导致血不循经，溢于脉外。病机有血热伤络、阴虚火旺、气不摄血及瘀血之不同。病位在血脉，与心、肝、脾、肾关系密切。

3. 平时可用大枣、赤小豆、花生、桂圆、莲子、血糯煮粥常食，以健脾补血。

4. 长期出血者，可用阿胶制成膏方食用。平时可服用四物汤或八珍汤以补益气血。

5. 针灸治疗　①体针取双侧涌泉穴，行强刺激法，不留针，每日一次，7 天为一疗程；②耳针取肾上腺、膈、肝、肺、内分泌。急性加胃、心；慢性型加脾、肾。急性出血者可用强刺激。每日一次，10 次/疗程，或用揿针埋针 1~2 日；③艾灸，主穴取八华、腰阳关，艾炷隔姜灸，40 分/次，每日一次；④穴位埋线法，取穴：足三里、血海、气海、脾俞、肾俞。

6. 外治法　山栀末少许塞两侧鼻孔，用于伴鼻出血者。

【健康教育】

1. 知识宣教　指导患者和家属了解本病的病因、主要表现和治疗方法。嘱患者定期复查，避免碰撞，注意休息，避免剧烈活动，防止便秘，保持大便通畅。预防各种感染，不与感染者接触。定期监测血液变化，注意观察有无皮肤、消化道、口腔、鼻腔出血现象，如有不适随时就诊。

2. 用药指导　严格按医嘱坚持服药，不要擅自停药或减量，避免服用抑制血小板功能的药物，如阿司匹林、吲哚美辛等。

3. 饮食指导　避免进食粗硬、带刺、辛辣刺激不宜消化的食物，以免引起食管黏膜损伤。

【结语】

原发免疫性血小板减少症（ITP）是一组由多种原因引起的免疫机制障碍导致血小板破坏增加的导致外周血中血小板数目减少的疾病，其临床特征包括广泛皮肤、黏膜及内脏出血，血小板减少或生存时间缩短，骨髓巨核细胞发育成熟障碍等。治疗上，首选药物是糖皮质激素。护理时应特别注意观察患者有无出血征象，避免出血诱因。同时注意防止感染，遵医嘱用药，给予心理支持。

二、过敏性紫癜

过敏性紫癜(allergic purpura)又称 Schonlein-Henoch 综合征,是一种常见的血管变态反应引起的出血性疾病,临床除紫癜外,可同时伴发血管神经性水肿、荨麻疹等其他过敏表现。本病多见于青少年,男女发病比为 3∶2,春、秋季发病较多。

【病因与发病机制】

1. 病因　多与感染、食物、药物等有关。

(1) 感染因素:细菌和病毒感染占发病的 24%,其中细菌以溶血性链球菌多见,以呼吸道感染最多见。寄生虫感染以蛔虫居多。

(2) 食物因素:是人体对异性蛋白过敏所致,如鱼、虾、蟹、蛋、鸡、牛奶等。

(3) 药物因素:约占 2.3%,如青霉素、头孢菌素类抗生素、磺胺类、奎宁等。

(4) 其他因素:花粉、尘埃、疫苗接种、外伤、寒冷甚至精神刺激都可诱发本病。

2. 发病机制　以上各种因素引起自身免疫反应,发生广泛的毛细血管和小动脉炎,甚至坏死性小动脉炎。

【临床表现】

多急性起病。多数患者发病前 1~3 周有全身不适、低热、乏力及上呼吸道感染等前驱症状,随之出现典型临床表现。依据临床表现可分为以下类型:皮肤型(单纯紫癜型)、腹型(Henoch型)、关节型(Schönlein 型),若有两种以上并存则为混合型。

1. 皮肤型(单纯紫癜型)　为最常见的类型。首起症状以皮肤紫癜最为常见,于前驱症状 2~3 天后分批、反复出现,以下肢及臀部多见,一般呈对称分布。紫癜大小不等,初呈深红色,按之不褪色,经 7~14 日逐渐消退。严重者可融合成大疱,发生中心出血性坏死。

2. 腹型(Henoch 型)　消化道黏膜及腹膜脏层毛细血管受累而产生一系列消化道症状及体征,如恶心、呕吐、呕血、腹泻及黏液便、便血等。其中腹痛最为常见,常为阵发性绞痛,多位于脐周、下腹或全腹,发作时可因腹肌紧张及明显压痛、肠鸣音亢进而误诊为外科急腹症。在幼儿可因肠壁水肿、蠕动增强等而致肠套叠。腹部症状、体征多与皮肤紫癜同时出现,偶可发生于紫癜之前。

3. 关节型(Schönlein 型)　关节部位血管受累出现关节肿胀、疼痛、压痛及功能障碍等表现。多发生于膝、踝等大关节,呈游走性、反复性发作,不遗留关节畸形,易误诊为风湿性关节炎。

4. 肾型　病情最为严重的类型。见于 1/3~1/2 的患者,多于紫癜出现后 1~8 周内发生,多在 3~4 周内恢复,少数病例因反复发作而演变为慢性肾炎或肾病综合征。表现为血尿、蛋白尿及管型尿,偶见水肿、高血压及肾衰竭等表现。

5. 混合型　具备两种以上类型的特点。

少数患者还可因病变累及眼部、脑及脑膜血管而出现视神经萎缩、虹膜炎、视网膜出血及水肿,及中枢神经系统相关症状、体征。

【辅助检查】

1. 毛细血管脆性试验　半数以上患者出现阳性,毛细血管镜可见毛细血管扩张、扭曲及渗出性炎症反应。

2. 尿常规检查　肾型或混合型可有血尿、蛋白尿、管型尿。

3. 血小板计数、功能及凝血相关检查 除 BT 可能延长外,其他均为正常。

4. 肾功能 肾型及合并肾型的混合型,可有程度不等的肾功能受损,如血尿素氮升高、内生肌酐清除率下降等。

【诊断与鉴别诊断】

1. 诊断要点 ①发病前 1~3 周有低热、咽痛、全身乏力或上呼吸道感染史;②皮肤紫癜具有特征性,可伴腹痛、关节肿痛及血尿;③血小板计数、功能及凝血相关检查正常;④排除其他原因所致的血管炎及紫癜。

2. 鉴别诊断 由于本病的特殊临床表现及绝大多数实验室检查正常,鉴别一般无困难。首先应与血小板数量、功能异常或凝血功能异常所致的紫癜相鉴别,如遗传性出血性毛细血管扩张症,血小板减少性紫癜等;以腹痛起病的病例须与外科急腹症相鉴别;有尿蛋白及肾功能变化时须与其他肾小球肾炎及肾病综合征相鉴别,如肾小球肾炎、系统性红斑狼疮、风湿性关节炎等。

【治疗要点】

1. 消除致病因素 防治感染,清除局部病灶(如扁桃体炎等),驱除肠道寄生虫,避免可能致敏的食物及药物等。

2. 一般治疗 抗组胺药:盐酸异丙嗪、氯苯那敏(扑尔敏)、阿司咪唑(息斯敏)、西米替丁及静脉注射钙剂等。改善血管通透性药物:维生素 C、曲克芦丁等。

3. 药物治疗

(1) 肾上腺皮质激素:有抑制抗原抗体反应、减轻炎症渗出、改善血管通透性等作用。常用泼尼松 30mg/d,顿服或分次口服。重症者可用氧化可的松 100~200mg/d,或地塞米松 5~15mg/d,静脉滴注,症状减轻后改口服。疗程一般不超过 30 天,肾型者可酌情延长。

(2) 免疫抑制剂:述治疗效果不佳或近期内反复发作者,尤其是合并肾脏损害者,可酌情使用。比如环磷酰胺,硫唑嘌呤。免疫抑制剂可与肾上腺皮质激素合用。

(3) 中医治疗:以凉血、解毒、活血化瘀为主,适用于慢性反复发作或肾型患者。

4. 对症治疗 腹痛较重者可予阿托品或山莨菪碱(654-2)口服或皮下注射;关节痛可酌情用止痛药;呕吐严重者可用止吐药;伴发呕血、血便者,可用奥美拉唑等治疗。

【主要护理诊断/问题】

1. 皮肤完整性受损:出血 与血管脆性和通透性增加有关。

2. 疼痛 与关节和肠道变态反应性炎症有关。

【护理措施】

1. 病情观察 观察皮疹的形态、数量、范围,定时测量血压;及时留取大便标本,检测是否有潜血。询问患者有无腹部绞痛感,一旦出现腹痛及时观察疼痛部位、性质、大便颜色。对腹痛严重便血量多者,立即报告医生,做好抢救准备。

2. 起居护理 注意休息,避免劳累,特别是对于发作期患者应尽可能卧床休息,避免情绪波动及精神刺激。防止昆虫叮咬,去除可能的过敏原。注意保暖,防止感冒。控制和预防感染。

3. 饮食护理 病初应暂禁动物蛋白饮食,详细向患者及家属交代所禁食物的种类,有消化道症状及出血者,立即禁食或酌情进少量无渣、软、流质饮食,待腹痛、关节痛消失,病情稳定时可食用少量有渣食物,逐渐加量。合并肾脏损害、高血压者应予低盐饮食。

4. 用药护理 过敏性紫癜因无特殊治疗方法,仅予以支持和对症疗法。向患者解释使用激素药物可导致患者体形的改变,同时会增加感染的危险。注意观察有无电解质紊乱,按医嘱规律用药,防止药物反跳,补充足量钙盐和维生素 D,预防骨折。对使用环磷酰胺的患者应定期复查白细胞,鼓励患者多饮水。

5. 对症护理

(1) 关节疼痛:对关节型患者在观察疼痛及肿胀情况的基础上,应保持患肢的功能位置,协助患者选用舒适体位,避免在患肢进行静脉输液,做好日常生活护理。

(2) 腹痛:患者腹痛应注意呕吐物及大便次数及性状,防止上消化道出血,定时测量血压,做大便潜血实验。腹痛者禁止腹部热敷,以防肠道出血。

6. 心理护理 该病起病较急,病情易反复,不易彻底治愈,患者常出现紧张、焦虑、恐惧等情绪,入院后护士应及时同患者沟通,稳定患者情绪,走出心理误区,鼓励其树立战胜疾病的信心,建立良好心态,同时对患者及家属详细介绍有关本病的可能诱因、临床表现、治疗方法及预防等知识,督促患者按医嘱服药,配合治疗。

【其他相关护理诊断】

1. 知识缺乏 缺乏疾病相关知识。

2. 潜在并发症:消化道出血、紫癜性肾炎。

【中医护理概要】

1. 本病中医称紫癜、紫斑,属于中医血证范畴。

2. 本病临床上按照发病的缓急,可分为急性发作期与慢性期。急性发作期以血热妄行多见,故以清热凉血、活血化瘀为主要治则。慢性期则以气不摄血,阴虚火旺为主,疾病进入缓解期,治疗以健脾益气,养血疏肝或养阴清热,凉血止血,兼以化瘀为主要治则。

3. 针灸 主穴:取合谷、大椎、三阴交、曲池、血海,配穴:血热妄行取行间、大敦;阴虚火旺取肾俞、太溪、复溜;气虚失摄取足三里、气海;腹痛呕吐取内关、中脘、天枢;关节肿痛取膝眼、阿是穴。

【健康教育】

1. 知识宣教 告知患者和家属本病病因的预防知识,做好家庭卫生,不接触宠物,防止昆虫叮咬,去除各种可能存在的致敏原。

2. 生活指导 教育患者注意休息,避免劳累。发病期应卧床休息,待症状好转后适量活动。注意保暖,防止感冒,控制和预防感染,养成良好生活习惯,饭前便后洗手,避免食用不洁食物。适当锻炼,增强抵抗力。避免情绪激动,引起病情反复。

【结语】

过敏性紫癜是一种常见的血管变态反应引起的出血性疾病。依据所累部位的表现可以分为皮肤型、腹型、关节型、肾型和混合型。本病临床表现轻重不一,本病发病前 2-3 周会发生上呼吸道感染等前驱症状,随之出现典型的临床表现,不同类型过敏性紫癜其临床表现也各不相同。入院后观察患者皮肤紫癜情况,有无便血、呕吐,询问有无疼痛,应定期做晨尿检查,测量血压。

三、血 友 病

血友病(hemophilia)是一组较常见的遗传性出血性疾病,根据缺乏的凝血因子的不同,可分为血友病甲(血友病 A,FⅧ缺乏症)、血友病乙(血友病 B,FⅨ缺乏症)及遗传性 FⅪ

缺乏症,其中以血友病甲最为常见。血友病以阳性家族史、幼年发病、自发或轻度外伤后出血不止、血肿形成及关节出血为特征。我国的血友病发病率较低,1992 年 24 个省市普查为 2.72/10 万,其中血友病甲约占 80%,血友病乙约占 15%,遗传性 FXI 缺乏症则极少见。

【病因与发病机制】

血友病甲又称遗传性抗血友病球蛋白缺乏症或 FⅧ:C 缺乏症。FⅧ由两部分组成:即 FⅧ凝血活性部分(FⅧ:C)和 Von Willebrand 因子(vWF)。两者以复合物形式存在于血浆中。前者被激活后参与 FX 的内源性激活,后者作为一种黏附分子参与血小板与受损血管内皮的黏附,并有稳定及保护 FⅧ:C 的作用。当遗传或突变而出现缺陷时,人体不能合成足量的 FⅧ:C,导致内源性途径凝血障碍及出血倾向的发生。血友病乙又称遗传性 FIX 缺乏症。FIX 激活后参与内源性 FX 的激活,遗传或突变使之缺陷时,造成内源性途径凝血障碍及出血倾向。遗传性 FXI 缺乏症又称 Rosenthal 综合征。

FⅧ和 FIX 基因均位于 X 染色体,因此血友病甲和血友病乙为 X 连锁隐性遗传性疾病,其遗传规律见图 6-3-2。遗传性 FXI 缺乏症为常染色体隐性遗传性疾病。

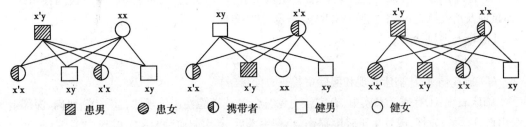

图 6-3-2 血友病 A、B 遗传规律

【临床表现】

1. 出血 是血友病患者最主要的临床表现。出血的轻重与血友病类型及相关因子缺乏程度有关。血友病甲出血较重,血友病乙则较轻。按血浆 FⅧ:C 的活性,可将血友病甲分为 3 型:①重型:FⅧ:C 活性低于健康人的 1%;②中型:FⅧ:C 活性相当于健康人的 1%~5%;③轻型:FⅧ:C 活性相当于健康人的 5%~25%。

血友病的出血多为自发性或轻度外伤、小手术后(如拔牙、扁桃体切除)出血不止,且具备下列特征:①先天性的,伴随终身,但罕有出生时脐带出血;②常表现为软组织或深部肌肉内血肿;③负重关节如膝、踝关节等反复出血甚为突出,最终可致关节肿胀、僵硬、畸形,可伴骨质疏松、关节骨化及相应肌肉萎缩(血友病关节)。重症患者可发生呕血、咯血,甚至颅内出血。但皮肤紫癜罕见。

2. 血肿压迫的症状 血肿压迫周围神经可致局部疼痛、麻木及肌肉萎缩;压迫血管可致相应供血部位缺血性坏死或淤血、水肿;口腔底部、咽后壁、喉及颈部出血可致呼吸困难甚至窒息;压迫输尿管致排尿障碍。

【辅助检查】

1. 凝血时间 凝血时间延长是血友病的特点。CT 正常或延长,APTT 延长、凝血酶原消耗不良及简易凝血活酶生成试验(STGT)异常,有助于血友病甲的诊断及分型(表 6-3-3)。

表 6-3-3 血友病甲患者各项凝血试验结果

类型	APTT	PCT	STGT
轻度	可延长	可正常	多异常
中度	延长	缩短	异常
重度	延长	缩短	异常

2. 凝血活酶生成试验(TGT)及纠正试验 可确定 3 种血友病的诊断及鉴别诊断,见表 6-3-4。

表 6-3-4 三种血友病的凝血活酶生成试验结果

血浆种类	血友病甲	血友病乙	遗传性 FXI 缺乏症
患者血浆	延长	延长	延长
患者血浆 + 正常血清	不能纠正	纠正	纠正
患者血浆 + 钡吸附正常血浆	纠正	不能纠正	纠正

3. 特殊试验 对某些特殊病例或鉴定携带者,尚需进行下列特殊实验室检测:FⅧ:C、FXI抗原及活性测定;vWF 抗原(vWFAg)测定;基因诊断。

【诊断与鉴别诊断】

1. 诊断

(1) 血友病 A:从临床表现和实验室检查方面诊断。

临床表现:①有或无家族史,有家族史者符合 X 连锁隐性遗传规律;②关节、肌肉、深部组织出血,可呈自发性,或发生于轻度损伤、小型手术后,易引起血肿及关节畸形。

实验室检查:①CT 正常或延长;②APTT 多数延长,PCT、STGT 多数异常;③TGT 异常,并能被钡吸附正常血浆纠正;④FⅧ:C水平明显低下;⑤vWF抗原正常,FⅧ:C/vWFAg 比值降低。

(2) 血友病 B:从临床表现和实验室检查方面诊断。

临床表现:基本同血友病甲,但较轻。

实验室检查:① APTT 延长,PCT 缩短;②TGT 延长,不能被钡吸附正常血浆纠正;③ FXI 抗原活性降低。

2. 鉴别诊断 主要需与血管性血友病鉴别。①后者为常染色体遗传性疾病,两性均可发病;②出血好发于黏膜和内脏,很少累及关节腔及肌肉深部,罕见关节畸形,随着年龄增长出血症状减轻;③辅助检查可发现出血时间延长,血小板黏附率降低,血浆中 FⅧ:C/vWFAg 比例增高或正常,血浆中 vWF 减少或缺陷,而血友病甲除 FⅧ:C 和 FⅧ:C/vWFAg 比例降低外,上述其他辅助检查均正常。

【治疗要点】

1. 一般治疗 止血处理见本节概述部分。

2. 替代疗法 目前血友病的治疗仍以替代疗法为主,即补充缺失的凝血因子。它是防治血友病出血最重要的措施。主要制剂有新鲜冷冻血浆(含所有的凝血因子)、冷沉淀物(FⅧ浓度较血浆高 5~10 倍)、凝血酶原复合物、FⅧ浓缩制剂等。凝血因子的补充一般可采取下列公式计算:首次输入 FⅧ:C(或 FIX)剂量(IU)= 体重 × 所需提高的活性水平(%)÷2。

3. 药物治疗 ①去氨加压素(Desmopressin,DDAVP),此药作用见本节概述部分。常用剂量为 16~32μg/ 次，置于 30ml 生理盐水内快速滴入，12 小时 / 次；②达那唑（Danazol）300~600mg/d，顿服或分次口服，对轻、中型者疗效较好；③糖皮质激素，通过改善血管通透性及减少抗 FⅧ:C 抗体的产生而发挥作用。适用于反复接受 FⅧ:C 输注治疗而疗效渐差的患者。④抗纤溶药物，通过保护已形成的纤维蛋白凝块不被溶解而发挥止血作用。

4. 家庭治疗　血友病患者的家庭治疗已在国外广泛应用。除有抗 FⅧ:C 抗体、病情不稳定、<3 岁的患儿外，均可安排家庭治疗。血友病患者及其家属应接受有关疾病的病理、生理、诊断及治疗知识的教育，家庭治疗最初应在专业医师的指导下进行。除传授注射技术外，还包括血液病学、矫形外科、精神、心理学等知识。

5. 外科治疗　有关节出血者应在替代治疗的同时，进行固定及理疗等处理。对反复关节出血而致关节强直及畸形的患者，可在补充足量 FⅧ:C 或 FIX 的前提下，行关节成型或人工关节置换术。

【主要护理诊断 / 问题】

1. 组织完整性受损　与凝血因子缺乏有关。

2. 疼痛　与深部组织血肿、关节腔积血有关。

3. 焦虑　与担心出血有关。

【护理措施】

1. 病情观察　观察有无自发性或轻微受伤后出血现象，如皮下大片瘀斑、肢体肿胀、皮肤出血、有无关节疼痛、活动受限等症状。询问患者有无腹痛、头痛、便血等，了解观察有无深部组织血肿压迫重要器官或重要脏器出血。定时测凝血时间、部分凝血酶原时间等。

2. 起居护理

(1) 一般护理：有出血倾向时应限制活动，卧床休息，患肢放于舒适的位置，出血停止后逐步增加活动量。避免从事易导致受伤的工作。卧床期间协助患者做好基础生活护理，保持患者舒适。保持床单位清洁干燥，做好皮肤护理，防止皮肤受损，预防并发症发生。

(2) 运动锻炼：病情稳定后，可在患者可耐受的范围内进行循序渐进的锻炼，必要时给予协助活动器械。适宜的运动能有效地预防肌肉无力和关节腔反复出血。但应避免剧烈运动，以降低外伤和出血的危险。

3. 用药护理　尽可能采用口服给药，避免或减少肌内注射，必要注射时采用细针头，并延长压迫止血时间。避免各种手术，必要手术时应先补充凝血因子，纠正凝血时间直至伤口愈合。按常规输注血制品、Ⅷ因子，并作记录。严格无菌操作，认真核对所输注的血制品。输注冻干的血制品时，应严格掌握解冻后立即输入的原则。禁忌使用抑制血小板功能的药物（如阿司匹林、双嘧达莫、吲哚美辛、保泰松、前列腺素 E 等）、对胃肠道有刺激的药物（如解热镇痛药、某些抗生素、消炎药）以及引起血管扩张的药物等。

4. 对症护理　出血：外伤或小手术后引起的出血可局部加压或冷敷止血，也可用肾上腺素等药物止血。①关节腔出血的患者，抬高患肢，减少活动，予冰袋冷敷止血。对反复出血者应注意功能位置，出血停止，肿痛消失，可适当活动，逐步帮助恢复关节活动；②鼻前庭出血，可用肾上腺素棉球、明胶海绵压迫止血；③后鼻孔出血，可用凡士林纱条或气囊压迫止血，同时做好填塞纱条后的护理，予 0.1% 链霉素滴鼻液滴鼻，一般 24~48 小时方可取出；④咽喉部损伤出血，应保持呼吸道通畅，头偏向一侧，必要时可用吸引器将血吸出、做气管插管或切开。

5. 心理护理　对长久反复出血影响生活质量的患者应做好耐心劝慰，关心、安慰、同情病者,与其建立良好的护患关系。鼓励患者表达自己的感受,并表示理解,予以支持,帮助其建立自我护理的信心。与患者家属共同制定护理计划,以便给患者提供连续性护理。

【其他相关护理诊断】

1. 知识缺乏　缺乏疾病发生的相关知识。

2. 有失用综合征的危险　与关节腔反复出血有关。

【中医护理概要】

1. 本病属于中医血证范畴。

2. 其病因主要是由于先天肾气不足、血脉脆弱、脏腑气血失固,后天脾虚、统摄失职所致。

3. 瘀血是血友病病变过程中病理产物,瘀血一旦形成又可作为致病因素,参与到血友病的病理过程中。瘀血对于血友病情发生、发展的影响很大,如何处理好出血、止血、瘀血的关系是治疗血友病的关键。本病的治疗原则:①凉血勿留瘀;②治血同治气;③止血与化瘀同行。

【健康教育】

1. 知识宣教　由于本病目前尚无根治方法,因此预防更为重要。血友病的出血多数与损伤有关,应向患者家属、学校、工作单位及本人介绍有关血友病出血的预防知识。同时,建立遗传咨询,严格婚前检查,加强产前诊断,是减少血友病发生的重要方法。

2. 生活指导　对活动性出血的患者,应限制其活动范围和活动强度。告诫患者及家属在生活中应尽量避免外伤,有出血倾向时要限制活动。家庭内做好各种安全防范,尽量避免使用锐器,如针、剪、刀等。患者如需手术或拔牙,要注射足量的凝血因子,并备足够量的凝血因子。

3. 技能指导　教会患者及家属学会出血征象的观察及出血的急救处理方法。

4. 心理指导　指导亲属要给予患者足够的关心和爱护,帮助患者树立自信、自立的生活观念。

【结语】

血友病是一组遗传性凝血因子缺乏的出血性疾病,分为 A、B 两型。临床特点为患者自发性出血或轻微创伤后即可有出血倾向。血友病的出血多数与损伤有关,故在护理上,预防损伤是防止出血的重要措施之一,同时建立遗传咨询,严格婚前检查,是减少血友病发生率的重要方法。

四、弥散性血管内凝血

弥散性血管内凝血(disseminated intravascular coagulation,DIC)是在严重原发病基础上,凝血系统被激活,凝血因子大量消耗,以全身广泛的微血栓形成,并继发纤维蛋白溶解亢进为特征的全身出血及循环衰竭的临床综合征。

【病因与发病机制】

1. 病因

(1) 感染性疾病:占 DIC 的 31%~43%。①细菌感染,革兰阴性菌感染如脑膜炎球菌、大肠杆菌、铜绿假单胞菌感染等,革兰阳性菌感染如金黄色葡萄球菌感染等;②病毒感染,如流行性出血热、重症肝炎等;③立克次体感染,如斑疹伤寒等;④其他感染,如脑型疟疾、钩端螺旋体病等。

(2) 恶性肿瘤:占 DIC 的 24%~34%。常见者如急性早幼粒白血病、淋巴瘤、前列腺癌、胰腺癌及其他实体瘤。

（3）病理产科：占 DIC 的 4%~12%。见于羊水栓塞、感染性流产、重症妊娠高血压综合征、子宫破裂、胎盘早剥、前置胎盘等。

（4）手术及创伤：占 DIC 的 1%~5%。富含组织因子（TF）的器官如脑、前列腺、胰腺、子宫及胎盘等，可因手术及创伤等释放组织因子，诱发 DIC。大面积烧伤、严重挤压伤、骨折及蛇咬伤也易致 DIC。

（5）医源性疾病：占 DIC 的 4%~8%。其发病率日趋增高，主要与药物、手术、放疗、化疗及不正当的医疗操作有关。

（6）全身各系统疾病：如恶性高血压、肺心病、巨大血管瘤、ARDS、急性膜腺炎、重症肝炎、溶血性贫血、血型不合输血、急进型肾炎、糖尿病酮症酸中毒、系统性红斑狼疮、移植物抗宿主病（GVHD）等。

2. 发病机制

（1）组织损伤：感染、肿瘤溶解、严重或广泛创伤、大型手术等因素导致 TF 或组织因子类物质释放入血，激活外源性凝血系统。蛇毒等外源性物质亦可激活此途径，或直接激活 F X 及凝血酶原。

（2）血管内皮损伤：感染、炎症及变态反应、缺氧等引起血管内皮损伤，导致 FXII 激活及 TF 的释放，启动外源或内源性凝血系统。

（3）血小板损伤：各种炎症反应、药物、缺氧等可致血小板损伤，诱发血小板聚集及释放反应，通过多种途径激活凝血。

（4）纤溶系统激活：上述致病因素亦可同时通过直接或间接方式激活纤溶系统，致凝血-纤溶平衡进一步失调。

（5）诱因

1）休克：既是 DIC 的表现，也是 DIC 的发病诱因。主要原因包括：休克时血流缓慢；多种介质活化血小板，激活凝血过程；组织细胞缺氧坏死，引起 TF 释放；合并代谢性酸中毒等。

2）酸中毒：酸中毒时血液凝固性升高，血小板聚集性增强，代谢产物可以损伤内皮细胞。

3）单核-巨噬细胞系统功能抑制。

4）缺氧：可引起酸中毒以及组织坏死和内皮细胞损伤，TF 释放。

5）妊娠：妊娠期多种凝血因子水平增高。

【临床表现】

DIC 的临床表现可因原发病、DIC 类型、分期不同而有较大差异。DIC 分为前 DIC 期、高凝期、消耗性低凝期和继发性纤溶亢进期。临床表现包括：

1. 出血 是 DIC 最常见症状之一。发生率为 84%~95%，为自发性、多发性出血，可遍及全身，多见于皮肤、结膜、伤口及穿刺部位，其次为某些内脏出血，严重者可发生颅内出血。

2. 低血压性休克或微循环衰竭 发生率约为 30%~80%，表现为一过性或持续性血压下降，休克程度与出血量常不成比例。顽固性休克是 DIC 病情严重、预后不良的征兆。

3. 微血管栓塞 微血管栓塞分布广泛，发生率为 40%~70%，浅层栓塞多见于眼睑、四肢、胸背及会阴部，黏膜损伤易发生于口腔、消化道、肛门等部位，表现为皮肤发绀，进而发生灶性坏死，斑块状坏死或溃疡形成。栓塞也常发生于深部器官，多见于肾脏、肺、脑等脏器。可表现为急性肾衰竭、呼吸衰竭、意识障碍，颅内高压综合征等。虽然出血是 DIC 患者最典型的临床表现，但器官功能衰竭在临床上却更为常见。

4. 微血管病性溶血 约见于 25% 的患者。可表现为进行性贫血,贫血程度与出血量不成比例。

【诊断与鉴别诊断】

1. 诊断

(1) 临床表现:存在易引起 DIC 的基础疾病。有下列两项以上临床表现:①多发性出血倾向;②原发病难以解释的微循环衰竭或休克;③多发性微血管栓塞的症状、体征;④抗凝治疗有效。

(2) 辅助检查指标:同时有下列三项以上异常:①血小板 <100×10^9/L,或进行性下降,肝病、白血病患者血小板 <50×10^9/L;②血浆纤维蛋白原含量 <1.5g/L,或进行性下降;或 >4g/L,白血病及其他恶性肿瘤 <1.8g/L,肝病 <1.0g/L;③ 3P 试验阳性或血浆 FDP>20mg/L,肝病 FDP>60mg/L,或 D- 二聚体水平升高或阳性;④ PT 缩短或延长 3 秒以上,肝病延长 5 秒以上,或 APTT 缩短或延长 10 秒以上。

2. 鉴别诊断

(1) 原发性纤维蛋白溶解亢进:本病罕见,在出血性倾向、纤维蛋白原水平低下及纤溶亢进方面与 DIC 十分相似,但本病不涉及血小板的活化和下降,无凝血反应的启动和内皮细胞损伤,D- 二聚体作为交联纤维蛋白的降解产物,理论上只见于 DIC。

(2) 血栓性血小板减少性紫癜:以血小板血栓形成为主要病理变化,临床上以血小板减少性出血、微血管病性溶血、神经精神症状、发热和肾功能损害为特点,与 DIC 有较多相似之处。但本病休克和呼吸衰竭少见,微血管病性溶血重,无凝血及纤溶系统的激活,血浆置换可奏效。

【治疗要点】

1. 病因治疗 如控制感染,治疗肿瘤,产科及外伤处理;纠正缺氧、缺血及酸中毒等。

2. 抗凝治疗 抗凝治疗是终止 DIC 病理过程、减轻器官损伤,重建凝血 - 抗凝平衡的重要措施。DIC 的抗凝治疗应在处理基础疾病的前提下与凝血因子补充同步进行。

(1) 肝素治疗

1) 剂量与用法:①肝素钠,急性 DIC 每日 10 000~30 000U/d,一般 15 000U/d 左右,每 6 小时用量不超过 5000U,静脉点滴,根据病情可连续使用 3~5 天。②低分子量肝素,与肝素钠相比,较少引起血小板减少,出血并发症较少,半衰期较长。生物利用度较高。常用剂量为 75~150IUAXa(抗活化因子 X 国际单位)/(kg·d),一次或分两次皮下注射,连用 3~5 天。

2) 适应证:①DIC 早期(高凝期);②血小板及凝血因子呈进行性下降,微血管栓塞表现(如器官功能衰竭)明显之患者;③消耗性低凝期但病因短期内不能去除者,在补充凝血因子情况下使用。

3) 禁忌证:①手术后或损伤创面未经良好止血者;②近期有大咯血之结核病或有大量出血之活动性消化性溃疡;③蛇毒所致 DIC;④ DIC 晚期,患者有多种凝血因子缺乏及明显纤溶亢进。

4) 观察指标:肝素监护最常用者为 APTT。正常值为 (40 ± 5) 秒,肝素治疗使其延长 60%~100% 为最佳剂量。

5) 解毒剂:肝素过量可用鱼精蛋白中和,鱼精蛋白 1mg 可中和肝素 100U。

(2) 其他抗凝及抗血小板药物

1）复方丹参注射液，可单独应用或与肝素联合应用，具有疗效肯定、安全、无须严密血液学监护等优点。剂量为复方丹参 20~40ml，加入 100~200ml 葡萄糖溶液中静脉滴注。每日 2~3 次，连用 3~5 日。

2）低分子右旋糖酐，500~1000ml/d，3~5 天。有辅助治疗价值。可引起过敏反应，重者可致过敏性休克，使用时应谨慎。

3. 血小板及凝血因子补充　适用于有明显血小板或凝血因子减少和已进行病因及抗凝治疗，DIC 未能得到良好控制者。可用①新鲜全血，每次 800~1500ml（20~30ml/kg），每毫升加入 5~10IU 肝素。全血输注近已少用；②鲜冷冻血浆，每次 10~15ml/kg，需肝素化；③血小板悬液，血小板计数低于 20×10^9/L，疑有颅内出血或其他危及生命之出血者，需输入血小板悬液，使血小板计数 >20×10^9/L；④纤维蛋白原，首次剂量 24g，静脉滴注。24 小时内给予 8~12g，可使血浆纤维蛋白原升至 1g/L。由于纤维蛋白原半衰期较长，一般每 3 天用药一次；⑤FⅧ及凝血酶原复合物，偶在严重肝病合并 DIC 时考虑应用。

4. 纤溶抑制药物　一般宜与抗凝剂同时应用。适用于 DIC 的基础病因及诱发因素已经去除或控制，并有明显纤溶亢进的临床及实验室检查证据或 DIC 晚期，继发性纤溶亢进已成为迟发性出血主要原因的患者。

5. 溶栓疗法　主要用于 DIC 后期、脏器功能衰竭明显及经上述治疗无效者。可试用尿激酶或 t-PA。

6. 其他治疗　糖皮质激素不作常规应用，但下列情况可予以考虑：①基础疾病需糖皮质激素治疗者；②感染 - 中毒休克并 DIC 已经有效抗感染治疗者；③并发肾上腺皮质功能不全者。山莨菪碱有助于改善微循环及纠正休克，DIC 早、中期可应用，10~20mg/ 次，静脉滴注，每日 2~3 次。

【主要护理诊断 / 问题】

1. 皮肤完整性受损：出血　与 DIC 有关。

2. 出血的危险　皮肤黏膜或内脏出血，与 DIC 有关。

3. 组织灌注量改变　低血压或休克，与 DIC 有关。

【护理措施】

1. 病情观察　持续心电监护，严密观察病情变化，定时测量脉搏、体温、呼吸、血压，如有寒战、发绀等应立即吸氧。特别注意有无皮肤黏膜瘀斑，伤口、注射部位渗血，内脏出血如呕血、便血、泌尿道出血、颅内出血、意识障碍等症状。注意观察尿量、尿色变化，血尿者应留取尿标本送检，并记 24 小时出入量。定时监测如血小板计数、凝血酶原时间、血浆纤维蛋白含量、3P 试验等实验室检查。若有重要脏器功能衰竭时应做相应的护理，详细记录。

2. 起居护理　绝对卧床休息，勿搬动患者，如有休克按休克患者常规护理，并注意保暖。对于意识障碍者要采取安全保护措施，如加用护栏、约束带等。保持病室环境安静清洁，定期开窗通风，做好基础护理，预防并发症。

3. 用药护理　按医嘱给予抗凝剂、补充凝血因子、成分输血或抗纤溶药物治疗。严格掌握用药剂量，如肝素。用药前要先测定凝血时间，用药后 2 小时再次测定凝血时间。如凝血时间短于 12 分钟，提示肝素剂量不足，若超过 30 分钟则示过量，凝血时间在 20 分钟左右表示剂量合适。肝素使用过量可引起消化道、泌尿系、胸腔或颅内出血，部分患者可发生严重出血。若大出血不止，则须用等量的鱼精蛋白拮抗。注射鱼精蛋白速度不宜太快，以免抑制心肌，引起血压下降、心动过缓和呼吸困难。进行肌肉、静脉注射后应压迫针刺部位至少5分钟,以防出血或血肿。

4. 对症护理 颅内出血:若患者出现剧烈头痛、头昏、眼花、呕吐、血压增高等脑出血症状,应立即将患者头部抬高并给予冷敷,迅速建立静脉通道,按医嘱给予止血、降压药物和输新鲜血。保持呼吸道通畅,给予氧气吸入,及时清除患者鼻、口腔内异物或分泌物,吸痰动作要轻柔。如昏迷及抽搐患者应由专人护理,必要时采取安全保护措施,防止坠床。

5. 心理护理 DIC病情变化迅速,病情危重,患者及家属精神、心理压力大,因此对患者进行心理护理,并向家属作好解释和安抚工作,避免他们的不良情绪影响患者。抢救现场应保持安静,操作轻柔、动作敏捷,稳定患者紧张情绪。

【其他相关护理诊断】

潜在并发症:多发性微血管栓塞。

【中医护理概要】

1. 本病属于中医血证、温病范畴。

2. 本病主要是由于外感疫毒,跌打损伤及久病正虚所致。由于瘀血阻络,使离经之血妄行。

3. 治疗要注意辨清瘀滞部位;辨清是寒证血瘀与热证血瘀;辨清虚实偏胜。

4. 热毒血瘀型要以清热解毒配合活血化瘀;气滞血瘀型要以疏肝理气、养血调肝配合活血化瘀;气虚血瘀型要以补气调肝、疏肝扶脾配合活血化瘀;血虚夹瘀型以养血调肝、扶脾益胃配合活血化瘀。

【健康教育】

1. 知识宣教 向患者及家属介绍本病相关知识,做好用药治疗指导,积极配合治疗。

2. 生活指导 教育患者注意休息,避免劳累。发病期应绝对卧床休息,待症状好转后适量活动。

3. 饮食指导 告知患者食用可口,易消化,易吸收,富含营养的食物,少量多餐。

4. 心理指导 指导亲属要给予患者足够的关心和爱护,帮助患者树立信心。

【结语】

DIC是由多种致病因素激活机体的凝血系统,导致机体弥散性微血栓形成,凝血因子大量消耗并继发纤溶亢进,从而引起全身性出血,微循环障碍及至多器官功能衰竭的临床综合征。其病情凶险,死亡率高,应早期预防。DIC一旦发生,应及时控制原发疾病,改善微循环,重新建立凝血-抗凝血功能的动态平衡。如不及时治疗,往往危及生命,应提高警惕,严密观察病情变化。

第四节 白 血 病

白血病(leukemia)是一类造血干细胞的恶性克隆性疾病。由于造血干细胞发生恶性克隆性改变,白血病细胞自我更新增强、增殖失控、分化障碍、凋亡受阻,而停滞在细胞发育的不同阶段。在骨髓和其他造血组织中,白血病细胞大量增生累积,浸润破坏体内其他脏器和组织,使正常造血受到抑制,临床产生各种症状和体征。

白血病约占癌症总发病率的5%。我国白血病发病率约为2.76/10万。急性白血病明显多于慢性(约5.5∶1),男性发病率略高于女性,各年龄组均可发病。恶性肿瘤所致的死亡率,在男性中居第 6 位,女性中居第 8 位,儿童及 35 岁以下成年人居第 1 位。

【分类】

临床常用的白血病分类方法如下:

1. 按自然病程和白血病细胞成熟程度 ①急性白血病:起病急,病情发展迅速,自然病程仅几个月。细胞分化停滞在较早阶段,多为原始细胞及早期幼稚细胞;②慢性白血病:起病较缓慢,病情发展慢,自然病程为数年。细胞分化停滞在较晚阶段,多为成熟和较成熟的细胞。

2. 按主要受累的细胞系列 急性白血病可分为急性淋巴细胞白血病和急性非淋巴细胞白血病。慢性白血病分为慢性粒细胞白血病和慢性淋巴细胞白血病及少见的多毛细胞白血病、幼淋巴细胞白血病等。

3. 按白细胞计数 ①白细胞不增多性白血病:白细胞计数在正常水平或减少;②白细胞增多性白血病:白细胞计数增高,超过 $10 \times 10^9/L$;③高白细胞性白血病:白细胞计数超过 $100 \times 10^9/L$。

【病因与发病机制】

白血病的病因与发病机制迄今尚不清楚。

1. 病毒感染 人类 T 淋巴细胞病毒 - I 型(human T lymphocystivirus- I ,HTLV- I)已被证实为人类 T 淋巴细胞白血病的病因。该病毒为一种 C 型逆转录病毒,具有传染性,可通过哺乳、性生活及输血而传播。可直接致病或在某些理化因素的作用下,被激活表达而诱发白血病。

2. 放射因素 放射核素有致白血病的作用,包括 X 射线、γ 射线等电离辐射。研究表明,大面积和大剂量接受电离辐射可使骨髓抑制和机体免疫力下降,DNA 突变、断裂和重组,导致白血病的发生。日本广岛及长崎遭受原子弹轰炸后,受辐射地区白血病的发病率是未受辐射地区的 17~30 倍。

3. 化学因素 某些化学物质和药物可诱发白血病。苯及含苯的有机溶剂已被证实可引起白血病,如多年接触含苯胶水的制鞋工人白血病的发病率为正常人群的 3~20 倍;氯霉素、保泰松、乙双吗啉及部分抗肿瘤药物均有可能导致白血病。化学物质所致的白血病以急性髓系白血病多见。

4. 遗传因素 白血病与遗传因素有关。家族性白血病约占白血病的 7/1000,单卵孪生子中其一人发病,另一人的发病率为 1/5,比双卵孪生子高 12 倍。唐氏综合征白血病发病率达 50/10 万,是正常人群的 20 倍。Fanconi 贫血、Bloom 综合征等白血病发病率均较高。

5. 其他血液病 某些血液病最终可能发展为白血病,如骨髓增生异常综合征、淋巴瘤、多发性骨髓瘤等。

上述各种发病因素导致遗传基因突变或染色体畸变,而使白血病细胞株形成,加之人体免疫功能缺陷,会促使形成的肿瘤细胞不断增殖,最终导致白血病的发生。

一、急性白血病

急性白血病(acute leukemia,AL)是造血干细胞的恶性克隆性疾病,发病时骨髓中异常的原始细胞及幼稚细胞(白血病细胞)大量增殖并抑制正常造血,广泛浸润肝、脾、淋巴结等各种脏器。临床以贫血、出血、感染和浸润等为特征。

【分类】

目前国际上通用的分类方法为 FAB（法、美、英白血病协作组，简称 FAB）分类法。此法根据细胞形态学和细胞化学，将急性白血病分为急性淋巴细胞白血病（acute lymphoblastic leukemia，ALL，简称急淋）和急性非淋巴细胞白血病（acute nonlymphoblastic leukemia，ANLL，简称急非淋）或急性髓系白血病（acute myelogenous leukemia，AML）。这两类可再分为多种亚型，见表 6-4-1。

表 6-4-1　急性白血病分型

急性淋巴细胞白血病		急性非淋巴细胞白血病	
L₁ 型	原始和幼淋巴细胞以小细胞（直径≤12μm）	M_m	急性髓细胞白血病微分化型
		M₁	急性髓细胞白血病未分化型
		M₂	急性髓细胞白血病部分分化型
L₂ 型	原始和幼淋巴细胞以大细胞为主（直径 >12μm）	M₃	急性早幼粒细胞白血病
		M₄	急性粒 - 单核细胞白血病
		M₅	急性单核细胞白血病
L₃ 型	原始和幼淋巴细胞以大细胞为主，大小较一致，细胞内有明显空泡，胞浆嗜碱性，染色深	M₆	急性红白血病
		M₇	急性巨核细胞白血病

由于 FAB 法存在一定局限性，2001 年 WHO 提出髓系和淋巴肿瘤分类法。此法将患者的临床特点与形态学和细胞化学、细胞遗传学和分子生物学结合，形成 MICM 分型。在 FAB 分类基础上增设了有特定细胞遗传学和基因异常的 AML、伴多系增生异常的 AML 和治疗相关的 AML 等三组白血病亚型。

【临床表现】

急性白血病起病急缓不一。起病急骤者，可突然高热或出现明显出血倾向；也可出现疲乏、低热、轻度出血等缓慢起病。另有少数患者因皮肤紫癜、月经过多或拔牙后出血不止就诊才发现。

1. 正常骨髓造血功能受抑制的表现

（1）贫血：常为首发症状，进行性加重。半数患者就诊时已为重度贫血，亦有部分患者因病程短，而无贫血。贫血的原因主要是骨髓中白血病细胞极度增生和干扰，使得正常红细胞减少。

（2）发热：为半数患者早期常见症状。可低热也可高热，伴有畏寒、出汗等。白血病细胞的高代谢状态及其内源性致热源物质均可使机体发热。较高发热提示患者存在继发感染。感染可以发生在患者的各个部位，口腔炎、牙龈炎、咽峡炎较为常见。致病菌以革兰阴性杆菌最常见，长期使用抗生素者，后期还可出现真菌感染。发生感染的主要原因包括成熟粒细胞缺乏或功能缺陷，机体免疫力下降，化疗药物的应用以及各种侵入性操作等。

（3）出血：多数患者有不同程度的出血。近 40% 患者以出血为早期表现。出血部位可遍及全身，以皮肤瘀点、瘀斑、鼻出血、牙龈出血、月经过多为多见。严重者可发生颅内出血致死亡。急性早幼粒细胞白血病易并发 DIC，出现全身广泛性出血，其后果最为严重。出血的主要原因为血小板减少、血小板功能异常、凝血因子减少以及血管受损等。

2. 器官和组织浸润的表现

(1) 肝脾、淋巴结肿大:可表现为轻到中度的肝脾肿大,以急淋多见。主要与白血病细胞浸润及新陈代谢增高有关。

(2) 骨骼和关节:常有胸骨下段局部压痛,提示骨髓腔内白血病细胞过度增生。可出现关节、骨骼疼痛,儿童多见。发生骨髓坏死时,可引起骨骼剧痛。

(3) 眼:粒细胞白血病形成的粒细胞肉瘤或绿色瘤常累及眼眶骨膜,可引起眼球突出、复视或失明。

(4) 口腔和皮肤:可使牙龈增生、肿胀;皮肤可出现蓝灰色斑丘疹,局部皮肤隆起、变硬,呈紫蓝色结节。以 M_4 和 M_5 多见。

(5) 中枢神经系统白血病(CNSL):CNSL 可发生在疾病的各个时期,常发生于治疗后的缓解期。以急淋最常见,儿童尤甚。轻者主要表现头痛、头晕,重者则可出现呕吐、颈项强直,甚至抽搐、昏迷。主要原因是由于化疗药物难以通过血脑屏障,隐藏在中枢神经系统的白血病细胞不能被有效杀灭,故引起 CNSL。

(6) 睾丸:表现为无痛性肿大,多为一侧性。多见于急淋化疗缓解后的幼儿和青年,为仅次于 CNSL 的白血病髓外复发的根源。

(7) 其他:白血病还可浸润其他组织器官、如心、肺、胃肠等。

【辅助检查】

1. 血液检查　大多数患者白细胞增多,超过 $10 \times 10^9/L$ 以上者,称为白细胞增多性白血病。血涂片分类检查可见数量不等的原始和幼稚细胞,但白细胞不增多型白血病患者血片上很难找到原始细胞。患者常有不同程度的细胞性贫血,少数患者血片上红细胞大小不等,可找到幼红细胞。约50%的患者血小板低于 $60 \times 10^9/L$,晚期往往极度减少。

2. 骨髓细胞学检查　是诊断急性白血病的重要依据和必查项目。多数患者骨髓象有核细胞增生明显或极度活跃,并形成"裂孔"现象(以原始细胞为主,较成熟中间阶段细胞缺如,并残留少量成熟粒细胞)。正常的巨核细胞和幼红细胞减少。FAB 协作组提出原始细胞占全部骨髓有核细胞的30%以上,即可诊断为急性白血病。奥尔(Auer)小体仅见于急非淋,对其有独立诊断意义。

3. 细胞化学检查　用于区分急性淋巴细胞、急性粒细胞及急性单核细胞白血病。常用的方法有过氧化物酶染色、糖原染色、非特异性酯酶及中性粒细胞碱性磷酸酶测定等。

4. 免疫学检查　用于区分急淋和急非淋白血病,T 细胞和 B 细胞白血病及其各自亚型。通过检测白血病细胞所表达的特异性抗原,分析细胞所属系列、分化程度和功能状态。

5. 染色体和基因检查　急性白血病常伴有特异的染色体和基因异常改变。如90%的 M_3 有 t(15;17)(q22;q21),即 15 号染色体上的 PML(早幼粒白血病基因)与 17 号染色体上的 RAR_α(维甲酸受体基因)形成 PML-RAR_α 融合基因。这是 M_3 发病及用全反式维 A 酸治疗有效的分子基础。

6. 其他检查　各型白血病患者血液中尿酸浓度及尿液中尿酸排泄均增加,特别是化疗期,由于大量细胞被破坏所致。患者发生弥散性血管内凝血(DIC)时可出现凝血异常。M_4 和 M_5 血清和尿溶菌酶活性增高,而其他类型急性白血病不增高。CNSL 时,脑脊液压力增高,白细胞计数增加,蛋白质增多,但糖定量减少。脑脊液涂片可找到白血病细胞。

【诊断与鉴别诊断】

根据患者存在贫血、出血、发热、骨痛等临床表现,外周血象白细胞计数增加并出现原始或幼稚细胞,以及骨髓象中骨髓增生活跃,原始细胞占全部有核细胞的 30% 以上,即可确诊。但因白血病细胞类型、染色体改变、免疫表型和融合基因的不同,治疗方案及预后亦有所不同,故应尽力获得全面 MICM 资料,以便评价预后,指导治疗。

在诊断急性白血病时,还应注意与骨髓增生异常综合征(骨髓中原始细胞 >20%)、巨幼细胞贫血(骨髓中原始细胞不增多)以及急性粒细胞缺乏症恢复期(骨髓中原始、幼稚细胞中无 Auer 小体及染色体异常,血小板正常)进行鉴别。

【治疗要点】

目前主要采用对症支持治疗、多药联合化学治疗为主。化学治疗获得完全缓解后可及早进行造血干细胞移植。近年来免疫治疗也显示了一定的疗效。

1. 对症支持治疗

(1) 紧急处理高白细胞血症:高白细胞血症($>100 \times 10^9$/L)不仅会增加患者早期死亡率,还会增加髓外白血病的发病率和复发率。当循环血液中白细胞数极度增高($>200 \times 10^9$/L)时,可发生"白细胞淤滞症"(leukostasis)。患者表现为呼吸窘迫、低氧血症、头晕、言语不清、反应迟钝、颅内出血及阴茎异常勃起等。故当出现高白细胞血症时,应紧急使用血细胞分离机,单采清除过高的白细胞,同时给以相应的化疗药物和水化,并且预防高尿酸血症、酸中毒、电解质平衡紊乱等并发症。也可先采用地塞米松或羟基脲进行化疗前短期预处理。

(2) 改善贫血:严重贫血者可吸氧、输浓缩红细胞或全血,维持 Hb>80g/L。但在白细胞淤滞时,为了避免进一步增加血液黏稠度,不宜立即输红细胞。

(3) 防治感染:是急性白血病患者争取有效化疗或进行骨髓移植、降低死亡率的关键措施之一。患者发热多由感染引起,感染灶不清楚者应查找原因以明确感染部位,即使病因不明亦应以足量的广谱抗生素治疗。伴有粒细胞缺乏症的严重感染,可应用粒细胞集落刺激因子(CSF-G)或粒 - 单核细胞集落刺激因子(CSF-GM),以提升白细胞。

(4) 防治出血:血小板计数过低易引起出血,应输浓缩血小板悬液或新鲜血,维持血小板 $>20 \times 10^9$/L。DIC 者,作相应处理。

(5) 防治高尿酸血症肾病:由于白血病细胞大量破坏(化疗时更甚),血清和尿液中尿酸浓度增高,产生尿酸肾结石,并引起肾小管阻塞,患者表现为少尿、无尿甚至急性肾衰竭。故鼓励患者多饮水或给予全天静脉补液,保证足够尿量,并碱化尿液和口服别嘌醇,以促进尿酸排泄和抑制尿酸合成。

(6) 维持营养:由于急性白血病为严重的消耗性疾病,加之患者需要接受化疗、放疗,故应多补充营养,必要时给予静脉补充。此外,为保证机体内环境的相对稳定和药效的发挥,应注意维持水、电解质和酸碱平衡。

2. 化学治疗 制订联合化疗方案,可使疗效提高及延缓抗药性的发生。组合化疗药物时应注意:各种药物作用于细胞周期不同阶段;药物之间有相互协同作用;药物之间副作用不重叠。急性白血病常用的化疗药物及常用的联合化疗方案分别见表 6-4-2 和表 6-4-3。化疗可分为两个阶段,诱导缓解和缓解后治疗。

(1) 诱导缓解:指从化疗开始到完全缓解阶段,为急性白血病治疗的起始阶段。其目的是使患者尽早获得完全缓解(complete remission,CR)。CR 的标准是白血病的症状、体征消失,外周血中性粒细胞绝对值≥1.5×10^9/L,血小板≥100×10^9/L,白细胞分类中无白血病细胞,骨髓中原始、幼稚白血病细胞≤5%,无 Auer 小体,红细胞和巨核细胞系列正常,无髓外白血病。第一次缓解愈早愈彻底,则缓解期愈长,生存期也愈长。

(2) 缓解后治疗:是抗白血病治疗的第二阶段。经过第一阶段治疗获得 CR 后,患者体内的白血病细胞数量由发病时的 $10^{10} \sim 10^{12}$ 降至 $10^8 \sim 10^9$;中枢神经系统、眼眶、睾丸及卵巢等髓外组织器官中,由于常规化疗药物不易渗透,仍有白血病细胞浸润。对于体内仍残留的白血病细胞,即微小残留病灶(MRD),必须进行缓解后治疗,以清除复发和难治的根源,为患者争取长期的无病生存和痊愈。

表 6-4-2　白血病常用化疗药物

种类	药名	缩写	给药途径	药理作用	主要副作用
抗叶酸代谢	甲氨蝶呤	MTX	口服或静注或鞘内注射	干扰 DNA 合成	口腔及胃肠道黏膜溃疡,肝损害,骨髓抑制
抗嘌呤代谢	6-巯基嘌呤	6-MP	口服	阻碍 DNA 合成	骨髓抑制,胃肠反应,肝损害
	氟达拉滨	FLU	静注	同上	神经毒性,骨骼抑制,自身免疫现象
抗嘧啶代谢	阿糖胞苷	Ara-C	静注或皮下	同上	消化道反应,肝功能异常,骨髓抑制,巨幼变骨髓抑制,唾液腺肿大
	环胞苷	Cy	静注或肌注	同上	
烷化剂	环磷酰胺	CTX	口服或静注	破坏 DNA	骨髓抑制,恶心呕吐,脱发,出血性膀胱炎
	苯丁酸氮芥	CLB	口服	同上	骨髓抑制,胃肠反应
	白消安	BUS	口服或静注	同上	皮肤色素沉着,精液缺乏,停经,肺纤维化
生物碱类	长春新碱	VCR	静注	抑制有丝分裂	末梢神经炎,腹痛,脱发,便秘
	高三尖杉酯碱	HHT	静注	同上	骨髓抑制,心脏损害,消化道反应
	足叶乙甙(依托泊苷)	VP-16	静注	干扰 DNA、RNA 合成	骨髓抑制,脱发,消化道反应
抗生素类	柔红霉素	DNR	静注	抑制 DNA、RNA 合成	骨髓抑制,心脏损害,消化道反应
	去甲氧柔红霉素	IDA	静注	同上	同上
酶类	左旋门冬酰胺酶	L-ASP	静注	影响瘤细胞蛋白质合成	肝损害,过敏反应,高尿酸血症,高血糖,胰腺炎,氮质血症
激素类	泼尼松	P	口服	破坏淋巴细胞	类 Cushing 综合征,高血压,糖尿病
抗嘧啶、嘌呤代谢	羟基脲	HU	口服	阻碍 DNA 合成	消化道反应,骨髓抑制
肿瘤细胞诱导分化剂	维甲酸(全反式)	ATRA	口服	使白血病细胞分化为具有正常表型功能的血细胞	皮肤黏膜干燥,口角破裂,消化道反应,头晕,关节痛,肝损害

表 6-4-3　急性白血病常用联合化疗方案

联合方案	药名	剂量	用法	疗程	完全缓解率(CR)
ALL 诱导缓解					
1. VP (基本方案)	VCR	2mg	每周首日静注 1 次	2~3 周	儿童88% 成人50%
	P	1mg/kg	每天分次口服		
2. DVLP (推荐方案)	DNR	30mg/m	每 2 周第 1~3 天静滴,每天 1 次	共 4 周	75%~92%
	VCR	2mg	每周首日静注 1 次,连用 4 周		
	L-ASP	10 000U	第 19 天始每天静滴 1 次,连用 10 天		
	P	1mg/kg	每天分次口服,连用 4 周		
ALL 缓解后治疗(总疗程 3 年)					
1. HD Ara-C (巩固治疗)	Ara-C	1~9g/m²	持续静滴,每 12 小时 1 次,连用 3 天,间隔 3 周		
2. HD MTX (巩固治疗)	MTX	2~3g/m²	24 小时持续静滴,连用 3 天,间隔 3 周;或与 6-MP 联用		
3. 鞘内化疗	MTX	10mg	共配成 3ml 液体鞘内注射,每周 3 次,持续 2 周,后续治疗将伴随巩固治疗进行		
	Ara-C	50mg			
	地塞米松	10mg			
ALL 诱导治疗					
1. DA (标准方案)	DNR	45mg/m²	每天 1 次,第 1~3 天静注	7 天	50%~80%
	Ara-C	100mg/m²	每天 1 次,第 1~7 天静滴		
2. HA	H	3~6mg/d	静滴 5~7 天	7 天	60%~65%
	Ara-C	100mg/m²	每天 1 次,第 1~7 天静滴		
3. M₃ 诱导缓解	ATRA (全反式)	25~45mg/ (m²·d)	口服治疗直至缓解;也可联合化疗,或与亚砷酸联用		70%~95%
AML 缓解后治疗 HD Ara-C(可单用或与 DNR、IDR 等联合使用)					

注:HD 为高剂量

3. 防治 CNSL　防治 CNSL 是减少急性白血病复发的关键治疗之一,包括颅脊椎照射和腰穿鞘内注射两种方法。前者疗效确定,但诸多副反应如继发肿瘤、内分泌受损及认知障碍等限制其应用。目前多采用后者,对患者进行药物鞘内注射。常用的药物为甲氨蝶呤、阿糖胞苷等,同时可应用地塞米松以减轻因药物刺激引起的蛛网膜炎。

4. 造血干细胞移植　见本章第六节"造血干细胞移植的护理"。

5. 老年急性白血病的治疗　60 岁以上的老年急性白血病患者中,由骨髓增生异常综合征转化而来、继发与某些理化因素、耐药、重要脏器功能不全、不良核型者较多,应更强调个体化治疗。多数患者化疗时应适当减量,少数体质好且支持条件佳者可选用类似年轻患者的方案治疗。

【主要护理诊断 / 问题】

1. 感染的危险　与正常粒细胞减少、化疗有关。

2. 组织完整性受损 与血小板过低致皮肤黏膜出血有关。

3. 活动无耐力 与持续化疗、自身疾病引起代谢增加及贫血有关。

4. 潜在并发症 化疗药物的不良反应。

【护理措施】

1. 病情观察 定期检查血象,监测患者白细胞计数并观察其有无常见感染灶相关的症状或体征,如咽部痒、痛、咳嗽、咳痰,尿路刺激征,肛周疼痛等。血小板计数低于 $50 \times 10^9/L$ 时,嘱患者卧床休息,注意观察患者口腔、鼻腔、皮肤有无出血,若有头痛、视力改变等应立即报告医师。监测生命体征及骨髓象的变化并记录出入量。

2. 起居护理 如有条件可将患者安置在层流室,或住单人病房,并保证室内空气新鲜。急性白血病患者因白细胞大量过度增生,代谢率会升高,另外贫血可引发缺氧症状,故适当限制患者的活动量,避免因体力消耗加重心悸、气短症状。

3. 饮食护理 告知患者化疗期间要保证足够的营养,补充热量消耗,可提高其对化疗的耐受性,减少并发症的发生。给予高蛋白、高维生素、高热量饮食,清淡易消化饮食。尽量选用半流质饮食,少量多餐。饮食注意多样化,避免产气、辛辣刺激及生冷食物。进餐前后休息一段时间。恶心、呕吐的患者,及时清除呕吐物,保持口腔清洁,必要时遵医嘱服用止吐药。同时保证每日充足的饮水量。若咽喉不适,可进少量冷食或冰冻食品。

4. 用药护理

(1) 化疗药物:急性白血病患者在化疗期间,为治疗需要建议留置深静脉导管,同时也可减少患者反复穿刺的痛苦。

1) 局部反应:柔红霉素、氮芥、阿霉素、长春新碱等对组织刺激性大。多次注射会引起静脉周围组织炎症,严重者可致血管闭锁;若药液外渗则引起局部组织坏死。故使用时应注意:①合理使用血管:先远端后近端,逐步上移,四肢交替使用;刺激性、剂量大的药物宜选用大血管;强调熟练静脉穿刺技术;②避免药液外渗:输药前用生理盐水注射,确定针头在血管内后方可注入化疗药物;输注完毕再用生理盐水冲洗后才可拔针,且轻压血管数分钟止血,以防药液外渗;③处理药液外渗:疑有或已发生药液外渗时,立即停止输液,边回抽边拔针,局部滴入硫代硫酸钠(用于拮抗氮芥、丝裂霉素、放线菌素等)或 8.4% 碳酸氢钠(用于拮抗阿霉素、长春新碱等),局部冷敷后再用 25% $MgSO_4$ 湿敷,亦可用普鲁卡因局部封闭;④处理静脉炎:发生静脉炎的局部血管禁止静注及受压,使用喜疗妥等药物外敷,多做肢体活动,促进血液循环。

2) 骨髓抑制:大剂量的化疗药物可引起患者骨髓抑制,治疗存在双重效应(有助于彻底杀灭白血病细胞,但严重的骨髓抑制又可增加患者贫血、感染、出血的风险)。多数化疗药抑制骨髓至最低点的时间为用药后 7~10 天,恢复时间为之后的 5~10 天,故自化疗开始到停止化疗的 2 周内应加强预防感染和出血的措施。需反复核对药物剂量,做到准确用药。护理人员操作时注意自身防护。

3) 消化道反应:许多化疗药物会引起消化道反应,主要表现为恶心、呕吐、纳差等。患者一般首次用药反应较重,之后逐渐减轻,体质弱者症状出现较早,反应也较重。反应多出现在用药后 1~3 小时,持续数小时到 24 小时不等。护理人员应注意为患者提供安静、舒适、通风的就餐环境;饮食注意清淡、可口,少量多餐,进食前后休息一段时间;患者恶心、呕吐时暂停进食,及时清除呕吐物;必要时遵医嘱治疗前 1~2 小时给予止吐药。

4) 口腔溃疡:甲氨蝶呤、阿糖胞苷、羟基脲、阿霉素等可引起口腔溃疡。①加强口腔护理:

每天两次;②选择正确漱口液及含漱方法:口腔厌氧菌感染者,选用 1%~3% 过氧化氢溶液;真菌感染者,可选用 1%~4% 碳酸氢钠溶液、2.5% 制霉菌素溶液、1:2000 洗必泰溶液或口泰溶液;一般情况下选用生理盐水或朵贝液即可。溃疡疼痛严重的患者可在漱口液中加入 2% 利多卡因止痛,每次含漱 15~20 分钟,每日 3 次;③促进溃疡愈合:三餐后及睡前用漱口液含漱后,涂药于溃疡处,涂药后 2~3 小时方可进食或饮水。常用的药物有 1%~2% 碘甘油;碘甘油 10ml,思密达 1 包与地塞米松 5mg,调成糊状;溃疡贴膜等。

5) 肝肾功能损害:巯基嘌呤、甲氨蝶呤、门冬酰胺酶有损害肝功能的副作用,用药期间应观察患者有无黄疸,并定期监测肝功能。环磷酰胺可引起出血性膀胱炎,应保证输液量,鼓励患者多饮水。一旦患者出现血尿,应停止使用。

6) 其他:柔红霉素、阿霉素、高三尖杉酯碱类药物可引起心肌及心脏传导损害,宜缓慢滴入,用药前后应监测患者心率、心律及血压,注意复查心电图。长春新碱可引起末梢神经炎、手足麻木感,告知患者停药后可逐渐消失。

(2) 鞘内注射化疗药物:注射前协助患者采用头低抱膝侧卧位,配合医生做好穿刺点定位和局部的消毒及麻醉;注射时推药速度宜慢;拔针后,嘱患者去枕平卧 4~6 小时,注意观察有无头痛、呕吐、发热等症状。

(3) 高尿酸血症肾病的护理:详见本章"慢性粒细胞白血病的护理"。

5. 对症护理

(1) 感染及潜在感染:化疗药物不仅能杀伤白血病细胞,正常细胞同样要受到杀伤,因此患者在化疗期间容易发生感染。对成熟粒细胞绝对值≤0.5×10^9/L 时,给予保护性隔离。若患者生命体征提示有感染征象,应进行相关检查。一旦确定感染存在,遵医嘱给予抗生素。

1) 预防呼吸道感染:定期进行病室空气、地面和家具的消毒,每周 2~3 次。严格执行各项无菌操作。天气转凉时,注意保暖。减少探视,尽量避免接触上呼吸道感染者。

2) 预防口腔感染:加强口腔护理。嘱患者在晨起、餐前、餐后及睡前使用生理盐水、氯己定、口灵或朵贝液交替漱口。如已出现口腔黏膜溃疡,局部用维生素 E 或溃疡膜等涂敷,并增加漱口次数。并发真菌感染者,加用 2.5% 制霉菌素或碳酸氢钠液含漱。

3) 预防肛周感染:保持大便通畅,建立良好的排便习惯。睡前、便后用 1:5000 高锰酸钾溶液坐浴,15~20 分钟/次。

4) 预防皮肤感染:注意个人卫生,女性患者尤其注意会阴部清洁。正确处理蚊虫叮咬处,避免抓伤皮肤。进行各种侵入性穿刺,应严格进行局部皮肤消毒。

(2) 出血及潜在出血:详见本章"再生障碍性贫血的护理"。

6. 心理护理 白血病患者往往会经历震惊否认、震怒、磋商、抑郁及接受五个时期的心理反应。护理人员应根据患者所处时期,进行针对性的护理。鼓励患者表达内心的悲伤情感,并耐心倾听其诉说;告诉患者长期不良的情绪可加重病情,对康复不利;鼓励病友之间多交流,帮助患者寻求社会资源,获得更多的社会支持。

【其他相关护理诊断】

1. 预感性悲哀 与治疗效果差、死亡率高有关。

2. 营养失调:低于机体需要量 与代谢增加、高热、化疗等有关。

【中医护理概要】

1. 中医学认为本病属虚劳、血证、积聚等范畴。

2. 本病由于邪毒内侵,正气虚弱及气滞、血瘀、痰凝所致。

3. 护理上应注意保持心情愉快,劳逸适度,起居有常。另饮食宜清淡有营养,忌食辛辣刺激及肥甘厚腻之品。常食偏凉的新鲜蔬菜和水果如荠菜、乌兰、莲子、苦瓜、梨及百合等。

4. 热毒炽盛证及痰瘀互结证者,中药煎剂宜凉服;气阴两虚证者,药宜慢火久煎,空腹温服。

【健康教育】

1. 知识宣教 对于长期接触放射性核素或苯类化学物质的工作人员,必须严格遵守劳动保护制度。另外,定期监测血象。指导患者避免接触对骨髓造血系统有损害的理化因素,如电离辐射,亚硝胺类物质,染发剂、油漆以及氯霉素、保泰松及其衍生物等药物。注意保暖,避免受凉感冒;学会自测体温,经常检查口腔、咽部有无感染;注意个人卫生,少去人群拥挤的公共场所。告知患者不要使用牙签剔牙、硬毛刷刷牙及用力挖鼻等可能引起皮肤黏膜受损的行为。

2. 生活指导 指导患者保持良好的生活方式。保证充足的休息,适当进行运动,如慢跑、游泳等。同时保持乐观的情绪,对治疗充满信心。

3. 用药指导 向患者说明病情缓解后仍应坚持用药,巩固疗效,可延长患者的缓解期和生存期。

4. 饮食指导 予富含高蛋白、高热量、高维生素、清淡、少渣、易消化食物,最好选用软食,防止损伤口腔黏膜。

【结语】

急性白血病是造血干细胞的恶性克隆性疾病,发病时骨髓中异常的原始细胞和幼稚细胞大量增殖并抑制正常造血,广泛浸润肝、脾、淋巴结等各脏器,临床以贫血、出血、发热和器官及组织浸润等为特征。根据细胞形态学和细胞化学可分为急淋和急非淋。病因与发病机制迄今尚不清楚。目前主要采用对症支持治疗、多药联合化学治疗为主。化学治疗获得缓解后可及早进行造血干细胞移植。护理上主要针对化疗药的副作用采取相应措施,同时注意预防感染和出血,并给予心理关怀。

二、慢性白血病

慢性白血病(chronic leukemia,CL)按照细胞类型可分为慢性粒细胞白血病、慢性淋巴细胞白血病及慢性单核细胞白血病。我国以慢性粒细胞白血病多见,慢性淋巴细胞白血病较少见,慢性单核细胞白血病罕见,故仅介绍前两种。

(一) 慢性粒细胞白血病

慢性粒细胞白血病(chronic myeloid leukemia,CML)简称慢粒,又称慢性髓细胞白血病,是一种发生在多能造血干细胞上的恶性骨髓增生性疾病,主要涉及髓系。疾病病程发展缓慢,临床上主要表现为外周血粒细胞明显增多且不成熟,可有脾大甚至巨脾,大多因急性变而死亡。本病各年龄组均可发病,以中年最多见,且男性略多于女性。

【临床表现】

慢粒起病缓慢,早期常无自觉症状。患者常因其他疾病就诊或健康体检时才发现血象异常或脾大,而确诊。按自然病程可分为慢性期、加速期和急变期。

1. 慢性期 一般持续 1~4 年。患者表现为乏力、低热、多汗或盗汗、体重减轻等代谢亢进的症状。脾大常常最为突出,初诊时已达脐平面,甚至到盆腔;质地坚实、平滑,无压痛,患者往往感到左上腹坠胀、食后饱胀等。部分患者胸骨中下段压痛。肝脏明显肿大较为少见。白细胞增高时，可有眼底充血及出血，极度增高时甚至发生"白细胞瘀滞症"。

2. 加速期 起病后 1~4 年间 70% 慢粒患者进入加速期。患者常有发热、虚弱、体重下降，脾进行性增大，胸骨和骨骼疼痛，继而出现贫血和出血。对原来治疗有效的药物无效。

3. 急变期 加速期历时几个月到 1~2 年，进入急变期，为慢粒的终末期，其表现与急性白血病类似。急性变预后极差，如不积极治疗往往数月内死亡。

【辅助检查】

1. 慢性期

(1) 血液检查：白细胞数明显增高，可见各阶段粒细胞，嗜酸、嗜碱性粒细胞增多，有诊断意义；血小板多处于正常水平，部分患者增多；晚期血小板逐渐减少，并出现贫血。

(2) 骨髓细胞学检查：增生明显甚至极度活跃，粒红比例明显增高，其中中性中幼、晚幼及杆状核粒细胞明显增多；原始细胞 <10%；嗜酸、嗜碱性粒细胞增多；红细胞相对减少；巨核细胞正常或增多，晚期减少。

(3) 染色体检查：超过 95% 的患者血细胞中出现 Ph 染色体，即 9 号染色体长臂远端与 22 号染色体长臂易位，并形成融合基因其编码蛋白 P^{210} 导致粒细胞转化、增殖。

(4) 中性粒细胞碱性磷酸酶：活性减低或呈阴性反应。治疗有效时其活性可以恢复，疾病复发时又下降，合并细菌感染时可略升高。

(5) 血液生化：由于化疗后大量白细胞破坏，血液及尿液中的尿酸浓度增高。另外，血清乳酸脱氢酶增高。

2. 加速期 外周血或骨髓原始细胞 ≥10%，外周血嗜碱性粒细胞 >20%；血小板进行性减少或增加；Ph 染色体外又见其他染色体异常；粒 - 单系祖细胞培养，集簇增加而集落减少；骨髓活检见胶原纤维明显增生。

3. 急变期 外周血中原粒 + 早幼粒细胞 >30%；骨髓中原始细胞或原淋 + 幼淋或原单 + 幼单 >20%，原粒 + 早幼粒细胞 >50%；出现髓外原始细胞浸润。

【诊断与鉴别诊断】

慢粒诊断并不困难。凡有原因不明的持续性白细胞增高，根据典型的血象、骨髓象改变，脾大、Ph 染色体阳性，BCR-ABL 融合基因阳性即可作出诊断。值得注意的是，2%AML、5% 儿童 ALL 及 25% 成人 ALL 的 Ph 染色体阳性，应注意鉴别。

【治疗要点】

1. 化学治疗 化疗虽可使大部分慢粒患者的血象和异常体征得到控制，但中位生存期（40 个月左右）并未延长。

(1) 羟基脲(hydroxyurea, HU)：慢粒首选的化疗药物为细胞周期特异性抑制 DNA 合成的药物。药效作用迅速，但持续时间短，用药 2~3 天后白细胞数下降，停药后又很快回升。常用剂量 3g/d，分 2 次口服；白细胞减少至 20×10^9/L 时，剂量减半；白细胞降至 10×10^9/L 时，改为小剂量 0.5~1g/d 维持治疗。

(2) 白消安(busulfan, BU, 马利兰)：药效作用较慢，但持续时间长，用药 2~3 周后外周白细胞开始减少，停药后白细胞持续减少 2~4 周。始用剂量为 4~6mg/d；白细胞降至 20×10^9/L 时，暂停用药，待稳定后改用小剂量维持，每 1~3 天口服 2mg，使白细胞保持在 $(7~10) \times 10^9$/L。

(3) 其他药物：在上述药物无效时还可考虑使用阿糖胞苷、高三尖杉酯碱、靛玉红、异靛甲、二溴卫茅醇等及其他联合化疗亦有效。

2. α- 干扰素 剂量为 300 万 ~500 万 U/(m²·d),皮下或肌内注射,每周 3~7 次,须持续数月至数年不等,可使部分患者的 Ph 染色体减少。其与小剂量阿糖胞苷联合使用,可提高疗效。白细胞过高者,可在前 1~2 周加用羟基脲或小剂量的阿糖胞苷。

3. 甲磺酸伊马替尼(imatinib mesylate,IM,格列卫) 为 2- 苯胺嘧啶衍生物,能特异阻断 ATP 在 ABL 激酶上的结合位置,使酪氨酸残基不能磷酸化,从而抑制 bcr/abl 阳性细胞的增殖。疗效可达 68%~96%。

4. 异基因造血干细胞移植 见本章"造血干细胞移植的护理"。

5. 晚期治疗 见本章"急性白血病的治疗要点"。

6. 白细胞瘀滞症的紧急处理 见本章"急性白血病的治疗要点"。

【主要护理诊断 / 问题】

1. 疼痛 脾胀痛,与脾大、脾梗死有关。

2. 潜在并发症 高尿酸性肾病。

3. 感染的危险 与粒细胞减少、化疗有关。

【护理措施】

1. 病情观察 每日监测患者脾脏的大小、质地,检查有无压痛。注意观察患者有无脾栓塞或脾破裂的表现,如突感脾区疼痛,发热、多汗以致休克,脾区拒按,有明显触痛,脾区闻及摩擦音等。其他观察项目见急性白血病。

2. 起居护理 见本章"急性白血病的护理措施"。

3. 饮食护理 见本章"急性白血病的护理措施"。

4. 用药护理

(1) 常见化疗药物:见本章本节"急性白血病的护理措施"。

(2) 高尿酸血症肾病:为抑制尿酸的生成和碱化尿液,遵医嘱服用别嘌呤醇和碳酸氢钠。鼓励患者多饮水,每日饮水量在 3000ml 以上,并在化疗给药前后给予利尿剂,稀释降解产物,以减少对泌尿系统的化学刺激。注射药液后,每半小时排尿一次,持续 5 小时,临睡前应排空膀胱。

5. 对症护理 脾胀痛:嘱患者减少活动,尽量卧床休息。并采取左侧卧位,以减轻脾区的不适感。进餐、进水应少量多餐,以减轻腹胀。避免弯腰和碰撞腹部,以免脾破裂。遵医嘱行脾放射治疗,以减轻脾胀痛。另外,保持环境安静,集中护理操作,尽量减少对患者的打扰。

6. 心理护理 详见本章"急性白血病的护理措施"。

【其他相关护理诊断】

1. 活动无耐力 与虚弱、贫血有关。

2. 营养失调 低于机体需要量,与代谢亢进、化疗有关。

3. 知识缺乏 缺乏对慢粒治疗和护理的知识。

(二)慢性淋巴细胞白血病

慢性淋巴细胞白血病(chronic lymphoblastic leukemia,CLL)简称慢淋,是一种单克隆性小淋巴细胞疾病,细胞以正常或高于正常的速率复制增殖,大量积聚在骨髓、血液、淋巴结和其他器官,最终导致正常造血功能衰竭。细胞在形态学上类似成熟细胞,但免疫学上是一种不成熟的、功能不全的细胞,以 B 细胞为主。本病在欧美国家较常见,我国少见。90% 以上患者于

50 岁以后发病,男性略多于女性。

【临床表现】

1. 症状体征　慢淋起病缓慢,常无自觉症状,患者常因其他疾病就诊才被发现。早期可有乏力疲倦,随后出现食欲减退、消瘦、低热和盗汗等症状。绝大多数患者有淋巴结肿大,以颈部、腋下、腹股沟淋巴结为主。肿大的淋巴结可移动,质地坚实,无压痛。50%~70% 患者有轻至中度脾大,轻度肝大。

2. 并发症　晚期患者易发生贫血、出血、感染,与机体免疫功能减退有关。约 8% 的患者可并发自身免疫性溶血性贫血。

【辅助检查】

1. 血液检查　持续淋巴细胞增多。白细胞数 $>10 \times 10^9/L$,其中淋巴细胞占 50% 以上,且持续 4 周以上。晚期血红蛋白、血小板减少,发生溶血时贫血明显加重。

2. 骨髓细胞学检查　增生明显至极度活跃,淋巴细胞 ≥40%,以成熟淋巴细胞为主;红系、粒系及巨核系细胞均减少;发生溶血时,幼红细胞可代偿性增生。

3. 免疫学检查　约半数 60% 患者血清 γ 球蛋白减少。淋巴细胞具有单克隆性。绝大多数患者的淋巴细胞为 B 淋巴细胞,20% 患者抗人球蛋白试验阳性,晚期 T 细胞功能障碍。

4. 细胞遗传学　超过 50% 的患者染色体出现异常。部分患者存在基因突变或缺失。

【诊断】

结合患者全身淋巴结肿大且无压痛等临床表现,外周血中持续性单克隆性淋巴细胞 $>5 \times 10^9/L$,骨髓中小淋巴细胞 ≥40%,以及免疫学表面标志即可作出诊断。为选择治疗方案和判断预后,还应进一步进行临床分期。目前临床主要采用的分期标准包括 Rai 和 Binet 分期见表 6-4-4。

表 6-4-4　慢性淋巴细胞白血病的 Rai 和 Binet 分期

分期	标　准	中位数存活期
Rai 分期		
0	血和骨髓中淋巴细胞增多	>150 个月
I	0+ 淋巴结肿大	101 个月
II	I + 脾脏肿大、肝大或肝脾均大	>71 个月
III	II + 贫血(Hb<110g/L)	19 个月
IV	III+ 血小板减少(<100 × 10⁹/L)	19 个月
Binet 分期		
A	血和骨髓中淋巴细胞增多,<3 个区域的淋巴组织肿大 *	>10 年
B	血和骨髓中淋巴细胞增多,≥3 个区域的淋巴组织肿大	7 年
C	与 B 期相同外,尚有贫血(Hb:男性 <110g/L,女性 <100g/L)或血小板减少(<100 × 10⁹/L)	2 年

注:*5 个区域包括头颈部、腋下、腹股沟、脾、肝;肝、脾肿大专指体检阳性

【治疗要点】

慢淋的治疗应根据临床分期、症状和疾病活动情况而定。Rai 0~II 或 Binet A 期属于早期,患者无须治疗,定期观察即可。若出现疾病高度活动,则应开始化疗。但对于 III、IV 期或 C 期,虽为疾病进展期,若无相应表现者,也可定期观察。

1. 化学治疗　慢淋常用的化疗药物包括苯丁酸氮芥和氟达拉滨,后者的中位缓解期约为前者的 2 倍,但两者总生存期无差异。苯丁酸氮芥用药期间定期血象,以调整剂量,防止骨髓过度抑制。其他嘌呤类药物还有喷妥司汀和克拉曲宾,烷化剂还有环磷酰胺。

2. 免疫治疗　可使用单克隆抗体,如阿来组单抗和利妥昔单抗。其中利妥昔单抗可增强嘌呤类似物的抗肿瘤活性,结合氟达拉滨对慢淋的治疗疗效好于单用氟达拉滨。

3. 造血干细胞移植　缓解期,采用自体干细胞移植治疗可取得较好效果。

4. 并发症治疗　患者因低 γ 球蛋白血症、中性粒细胞缺乏及老龄极易发生感染,应积极抗感染。反复感染者可使用免疫球蛋白;并发自身免疫性溶血性贫血或血小板减少可用糖皮质激素,若无效且脾大明显时,可行脾切除。

【主要护理诊断/问题】

1. 有感染的危险　与低免疫球蛋白血症、中性粒细胞缺乏及老龄有关。

2. 活动无耐力　与贫血有关。

【护理措施】

见本章"慢性粒细胞白血病的护理措施"。

【其他相关护理诊断】

1. 损伤的危险　出血,与血小板减少有关。

2. 营养失调:低于机体需要量　与代谢亢进、化疗有关。

3. 知识缺乏　缺乏预防感染的知识。

【中医护理概要】

见本章"急性白血病"的中医护理概要"。

【健康教育】

1. 知识宣教　告知患者慢性白血病相关知识。患者应主动配合治疗,保持情绪稳定,家属多给以支持和关怀,以争取延长疾病的缓解。预防感染和出血的措施见本章本节"急性白血病"。

2. 生活指导　病情缓解后患者可工作和学习,但不可过劳。保证充足的睡眠和休息,生活要有规律,保持良好的生活方式。

3. 饮食指导　告知患者及其家属讲解饮食的重要性,由于体内白血病细胞数量多,基础代谢增加,故应提供患者高热量、高蛋白、高维生素,易消化吸收的饮食。

4. 用药指导　对长期使用 α- 干扰素和伊马替尼治疗的患者,密切关注药物的不良反应,定期复查血象、肝、肾功能,严重者需减量或暂时停药。

5. 定期复查　告知患者缓解期体内仍然有白血病细胞,应按时服药并定期门诊复查。如出现贫血加重、发热、脾大时,要及时到医院就诊。

【结语】

慢性粒细胞白血病是一种发生在早期多能造血干细胞上的恶性骨髓增生性疾病。起病缓慢,外周血粒细胞明显增多且不成熟,可有脾肿大甚至巨脾。羟基脲为治疗慢粒的首选化疗药物,待血象和体征控制后,尽早进行造血干细胞移植。对于慢性白血病,护理上主要针对脾胀痛、化疗药的应用及潜在并发症尿酸性肾病采取相应措施,同时注意预防感染和出血,并给予心理支持。

第五节 淋 巴 瘤

淋巴瘤（lymphoma）起源于淋巴结和淋巴组织，其发生大多与免疫应答过程中淋巴细胞增殖分化产生的某种免疫细胞发生恶变有关，是免疫系统的恶性肿瘤。

淋巴瘤可在身体的任何部位发生，其中以淋巴结、扁桃体、脾及骨髓最易受累。通常以实体瘤的形式生长于这些淋巴组织丰富的组织器官中。根据不同的组织病理学改变可将其分为霍奇金淋巴瘤（Hodgkin lymphoma，HL）和非霍奇金淋巴瘤（non-Hodgkin lymphoma，NHL）两大类。临床以无痛性淋巴结肿大和局部肿块为典型表现，可伴有发热、消瘦、盗汗、瘙痒等全身症状，中晚期常有肝脾肿大及各系统受浸润表现，最终出现恶病质。

全世界的淋巴瘤患者在 450 万以上。在我国，淋巴瘤也不少见。男性多于女性，经标化后总发病率男性为 1.39/10 万，女性为 0.84/10 万；发病年龄以 20~40 岁居多，约占50%；发病类型上，NHL 占多数；城市高于农村。淋巴瘤在我国所有恶性肿瘤死亡率中排第 11~13 位。

【病因与发病机制】

淋巴瘤的病因与发病机制迄今尚不清楚，但病毒学说颇受重视。

1. 病毒感染

（1）EB 病毒：与 HL 的关系极为密切。部分 HL 患者的血清中可发现高效价抗 EB 病毒抗体，淋巴结在电镜下可见 EB 病毒颗粒，在 20%HL 患者的 R-S 细胞（Reed-Sternberg 细胞）中也可找到 EB 病毒。

（2）逆转录病毒：70 年代后期，人类 T 淋巴细胞病毒Ⅰ型（HTLV-Ⅰ）被证实为成人 T 细胞白血病/淋巴瘤的病因。近年来另一种逆转录病毒 HTLV-Ⅱ也被认为与 T 细胞皮肤淋巴瘤（蕈样肉芽肿）的发病有关。

（3）丙肝病毒：合并丙肝病毒（HCV）感染的边缘区淋巴瘤，经有效治疗至 HCV RNA 转阴时，淋巴瘤可获得部分或全部缓解。

2. 免疫功能低下　宿主的免疫功能低下也会增加对淋巴瘤的易感性。遗传性或获得性免疫缺陷患者伴发淋巴瘤者较正常人多，器官移植后长期应用免疫抑制剂而发生恶性肿瘤者，其中 1/3 为淋巴瘤。干燥综合征患者淋巴瘤发病率也较一般人高。

3. 其他因素　幽门螺杆菌可能是胃黏膜相关性淋巴样组织结外边缘区淋巴瘤的病因。

【病理和分型】

淋巴瘤的典型淋巴结病理学特征为正常滤泡性结构、被膜周围组织、被膜及被膜下窦被大量异常淋巴细胞或组织细胞所破坏。

1. HL　R-S 细胞是 HL 的特点。目前普遍采用的分型方法见表 6-5-1。我国以混合细胞型最为常见，结节硬化型次之，其他各型均较少见。HL 一般从原发部位向邻近淋巴结依次转移，除结节硬化型较为固定，其他各型可以相互转化。HL 的组织学分型与预后有密切关系。

2. NHL　1982 年美国国立癌症研究所制订了关于 NHL 的国际工作分型（IWF），见表6-5-2。NHL 多原发于结外淋巴组织，还可以多中心起源，发展较为迅速，临床一旦确诊，常已播散至全身。

表 6-5-1　霍奇金淋巴瘤组织学分型（Rye 会议，1965 年）

类型	R-S 细胞	病理组织学特点	临床特点及预后
淋巴细胞为主型	少见	结节性浸润，主要为中小淋巴细胞	病变局限，预后较好
结节硬化型	明显可见，呈腔隙型	胶原纤维将浸润细胞分隔成结节	年轻发病，预后相对较好
混合细胞型	大量存在，较典型	纤维化伴局限性坏死，浸润细胞呈多样性，伴血管增生和纤维化	有播散倾向，预后较差
淋巴细胞减少型	数量不等，多形性	主要为组织细胞浸润、弥漫性纤维化及坏死	多为老年，预后最差

表 6-5-2　非霍奇金淋巴瘤的国际工作分型（IWF，1982 年）

恶性程度	病理组织学特点
低度	A. 小淋巴细胞型（可伴浆细胞样改变） B. 滤泡性小裂细胞型 C. 滤泡性小裂细胞与大细胞混合型
中度	D. 滤泡性大细胞型 E. 弥漫性小裂细胞型 F. 弥漫性小细胞与大细胞混合型 G. 弥漫性大细胞型
高度	H. 免疫母细胞型 I. 淋巴母细胞型（曲折核或非曲折核） J. 小无裂细胞型（Burkitt 或非 Burkitt 淋巴瘤）
其他	毛细胞型、皮肤 T 细胞型、组织细胞型、髓外浆细胞瘤、不能分型

2000 年 WHO 提出了淋巴组织肿瘤的分型方案。方案中不仅包含各种淋巴瘤和淋巴组织细胞白血病，而且将形态学特点及近年来应用新技术而确定的新病种也包含在内。此方案中常见的淋巴瘤亚型包括：边缘区淋巴瘤、滤泡性淋巴瘤、套细胞淋巴瘤、弥漫性大 B 细胞淋巴瘤、Burkitt 淋巴瘤、血管原始免疫细胞性 T 细胞淋巴瘤、间变性大细胞淋巴瘤、周围性 T 细胞淋巴瘤和蕈样肉芽肿 / 赛塞里综合征。

【临床表现】

HL 多见于青年，儿童少见。NHL 可见于各年龄组，随年龄的增长而发病增多，男较女多。淋巴瘤的原发部位可在淋巴结，也可在结外的淋巴组织。病变部位和范围的不同，使得两者在很多方面都不尽相同，见表 6-5-3。具体如下：

1. 症状和体征

（1）淋巴结肿大：首发症状常为无痛性、进行性颈部及锁骨上淋巴结肿大，其次是腋下、腹股沟等处的淋巴结肿大。肿大的淋巴结可以活动，也相互粘连，融合成块，触诊有软骨样的感觉，质硬无压痛，NHL、HL 均可见，以 HL 为多见。深部肿大的淋巴结可压迫邻近器官，表现出相应的压迫症状。如纵隔淋巴结肿大可致咳嗽、胸闷、气促、肺不张及上腔静脉压迫综合征等；腹膜后淋巴结肿大可压迫输尿管，引起肾盂积水等。

表 6-5-3　霍奇金与非霍奇金淋巴瘤的比较

	HL	NHL
发病情况	多见于青年,儿童少见	见于各年龄组,男性多于女性
淋巴结肿大	无痛性颈部或锁骨上淋巴结进行性肿大(60%~80%),饮酒后引起淋巴结疼痛为特点	无痛性颈部或锁骨上淋巴结进行性肿大(首发症状)但较 HL 为少
全身症状	持续性或周期性发热、盗汗、疲乏、消瘦、局部及全身皮肤瘙痒等	仅见于晚期或病变较弥散者、皮肤瘙痒少见
淋巴结外受累	病变相对局限,通常为原发部位向邻近淋巴结依次转移	发展迅速,易发生远处转移,很少局限跳跃性传播,越过邻近淋巴结向远处淋巴结转移
实验室检查	常有轻中度贫血,少数中性粒细胞增多、嗜酸性粒细胞升高、全血细胞减少骨髓涂片找到 RS 细胞,阳性率仅 3%	白细胞数多正常,伴有淋巴细胞增多多克隆球蛋白增多,少数出现单克隆 IgG 或 IgM

(2)发热:30%~40% 的 HL 患者以原因不明的持续发热为首发症状,一般以年龄稍大的男性患者多见。周期性发热(pel-ebstein 热)约见于 1/6 的 HL 患者。发热后部分患者有盗汗、疲乏及消瘦等全身症状。而 NHL 患者一般在病变较广泛时或在晚期才会出现发热、消瘦、盗汗等全身症状,且仅见于 24% 的 NHL 患者。

(3)皮肤瘙痒:全身瘙痒为 HL 的唯一全身症状,部分 HL 患者亦可发生局部皮肤瘙痒,带状疱疹,多为年轻女性患者。NHL 患者全身瘙痒很少见,较常见肿块、皮下结节、浸润性斑块等。

(4)其他:部分 HL 患者在饮酒后出现病变局部(淋巴结)疼痛,为 HL 所特有。

2. 并发症　早期多无明显并发症,晚期因病变的进展而出现感染及相应组织器官受累的并发症。NHL 较 HL 更有结外侵犯的倾向。肝受累可引起肿大和肝区疼痛,少数可发生黄疸。脾肿大一般不常见。胃肠道侵犯部位多为小肠、胃,临床上表现为食欲减退、腹痛、腹泻、肿块、肠梗阻和出血。肾损害主要表现为肾肿大、高血压、肾功能不全等。胸部以肺门及纵隔受累最多,可见肺实质浸润,胸腔积液。中枢神经病变多在疾病进展期,以累及脑膜及脊髓为主。此外,还可见骨骼、口、鼻咽等处受累。

【辅助检查】

1. 血液检查　HL 常有轻或中度贫血,且变化较早,部分患者可出现嗜酸性粒细胞增多。NHL 白细胞数多正常,淋巴细胞绝对或相对增多。骨髓被广泛浸润或存在脾功能亢进时,表现为全血细胞减少。

2. 骨髓细胞学检查　骨髓象为非特异性。发现 R-S 细胞有助于诊断并且为 HL 骨髓浸润提供依据,活检的阳性率略高于涂片法。一部分 NHL 患者的骨髓涂片中可找到淋巴瘤细胞,晚期并发急性淋巴细胞白血病时,呈现出白血病样骨髓象。

3. 其他检查　淋巴结活检进行病理切片有助于淋巴瘤的确诊和分型。免疫酶标和流式细胞仪测定淋巴瘤细胞的分化抗原可对淋巴瘤进一步分型诊断提供依据。胸部 X 线、腹部超声或胸(腹)部 CT 等可明确病变的部位和受累的范围。疾病活动期有血沉增速,血清乳酸脱氢酶升高多提示预后不良。骨骼受累时,可见血清碱性磷酸酶活力或血钙增加。中枢神经受累时脑脊液中蛋白升高。NHL可并发溶血性贫血,抗人球蛋白试验阳性。

【诊断与鉴别诊断】

1. 诊断 对慢性、进行性、无痛性淋巴结肿大应考虑本病的可能,经淋巴结活检证实即可确诊。诊断建立后还须确定病变范围,进行临床分期,以制订治疗方案及估计预后。目前,临床大多采用1970年Ann Arbor会议推荐的临床分期方案。

Ⅰ期:病变仅限于一个淋巴结区(Ⅰ)或淋巴结以外单一器官(ⅠE)。

Ⅱ期:病变累及横膈同侧两个或两个以上淋巴结区(Ⅱ),或病变局限侵犯淋巴结以外器官及横膈同侧一个以上淋巴结区(ⅡE)。

Ⅲ期:横膈上下两侧均有淋巴结病变(Ⅲ),可伴脾累及(ⅢS),结外器官局限受累(ⅢE)或两者均受累(ⅢSE)。

Ⅳ期:淋巴结以外的部位广泛侵犯,伴或不伴淋巴结肿大,如累及肺、肝及骨髓等。

累及的部位相应记录符号:E,结外;X,直径10cm以上的巨块;M,骨髓;S,脾;H,肝;O,骨骼;D,皮肤;P,胸膜;L,肺。

所有各期又可按患者有全身症状(如发热达38℃以上连续3天、盗汗及6个月内体重减轻1/10或更多)为B组,无全身症状为A组。

2. 鉴别诊断 淋巴瘤须与其他淋巴结肿大疾病相鉴别,如结核性淋巴结炎多局限于颈部两侧,可相互融合,并且与周围组织相粘连,晚期可形成窦道;而以发热为主要临床表现的淋巴瘤,须注意区别于结核病、败血症等;另外,结外淋巴瘤则须鉴别于相应器官的其他恶性肿瘤。

【治疗要点】

目前主要采用以化疗为主、化疗与放疗相结合的综合治疗。

1. 化学治疗 临床多采用联合化疗,HL的ⅠB、ⅡB和Ⅲ~Ⅳ期均以化疗为主,NHL多中心发生的倾向决定其治疗策略亦以化疗为主,两者均在必要时进行局部放疗。常用的联合化疗方案见表6-5-4。

表6-5-4 淋巴瘤常用联合化疗方案

	方案	药物
HL	MOPP	氮芥、长春新碱、丙卡巴肼、泼尼松 (如氮芥改为环磷酰胺,即为COPP方案;疗程间休息2周)
	ABVD	阿霉素、博莱霉素、长春新碱、甲氮咪胺 (疗程间休息2周)
NHL	COP	环磷酰胺、长春新碱、泼尼松
	CHOP	环磷酰胺、阿霉素、长春新碱、泼尼松
	EPOCH	依托泊苷、阿霉素、长春新碱、泼尼松、环磷酰胺
	R-HyperCVAD	利妥昔单抗、环磷酰胺、阿霉素、长春新碱、地塞米松、甲氨蝶呤、阿糖胞苷
	ESHAP	依托泊苷、甲泼尼龙、顺铂、阿糖胞苷 (用于复发淋巴瘤)

2. 放射治疗 由于淋巴瘤病变部位、转移特点和临床分期的不同,所采用的放疗方式和效果亦有所不同。HLⅠA、ⅡA期早期照射常可达根治效果。实施放疗时,除被累及的淋巴结

及肿瘤组织外,还包括可能侵及的淋巴结和组织,可采用扩大照射,如病变在膈上采用"斗篷式",照射部位包括两侧从乳突端至锁骨上下、腋下、肺门、纵隔至横膈的淋巴结;如病变在膈下采用倒"Y"字照射,包括从膈下淋巴结到腹主动脉旁、盆腔及腹股沟淋巴结,同时照射脾区。NHL多采用化疗,必要时进行局部放疗,虽对放疗敏感但易复发。放疗剂量为 30~40Gy,一个疗程为 3~4 周。

3. 生物治疗　单克隆抗体、干扰素及抗幽门螺杆菌的药物。

4. 造血干细胞移植　对 55 岁以下,重要脏器功能正常、如为缓解期短、难治易复发的侵袭性淋巴瘤、4 个 CHOP 方案能使淋巴结缩小超过 3/4 者,可考虑全淋巴结放疗("斗篷式"加上倒"Y"字式扩大照射)及大剂量联合化疗之后,进行异基因或外周造血干细胞移植,为患者延长缓解期或无病存活期。

5. 手术治疗　合并脾功能亢进且有切脾指征者,行脾切除术可提高血象,为以后化疗创造有利条件。

【主要护理诊断 / 问题】

1. 体温过高　与淋巴瘤本身或感染有关。

2. 有皮肤完整性受损的危险　与放疗引起局部皮肤烧伤有关。

【护理措施】

1. 病情观察　监测患者体温变化并详细记录。密切观察患者有无常见感染灶相关的症状或体征,如咽痛、咳嗽、咳痰、尿路刺激征、肛周疼痛等。放疗期间,经常评估患者局部皮肤情况,是否出现发红、瘙痒、灼热感以及有无渗液、水疱的形成。定期检查白细胞计数,低于 3×10^9/L 时,应及时报告医师。对于化疗的患者,须多巡视病房,注意观察穿刺血管的情况以及药物的不良反应。

2. 起居护理　避免受凉、过度疲劳,注意保暖;保持室内空气新鲜、阳光充足;少去人群拥挤的公共场所;嘱患者戒烟酒。应避免各种不良刺激,避免热水袋、冰袋的使用,沐浴水温以 37~40℃为宜;不使用如胶布、酒精、肥皂等刺激性的化学物品;日常使用的毛巾及内衣应柔软,宽松;护理放射区局部皮肤时,动作应轻柔;保持局部皮肤清洁干燥;外出活动时避免直接日照。

3. 饮食护理　给予高蛋白、高维生素、高热量饮食,补充体内消耗,增强机体抵抗力。尽量选用易消化的软食或半流质饮食,对于口腔及咽喉部溃疡疼痛者,进清淡的流质饮食如牛奶、麦片粥等。饮食注意多样化,准备一些患者喜爱的饭菜,避免辛辣刺激及生冷食物,恶心、呕吐的患者,遵医嘱服用止吐药,并指导其进行深呼吸和有意识吞咽,减轻恶心症状。便秘的患者,增加蔬菜、水果等粗纤维食物的摄入。鼓励患者多饮水,必要时遵医嘱给予静脉补液,以维持水和电解质平衡,促进毒素排出。

4. 用药护理　严格遵医嘱使用化疗药物。不同的化疗药物的不良反应及护理有所不同,见本章第四节"急性白血病的护理措施"。

5. 对症护理

(1) 发热:维持室温在 20~24℃,相对湿度 55%~60%。体温超过 39℃,应先给予物理降温,如采用冰敷或酒精擦浴,必要时遵医嘱给予药物降温。退热期应注意皮肤清洁干燥,及时更换衣物、床单、被单,防止患者受凉,并注意患者降温后有无虚脱的表现。

(2) 皮肤:局部皮肤有发红、痒感时,及早涂油膏保护皮肤。如局部皮肤表现为灼痛的干反应,可给予 0.2% 薄荷淀粉或氢化可的松软膏外涂;若出现局部皮肤刺痒、渗液、水疱的湿反应,可用 2% 甲紫、冰片蛋清、氢化可的松软膏外涂,也可用硼酸软膏外敷后加压包扎 1~2 天,待渗液吸收后暴露局部;如局部皮肤出现溃疡坏死,应进行全身抗感染治疗,局部外科清创、植皮。

(3) 预防感染或潜在感染:接受放、化疗后,患者免疫功能处于极度抑制状态,易并发感染,一旦发生感染,难以控制。故护理人员应精心护理,预防患者感染。如患者出现体温增高,提示存在感染,应确定感染的部位给予相应的护理。

1) 预防呼吸道感染　定期进行病室空气、地面和家具的消毒,每周 2~3 次。严格执行各项无菌操作。天气转凉时,注意保暖。减少探视,尽量避免接触上呼吸道感染者。患者粒细胞绝对值 $\leq 0.5 \times 10^9 / L$ 时,给予保护性隔离。

2) 预防口腔感染　加强口腔护理。嘱患者在晨起、餐前、餐后及睡前使用生理盐水、氯己定、口灵或朵贝液交替漱口。如已出现口腔黏膜溃疡,局部用维生素 E 或溃疡膜等涂敷,并增加漱口次数。并发真菌感染者,加用 2.5% 制霉菌素或碳酸氢钠液含漱。

3) 预防肛周感染　保持大便通畅,建立良好的排便习惯。睡前、便后用 1:5000 高锰酸钾溶液坐浴,15~20 分钟 / 次。

4) 预防皮肤感染　注意个人卫生,女性患者尤其注意会阴部清洁。正确处理蚊虫叮咬处,避免抓伤皮肤。进行各种侵入性穿刺,应严格进行局部皮肤消毒。

6. 心理护理　关心体贴患者,耐心与其交谈。尽快帮助患者从过激的心理反应中脱离出来,保持较好的精神状态;了解患者对本病的认识和心中的顾虑,及时给予适当的说明和解释;鼓励患者多听音乐、看书等,以分散其对疾病的注意力。

【其他相关护理诊断】

1. 营养失调:低于机体需要量　与肿瘤消耗或放、化疗有关。

2. 预感性悲哀　与治疗效果差或淋巴瘤复发有关。

【中医护理概要】

1. 本病属于中医石疽、阴疽等范畴。

2. 本病由于脏腑功能失调,痰由内生,或外感毒邪,痰毒瘀积,日积月累形成癌瘤,癌瘤日久,则致元气衰败,气血亏虚。

3. 轻症者可选择太极拳、练静功及八段锦等项目锻炼,增强抵抗力。

4. 注意调畅情志,保持情绪稳定,避免忿怒与忧郁。

5. 忌辛辣刺激之品,以免助火生痰。

6. 中药汤剂一般宜温服,丸剂宜在饭后,温开水送服。注意观察用药后反应。

【健康教育】

1. 知识宣教　处于治疗期患者及家属,为其详细讲解有关疾病的知识,鼓励其定期来院接受放、化疗,完成治疗方案。

2. 饮食指导　嘱患者戒烟酒,避免进食不易消化的油炸食品和容易产气的食物,忌生冷和油腻食物。

3. 生活指导　指导患者生活起居应有规律,早期患者可适当活动,有发热、明显浸润症状时应卧床休息,以减少机体的消耗;避免受凉、过度疲劳,注意保暖;保持室内空气新鲜、阳光充足;少去人群拥挤的公共场所;嘱患者戒烟酒。

4. 心理指导 告知患者及家属淋巴瘤的治疗已取得了很大进步,帮助患者及家属树立战胜疾病的信心。向家属说明淋巴瘤的治疗是一个长期的过程,给予患者强大的心理和物质支持,对治疗效果有极大的帮助。

5. 定期随访 缓解期患者应注意定期随访和自我监测,若有身体不适,如发热、盗汗、腹痛、腹泻、皮肤瘙痒等,或发现肿块,应及早就诊。

【结语】

淋巴瘤起源于淋巴结和淋巴组织,其发生大多与免疫应答过程中淋巴细胞增殖分化产生的某种免疫细胞发生恶变有关,是免疫系统的恶性肿瘤,病因与发病机制迄今尚不清楚。可分为霍奇金淋巴瘤和非霍奇金淋巴瘤两大类。临床以无痛性淋巴结肿大和局部肿块为典型表现,可伴有发热、疼痛等全身症状,中晚期常有肝脾肿大及各系统受浸润表现,最终出现恶病质。目前主要采用以化疗为主、化疗与放疗相结合的综合治疗。护理时注意监测体温变化及化疗药物的不良反应,并予放疗患者局部皮肤相应的护理。此外,注意患者的心理变化,多关心患者。

血液系统病案分析

入院时一般资料:

患者,张某,女性,32岁,职员。

病史:

主诉:反复头晕、心慌7年多,加重一年。

现病史:患者7年前开始感头晕、头部空虚,久蹲直立时眼前发黑,乏力,说话气短。近1年来病情加重,头晕、气短,吞咽时胸内烧灼感,不能坚持工作。自初潮起,经行规律,但经期延长,经量较多,近一年来量又有所增加。

既往史:无。

家族史:无。

过敏史:无。

体格检查:

T:37.2℃,P:75次/分,R:18次/分,BP:110/75mmHg。发育正常,中度贫血貌,皮肤及黏膜无出血,心律齐,双肺呼吸音清晰,未闻及明显干湿啰音,腹部平软,无压痛,肝脾肋下未触及,双下肢无水肿,双手指甲平坦,并呈浅凹形,手无震颤,神经系统检查无异常。妇科检子宫附件、位置正常。

辅助检查:

血象:WBC 8.7×10⁹/L,Hb:80g/L,RBC:3.25×10⁹/L,HCT:22.1%,MCV:77.4fl,MCHC29.4%,网织红细胞0.9%,PLT 310×10⁹/L;

血清铁:8.1μmol/L,血清铁蛋白9μg/L,转铁蛋白饱和度10%;

红细胞:形态体积小,中心淡染区增大;

骨髓象:增生明显活跃,粒:红系28.4%,中、晚幼红细胞为主;

尿常规(-),便常规(-),潜血(-)。

问题:

1. 该患者最可能的疾病是什么?

2. 目前针对该患者的治疗原则应为?

病情发展:患者入院积极治疗。在服用药物的过程中,患者主诉排出黑色大便,不断向护士询问原因。

3. 该患者饮食护理措施有哪些?

病情发展:经过一段时间的治疗,患者复查血象时 Hb 已恢复正常,但医生仍让患者继续服药,患者表示不解,前来询问护士。

4. 让患者继续服药的原因是什么以及还需坚持服药的时间是多长? 为什么?

学习小结

1. 学习内容

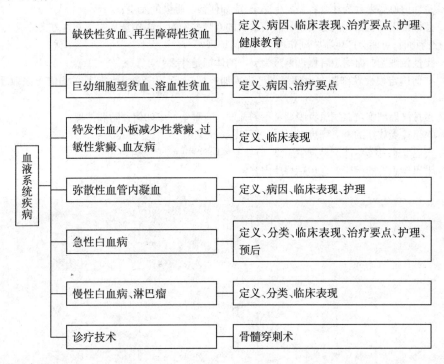

2. 学习方法

本章要结合血液系统临床病例和临床实践,对各种贫血、出血性疾病、各类白血病、各类淋巴瘤采用比较法进行学习;对诊疗技术的学习采用演示法和视频学习法来掌握本系统常见操作技能。

（池建淮　周　芬　董晓红）

复习思考题

1. 日常生活中多摄入哪些食物有助于改善缺铁性贫血?

2. 促进和干扰铁剂吸收的因素有哪些?

3. 注射铁剂后可发生哪些不良反应? 如何预防?

4. 哪些人群容易发生巨幼细胞性贫血?

5. 如何做好巨幼细胞性贫血健康宣教?

6. 急性再障的患者和慢性再障患者在病情观察内容上有什么区别?

7. 比较鉴别缺铁性贫血、再生障碍性贫血、巨幼细胞性贫血和溶血性贫血四种类型的异同点。

8. 为什么 G-6-PD 缺乏者禁食蚕豆?

9. 给溶血性贫血患者输血应注意哪些内容?

10. ITP 患者如需行脾切除术,有哪些适应证?

11. 叙述预防特发性血小板减少性紫癜患者继发感染的具体措施。

12. 过敏性紫癜的护理要点包括哪些?

13. 如何观察过敏性紫癜患者有无出血征象?

14. 简述血友病的治疗要点。

15. 列出血友病的主要护理诊断及护理措施。

16. 如何降低血友病的发生率?

17. 预防和减少 DIC 患者出血的护理措施有哪些?

18. DIC 的常见病因是什么?

19. 急性白血病患者骨髓抑制都有哪些临床表现? 产生的原因分别是什么?

20. 急性白血病患者为什么容易发生感染,应如何预防感染的发生?

21. 急性淋巴细胞白血病患者诱导缓解的目的有哪些? 对于采用诱导缓解基本方案的成人和儿童,使用化疗药物时,可能会产生哪些副作用? 应如何护理?

22. 慢性粒细胞白血病患者慢性期最为突出的体征是什么?

23. 如何确定慢性粒细胞白血病患者已进入加速期,对于已经进入加速期的患者可采取哪些护理措施?

24. 慢性淋巴细胞白血病患者晚期常见的并发症有哪些? 应如何预防和护理?

25. 对于接受放疗的淋巴瘤患者,如何进行皮肤护理?

26. 淋巴瘤患者哪些部位易发生感染,应如何预防这些感染的发生?

27. 淋巴瘤患者的健康教育包括哪些内容?

第七章　内分泌代谢性疾病患者的护理

学习目的

1. 通过对甲状腺激素作用的学习理解甲状腺疾病的病因、临床表现,为预防甲状腺病提供理论依据和实践指导。通过对甲状腺功能亢进病因、临床表现、治疗原则、用药等内容的学习,为护理措施特别是饮食护理、用药护理、心理护理提供理论依据和实践指导。

2. 通过对皮质醇增多症病因、临床表现的学习,为观察病情、对症护理提供依据。

3. 通过对糖尿病分类、病因、临床表现的学习,为临床护理观察病情、判断病势、控制并发症提供依据;通过对糖尿病治疗原则、治疗方法的学习,指导患者正确饮食控制、体育锻炼。通过学习胰岛素治疗,指导患者掌握胰岛素注射方法。

4. 通过对痛风的病因、临床表现、治疗的学习,为疾病的饮食、药物护理提供指导。

5. 通过对骨质疏松的病因、临床表现、用药的学习,指导患者的用药、护理及预防。

学习要点

甲状腺功能亢进的定义、病因、临床表现、治疗原则、护理;糖尿病的定义、分类、病因、临床表现、饮食护理、胰岛素治疗的护理、用药护理;痛风的定义、临床表现、治疗、护理;骨质疏松症的护理、预防。

第一节　内分泌代谢性疾病及护理概述

现代社会,内分泌代谢性疾病相当常见,如垂体瘤约占颅内肿瘤的15%,甲状腺功能亢进更为多见,尤其是女性,我国患病率报告为1.2%,主要表现为内分泌腺体功能的亢进或减退。在新陈代谢的合成和分解代谢过程中,中间代谢某一环节出现障碍,则引起代谢性疾病。代谢性疾病尤其与营养、饮食习惯有关,在人们营养水平提高后,疾病谱已经发生变化。本章内分泌疾病重点介绍甲状腺功能亢进和皮质醇增多症,代谢性疾病重点介绍糖尿病、痛风和骨质疏松症。

【内分泌系统的组成和功能】

内分泌系统由内分泌腺和分布于全身各组织中的激素分泌细胞以及它们所分泌的激素组成。人体的内分泌腺主要包括:下丘脑、垂体、甲状腺、胰岛、性腺、肾上腺、甲状旁腺。其分泌的激素作用于局部、邻近组织或远处的靶细胞,对人体的代谢过程、脏器功能、生长发育、生殖与衰老等进行调节,以维持内环境的稳定。

下丘脑分泌的促激素有:促甲状腺激素释放激素(TRH)、促性腺激素释放激素(GnRH)、促肾上腺皮质激素释放激素(CRH)、生长激素释放激素(GHRH)、催乳素释放因子(PRF)、黑色素细胞刺激素释放因子(MRF)。下丘脑释放的抑制激素有:生长激素释放抑制激素(GHRIH)、催乳素释放抑制因子(PIF)、促黑色素细胞激素释放抑制因子(MIF)。这些激素的作用主要是促进或抑制垂体相应促激素的合成与释放,间接调节各有关靶腺的功能活动。

垂体分为腺垂体和神经垂体。腺垂体分泌促甲状腺激素（TSH）、促肾上腺皮质激素（ACTH）、黄体生成激素（LH）、卵泡刺激素（FSH）、生长激素（GH）、催乳素（PRL）、促黑色素细胞激素（MSH），这些激素主要作用于各靶腺的功能活动。神经垂体贮藏下丘脑分泌的抗利尿激素（ADH）和催产素（OXT），身体需要时释放入血。ADH 控制肾脏排尿量，升高血压；OXT 促进子宫收缩，有助于分娩。

甲状腺合成与分泌甲状腺素（T_4）、三碘甲状腺原氨酸（T_3）。具有促进物质和能量代谢以及促进生长发育的作用。

甲状旁腺分泌甲状旁腺激素（PTH）。主要调节钙、磷代谢。

胰岛分泌胰岛素和胰高血糖素。主要调节人体的合成代谢和分解代谢，是维持血糖稳定的主要激素。

肾上腺分肾上腺皮质和髓质两部分。肾上腺皮质分泌糖皮质激素（主要为皮质醇）、盐皮质激素（主要为醛固酮）、性激素（小量雄激素及微量雌激素）。皮质醇参与物质代谢，促进蛋白质及脂肪分解，并有抑制免疫、抗炎、抗过敏、抗病毒和抗休克作用。醛固酮促进肾远曲小管和集合管重吸收钠、水和排出钾。肾上腺髓质分泌肾上腺素和去甲肾上腺素。

男性性腺为睾丸，主要分泌雄激素；女性性腺为卵巢，主要分泌雌激素和孕激素。

【内分泌系统功能的调节】

1. 神经和内分泌系统的相互调节　内分泌系统直接由下丘脑所控制，下丘脑含有重要的神经核，具有神经分泌细胞的功能，可以合成、释放激素和抑制激素，通过垂体门脉系统进入腺垂体，调节腺垂体各种激素的合成和分泌。下丘脑是联系神经系统和内分泌系统的枢纽，也受中枢神经系统其他各部位的调整。

内分泌系统对中枢神经系统包括下丘脑也有直接调节其功能的作用，一种激素可作用于多个部位，而多种激素也可作用在同一器官组织，包括神经组织，从而发挥不同作用。

2. 内分泌系统的反馈调节　下丘脑、垂体与靶腺（甲状腺、肾上腺皮质和性腺）之间存在反馈调节，包括正反馈和负反馈调节。如 CRH 刺激垂体分泌 ACTH，ACTH 水平增高使肾上腺皮质分泌皮质醇，而升高的皮质醇反过来作用于下丘脑，抑制 CRH 的分泌。这种先兴奋后抑制达到相互制约保持平衡的机制，称为负反馈。但在月经周期中还有正反馈调节，如促卵泡素刺激卵巢使卵泡生长，通过分泌雌二醇，它不仅使促卵泡素分泌增加，而且还可促进黄体生成素及其受体数量增加，以便达到共同兴奋，促进排卵和黄体形成，这是为完成一定生理功能所必须的。反馈控制是内分泌系统的主要调节机制，使较远的腺体之间相互联系，彼此配合，保持机体内环境的稳定，并克服各种病理状态。

3. 免疫系统和内分泌功能　内分泌、免疫和神经三个系统之间可通过相同的肽类激素和共有的受体相互作用，形成一个完整的调节环路。神经内分泌系统对机体免疫有调节作用，淋巴细胞膜表面有多种神经递质或激素的受体，神经内分泌系统通过其递质或激素与淋巴细胞膜表面受体结合介导免疫系统的调节。

免疫系统在接受神经内分泌系统调节的同时，亦有反向调节作用。神经内分泌细胞膜上有免疫反应产物如白细胞介素、胸腺肽等细胞因子的受体，免疫系统也可通过细胞因子对神经内分泌系统的功能产生影响。

内分泌系统不但调控正常的免疫反应，在自身免疫反应中也起作用。自身免疫疾病用肾上腺皮质激素治疗有效,也说明内分泌激素与自身免疫疾病的发病有关。

【影响内分泌系统疾病的主要相关因素】

1. 感染和炎症　如病毒、细菌、真菌等引起的脑炎、脑膜炎等损伤下丘脑和垂体,引起功能减退。

2. 遗传因素　例如甲状腺功能亢进有明显的遗传倾向。

3. 腺体病变　腺体增生、肿瘤、浸润性病变;腺体的手术、放疗和创伤等可直接破坏腺体导致功能减退或亢进。

4. 自身免疫功能紊乱　自身免疫功能紊乱使内分泌腺破坏,出现内分泌功能增强或降低。

5. 精神创伤应激　内分泌功能与情绪、精神状态密切相关,当遭受重大创伤,可引起激素分泌过度出现激素水平增高产生对机体的损害。

6. 营养障碍　在人体特殊的生长发育期如青春期、妊娠等特殊时期也会影响内分泌功能。糖代谢、蛋白质代谢、脂代谢紊乱都会影响内分泌功能出现内分泌疾病。

7. 激素的敏感性缺陷　表现为对激素发生抵抗,主要有膜或受体和(或)受体后信号转导缺陷,使激素不能发挥正常作用。临床大多表现功能减退或正常。糖尿病肥胖者往往有胰岛素抵抗现象。

【护理评估】

1. 病史

(1) 患病及治疗经过:①起病情况:起病时间、发病原因、缓急、诱因,如有无精神刺激、饮食异常等;②主要症状:目前最突出的表现及就诊的主要原因,如有无排泄异常,体力减退等;症状持续时间、程度以及加重或缓解因素;③发病过程:患者自患病以来至今病情的发展与演变;④伴随情况:自患病以来有无其他不适即伴随症状,有无失眠、嗜睡、记忆力下降、注意力不集中,有无畏寒、四肢感觉异常或麻痹等;⑤诊疗经过:患者自发病以来的所接受的检查及结果、用药的种类、剂量、用法、效果等;⑥目前状况:目前主要不适及病情变化、患者一般状态。

(2) 心理社会评估:①疾病知识:患者对疾病的严重性、预后及防治知识的了解程度;②心理状况:患者的性格、精神状态。有无焦虑、抑郁等负性情绪及其程度。疾病本身常伴有精神兴奋、情绪不稳定、易怒或淡漠、抑郁等,而慢性病程和长期治疗又常可引起焦虑性格改变、应对能力下降、自我概念紊乱等心理社会功能失调,所以患者心理状况的评估至关重要;③社会支持系统:其家庭主要成员的经济状况及文化背景,对患者所患疾病认识程度,关怀和支持程度;医疗费用来源或支付方式;出院后继续就医的条件等。

(3) 生活史:生活史中某些因素与内分泌代谢性疾病的发病关系密切,特别应注意询问情绪变化、生活习惯、饮食习惯、居住环境等。有无烟酒嗜好、程度。日常生活方式是否规律、健康;平时有无特殊的食物喜好或禁忌,有无食物过敏等。家族中是否存在传染病及遗传病史。

2. 常见症状和体征

(1) 身体外形的改变:主要包括毛发、皮肤、面容、体型等变化。

女性肾上腺或性腺分泌雄激素过多可有体毛增加及头发减少;毛发变细见于皮质醇增多症、甲状腺功能减退或腺垂体功能减退症。Ⅰ型糖尿病、甲状腺功能亢进患者可出现消瘦，Ⅱ型糖尿病患者可出现肥胖；皮质醇增多症可出现向心性肥胖、皮肤紫纹、满月脸、水牛背等。甲状腺肿大颈部明显增粗，甲亢时可有眼球突出表现。

(2) 性功能异常：性功能异常是指生殖器官发育迟缓或发育过早，性欲减退或丧失，女性月经紊乱、溢乳、闭经或不孕，男性阳痿。通过评估婚姻状况及生育情况可了解有无性功能异常问题。

(3) 进食或营养异常：多种内分泌代谢性疾病可有进食或营养异常，可表现为食欲亢进或减退、营养不良或肥胖。如甲状腺功能亢进表现吃的多而消瘦；皮质醇增多症表现向心性肥胖等。

知识链接 📎

中国成年人肥胖判断标准

体重指数是目前国际上常用的衡量人体肥胖程度的指标，体重指数(BMI)= 体重(kg)/ 身高(cm)，2003 年 4 月，卫生部疾病控制司公布的"中国成年人超重和肥胖症预防控制指南(试用)"的标准：BMI ≥24.0 为超重；≥28.0 为肥胖。也可用标准体重简易计算，标准体重(kg)= 身高(cm) −105。一般把体重超过标准体重的 11%~20% 以下称为轻度肥胖；超过 21%~30% 称为中度肥胖；超过 31% 以上称为重度肥胖；超过 50% 以上称为极度肥胖。把体重低于标准体重的 11%~20% 以下称为轻度消瘦；低于 21%~30% 称为中度消瘦；低于 31% 以上称为重度消瘦；低于 50% 以上称为极度消瘦。

---

(4) 疲乏或兴奋：是非特异性症状也是内分泌代谢性疾病的常见伴随症状。由于激素水平异常导致疲乏或兴奋。疲乏常表现为一种无法抵御的持续的精力衰竭感，以及体力和脑力的下降。如伴有体重减轻的衰弱和疲劳的患者，常见于肾上腺皮质功能减退、糖尿病、甲状腺功能减退等。兴奋表现为好管闲事，多言多语，睡眠减少。兴奋过后常表现疲乏，见于甲状腺功能亢进。

(5) 排泄功能异常：肠蠕动减弱或增强往往与激素分泌水平有关。如甲状腺功能减退肠蠕动功能减弱可有便秘。甲状腺功能亢进肠蠕动功能增强可有腹泻。

(6) 骨痛和自发性骨折：骨痛为代谢性骨病的常见症状，严重者常发生自发性骨折，或轻微外伤即引起骨折。甲状旁腺功能亢进常伴骨质疏松症。

3. 辅助检查

(1) 功能检查：血钾、钠、氯、钙、磷、血糖和血脂浓度的检查可判断患者有无内分泌代谢性疾病引起的水电解质和代谢紊乱；葡萄糖耐量试验可发现糖尿病或其他继发性高血糖；血气分析可了解患者有无酸碱紊乱。

(2) 血中激素浓度测定：游离 T_3、T_4，生长激素(GH)、促甲状腺激素(TSH)、催乳素(PRL)、促肾上腺皮质激素(ACTH)、卵泡刺激素(FSH)、黄体生成素(LH)、胰岛素、C 肽、皮质醇、醛固酮等测定。主要了解相应内分泌腺的功能。

(3) 尿中激素浓度及其代谢产物排泄量测定：如 24 小时尿 17-羟和17-酮皮质类固醇、游离皮质醇、醛固酮、3- 甲氧基 -4- 羟基苦杏仁酸(VMA)等。可判断肾上腺皮质功能，留取 24 小时尿标本务必在清洁容器中加入浓盐酸防腐。

(4) 内分泌动态功能试验：如 ACTH、TSH、TRH 及 LRH 兴奋试验，可判断内分泌腺的功能及其贮备能力。地塞米松抑制试验可鉴别各种肾上腺皮质功能亢进症，T_3 抑制试验可了解甲状腺功能。

(5) 放射性同位素检查：如甲状腺摄 ^{131}I 碘试验。

(6) 骨密度检测：判断有无骨质疏松。

(7) 定位检查：同位素扫描，如甲状腺、肾上腺扫描；影像学检查，如蝶鞍平片和分层摄影可发现占位病变。CT 及 MRI 检查对垂体、肾上腺疾病的诊断有很大帮助；B 超检查对肾上腺、甲状腺肿瘤探查也有帮助。

(8) 病因检查：组织病理鉴定、细胞染色体鉴定、免疫学鉴定有助于内分泌疾病病因的分析。

【护理诊断 / 问题】

1. 营养失调：高于或低于机体需要量　与机体营养或代谢紊乱有关。

2. 焦虑　与甲状腺激素水平增高或疾病加重有关。

3. 活动无耐力　与低氧血症、营养不良有关。

4. 性功能障碍　与性激素分泌不足有关。

5. 受伤的危险　与骨质疏松或浸润性突眼有关。

6. 自我形象紊乱　与疾病引起身体外形改变等因素有关。

7. 潜在并发症：甲亢危象、糖尿病酮症酸中毒、糖尿病高渗性昏迷等。

【护理措施】

1. 病情观察

(1) 观察患者生命体征、外形改变和饮食、营养情况变化，做好记录。

(2) 注意观察患者内分泌系统的症状体征，外形方面应注意观察患者的体型、面容、毛发、皮肤变化特征。观察患者有无肥胖、消瘦，有无满月脸及痤疮，有无皮肤菲薄或紫纹，有无多毛或毛发稀疏干枯等，有无突眼体征。如有甲状腺肿大，则注意其大小、质地、表面情况，有无血管震颤和杂音。

(3) 了解患者实验室检查的情况，发现异常及时报告医师。

2. 起居护理

(1) 病室及居住环境　居住环境应整洁、安静和舒适。阳光充足、空气新鲜、定时通风，但避免对流以免患者受凉。免疫系统功能紊乱者抵抗力差，因此环境要温暖，防寒防潮，避免上呼吸道感染。

(2) 休息与活动　保证足够的睡眠，劳逸结合，避免劳累。

3. 饮食护理

(1) 向患者及家属宣传饮食与健康的关系，争取患者及家属的主动配合。

(2) 根据病情合理搭配。单纯性消瘦的患者鼓励多进高蛋白、高热量、高脂肪、高维生素饮食；继发性消瘦的患者根据原发病来制定饮食计划，如糖尿病患者低糖、低脂、高蛋白、高纤维饮食；甲亢患者应给予高蛋白、高热量、高维生素饮食；注意少量多餐，避免暴饮暴食，避免产气的食物。

(3) 调配好食物的色、香、味，尽量安排多样化饮食，提供其喜爱吃的食物，创造清洁、舒适、愉快的进餐环境。

(4) 鼓励患者足量饮水，补充因发热而缺失的水和盐，加快毒素排泄和热量散发。儿童、心肾功能不全患者必须根据病情限制其液体及钠的摄入量。

4. 用药护理　遵医嘱合理使用各种激素类药物，正确指导患者服用激素，告知患者所用药物的名称、作用、剂量和服用方法。激素给药时间宜模仿其分泌周期安排在上午8

点前和下午 2 点前;激素必须规律用药,不可随便减量、中断;在感染、外伤等应激情况下应增加剂量。注意观察患者激素过量或不足的表现,以便及时就医调整剂量。

服用碘剂时,应掌握准确剂量,并观察中毒及过敏反应。服用抗甲状腺药物时应警惕粒细胞缺乏症,定期复查血象。

遵医嘱口服降糖药要定时、定量,不可随意加减剂量。注意监测血糖,防止低血糖反应。

5. 对症护理

(1) 形象改变

1) 病情观察:观察患者形象的变化,如肥胖、消瘦、满月脸、痤疮等以及变化程度,了解患者及家属的社会心理反应。

2) 教会患者改善个体形象的方法:如身材过长、矮小和肥胖的患者可选择合体的衣着;毛发脱落的患者可戴帽子;甲亢突眼患者外出可戴有色眼镜,既美观又可保护眼睛免受刺激。

3) 建立良好的家庭关系、人际关系:鼓励家属主动与患者沟通,患者之间相互表达内心的感受。转移患者注意力,忽略不影响生活的外形改变。做好自我心理调试。

(2) 疲乏

1) 评估患者的活动耐力状况,并根据其耐力状况指导患者进行适当的功能锻炼,与患者一起制定活动计划。

2) 指导患者在活动前充分休息。劳逸结合,避免疲劳。

3) 把患者经常使用的物品放在易取处,鼓励患者在其耐力范围内生活自理。

(3) 排泄功能异常

1) 饮食护理:腹泻患者给予营养丰富、易消化饮食,减少纤维素的摄入,避免吃生、冷或不能耐受的食物。便秘患者给予高蛋白、高维生素、低钠、低脂肪饮食,细嚼慢咽,少量多餐,进粗纤维食物,每天进足够的水分,以保持大便的通畅。

2) 腹泻患者密切观察大便的性质、量、次数并准确记录。遵医嘱补液并给予止泻剂。注意肛周皮肤护理。

3) 便秘患者指导其每天定时排便,养成规律排便的习惯,并为卧床患者创造良好的排便环境。必要时遵医嘱给予轻泻剂,并观察大便的次数、性质、量的改变。

(4) 危重急症

1) 甲亢危象:观察甲亢危象的临床表现,避免引起甲亢危象的诱因,防止精神刺激。定时测量患者生命体征的变化,若患者原有症状加重,体温升高,心率增高达 120 次 / 分以上,焦虑不安、大汗淋漓、厌食、恶心、呕吐、腹泻及严重乏力要警惕甲状腺危象的发生,应立即与医生联系。保持病室环境安静,严格按规定的时间和剂量给予抢救药物。

2) 糖尿病酮症酸中毒:严密观察患者生命体征的变化并记录液体出入量。在原有糖尿病基础上出现显著软弱无力、极度口渴、尿量增多伴纳差、呕吐、头痛及意识改变时,应警惕酮症酸中毒的发生。一旦发生,应准确执行医嘱,确保液体和胰岛素的输入,胰岛素的用量必须准确和及时;患者应绝对卧床休息,注意保暖,昏迷患者按昏迷护理。在输液和胰岛素治疗过程中,需 1~2 小时留标本送检尿糖、血糖、尿酮、血酮、血钾、血钠、二氧化碳结合力。

3）低血糖：低血糖发生时患者常有饥饿感，伴软弱无力、出汗、恶心、心悸、面色苍白，重者可昏迷；睡眠中发生低血糖时，患者可突然觉醒，皮肤潮湿多汗。紧急处理包括进食含糖食物，如方糖、饼干、果汁、含糖饮料等，一般15分钟后可很快缓解；必要时，可静脉注射50%葡萄糖40~60ml。

6. 心理护理　内分泌疾病患者比较敏感、多疑，应为新入院的患者详细介绍环境，多关心鼓励患者，尽快消除患者的陌生感，减轻患者对住院的恐惧。

护士应多与患者交谈，鼓励患者以各种方式表达形体改变所致的心理感受，了解患者对有关治疗预后的真实想法；确定患者对自身改变的了解程度及这些改变对其生活方式的影响，接受患者交谈中所呈现的焦虑，使患者在表达感受的同时获得心理上的支持。给予患者减轻心理负担的言语性和非言语性安慰。指导患者使用放松技术。鼓励患者听慢节奏、轻松愉快的音乐。鼓励患者参加正常的社会交往活动。鼓励家属参与患者的生活护理。

第二节　甲状腺疾病

一、甲状腺功能亢进症

甲状腺功能亢进症（hyperthyroidism）简称甲亢，是指由多种病因导致的甲状腺功能增强，从而分泌甲状腺激素（TH）过多所致的临床综合征。其特征有甲状腺肿大、眼征、基础代谢率增加和自主神经系统功能失常。各种病因所致的甲亢中，以Graves病最多见。

Graves病（简称GD）又称毒性弥漫性甲状腺肿或Basedow病，是一种伴TH分泌增多的器官特异性自身免疫病。临床表现除甲状腺肿大和高代谢综合征外，尚有突眼以及较少见的胫前黏液性水肿或指端粗厚等。

GD是甲状腺功能亢进症的最常见病因，约占全部甲亢的80%~85%。西方国家报告本病的患病率为1.1%~1.6%，我国学者报告是1.2%，女性显著高发（女∶男 =4~6∶1），高发年龄为20~50岁。

【病因与发病机制】

1. 病因　目前公认本病的发生与自身免疫有关，属于器官特异性自身免疫病。

（1）遗传因素：本病有显著的遗传倾向，目前发现它与组织相容性复合体（MHC）基因相关。

（2）自身免疫：GD患者的血清中存在针对甲状腺细胞TSH受体的特异性自身抗体。

（3）环境、精神、感染因素：环境因素可能参与了GD的发生，如细菌感染、性激素、应激等都对本病的发生和发展有影响。

2. 发病机制　各种因素导致甲状腺激素分泌过多出现一系列相应症状。

（1）甲状腺激素作用：①促进新陈代谢：使绝大多数组织耗氧量加大，产热增加；②调节蛋白质、脂肪和糖代谢：甲状腺功能正常时，促进蛋白质和肝与肌肉糖原的合成。但甲状腺激素分泌过多时，反而使糖原与蛋白质特别是骨骼肌的蛋白质大量分解，表现为消瘦乏力、血糖升高；③促进生长发育：尤其对婴儿期长骨、脑和生殖器官的发育生长至关重要，此时缺乏甲状腺激素则会患呆小症；④提高中枢神经系统的兴奋性。此外，还有加强和调控其他激素的作用及加快心率、加强心肌收缩力和增加心输出量等作用。

(2) 自身抗体存在:称为 TSH 受体抗体(TSH receptor antibodies,TRAb),TSAb 与 TSH 受体结合,激活腺苷酸环化酶信号系统,导致甲状腺细胞增生和甲状腺激素合成、分泌增加。

Graves 眼病是本病的表现之一。其病理基础是在眶后组织浸润的淋巴细胞分泌细胞因子(干扰素 -7 等),刺激成纤维细胞分泌黏多糖,堆积在眼外肌和眶后组织,导致突眼和眼外肌纤维化。

【临床表现】

1. 甲状腺毒症表现　主要为甲状腺激素分泌过多表现。

(1) 高代谢综合征:甲状腺激素分泌增多导致交感神经兴奋性增高和新陈代谢加速,患者常有疲乏无力、怕热多汗、皮肤潮湿、多食善饥、体重显著下降等。

(2) 精神神经系统:多言好动、紧张焦虑、焦躁易怒、失眠不安、思想不集中、记忆力减退,手、眼睑和舌震颤。

(3) 心血管系统:心悸气短、心动过速、心尖部第一心音亢进。收缩压升高、舒张压降低,脉压增大。严重时心律失常、心脏增大和心力衰竭。

(4) 消化系统　食欲亢进,多食消瘦。稀便、排便次数增加。重者可以有肝大、肝功能异常,偶有黄疸。

(5) 肌肉骨骼系统:主要是甲状腺毒症性周期性瘫痪,在 20~40 岁男性好发,发病诱因包括剧烈运动、高碳水化合物饮食、注射胰岛素等,病变主要累及下肢,有低钾血症。病程呈自限性,甲亢控制后可以自愈。

(6) 造血系统:循环血淋巴细胞比例增加,单核细胞增加,但是白细胞总数减低。可以伴发血小板减少性紫癜。

(7) 生殖系统:女性月经减少或闭经。男性阳痿,偶有乳腺增生(男性乳腺发育)。

2. 甲状腺肿　大多数患者有程度不等的甲状腺肿大。甲状腺肿为弥漫性、对称性,质地软,无压痛。甲状腺上下极可触及震颤,闻及血管杂音,为本病的重要体征。少数病例甲状腺可以不肿大。

3. 眼征　GD 的眼部表现分为两类:一类为单纯性突眼,病因与甲状腺毒症所致的交感神经兴奋性增高等有关;另一类为浸润性眼征,病因与眶后组织的自身免疫炎症反应有关。单纯性突眼包括下述表现:①轻度突眼:突眼度不超过 18mm;②Stellwag 征:瞬目减少,炯炯发亮;③上睑挛缩,睑裂增宽;④von Graefe 征:双眼向下看时,由于上眼睑不能随眼球下落,显现白色巩膜;⑤Joffroy 征:眼球向上看时,前额皮肤不能皱起;⑥Mobius 征:双眼看近物时,眼球集合不良。浸润性突眼除上述眼征外,常有眼睑肿胀肥厚,结膜充血水肿;眼球显著突出,突眼度超过 18mm,且左右眼突可不相等,眼球活动受限。

【特殊的临床表现和类型】

1. 甲状腺危象　也称甲亢危象,是甲状腺毒症急性加重的一个综合征,发生原因可能与循环内甲状腺激素水平增高有关。多发生于较重甲亢未予治疗或治疗不充分的患者。常见诱因有感染、手术、创伤、精神刺激、严重躯体疾病、口服过量 TH 制剂等。临床表现有:原有甲亢症状加重,高热、大汗、心动过速(140 次 / 分以上)、烦躁、焦虑不安、谵妄、恶心、呕吐、腹泻,严重患者可有心衰、休克及昏迷等。甲亢危象的诊断主要靠临床表现综合判断。临床高度疑似本症及有危象前兆者应按甲亢危象处理。甲亢危象的病死率在 20% 以上。

2. 甲状腺毒症性心脏病 甲状腺毒症性心脏病的心力衰竭分为两种类型。

一类是心动过速和心脏排出量增加导致的心力衰竭。主要发生在年轻甲亢患者。此类心力衰竭非心脏泵衰竭所致,而是由于心脏高排出量后失代偿引起,称为"高排出量型心力衰竭",常随甲亢控制,心功能恢复。

另一类是诱发和加重已有的或潜在的缺血性心脏病发生的心力衰竭,多发生在老年患者,此类心力衰竭是心脏泵衰竭。心房纤颤也是影响心脏功能的因素之一。甲亢患者中 10%~15% 发生心房纤颤。甲亢患者发生心力衰竭时,30%~50% 与心房纤颤并存。

3. 淡漠型甲亢 多见于老年患者。起病隐袭,高代谢综合征、眼征和甲状腺肿均不明显。主要表现为明显消瘦、心悸、乏力、震颤、头晕、昏厥、神经质或神志淡漠、腹泻、厌食。可伴有心房颤动和肌病等,70% 患者无甲状腺肿大。临床中患者常因明显消瘦而被误诊为恶性肿瘤,因心房颤动被误诊为冠心病,所以老年人不明原因的突然消瘦、新发生心房颤动时应考虑本病。

【辅助检查】

1. 血清甲状腺激素测定

(1) 血清游离甲状腺激素(FT_4)与游离三碘甲状腺原氨酸(FT_3):游离甲状腺激素是实现该激素生物效应的主要部分。是诊断临床甲亢的首选指标。直接反映甲状腺功能状态。

(2) 血清总甲状腺素(TT_4):是判断甲状腺功能最基本的筛选指标。T_4 全部由甲状腺产生,血清中 99.96% 的 T_4 以与蛋白结合的形式存在,TT_4 测定的是这部分结合于蛋白的激素,所以血甲状腺结合蛋白(TBG)量和蛋白与激素结合力的变化都会影响测定的结果。

(3) 血清总三碘甲腺原氨酸(TT_3):受 TBG 的影响。为早期 GD、治疗中疗效观察及停药后复发的敏感指标,也是诊断 T_3 型甲亢的特异指标。

2. 促甲状腺激素(TSH)的测定 血中 TSH 反映下丘脑 - 垂体 - 甲状腺轴功能的敏感指标,尤其对亚临床甲亢和亚临床甲减的诊断有重要意义。甲亢患者 TSH 往往减少。

3. 甲状腺摄 ^{131}I 率 本方法现在主要用于甲亢病因的鉴别,甲状腺功能亢进类型的甲状腺毒症 ^{131}I 摄取率增高;非甲状腺功能亢进类型的甲状腺毒症 ^{131}I 摄取率减低。

4. 甲状腺刺激性抗体测定 是诊断 GD 的重要指标之一。未经治疗的 GD 患者血中 TSAb 检出率可达 80%~100%,有早期诊断意义,可用于判断病情活动和复发,还可作为治疗后停药的重要指标。

5. CT 和 MRI 眼部 CT 和 MRI 可以排除其他原因所致的突眼,评估眼外肌受累的情况。

6. 甲状腺放射性核素扫描 对于诊断甲状腺自主高功能腺瘤有意义。肿瘤区浓聚大量核素,肿瘤区外甲状腺组织和对侧甲状腺无核素吸收。

【诊断与鉴别诊断】

诊断的程序是:①甲状腺毒症的诊断:测定血清 TSH 和甲状腺激素的水平;②确定甲状腺毒症是否来源于甲状腺功能的亢进;③确定引起甲状腺功能亢进的原因,如 GD、结节性毒性甲状腺肿、甲状腺自主高功能腺瘤等。

1. 甲亢的诊断 ①高代谢症状和体征;②甲状腺肿大;③血清 TT_4、FT_4 增高,TSH 减低。具备以上三项诊断即可成立。应注意的是,淡漠型甲亢的高代谢症状不明显,仅表现为明显消瘦或心房颤动,尤其在老年患者;少数患者无甲状腺肿大;T_3 型甲亢仅有血清 T_3 增高。

2. GD 的诊断 ①甲亢诊断确立;②甲状腺弥漫性肿大(触诊和 B 超证实),少数患者无甲状腺肿大;③眼球突出和其他浸润性眼征;④胫前黏液性水肿。⑤TSAb、TRAb、TPOAb 阳性。以上标准中,①②项为诊断必备条件,③④⑤项为诊断辅助条件。

3. 鉴别诊断 甲状腺功能亢进应与单纯性甲状腺肿大、神经官能症鉴别(见表 7-2-1)。

表 7-2-1　单纯性甲状腺肿大、神经官能症与甲状腺功能亢进的鉴别

	单纯性甲状腺肿大	神经官能症	甲状腺功能亢进
甲状腺肿大	有	无	有
高代谢表现	无	无	常有
精神神经症状	无	有	有
双手平举	无震颤	常有粗震颤	常有细小震颤
入睡后脉率	正常	正常	增快
眼征	无	无	常有
甲状腺功能检查	正常	正常	亢进

【治疗要点】

目前尚不能对 GD 进行病因治疗。针对甲亢有三种疗法,即抗甲状腺药物、^{131}I 和手术治疗。

1. 抗甲状腺药物(antithyroid drugs ATD) ATD 的作用是抑制甲状腺合成甲状腺素,ATD 治疗是甲亢的基础治疗,但是单纯 ATD 治疗的治愈率仅有 50% 左右,复发率高达 50%~60%。ATD 也用于手术和 ^{131}I 治疗前的准备阶段。

常用的 ATD 分为硫脲类和咪唑类两类,硫脲类包括丙硫氧嘧啶(propylthiouracil,PTU)和甲硫氧嘧啶(methylthiouracil,MTU)等;咪唑类包括甲巯咪唑(methimazole,MMI)和卡比马唑(carbimazole,CMZ)等。

(1) 适应证:①病情轻、中度患者;②甲状腺轻、中度肿大;③年龄 < 20 岁;④孕妇、高龄或由于其他严重疾病不适宜手术者;⑤手术前和 ^{131}I 治疗前的准备;⑥手术后复发且不适宜 ^{131}I 治疗者。

(2) 剂量与疗程(以 PTU 为例,如用 MMI 则剂量为 PTU 的 1/10):①初治期:300~450mg/d,分 3 次口服,持续 6~8 周,每 4 周复查血清甲状腺激素水平一次。由于 T_4 的血浆半衰期在一周左右,加之甲状腺内储存的甲状腺激素释放约需要两周时间,所以 ATD 开始发挥作用多在 4 周以上。临床症状缓解后开始减药。临床症状的缓解可能要滞后于激素水平的改善。②减量期:每 2~4 周减量一次,每次减量 50~100mg/d,3~4 个月减至维持量。③维持期:50~100mg/d,维持治疗 1~1.5 年。

(3) 不良反应:①粒细胞减少:ATD 可以引起白细胞减少,发生率约为 5% 左右,严重者可发生粒细胞缺乏症,主要发生在治疗开始后的 2~3 个月内,外周血白细胞低于 $3 \times 10^9/L$ 或中性粒细胞低于 $1.5 \times 10^9/L$ 时应当停药。治疗前和治疗后定期检查白细胞

是必须的,发现有白细胞减少时,应当先使用促进白细胞增生药;②皮疹:发生率约为2%~3%。可先试用抗组胺药,皮疹严重时应及时停药,以免发生剥脱性皮炎;③中毒性肝病:多在用药后3周发生,表现为变态反应性肝炎,转氨酶显著上升,肝脏穿刺可见片状肝细胞坏死,死亡率高达25%~30%。PTU还可以引起20%~30%的患者转氨酶升高,升高幅度为正常值的1.1~1.6倍。另外甲亢本身也有转氨酶增高,所以在用药前需要检查基础的肝功能,以区别是否是药物的副作用。

(4) 停药指标:主要依据临床症状和体征。目前认为ATD维持治疗18~24个月可以停药。下述指标预示甲亢可能治愈:①甲状腺肿明显缩小;② TSAb或TRAb转为阴性。

2. ^{131}I治疗　放射性^{131}I治疗是利用甲状腺高度摄碘能力和放射性碘对甲状腺组织的破坏作用达到减少功能性甲状腺组织的目的。适用于30岁以上、老年、不能用药物或手术治疗或复发者。禁用于妊娠、哺乳、肝肾功能差、活动性结核等患者。

治疗前和治疗后1个月内忌用含碘的食物或药物,以便使甲状腺吸收更多的放射性碘。病情严重者治疗前先给予抗甲状腺药物治疗半个月,症状减轻后停药3~5天,然后一次或分次口服^{131}I。主要并发症为甲状腺功能减退。

3. 手术治疗　手术治疗适用于:①甲状腺较大有压迫症状者;②胸骨后甲状腺肿伴甲亢者;③结节性甲状腺肿伴甲亢者;④怀疑恶变或不愿长期用药者。术前需用抗甲状腺药物,碘剂充分准备,以免诱发甲状腺危象,严重心、肝、肾疾患,浸润性突眼不适宜手术治疗。手术可致永久性甲状腺功能减退、声带麻痹、甲状旁腺功能减退和突眼加剧。

手术方式通常为甲状腺次全切除术,两侧各留下2~3g甲状腺组织。主要并发症是手术损伤导致甲状旁腺功能减退症和喉返神经损伤,有经验的医生操作时发生率为2%,普通医院条件下的发生率达到10%左右。

4. 其他治疗

(1) 碘剂:减少碘摄入量是甲亢的基础治疗之一。过量碘的摄入会加重和延长病程,增加复发的可能性,所以甲亢患者应当食用无碘食盐,忌用含碘药物。复方碘化钠溶液仅在手术前和甲状腺危象时使用。

(2) β受体阻断药:作用机制是:①阻断甲状腺激素对心脏的兴奋作用;②阻断外周组织T_4向T_3的转化,主要在ATD初治期使用,可较快控制甲亢的临床症状。通常应用普萘洛尔10~40mg/次,3~4次/d。对于有支气管疾病者,可选用$β_1$受体阻断药,如阿替洛尔、美托洛尔等。

5. 甲状腺危象的治疗　包括①针对诱因治疗;②抑制甲状腺激素合成:首选PTU 600mg口服或经胃管注入,以后给予250mg/6h口服,待症状缓解后减至一般治疗剂量;③抑制甲状腺激素释放:服PTU 1小时后再加用复方碘口服溶液5滴、8小时/次;④普萘洛尔20~40mg、6~8小时/次,或1mg稀释后静脉缓慢注射;⑤氢化可的松50~100mg加入5%~10%葡萄糖溶液静滴,6~8小时/次;⑥在上述常规治疗效果不满意时,可选用腹膜透析、血液透析或血浆置换等措施迅速降低血浆甲状腺激素浓度。

6. Graves眼病的治疗　首先要区分病情程度。

(1) 轻度:病程一般呈自限性,不需要强化治疗。治疗以局部和控制甲亢为主。①畏光:戴有色眼镜;②角膜异物感:人工泪液;③保护角膜:夜间遮盖;④眶周水肿:抬高床头;⑤轻度复视:棱镜矫正;⑥强制性戒烟;⑦有效控制甲亢是基础性治疗。

（2）中度和重度：在上述治疗基础上强化治疗。治疗的效果要取决于疾病的活动程度。

1）糖皮质激素：泼尼松 40~80mg/d，分次口服，持续 2~4 周。然后每 2~4 周减量 2.5~10mg/d。如果减量后症状加重，要减慢减量速度。糖皮质激素治疗需要持续 3~12 个月。静脉途径给药的治疗效果优于口服给药（前者有效率 80%~90%；后者有效率 60%~65%），局部给药途径不优于全身给药。常用的方法是甲泼尼龙 500~1000mg 加入生理盐水静滴冲击治疗，隔日一次，连用 3 次。但需注意已有甲泼尼龙引起严重中毒性肝损害和死亡的报道，发生率为 0.8%，可能与药物的累积剂量有关，所以糖皮质激素的总剂量不宜超过 4.5~6.0g。早期治疗效果明显则提示疾病预后良好。

2）放射治疗：适应证与糖皮质激素治疗基本相同。有效率在 60%，对近期的软组织炎症和近期发生的眼肌功能障碍效果较好。

3）眶减压手术：目的是切除眶壁和（或）球后纤维脂肪组织，增加眶容积。当神经病变可能引起视力丧失或复发性眼球半脱位导致牵拉视神经可能引起视力丧失以及严重眼球突出引起角膜损伤的可选择此手术。

【主要护理诊断 / 问题】

1. 营养失调：低于机体需要量　与基础代谢率增高、消化不良性腹泻有关。

2. 活动无耐力　与基础代谢率增高、蛋白质代谢呈负平衡有关。

3. 自我形象紊乱　与甲状腺肿大、突眼等症状有关。

【护理措施】

1. 病情观察

（1）生命体征：特别是脉搏、血压、体温变化。如脉搏增快、血压增高提示出现甲亢性心脏病的可能。

（2）主要症状：如饮食摄入量、消化道功能、腹泻次数，监测体重、甲状腺肿大情况，基础代谢率等变化。如出现摄入量多、基础代谢率高而体重明显减少提示甲状腺激素分泌过多。

2. 起居护理

（1）病室环境：保持病室安静、舒适（室温 20℃左右），避免各种刺激。

（2）休息活动指导：病情轻者可适当活动，但不宜紧张和劳累，重者应卧床休息，以减轻体力和能量消耗。

（3）日常生活护理：注意个人卫生，患者皮肤湿润、多汗，应勤洗澡、擦拭与更衣，衣物应宽松，以保持清洁舒适。腹泻较重者，注意保护肛周皮肤清洁、干燥。

3. 饮食护理　给予高蛋白、高热量、高维生素、易消化、少纤维饮食，避免加重腹泻，减少甲状腺激素的合成，满足机体高代谢的需要。避免摄入咖啡、浓茶等刺激性饮料。避免摄入含碘丰富的食物和药物包括海带、紫菜、海藻、昆布等。多饮水，每日 2000~3000ml，以补足出汗、腹泻、呼吸加快等水分丢失。

4. 用药护理　嘱患者遵医嘱用药，并注意观察药物的疗效及其副作用，尤其监测粒细胞减少，定期复查血象。在用药的第一个月，每周查 1 次白细胞，一个月后每两周查 1 次白细胞。因需长期用药，嘱患者不要任意间断、变更药物剂量或停药。

5. 对症护理

(1) 突眼：有突眼症状者，注意保护眼睛，戴深色眼镜以防光线刺激、灰尘和异物的侵害。患者眼睛有异物、刺痛或流泪时，不要用手揉搓眼睛。经常用眼药水湿润眼睛，避免过度干燥。睡前涂抗生素眼膏，眼睑不能闭合者用无菌纱布或眼罩覆盖双眼。睡觉时抬高头部，使眼眶内液回流减少，减轻球后水肿。

(2) 甲亢危象：避免感染、精神刺激、创伤等引起甲亢危象的诱因。甲亢危象时，绝对卧床休息，有呼吸困难者取半卧位，立即给氧，迅速建立静脉通路。及时准确按医嘱使用PTU、复方碘溶液、β-肾上腺素能受体阻滞剂、氢化可的松等药物。使用丙硫氧嘧啶及碘剂时注意观察病情变化，严格掌握碘剂的剂量，并观察中毒或过敏反应。准备好抢救物品，如镇静剂，血管活性药物，强心剂等。体温过高时，给予物理降温；躁动不安者，使用床栏保护；昏迷者加强皮肤护理、口腔护理，预防褥疮及肺炎的发生。定期监测生命体征，准确记录24小时出入量，观察神志的变化。

6. 心理护理　向患者及家属说明本病的常识，家人应给予精神、物质支持，协调患者之间的关系，使之共同关心体贴患者。仔细耐心地做好解释工作，避免引起精神刺激的言行。指导患者自我调节，如分散注意力、放松训练等。

【其他相关护理诊断】

1. 有组织完整性受损的危险　与浸润性突眼有关。

2. 知识缺乏　缺乏疾病的饮食护理知识。

3. 潜在并发症　粒细胞减少、甲状腺危象。

【中医护理概要】

1. 本病属于属于中医瘿病范畴。

2. 其病因多为气机郁滞、痰气凝结于颈前，或肝火亢盛、瘀血阻滞而致。

3. 发病与情志关系密切的患者，护理时避免情志失调、精神刺激，关心体贴患者可有效减轻病情。可加用青木香、陈皮、柴胡、香附。也可采用菊花、夏枯草、石决明泡水饮用，以清肝除烦。

4. 饮食注意少用辛辣刺激性作料食物，食物应软易于消化，富于营养，不要多食高碘食物和含碘中药。不宜多食海带、紫菜等食物和海螵蛸、海蛤壳等药物。不吸烟、不喝酒、浓茶和咖啡。

【健康教育】

1. 知识宣教　指导患者和家属了解甲亢的发病原因及诱因，指导患者保持身心愉快，避免过度劳累和精神刺激。教导患者保护眼睛的方法。上衣领口宽松，避免压迫甲状腺，严禁用手挤压甲状腺以免甲状腺激素分泌过多，加重病情。

2. 用药指导　指导患者规律用药，随时注意监测药物副作用。服用抗甲状腺药物的开始3个月，每周查血象1次，每隔1~2个月做甲状腺功能测定。

3. 生活指导　指导患者每日清晨起床前自测脉搏，定期测量体重，脉搏减慢、体重增加是治疗有效的标志。

4. 定期随访　遵医嘱定期复查。监测病情变化，若出现高热，恶心，呕吐，不明原因腹泻，突眼加重等，需警惕甲状腺危象可能，及时就诊。

【结语】

甲状腺功能亢进是由于多种原因导致甲状腺激素分泌过多引起的甲状腺毒症。主要表现代谢旺盛,交感神经功能亢进。出现多食善饥、消瘦、多汗。精神紧张、血压升高、心率增快等表现。甲状腺肿大、突眼为本病突出的体征。护理甲亢患者应避免刺激,减少甲状腺激素的生成和释放。满足机体营养的需要,做好日常起居护理,保持身心愉快。

二、单纯性甲状腺肿

单纯性甲状腺肿(simple goiter)是由于多种原因引起的非炎症性或非肿瘤性甲状腺肿大,不伴有甲状腺功能亢进或功能减退表现。约占人群的 5%,女性发病率是男性的 3~5 倍。如一个地区儿童中患病率超过 10%,称为地方性甲状腺肿,多因缺碘所致。散发性分布者主要由于甲状腺激素合成障碍或致甲状腺肿物质引起,称为散发性甲状腺肿。

【病因与发病机制】

1. 病因

(1) 缺碘:是地方性甲状腺肿最常见的病因。主要见于山区和远离海洋的地区,特别是在青春期、妊娠期、哺乳期,不能满足机体对碘的需要,从而影响甲状腺激素的合成而发病。

(2) 摄碘过多:有些地区(主要是沿海地带)的居民摄碘过多,或长期服用含碘的药物(如胺碘酮等)。

(3) 摄入致甲状腺肿物质:某些物质可通过抑制肠道对碘的吸收、甲状腺摄碘或甲状腺激素的合成与释放等不同作用而导致甲状腺肿大,统称为致甲状腺肿物质。如药物中的硫脲类、保泰松、磺胺等,食物中的大豆、木薯、卷心菜等。致甲状腺肿物质所引起的甲状腺肿大呈散发性。

2. 发病机制　主要由于一种或多种因素使甲状腺激素合成或释放障碍,血液中甲状腺激素含量减少,反馈性作用于垂体,使垂体分泌促甲状腺激素(TSH)增多。TSH 刺激甲状腺导致其代偿性增生肥大从而增加甲状腺激素的合成与分泌,满足机体的需要,使基础代谢率维持正常,故患者通常无甲状腺激素不足的表现。但如致病因素长期存在,甲状腺代偿性增生亦不能满足机体对甲状腺激素的需求时,即可出现甲状腺功能减退的表现。

【临床表现】

一般无明显症状,起病缓慢,地方性甲状腺肿多在 10~30 岁发病,女性高于男性。

1. 症状

(1) 甲状腺肿大:早期甲状腺多为轻中度、对称性、弥漫性肿大,无明显自觉症状,肿大的甲状腺质软、无压痛、无震颤和血管杂音。

(2) 压迫症状:肿大的甲状腺可引起压迫症状。压迫气管可引起刺激性干咳、呼吸困难,压迫食管可引起吞咽困难,压迫喉返神经可引起声音嘶哑。

甲状腺功能一般正常,病变严重者可出现甲状腺功能减退表现。严重的地方性甲状腺肿流行地区可出现地方性呆小病;如患者(尤其是出现自主结节时)摄入碘过多,可诱发碘甲状腺功能亢进症。

2. 体征　甲状腺肿大分三度:Ⅰ度肿大不明显,但可触及,Ⅱ度既能看到,也能触及,但肿大不超过胸锁乳突肌,Ⅲ度肿大超过胸锁乳突肌。甲状腺肿大多为Ⅱ度以下,少数严重者可达Ⅲ度以上,甚至如婴儿头大小。

【辅助检查】

1. 血液检查　甲状腺功能检查,血清 TT_3、TT_4 正常,TT_4/TT_3 的比值常增高,血清甲状腺球蛋白水平增高,增高的程度与甲状腺肿大的体积呈正相关。血清 TSH 水平一般正常。

2. X 射线检查　放射性核素扫描可见弥漫性甲状腺肿大,结节性甲状腺可呈现有功能或无功能的结节。

3. B 超　是确定甲状腺肿大的主要检查方法。

【诊断与鉴别诊断】

1. 甲状腺肿大而甲状腺功能基本正常是本病主要诊断依据。地方性甲状腺肿区域的流行病史有助于诊断。

2. 自身免疫甲状腺炎也可表现甲状腺肿,但主要为甲状腺功能减退或(和)血清甲状腺自身抗体阳性。与甲亢鉴别见本节表 7-2-1。

【治疗要点】

治疗原则主要取决于病因,本病以预防为主。

1. 补充碘剂　缺碘者多食含碘丰富的食物,在地方性甲状腺肿流行地区可采用碘化食盐防治。40 岁以上特别是结节性甲状腺肿患者应避免大剂量碘治疗,以避免大剂量碘所致碘甲亢。

2. 甲状腺制剂治疗　无明显诱因的单纯甲状腺肿患者,可采用甲状腺制剂治疗,以补充内源性甲状腺激素不足,抑制促甲状腺激素(TSH)的分泌,缓解甲状腺增生。一般用干甲状腺片 60~180mg/d,分次口服,3~6 个月可使甲状腺肿明显缩小或消失,但停药后易复发,应长期使用。

3. 手术治疗　有压迫症状经内科治疗无效或疑有癌变时可行甲状腺次全切除术,但术后需长期服用甲状腺激素替代治疗。

【主要护理诊断】

1. 知识缺乏　缺乏药物的使用及正确的饮食方法等。

2. 自我形象紊乱　与甲状腺肿大,颈部增粗有关。

3. 潜在并发症:呼吸困难、声音嘶哑。

【护理措施】

1. 病情观察

(1) 主要症状:了解患者甲状腺肿大的程度、质地及有无伴随的声音嘶哑、吞咽困难及呼吸困难等,若出现这些压迫症状应立即通知医生做相应的处理。了解以往患者所服药物的种类,以便判断甲状腺肿大的原因。

(2) 精神状态:主要是患者的情绪变化,及时沟通改善。

2. 饮食护理　为患者讲解碘与本病的关系。摄取加碘的食盐,适当补充含碘丰富的食物,如紫菜、海带等。碘摄入也不能太多,否则可引起碘甲亢。

3. 用药护理　观察甲状腺药物的治疗效果及副作用,如患者出现心动过速、食欲亢进、腹泻、出汗、呼吸急促等,应及时处理。结节性甲状腺肿患者,应避免大剂量碘的使用,以免发生碘甲状腺功能亢进症。

4. 心理护理　与患者交谈时语言温和,态度亲切,对甲状腺肿大明显并有情绪反应者,给予特别的关心、体贴,鼓励患者表达自己的感受。帮助患者提高审美观进行恰当的修饰打扮,改善其自我形象。

【中医护理概要】

1. 本病属于中医气瘿范畴。

2. 其病因主要是情志内伤,饮食及水土失宜等,而使气痰瘀三者壅结颈前发为瘿瘤。长期忧思焦虑或郁忿恼怒,常使肝失疏泄,气机郁滞,津液不布,凝聚成痰,痰气郁结,壅结颈前,则成瘿瘤。

3. 气郁痰结则理气解郁,化痰消瘿;痰结血瘀则化痰理气,活血软坚。

4. 保持心情舒畅,防止情志内伤而诱发或加重本病。食疗补碘。

(1) 海带 50g、豆腐 250g,加碘化盐及其他作料适量,煮汤。

(2) 紫菜 15g、虾米 10g,加碘化盐等,煮汤。

(3) 海蜇皮 200g,凉拌食用。

【健康教育】

1. 知识宣教　告知患者碘与本病的关系,对于妊娠、哺乳、青春期发育者,多摄取含碘高的食物,如海带、紫菜等海产品,强调食用加碘盐的必要性。

2. 用药指导　使用甲状腺制剂治疗的患者应坚持长期用药,以免停药后复发,并学会观察药物副作用,如心动过速、食欲增高、腹泻、出汗、呼吸急促等,一旦出现,及时与医师联系。

【结语】

单纯性甲状腺肿是由于多种原因引起的非炎症性或非肿瘤性甲状腺肿大,一般不伴有甲状腺功能亢进或功能减退表现。主要与碘缺乏有关,在饮食中多进食含碘食物能起到很好的预防作用。少数散发病例对因治疗。必要时可采取手术治疗。

第三节　肾上腺皮质疾病

一、Cushing 综合征

Cushing 综合征是由于各种原因所致的肾上腺皮质分泌过量的糖皮质激素所致,其中以垂体促肾上腺皮质激素(ACTH)分泌亢进引起者最为多见,称为 Cushing 病(Cushing disease)。以满月脸、向心性肥胖、多血质外貌、皮肤紫纹、痤疮、高血压和骨质疏松为主要临床表现。本病女性多于男性,男女之比为 1:2~3,以 20~40 岁居多,约占 2/3。为内分泌科较常见疾病。

【病因与发病机制】

1. 病因

(1) 依赖 ACTH 的 Cushing 综合征:①Cushing 病:最常见,约占 Cushing 综合征的 70%。指垂体分泌过多 ACTH,伴肾上腺皮质增生。垂体多有微腺瘤,少数大腺瘤,也有未能发现肿瘤者;②异位 ACTH 综合征:是指垂体以外的肿瘤产生 ACTH,刺激肾上腺皮质增生,分泌过量皮质醇。最常见的是肺癌,其次是胸腺癌和胰腺癌。

(2) 不依赖 ACTH 的 Cushing 综合征:包括肾上腺皮脂腺瘤、肾上腺皮脂癌、不依赖

ACTH 的双侧肾上腺小结节性增生、不依赖 ACTH 的双侧肾上腺大结节性增生。

（3）医源性皮质醇增多症：由于长期大剂量使用糖皮质激素，抑制自身下丘脑 - 垂体 - 肾上腺轴，致使腺体萎缩，分泌功能低下，而临床表现类似皮质醇增多症，称为类 Cushing 综合征。

2. 发病机制　主要是各种原因引起的 ACTH 分泌过多刺激双侧肾上腺皮质弥漫性增生，分泌大量皮质醇而致病。

【临床表现】

主要由于皮质醇分泌过多，引起代谢障碍和多器官功能障碍以及对感染抵抗力降低所致。

1. 脂肪代谢障碍　面部和躯干脂肪堆积形成满月脸、水牛背、向心性肥胖为本病特征性表现，而四肢则显得相对瘦小。其原因可能同皮质醇促进脂肪动员和合成，使脂肪重新分布，以及促进蛋白质分解致四肢肌肉萎缩有关。

2. 蛋白质代谢障碍　大量皮质醇促进蛋白质分解，抑制蛋白质合成，从而使蛋白质过度消耗，临床上出现皮肤菲薄，毛细血管脆性增加，轻微损伤即致瘀斑，大腿、下腹部、臀部因脂肪堆积，皮下弹力纤维断裂，透过菲薄的皮肤可见红色血管即典型的皮肤紫纹；病程长者肌肉萎缩、骨质疏松、易感染。儿童可致生长发育停滞。

3. 糖代谢障碍　大量皮质醇促进肝糖原异生，减少外周组织对葡萄糖的利用，并拮抗胰岛素的作用，使血糖升高，葡萄糖耐量降低，部分患者可出现继发性糖尿病，成为类固醇性糖尿病。

4. 电解质紊乱　大量皮质醇有潴钠、排钾作用，潴钠可导致患者轻度水肿，低钾使患者乏力加重，并引起肾浓缩功能障碍。但明显低钾，低氯性碱中毒主要见于肾上腺皮质癌和异位 ACTH 综合征。由于皮质醇有排钙作用，病程长者可出现骨质疏松，脊椎压缩畸形，身材变矮，有时呈佝偻、骨折。儿童患者生长发育受到抑制。

5. 感染　长期皮质醇增多使机体免疫功能减弱，患者容易发生各种感染，肺部感染多见；化脓性细菌感染不容易局限化，可发展成蜂窝组织炎、菌血症、败血症。同时皮质醇增多使发热等机体防御反应被抑制，患者在感染后，炎症反应往往不显著，发热不明显，易于漏诊造成严重后果。

6. 心血管病变　高血压在本病中常见，可能和大量皮质醇增多有关，此外患者血浆肾素浓度增高，从而产生较多的血管紧张素Ⅱ，引起血压升高。同时，患者常伴有动脉硬化和肾小动脉硬化，可能是高血压的后果，又可加重高血压，使部分患者治疗后血压仍不能降至正常。长期高血压可并发左心室肥大，心力衰竭和脑血管意外。患者脂肪代谢紊乱，对心血管系统产生不利影响，是冠心病发病的独立危险因素。

7. 造血系统及血液改变　皮质醇刺激骨髓，使红细胞和血红蛋白含量偏高，且患者皮肤菲薄，呈多血质面容。大量皮质醇使白细胞计数及中性粒细胞增多，且促使淋巴组织萎缩、淋巴细胞和嗜酸性粒细胞的再分布，这两种细胞的绝对值和白细胞分类中的百分率均减少。

8. 性功能障碍　女性患者因肾上腺产生雄激素过多，可出现月经减少、不规则或停经，多伴不孕、痤疮、多毛等。如有明显男性化应警惕肾上腺癌的可能。男性因大量皮质醇对垂体促性腺激素的抑制作用，表现为性功能低下、性欲减退、阴茎缩小、睾丸变软、男性性征改变等。

9. 神经、精神障碍　皮质醇兴奋大脑皮层,引起中枢神经系统功能紊乱,患者常有情绪不稳定、失眠、妄想、狂躁甚至出现精神病。

10. 皮肤色素沉着　ACTH 综合征患者,因肿瘤产生大量 ACTH 等,内含促黑细胞活性的肽段,使皮肤颜色明显加深。

【辅助检查】

1. 血液检查　血浆皮质醇增高且昼夜节律消失。

2. 尿液检查　24 小时尿 17- 羟皮质类固醇增高。

3. 地塞米松抑制试验　包括:①小剂量地塞米松抑制试验:尿 17- 羟皮质类固醇不能被抑制到对照值的 50% 以下;②大剂量地塞米松抑制试验:可被大剂量地塞米松抑制到对照值 50% 以下者表示病变大多在垂体,不能被抑制可能为原发性肾上腺皮质肿瘤或异位 ACTH 综合征。

4. ACTH 测定　Cushing 病和异位性 ACTH 综合征者增高,原发性肾上腺皮质肿瘤者因 ACTH 被反馈抑制而降低。

5. B 超、影像学检查　肾上腺 B 型超声波、蝶鞍 X 射线断层摄片、CT 扫描、磁共振成像等定位检查,可见病变部位影像学改变。

6. 其他　血常规白细胞总数及中性粒细胞数增多,淋巴细胞和嗜酸性粒细胞减低,红细胞及血红蛋白增高等。

【诊断与鉴别诊断】

诊断标准:有典型症状者,从外观即可作出临床诊断,但早期以及不典型患者,则有赖于实验室检查及影像学检查。

本病应与单纯性肥胖、酗酒兼肝损害及抑郁症等疾病相鉴别。鉴别诊断:①肥胖患者可有高血压、糖耐量减低、月经少或闭经,腹部可有条纹(大多数为白色,有时为淡红色,但较细)。尿游离皮质醇不高,血皮脂醇节律保持正常;②酗酒兼肝损害者可出现假性 Cushing 综合征,包括临床症状,血、尿皮质醇分泌增高,不能被小剂量地塞米松抑制,在戒酒一周后,生化异常即消失;③抑郁症患者尿游离皮质醇,17- 羟皮质类固醇,17- 酮类固醇可增高,也不能被地塞米松正常抑制,但无 Cushing 综合征的临床表现。

【治疗要点】

Cushing 病治疗有手术、放射、药物 3 种方法。

1. 经蝶窦切除垂体微腺瘤　为近年治疗本病的首选方法,腺瘤摘除后可治愈,仅少数患者术后复发。

2. 激素替代治疗　如经蝶窦手术未发现并摘除垂体微腺瘤,或因某种原因不宜做垂体手术,病情严重者,宜做一侧肾上腺全切,另侧肾上腺大部分或全切除术,术后行激素替代治疗;不依赖 ACTH 小结节性或大结节性双侧肾上腺增生者,做双侧肾上腺切除术,术后行激素替代治疗。

3. 垂体放疗　对于垂体大腺瘤患者需作开颅手术,尽可能切除腺瘤,为避免复发,可在手术后辅以放射治疗。对病情较轻者或儿童患者,可做垂体放疗。在放疗奏效之前用药物治疗,控制肾上腺皮质激素分泌过度。异位 ACTH 综合征应治疗原发性癌肿,根据具体病情做手术、放疗和化疗。

4. 药物治疗　影响神经递质的药物可做辅助治疗,对于催乳素升高者,可试用溴隐亭治疗。

本病以肾上腺皮质腺瘤早期手术切除预后最好。腺癌预后取决于手术时机和效果,有转移者预后较差。垂体 ACTH 分泌增多和异位 ACTH 综合征疗效不一,应定期观察有无复发或肾上腺皮质功能不足。

【主要护理诊断/问题】

1. 活动无耐力　与蛋白质代谢障碍致肌肉萎缩有关。

2. 体液过多　与糖皮质激素过多致钠水潴留有关。

3. 有感染的危险　与机体免疫功能减弱,抵抗力下降有关。

4. 自我形象紊乱　与皮质醇增多导致外形改变有关。

5. 有受伤危险　与代谢异常引起的皮肤菲薄、骨质疏松有关。

【护理措施】

1. 病情观察　观察患者外形的改变情况;有无咽痛、发热等感染现象;有无高血压、糖尿病、电解质紊乱、月经紊乱、精神障碍等症状。如患者出现恶心、呕吐、腹胀、乏力、心律失常等现象,应考虑低钾血症,及时测血钾和描记心电图,与医生联系给予处理。

2. 起居护理　减少环境刺激,保证充足的休息和睡眠。久病骨质疏松者适当限制运动,做好安全防护,防止骨折。不宜劳累、受寒,尽量保暖,防止感冒。

3. 饮食护理　指导患者摄取高蛋白、高钾低钠、低脂肪饮食,如奶制品、鱼等,多吃橘子、香蕉等含钾高的食物。当出现糖耐量降低或有糖尿病症状时应限制进食量,按糖尿病饮食进行护理。有高血压患者应限制盐的摄入。

4. 用药护理　患者不能手术时,常使用皮质醇合成酶抑制剂治疗。此类药物的主要副作用可引起食欲减退、恶心、呕吐、嗜睡等。在治疗过程中应注意观察疗效及副作用。

5. 对症护理　有高血压、糖尿病者定期测血压、血糖和尿糖。有骨质疏松和骨痛者,应嘱其休息。保持地面干燥,无障碍物,以减少摔倒受伤的危险。保持皮肤、口腔、会阴部的清洁卫生,预防感染。

6. 心理护理　做好患者心理护理,患者因病情特殊和体态、外貌的变化,往往产生困扰和悲观情绪,应耐心倾听患者的倾诉,安慰患者,鼓励患者家属多给予关心支持。对有明显精神症状者,避免一些刺激性言行,尽量避免患者的情绪波动,应多给予照顾,以防意外事故发生。

【其他相关护理诊断】

1. 焦虑　与 ACTH 分泌增加引起患者情绪不稳定、烦躁有关。

2. 性功能障碍　与体内激素水平变化有关。

3. 知识缺乏　缺乏对疾病知识的了解。

4. 潜在并发症:心力衰竭、脑血管意外等。

【中医护理概要】

1. 本病属于中医痰湿等范畴。

2. 其病因由情志不遂,劳倦伤脾,肝郁脾虚,湿热内生所致,或因外感六淫,湿热合邪为患,进而化火伤阴,最终阴损及阳,阴阳两虚。亦有素体阴血不足者。

3. 肝脾湿热则疏肝健脾,清热化湿。气郁血瘀则疏肝理气,活血化瘀。阴虚阳亢则滋阴潜阳,平肝息风。阴阳两虚则温肾滋阴。

4. 配合食疗:

(1) 绿豆30g、薏苡仁50g、粳米50g,煮粥常食,适用于本病肝脾湿热见口干口苦苔腻者。

(2) 黄精、枸杞子各20g,瘦猪肉150g,加适量黄酒、盐、葱清炖,适用于本病阴虚火旺见口干多饮、眩晕腰酸者。

【健康教育】

1. 知识宣教　告知患者有关疾病的基本知识和方法,指导患者正确用药并掌握药物疗效和不良反应的观察。

2. 饮食指导　指导患者进食低钠高钾、低碳水化合物、低热量高蛋白饮食,多食香蕉、橘子、西瓜等含钾高的食物。

3. 生活指导　说服患者和家属,使患者力所能及地照顾自己的生活。避免各种可能导致病情加重或并发症发生的因素。

【结语】

Cushing综合征主要是由于各种原因使皮质醇过量分泌所致。典型的临床表现是皮质醇过多造成的代谢紊乱引起的,主要表现为满月脸,向心性肥胖,多血质,皮肤紫纹,血糖、血压升高,骨质疏松,对感染抵抗力降低等。本症多见于成年女性。可选用手术、放疗或药物治疗。护理时侧重饮食护理、抗感染并保护患者安全。

二、原发性慢性肾上腺皮质功能减退症

原发性慢性肾上腺皮质功能减退症(chronic adrenocortical hypofunction),又称Addison病,是由于双侧肾上腺的绝大部分被毁所致。继发性者由下丘脑 - 垂体病变引起。

【病因与发病机制】

1. 肾上腺结核　只有双侧肾上腺结核、大部分肾上腺组织被破坏时才出现临床症状。多伴有肺、骨或其他部位结核灶。在50年代约占慢性肾上腺皮质功能减退的半数,近年随结核病被控制而逐渐减少。

2. 自身免疫性肾上腺炎　为本病常见病因,其发生与自身免疫致双侧肾上腺皮质破坏有关。

3. 其他　如恶性肿瘤肾上腺转移、淋巴瘤、白血病浸润等。也可见于双侧肾上腺切除术后、全身性真菌感染、肾上腺淀粉样变等。

【临床表现】

发病缓慢,可能在多年后才引起注意。偶有部分病例因感染、外伤、手术等应激而诱发肾上腺危象,才被临床发现。

1. 症状及体征

(1) 色素沉着:皮肤和黏膜色素沉着是最显著的表现,多呈弥漫性,皮肤色素沉着以暴露部位、经常摩擦部位和指(趾)甲根部、瘢痕、乳晕、外生殖器、肛门周围明显。黏膜色素沉着以牙龈、口腔黏膜、结膜明显。色素沉着的原因为糖皮质激素减少时,对黑色素细胞刺激素(MSH)和促肾上腺皮质激素(ACTH)分泌的反馈抑制减弱所致。

(2) 乏力:乏力程度与病情轻重程度相平行,轻者仅劳动耐量差,重者卧床不起。系电

解质紊乱,脱水,蛋白质和糖代谢紊乱所致。

(3) 胃肠道症状:如食欲不振、恶心、呕吐、上腹、右下腹或无定位腹痛,有时有腹泻或便秘。多喜高钠饮食。经常伴有消瘦。消化道症状多见于病程久,病情严重者。

(4) 心血管症状:由于缺钠,脱水和皮质激素不足,患者多有低血压(收缩压及舒张压均下降)和直立性低血压。心脏缩小,心率减慢,心音低钝。

(5) 低血糖表现:由于体内胰岛素拮抗物质缺乏和胃肠功能紊乱,患者血糖经常偏低,但因病情发展缓慢,多能耐受,症状不明显。仅有饥饿感、出汗、头痛、软弱、不安。严重者可出现震颤、视力模糊、复视、精神失常、甚至抽搐,昏迷。本病对胰岛素特别敏感,即使注射很小剂量也可以引起严重的低血糖反应。

(6) 精神症状:精神不振、表情淡漠、记忆力减退、头昏、嗜睡。部分患者有失眠,烦躁,甚至谵妄和精神失常。

(7) 其他:对麻醉剂、镇静剂甚为敏感,小剂量即可致昏睡或昏迷。性腺功能减退,如阳痿,月经紊乱等。

(8) 原发病表现:如结核病,各种自身免疫疾病及腺体功能衰竭综合征的各种症状。

2. 并发症　肾上腺危象　患者抵抗力低下,任何应激性负荷如感染、外伤、手术、麻醉等均可诱发急性肾上腺皮质功能减退性危象。表现为高热、恶心、呕吐、腹痛或腹泻、严重脱水、血压降低、心率快、脉细弱、精神失常、低血糖症、低钠血症。如不及时抢救,可发展至休克、昏迷、死亡。

【辅助检查】

1. 血液检查　有轻度正细胞正色素性贫血,中性粒细胞减少、淋巴细胞相对增多及嗜酸粒细胞增多。

2. 血液生化检查　部分患者血清钠偏低,血清钾偏高。血糖偏低,约 1/3 病例低于正常范围。葡萄糖耐量试验呈低平曲线或反应性低血糖。

3. 肾上腺皮质功能检查

(1) 血浆皮质醇测定,多明显降低,而且昼夜节律消失。

(2) 24 小时尿 17- 羟皮质类固醇和 17- 酮皮质类固醇排出量低于正常。其减低程度与肾上腺皮质功能呈平行关系。

(3) ACTH 兴奋试验:此试验为检查肾上腺皮质的贮备功能。可发现轻型慢性肾上腺皮质功能减退症患者及鉴别原发性与继发性慢性肾上腺皮质功能减退。

(4) 血浆基础 ACTH 测定:原发性肾上腺皮质功能减退者明显增高,多超过 55pmol/L,常介于 88~440pmol/L 之间。而继发性肾上腺皮质功能减退者血浆 ACTH 浓度极低。

4. 影像学检查　X 线摄片、CT 或 MRI 检查可看到肾上腺内的结核钙化阴影。

【诊断与鉴别诊断】

凡有乏力、消瘦、色素沉着、厌食、低血压者须考虑本病的可能,结合皮质醇测定或ACTH 兴奋试验可确诊。临床需与一些慢性消耗性疾病如慢性肝病、恶性肿瘤相鉴别。

【治疗要点】

1. 基础治疗　平时进高钠饮食,替代疗法可以服氢化可的松每天 20~30mg,或泼尼松 5~7.5mg,应清晨服总剂量的 2/3,下午服 1/3,如不能纠正乏力、疲倦和低钠血症,则可以加用小剂量盐皮质激素。

2. 急性皮质功能危象的治疗　在轻度应激时每天增加氢化可地松 50mg 左右,不能口服者可以静脉滴注给药。重度急性肾上腺危象,多危及生命,必须及时抢救。①补充盐水,在前两天应迅速补充盐水,每天 2~3L;②糖皮质激素,立即静脉注射磷酸氢化可的松或琥珀酸氢化可的松 100mg,使血浆皮质醇浓度达到正常人在发生严重应激时的水平。以后每 6 小时静脉滴注 100mg,第三天逐渐减量,呕吐停止后,可以改为口服氢化可的松 50~60mg/d。可以加用 9α - 氟氢可的松;③积极治疗感染及其他诱因。

3. 病因治疗　如免疫抑制剂,抗结核治疗等。

【主要护理诊断/问题】

1. 活动无耐力　与电解质紊乱、蛋白质和糖代谢紊乱导致乏力、虚弱有关。

2. 性功能障碍　与性激素减少有关。

3. 自我形象紊乱　与皮肤黏膜色素沉着、外形改变有关。

4. 潜在并发症:肾上腺危象。

【护理措施】

1. 病情观察　注意观察食欲、体重、血压、脉搏、体力及精神状况。了解病情变化,警惕危象的发生。患者改变体位时,动作要慢,以防体位性低血压。

2. 起居护理　环境安静、整洁,空气流通,注意保暖,避免感冒。保证足够的睡眠。防止精神刺激。但应动静结合,进行适当的体育锻炼,增强体质,减少并发症。

3. 饮食护理　给予高热量、高蛋白、富含维生素、高钠低钾饮食,每日食盐至少 8~10g,多饮水,每日水分摄取 3000ml 以上。

4. 用药护理　指导患者规律用药,激素替代疗法按激素分泌昼夜节律上午 8 时服全日量的 2/3,下午 4 时前服 1/3。有发热等并发症时适当加量。注意用药后的疗效和副作用,剂量过大和不足都要及时纠正。激素替代疗法长期应用,副作用较大,故应积极配合中医药治疗,以取得最佳疗效。

5. 对症护理　肾上腺危象　避免感染、劳累、创伤、突然停药等引起危象的诱因。有高热、恶心、呕吐、腹痛、腹泻等表现时及时通知医生,配合抢救,迅速建立静脉通路,按医嘱补充液体和激素,准备抢救药品与仪器。

6. 心理护理　本病需要终身替代治疗,向患者讲解有心理准备,有身体外形改变者,学会必要的修饰。多关心患者,避免刺激性的言行。鼓励患者说出自己的感受,进行必要的心理疏导。

【中医护理概要】

1. 本病属于中医虚劳、黑疸等范畴。

2. 其病因主要有先天不足,肾精素亏;或后天失调,如大病久病失治或误治后,重创气血阴阳,致肾虚难复。病理变化为脏腑虚损,以肾阳虚为主。

3. 避免体力及精神上过度疲劳,感染、受伤,或呕吐、腹泻及大汗所引起的失水,或温度剧变等刺激。饮食须含丰富的糖类、蛋白质及维生素类,多钠盐,少钾盐。

【健康教育】

1. 知识宣教　向患者及其家属介绍病情,以利患者配合治疗。

2. 饮食指导　指导患者进食高蛋白高钠饮食,避免香蕉、橘子、西瓜等含钾高的食物。

3. 用药指导　指导激素替代治疗,应强调长期服药的重要性和必要性,不可随便停药或减量,了解药物的不良反应。

4. 避免诱因　保持心情愉快,避免劳累和精神刺激。避免其他加重病情的因素,例如感染、创伤等。

5. 安全指导　指导患者外出时携带识别卡,写明姓名、地址,以便发生紧急情况时能够得到及时处理。

【结语】

肾上腺皮质功能减退症可分为原发性及继发性。主要表现皮肤、黏膜色素沉着、乏力消瘦、疲劳、代谢障碍等表现。严重者可出现肾上腺危象。本病需要长期激素替代治疗。护理时要保证休息、睡眠,避免精神刺激,给予正确的用药指导。

第四节　糖　尿　病

糖尿病(diabetes mellitus)是一组以慢性血葡萄糖(简称血糖)水平增高为特征的代谢性疾病,是由于胰岛素分泌和(或)作用缺陷所引起。长期碳水化合物以及脂肪、蛋白质代谢紊乱可引起多系统损害,导致眼、肾、心脏、血管、神经等组织器官的慢性进行性病变,出现功能减退及衰竭。病情严重或应激时可发生急性严重代谢紊乱,如糖尿病酮症酸中毒、高渗性昏迷等。

糖尿病是常见病、多发病,其患病率随着人民生活水平的提高、人口老化、生活方式改变而迅速增加。据 WHO 流行病学调查资料统计,按目前糖尿病的增长速率,到 2025 年全世界糖尿病患者将由目前的 1.5 亿达到 3 亿,我国目前已成为继印度之后,居第二位的糖尿病国家,现有糖尿病患者约 4 千万,其中绝大部分为 2 型糖尿病。

随着患病人数的增多,糖尿病目前已成为发达国家中继心血管病和肿瘤之后的第三大非传染性疾病,给社会经济发展带来沉重负担,是严重威胁人类健康的世界性公共卫生问题。我国卫生部于 1995 年已制定了国家《糖尿病防治纲要》,以指导全国的糖尿病防治工作。

知识链接 ❯

世界防治糖尿病日的来历

历史上著名的加拿大糖尿病专家班亭,是第一个把胰岛素用于糖尿病患儿的医生。为了缅怀班亭的功绩,1991 年世界卫生组织(WHO)和国际糖尿病联盟(IDF)决定把他的生日——11 月 14 日,定为世界防治糖尿病日(World Diabetes Day,WDD),号召世界各国在这一天广泛开展糖尿病宣传、教育和防治工作,以推动国际糖尿病防治事业的开展。

【糖尿病分类】

目前国际上通用 WHO 糖尿病专家委员会提出的病因学分型标准(1999)。

1. 1 型糖尿病　胰岛 B 细胞破坏,常导致胰岛素绝对缺乏。易发生在青少年,起病急、病情重。

2. 2 型糖尿病　从以胰岛素抵抗为主伴胰岛素分泌不足到以胰岛素分泌不足为主伴胰岛素抵抗所致的各种原因的糖尿病。多见于 40 岁以上,体型肥胖的成人,起病缓慢,病情较轻。

3. 其他特殊类型糖尿病　包括胰岛 B 细胞功能的基因缺陷;胰岛素作用的基因缺陷;胰腺外分泌疾病;内分泌疾病;药物或化学品所致糖尿病;感染;不常见的免疫介导糖尿病等。

4. 妊娠期糖尿病

本节重点介绍 1 型糖尿病和 2 型糖尿病。

【病因与发病机制】

糖尿病的病因和发病机制极为复杂,至今尚未完全阐明。总的来说遗传因素及环境因素共同参与其发病过程。

1. 病因

(1) 遗传因素:不论 1 型或 2 型糖尿病均与遗传因素有关,属于多基因遗传,有家族性。

(2) 病毒感染:脑炎、心肌炎病毒、腮腺炎病毒、风疹病毒可直接损伤或通过触发自身免疫反应破坏胰岛 B 细胞,引起 1 型糖尿病。

(3) 自身免疫:目前发现 1 型糖尿病患者体内存在多种胰岛细胞自身抗体(ICA)。

(4) 胰岛素抵抗和 B 细胞功能缺陷:胰岛素作用的靶器官(主要是肝脏、肌肉和脂肪组织)对胰岛素作用的敏感性降低。

(5) 葡萄糖毒性和脂毒性:在糖尿病发生发展过程中所出现的高血糖和脂肪代谢紊乱可进一步降低胰岛素敏感性和损伤胰岛 B 细胞功能,分别称为葡萄糖毒性和脂毒性。它可能是 2 型糖尿病的原发性因素,脂毒性可通过各种有关途径导致胰岛素抵抗发生以及引起胰岛 B 细胞脂性凋亡和分泌胰岛素功能缺陷。

2. 发病机制　90% 新诊断的 1 型糖尿病患者血清中存在胰岛细胞抗体,比较重要的有胰岛细胞胞浆抗体、胰岛素自身抗体、谷氨酸脱羧酶抗体等。1 型糖尿病是 T 细胞介导的自身免疫性疾病。免疫细胞通过各种细胞因子或其他介质单独或协同、直接或间接造成 B 细胞损伤,促进胰岛炎症形成。

环境因素中摄食过多、体力劳动过少导致肥胖可诱发胰岛素抵抗。在胰岛素抵抗的情况下,如果 B 细胞能代偿性增加胰岛素分泌,则可维持血糖正常;当 B 细胞功能缺陷,对胰岛素抵抗无法代偿时,就会发生 2 型糖尿病。

【临床表现】

1. 症状及体征　主要是代谢紊乱症状群。

(1) 多饮、多尿、多食和体重减轻(三多一少):血糖升高因渗透性利尿引起多尿,继而口渴多饮;外周组织对葡萄糖利用障碍,脂肪分解增多,蛋白质代谢负平衡,渐见乏力消瘦;为补偿损失的糖,维持体积活动,患者易饥多食。

(2) 皮肤瘙痒:因尿糖局部刺激使外阴瘙痒常见。有时并发真菌感染,瘙痒更加严重。

(3) 其他症状:有四肢酸痛、麻木、腰痛、性欲减退、阳痿不育、月经失调等。

2. 并发症

(1) 急性严重代谢紊乱

1) 糖尿病酮症酸中毒(diabetic ketoacidosis,DKA):糖尿病代谢紊乱加重时,脂肪分解加速,产生大量脂肪分解产物酮体,引起血酮体水平升高及尿酮体排出增多,临床上称为酮症。这些酮体为较强的有机酸,大量消耗体内的贮备碱,若代谢紊乱进一步加剧,血酮继续升高,便发生代谢性酸中毒,称为糖尿病酮症酸中毒。出现意识障碍称为糖尿病酮症酸中毒昏迷。

①诱因：感染、手术、外伤、饮食不当、治疗不及时，胰岛素治疗中断或减量不当，妊娠和分娩。有时无明显诱因。

②临床表现：早期三多一少症状加重；酸中毒失代偿后病情迅速恶化，疲乏、食欲减退、恶心、呕吐、极度口渴、尿量显著增多，常伴头痛、嗜睡、烦躁、呼吸深快（kussmaul 呼吸），有烂苹果味（丙酮）；后期严重脱水、尿量减少、皮肤黏膜干燥、眼球下陷、脉搏细速、血压下降、昏迷甚至死亡。

2）高血糖高渗状态（hyperglycemic hyperosmolar status，HHS）：是糖尿病急性代谢紊乱的另一临床类型，以严重高血糖、高血浆渗透压、脱水为特点，无明显酮症酸中毒，患者常有不同程度的意识障碍或昏迷。多见于老年糖尿病患者，用饮食控制或口服降糖药治疗。

（2）感染性并发症：本病易于感染，以皮肤、胆管、泌尿道部位最常受累。皮肤疖、痈、癣，肾盂肾炎、膀胱炎等多见，可致败血症或脓毒血症，合并肺结核的发生率也比较高。

（3）慢性并发症

1）血管病变

①微血管病变：主要引起肾小球硬化和视网膜血管病变，前者表现为糖尿病肾病而出现蛋白尿、水肿、高血压和肾功能不全，是 1 型糖尿病患者死亡的主要原因；后者有视网膜出血和水肿甚至视网膜剥离，是糖尿病患者失明主要原因之一。

②大血管病变：主要表现为大、中动脉粥样硬化，从而引起冠心病、出血性或缺血性脑血管病；肢体动脉粥样硬化引起下肢疼痛，感觉异常和间歇性跛行，甚至肢体坏疽。

2）神经病变：以周围神经病变最常见。表现为对称性感觉异常、麻木、烧灼、针刺感，呈手套、袜套样分布，晚期累及运动系统，可有肌力减弱以至肌肉萎缩和瘫痪。

3）眼部病变：除视网膜病变外，白内障、青光眼均易发生，严重时也可致盲。

4）糖尿病足：主要为足部溃疡与坏疽，是糖尿病患者致残的主要原因。

【辅助检查】

1. 糖代谢异常严重程度或控制程度的检查

（1）尿糖测定：大多采用葡萄糖氧化酶法，测定的是尿葡萄糖，尿糖阳性是诊断糖尿病的重要线索。尿糖阳性只是提示血糖值超过肾糖阈（大约 10mmol/L），因而尿糖阴性不能排除糖尿病可能。

（2）血糖测定：血糖升高是诊断糖尿病的主要依据，又是判断糖尿病病情和控制情况的主要指标。血糖值反映的是瞬间血糖状态。诊断糖尿病时必须用静脉血浆测定血糖，治疗过程中随访血糖控制程度时可用便携式血糖计（毛细血管全血测定）。

（3）口服葡萄糖耐量试验（OGTT）：当血糖高于正常范围而又未达到诊断糖尿病标准时，须进行 OGTT。OGTT 应在清晨空腹进行，成人口服 75g 无水葡萄糖或 82.5g 含一分子水的葡萄糖，溶于 250~300ml 水中，5~10 分钟内饮完，空腹及开始饮葡萄糖水后 2 小时测静脉血浆葡萄糖。儿童服糖量按每公斤体重 1.75g 计算，总量不超过 75g。

（4）糖化血红蛋白（GHbA1）和糖化血浆白蛋白测定：GHbA$_1$ 是葡萄糖或其他糖与血红蛋白的氨基发生非酶催化反应（一种不可逆的蛋白糖化反应）的产物，其量与血糖浓度呈正相关。反映患者近 8~12 周总的血糖水平，为糖尿病控制情况的主要监测指标之一。糖化血浆白蛋白反映患者近 2~3 周内总的血糖水平，为糖尿病患者近期病情监测的指标。

2. 胰岛 β 细胞功能检查

(1) 胰岛素释放试验:本试验反映基础和葡萄糖介导的胰岛素释放功能。胰岛素测定受血清中胰岛素抗体和外源性胰岛素干扰。

(2) C 肽释放试验:也反映基础和葡萄糖介导的胰岛素释放功能。C 肽测定不受血清中的胰岛素抗体和外源性胰岛素影响。

(3) 其他检测 β 细胞功能的方法:如静脉注射葡萄糖-胰岛素释放试验可了解胰岛素释放第一时相,胰升糖素-C 肽刺激试验反映 B 细胞储备功能等,可根据患者的具体情况和检查目的而选用。

3. 并发症检查　根据病情需要选用血脂、肝肾功能等常规检查,急性严重代谢紊乱时的酮体、电解质、酸碱平衡检查,心、肝、肾、脑、眼科以及神经系统的各项辅助检查等。

4. 有关病因和发病机制的检查　胰岛细胞自身抗体的联合检测;胰岛素敏感性检查;基因分析等。

【诊断与鉴别诊断】

1. 诊断标准　根据家族史,临床表现,血糖、尿糖测定,即可作出诊断。但需排除继发性糖尿病以及对糖尿病类型及并发症作出估计。诊断标准为:

(1) 有糖尿病症状,若随机血糖 ≥ 11.1mmol/L(200mg/dl) 或(和)空腹血糖 ≥ 7.0mmol/L(126mg/dl) 可诊断为糖尿病,若随机血糖 ≤ 7.0mmol/L 及空腹血糖 ≤ 5.6mmol/L,可排除糖尿病。

(2) 若血糖介于两者之间,应做 OGTT。2 小时血糖 ≥ 11.1mmol/L,可诊断为糖尿病;若 ≤ 7.8mmol/L,可排除糖尿病;7.8mmol/L ≤ 血糖 ≤ 11.1mmol/L 为糖耐量异常。

(3) 若无糖尿病症状,除上述 2 项标准外,还需另加一项标准以明确诊断,即口服葡萄糖后 1 小时血糖 ≥ 11.1mmol/L,或另一次 OGTT 2 小时血糖 ≥ 11.1mmol/L,或再一次空腹血糖 ≥ 7.8mmol/L。

2. 鉴别诊断

(1) 注意鉴别其他原因所致尿糖阳性,见表 7-4-1。

表 7-4-1　其他原因导致尿糖阳性的鉴别

	糖尿病糖尿	肾性糖尿	非葡萄糖糖尿
尿糖	阳性	阳性	用班氏试剂(硫酸酮)检测阳性,用葡萄糖氧化酶检测阴性。
血糖	阳性	正常	—
OGTT	阳性	正常	—

(2) DM 分为 T_1DM 和 T_2DM 两型,鉴别 T_1DM 和 T_2DM 非常重要,见表 7-4-2。

表 7-4-2　1 型糖尿病与 2 型糖尿病区别

	1 型糖尿病	2 型糖尿病
起病	起病急骤,症状典型且重,多数酮症首发	起病缓慢、症状轻且不典型　初期几年内不发生酮症,最终发生酮症
年龄	儿童、少年多见 ≤ 16 岁	成人多发
治疗	必须依靠外源性胰岛素来维持生命	初期可不用胰岛素治疗,最终产生胰岛素依赖
死亡原因	多死于肾衰竭	多死于心脑血管疾病

【治疗要点】

糖尿病的治疗原则　为早期治疗、长期治疗、综合治疗、治疗措施个体化。

治疗的目的　纠正代谢紊乱，消除症状、防止或延缓并发症，维持良好健康和劳动能力，保障儿童生长发育，延长寿命，降低病死率，而且要提高患者生活质量。

治疗要点　国际糖尿病联盟提出了糖尿病治疗的 5 个要点分别为：医学营养治疗、运动疗法、血糖监测、药物治疗和糖尿病教育。

1. 糖尿病健康教育　是重要的基础治疗措施之一。糖尿病是终身病，治疗需要持之以恒。健康教育被公认是治疗成败的关键。良好的健康教育可充分调动患者的主观能动性，积极配合治疗，有利于疾病控制达标，防止各种并发症的发生和发展，降低耗费和负担，使患者和国家均受益。

2. 医学营养治疗　是另一项重要的基础治疗措施，应长期严格执行。目的在于减轻胰岛负担，控制和保持理想体重，使血糖、血脂达到或接近正常水平，以防止或延缓各种并发症的发生。应以控制总热量为原则，实行低糖、低脂、适当蛋白质、高纤维素、高维生素饮食。饮食治疗应特别强调定时、定量。

(1) 制定每日总热量：首先按患者的性别、年龄和身高查表或计算出理想体重，[理想体重(kg) = 身高(cm) –105]；然后根据理想体重和工作性质，参考原来生活习惯等因素，计算每日所需总热量。成人卧床休息状态下每日每千克理想体重给予热量 105~126kJ (25~30kcal)，轻体力劳动 126~146kJ(30~35kcal)，中度体力劳动 146~167kJ(35~40kcal)，重体力劳动者 167kJ(40kcal) 以上。青少年、孕妇、哺乳、营养不良和消瘦及伴有消耗性疾病者应酌情增加，肥胖者酌减，使患者逐步控制在理想体重的 ±5% 范围内。

(2) 营养素的热量分配：碳水化合物摄入量通常应占总热量的 50%~60%，提倡使用粗制米、面和一定量的杂粮，忌食蔗糖、葡萄糖、蜜糖及其制品(各种糖果、甜糕点、冰淇淋及含糖软饮料等)。一般糖尿病患者(无肾病及特殊需要者)每日蛋白质摄入量不超过总热量的 15%，成人每日 0.8~1.2g/kg 体重，儿童、孕妇、乳母、营养不良或伴有消耗性疾病者增至 1.5~2.0g，伴有糖尿病肾病而肾功能正常者应限制至 0.8g，血尿素氮升高者应限制在 0.6g。蛋白质至少应有 1/3 来源于动物蛋白质，以保证必需氨基酸的供给。脂肪约占总热量的 30%，饱和脂肪酸，多价不饱和脂肪酸与单价不饱和脂肪酸的比例应为 1∶1∶1，每日胆固醇的摄入量宜在 300mg 以下。

此外，各种富含可溶性食用纤维及食品可延缓食物吸收，降低餐后血糖高峰，有利于改善糖、脂肪代谢紊乱，并促进胃肠蠕动，防止便秘。每日饮食中纤维素含量不宜少于 40g，提倡使用绿叶蔬菜、豆类、块根类、粗谷物、含糖成分低的水果等。每日摄入食盐应限制在 10 g 以下。限制饮酒。

(3) 合理分配：确定每日饮食总热量和糖类、蛋白质、脂肪的组成后，按每克糖类、蛋白质产热 16.7kJ(4kcal)，每克脂肪产热 37.7kJ(9kcal)，将热量换算为食品后制定食谱，并根据生活习惯、病情和配合药物治疗需要进行安排。可按每日三餐分配为 1/5、2/5、2/5 或 1/3、1/3、1/3。

(4) 随访：以上仅是原则估算，在治疗过程中随访调整十分重要。如肥胖患者在治疗措施适当的前提下，体重不下降，应进一步减少饮食总热量；体型消瘦的患者，在治疗中体重有所恢复，其饮食方案也应适当调整，避免体重继续增加。

3. 体育锻炼 体育锻炼有助于减轻体重,提高胰岛素的敏感性,促进肌肉和组织对糖的利用,改善脂质代谢。对 2 型糖尿病患者(尤其是肥胖患者)应鼓励运动和适当的体力活动。注意应进行有规律的合适运动,循序渐进和长期坚持。

4. 病情监测 定期监测血糖,并建议患者应用便携式血糖计进行自我监测。每 3~6 个月定期复查糖化血红蛋白,了解血糖总体控制情况,及时调整治疗方案。

5. 口服药物治疗

(1) 磺脲类药物:此类药物的作用机制是刺激胰岛素 β 细胞释放胰岛素,使胰岛素与受体的结合率增加。用于经饮食控制不能降低血糖的 2 型糖尿病患者,也可配合胰岛素用于 1 型患者。第一代药物有甲苯磺丁脲(D860)、氯磺丙脲、妥拉磺脲等;第二代药物有格列本脲(优降糖)、格列吡嗪(美吡达)、格列齐特(达美康)、格列喹酮(糖适平)等。治疗应从小剂量开始,甲苯磺丁脲常用量为 0.5~1.5g,每日 3 次,餐前半小时口服,最大剂量为每天 3g。格列本脲常用量为 2.5~10mg,分 1~2 次餐前半小时口服,最大剂量不超过 20mg/d。

(2) 双胍类药物:此类药物的作用机制为促进外周组织(如肌肉)对葡萄糖的摄取和利用,抑制肠道对葡萄糖的吸收,减少肝糖原异生,促进糖的无氧酵解,对血糖在正常范围者无降血糖作用,与磺脲类药物联合使用可增强降血糖作用。常用药物有甲福明(二甲双胍)剂量 500~1500mg/d,分 2~3 次口服。由于双胍类药物促进糖无氧酵解,产生乳酸,在肝肾功能不全、低血容量休克或心力衰竭等缺氧情况下,易诱发乳酸性酸中毒,应忌用。

(3) 葡萄糖苷酶抑制剂:作用机制是抑制小肠 α - 葡萄糖苷酶活性,延缓糖类的吸收,降低餐后血糖。常用阿卡波糖(拜糖平)100~300mg,分 3 次与餐同服。

6. 胰岛素治疗

(1) 适应证:①1 型糖尿病;②糖尿病酮症酸中毒伴高渗性昏迷;③重症感染、消耗性疾病、视网膜病变、肾脏病变、神经病变、心脑血管急症;④妊娠、分娩手术;⑤经饮食及口服降糖药治疗未获得良好控制的 2 型糖尿病;⑥全胰腺切除引起的继发性糖尿病;⑦糖尿病合并结核。

(2) 制剂类型:按起效作用快慢和维持时间,胰岛素可分为速效、中效、长效三类。速效胰岛素包括普通胰岛素、速效胰岛素锌混悬液;中效胰岛素有慢胰岛素锌混悬液、中性鱼精蛋白锌胰岛素;长效有鱼精蛋白锌胰岛素、特慢胰岛素锌悬液。各类胰岛素均为皮下注射,仅速效制剂还可静脉注射。

(3) 用法和用量:无论哪种类型的糖尿病,胰岛素治疗应在一般治疗和饮食治疗的基础上进行,而且胰岛素用量因个体差异,各个剂量差异也很大,需按患者治疗反应情况适当调整。2 型糖尿病患者可选用中效胰岛素,每天早餐前使用,开始剂量为 4~8U,根据尿糖和血糖测定结果,每隔数日调整剂量或剂型,如午餐前尿糖仍呈强阳性,可用中效与速效胰岛素混合使用。早晨空腹血糖下降不理想,可每天两次注射中效胰岛素,直到血糖得到良好控制。1 型糖尿病患者需强化胰岛素治疗,每日多次注射胰岛素,可采用早晚前注射中效和速效胰岛素,晚餐前注射速效胰岛素,夜宵前注射中效胰岛素。或早、午、晚餐前同时注射速效胰岛素,夜宵前注射速效胰岛素。另一种强化胰岛素治疗方法为持续皮下胰岛素输注,用可调程序的微型计算机控制胰岛素输注的剂量和时间。强化胰岛素治疗时,低血糖症发生率可增加,要引起注意。

7. 胰腺和胰岛移植 大多为 1 型糖尿病患者,可解除对胰岛素的依赖,改善生活质量。胰腺移植因其复杂的外分泌处理和严重并发症而受到限制。胰岛移植尚处在临床实验阶段。

8. **糖尿病合并妊娠治疗**　无论妊娠期糖尿病或在妊娠前已患糖尿病,妊娠对糖尿病及糖尿病对孕妇和胎儿均有复杂的相互影响。饮食治疗原则同非妊娠者。总热量每日每千克体重 159kJ(38kcal)左右,蛋白质 1.5~2.0g/(kg·d)。在妊娠过程中严密监测血糖水平、胎儿的生长发育及成熟情况。应选用短效和中效胰岛素,忌用口服降糖药。通常在孕 36 周前早产婴儿死亡率较高,38 周后胎儿宫内死亡率增高,故在妊娠 32~36 周时宜住院治疗直至分娩。产后注意新生儿低血糖症的预防和处理。

知识链接 ▶

人工胰腺——胰岛素泵

　　1 型糖尿病,胰岛素绝对不足,必须依赖胰岛素生存。人工胰腺——胰岛素泵是高度智能化及个性化的精密医疗仪器。它能模拟人体生理性胰岛素分泌,24 小时内连续不断地向人体输注微量的胰岛素,而在进餐时可增加胰岛素的释放量。胰岛素泵的这种作用方式就如同一个正常的胰腺功能。通过与"泵"(内含 300U 胰岛素)连接的导管一端的微细针头(内径 0.4mm)插入皮下,可模仿正常胰腺的分泌功能,根据血糖变化,将胰岛素输入体内,维持 24 小时血糖平稳,使患者想吃就吃,完全恢复病前的无忧无虑状态。

---

9. **糖尿病酮症酸中毒治疗(DKA)**

(1) **输液**:输液是抢救 DKA 首要的措施。DKA 时患者常有重度失水,可达体重 10% 以上,只有在有效组织灌注改善、恢复后,胰岛素才能发挥其生物效应。通常使用生理盐水,如无心力衰竭,最初 2 小时应快速输入 1000~2000ml,以迅速补充血容量,改善周围循环和肾功能,以后根据血压、心率、尿量、末梢循环状况及中心静脉压等决定输液速度和量,从第 2 至第 6 小时继续输入 1000~2000ml,当血糖降至 13.9mmol/L 左右时改输 5% 葡萄糖液,并加入速效胰岛素。第 1 天总量 4000~5000ml,严重失水者 6000~8000ml,如患者清醒,可鼓励饮水。

(2) **胰岛素治疗**:小剂量胰岛素 0.1U/(kg·h)持续静脉滴注,同样剂量亦可采用间歇静脉注射或间歇肌内注射,当血糖降至 13.9mmol/L 时改为 5% 葡萄糖液加速效胰岛素(按每 3~4g 葡萄糖加 1U 胰岛素计算)继续静脉滴注。尿酮体消失后,根据血糖、尿糖及进食情况调整胰岛素剂量,然后逐渐恢复平时的治疗。

(3) **纠正电解质及酸碱平衡失调**:轻症患者经输液和注射胰岛素后,酸中毒可逐渐纠正,不必补碱。严重酸中毒(血 pH < 7.1 时),可给予 5% 碳酸氢钠 84ml 经注射用水稀释至 1.25% 等渗溶液后静脉滴注。此外,应根据治疗前血钾水平及尿量决定补钾量和速度。

(4) **治疗诱因和并发症**:如休克、严重感染、心功能衰竭、肾衰竭、脑水肿等。

【**主要护理诊断/问题**】

1. **营养失调**:低于机体需要量　与胰岛素分泌不足所致糖、脂肪、蛋白质代谢异常有关。

2. **有感染的危险**　与血糖升高、脂肪代谢紊乱、营养不良和微循环障碍有关。

3. **潜在并发症**:酮症酸中毒、低血糖反应。

4. **焦虑**　与糖尿病慢性并发症,长期治疗导致经济负担加重有关。

【护理措施】

1. 病情观察

(1) 生命体征：糖尿病患者容易感染，体温升高，同时伴有咳嗽、咳痰时提示肺部感染。易感染部位主要为皮肤、胆道、泌尿道。

(2) 主要症状：三多一少症状有何变化，密切监测血糖、尿糖改变。

(3) 并发症：患者有无皮肤瘙痒、感觉异常、感染及破损，特别注意检查下肢及足部情况。观察有无酮症酸中毒、低血糖表现。

2. 起居护理

(1) 生活规律：糖尿病患者生活规律最为重要，熬夜、生活不规律，可能会引起血糖的波动，每天按时起床、按时进餐、适当加餐、适当午休、尽量坚持运动。选择喜爱的运动长期坚持。运动有利于血糖的控制。

(2) 体育锻炼：运动可促进糖代谢及提高胰岛素在周围组织中的敏感性，增加组织和肌肉利用葡萄糖，使血糖下降，还可预防冠心病、动脉硬化等并发症的发生。应根据患者年龄、体力、病情及有无并发症，指导患者进行有规律的长期体育锻炼。

1) 运动方式：根据患者的爱好选择运动的方式，如散步、慢跑、骑自行车、健身操、太极拳、球类等需氧活动。

2) 运动量：活动时间 20~30 分 / 次，可逐步延长，每天 1 次。每天定时运动。肥胖患者可适当增加活动次数及时间。

3) 预防意外发生：①低血糖：其发生与活动强度、时间、活动前进餐时间、食品种类、活动前血糖水平及用药有关；②高血糖和酮症：用胰岛素治疗的糖尿病患者如血糖水平较高（> 13.3mmol/L），在开始活动时因运动所致交感神经过度兴奋及儿茶酚胺释放增加，血糖浓度可急剧上升，当胰岛素不足时，可引起酮症或酮症酸中毒；③诱发心血管意外：活动可增加心脑负担，使血浆容量减少，血管收缩，有诱发心绞痛、心肌梗死和心律失常的危险；④运动系统损伤：包括骨、关节、肌肉或皮肤损伤、足部皮肤破溃甚至缺血和坏疽。

4) 体育锻炼的注意事项：

① 糖尿病患者的运动以不感到疲劳为度，逐渐增加活动量及活动时间，当血糖 > 13.3mmol/L 或尿酮体阳性者，不宜做上述活动。

② 有严重的心、脑血管疾患或微血管病变者避免剧烈的活动，收缩压 >180mmHg（24kPa）时停止活动。未注射胰岛素或口服降糖药物的 2 型糖尿病患者，在运动前不需要补充食物，有利于减轻体重、提高对胰岛素的敏感性。

③ 1 型糖尿病患者活动时，应把握好胰岛素剂量、饮食与活动三者之间的相互关系，可在活动前少量补充额外食物或减少胰岛素用量，活动量不宜大，时间不宜过长，以 15~30 分钟为宜，活动时随身携带甜点及写有姓名、家庭住址和病情的卡片以应急需。

3. 饮食护理　向患者介绍饮食治疗的目的、意义及具体措施，使患者认识到饮食控制的重要性，积极配合，以取得最佳效果。

(1) 控制总热量：教会患者饮食计算方法，严格按照饮食治疗方案进食。对于难以掌握的患者，可采用简单易学的实用饮食疗法。

(2) 食品交换法：为了调整患者饮食单一，也可采用食品交换法，此法将食品分为谷类、奶类、肉类、脂肪、水果和蔬菜共 6 类，以每 80 千卡热量为一个单位，如谷类大米 25g、生面条 30g、绿豆 25g 各为 1 个单位;奶类淡牛奶 110ml、奶粉 15g、豆浆 200ml 各为 1 个单位;肉类瘦猪肉 25g、瘦牛肉 25g、鸡蛋 55g、鲳鱼 50g 各为 1 个单位;脂肪类豆油 9g、花生米 15g 各为 1 个单位;水果类苹果 200g、西瓜 750g 各为 1 个单位;蔬菜类菠菜 500~750g、萝卜 350g 各为 1 个单位。每类食品中等值食品可互换,营养价值基本相等。患者根据需要选择食物种类制定食谱,简单易学。

(3) 多食纤维素:食用纤维素有助于大肠杆菌合成多种维生素;加速食物通过肠道,抑制糖类食物在肠道吸收,有利于餐后血糖下降,增加肠蠕动,有利于大便通畅;纤维素体积大,进食后可增加饱食感,有利于减肥。含纤维素高的食物有豆类、蔬菜、粗谷物、含糖低的水果等。每日饮食中食用纤维含量不少于 40g 为宜。

(4) 监测体重:每周定期测量体重 1 次,如体重改变 > 2kg,报告医生并协助查找原因。

4. 用药护理

(1) 口服降糖药:遵医嘱定时、定量用药,不可随意加减剂量。观察患者血糖、糖化血红蛋白、果糖胺、尿糖和体重的变化,评价药物疗效和药物剂量。观察药物不良反应:磺脲类药物应餐前半小时服用,其主要副作用是低血糖反应,特别是对肝、肾功能不全的患者和老年人。其他副作用有胃肠道反应、皮肤瘙痒、贫血、白细胞减少、皮疹等。双胍类药物应餐前或餐中口服,其副作用主要是腹部不适、口中金属味、恶心、畏食,因双胍类药物促进无氧糖酵解,产生乳酸,在肝、肾功能不全、休克或心力衰竭时可诱发乳酸性酸中毒。

(2) 胰岛素治疗

1) 胰岛素使用要求:温度不可 < 2℃或 > 30℃,避免剧烈晃动,一般以 1ml 注射器抽取药液以保证剂量的准确。普通胰岛素于饭前 0.5 小时皮下注射,鱼精蛋白锌胰岛素在早餐前 1 小时皮下注射;长、短效胰岛素混合使用时,应先抽短效胰岛素,再抽长效胰岛素,然后混匀,不可反向操作,以免将长效胰岛素混入短效内,影响其速效性。

2) 注射要求:胰岛素最常用的是皮下注射,常用部位上臂、腹壁、臀部、及大腿前外侧。长期注射可引起注射部位皮下脂肪萎缩或增生可致胰岛素吸收不良。停止该部位注射后可缓慢吸收。因此要经常更换注射部位,避免 2 周内在同一部位注射 2 次,两次注射部位要相距 2cm 以上。

3) 胰岛素过敏:主要表现为注射部位瘙痒、荨麻疹;而全身性皮疹、血清病、过敏性休克比较少见。处理措施可更换胰岛素制剂,使用抗组胺药、糖皮质激素以及脱敏疗法等。

4) 胰岛素治疗方案后,有时早晨空腹血糖仍然较高的原因有:①夜间胰岛素作用不足;②"黎明现象"即夜间血糖控制良好,也无低血糖发生,仅于黎明一段短时间出现高血糖,其机制可能为皮质醇、生长激素等对抗激素分泌增多所致;③Somogyi 现象,即在夜间曾有低血糖,因在睡眠中未被察觉,继而发生低血糖后的反应性高血糖。

5. 对症护理

(1) 酮症酸中毒:严密观察患者生命体征的变化并记录,记录液体出入量。在原有糖尿病基础上出现显著软弱无力、极度口渴、尿量增多伴纳差、呕吐、头痛及意识改变应警惕酮症酸中毒的发生。一旦发生,应准确执行医嘱,确保液体和胰岛素的输入,胰岛素的用量必须准确和及时;患者应绝对卧床休息,注意保暖,昏迷患者按昏迷护理;在输液和胰岛治疗过程中,需 1~2 小时留标本送检尿糖、血糖、尿酮、血酮、血钾、血钠、二氧化碳结合力。

(2) 低血糖:

1）糖尿病患者常见反应性低血糖和药物性低血糖。一般血糖低于 2.8mmol/L 时，出现临床表现，包括：饥饿感、软弱无力、出汗、心悸、面色苍白，重者可昏迷，睡眠中发生低血糖时，患者可突然觉醒，皮肤潮湿多汗。紧急处理包括进食含糖约 15g 的食物，如方糖、饼干、果汁、含糖饮料等，一般 15 分钟后可很快缓解；必要时，可静脉注射 50% 葡萄糖 40~60ml。

2）低血糖的预防措施：①应告知患者和家属不能随意更换和增加降糖药物及剂量。活动量增加时，要减少胰岛素用量并及时加餐。容易在后半夜及清晨发生低血糖的患者，制定食谱时晚餐分配适当增加主食或含蛋白质较高的食物；②老年糖尿病患者血糖不宜控制过严，一般空腹不超过 7.8mmol/L（140mg/dl），餐后血糖不超过 11.1mmol/L（200mg/dl）即可；③普通胰岛素注射后应在 30 分钟内进餐。病情较重，无法预料患者餐前胰岛素用量时，可先进餐再注射胰岛素，以免患者用胰岛素后未能及时进餐而发生低血糖；④初用各种降糖药时要从小剂量开始，然后根据血糖水平逐步调整药物剂量；⑤Ⅰ型糖尿病作强化治疗时容易发生低血糖，应按要求在患者进餐前、后测血糖，并作好记录，以便及时调整胰岛素或降糖药用量。强化治疗时，空腹血糖控制在 4.4~6.7mmol/L，餐后血糖 <10mmol/L，其中晚餐后血糖 5.6~7.8mmol/L，凌晨 3 点血糖不低于 4mmol/L 为宜；⑥指导患者及家属了解糖尿病低血糖反应的诱因、临床表现及应急处理措施；⑦患者应随身携带一些糖块、饼干等食品，以便能及时食用。

（3）糖尿病足：

1）评估患者有无溃疡的危险因素：①既往有足溃疡史；②有神经病变的症状和（或）缺血性血管病变；③神经病变的体征和（或）周围血管病变的体征；④神经和（或）血管病变并不严重但有严重的足畸形；⑤其他危险因素，如视力下降、膝、髋或脊柱关节炎，鞋袜不合适等；⑥个人因素，如社会经济条件差、老年人或独居生活、拒绝治疗和护理等。

2）足部观察与检查：每天检查患者双足 1 次，了解足部有无感觉减退、麻木、刺痛感，观察足部皮肤有无颜色、温度改变及足背动脉搏动情况；注意检查趾甲、趾间、足底部皮肤有无胼胝、鸡眼、甲沟炎等。定期做足部感觉的测试，及时了解足部感觉功能：保护性感觉的测试，主要测试关节位置觉、振动觉、痛觉、温度觉、触觉和压力觉。压力觉是用尼龙制的单丝（SWM）接触受试点，5.07cm 的单丝可产生一个 10g 的力量，垂直于皮肤用力压 1~2s，力量刚好使尼龙丝弯曲，询问患者的感觉，能感觉到为阴性，反之为阳性。SWM 能够很容易准确地识别高危人群，阳性者说明患者保护性感觉丧失，有足溃疡的高危险性。

3）保持足部清洁，避免感染：嘱患者勤换鞋袜，每天清洁足部。

4）预防外伤：指导患者不要赤脚走路，以防外伤；外出时不可穿拖鞋，以免踢伤；应该选择轻巧柔软、前端宽大的鞋子，袜子以弹性好、透气及散热性好的棉毛质地为佳；每天检查鞋子，清除可能的异物和保持里衬的平整；对有视力障碍的患者，应由他人帮助修剪指甲，指甲应避免修剪得太短，应与脚趾平齐；不要用化学药消除鸡眼或胼胝，应找有经验的医生诊治，并说明自己患有糖尿病；冬天使用热水袋、电热毯或烤灯时谨防烫伤，同时应注意预防冻伤。

5）指导和协助患者采用多种方法促进肢体血液循环。

6）积极控制血糖，说服患者戒烟。

6. 心理护理

（1）了解患者及其家属对疾病的认识程度：糖尿病虽不能根治，但是通过饮食控制、有规律的生活、适当的体育锻炼、合理的用药等综合措施，就能最大限度地避免并发症的发生，就能达到控制疾病的目的。

（2）观察患者的心理变化：如抑郁、焦虑、恐惧、悲哀等。针对性的做好患者心理护理，患者因病情特殊和体态、外貌的变化，往往产生困扰和悲观情绪，应耐心倾听患者的倾诉，安慰，鼓励患者及家属多给予关心支持。

（3）避免心理刺激：对有明显精神症状者，避免一些刺激性言行，尽量避免患者的情绪波动，应多给予照顾，以防意外事故发生。

【其他相关护理诊断】

1. 体液不足的危险　与血糖升高、尿渗透压增高有关。

2. 焦虑　与疾病慢性并发症、经济负担加重有关。

3. 知识缺乏　缺乏对疾病知识的了解。

4. 潜在并发症：周围神经病变、糖尿病足等。

【中医护理概要】

1. 本病属于中医消渴范畴。

2. 其病因病机多由先天禀赋不足，素体阴虚，因饮食不节、情志不遂或劳欲过度所致。病位主要在肺、脾（胃）、肾。

3. 消渴患者饮食宜选性凉而滋润的食品，忌肥甘厚味，辛辣刺激之品，戒烟酒、浓茶及咖啡。

4. 烦渴多饮者多属上消，可给鲜茅根汤、金银花露、花粉泡水代茶饮；多食善饥者属中消，给番茄汤、石斛汤、萝卜汤。尿频量多属下消可给枸杞子汤、鲜生地汤代茶饮。

5. 情志护理　节喜怒、减思虑"，保持情志调畅，以利病情的控制和康复。

【健康教育】

1. 知识宣教　向患者及其家属讲解糖尿病的有关知识，使其认识到糖尿病是一种慢性终身疾病，其预后取决于血糖控制与否及有无并发症的发生。使患者重视血糖控制情况。

2. 技能指导　学会胰岛素的注射方法，为患者示范注射部位及方法，嘱其有计划的轮流使用注射部位。学会尿糖定性试验，会根据尿糖试纸的颜色变化来判断尿糖水平，若有异常，及时血糖测试，必要时就医调整药物剂量。

3. 饮食指导　饮食在控制病情、防止并发症中起重要作用，告诉患者饮食治疗的具体要求和措施，长期坚持。保持生活规律，戒烟酒。

4. 活动指导　适当运动保持体形，避免肥胖，避免运动过度，以防诱发低血糖。运动中如感到头晕、无力、出汗应立即停止运动。

5. 用药指导　严格应用降糖药物时，要严格掌握用药时间与进食配合。

6. 生活指导　保持生活规律，情绪稳定，注意保持清洁卫生，防止皮肤损伤及感染，特别是足部护理；随身携带疾病卡，并带糖果，以备低血糖时迅速食用。

7. 心理指导　调整情绪，力求做到开朗、豁达、乐观、劳逸结合，避免过度紧张劳累。

8. 定期随访　定时复查，一般每 2~3 个月复查 GHbA$_1$，以了解病情控制情况，及时调整药物剂量，每年定期全身检查，了解血糖、尿糖及血压、血脂、肾功能及眼底情况，以尽早预防慢性并发症。

【结语】

糖尿病是一组以慢性血糖水平增高为特征的代谢性疾病,是由于胰岛 B 细胞分泌和或外周组织胰岛素利用不足所引起。主要引起碳水化合物、蛋白质、脂肪三大物质代谢紊乱,导致眼、肾、心脏、血管、神经等组织器官的慢性进行性病。目前可通过饮食控制、适当运动、降糖药物、胰岛素治疗等手段控制病情。在某些因素影响下,如感染、手术、外伤、饮食不当、治疗不及时,胰岛素治疗中断或减量不当,妊娠和分娩时可诱发急症糖尿病酮症酸中毒。因此避免诱因、控制血糖可以预防急症发生、减缓糖尿病进展、提高患者寿命和生存质量。

第五节 痛 风

痛风(gout)是一组长期嘌呤代谢障碍和血清尿酸持续升高所引起的代谢性疾病。其临床特点为高尿酸血症,可表现为痛风性关节炎、关节畸形及功能障碍、痛风石、间质性肾炎,严重者有关节畸形及功能障碍,常伴有尿酸性尿路结石。

随着人民生活水平的提高和饮食结构的改变,本病逐渐增多。60 年代随着日本经济腾飞,日本国民饮食蛋白质含量显著升高,痛风成为日本人较常见的疾病。在我国,痛风患者在 70 年代以前较少见;80 年代,国内痛风的临床报告逐年增多;90 年代以来,呈直线上升。种族、遗传、饮食中蛋白质含量、社会生活、文化状况和精神应激因素等对本病的发生均有影响。

痛风发病率具有显著的年龄特征,原发性痛风以中年人最多见,40~50 岁是发病的高峰,平均发病年龄为 44 岁,60 岁以上发病率占全部病例的 11.6%。性别差异非常显著,男性占 91.8%,女性占 8.2%,但女性在绝经期后,发病率有所上升。在儿童和老年痛风中,继发性痛风发生率较高,故对儿童和老年患者,更应注意区别痛风的原发或继发性。

【病因与发病机制】

临床主要分为原发性和继发性两类。

(1) 原发性:主要是遗传因素,由于先天性嘌呤代谢异常、酶异常、不明原因的分子缺陷致肾排尿酸减少。尿酸作为嘌呤代谢的终产物在血中浓度增高,形成高尿酸血症,成为痛风发生的先决条件。

在酸性环境下,血中尿酸以尿酸钠离子形式存在,故高尿酸血症即高尿酸钠血症。痛风的一切临床表现,皆由其钠盐从超饱和的细胞外液析出并沉积于组织引起。常可沉积在骨关节、肾脏和皮下组织,导致痛风性关节炎、痛风肾和痛风石。

(2) 继发性:主要由于肾脏疾病致尿酸排泄减少,骨髓增生性疾病致尿酸生成增多,高嘌呤饮食产生尿酸增多,某些药物(阿司匹林、利尿剂、糖皮质激素、左旋多巴等)抑制尿酸的排泄等原因所致。

【临床表现】

临床多见于 40 岁以上的男性,女性多在更年期后发病。常有家族遗传史。

1. 无症状期 仅有波动性或持续性高尿酸血症,从血尿酸增高至症状出现可达数年至数十年,有些可终身不出现症状。

2. 急性关节炎期　多起病急骤,首次发作常始于半夜或凌晨,数小时内出现受累关节的红、肿、热、痛和功能障碍。

初次发作后,轻者在数小时或 1~2 日内自行缓解,重者持续数日或数周后消退。炎症消退后,局部皮肤呈暗红、偏微紫色,皮肤皱缩,伴有脱屑和轻度搔痒,以后逐渐恢复。

通常累及外周个别关节,单侧足趾及第一跖趾关节最常见。四肢关节也可受累,但大多数为下肢关节,越是肢体远端关节受损,其症状也愈典型。

约 85% 急性发作有下列诱因存在:受寒、劳累、酗酒、高嘌呤饮食、感染、创伤、情绪激动或精神刺激等。

急性痛风性关节炎缓解后,常在 1 年内复发,且复发频度个体差异较大。

3. 痛风石及慢性痛风性关节炎期　从最初发病至慢性关节炎形成平均为 10 年左右。也有少数病例,没有急性发作,呈潜行慢性病变。慢性痛风性关节炎可侵犯各部关节,并使许多关节同时受累。但很少侵及脊柱关节和肋软骨,即使侵犯也症状轻微,有时表现为胸痛、腰背痛、肋间神经痛等。

(1) 痛风结节:痛风结节又称痛风石,是尿酸钠沉积于组织所致。由于尿酸盐不易透过血脑屏障,故除中枢神经系统外,几乎在所有组织中均可形成痛风结节,但以关节软骨及关节周围组织多见。是本期最常见的特征性改变。

1) 好发部位:体表痛风结节常见外耳,尤以耳轮多见;其次为尺骨鹰嘴、膝关节囊和肌腱;少数见于指、掌、脚、眼睑、鼻软骨、角膜或巩膜。

2) 痛风结节的特征:①突出表皮呈淡黄色或白色圆形或椭圆形结节;②数目 1~10 余个不等;③大者如鸡蛋、小者只有米粒大小;④质地硬韧或较柔软;⑤随体积增大,表皮变薄或损伤而破溃,可流出白色尿酸盐结晶。

(2) 慢性关节炎期:由于尿酸盐在关节及其周围组织中沉积引起慢性炎症反应,受累关节呈非对称性不规则肿胀和进行性强直、僵硬,以致受累关节持续性疼痛,广泛破坏并有较大皮下结节形成,终致病变关节畸形而丧失功能。

4. 肾脏病变　主要表现两方面:

(1) 痛风性肾病:起病隐匿,早期仅有间歇性蛋白尿,随着病情的发展而呈持续性,肾浓缩功能受损时夜尿增多,晚期可发生肾功能不全。

(2) 尿酸性肾结石:有 10%~25% 痛风患者肾有尿酸结石,呈泥沙样,轻者无症状,重者肾绞痛、血尿。结石梗阻导致肾积水、肾盂肾炎、肾积脓或肾周围炎等。

【辅助检查】

1. 血尿酸测定　血清标本,尿酸酶法。正常男性约为 150~380μmol/L(2.6~6.4mg/dl),女性为 100~300μmol/L(1.6~5.0mg/dl),更年期后接近男性。血尿酸浓度增高,血尿酸存在较大波动,应反复监测。

2. 尿尿酸测定　限制嘌呤类饮食 5 天后,尿酸排出量超过 3.57mmol(600mg)/d,可认为尿酸生成增多。

3. 滑囊液或痛风石内容物检查　偏振光显微镜下可见针形尿酸盐结晶。

4. X 线检查　急性关节炎期可见非特征性软组织肿胀;慢性期可见软骨缘、关节面特征性改变穿凿样、虫蚀样圆形或弧形的骨质透亮缺损。

5. CT 扫描、磁共振显像(MRI)检查　CT 扫描受累部位可见不均匀斑点状高密度痛风石影像。MRI 呈斑点状低信号。

【诊断与鉴别诊断】

1. 诊断标准　具备以下证据确诊(前三项最重要):①高 UA 血症,男性和绝经后女性 >420μmol/L(7.0mg/dl),绝经前女性 >350μmol/L(5.8mg/dl);②关节液白细胞内有 UA 盐结晶;③痛风结节针吸或活检有 UA 盐结晶;④受累关节骨质穿凿样透亮缺损。

2. 鉴别诊断　本病应与类风湿关节炎鉴别,见表 7-5-1。

表 7-5-1　原发性、继发性痛风及类风湿性关节炎鉴别

	原发性痛风	继发性痛风	类风湿性关节炎
年龄	40 岁以上的男性、绝经后女性	儿童、青少年、女性和老人多见	青中年女性多见
血尿酸	增高	增高程度重	正常
尿尿酸	24 小时尿尿酸排出增高	24 小时尿尿酸排出增高	正常
关节炎表现	关节囊液有尿酸盐结晶,90% 以上患者均有第一跖趾关节受累	关节炎症状较轻,不典型	关节囊液无尿酸盐结晶,膝关节多见

【治疗要点】

治疗目的包括:①纠正高 UA 血症(UA 5~6mg/dl);②迅速纠正急性痛风性关节炎的发作,预防关节炎复发;③防治 UA 盐沉积于肾脏、关节等引起的并发症。

1. 饮食治疗　少吃脂肪,因脂肪可减少尿酸排出。痛风并发高脂血症者,脂肪摄取应控制在总热量的 20%~25% 以内。痛风常并发肥胖、糖尿病、高血压及高脂血症,患者应遵循饮食原则:控制体重、限制嘌呤摄入、选食碱性食品、保障尿量充足、限制酒精(尤其啤酒),具体内容见本节饮食护理。

2. 药物治疗

(1) 高尿酸血症的治疗:主要是降尿酸药物,此类药物的使用原则:小剂量开始,逐渐加大剂量;根据血尿酸水平调整剂量;血尿酸水平控制目标值 <5mg/dl(<300mmol/L);服药期间多饮水,并服碳酸氢钠 3~6g/d 碱化化尿液,使尿酸不易在尿中积聚形成结晶。

1) 苯溴马隆(痛风利仙,立加利仙):此类药物通过抑制尿酸在肾小管重吸收,促进尿酸排泄,毒性作用轻微、对肝肾功能无影响。剂量 25~100mg/d,逐渐加量至 100mg 每日一次。此类药物主要有丙磺舒、苯磺唑酮、苯溴马隆。

2) 别嘌呤醇:此类药物通过抑制黄嘌呤氧化酶,抑制尿酸生成。可单用或与促尿酸排泄药联合使用,50~300mg/d,每天一次晨服。

(2) 抗炎止痛类药物

1) 秋水仙碱:治疗急性痛风性关节炎的特效药物,通过抑制中性粒细胞、单核细胞释放白三烯 B_1、糖蛋白化学趋化因子、白细胞介素 -1 等炎症因子,同时抑制炎症细胞的变形和趋化,从而缓解炎症。口服法:初始口服剂量为 1mg,随后 0.5mg/h 或 1mg/2h,直至症状缓解,最大剂量 6~8mg/d,90% 患者口服秋水仙碱后 48 小时内疼痛缓解。症状缓解后 0.5mg,每天 2~3 次,维持数天后停药。副作用:骨髓抑制、肝肾功能损害、脱发、抑郁。

2) 非甾体抗炎药(NSAID)口服:通过抑制花生四烯酸代谢中的环氧化酶活性来抑制前列腺素的合成而达到消炎镇痛作用。常用药物:吲哚美辛、双氯芬酸、布洛芬。活动性

消化性溃疡、消化道出血为禁忌证。

3）糖皮质激素：上述药物治疗无效或不能使用秋水仙碱和非甾体抗炎药时，可考虑使用糖皮质激素或 ACTH 短程治疗。该类药物的特点是起效快，缓解率高，但停药后容易出现症状"反跳"。

3. 运动疗法　适当运动，可预防 Gout 发作，减少内脏脂肪，减轻胰岛素抵抗。提倡有氧运动，消除应激状态，养成良好的生活习惯；避免外伤，受凉，劳累，避免使用影响 UA 排泄的药物。

【主要护理诊断／问题】

1. 疼痛：关节痛　与尿酸盐结晶、沉积在关节引起炎症反应有关。

2. 躯体移动障碍　与关节受累、关节畸形有关。

3. 知识缺乏　缺乏与痛风有关的饮食知识。

【护理措施】

1. 病情观察

（1）主要症状：观察关节疼痛部位、性质、间隔时间，有无午夜因剧痛而惊醒。受累的关节有无红、肿、热和功能障碍。

（2）诱发因素：有无饮酒、过度疲劳、寒冷、潮湿、紧张、过食高嘌呤食物、脚扭伤等诱发因素。

（3）痛风石体征：了解结石的部位及有无症状。监测血、尿尿酸水平变化。

2. 起居护理

（1）病室及居住环境：安静、温暖、舒适，避免寒冷、潮湿。

（2）休息活动指导：避免过度劳累。当痛风性关节炎急性发作时，要绝对卧床休息，抬高患肢，避免受累关节负重，可在病床上安放支架支托盖被，减少患部受压，疼痛缓解 72 小时后方可恢复活动。

（3）日常生活护理：若手、腕或肘关节受侵犯时以夹板固定制动，可减轻疼痛，也可在受累关节给予冰敷或 25% 硫酸镁湿敷，消除关节的肿胀和疼痛。保护患部皮肤。因痛风石严重时可能导致溃疡发生，故要注意维持患部皮肤清洁，避免感染发生。

3. 饮食护理

（1）控制体重：肥胖患者体重降低后，血清尿酸盐水平降低，痛风发作减轻，故热量不宜过高，应限制在 5020~6276kJ/d，碳水化合物占总热量 50%~60%。

（2）限制嘌呤类食物的摄取：嘌呤是细胞核中的一种成分，只要含有细胞的食物就含有嘌呤，动物性食品中嘌呤含量较多。患者禁食内脏、骨髓、海味、发酵食物、豆类等高嘌呤食物。

制定膳食治疗卡，将患者经常食用的食物种类列入卡内，供患者参考。具体内容根据食物含嘌呤的多少将食物分为 3 类：第 1 类为含嘌呤高的食物，急性期与缓解期禁用。第 2 类为含嘌呤中等量的食物。第 3 类为含微量嘌呤的食品及除第 2 类所列菜类以外的蔬菜及水果类。

高嘌呤食物：每 100g 食物含嘌呤 100~1000mg。急性期与缓解期禁用。动物内脏（肝、肾、心、胰、脑等）；鱼贝类（沙丁鱼、鲭鱼、鲤鱼、鱼卵、小虾、蚝）；禽类：（鹅、鹧鸪）；肉汤、酵母、豆类、麦片；酒（啤酒）。

中嘌呤食物:每 100g 食物含嘌呤 90~100mg。缓解期可用。肉类:牛、猪、鸡肉、羊肉。菜类:菠菜、豌豆、蘑菇、干豆类、扁豆、芦笋等。

低嘌呤食物:每 100g 食物含嘌呤 < 90mg。急性期、缓解期可用。牛奶、鸡蛋、精白米、面;糖、咖啡、可可;煮过弃汤的瘦肉、鱼、禽等。除外第二类菜的其他蔬菜。

(3) 鼓励选食碱性食品:增加碱性食品摄取,可以降低血清和尿酸的酸度,甚至使尿液呈碱性,从而增加尿酸在尿中的可溶性,促进尿酸的排出。选食蔬菜和水果等碱性食物,既能促进排出尿酸又能供给丰富的维生素和无机盐,以利于痛风的恢复。

(4) 鼓励患者多饮水:如患者心肺功能正常,应维持尿量 2000ml/d 左右,以促进尿酸排泄。因此,患者每日液体摄入总量应达 2500~3000ml。饮料当以普通开水、淡茶水、矿泉水、汽水和果汁等为宜。浓茶、咖啡、可可等饮料,有兴奋自主神经系统作用,可能引起痛风发作,故应避免。为了防止夜间尿浓缩,能在睡前或夜半适当饮水,当更适宜。

(5) 限制饮酒(尤其啤酒):饮酒易使体内乳酸堆积,乳酸对尿酸的排泄有竞争性抑制作用。故虽 1 次大量饮酒,亦可使血清尿酸含量明显升高,诱使痛风发作。慢性少量饮酒,会刺激嘌呤合成增加,升高血清和尿液尿酸水平。啤酒中也含有酒精的成分,故应避免饮用。

(6) 注意食品烹调方法:合理的烹调方法,可以减少食品中含有的嘌呤量,如将肉食先煮,弃汤后再行烹调。此外,辣椒、咖喱、胡椒、芥末、生姜等食品调料,均能兴奋自主神经,诱使痛风急性发作,应尽量避免应用。

4. 用药护理　指导患者正确用药,观察药物疗效,及时处理不良反应。①秋水仙碱是治疗痛风性关节炎的特效药,但其毒性大,常见不良反应有恶心、呕吐、腹泻、肝细胞损害、骨髓抑制、脱发、呼吸抑制等,若患者出现不良反应应及时停药;有骨髓抑制、肝肾功能不全、白细胞减少者禁用;静脉用药时切勿漏出血管外,以免造成组织坏死;②苯溴马隆可出现皮疹、发热、胃肠道症状,使用期间多喝水、口服碳酸氢钠等碱性药物;③糖皮质激素应用要注意观察活动性溃疡和消化道出血症状。

5. 心理护理　患者由于疼痛影响进食和睡眠,疾病反复发作导致关节畸形和肾功能损害,时常思想负担重,担心丧失劳动能力,因而出现焦虑、抑郁等情绪。应努力消除应激状态,因为紧张、过度疲劳、焦虑、强烈的精神创伤时易诱发痛风。告知患者要劳逸结合,保证睡眠,生活要有规律,以消除各种心理压力。护士应向其讲解痛风的有关知识,讲解饮食与疾病的关系,并给予精神上的安慰和鼓励,使之能配合治疗。

【其他相关护理诊断】

1. 焦虑　与关节损害疼痛影响日常生活有关。

2. 潜在并发症　关节损害、肾脏损害。

【中医护理概要】

1. 本病属于中医痹证、历节范畴。

2. 其病因为寒湿邪气,病位在经脉,毒邪入侵与寒湿相结化热、蕴热成痰,导致血运失常,聚于肌肤腠理而成毒,猝然红肿、热、痛而作。

3. 注意起居有常,饮食有节,不妄作劳,适时锻炼,平时多饮水。

4. 中医食疗

米仁红枣汤:取米仁 50g,红枣 5 枚煮汤,喝汤食米仁、红枣。有助于缓解关节疼痛。

玉米饮:取玉米或玉米须、根、叶100g煎汤代茶,经常饮服有助于排除尿酸。

【健康教育】

1. 生活指导　指导患者保持心情愉快,避免情绪紧张,生活要有规律,肥胖者应减轻体重。

2. 饮食指导　教导严格控制饮食,避免进食高嘌呤和高蛋白的食物,勿饮酒,每天至少饮2000ml的水,有助于尿酸由尿液排出。

3. 运动指导　鼓励患者定期且适度的运动,并教导患者保护关节的技巧:①运动后疼痛超过1~3小时,应暂时停止此项运动;②使用大块肌群,如能用肩部负重者不用手提,能用手提不要用手指;③交替完成轻、重不同的工作,不要长时间持续进行重的工作;④经常改变姿势,保持受累关节舒适,若有局部温热和肿胀,尽可能避免其活动。

4. 技能指导　教导患者自我检查,如平时用手触摸耳轮及手足关节处是否产生痛风石。

5. 定期随访　嘱患者定期复查血尿酸,门诊随诊。

【结语】

痛风是一组慢性嘌呤代谢障碍所致的一组异质性疾病。其临床特点为高尿酸血症、反复发作的关节炎、痛风石、肾脏病变。本病主要见于男性和绝经期后的女性。该病常呈自限性,缓解期可数月、数年乃至终生。若病情反复发作可导致关节僵硬、畸形、肾结石和肾衰竭。需重视对患者的饮食和用药等护理。

第六节　骨质疏松症

骨质疏松症(osteoporosis,OP)是多种原因引起的一种以骨量降低和骨组织微结构破坏为特征,导致骨脆性增加和易于骨折的代谢性骨病。有原发性和继发性两类。原发性主要包括绝经后骨质疏松症和老年性骨质疏松症。继发性常由内分泌代谢性疾病和全身性疾病引起,如性腺功能减退症、甲亢、甲旁亢、Cushing综合征、糖尿病等。

骨质疏松症属于慢性疾病,在骨折发生之前,常无特殊表现。女性多于男性,常见于绝经后妇女和老年人。随着我国老年人口的增加,骨质疏松症发病率处于上升趋势。

知识链接 ↘

骨质疏松症流行病学

据新华社北京2011年10月16日电:我国骨质疏松疾病防治形势严峻。骨质疏松在60岁以上人群中发病率为56%,其中女性发病率高达60%至70%。我国老年人患病居世界首位,现有骨质疏松症患者9000万,占总人口的7.1%。

根据WHO的标准,美国国家健康和营养调查(NHANESⅢ,1988~1994年)结果表明,骨质疏松严重影响老年人生活质量,50岁以上人群中,1/2的女性、1/5的男性在他们的一生中都会出现骨质疏松性骨折。一旦患者经历了第一次骨质疏松性骨折,继发性骨折的危险明显增加。

10月20日定为世界骨质疏松日,骨质疏松是我国乃至全球都值得关注的健康问题。

【病因与发病机制】

1. 骨吸收因素　包括性激素缺乏、活性维生素D缺乏、甲状旁腺素分泌增高以及细胞因子表达紊乱等,导致骨丢失加速。

2. 骨形成因素　包括峰值骨量降低、骨重建功能衰退。青春发育期是人体骨量增加最快的时期,约 30 岁左右达峰值骨量(PBM)。PBM 主要由遗传因素决定,并与种族、骨折家族史、瘦高身材,以及发育、营养和生活方式等相关联。性成熟障碍致峰值骨量降低,成年后发生骨质疏松症的可能性增加,发病年龄提前。

3. 骨质量下降　骨质量主要与遗传因素有关,包括骨的几何形态、矿化程度、微损伤累积、骨矿物质与骨基质的理化与生物学特性等。骨质量下降导致骨脆性和骨折风险增加。

4. 不良生活方式和生活环境　吸烟、制动、体力活动过少、酗酒、长期卧床、长期服用糖皮质激素、光照减少、钙和维生素 D 摄入不足、蛋白质摄入不足、营养不良和肌肉功能减退等都可增加本病的发生。

凡使骨吸收增加和(或)骨形成减少的因素都会导致骨丢失和骨质量下降,脆性增加,直至发生骨折。

【临床表现】

1. 症状与体征

(1) 骨痛与肌无力:轻者无症状,较重者常有腰背疼痛、乏力或全身骨痛。骨痛常为弥漫性;无固定部位,检查不能发现压痛点。

(2) 骨折:常因轻微活动、创伤、弯腰、负重、挤压或摔倒后发生骨折。多发部位为脊柱、髋部和前臂,其他部位也可发生。可单发或多发,有或无诱因,其突出表现为身材缩短,有时出现突发性腰痛,卧床而取被动体位。第一次骨折后,患者发生再次或反复骨折的几率明显增加。

2. 并发症　驼背和胸廓畸形者常伴胸闷、气短、呼吸困难,甚至发绀等表现;肺活量、肺最大换气量和心排血量下降,极易并发上呼吸道和肺部感染;髋部骨折者常因感染、心血管疾病或慢性衰竭而死亡;长期卧床加重骨丢失,使骨折极难愈合。

【辅助检查】

测定血、尿的矿物质及某些生化指标有助于判断骨代谢状态及骨更新率的快慢,对骨质疏松的鉴别诊断有重要意义。

1. 骨形成指标　绝经后骨质疏松症多数表现为骨形成和骨吸收过程增高,称高转移型。而老年性骨质疏松症多数表现为骨形成和骨吸收的生化值正常或降低,称低转换型。

(1) 碱性磷酸酶(ALP):单纯测 ALP 意义不大,不敏感。测同工酶骨 ALP 较敏感,是反映骨代谢指标,破骨或成骨占优势均升高。绝经后妇女骨质疏松症约 60% ALP 升高。

(2) 骨钙素(BGP):是骨骼中含量最高的非胶原蛋白,由成骨细胞分泌,受 $1,25(OH)_2D_3$ 调节。通过 BGP 的测定可以了解成骨细胞的动态,是骨更新的敏感指标。骨更新率上升的疾病如甲状旁腺功能亢进、畸形骨炎等,血清 BGP 上升。老年性骨质疏松症可有轻度升高。绝经后骨质疏松 BGP 升高明显,雌激素治疗 2~8 周后 BGP 下降 50% 以上。

(3) 血清 I 型前胶后羧基端前肽(PICP):是成骨细胞合成胶原时的中间产物,是反映成骨细胞活动状态的敏感指标。PICP 与骨形成呈正相关。畸形性骨炎、骨肿瘤、儿童发育期、妊娠后期 PICP 升高,老年性骨质疏松症 PICP 变化不显著。

2. 骨吸收指标

(1) 尿羟脯氨酸(HOP):是反映骨更新的指标,受饮食影响较大,收集 24 小时尿之前,应进素食 2~3 天。HOP 显著升高的有甲亢、甲旁亢、畸形性骨炎、骨转移癌等。甲状腺功能低下、侏儒症 HOP 显著降低。老年性骨质疏松症 HOP 变化不显著,绝经后骨质疏松症 HOP 升高。

(2) 尿羟赖氨酸糖苷(HOLP):是反映骨吸收的指标,较 HOP 灵敏,老年性骨质疏松症可能升高。

(3) 血清抗酒石酸酸性磷酸酶(TRAP):主要由破骨细胞释放,是反映破骨细胞活性或骨吸收状态的敏感指标,TRAP 增高见于甲状旁腺功能亢进、畸形性骨炎、骨转移癌、慢性肾功能不全及绝经后骨质疏松症。老年性骨质疏松 TRAP 增高不显著。

(4) 尿中胶原吡啶交联(PYR)或Ⅰ型胶原交联 N 末端肽(NTX):是反映骨吸收和骨转移的指标,较 HOP 更为特异和灵敏,方法简便、快速。甲状旁腺功能亢进、畸形性骨炎、骨转移癌及绝经后骨质疏松症显著升高。老年性骨质疏松症增高不显著。

3. X 线检查　一般在骨量丢失 30% 以上时,X 线才能有阳性所见。表现为骨皮质变薄、骨小梁减少或消失、骨小梁的间隙增宽、骨结构模糊、椎体双凹变形或前缘塌陷呈楔型变等。

4. 骨矿密度测量

(1) 双能 X 线吸收测定法(DEXA):该法可测定全身任何部位的骨量,精确度可以达到 0.62%~1.3% 对人体危害较小。如检测一个部位 DEXA 对人体放射剂量相当于一个胸像的 1/30,QCT 的 1%。此法较准确,重复性好。

(2) 定量 CT(QCT):可以选择性地评价皮质骨和松质骨骨量,但准确度和重复性稍差,受试者接受 X 线量较大,不易普及应用。

(3) 超声波(USA):可测定骨密度和骨强度。与 DEXA 相关性良好,该法操作简单,安全无害。

【诊断与鉴别诊断】

1. 诊断

(1) 诊断线索:①女性绝经后或双侧卵巢切除后;②不明原因的慢性腰背疼痛;③身材变矮或脊柱畸形;④脆性骨折史或脆性骨折家族史;⑤有高龄、吸烟、制动、低体重、长期卧床、服用糖皮质激素等危险因素。

(2) 诊断标准:①详细的病史和体检是临床诊断的基本依据;②确诊依赖 X 线或 BMD 的测定以及存在低骨量(低于同性别 PBM 的 1 个标准差(SD)以上但 <2.5SD);③伴有一处或多处骨折;④CT 和 MRI 对锥体骨折和微细骨折有较大诊断意义;⑤参考骨代谢生化指标。

WHO 推荐的骨质疏松症诊断方法为使用双能 X 线吸收计量法(DEXA)测定骨密度,根据骨密度 T 记分做出诊断。中华医学会骨质疏松和骨矿盐疾病分会推荐采用 WHO 诊断标准,即 T 记分 ≤ -2.5 为骨质疏松症。

(3) 病因诊断:查找病因,并对骨折几率做出预测,为治疗提供依据。

(4) 骨代谢转换率评价:一般根据骨代谢生化指标测定结果来判断骨转换状况。骨代谢生化指标分为骨形成指标和骨吸收指标两类,前者主要有血清骨源性磷酸酶、骨钙素和Ⅰ型胶原羧基前肽等,后者包括尿钙/尿肌酐比值、吡啶啉、脱氧吡啶啉和血抗酒石酸酸性磷酸酶(TRAP)等。

2. 鉴别诊断　本病应与几种继发性骨质疏松症相鉴别,见表 7-6-1。

表 7-6-1　原发性骨质疏松症与几种继发性骨质疏松症的鉴别

	原发性 OP	原发性 甲旁亢	原发性 甲旁减	肾性骨病	类固醇性 骨质疏松	佝偻病 或骨软化
病因	未明	PTH 瘤或主 细胞增生	PTH 缺乏	肾衰竭,肾小 管性酸中毒	骨吸收↑ 肠钙吸收↓	维生素 D 缺乏
主要骨损害	BMD↓	纤维囊性骨 炎,BMD↓	BMD↓	BMD↓	BMD↓,无 菌性骨坏死	骨质软化,骨 畸形,BMD↓
血 PTH	→(↑)	↑↑	↓↓	↑↑	↓	↑↑
血钙	→	↑	↓	↓	→	↓(→)
血磷	→	↓	↑	↑	→	↓(→)
血骨钙素	↑(→)	↑	→	↑	→(↑)	→
血 1,25(OH)$_2$D$_3$	→(↓)	↑	↓	↓	↓	↓↓
尿吡啶啉/Cr	↑	↑	↓	↑	↑	→(↑)
尿钙/Cr	↑(→)	↑	↓	↑(→)	↑	↓
尿磷/Cr	→	↑↑	↓	↓	→	→(↑)
尿羟脯氨酸/Cr	↑(→)	↑(→)	↓	↑	↑	↑
肠钙吸收	↓	↑↑	↓	→(↑)	↓	↓

注:↑表示升高;→表示无变化;↓表示下降;Cr 表示肌酐

【治疗要点】

合适的治疗可减轻症状,改善预后,降低骨折发生率。强调综合治疗、早期治疗和个体化治疗。治疗方案和疗程应根据疗效,费用和不良反应等因素确定。

1. 一般治疗

(1) 改善营养状况:补充足够的蛋白质有助于 OP 和 OP 性骨折的治疗,但伴有肾衰竭的患者要选用低蛋白、优质蛋白。

(2) 补充钙剂和维生素 D:不论何种 OP 均应补充适量钙剂,使每日元素钙的总摄入量达到 800~1200mg。治疗期间注意监测血钙、血磷水平,防止发生高钙血症和高磷血症。

(3) 加强运动:多从事户外活动,加强负重锻炼,减少骨折意外的发生。主要选择有氧运动。提高平衡能力,降低摔倒和骨折风险。

(4) 纠正不良生活习惯和行为偏差:提倡低钠、高钾、高钙和高非饱和脂肪酸饮食,戒烟戒酒。

(5) 避免使用致 OP 的药物:如抗癫痫药、苯巴比妥、卡马西平、扑米酮、丙戊酸等。

(6) 对症治疗:有疼痛者给予适量非甾体类抗炎药,如阿司匹林,每次 0.3~0.6g,每日不超过 3 次。

2. 特殊治疗

(1) 性激素补充治疗:雌激素补充治疗:主要用于女性绝经后 OP 的预防,有时也可作为治疗方案之一。雌激素补充治疗的原则是:①确认患者有雌激素缺乏的证据;②优先选用天然雌激素制剂(尤其长期用药时);③青春期及育龄期妇女的雌激素用量应使血雌二醇目标浓度达到中,晚卵泡期水平(150~300pg/ml 或 410~820pg/ml),绝经后 5 年内的生理性补充治疗目标浓度为早卵泡期水平(40~60pg/ml);④ 65 岁以上的绝经后妇女使用时应选择更低的剂量。

禁忌证包括:①子宫内膜癌和乳腺癌;②子宫肌瘤或子宫内膜异位;③不明原因阴道出血;④活动性肝炎或其他肝病伴肝功能明显异常;⑤系统性红斑狼疮;⑥活动性血栓栓塞性病变;⑦其他情况,如黑色素瘤,阴道流血,血栓栓塞史,冠心病,耳硬化症,血卟啉症和镰状细胞性贫血等。伴有严重高血压,糖尿病,胆囊疾病,偏头痛,癫痫,哮喘,泌乳素瘤,母系乳腺癌家族史和乳腺增生者慎用雌激素制剂。

雄激素补充治疗主要用于男性老年 OP 患者,天然雄激素主要选用雄酮类似物苯丙酸诺龙。雄激素对肝有损害,可导致水、钠潴留和前列腺增生,因此长期治疗应注意预防药物副作用。

(2) 选择性雌激素受体调节剂或选择性雄激素受体调节剂:可增加 BMD,降低骨折发生率。

(3) 二膦酸盐:抑制破骨细胞生成和骨吸收,主要用于骨吸收增强的代谢性骨病,如变形性骨炎、多发性骨髓瘤、甲旁亢等。

(4) 降钙素:为骨吸收抑制剂,主要适用于高转换型 OP、变形性骨炎、急性高钙血症等。孕妇和过敏反应者禁用,应用降钙素前需补充数日钙剂和维生素 D。

(5) 甲状旁腺素(PTH):小剂量 PTH 可促进骨形成,增加骨量。对老年性 OP 和绝经 OP 均有治疗作用。

3. 并发症骨折治疗　骨折可采取牵引、固定、复位或手术治疗,同时辅助物理康复治疗,尽早恢复运动功能。

【主要护理诊断 / 问题】

1. 受伤的危险　与骨质疏松导致的骨脆性增加有关。

2. 疼痛　与骨折有关。

3. 躯体移动障碍　与骨骼畸形活动范围受限有关。

【护理措施】

1. 病情观察

(1) 主要症状:重点观察患者有无骨痛和肌无力,骨痛部位、特点、加重和缓解因素。有无骨折、驼背、身高变化等。

(2) 生命体征:骨折后并发感染体温升高。

2. 起居护理

(1) 病室及居住环境:保持病室安静、舒适。重视安全护理,居家摆设方便生活,楼梯有扶手、病室、浴室地面干燥防滑,光线明暗适宜,家具位置固定,及时清除过道中的障碍物。

(2) 休息活动:行动不便的老人建议使用手杖或助行器,增加活动的稳定性。特别在洗漱、进餐时注意防止意外发生。适当增加户外活动时间。

(3) 日常生活:衣服干净、舒适、大小适宜,方便活动。注意患者有无特殊不良的饮食习惯。如影响钙的吸收应引起重视,指导患者改变饮食习惯。

3. 饮食护理　饮食中增加含钙和维生素 D 的食物,补充足够的维生素 A、维生素 C,促进铁、钙吸收。

4. 用药护理　嘱患者遵医嘱用药,并注意观察药物的疗效及其副作用:①服用雌激素应定期进行妇科检查和乳腺检查,出现反复阴道出血应减少用量或停药;雄激素治疗时应定期检查肝功能;②服用钙剂时要增加饮水量,使尿量增加,以利于预防泌尿系统结石形成;③二膦酸盐类用药期间不给钙剂,停药期间补充钙剂和维生素 D。静脉注射可导致二磷酸盐钙螯合物沉积,有血栓栓塞性疾病、肾功能不全者禁用。治疗期间追踪疗效,并监测血钙、磷和骨吸收生化标志物。

5. 对症护理　骨痛:疼痛是最常见的症状之一,以腰背痛多见,多为酸痛,其次是膝关节、肩背部、前臂,夜间和清晨醒来时加重,日间减轻,负重能力减弱,活动后常导致肌肉劳损和肌肉痉挛,疼痛加重。所以缓解疼痛尤为重要,首先注意保暖及寒冷刺激,平时宜用温水,天气变化时注意增减衣物,睡觉时盖好被子,避免受凉,可防止肌肉痉挛和缓解疼痛。放松骨骼肌,可减轻疼痛的程度。在遵医嘱使用止痛药物时,可建议患者尽可能休息患肢,鼓励其使用手杖、腋杖、轮椅来完成日常必须活动,帮助患者选择合适的锻炼方式。

6. 心理护理　向患者及家属说明本病的常识,家人应给予精神、物质支持。骨质疏松症患者除躯体感觉痛苦外,尚具有不同程度的焦虑、悲观心理,为患者创造温馨和谐的环境,尽量多人陪护、安抚患者并与之交流,使其保持良好心态、积极主动配合治疗护理,从而提高骨质疏松症患者的生活质量。

【其他相关护理诊断】

1. 营养失调　低于机体需要量,与营养物质摄入不足有关。

2. 知识缺乏　缺乏预防 OP 相关知识。

3. 潜在并发症:骨折。

【中医护理概要】

1. 本病属于中医骨痿、骨痹、虚劳范畴。

2. 其病因病机主要为肾虚精髓不充、骨失所养。与肝、肾、脾等多个脏腑相关连,以肾虚为主。

3. 根据中医学“肾为先天之本,主骨生髓” 的理论,用补肾填精补髓活血之法治疗,以达到强壮筋骨的目的。可采用滋补肝肾、强筋壮骨、补益脾肾。

4. 饮食应少吃盐、糖,多吃高钙食物。可食用海带虾皮汤、牛奶粥、海带炖排骨、黄芪山药汤等。

【健康教育】

1. 疾病知识指导　指导患者和家属了解骨质疏松症的发病原因,特别注意指导患者及家属饮食及安全护理。保证患者饮食中钙和维生素 D 的摄入,绝经后骨质疏松者早期补充雌激素或雄、孕激素合剂。

2. 安全指导　指导患者合理使用辅助器械、提高自我保护意识。特别注意预防跌倒。在骨折情况下,学会寻求帮助,避免强行活动。随身携带呼救设备。

3. 活动指导　指导患者适当运动可使老年人的躯体和四肢运动的协调性和应变力增强,减少意外发生,同时有助于保持良好的心情和社会交往能力。条件允许者应多参加户外活动,增加日光照射。

【结语】

骨质疏松症是多种原因引起的一种以骨量降低和骨组织微结构破坏为特征,导致骨脆性增加和易于骨折。分为原发性和继发性两类。最多见于绝经后女性和老年人。主要表现骨痛与肌无力、骨折。较重者常有腰背疼痛、乏力或全身骨痛。常因轻微活动、创伤、弯腰、负重、挤压或摔倒后发生骨折。护理骨质疏松症患者应特别重视饮食、日常生活护理,增加维生素 D 和钙的吸收,多晒太阳,防止跌倒骨折,保护患者安全。必要时遵医嘱补充性激素等药物治疗。

内分泌系统病案分析

【病例】

入院时一般资料:

患者,李某,女性,33 岁,电子厂工人。

病史:

主诉:颈前结块肿大,伴多食、消瘦、心慌半年。

现病史:患者半年前无明显诱因出现颈前喉结旁结块肿大伴易饥多食,心慌。初未重视,后上述症状、体征逐渐加重,伴手抖、消瘦、眼突等。半年体重下降 30 斤左右,为进一步诊治,今来我院由门诊收入院,可见:颈前结块肿大,心慌手抖,易饥多食,易出汗,面部灼热,情绪急躁,眼稍外突,大小便正常,口干、口苦,欲饮水。无发热、恶心、呕吐、胸痛等,无下肢胫前水肿,精神尚可。

既往史:有过敏性鼻炎病史 4 年,平素间断鼻塞流涕、打喷嚏。无肝炎、结核病史。

家族史:否认家族遗传病史,父、兄为糖尿病。

过敏史:无药物过敏史。

体格检查:T36.8℃,P98 次 / 分,R20 次 / 分,BP 140/80mmHg。发育正常,营养中等,神清,应答切题。甲状腺 II 度肿大,质软,甲状腺未见明显杂音。无皮疹,浅表淋巴结不大,头部器官大致正常,咽部充血,扁桃体不大,颈静脉无怒张,气管居中,胸廓无畸形,呼吸平稳,肺(−),心界不大,心率 98 次 / 分,律齐,无杂音,腹软,肝脾未及。

辅助检查:血常规:Hb132g/L,WBC6.4×10^9/L,RBC4.78×10^9/L,血小板 220×10^9/L。尿常规(−),便常规(−),血清游离甲状腺激素(FT_4):22.2pmol/L,(正常范围:2.3~6.3pmol/L)游离三碘甲腺原氨酸(FT_3):71.4pmol/L,(正常范围:8.37~29.6pmol/L)。ECG:窦速,102 次 / 分。彩超:甲状腺弥漫性病变:右叶 2.1cm×2.2cm×5.3cm,左叶 2.5cm×2.2cm×5.3cm,峡部厚 0.4cm。

问题:

1. 该患者最可能患的疾病是什么?

2. 简述对该患者突眼的护理:

3. 简述对该患者的健康教育:

学习小结

1. 学习内容

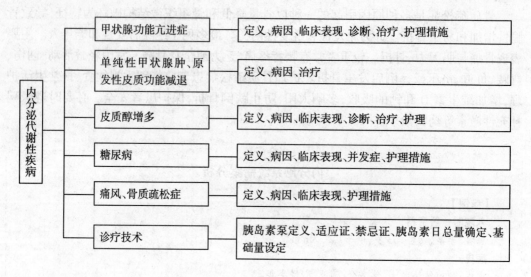

内分泌代谢性疾病

- 甲状腺功能亢进症 —— 定义、病因、临床表现、诊断、治疗、护理措施
- 单纯性甲状腺肿、原发性皮质功能减退 —— 定义、病因、治疗
- 皮质醇增多 —— 定义、病因、临床表现、诊断、治疗、护理
- 糖尿病 —— 定义、病因、临床表现、并发症、护理措施
- 痛风、骨质疏松症 —— 定义、病因、临床表现、护理措施
- 诊疗技术 —— 胰岛素泵定义、适应证、禁忌证、胰岛素日总量确定、基础量设定

2. 学习方法

本章要结合内分泌代谢性疾病临床病例和临床实践,对1型糖尿病与2型糖尿病用比较法学习;对胰岛素泵的学习采用演示法和视频学习法。在学习中应学会总结要点,这样就会条理、有序、记忆深刻。

（宋　丹）

复习思考题

1. 现代社会甲状腺功能亢进多发的原因?
2. 如何理解甲状腺功能亢进患者心理护理的重要性?
3. 甲状腺功能亢进患者如何预防甲亢危象?
4. 在人生的哪些特殊时期需要补碘,为什么?
5. 含碘丰富的食物有哪些?
6. Cushing综合征的主要病因、病理生理特点有哪些?
7. Cushing综合征的主要临床表现包括哪些?
8. 导致肾上腺损害的病因?
9. 试述肾上腺皮质功能减退的临床表现?
10. 糖尿病患者如何预防糖尿病酮症酸中毒?
11. 如何预防糖尿病慢性并发症的发生?
12. 糖尿病患者如何预防低血糖发生?
13. 现代社会痛风患者发病率增高的原因?
14. 痛风患者饮食护理的重要性?
15. 痛风患者高尿酸血症的原因及临床表现?
16. 绝经后女性为什么容易出现骨质疏松症?
17. 收集两个有利于骨质疏松症患者的食疗方案?
18. 老年人如何预防骨质疏松症?

第八章　风湿性疾病患者的护理

第一节　风湿性疾病及护理概述

风湿性疾病(rheumatic diseases)简称风湿病,是指影响骨、关节及其周围软组织,如肌肉、肌腱、滑膜、韧带等以内科治疗为主的一组疾病。其病因复杂,主要与感染、免疫、代谢、内分泌、环境、遗传、肿瘤等因素有关。主要临床表现是关节疼痛、肿胀、活动障碍,部分患者发生脏器功能损害,呈发作与缓解交替出现的慢性病程。弥漫性结缔组织病简称结缔组织病(connective tissue disease,CTD),是风湿病中的一大类,除了具有风湿病的肌肉关节病变外,其特点是以血管和结缔组织的慢性炎症为病理基础,可引起多器官系统损害。

风湿性疾病根据其发病机制、病理及临床特点分为十大类,如表(8-1-1)所示。

表 8-1-1　风湿性疾病的范畴和分类

分　类	命　名
1. 弥漫性结缔组织病	RA、SLE、硬皮病、多肌炎、重叠综合征、血管炎等
2. 脊柱关节病	强直性脊柱炎、Reiter综合征、银屑病关节炎、未分化脊柱关节病等
3. 退行性变	骨关节炎(原发性,继发性)
4. 与代谢和内分泌相关的风湿病	痛风、假性痛风等
5. 与感染相关的风湿病	反应性关节炎、风湿热等
6. 肿瘤相关的风湿病	A. 原发性(滑膜瘤、滑膜肉瘤等) B. 继发性(多发性骨髓瘤、转移瘤等)
7. 神经血管疾病	神经性关节病、压迫性神经病变(周围神经受压、神经根受压)、雷诺病等
8. 骨与软骨病变	骨质疏松、骨软化、肥大性骨关节病、弥漫性原发性骨肥厚、骨炎等
9. 非关节性风湿病	关节周围病变、椎间盘病变、特发性腰痛、其他痛综合征等
10. 其他有关节症状的疾病	周期性风湿、间歇性关节积液、药物相关的风湿综合征等

近年来,由于人口老龄化,风湿病的患病率有逐年上升的趋势。有关研究推测,风湿病很有可能成为除心脑血管疾病、肿瘤外危害人类健康的第三大类疾病。据统计,在我国 16 岁以上的人群中,系统性红斑狼疮(systemic lupus erythematosus,SLE)的患病率约为 0.07%、类风湿关节炎(rheumatoid arthritis,RA)为 0.32%~0.36%、强直性脊柱炎约为 0.25%、原发性干燥综合征(pSS)约为 0.3%,骨性关节炎在 50 岁以上者达 50%,痛风性关节炎也日渐增多。

【护理评估】

1. 病史

(1) 患病及治疗经过:风湿病可以分为以关节损害为主的关节病(包括 RA、骨关节炎等)和不限于关节的多脏器损害的系统性疾病(包括 SLE、血管炎、原发性干燥综合征等)。且其病程迁延,常反复发作。故询问时应包括如下内容:①起病情况:病变的初发时间、起病特点、起病缓急、诱因。如有无受凉、日照、劳累、化学品、药品接触史等;②主要症状:如关节疼痛性质、发作频率、持续时间、程度以及加重或缓解因素、疼痛的部位及与活动的关系等;③发病过程:患者自患病以来至今病情的发展与演变;④伴随情况:应了解关节以外的系统受累情况,即自患病以来有无其他不适,如畏寒、发热、皮疹、口腔溃疡、脱发等;⑤诊疗经过:了解既往检查、治疗用药及效果等,包括药物的种类、剂量、用法、疗程、是否遵医嘱用药、是否自购后按说明服用等;⑥目前状况:目前关节的疼痛程度、肿胀、关节功能;一般情况如精神状态、营养状况、食欲、睡眠大小便等。

(2) 心理社会评估:①疾病知识:患者对疾病的严重性、预后及防治知识的了解程度;②心理状况:患者的性格、精神状态。有无焦虑、抑郁等负性情绪及其程度;③社会支持系统:其家庭主要成员的经济状况及文化背景,对患者所患疾病认识程度,关怀和支持程度;医疗费用来源或支付方式;出院后继续就医的条件等。

(3) 生活史:生活史中某些因素与疾病的发病关系密切,特别应注意询问既往有无特殊的药物摄入史,如普鲁卡因胺、异烟肼、氯丙嗪、甲基多巴等,这些药物与 SLE 的发生关系密切。询问患者的出生地以及年龄、职业、工作环境等,这些因素与本类疾病的发生有密切关系,如长期生活工作在寒冷、阴暗、潮湿环境中者,类风湿关节炎的患病率较高。询问患者亲属中是否有类似疾病的发生。

2. 常见症状和体征

(1) 关节疼痛与肿胀:疼痛常是关节受累的首发症状,也是风湿病患者就诊的主要原因。不同疾病其疼痛部位、性质不同,如 RA 多影响腕、掌指、近端指间关节等小关节,呈多个对称分布,持续性疼痛;强直性脊柱炎以髋、膝、踝关节受累最为常见,多为不对称性,呈持续性疼痛;风湿热关节痛多为游走性;痛风多累及单侧第一跖趾关节,疼痛剧烈。

(2) 关节僵硬与活动受限:僵硬是指经过一段时间的静止或休息后,患者试图再活动某一关节时,感到局部不适,难以达到平时关节活动范围的现象。由于常在晨起时表现最明显,故又称为晨僵。轻度的关节僵硬在活动后可减轻或消失,重者需 1 小时至数小时才能缓解。晨僵以 RA 最为典型,可持续数小时,在其他病因所致的关节炎则持续时间较短。有时晨僵是关节炎症的前驱症状,非炎症性关节病的晨僵持续时间较短,少于 1 小时,程度亦较轻。其他如退变性、损伤性关节炎的僵硬感在白天休息后明显。

(3) 皮肤损害:风湿病常见的皮损有皮疹、红斑、水肿、溃疡等,因血管炎性反应引起。

类风湿性血管疾病发生在皮肤,可见到棕色皮疹,甲床有瘀点或瘀斑;发生在眼部可引起巩膜炎、虹膜炎和视网膜炎。SLE 患者最具特征性的皮肤损害为面部蝶形红斑,口腔、鼻黏膜受损可表现为溃疡或糜烂。RA 患者可表现有皮下结节,多位于肘鹰嘴附近、枕、跟腱等关节隆突部及受压部位的皮下;结节呈对称分布,质硬无压痛,大小不一,直径数毫米至数厘米不等。皮肌炎皮损为对称性眼睑、眼眶周围等紫红色斑疹及实质性水肿。还应注意有无雷诺现象。

(4) 疲劳:疲劳作为一种正常的生理现象,是指在一定的体力活动后出现的乏力感,经休息后可恢复。几乎所有的风湿病患者都表现有疲乏无力,在休息状态下亦有明显的疲劳感,病情好转时则疲劳减轻。患者的情绪低落、焦虑不安也可引起慢性疲劳感。

3. 辅助检查

(1) 一般性检查:血常规、尿常规、肝、肾功能检查对风湿病的病情分析很有帮助,如溶血性贫血、血小板减少、白细胞数量变化、蛋白尿都可能与 CTD 有关。而肝肾功能检测可为判断用药致肝肾损害的依据。

(2) 关节液的检查:主要是鉴别炎症性或非炎症性的关节病变以及导致炎症性反应的可能范围。非炎症性关节液中白细胞总数往往 $< 2000 \times 10^6/L$,中性粒细胞不高;炎症性关节液中白细胞总数高达 $20\,000 \times 10^6/L$ 以上,中性粒细胞达 70% 以上;化脓性关节液外观呈脓性,白细胞数更高。光学显微镜和偏振光显微镜可检查各种结晶,必要时可做细菌革兰染色和培养。

(3) 自身抗体的检测:对风湿病诊断和鉴别诊断尤其是弥漫性结缔组织病的早期诊断至关重要。临床常用的自身抗体检测项目有:

1) 抗核抗体(anti-nuclear antibodies,ANAs):是抗细胞核内多种物质的抗体谱。根据细胞核内多种成分的理化特性和分布部位及临床意义,将 ANAs 分成抗 DNA、抗组蛋白、抗非组蛋白、和抗核仁抗体四大类。其中抗非组蛋白抗体,指可被盐水提取的可溶性抗原(extractable nuclear antigens,ENA)抗体,又称抗 ENA 抗体。ANAs 阳性患者要考虑结缔组织病的可能,但应多次证实为阳性。此外老年人和其他非结缔组织病患者,血清中可能存在低滴度的 ANAs。另外 ANAs 是一组抗体,不同成分的 ANAs 有其不同的临床意义,具有不同的诊断特异性,应灵活判定。

2) 类风湿因子(RF):见于 RA、pSS、SLE 等多种 CTD,但也可见于急性病毒性感染如肝炎、流行性感冒等,寄生虫感染如疟疾、血吸虫病等,慢性感染如结核病,某些肿瘤以及约 5% 的正常人,特异性较差。在诊断明确的 RA 中,RF 滴度有助于判断其活动性。

3) 抗中性粒细胞胞浆抗体(ANCA):对血管炎病尤其是 Wegener 肉芽肿的诊断和活动性判定有帮助。

4) 抗磷脂抗体:此抗体与血小板减少、动静脉血栓、习惯性自发性流产有关。目前临床常用的有抗心磷脂抗体、狼疮抗凝物、梅毒血清试验反应假阳性等。

5) 抗角蛋白抗体谱:是一组不同于 RF 而对 RA 有较高特异性的自身抗体。抗环瓜氨酸多肽(CCP)抗体在 RA 早期即有较好的敏感性和特异性,有助于其早期诊断。

(4) 补体:血清总补体(CH50)、C3、C4 有助于对 SLE 和血管炎的诊断、活动性和疗效的判定。

(5) 活组织检查:病理所见对诊断具有决定性价值,对治疗也有指导意义。

（6）影像学：在风湿病的临床应用中常用的有 X 线平片、电子计算机体层显像（CT）、磁共振显像（MRl）、血管造影。其有助于各种关节脊柱病的诊断、鉴别诊断、疾病分期、药物疗效的判定等。

【护理诊断】

1. 疼痛　慢性关节疼痛与炎性反应有关。

2. 躯体活动障碍　与关节持续疼痛有关。

3. 皮肤完整性受损　与血管炎性反应及应用免疫抑制剂等因素有关。

4. 组织灌注无效　外周组织与肢端血管痉挛、血管舒缩功能调节障碍有关。

5. 焦虑　与疼痛反复发作、病情迁延不愈有关。

【护理措施】

1. 病情观察

（1）观察疼痛的起始时间、特点、性质、部位，是否伴随其他症状，如长期低热、乏力、食欲不振、晨僵等。

（2）观察晨僵与活动受限发生的时间、部位、持续时间、缓解方式，关节僵硬与活动的关系，活动受限是突发的还是渐进的，僵硬对患者生活的影响。

（3）观察有无日光过敏、皮疹、蛋白尿、少尿、血尿、心血管或呼吸系统症状、口眼干燥等。

（4）观察雷诺现象发生的频率、持续时间及诱发因素。肢体末梢有无发冷、感觉异常，皮肤有无苍白、发绀等。

（5）观察出入量和营养状况，注意有无摄入量不足或负氮平衡。

2. 起居护理

（1）生活护理：根据患者活动受限的程度，协助患者洗漱、进食、大小便及料理个人卫生等，帮助患者恢复生活自理能力。

（2）休息与锻炼：夜间睡眠时注意对病变关节的保暖，预防晨僵。关节肿痛时，限制活动。急性期后，鼓励患者坚持每天定时进行被动和主动的全关节活动锻炼。

3. 饮食护理　鼓励患者摄入足够的营养和水分，给予足量的蛋白质、维生素等，以维持正氮平衡，满足组织修复的需要。

4. 用药护理

（1）非甾体类抗炎药：久服可出现胃肠道不良反应，如消化不良、上腹痛、恶心、呕吐等，并可引起胃黏膜损伤，应在饭后服用。必要时可同时服用胃黏膜保护剂（如硫糖铝）、H_2 受体拮抗剂（如雷尼替丁、法莫替丁）或米索前列醇等，可减轻胃黏膜损伤。此类药物神经系统不良反应有头痛、头晕、精神错乱等，久用可能出现肝肾毒性、抗凝作用以及皮疹等，应注意观察并及早发现，报告医生。

（2）肾上腺糖皮质激素：常见的不良反应有满月脸、水牛背、血压升高、血糖升高、电解质紊乱、加重或引起消化性溃疡、骨质疏松，也可诱发精神失常。在服药期间应给予低盐、高蛋白、含钾、钙丰富的食物，补充钙剂和维生素 D。定期测量血压，观察血糖、尿糖变化，以便及早发现药物性糖尿病及医源性高血压。强调按医嘱服药的必要性，不能自行停药或减量过快，以免引起病情"反跳"。

（3）免疫抑制剂：不良反应主要是白细胞减少、胃肠道反应、脱发、出血性膀胱炎、黏膜溃疡、皮疹、肝肾功能损害、畸胎等。应鼓励患者多饮水,观察尿液颜色,及早发现膀胱出血情况。育龄女性服药期间应避孕。有脱发者,鼓励患者戴假发,以增强自尊,并做好心理护理。

5. 对症护理

(1) 疼痛:①为患者创造适宜的环境,避免过于杂乱、吵闹,或过于清静,以免患者感觉超负荷或感觉剥夺,而对疼痛产生不良影响;②非药物性止痛措施:如松弛术、皮肤刺激疗法(冷、热敷、加压、震动等)、分散注意力;③根据病情使用蜡疗、水疗、磁疗、超短波、红外线等治疗,也可按摩肌肉、活动关节,以防治肌肉挛缩和关节活动障碍。

(2) 防止血管收缩:①在寒冷的天气,尽量减少户外活动或工作,外出穿保暖衣服,戴帽子、口罩、穿保暖袜子等;②平时注意肢体末梢保暖,勿用冷水洗手洗脚;③避免吸烟、饮咖啡,以免引起交感神经兴奋、病变小血管痉挛,导致组织缺血、缺氧;④保持良好的心态,避免情绪激动。

6. 心理护理　帮助患者接受活动受限的事实,强调自身仍有的活动能力。允许患者以自己的速度完成工作,并在活动中予以鼓励,强调正面效应,以增进患者自我照顾的能力和信心。

鼓励患者表达自己的感受,并注意疏导、理解、支持和关心患者。鼓励患者说出自身感受,说明焦虑对身体可能产生的不良影响,针对患者的病情,和患者一起分析产生焦虑的原因,对其焦虑程度做出评估,并注意帮助患者使用积极的应对措施,主动采取调整行为。

让家属多给予患者关心、理解,使患者获得良好的心理支持。鼓励患者树立起战胜疾病的信心。

第二节　系统性红斑狼疮

系统性红斑狼疮(systemic lupus erythematosus,SLE)是一种自身免疫性结缔组织病,由于体内有大量致病性自身抗体和免疫复合物,造成组织损伤,临床表现为各个系统和脏器的损害。本病女性约占 90%,发病年龄以 20~40 岁最多,有色人种比白人发病率高,我国患病率约为 70/10 万。

【病因和发病机制】　病因未明,可能与遗传、环境和性激素等有关。

1. 遗传因素　本病与遗传有关,表现为:

(1) 同卵双胎者发病率较异卵双胎者高约 5~10 倍。

(2) 家族史:SLE 患者家族中第一代亲属患病率较普通人群高约 8 倍。

(3) 本病的发病率在不同人种中有差异。

(4) SLE 的易感基因包括 HLA-Ⅱ类的 DR_2、DR_3 等,在患者中的出现频率明显高于正常人。

2. 环境因素　日光、紫外线、某些化学药品(如青霉胺、肼屈嗪、磺胺类等)、某些食物(如苜蓿芽)都可能诱发 SLE。

3. 性激素　雌激素可能会促发 SLE,表现为:

(1) 本病发生率育龄妇女与同龄男性之比为 9∶1,而在非育龄期男女之中仅为 3∶1。

(2) 在女性的非性腺活动期(<13 岁与大于 55 岁期间)SLE 发病率显著减少。

(3) SLE 患者不论男女,体内的雌酮羟基化产物都增加。

(4) 妊娠可诱发 SLE,与妊娠期性激素水平改变有关。

SLE 具体的发病机制仍未完全清楚。可能在遗传因素、环境因素和 / 或性激素的影响下,外来抗原引起体内 B 淋巴细胞活化。易感者因免疫耐受性减弱,B 淋巴细胞通过交叉反应与模拟外来抗原的自身抗原相结合,并将抗原呈递给 T 淋巴细胞,使之活化,从而使 B 淋巴细胞产生大量不同类型的自身抗体,持续产生大量的免疫复合物,引起组织损伤。

【临床表现】

SLE 临床表现多式多样,其起病可为暴发性、急性或隐匿性,变化多端。早期可仅侵犯 1~2 个器官,以后可侵犯多个器官,而使临床表现复杂。大多数患者呈缓解与发作交替过程,因此即使在缓解期也需一定的治疗和随访观察。

1. 全身症状　活动期患者大多数有全身症状。约 90% 患者在病程中有不同热型的发热,以长期低热、中度发热多见。常伴有疲倦、乏力、体重减轻及淋巴结肿大等。

2. 皮肤与黏膜　约 80% 患者在病程中有皮肤损害。约 40% 患者面部有蝶形红色斑块,偶可为盘状红斑。约 60% 患者有广泛或局限性斑丘疹,常见于日晒部位。也可表现为各式各样的皮疹,如红斑、红点、丘疹、紫癜或紫斑、水疱和大疱等。大疱破后可形成糜烂和溃疡。有约 40% 患者有光过敏现象,甚至可诱发 SLE 的急性发作。浅表皮肤血管炎可表现为网状青斑。约 30% 患者曾有口腔溃疡,溃疡浅,可有轻微疼痛,鼻黏膜溃疡偶见。约 40% 患者有脱发。30% 患者有雷诺现象。

3. 浆膜炎　半数以上的患者在急性期出现多发性浆膜炎,包括双侧中小量胸腔积液、心包积液等。

4. 肌肉骨骼　有约 85% 患者在病程中有关节痛,最常见的关节有指、腕、膝等关节,伴红肿者较少见。偶有指关节变形。常见表现为不对称的多关节痛,呈间歇性。关节 X 线片大多正常。约 40% 患者可出现肌痛,5%~10% 可有肌炎。

5. 肾　几乎所有患者的肾组织均有病理变化,但有临床表现者仅约 75%,可表现为急性肾炎、急进性肾炎、隐匿性肾小球肾炎、慢性肾炎和肾病综合征,以表现为慢性肾炎和肾病综合征者较常见。早期多表现为无症状的尿异常,随着病程的发展,患者可出现大量蛋白尿、血尿(肉眼或显微镜下)、各种管型尿、氮质血症、水肿和高血压等,晚期发生尿毒症,是 SLE 死亡的常见原因。

6. 心血管　约 30% 患者有心血管表现,其中以心包炎最常见,可为纤维蛋白性心包炎或渗出性心包炎,但心包填塞少见。约 10% 患者有心肌损害,可有气促、心前区不适、心律失常,心电图有助于诊断,严重者可发生心力衰竭而死亡。SLE 可出现疣状心内膜炎,病理表现为瓣膜赘生物,可以脱落引起栓塞,或并发感染性心内膜炎。可以有冠状动脉受累,表现为心绞痛和心电图 ST-T 改变,甚至出现急性心肌梗死。约 10% 患者可发生周围血管病变,如血栓性静脉炎等。

7. 肺　约 35% 患者有胸膜炎,可为干性或胸腔积液,多为中等量渗出液,可为双侧性。少数患者可发生狼疮肺炎,表现为发热、干咳、气促。长期可引起肺间质急性和亚急性的毛玻璃样改变及慢性期纤维化。

8. **神经系统** 可累及神经系统任何部位,但以中枢神经系统尤其脑为最多见。轻者仅有偏头痛、性格改变、记忆力减退或轻度认知障碍;重者可表现为脑血管意外、昏迷、癫痫持续状态等。少数患者可发生偏瘫,脊髓炎等外周神经病变。

9. **消化系统** 约30%患者有食欲不振、腹痛、呕吐、腹泻、腹水等,部分患者以此为首发症状。有约40%患者血清转氨酶升高,肝脏不一定肿大,常无黄疸。少数可发生急腹症,如胰腺炎、肠穿孔、肠梗阻等,往往是SLE发作的讯号。

10. **血液系统** 活动性SLE约60%有慢性贫血,10%属溶血性贫血(试验阳性),约40%患者白细胞减少或淋巴细胞绝对数减少。约20%患者有血小板减少,可发生各系统出血,如鼻出血、牙龈出血、皮肤紫癜、血尿、便血、颅内出血等。约20%患者表现为无痛性轻度或中度淋巴结肿大,以颈部和腋下为多见,常为淋巴组织反应性增生所致。约15%患者有脾大。

11. **干燥综合征** 发生SLE者可出现继发性干燥综合征,多见于具有抗SSA和/或抗SSB抗体阳性者。

12. **抗磷脂抗体综合征**(antiphospholipid antibody syndrome,APS) 在SLE活动期表现为动脉和(或)静脉血栓形成,习惯性自发性流产,血小板减少,患者血清出现多次抗磷脂抗体。

13. **眼** 约15%患者有眼底变化,如出血、视神经盘水肿、视网膜渗出物等,其病因是视网膜血管炎,影响视力,严重者可在数日内致盲,如及时抗狼疮治疗,多数可逆转。有继发性干燥综合征者可出现干燥性角结膜炎。

【辅助检查】

1. **一般检查** 血、尿常规的异常显示血液系统和肾脏受损。血沉增快显示疾病处于活动期。

2. **自身抗体** 患者血清中可检测出多种自身抗体,是SLE诊断的标记、疾病活动性的指标。

(1) **抗核抗体谱** 常见的有抗核抗体(ANA)、抗双链DNA(dsDNA)抗体、抗ENA抗体谱。

1) ANA:对SLE的敏感性为95%,是目前常用的SLE筛选试验,特异性较低。

2) 抗dsDNA抗体:诊断SLE的标记抗体之一,其含量与疾病活动性密切相关。

3) 抗ENA抗体谱:是一组临床意义各不相同的抗体。①抗Sm抗体:诊断SLE的标记抗体之一,特异性99%,敏感性25%,有助于早期和不典型患者的诊断或回顾性诊断,与病情活动性不相关;②抗RNP抗体:阳性率约40%,常与SLE的雷诺现象和肌炎相关;③抗SSA(Ro)抗体:常出现在SCLE、SLE合并干燥综合征时有诊断意义;④抗SSB(La)抗体:临床意义与抗SSA抗体相同,但阳性率较低;⑤抗rRNP抗体:显示疾病处于活动期,且常见肾脏或其他重要脏器的损害。

(2) 抗磷脂抗体:包括抗心磷脂抗体、狼疮抗凝物、梅毒血清试验假阳性等对自身不同磷脂成分的自身抗体。

(3) 其他:少数患者可出现RF和抗中性粒细胞胞浆抗体。

3. **补体** 总补体(CH_{50})C_3、C_4降低,有助于SLE的诊断,并提示狼疮活动,其阳性率约为80%,特异性比较高。

4. 狼疮带试验 用免疫荧光法检测皮肤的真皮和表皮交界处有否免疫球蛋白(Ig)沉积带,阳性率约 50%。

5. 肾活检 对狼疮肾炎的诊断、治疗和估计预后,均有价值。

6. 其他 CT 对狼疮梗死性、出血性脑病,X 线对肺部浸润、胸膜炎,超声心动图对心包积液、心肌、心瓣膜病变均有利于早期发现。

【诊断与鉴别诊断】

美国风湿病学会 1997 年推荐使用 SLE 分类标准(表 8-2-1),在 11 项分类标准中,如果有 ≥ 4 项阳性,除外感染、肿瘤和其他结缔组织病后,则可诊断为 SLE,其特异性为 85%,敏感性为 95%。

表 8-2-1　SLE 诊断标准

美国风湿病学会 1997 年推荐的 SLE 分类标准	
1. 颊部红斑	固定红斑,扁平或高起,在两颧突出部位
2. 盘状红斑	片状高起于皮肤的红斑,黏附有角质脱屑和毛囊栓,陈旧病变可发生萎缩性瘢痕
3. 光过敏	对日光有明显反应,引起皮疹,从病史中得知或观察到
4. 口腔溃疡	经医生观察到的口腔或鼻咽部溃疡,一般为无痛性
5. 关节炎	非侵蚀性关节炎,≥ 2 个外周关节,有压痛、肿或积液
6. 浆膜炎	胸膜炎或心包炎
7. 肾脏病变	蛋白尿 > 0.5g/d 或 +++,或管型(红细胞、血红蛋白、颗粒或混合管型)
8. 神经病变	癫痫发作或精神病,除外药物或已知的代谢紊乱
9. 血液学疾病	溶血性贫血,或血白细胞减少,或淋巴细胞减少,或血小板减少
10. 免疫学异常	抗 ds-DNA 抗体阳性,或抗 Sm 抗体阳性,或抗磷脂抗体阳性(包括抗心磷脂抗体、或狼疮抗凝物、或至少持续 6 个月的梅毒血清试验假阳性,三者中具备一项阳性)
11. 抗核抗体	在任何时候和未使用药物诱发"药物性狼疮"的情况下,抗核抗体滴度异常

SLE 应与下列疾病鉴别:RA、各种皮疹、癫痫病、精神病、特发性血小板减少性紫癜和原发性肾小球肾炎等,也需与其他结缔组织病鉴别。

诊断明确后判定 SLE 活动的严重程度:①癫痫发作、精神异常、脑血管病;②多关节炎、关节痛;③血尿、蛋白尿、管型尿、血肌酐升高、肾活检组织的活动性病变;④皮疹、皮肤血管炎、口腔黏膜溃疡;⑤胸膜炎、心包炎;⑥溶血性贫血、白细胞减少、血小板减少、淋巴细胞绝对值减少;⑦全身症状,如发热(>38℃)、乏力、疲倦;⑧血清 C_3、C_4 水平下降;⑨抗 dsDNA 抗体升高;⑩血沉加快。上述指标,要连续作动态观察,才能准确地判断 SLE 活动度。如上述指标恶化,表示 SLE 活动;如好转,表示 SLE 趋向缓解。

【治疗要点】

SLE 目前虽不能根治,但合理治疗后可以缓解,尤其是早期患者。故宜早期诊断,早期治疗。治疗原则是:活动且病情重者,予强有力的药物控制,病情缓解后,则接受维持性治疗。

1. 一般治疗

(1) 稳定情绪,使患者对疾病树立乐观情绪。

(2) 急性活动期要卧床休息,病情稳定的慢性患者可适当工作,但注意勿过劳。

(3) 及早发现和治疗感染。

(4) 避免使用可能诱发狼疮的药物,如避孕药等。

(5) 避免强阳光暴晒和紫外线照射。

(6) 缓解期才可作防疫注射。

2. 药物治疗

(1) 糖皮质激素(简称激素):一般选用泼尼松或泼尼松龙,只有鞘内注射时用地塞米松。

对不很严重病例,可先试用大剂量泼尼松或泼尼松龙 0.5~1mg/(kg·d),晨起顿服。若有好转,继续服至 8 周,然后逐渐减量,每 1~2 周减 10%,减小剂量时 0.5mg/(kg·d),不良反应已不大,在能控制 SLE 活动的前提下,激素应更缓慢地继续减量,如病情允许,维持治疗量应尽量小于泼尼松 10mg/d。

激素冲击疗法:用于急性暴发性危重 SLE,如急性肾衰竭、狼疮脑病的癫痫发作或明显精神症状、严重溶血性贫血等,即用甲泼尼龙 500~1000mg,溶于 5% 葡萄糖液 250ml 中,缓慢静脉滴注,每天 1 次,连用 3 天。如有需要,一周后可重复使用。由于用药量大,应严密观察药物不良反应。

皮疹可用含糖皮质激素的软膏局部治疗。

(2) 免疫抑制剂:活动程度较严重的 SLE,应给予大剂量激素和免疫抑制剂,后者常用的是环磷酰胺(CTX)和硫唑嘌呤。加用免疫抑制剂可抑制 SLE 活动,减少激素用量。

1) 环磷酰胺:CTX 冲击疗法,每次剂量 0.5~1.0g/m^2 体表面积,加入 0.9% 氯化钠溶液 250ml 内,静脉缓慢滴注,时间要超过 1 小时。除病情危重每 2 周冲击 1 次外,通常 4 周冲击一次,冲击 6 次后,改为每 3 个月冲击 1 次,至活动静止后 1 年,才停止冲击。冲击疗法比口服疗效好。CTX 口服剂量为每 1~2mg/kg,分 2 次服。

2) 硫唑嘌呤:激素联合使用硫唑嘌呤也有疗效,但不及 CTX 好,仅适用于中等度严重病例,脏器功能恶化缓慢者。剂量为每日口服 1~2mg/kg。在 SLE 活动已缓解数月后,本药应减量,酌情继续服用一段时间后,可停服。

3) 吗替麦考酚酯(mycophenolate mofetil,MMF):剂量为 1~2mg/(kg·d),分两次口服。

4) 抗疟药:羟氯喹 0.1~0.2g/ 次,每天两次。氯喹 0.25g/ 次,每天 1 次。对皮疹、关节痛和轻型患者有效。

(3) 静脉注射大剂量免疫球蛋白(IVIG):适用于某些病情严重而体质极度衰弱者和 / 或并发全身性严重感染者。一般 0.4g/(kg·d),静脉滴注,连用 3~5 天为一疗程。

3. 其他疗法

(1) 血浆置换:通过清除血浆中循环免疫复合物、游离抗体、免疫球蛋白和补体成分,使血浆中抗体滴度降低,并可改善网状内皮系统的吞噬功能,对危重或经多种治疗无效的患者可迅速缓解病情。

(2) 造血干细胞移植:通过自体或异体的造血干细胞植入受体从而获得造血和免疫功能重建,达到使传统免疫抑制剂治疗无效的患者病情得以缓解,但其突出问题是移植后复发,其远期疗效尚未确定。

(3) 生物制剂:生物制剂为 SLE 的治疗尤其是经多种治疗无效的患者开辟了一条新途径,目前用于临床和实验治疗的药物主要有抗 CD20 单抗和 CTLA-4。但其确切疗效尚需进一步研究。

4. 选择治疗方案

(1) 轻型：以皮损和(或)关节痛为主,可选用羟氯喹(或氯喹),辅以非甾体抗炎药。如无效,尽早服用激素。

(2) 一般型：有发热、皮损、关节痛及浆膜炎,并有轻度蛋白尿,宜用泼尼松,每日量为0.5~1mg/kg。

(3) NP-SLE：甲泼尼龙冲击疗法和泼尼松 1mg/(kg·d),同时 CTX 冲击治疗,也可选用鞘内注射地塞米松 10mg 及甲氨蝶呤 10mg,每周一次。

(4) 溶血性贫血和(或)血小板减少：甲泼尼龙冲击疗法和泼尼松 1mg/(kg·d),根据病情加用 IVIG。

(5) 缓解期：病情控制后,给予长期的维持性治疗。例如可晨服泼尼松 5~10mg/d。

【主要护理诊断/问题】

1. 皮肤完整性受损　与疾病所致的血管炎性反应等因素有关。

2. 疼痛　慢性关节疼痛与自身免疫反应有关。

3. 口腔黏膜受损　与自身免疫反应、长期使用激素等因素有关。

4. 潜在并发症：慢性肾衰竭。

5. 焦虑　与病情迁延不愈、反复发作、面容毁损及多脏器功能损害等有关。

【护理措施】

1. 病情观察

(1) 定期监测体温、血压变化,必要时监测心率、心律,观察有无乏力、体重下降等全身症状。

(2) 观察皮肤受损的起始时间、演变特点,有无伴日光过敏、口眼干燥以及口腔、鼻、指尖和肢体的溃疡,注意手、足的皮肤颜色和温度。

(3) 观察有无食欲不振、呕吐、腹痛、腹泻、腹水、呕血、黑便、尿少及肉眼血尿;有无头痛、意识障碍及神经系统损害症状;有无咳嗽、胸痛、气促、呼吸困难、心前区疼痛或不适。观察肢体末梢有无发冷、感觉异常,皮肤有无苍白、发绀等。了解有无关节、肌肉疼痛及其部位、性质等。

2. 起居护理　注意保暖,寒冷天气减少户外活动和工作,避免皮肤在寒冷空气中暴露时间过长。勿用冷水洗手洗脚,应使用温水。在疾病的缓解期,患者应逐步增加活动,可参加社会活动和日常工作,但要注意劳逸结合,避免过度劳累。

3. 饮食护理　在营养师的指导下维持患者良好的饮食平衡。鼓励进食高糖、高蛋白和高维生素饮食,少食多餐,宜软食,忌食芹菜、无花果、蘑菇、烟熏食物及辛辣等刺激性食物,以促进组织愈合和减少口腔黏膜损伤和疼痛。

4. 用药护理

(1) 非甾体类抗炎药：常用的有布洛芬、萘普生、阿司匹林等。本类药物具抗炎、解热、镇痛作用,能迅速减轻炎症引起的症状。久服可出现胃肠道不良反应等,详见本章节"概述"。

(2) 肾上腺糖皮质激素：有较强抗炎、抗过敏和免疫抑制作用,能迅速缓解症状,但可能出现机会感染、无菌性骨坏死等。详见本章节"概述"。

(3) 免疫抑制剂：本类药物不良反应主要有胃肠道反应、肝肾损害、骨髓抑制,临床使用中应特别注意。①环磷酰胺不良反应有胃肠道反应、骨髓抑制导致血白细胞减少、肝损害、出血性膀胱炎、脱发等,在使用时应鼓励患者多饮水,稀释尿液,观察尿液颜色,及早发现膀胱出血情况。定期血检,当血白细胞 $<3 \times 10^9/L$ 时,暂停使用;②硫唑嘌呤不良反应主要是骨髓抑制、肝损害、胃肠道反应等;③吗替麦考酚酯对白细胞、肝功能影响较小。需用 CTX 治疗的患者,由于血白细胞减少而暂不能使用者,可用本药暂时替代;④抗疟药对血象、肝功能影响很小,久服可能对视力有影响。氯喹可造成心肌损害。

5. 对症护理

(1) 皮肤损害:除常规的皮肤护理、预防压疮措施外,应注意:①有皮疹、红斑或光敏感者,病房应采取适当遮阳措施指导。患者外出时穿长袖衣裤,避免阳光直接照射裸露皮肤,忌日光浴。皮疹或红斑处可遵医嘱用抗生素治疗,做好局部清创换药处理;②保持皮肤清洁干燥,用温水每日擦洗皮肤,忌用碱性肥皂;③避免接触刺激性物品,如染发烫发剂、定型发胶、农药等;④避免服用诱发本系统疾病的药物,如普鲁卡因胺、肼屈嗪等。

(2) 口腔溃疡:保持口腔清洁,有口腔黏膜破损时,每日晨起、睡前和进餐前后用漱口液漱口,严重者在漱口后用中药冰硼散或锡类散涂敷溃疡部,可促进愈合。对合并有口腔感染者,遵医嘱局部使用抗生素。

6. 心理护理　患者常有沉重的精神负担,鼓励患者说出自身感受,与患者一起分析原因,并评估其焦虑程度。对脏器功能受损、预感生命受到威胁而悲观失望者,应主动介绍治疗成功的病例及治疗进展,鼓励其树立战胜疾病的信心。嘱家属给予患者以精神支持和生活照顾。

【其他相关护理诊断 / 问题】

1. 潜在并发症　狼疮脑病、多系统器官功能衰竭、慢性肾衰竭。

2. 组织灌注无效　外周组织与血管痉挛有关。

3. 有感染的危险　与免疫功能缺陷引起机体抵抗力低下有关。

4. 体温过高　与炎性反应有关。

【中医护理概要】

1. 本病属于中医蝶形流注范畴。

2. 其发病多因素体虚弱,真阴不足,热毒内盛,痹阻脉络,内侵脏腑。病位在经络血脉,以三焦为主,与心、脾、肾密切相关,可累及肝、肺、脑、皮肤、肌肉关节而遍及全身多个部位和脏腑。病性多为本虚标实,在本为气阴两虚,在标为热壅血瘀。

3. 饮食忌生冷,应予清淡营养之品。

【健康教育】

1. 自我护理指导　向患者及家属讲明本病的有关知识和自我护理方法,使患者及家属了解本病并非"不治之症",若能及时正确有效治疗,病情可以有所缓解,过正常生活。注意个人卫生,学会皮肤护理,切忌挤压皮肤斑丘疹,预防皮损和感染。

2. 知识宣教　为避免日晒和寒冷的刺激,外出时可戴宽边帽子,并穿长袖衣及长裤。育龄妇女应避孕。病情活动伴有心、肺、肾功能不全者属妊娠禁忌,并避免接受各种预防接种。在疾病的缓解期,患者应逐步增加活动,可参加社会活动和日常工作,但要注意劳逸结合,避免过度劳累。

3. 避免诱因　教育患者要避免一切可能诱发本病的因素,如阳光照射、妊娠、分娩、药物及手术等。明确排除对治病不利的因素,树立治病信心,保持心情舒畅,为患者创造一个有利于恢复健康的环境。

4. 用药指导 不可擅自改变药物剂量或突然停药。应向患者详细介绍所用药物的名称、剂量、给药时间和方法等,并教会其观察药物疗效和不良反应。

5. 定期随访 争取病情稳定,长期缓解,减少复发。

【结语】

系统性红斑狼疮是累及多系统、多器官的自身免疫性结缔组织疾病。SLE 最常累及的组织器官是皮肤、关节、肾脏,蝶形红斑是 SLE 典型体征。抗核抗体、抗双链 DNA 抗体、抗 Sm 抗体是重要的免疫学检查指标。重型 SLE 首选糖皮质激素治疗。护理措施主要为皮肤护理等。

第三节 类风湿关节炎

类风湿关节炎(rheumatoid arthritis,RA)是一种主要侵犯周围关节为主的多系统性炎症性的自身免疫病,其特征性的症状是慢性、对称性、周围性多关节炎性病变。临床表现为受累关节疼痛、肿胀、功能下降。当炎症破坏软骨和骨质时,出现关节畸形和功能障碍。60%~70% 的患者在活动期血清中出现类风湿因子(rheumatoid factor,RF)。

本病呈全球性分布,我国的患病率为 0.32%~0.36%,低于欧美国家白人的 1%。任何年龄均可发病,以 35~50 岁为发病高峰。女性高于男性约 2~3 倍。是造成我国人群丧失劳动力和致残的主要病因之一。

【病因与发病机制】

1. 病因 RA 的病因目前尚未明确,可能与下列多种因素有关。

(1) 感染因子:研究表明一些细菌、支原体、病毒、原虫等的感染与 RA 关系密切。感染是 RA 的诱发或起动因素,可在某些易感或遗传背景的人中引起发病。

(2) 遗传因素:流行病学调查显示 RA 与遗传密切相关。RA 先证者的一级亲属发生 RA 的概率为 11%,同卵双胞胎中 RA 的发病约 12%~30%,说明有一定的遗传倾向。RA 是一种多基因的疾病,其遗传易感性基础主要表现于 HLA-DR$_4$。

2. 发病机制 当抗原进入人体后首先被巨噬细胞或巨噬细胞样细胞所吞噬,经消化、浓缩后与其细胞膜的 HLA-DR 分子结合成复合物。若此复合物被其 T 淋巴细胞的受体所识别,则该 T 辅助淋巴细胞被活化,通过其所分泌的细胞因子、生长因子及各种介质,不仅使 B 淋巴细胞激活分化为浆细胞,分泌大量免疫球蛋白,其中包括类风湿因子和其他抗体,同时使关节出现炎症反应和破坏。免疫球蛋白和 RF 形成的免疫复合物,经补体激活后可以诱发炎症。由此可见 RA 是由免疫介导的反应,虽然原始的抗原至今仍不明确。

在病程中滑膜的巨噬细胞也因抗原而活化,其所产生的细胞因子如 IL-1、TNF-α、IL-6、IL-8 等促使滑膜处于慢性炎症状态。TNF-a 更进一步破坏关节软骨和骨,结果造成关节畸形。IL-1 是引起 RA 全身性症状如低热、乏力、急性期蛋白合成增多而造成 C 反应蛋白和血沉升高的主要因素。

【临床表现】

RA 可发生在任何年龄,80% 发病于 35~50 岁,女性患者约 3 倍于男性。大多起病缓慢,在出现明显的关节症状前可有乏力、全身不适、发热、纳差等症状。少数患者起病较急剧，在数天内出现多个关节的症状。

1. 关节表现 主要侵犯小关节，尤其是手关节，如腕、掌指和近端指间关节，其次是趾、膝、踝、肘、肩等关节。此外，颞颌关节和颈椎也可累及。可分为滑膜炎症状和关节结构破坏的表现，前者经治疗后有一定可逆性，但后者却很难逆转。其表现有：

(1) 晨僵：早晨起床后病变关节感觉僵硬，如胶黏着样的感觉，持续时间超过 1 小时意义较大。95% 以上患者出现晨僵。晨僵持续时间与关节炎症程度呈正比，是观察本病活动的指标之一。

(2) 痛与压痛：关节痛往往是最早的关节症状，多呈对称性、持续性疼痛，但时轻时重，并伴有压痛。受累关节的皮肤可出现褐色色素沉着。

(3) 关节肿：凡受累的关节均可肿胀，多因关节腔内积液或关节周围软组织炎症引起，病程较长者可因滑膜慢性炎症后的肥厚而引起肿胀。

(4) 关节畸形：晚期由于滑膜炎的绒毛破坏了软骨和软骨下的骨质结构，造成关节纤维性或骨性强直，加之关节周围的肌腱、韧带损害使关节不能保持在正常位置，出现手指关节半脱位如手指的尺侧偏斜、天鹅颈样、纽扣花样畸形等。关节周围肌肉的萎缩、痉挛使畸形更严重。

(5) 功能障碍：关节肿痛和结构破坏都会引起关节的活动障碍。美国风湿病学会将因本病而影响生活的程度分为四级：①Ⅰ级：能照常进行日常生活和各项工作；②Ⅱ级：可进行一般的日常生活和某种职业工作，但对参与其他项目活动受限；③Ⅲ级：可进行一般的日常生活，但参与某种职业工作或与其他项目活动受限；④Ⅳ级：日常生活的自理和参与工作的能力均受限。

2. 关节外表现

(1) 类风湿结节：是本病较特异的皮肤表现，出现在 20%~30% 的患者。浅表结节多位于肘鹰嘴附近、枕、跟腱等关节隆突部及受压部位的皮下。结节呈对称分布，质硬无压痛，大小不一，直径数毫米至数厘米不等，其出现提示病情活动。深部结节可出现在肺部，结节可发生液化，咳出后形成空洞。

(2) 类风湿血管炎：可出现在患者的任何系统。查体可见指甲下或指端出现小血管炎，少数引起局部组织的缺血性坏死。在眼造成巩膜炎，严重者因巩膜软化而影响视力。

(3) 肺：肺受累很常见，男性多于女性，有时可为首发症状。

1) 肺间质病变：是最常见的肺病变。见于约 30% 的患者，有时虽有肺功能和肺 X 线片的异常，但临床无症状，早期诊断有赖于高分辨 CT。部分患者出现气短和肺功能不全，少数出现慢性纤维性肺泡炎则预后较差。

2) 结节样改变：肺内出现单个或多个结节，为肺内的类风湿结节的表现。结节有时可液化，咳出后形成空洞。

3) 胸膜炎：见于约 10% 的患者。为单侧或双侧性的少量胸水，偶为大量胸水。胸水呈渗出性，糖含量很低。

4) 肺动脉高压：一部分是肺内动脉病变所致，另一部分是肺间质病变所致。

(4) 心脏：心包炎是最常见受累的表现。通过超声心动图检查约 30% 患者出现小量心包积液，多不引起临床症状。

（5）胃肠道：患者可有上腹不适、胃痛、恶心、纳差、甚至黑便，但均与服用抗风湿药物，尤其是非甾体抗炎药有关。很少由类风湿关节炎本身引起。

（6）肾：本病的血管炎很少累及肾脏。若出现尿的异常则应考虑因抗风湿药物引起的肾损害。

（7）神经系统：神经受压是 RA 患者出现神经系统病变的常见原因，常见于正中神经、尺神经和桡神经，可根据临床症状和神经定位来诊断，如正中神经在腕关节处受压而出现腕管综合征。随着炎症的减轻，神经病变也逐渐减轻，但有时需手术减压治疗。

（8）血液系统：本病出现小细胞低色素性贫血，贫血因病变本身所致或因服用非甾体抗炎药而造成胃肠道长期少量出血所致。在病情活动期可见血小板增多，其增高程度和滑膜炎活动的关节数正相关。Felty 综合征是指类风湿关节炎患者伴有脾大、中性粒细胞减少，有的甚至有贫血和血小板减少。

（9）干燥综合征：约 30%~40% 本病患者出现此综合征。口干、眼干的症状多不明显，必须通过各项检验证实有干燥性角结膜炎和口干燥征。

【辅助检查】

1. 血常规　有轻至中度贫血。活动期血小板增多，白细胞及分类多正常。

2. 血沉　本身无特异性。是一个观察病情活动性和严重性的指标。

3. C 反应蛋白　是炎症过程中出现的急性期蛋白之一，它的增高说明本病的活动性。

4. 自身抗体　有利于 RA 与其他炎性关节炎的鉴别诊断。

类风湿因子（RF）：是一种自身抗体，可分为 IgM 型、IgG 型、IgA 型，在常规临床工作中测得的是 IgM 型 RF，见于 70% 的患者血清中，其数量与本病的活动性和严重性呈正比。但 RF 可出现在除本病外的多种疾病，如 SLE、系统性硬化病、慢性肺结核等，甚至在 5% 的正常人中也可出现低滴度的 RF，因此其对 RA 的诊断不具特异性。RF 阳性者必须结合临床表现，才能诊断本病。

抗角蛋白抗体谱有抗核周因子（APF）抗体、抗角蛋白（AKA）抗体、抗聚角蛋白微丝蛋白（AFA）抗体、和抗环瓜氨酸肽（CCP）抗体。其中环瓜氨酸肽是该抗原中主要成分，对 RA 的诊断敏感性和特异性高，已在临床普遍使用。

5. 免疫复合物和补体　70% 患者血清中出现各种类型的免疫复合物，尤其是活动期和 RF（+）患者。在急性期和活动期，患者血清补体均有升高，只有在少数血管炎者出现低补体血症。

6. 关节滑液　患者关节腔内滑液量常超过 3.5ml，滑液中白细胞明显增多，可达到 2000~7500 × 10^6/L，中性粒细胞占优势。

7. 关节 X 线检查　以手指和腕关节的 X 线摄片最有价值。片中可见关节周围软组织的肿胀阴影，关节端的骨质疏松（Ⅰ期）；关节间隙因软骨的破坏变得狭窄（Ⅱ期）；关节面出现虫凿样破坏性改变（Ⅲ - Ⅳ期）；晚期可见关节半脱位和关节破坏后的纤维性和骨性强直（Ⅳ期）。

8. 类风湿结节活检　典型的病理改变有助于诊断。

【诊断与鉴别诊断】　美国风湿病学院 1987 年对本病的分类标准如下：①晨僵每天持续最少 1 小时，病程至少 6 周；②有 3 个或以上的关节肿，至少 6 周；③腕、掌指、近端指关节肿，至少 6 周；④对称性关节肿，至少 6 周；⑤有皮下结节；⑥手 X 线摄片改变（至少有骨质疏松和关节间隙的狭窄);⑦类风湿因子阳性(滴度 > 1:20)。符合其中 4 项或 4 项以上者可诊断为 RA。本病需与骨关节炎、强直性脊柱炎、银屑病关节炎、系统性红斑狼疮相鉴别(见表 8-3-1)

表 8-3-1　类风湿性关节炎与其他疾病的鉴别要点

	类风湿关节炎	骨关节炎	强直性脊柱炎	银屑病关节炎	系统性红斑狼疮
好发人群	35~50 岁女性	50 岁以上	青壮年男性		育龄期女性
原发疾病	无	无	无	银屑病	SLE
受累关节	小关节为主	膝、脊柱等负重关节	脊柱为主,另常见髋、膝、踝关节	远端指关节较明显	
类风湿因子	(+)	(-)	(-)	(-)	(+)
其他指标	CCP(+)		HLA-B27(+)		ANA(+) dsDNA(+)

【治疗要点】

该病的病因不明,目前临床上缺乏根治及预防该病的方案及措施。治疗原则为控制炎症,缓解症状,保护关节功能,降低关节畸形。

治疗措施包括:一般性治疗、药物治疗、外科手术治疗,其中以药物治疗最为重要。

1. 一般性治疗　包括休息、关节制动(急性期)、关节功能锻炼(恢复期)、物理疗法等。卧床休息只适宜于急性期、发热以及内脏受累的患者。

2. 药物治疗　根据药物性能,将抗类风湿关节炎的药物分为非甾体抗炎药(NSAID)、改变病情抗风湿药(DMARD)、糖皮质激素(glucocorticoid)和植物药等。

(1) 非甾体抗炎药(NSAID):具有镇痛消肿作用,可改善关节炎症状的常用药,但不能控制病情,必须与改变病情抗风湿药同用。常用剂量如下:①塞来昔布:剂量为 200~400mg/d,分 1~2 次服;②美洛昔康:剂量为 7.5~15mg/d,分 1~2 次服用;③双氯芬酸:剂量为 75~150mg/d,分 2 次服用。

(2) 抗风湿药:诊断明确后都应使用 DMARD,由于本类药物起效时间长于非甾体抗炎药,临床症状明显改善大约需要 1~6 个月,有改善和延缓病情发展的作用。①甲氨蝶呤(MTX):一般作为 DMARD 的首选药物,每周剂量为 7.5~20mg,以口服为主(一日之内服完),亦可静注或肌注 4~6 周起效,疗程至少半年;②来氟米特(leflunomide):其服法为 50mg,每日 1 次。三日后 10~20mg,每日 1 次;③生物制剂和免疫性治疗:生物制剂如 TNF-α 拮抗剂、IL-1 拮抗剂、CD20 单克隆抗体、细胞毒 T 细胞活化抗原-4 抗体等,近年来在国内外逐渐使用,临床试验显示有抗炎和防止骨破坏的作用。

免疫性治疗包括口服诱导免疫耐受药、米诺环素类药、血浆置换、免疫吸附等。

(3) 糖皮质激素:泼尼松 30~40mg/d,症状控制后递减,以不超过 10mg/d 维持,并逐渐以非甾体抗炎药物代替。关节腔注射激素有利于减轻关节炎症状,改善关节功能。但一年内不宜超过 3 次。

(4) 植物药制剂:常用的植物药包括:①雷公藤总苷:有抑制淋巴、单核细胞及抗炎作用。本药有不同制剂,以雷公藤总苷为例 60mg/d,分 3 次服用。病情稳定后可酌情减量。②白芍总苷:常用剂量为 0.6g,2~3 次/d。常见不良反应有轻度腹泻、纳差等。

药物的选择和应用的方案要个体化。由于起病 2 年内就出现关节骨破坏,故应尽早应用包括一种或一种以上的慢作用抗风湿药及非甾体抗炎药的联合应用。

3. 外科手术治疗　包括关节置换和滑膜切除手术。

【主要护理诊断 / 问题】

1. 疼痛　与关节炎性反应有关。

2. 有失用综合征的危险　与关节炎反复发作、疼痛和关节骨质破坏有关。

3. 预感性悲哀　与疾病久治不愈、关节可能致残、影响生活质量有关。

【护理措施】

1. 病情观察

(1) 关节症状:了解患者关节疼痛的部位、疼痛性质、关节肿胀和活动受限的程度,有无畸形,晨僵的程度,以判断病情轻重及疗效好坏。

(2) 关节外症状:注意关节外的情况,如有腹痛、消化道出血、发热、咳嗽、呼吸困难等症,提示病情严重,应尽早给予适当的处理。

2. 起居护理　急性活动期,除关节疼痛外,常伴有发热、乏力等全身症状,应卧床休息,以减少体力消耗,保护关节功能,避免脏器受损。限制受累关节活动,保持关节功能位,如膝下放一平枕,使膝关节保持伸直位,足下放置足板,避免垂足,但不宜绝对卧床。缓解期应适当功能锻炼,防止关节畸形及肌肉萎缩。

3. 饮食护理　给予高蛋白质、高维生素的饮食,有贫血者增加含铁食物,如蛋黄、瘦肉、血制品等。饮食宜清淡、易消化,富于营养,忌辛辣、寒凉等刺激性食物,如辣椒、冷饮等。

4. 用药护理

(1) 非甾体抗炎药:有胃肠道反应,严重者有上消化道出血。应饭后服用,减轻对胃肠道刺激,必要时配合抑酸剂或胃黏膜保护剂同用。详见本章节"概述"。

(2) 改变病情抗风湿药:因此类药物起效时间较慢,应事先向患者解释。甲氨蝶呤(MTX)不良反应有肝损害、胃肠道反应、骨髓抑制等,停药后多能恢复。应饭后服用,减轻对胃肠道刺激,并定期监测肝肾功能、血常规。生物制剂其主要副作用:注射部位皮疹、感染(尤其是结核感染)、长期使用淋巴系统肿瘤患病率增加等,在使用前应做详细检查,使用中密切观察,排除感染可能。

(3) 糖皮质激素:详见本章节"概述"。

(4) 植物类药物:雷公藤总甙的不良反应主要是对性腺的毒性,出现月经减少、停经、精子活力及数目降低、皮肤色素沉着、指甲变薄软、肝损害、胃肠道反应等。育龄期患者应特别注意。

5. 对症护理

(1) 晨僵:鼓励患者早晨起床后行温水浴,或用热水浸泡僵硬的关节,而后活动关节。夜间睡眠戴弹力手套保暖,可减轻晨僵程度。

(2) 关节废用:为保持关节功能,防止关节畸形和肌肉萎缩,护士应指导患者锻炼,做到勤指导、勤协助和勤督促。

1) 住院期间功能康复训练内容:经治疗后关节疼痛、肿胀减轻,可适当运动,以床上运动为主,必要时提供辅助工具,避免长时间不活动。为保持关节活动度,每天应做一定量关节活动,每次尽量达到最大限度。还应主动伸展肢体,可保持肌肉强度,维持肌力。

2) 稳定期功能康复训练内容:在病情平稳后调整运动与休息的节奏,从以休息为主转为以运动为主。此时按照病变关节生理功能着手进行训练,为防止关节、肌腱、韧带挛缩,应将关节活动范围由被动运动过渡到主动运动,最后为抗阻力运动。

3) 辅助治疗:可配合按摩、理疗、熏洗、热熨、艾灸等方法,以增加局部血液循环、松弛肌肉、活络关节,防止关节废用。

4) 注意事项:但各种运动训练要循序渐进,不可操之过急,在进行任何一种运动训练后,若 24 小时内疼痛加重、关节肿胀、僵硬感增加,即应减量或改进方法。任何训练不要连续 1 小时,如出现肌肉痉挛应立即停止活动。

6. 心理护理

(1) 评估患者心理反应:患者因病情反复发作、顽固的关节疼痛、疗效不佳等原因,常表现出情绪低落、忧虑、孤独,对生活失去信心。

(2) 护士在与患者的接触中,要用和蔼的态度采取心理疏导、解释、安慰、鼓励等方法做好患者的心理护理。

(3) 鼓励并激发患者对家庭、社会的责任感,鼓励自强,正确认识、对待疾病,积极与医护人员配合,争取得到好的治疗效果。

(4) 组织患者集体学习疾病的有关知识或开座谈会,以达到相互启发、相互学习、相互鼓励的作用,也可让患者参加一些集体活动或娱乐活动,使生活充实。

(5) 建立社会支持网:嘱家属亲友给患者物质支持和精神鼓励,亲人的关心会使患者情绪稳定,从而增强战胜疾病的信心。

【其他相关护理诊断】

1. 生活自理缺陷 与关节功能障碍、疼痛、疲乏有关。

2. 躯体移动障碍 与关节疼痛、僵硬、功能障碍有关。

3. 知识缺乏 缺乏疾病的治疗和自我护理的知识。

4. 活动无耐力 与慢性炎症、贫血、活动障碍有关。

【中医护理概要】

1. 本病属于中医痹证范畴。

2. 其发病常与体质因素、气候、生活环境、饮食等有关,因风、寒、湿、热、痰、瘀、等邪气痹阻经脉是病机根本。其病变多累及肢体筋骨、肌肉、关节,日久也可累及脏腑。

3. 饮食宜温热,忌生冷,富于营养、易于消化的饮食。

4. 可采用局部温热疗法,如灸法、熏蒸、热敷、拔火罐等。

【健康教育】

1. 知识宣教 帮助患者及家属明确疾病的性质、病程和治疗方案。

2. 活动与休息 强调休息和治疗性锻炼的重要性,注意保暖和休息,避免感染、寒冷、潮湿、过劳等各种诱因。养成良好的生活方式和持续性锻炼,增强机体的抗病能力,保护关节功能,防止废用。

3. 用药指导 自觉遵医嘱服药,指导用药方法和注意事项,不要随便停药、换药、增减药量。坚持治疗,减少复发。

4. 定期随访 病情复发时,应及早就医,以免重要脏器受损。定期复查。

【结语】

类风湿关节炎是一种以慢性、对称性、周围性多关节性病变为特征的自身免疫性疾病,育龄期女性多发。早期主要侵犯四肢小关节,可出现晨僵、关节疼痛、肿胀和功能障碍,晚期可出现关节强直及畸形。辅助检查多见 RF 阳性。治疗时非甾体抗炎药须与抗风湿药联合使用。对症护理时注意保护关节功能,适当休息与锻炼。用药护理注意关注药物的副作用。

第四节　特发性炎症性肌病

特发性炎症性肌病(idiopathic inflammatory myositis,IIM)是一组病因不明的骨骼肌非化脓性炎症性疾病。目前将其分为 7 类:①多发性肌炎(polymyositis,PM);②皮肌炎(dermatomyositis,DM);③儿童皮肌炎(juvenile dermatomyositis);④恶性肿瘤相关性 PM 或 DM;⑤其他结缔组织病伴发 PM 或 DM;⑥包涵体肌炎(inclusion body myositis,IBM);⑦无肌病性皮肌炎(amyopathic dermatomyositis)。发病率大约在 0.5/10 万 ~8.4/10 万,其发病年龄有两个高峰,即 10~15 岁和 45~60 岁,其中肿瘤相关性肌炎与包涵体肌炎常发生于 50 岁以后。包涵体肌炎患病率男性为女性的两倍,而其他特发性炎症性疾病女性患病率为男性的两倍。成人 PM 与 DM 约占特发性炎症性肌病的 70% 左右。

【病因与发病机制】

本病病因未明,目前多认为是在某些遗传易感个体中,感染与非感染环境因素所诱发,由免疫介导的一组疾病。

1. 遗传因素　对 HLA 的研究发现,具有 HLA-DR$_3$ 的人患炎症性肌病的风险高,抗 Jo-1 抗体阳性的患者均有 HLA-DR$_{52}$,包涵体肌炎可能与 HLA-DR、DR$_6$ 和 DQ$_1$ 有关。

2. 病毒感染　患者在感染了细小核糖核酸病毒后,可逐渐发生慢性肌炎。动物模型已发现病毒在特发性炎症性肌病中的作用。给新生的瑞士鼠注射柯萨奇病毒 B$_1$ 或给成熟的 BALB/C 鼠注射心肌炎病毒 221A,可产生剂量依赖的 PM 模型。

3. 免疫异常　本组疾病常可检测到自身抗体呈现较高状态,如肌炎特异性抗体(myositis specific antibody,MSA),其中抗 Jo-1 抗体最常见;PM/DM 常伴发其他自身免疫病,如桥本甲状腺炎、突眼性甲状腺肿、1 型糖尿病、重症肌无力、系统性红斑狼疮、原发性胆汁性肝硬化、系统性硬化病等。

【临床表现】

特发性炎症性肌病的主要临床表现是对称性四肢近端肌无力。全身症状可有发热、关节痛、乏力、体重减轻。肌力大小的判定是估算肌肉受损的程度、范围、肌炎的活动度和所用药物疗效的重要依据。肌力分为 6 级:①0 级:完全瘫痪;②1 级:肌肉能轻微收缩,不能产生动作;③2 级:肢体能做平面移动,不能克服重力而抬起;④3 级:肢体能抬离床面,不能抵抗阻力;⑤4 级:能抵抗部分阻力;⑥5 级:肌力正常。

1. 多发性肌炎　本病可发生于任何年龄,以女性受累多见,男女之比约为 1:2。起病隐匿,病情于数周、数月甚至数年发展至高峰。多伴有发热、晨僵、关节痛、畏食和体重减轻等全身症状。其主要临床表现为近端肢体肌无力,部分患者伴有自发性肌痛与肌肉压痛。骨盆带肌受累时出现髋周及大腿无力,难以蹲下或起立,肩胛带肌群受累时双臂难以上举。半数患者可发生颈部肌肉无力,1/4 可见吞咽困难。四肢远端肌群受累者少见,眼肌及面部肌肉几乎不受影响。可出现肺脏受累如间质性肺炎、肺纤维化、吸入性肺炎等;约 30% 可见心脏改变,如无症状性心电图改变,心律失常,甚至继发于心肌炎的心力衰竭。

2. 皮肌炎 此型约占特发性炎症性肌病的 35%。DM 即在 PM 临床表现基础上,出现典型皮疹。皮疹可出现在肌炎之前、同时或之后,皮疹与肌肉受累程度常不平行。典型皮疹包括以上眼睑为中心的眶周水肿性紫红色斑;颈前及上胸部"V"字形红色皮疹;肩颈后皮疹(披肩征);四肢肘、膝关节伸侧面和内踝附近、掌指关节、指间关节伸面紫红色丘疹,逐渐融合成斑片,有毛细血管扩张、色素减退,上覆细小鳞屑,称 Gottron 征;部分患者双手外侧掌面皮肤出现角化、裂纹,皮肤粗糙脱屑,如同技术工人的手,称"技工手"。此外,甲根皱襞可见不规则增厚,毛细血管扩张性红斑,其上常见瘀点。本病皮疹通常无瘙痒及疼痛,缓解期皮疹可完全消失,或遗留皮肤萎缩、色素沉着或脱失、毛细血管扩张或皮下钙化。皮疹多为暂时性,但可反复发作。

3. 儿童皮肌炎 儿童 DM 与成人 DM 相似,但有其特殊性,表现为急性起病,肌肉水肿、疼痛明显,常伴血管炎、异位钙化、脂肪代谢障碍,皮疹与肌无力常同时发生。伴血管炎者,仍进展迅速,预后不佳。

4. 恶性肿瘤相关性多发性肌炎/皮肌炎 约 8%PM/DM 伴发恶性肿瘤,PM/DM 可先于恶性肿瘤 1~2 年出现,也可同时或晚于肿瘤发生。本类疾病少有各种自身抗体,预后较差。发病年龄越高,伴发肿瘤机会越大,常见肿瘤是肺癌、卵巢癌、乳腺癌、胃肠道癌和淋巴瘤,对 40 岁以上 PM/DM 患者应注意检查潜在的恶性肿瘤。

5. 其他结缔组织病伴发的多发性肌炎/皮肌炎 许多结缔组织病,特别是系统性红斑狼疮、类风湿关节炎、干燥综合征、系统性硬化病、混合性结缔组织病、系统性血管炎等常表现有肌无力症状,而少有出现典型 PM/DM 者。其特点是易发生肌痛、雷诺现象、关节炎、高滴度 ANA、抗 U_1RNP 抗体阳性,组织病理学改变比单独 PM/DM 表现轻,对糖皮质激素治疗反应敏感。典型 PM/DM 与系统性红斑狼疮、类风湿关节炎或系统性硬化病同时存在时称为"重叠综合征",病情重、预后差。

6. 包涵体肌炎 包涵体肌炎多见于中老年人,起病隐袭,进展缓慢,是原因未明的特发性慢性炎症性肌病,四肢远、近端肌肉均可累及,多为无痛性,可表现为局限性、远端、非对称性肌无力,通常腱反射减弱或消失,20% 患者出现吞咽困难。可有心血管受累,以高血压为最常见。随着肌无力的加重,常伴有肌萎缩,肌电图呈神经或神经肌肉混合改变。本病的特征性病理变化是肌细胞浆和(或)核内有嗜碱性包涵体和镶边空泡纤维,电镜下显示肌纤维内有管状细丝或淀粉样细丝包涵体。

7. 无肌病性皮肌炎 约 10% 的 DM 患者,临床及活组织检查证实有 DM 皮肤改变,但临床及实验室检查无肌炎证据,称为无肌病性 DM。可能是疾病早期,或"只有皮肤改变阶段",或是一种亚临床类型 DM。

【辅助检查】

1. 一般检查 血常规可见白细胞正常或增高,血沉增快,肌酐下降,血清肌红蛋白增高,尿肌酸排泄增多。

2. 血清肌酶谱 肌酸激酶(creatine kinase,CK)、天门冬酸氨基转移酶(AST)、丙氨酸氨基转移酶(ALT)、醛缩酶(ALD)、乳酸脱氢酶(LDH)增高,尤以 CK 升高最敏感。CK 虽然可以用来判断病情的进展情况和治疗效果,但是与肌无力的严重性并不完全平行。由于这些酶也广泛存在于肝、心脏、肾等脏器中,因此虽然对肌炎诊断敏感性高,但特异性不强,应注意鉴别。

3. 自身抗体　大部分患者 ANA 阳性,部分患者 RF 阳性。近年发现了一类肌炎特异性抗体(MSA):

(1) 抗氨酰 tRNA 合成酶抗体(抗 J_0-1、EJ、PL-12、PL-7 和 OJ 抗体):其中检出率较高的为抗 J_0-1 抗体,PM 患者阳性率可达 30%,DM 患者阳性率为 10%。

(2) 抗 SRP 抗体:此抗体阳性虽对 PM 更具特异性,但敏感性很差,仅 4% 左右。

(3) 抗 Mi-2 抗体:是对 DM 特异的抗体,其阳性率约为 21%,此抗体阳性者 95% 可见皮疹,但肺间质病变少见,预后较好。

4. 肌电图　本病约 90% 病例出现肌电图异常,典型肌电图呈肌源性损害:表现为低波幅,短程多相波;插入(电极)性激惹增强,表现为正锐波,自发性纤颤波;自发性、杂乱、高频放电。故肌电图可早期发现肌源性病变,对肌源性和神经性损害有鉴别诊断价值。

5. 肌活检　约 2/3 病例呈典型肌炎病理改变;另 1/3 病例肌活检呈非典型变化,甚至正常。免疫病理学检查有利于进一步诊断。

【诊断】

诊断 PM/DM 应具备:①四肢对称性近端肌无力;②肌酶谱升高;③肌电图示肌源性改变;④肌活检异常;⑤皮肤特征性表现。以上 5 条全具备为典型 DM;仅具备前 4 条为PM;前 4 条具备 2 条加皮疹为"很可能 DM";具备前 4 条中 3 条为"很可能 PM";前 4 条中 1 条加皮疹为"可能 DM";仅具备前 4 条中 2 条者为"可能 PM"。在诊断前应排除感染、代谢性疾病、内分泌疾病、肌营养不良、肉芽肿性肌炎、横纹肌溶解、重症肌无力、药物和毒物诱导的肌病症状等。

【治疗要点】

炎症性肌病的治疗应遵循个体化原则,治疗开始前应对患者的临床表现进行全面评估。治疗用药首选糖皮质激素,对重症者可用甲基泼尼龙静脉滴注,一般病例可口服泼尼松(龙),1~2mg/(kg·d),经治疗 1~4 周病情即可见改善,经 3~6 个月治疗后,缓慢减量,治疗时间常需一年以上,约 90% 病例病情明显改善,50%~75% 患者可完全缓解,但易复发。

对糖皮质激素反应不佳者可加用甲氨蝶呤每周 5~25mg,口服、肌注或静注;或加用硫唑嘌呤 2~3mg/(kg·d),重症患者以上两药可以联合应用。皮肤损害者可加用羟氯喹,对危重症状可用大剂量免疫球蛋白静脉冲击治疗。

重症患者应卧床休息,但应早期进行被动运动和功能训练,随着肌炎好转,应逐渐增加运动量,以促进肌力恢复。有心脏、肺受累者预后较差,应给予相应的治疗。

【主要护理诊断/问题】

1. 躯体活动障碍　与肌无力、肌萎缩、关节疼痛有关。

2. 皮肤完整性受损　与血管炎性反应、免疫功能缺陷引起皮肤损害有关。

3. 预感性悲哀　与疾病久治不愈、影响生活质量有关。

【护理措施】

1. 病情观察

(1) 了解患者肌肉疼痛的部位、程度、肌力的大小、关节症状;皮疹的部位、性质、程度等,以判断病情轻重及疗效好坏。

(2) 注意伴随状况,如有无发热、呼吸困难、吞咽困难、便秘、心律失常等,及时给予适当的处理。

2. 起居护理 急性活动期,有肌肉疼痛、肿胀、无力、关节疼痛者,应卧床休息,以减轻肌肉负荷。待病情稳定后,有计划地进行锻炼,活动量应由小到大,循序渐进。对肌无力的肢体可协助被动运动。

3. 饮食护理 给予高蛋白质、高维生素的饮食。饮食宜清淡、易消化,富于营养,忌辛辣、寒凉等刺激性食物,如辣椒、冷饮等。对吞咽困难者给予半流或流质饮食,必要时给予鼻饲。

4. 对症护理 局部皮肤:急性期患者皮肤红肿,局部应保持干燥清洁,避免抓擦。有水泡时用炉甘石洗剂外涂,有渗出时可用 3% 硼酸溶液湿敷,有感染者可对症消炎、清创换药。

5. 用药护理 参见本章第三节类风湿关节炎"用药护理"。

6. 心理护理 鼓励患者说出自身感受,与患者一起分析原因,并评估其焦虑程度。对脏器功能受损、预感生命受到威胁而悲观失望者,应主动介绍治疗成功的病例及治疗进展,鼓励其树立战胜疾病的信心。

【其他相关护理诊断】

1. 疼痛 与关节炎性反应有关。

2. 组织灌注无效 外周组织与外周血管痉挛有关。

3. 焦虑 与疾病迁延不愈、缺乏疾病的治疗和自我护理知识有关。

4. 低效性呼吸形态 与呼吸肌无力有关。

【中医护理概要】

1. 本病属于中医痿证范畴。

2. 其发病因风、寒、湿、热、痰、瘀等邪气痹阻经脉,其病变多累及肢体肌肉、关节,日久也可累及脏腑。

3. 饮食宜温热,富于营养,易于消化,忌生冷。

4. 可采用局部温热疗法,如灸法、熏蒸、热敷、拔火罐等。

【健康教育】

1. 知识宣教 帮助患者及家属了解疾病的性质、病程和治疗方案,做好长期治疗的准备。

2. 休息与活动 强调休息和治疗性锻炼的重要性,养成良好的生活方式和持续性锻炼,增强机体的抗病能力。

3. 用药指导 自觉遵医嘱服药,指导用药方法和注意事项,不要随便停药、换药、增减药量。坚持治疗,减少复发。

4. 定期随访 如出现呼吸肌无力、吞咽困难等情况时,提示病情变化,应及早就医,以免重要脏器受损。

5. 避免诱因 避免感染、寒冷、创伤等;育龄期女性应尽量避孕、避免一切预防接种。

【结语】

特发性炎症性肌病是一组侵犯四肢近端肌肉的非化脓性炎症性疾病,主要表现为对称性四肢近端无力,可伴有皮疹。实验室检查可见血肌酶显著增高。治疗时首选肾上腺糖皮质激素。对症护理时适当休息与锻炼,注意保护受损皮肤,注意药物的副作用。

风湿系统病案分析

入院时一般资料:

患者,杨某,女性,26岁。

病史:

主诉:面部红斑,关节痛半年,水肿,双下肢紫癜2月。

现病史:患者半年前分娩后出现面部红斑,有光过敏,同时出现全身关节疼痛,并有肿胀,能自行缓解。近2月来,无明显诱因出现双下肢水肿,尿量减少,夜尿2-3次,双下肢出现紫癜及淤斑,间有牙龈出血。于当地检查发现蛋白尿及血小板减少,为进一步诊治来就诊。发病以来食欲减退,睡眠尚可。大便正常。

既往史:无。

家族史:无。

过敏史:无。

体格检查:

T:36.7℃,P:88次/分,R:20次/分,BP:150/96mmHg,头发稀少,干枯,颜面部及唇周红斑,轻度贫血貌,口腔内可见3个溃疡,心肺听诊正常,肝脾不大,双手可见红斑,双腕关节稍肿胀,双下肢中度凹陷性水肿,可见紫癜及淤斑。

辅助检查:

血常规:WBC $3.1×10^9$/L,Hb 96g/L,plt $28×10^9$/L;

尿常规:蛋白(++++),葡萄糖(−),尿胆原(−),红细胞 +−~++/HP,白细胞 3~5/HP;

血液生化检查:BUN 9.2mmol/L,Cr 96.3μmmol/L,UA 336.7μmmol/L,ALT38U/L,TP 52.6g/L,A1B20.4g/L,TG3.14mmol/L;

血沉:86mm/h,CRP 25.7mg/dl;IgG 14.2g/L;

免疫系列:RF(−),ANA 1:320(周边型);Ads-DNA (+);

问题:

1. 该患者最可能患的疾病是什么?

2. 简述对该患者的饮食护理:

3. 简述对该患者的健康教育:

学习小结

1. 学习内容

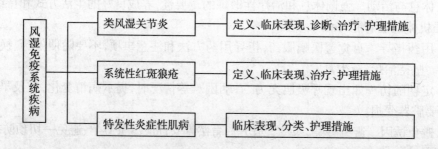

2. 学习方法

本章要结合风湿免疫系统临床病例和临床实践,通过对体位引流的图形分析来识别支气管扩张的活动指导,对于特发性炎症性肌病的分类用比较学习法。

(钱　鑫)

复习思考题

1. 系统性红斑狼疮的临床表现有哪些?
2. 系统性红斑狼疮应与哪些疾病鉴别,如何鉴别?
3. SLE 患者的对症护理有哪些?
4. 类风湿关节炎的临床表现有哪些?
5. 类风湿关节炎应与哪些疾病鉴别,如何鉴别?
6. 如何保护类风湿关节炎患者的关节功能?
7. 特发性炎症性肌病的临床分类有哪些?
8. 皮肌炎的典型皮疹有哪些?
9. 对多发性肌炎患者出现四肢肌无力、吞咽困难者如何对症护理?

第九章　神经系统疾病患者的护理

 学习目的

1. 通过对周围神经疾病的临床表现、治疗原则、用药等内容的学习,为制订和实施护理措施提供理论依据和实践指导。

2. 通过对脑血管疾病病因及危险因素的学习,为预防脑血管疾病提供依据;通过对脑血管疾病临床表现、治疗原则的学习,为脑血管疾病患者制订护理及康复措施提供指导。

3. 通过对癫痫临床发作形式、治疗原则等内容的学习,为临床护理观察病情、判断病势及实施护理措施提供依据。

4. 通过对急性脊髓炎临床特点和并发症的学习,为实施病情观察及对症护理提供指导。

5. 通过对帕金森病、重症肌无力临床表现、治疗原则的学习,指导帕金森病和重症肌无力患者的护理。

学习要点

急性脊髓炎的临床特点、对症护理;周围神经疾病的临床表现、护理;脑血管疾病的定义、危险因素、临床表现、治疗原则、护理、健康教育;帕金森病的临床表现、护理、健康教育;癫痫的临床特点、临床发作形式、治疗原则、护理、健康教育。

第一节　神经系统疾病及护理概述

神经系统疾病是指发生于中枢神经系统、周围神经系统、自主神经系统及骨骼肌的疾病,主要表现为感觉、运动、意识及自主神经功能障碍。其中脑血管疾病、癫痫、脑炎、脑膜炎等疾病在临床上常见。各种神经系统疾病多呈慢性病程,往往迁延不愈,致残率很高,严重影响患者的工作、生活。因此,了解神经系统的结构和功能,有助于更好地理解各种神经系统疾病的症状和体征,从而为全面、准确地评估患者和实施有效的护理措施奠定基础。

【神经系统的结构和功能】

神经系统由中枢神经系统和周围神经系统组成。

1. 中枢神经系统　包括脑和脊髓。脑又可分为大脑、间脑、脑干和小脑。其中脑干自上而下由中脑、脑桥和延髓组成;间脑主要包括丘脑和下丘脑。脊髓自枕骨大孔处续于延髓。中枢神经系统组成见图9-1-1。

(1) 大脑:由大脑半球、基底核和侧脑室组成。其表面覆盖大脑皮质,皮质表面有脑沟和脑回。大脑半球的功能双侧不对称,左侧大脑半球主言语、逻辑思维、分析能力和计算能力等,右侧大脑半球主音乐、美术、空间和形状的识别、综合能力及短暂的视觉记忆。

大脑半球又分为额叶、颞叶、顶叶、枕叶、岛叶和边缘系统。额叶主要位于中央沟前方,外侧沟之上,与躯体运动、语言及高级思维活动有关,受损时可引起随意运动、言语和精神活动障碍。颞叶位于大脑外侧沟下方,顶枕线前方,与听觉、语言和记忆有关,刺激或破坏性病灶主要引起精神与行为异常。顶叶位于中央沟之后,顶枕线以前和外侧沟延长线上方,与躯体感觉、味觉和语言等有关,受损可致精细感觉障碍如实体觉、两点辨别觉和皮肤定位觉丧失,而一般感觉不受影响。枕叶位于顶枕沟和枕前切迹连线的后方,与视觉信息的整合有关,损害时主要出现视觉障碍。岛叶又称脑岛,位于外侧沟深面,主要与内脏感觉和运动有关。边缘系统包括边缘叶、杏仁核、丘脑前核、乳头体核及下丘脑等,与情绪、行为和内脏活动有关,受损时出现情绪变化、记忆丧失、意识障碍、幻觉、行为异常和智能改变。

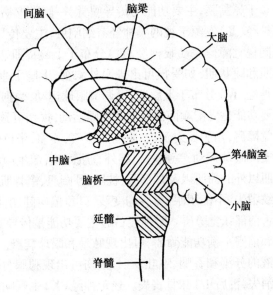

图 9-1-1　中枢神经系统组成

(2) 间脑:位于大脑半球和中脑之间,是脑干与大脑半球连接的中继站。分为丘脑和下丘脑。下丘脑对体重、体温、代谢、饮食、内分泌、生殖、睡眠和觉醒有重要的生理调节作用,也与情绪、行为有关。丘脑的破坏性病灶可致对侧偏身感觉消失或减退,刺激性病灶可引起偏身疼痛,称丘脑性疼痛。

(3) 脑干:由中脑、脑桥和延髓组成。第Ⅲ至第Ⅻ对脑神经核均位于脑干内。脑干具有传导功能,对睡眠与觉醒过程有调节作用,同时生命中枢位于脑干,如延髓内侧为呼吸中枢,外侧为血管运动中枢,背外侧有呕吐中枢,脑桥有呃逆中枢。因此脑干损伤可致意识障碍、去大脑强直、交叉瘫痪及出现定位体征。

(4) 小脑:位于后颅窝,由小脑半球和小脑蚓部组成。主要调节肌肉张力,维持平衡,病变时出现共济失调。

(5) 脊髓:位于椎管内,略呈扁圆柱体,是四肢和躯干的初级反射中枢。由脊髓共发出31对脊神经,主要分布于四肢和躯干。脊髓横切面上可见白质和灰质两种组织,主要脊髓反射有三种,包括伸反射、屈曲反射和脊髓休克。脊髓具有传导功能及节段功能。

2. 周围神经系统　周围神经系统包括12对脑神经和31对脊神经。脑底各脑神经的穿出部位见图9-1-2。

(1) 脑神经:共12对。嗅神经(Ⅰ)

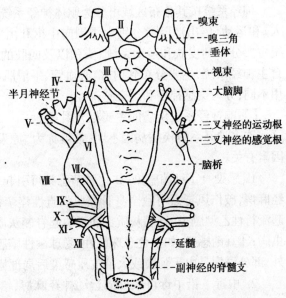

图 9-1-2　脑底各脑神经的穿出部位

Ⅰ嗅神经　Ⅱ视神经　Ⅲ动眼神经　Ⅳ滑车神经　Ⅴ三叉神经　Ⅵ展神经　Ⅶ面神经　Ⅷ听神经　Ⅸ舌咽神经　Ⅹ迷走神经　Ⅺ副神经　Ⅻ舌下神经

分布于鼻黏膜,主要功能为传导嗅觉,一侧中枢病变不出现嗅觉丧失,但可有嗅幻觉发作。视神经(Ⅱ)发源于视网膜神经节细胞层,主要传导视觉,视觉通路的不同部位受损可出现不同视觉障碍。动眼神经(Ⅲ)分布于上睑提肌、上直肌、下直肌、内直肌、下斜肌、瞳孔括约肌和睫状肌,如受损可出现眼外斜视、上睑下垂、瞳孔对光反射消失及瞳孔散大等。滑车神经(Ⅳ)分布于上斜肌,可调节眼球运动,受损时眼不能向外下斜视。三叉神经(Ⅴ)的主要功能是支配颜面部感觉和咀嚼运动,损伤可致头面部皮肤、口鼻黏膜、牙及牙龈等部位感觉障碍,角膜反射消失,咀嚼肌瘫痪、萎缩,张口时下颌偏向患侧。展神经(Ⅵ)主要功能是支配眼球运动,受损时引起外直肌瘫痪,产生内斜视。面神经(Ⅶ)支配除咀嚼肌和上睑提肌以外的面肌以及耳部肌、枕肌、颈阔肌、镫骨肌等,损伤主要导致面肌瘫痪,表现为双侧额纹消失、不能闭眼、鼻唇沟变浅,口角偏向健侧,泪腺、下颌下腺、舌下腺等腺体分泌障碍及舌前部味觉障碍。听神经(Ⅷ)主要功能是传导听觉和保持平衡,损伤表现为患侧听力障碍和前庭平衡功能障碍,可出现眩晕和眼球震颤。舌咽神经(Ⅸ)的主要功能是主管味觉、唾液的分泌和吞咽、呕吐反射,损伤可出现腮腺分泌障碍,咽后与舌后 1/3 感觉障碍,咽反射消失,舌后 1/3 味觉丧失。迷走神经(Ⅹ)主管咽部的感觉和运动,调节内脏活动,与呕吐反射活动有关,损伤可表现为发音困难、声音嘶哑、呛咳、吞咽障碍、心动过速和内脏活动障碍。副神经(Ⅺ)主要功能是支配头部转动和举肩运动,损伤可致胸锁乳突肌瘫痪、斜方肌瘫痪。舌下神经(Ⅻ)主要支配舌肌运动,损伤可出现舌肌瘫痪、萎缩,伸舌时舌尖偏向患侧。

(2) 脊神经:共 31 对,其中颈神经 8 对,胸神经 12 对,腰神经 5 对,骶神经 5 对,尾神经 1 对。临床根据不同部位的感觉障碍水平来判断脊髓病变的平面,如乳头线为胸$_4$,脐孔为胸$_{10}$,腹股沟为腰$_1$。颈$_4$~胸$_1$前根结合成臂丛,主要支配上臂、前臂和手部肌肉,腰$_2$~骶$_2$组成骶丛,主要支配下肢肌肉。

神经系统按其分布区域可分为躯体神经系统和内脏神经系统。两种神经都有感觉(传入)和运动(传出)纤维,分别由周围向中枢和由中枢向周围传递神经冲动。躯体神经系统主要分布到皮肤和运动系统(头颈以及四肢的骨、关节和骨骼肌)。内脏神经系统又称自主神经系统,主要分布到内脏、心血管、平滑肌和腺体。内脏神经运动纤维又根据其作用不同,分为交感神经和副交感神经。

【影响神经系统疾病的主要相关因素】

许多神经系统疾病病因不明,常被称为"原发性"。目前认为神经系统疾病多与下列因素有关。

1. 感染 ①细菌感染:如化脓菌感染可引起化脓性脑膜炎、脑脓肿,白喉毒素可致神经麻痹,破伤风毒素可致全身骨骼肌强直性痉挛;②病毒感染:如流行性乙型脑炎病毒引起流行性乙型脑炎、脊髓灰质炎病毒引起脊髓灰质炎;③寄生虫侵袭:如脑型疟疾、脑型囊虫病;④真菌感染:如白色念珠菌性、隐球菌性脑膜炎;⑤钩端螺旋体亦可致脑膜脑炎。此外,部分癫痫是由于脑膜或大脑皮质感染后局部瘢痕形成病灶所致。

2. 中毒 铅中毒可致外周运动神经麻痹、铅中毒性脑病,汞、砷、铊中毒亦影响神经系统;酒精、巴比妥类等有机物中毒可抑制中枢神经系统;河豚毒素等动物毒亦可致神经症状如肌肉软弱、瘫痪、抽搐、共济失调等。

3. 免疫损伤 感染性多发性神经根神经炎、面神经麻痹等可能为周围神经的变态反应性疾病。中枢神经系统脱髓鞘疾病可能为病毒感染引起的自身免疫病,如弥漫性硬化、急性播散性脑脊髓炎、多发性硬化、亚急性硬化性全脑炎、横贯性脊髓炎等。重症肌无力也属自身免疫性疾病。

4. 遗传缺陷　许多影响神经系统的代谢病(如苯丙酸尿症、糖原贮积病)、变性病(如帕金森病、肌萎缩侧索硬化等)和肌病(如进行性肌营养不良)为遗传病,多为常染色体隐性遗传。

5. 内分泌与代谢紊乱　克汀病患儿脑发育迟滞,可有小脑共济失调。甲状腺功能亢进可伴震颤及腱反射亢进。糖尿病患者胰岛素分泌不足可致周围神经脱髓鞘,出现神经障碍。糖原贮积病等遗传代谢病可影响神经系统,高钠和低钠血症、低钙血症、尿毒症、低血糖、肝性脑病等后天获得性代谢病亦可伴神经系统症状。

6. 营养障碍　维生素 B_1 缺乏症(脚气病)表现为周围神经损害,维生素 B_{12} 缺乏可致亚急性联合性退行性变。

7. 创伤　可造成血肿、脑损伤、癫痫等。

8. 先天畸形　由病毒或毒素等致畸因子引起,或为遗传性。如脊柱裂、先天性脑积水等。

【护理评估】

1. 病史

(1) 患病及治疗经过:①起病情况:起病方式是急性、亚急性或慢性;有无精神创伤、受凉、过度劳累等诱因;有无感染、中毒、创伤、先天畸形等相关因素;有无高血压、糖尿病等与神经系统疾病相关的疾病;②主要症状:如头痛、意识障碍、言语障碍、运动障碍等出现的时间、顺序、持续时间和严重程度;③发病过程:患者患病以来病情的发展与演变;④伴随情况:有无头晕、恶心、呕吐等伴随症状;是否出现外伤、压疮、感染等并发症;⑤诊疗经过:患者自发病以来接受的检查及结果,使用药物的种类、剂量、用法、效果等;⑥目前状况:目前主要不适及病情变化,有无意识障碍、精神障碍、言语障碍、吞咽障碍等。

(2) 心理社会评估:①疾病知识:患者对疾病性质、过程、防治及预后知识的了解程度;②心理状况:疾病对患者日常生活、学习和工作有何影响,有无焦虑、恐惧、抑郁、孤独等不良心理反应;③社会支持系统:患者的家庭组成、经济状况、文化教育背景,家属对患者的关心、支持和对疾病的认知;医疗费用来源或支付方式;患者出院后的继续就医条件,社区卫生服务资源等。神经系统遗传病常常发生在有亲缘关系的家庭中,应了解家族中是否有类似疾病发生及分布情况。

(3) 生活史:患者的休闲方式和情绪调节方式。日常生活是否规律、健康。如隐球菌脑膜炎常与喂养鸽子有关,弓形体感染常和喂养猫狗等有关。

2. 常见症状和体征

(1) 头痛:通常指局限于头颅上半部,包括眉弓、耳轮上缘和枕外隆突连线以上部位的疼痛,是临床常见症状。

头痛原因繁多,颅内的血管、神经、脑膜与颅外的骨膜、血管、头皮、颈肌、韧带等头部痛敏结构受刺激、压迫、牵拉、移位、感染,血管的扩张与痉挛,肌肉的紧张性收缩等均可引起头痛;流感、原发性高血压、贫血等全身性疾病及神经、精神因素也可引起头痛。常见类型有偏头痛、颅内压改变导致的头痛、颅外局部因素所致头痛(包括眼源性头痛、耳源性头痛和鼻源性头痛)、全身性疾病所致头痛及神经性头痛(也称精神性头痛)。

需注意评估头痛的部位、性质、程度、规律、有无先兆及伴随症状等特点。如偏头痛常表现为双侧颞部的搏动性头痛;突起的剧烈头痛可能提示蛛网膜下腔出血;头痛呈持续性、进行性加重提示可能为颅内占位性病变所致的颅内高压症;颅内感染所致头痛常伴高热。

(2) 意识障碍:人体对周围环境及自身状态的识别和察觉能力障碍的一种精神状态,为临床常见症状之一。以觉醒度改变为主的意识障碍包括嗜睡、昏睡、昏迷;以意识内容改变为主的意识障碍包括意识模糊、谵妄;另有去皮层综合征、无动性缄默症等特殊类型的意识障碍。颅内病变可直接或间接损害网状结构上行激活系统及大脑皮质而造成意识障碍,颅外疾病主要通过影响神经递质和脑的能量代谢而影响意识。

(3) 言语障碍:言语障碍分为失语症和构音障碍。

1) 失语症:大脑皮质与语言功能有关的区域受损可致失语症,表现为听、说、读、写能力丧失或残缺。临床常见类型有运动性失语、感觉性失语、传导性失语、命名性失语、完全性失语、失写和失读。①运动性失语:突出特点为口语表达障碍,表现为患者不能讲话,或只能说单字,但能理解别人的话语,也能理解书写的语句;②感觉性失语:突出特点为口语理解严重障碍,患者发音清晰、语言流畅,但内容不准确,不能理解自己和别人的话语;③传导性失语:突出特点为复述不成比例受损,患者口语清晰,听理解正常,但对自发谈话内容出现错语复述,多为语音错语,伴不同程度书写障碍;④命名性失语:患者不能说出物品名称和人名,但能描述其用途和使用方法,也能辨别物品名称是否正确;⑤完全性失语:其特点为口语表达、听理解、复述、命名、阅读和书写等所有语言功能明显障碍,常伴偏瘫、偏身感觉障碍;⑥失写:患者不能书写或书写出现遗漏、错误,但保存抄写能力;⑦失读:患者不识文字、语句、图画。失语、失读常同时存在。

2) 构音障碍:由于神经肌肉的器质性病变造成发音器官的肌肉无力、瘫痪,或肌张力异常及运动不协调,使患者发音含糊不清、音调及语速异常称构音障碍。患者的听理解、阅读和书写通常正常。见于上运动神经元、下运动神经元、迷走神经、舌炎神经、小脑病变及肌肉病变等引起。

(4) 感觉障碍:指机体对各种形式的刺激(如痛、温度、触、压、位置、振动等)无感知、感知减退或异常的一组综合征。临床上将感觉障碍分为刺激性症状和抑制性症状两类。

1) 刺激性症状:感觉传导通路受刺激或兴奋性增高所致,包括感觉过敏、感觉倒错、感觉过度、感觉异常和疼痛等。感觉过敏指轻微刺激即引起强烈感觉;感觉过度是感觉的刺激阈增高,反应强烈、时间延长;感觉倒错指热刺激引起冷感觉,非疼痛刺激引起疼痛感觉;疼痛可分为局部疼痛、扩散性疼痛、放射痛、灼痛、牵涉痛等。

2) 抑制性症状:感觉传导通路受抑制或破坏所致,包括感觉减退或缺失。

不同病变部位可产生不同类型的感觉障碍,典型的感觉障碍类型具有特殊的定位诊断价值。如袜子或手套型感觉障碍见于多发性周围神经病;脊髓某些节段的神经根病变可产生受累节段的感觉缺失;延髓外侧或脑桥病变常出现病变同侧面部和对侧肢体感觉缺失或减退。

(5) 运动障碍:运动障碍可分为瘫痪、僵硬、不随意运动及共济失调等。

1) 瘫痪:指随意运动功能的减低或丧失,是神经系统的常见症状。按临床表现可将瘫痪分为偏瘫、交叉性瘫、四肢瘫、截瘫、单瘫和局限性瘫痪等;根据肌力丧失程度可分为完全性瘫痪和不完全瘫痪；按病变部位可分为上运动神经元性瘫痪、下运动神经元性瘫痪和肌病瘫痪。①上运动神经元性瘫痪，亦称中枢性瘫痪、痉挛性瘫痪或硬瘫，主要由颅脑外伤、肿瘤、炎症、脑血管病、变性、中毒以及某些内科疾病等导致皮层运动区和上运动神经元径路病变引起。其临床特点为瘫痪肌张力增高、腱反射亢进、浅反射消失、出现病理反射、瘫痪肌肉无肌萎缩及肌束震颤、肌电图无变性反应，多广泛波及整个肢体或身体一侧，如单瘫、偏瘫、截瘫、四肢瘫等；②下运动神经元性瘫痪，又称周围性瘫痪、弛缓性瘫痪，是脊髓前角细胞、脊髓前根、脊周围神经和脑周围神经的运动纤维病变所致，常由周围神经损伤、周围神经炎、周围神经病、周围神经肿瘤及中毒性损伤等引起。其临床特点为某一肌群肌张力减低、腱反射减弱或消失、肌肉萎缩、肌电图有变性反应；③肌病性瘫痪包括肌肉本身病变引起的瘫痪和神经 - 肌肉接头病变引起的瘫痪。常见病因有重症肌无力、肌无力综合征、周期性瘫痪、肌营养不良症及炎症性肌病等。

2) 僵硬：指肌张力增高引起的肌肉僵硬、活动受限或不能活动的一组综合征。由中枢神经、周围神经、肌肉及神经肌肉接头病变引起，包括痉挛、僵直、强直等几种不同表现。

3) 不随意运动：是由椎体外系统病变引起的不随意志控制的无规律、无目的的面、舌、肢体、躯干等骨骼肌的不自主活动。包括震颤、舞蹈、手足徐动、扭转痉挛、投掷动作等。睡眠时消失。

4) 共济失调：是指由本体感觉、前庭迷路、小脑系统损害所引起的机体维持平衡和协调不良所产生的临床综合征。根据病变部位可分为小脑性共济失调、大脑性共济失调和脊髓性共济失调三类。

3. 辅助检查

(1) 血液检查：血脂、血糖检测有助于脑血管疾病的病因诊断；乙酰胆碱受体抗体测定对确诊重症肌无力有重要价值；血常规检查对确定颅内感染、脑血管疾病、脑寄生虫病等多种神经系统疾病有一定价值。

(2) 脑脊液检查：脑脊液压力测定可了解颅内压力情况，正常为 80~180mmH$_2$O。压颈试验(Queckenstedt 试验)可了解椎管内有无阻塞(但颅内高压时此试验有发生脑疝的危险，应避免)。脑脊液常规、生化、细胞学及免疫学等检查对神经系统尤其中枢神经系统感染性疾病的诊断和预后判断有重要意义。

(3) 肌肉、神经、脑活组织检查：肌肉活组织检查可鉴别神经源性肌萎缩和肌源性损害，适用于多发性肌炎、进行性肌营养不良症、重症肌无力及某些结缔组织疾病并发肌炎的定位诊断。神经活组织检查对周围神经疾病的定位诊断有一定帮助，对某些遗传性疾病的诊断亦有较大价值。脑活组织检查目前主要用于亚急性或慢性进行性加重的弥漫性脑部病变和进行性加重的脑部局灶性病变的诊断。

(4) 电生理检查：脑电图检查(electroencephalography, EEG)包括普通脑电图、动态脑电图和视频脑电图，对癫痫、颅内占位病变、中枢神经系统感染性疾病的诊断有重要价值。肌电图检查常用于检测脊髓、神经根病变和肌源性疾病。脑诱发电位检查(cerebral evoked potential, CEP)可用于视觉、听觉的客观检查以及视神经炎、多发性硬化、脑干及脊髓病变等的诊断，对意识障碍及癔症也是一种有用的客观检查手段。

(5) 影像学检查：经颅多普勒检查(transcranial doppler, TCD)主要应用于探测脑血管有无狭窄、闭塞、畸形、痉挛等。头颅平片可观察头颅大小、形状，颅骨厚度、密度及结构，颅缝有无裂开,有无颅内钙化斑等。脊椎平片可观察脊柱的生理曲度,椎体有无发育异常,骨质破坏、骨折、脱位、变形或骨质增生等。电子计算机X线断层扫描摄影(CT)主要用于颅内肿瘤、脑血管病、脊柱和脊髓病变的诊断。磁共振显像(MRI)常用于诊断脱髓鞘疾病、脑变性病、脑肿瘤、脑血管疾病、颅脑外伤和颅内感染等。单光子发射计算机断层扫描(SPECT)主要用于脑血管疾病的诊断和预后判断,也可用于痴呆、癫痫及脑瘤的研究。正电子发射断层扫描(PET)可用于鉴别脑部病变的良、恶性,并有利于老年性痴呆的早期诊断、癫痫的定位诊断和帕金森病的病情评价。

【护理诊断/问题】

1. 疼痛　头痛与颅内外血管舒缩功能障碍或脑器质性病变等因素有关。
2. 急性意识障碍　与脑组织受损、功能障碍有关。
3. 语言沟通障碍　与大脑语言中枢病变或发音器官神经肌肉受损有关。
4. 有受伤的危险　与感觉功能障碍有关。
5. 感知紊乱　与脑、脊髓病变及周围神经受损有关。
6. 躯体活动障碍　与神经肌肉受损、肢体瘫痪等有关。
7. 自理缺陷　与肢体瘫痪有关。
8. 有废用综合征的危险　与肢体瘫痪、运动减少、长期卧床有关。

【护理措施】

1. 病情观察

(1) 严密监测并记录生命体征及意识、瞳孔变化,准确记录出入量。

(2) 观察头痛部位、性质、程度和持续时间,有无头晕、恶心、呕吐、心悸等伴发症状;观察有无意识障碍及程度;评估言语障碍程度、类型和感觉障碍部位、类型、范围及性质;观察有无肢体运动障碍及类型,有无吞咽、构音和呼吸异常。

(3) 观察营养状态和皮肤有无发红、皮疹、破损、水肿。

(4) 了解患者辅助检查结果,并进行治疗、护理前后的对比,以判断疾病的转归。

2. 起居护理

(1) 病室及居住环境:保持环境安静、舒适、光线柔和,以免诱发及加重头痛。调节适当的温度、相对湿度。病床设保护性床栏,走廊、厕所装扶手,地面保持平整干燥,活动场所宽敞、明亮、无障碍物。

(2) 体位与活动:长期卧床者采取舒适体位并保持良好的肢体位置,保持大单整洁、无皱褶、无渣屑,定时翻身、拍背,按摩骨突受压处,预防压疮。指导患者早期开展身体康复训练,有利于预防并发症、促进康复、减轻致残程度和提高生活质量。

(3) 日常生活护理:协助患者洗漱、进食、入厕、沐浴和穿脱衣服等;保持皮肤清洁,每天全身温水擦拭1~2次,促进肢体血液循环,增进睡眠;注意口腔卫生,保持口腔清洁;养成定时排便习惯,便秘者可适当运动和按摩下腹部,促进肠蠕动,保持大便通畅。

3. 饮食护理

(1) 向患者及家属讲解增加营养与疾病恢复的关系,并介绍饮食的基本原则,使患者及家属能积极配合做好饮食调节。

(2) 给予患者高热量、高维生素、易消化的饮食,补充足够的水分。

(3) 创造清洁、舒适、愉快的进餐环境,并注意食物的色、香、味。

（4）遵医嘱鼻饲流质者应定时喂食，速度宜慢，预防发生吸入性肺炎或呛咳、窒息，喂食后抬高床头防止食物反流。必要时静脉输入脂肪乳剂、复方氨基酸和含电解质的液体，以保证足够的营养供给。

4. 用药护理　指导患者遵医嘱正确用药，注意观察药物的疗效及不良反应。

5. 对症护理

（1）头痛

1）避免诱因：告知患者避免诱发或加重头痛的因素，如情绪紧张、饮酒、进食某些食物等。

2）缓解疼痛：指导患者采取减轻头痛的方法，如缓慢深呼吸、听轻音乐、按摩、理疗、指压止痛法、引导式想象等。

3）心理疏导：对焦虑、紧张的患者，应耐心解释、适当诱导，解除其思想顾虑，鼓励患者树立信心，积极配合治疗。

（2）意识障碍

1）病情监测：严密观察生命体征，评估意识障碍程度及发展变化，并注意观察两侧瞳孔是否等大等圆、对光反射是否灵敏，有无恶心、呕吐等伴随症状，及时判断并预防消化道出血和脑疝发生。

2）保持呼吸道通畅：采取平卧位，头偏向一侧，取下活动义齿，及时清除口鼻分泌物，防止舌后坠、窒息、误吸等。

3）日常生活护理：保持床单整洁，定时更换体位，大小便后及时清洁皮肤，预防压疮；不能经口进食者每天行口腔护理 2~3 次；谵妄躁动者加床栏，必要时适当约束，防止坠床和自伤、伤人；慎用热水袋，防止烫伤；鼻饲者定时喂食，保证足够营养供给。

（3）言语障碍

1）沟通方法指导：指导患者用表情、手势等进行交流，也可借助画板、纸、笔等来沟通。与感觉性失语患者交流时应减少外来干扰，如关掉收音机；对运动性失语患者提问应简单，患者只需回答"是"、"否"或摇头、点头，并注意语速要慢。

2）语言康复训练：护士应在专业语言治疗师的指导下协助患者进行语言康复训练。构音障碍者以发音训练为主，由易到难，可先练习发唇音（a、o、u）、唇齿音（b、p、m）、舌音，再到单音节（pa、da、ka），然后复诵简单句，如"早 - 早上 - 早上好"。脑卒中致失语症者应行全面语言康复训练，包括肌群运动训练、复述训练、命名训练、刺激法训练等。

3）心理疏导：由于患者不能准确表达自己的需要和情感，易产生焦虑、烦躁、自卑等不良情绪，护士应尊重、关心患者，指导其用恰当的方式与他人进行沟通交流，对患者的尝试和成功及时给予肯定和表扬，并鼓励患者坚持语言康复练习，以促进语言功能的逐渐恢复。

（4）感觉障碍

1）感觉训练：感觉训练应融入到日常运动训练中。如每天用温水擦洗感觉障碍的部位，促进血液循环；反复适度挤压关节、牵拉肌肉、韧带，让患者注视患肢并认真体会其位置、方向及运动感觉；让患者抓木钉盘以刺激肢体末梢，提高中枢神经的感知能力。

2）日常生活护理：床单整洁、无渣屑，避免感觉障碍部位皮肤受压或机械性刺激。冷热疗法时注意防止烫伤、冻伤。感觉过敏者应避免各种刺激。

(5) 运动障碍

1) 预防意外事故:运动障碍患者的床两侧应有床档,走道、厕所装扶手,地面要防滑,呼叫器和常用物品放于患者伸手可及处。指导患者穿防滑软橡胶底鞋,衣着宽松。上肢肌力下降的患者避免自行打开水或用热水瓶倒水,以防止烫伤。步态不稳者可选用合适的辅助工具,外出有人陪伴。

2) 身体功能训练:保持瘫痪肢体处于功能位,如肘弯曲、腕和手指伸直、踝关节保持90°,预防患肢痉挛、水肿;取患侧卧位,尽量避免半卧位;将物品置于患侧,洗漱、进食、测血压、脉搏等都在患侧进行,以加强对患侧的刺激;患肢所有关节应进行全范围的主动或被动活动,每天2次以上。完全性瘫痪阶段可采用按摩、推拿和被动活动;部分功能恢复阶段除继续前一阶段的各项锻炼外,还应协助患者翻身、起坐、站立以及做肢体的简单运动;基本恢复阶段在站立和上肢简单活动的基础上开始练习走路和手的精细动作。

3) 日常生活护理:协助或指导家属为患者定时翻身、拍背,按摩关节和骨隆突部位。鼓励患者摄取均衡饮食和足够水分,养成定时排便习惯。协助患者洗漱、进食、沐浴等,满足基本生活需要。

6. 心理护理　护理人员应理解、同情患者的痛苦,耐心解释,缓解焦虑、自卑等不良情绪。指导家属多关心患者,提供良好的家庭支持,营造和谐的亲情氛围和舒适的休养环境,让患者及家属作好长期治疗和康复的思想准备。鼓励患者克服困难,尽量依靠自身力量完成力所能及的事情,避免对照顾者产生依赖心理,增强自我照顾的能力和信心。对患者出院后可能遇到的问题给予预见性指导。

第二节　周围神经疾病

一、三叉神经痛

三叉神经痛(trigeminal neuralgia)是一种原因未明的三叉神经分布区内短暂的反复发作性剧痛,而不伴三叉神经功能破坏的症状。多发于中老年人,40岁以上者占70%~80%,女性略多。

【病因与发病机制】

病因仍不清楚。可能为三叉神经纤维脱髓鞘或髓鞘增厚,轴突变细或消失导致产生异位冲动或伪突触所致;继发性三叉神经痛多为脑桥小脑角占位病变压迫三叉神经以及多发性硬化等所致。

【临床表现】

1. 症状和体征

(1) 部位:疼痛多为单侧,局限于三叉神经1~2个分支分布区,以上颌支、下颌支多见。

(2) 性质:历时短暂的电击样、刀割样或撕裂样剧痛,每次持续数秒至2分钟,突发突止,通常无先兆,间歇期完全正常。严重者昼夜发作,夜不成眠或睡后痛醒。

(3) 诱发因素:疼痛以口角、鼻翼、颊部、舌部最敏感,轻触即可诱发,称扳机点或触发点。洗脸、刷牙、咀嚼、讲话等均可诱发。

(4) 病程:呈周期性,开始时发作次数较少,间歇期长,一般随着病程进展发作逐渐频繁,甚至为持续性发作。

(5)其他:本病可缓解,但很少自愈。神经系统检查一般无阳性体征。

2. 并发症 部分严重者伴有反射性面部抽搐,口角牵向患侧,并有面红、流泪、流涎,称为痛性抽搐。

【诊断与鉴别诊断】

根据疼痛的部位、性质、面部扳机点及神经系统无阳性体征,一般不难做出诊断。要注意鉴别原发性与继发性三叉神经痛,并需与牙痛、偏头痛、舌咽神经痛相鉴别,具体见表9-2-1和表9-2-2。

表9-2-1 原发性三叉神经痛和继发性三叉神经痛鉴别

疾病	病因	发病特点	实验室检查
原发性三叉神经痛	不明	多发于中老年人,神经系统检查一般无阳性体征	无异常发现
继发性三叉神经痛	桥小脑角肿瘤、三叉神经半月节肿瘤、血管畸形、动脉瘤、蛛网膜炎、多发性硬化等病引起	发病年龄较小,检查时常可发现神经系统阳性体征	颅底拍片、脑脊液检查、或鼻咽部活检、CT扫描及MRI检查等常有异常发现

表9-2-2 三叉神经痛与其他疾病鉴别

疾病	发作部位	诱因或先兆	疼痛特点和持续时间
牙痛	疼痛局限于牙根部	多在进冷、热液体或食物时诱发,牙齿局部检查和X线照片有助鉴别	持续性钝痛,持续时间长,常夜间发作;无特征性扳机点和周期性发作等特点
偏头痛	疼痛发作部位超越三叉神经支配范围	病前常有视觉先兆,如暗点、亮点、异彩等	时间长达数小时,甚至1~2d才缓解,痛剧时可伴恶心、呕吐
舌咽神经痛	舌根、软腭、扁桃体窝、咽部及外耳道等部位疼痛	常在进食、吞咽时诱发。疼痛部位喷涂局麻药,如2%丁卡因,能止痛	突然疼痛,间歇性发作,阵发性剧痛,如刀割样、刺戳样,痛性抽搐,每次持续数秒至1~2min,早晨、上午频发,睡眠时可有发作

【治疗要点】

迅速有效止痛是治疗本病的关键。

1. 药物治疗 抗癫痫药物治疗有效。首选药为卡马西平,开始每次0.1g,2~3次/d,以后每日增加0.1g,至疼痛停止,最大剂量为1.0~1.2g/d。以后再逐渐减量,找出最小有效维持剂量。其次可选用苯妥英钠、氯硝西泮、氯丙嗪、氟哌啶醇等。轻者亦可服用解热镇痛药物。顽固性三叉神经痛可用匹莫齐特,疗效优于卡马西平。

2. 封闭疗法 药物治疗无效者可行三叉神经无水酒精或甘油封闭治疗。

3. 经皮半月神经节射频电凝疗法 采用射频电凝治疗对大多数患者有效,可缓解疼痛数月至数年。但可致面部感觉异常、角膜炎、复视、咀嚼无力等并发症。

4. 手术治疗 可选用三叉神经感觉根切断术和三叉神经微血管减压术,止痛效果为目前首选。近年来推崇行三叉神经纤维血管减压术,止痛同时不产生感觉及运动障碍,是目前广泛应用的最安全有效的手术方法。

【主要护理诊断／问题】

疼痛：面颊、上下颌及舌疼痛　与三叉神经受损有关。

【护理措施】

1. 病情观察

（1）疼痛：应注意疼痛发作的次数，持续时间等情况，若患者疼痛明显加重，应及时与医生联系。

（2）面部及口腔感染：患者因恐惧疼痛不敢洗脸、刷牙等，面部及口腔卫生较差，且患者抵抗力下降，容易发生感染。

（3）精神状态：因为疼痛剧烈和发作次数逐渐增多，患者多表现为精神紧张，情绪低落。

2. 起居护理　指导患者规律生活、合理休息、适度娱乐，保持情绪稳定，吃饭、说话、漱口、洗脸、刷牙等动作宜轻柔，用温水洗脸，注意头面部保暖。保持周围环境安静、室内光线柔和，避免因周围环境刺激而产生焦虑情绪，以致诱发或加重疼痛。

3. 饮食护理　选择营养丰富、清淡、无刺激饮食，食物软而易嚼，严重者可进食流质。忌食油炸、坚硬、过酸过甜食物以及寒性食物等。

4. 用药护理　指导患者正确使用止痛药物，注意观察药物的不良反应。如卡马西平的副作用有头晕、嗜睡、口干、恶心、消化不良、行走不稳等，若出现皮疹、白细胞减少、再生障碍性贫血、肝功能受损，则需停药，且孕妇应忌用。匹莫齐特可于治疗后 4~6 周出现手颤、记忆力减退、睡眠中出现肢体不随意抖动等，有些症状可于数天后自行消失，通常不需终止治疗。

5. 对症护理　疼痛：观察患者疼痛的部位、性质，疼痛的原因与诱因；与患者讨论减轻疼痛的方法与技巧，教会并鼓励患者运用非药物缓解疼痛的方法，如指导式想象、听轻音乐、阅读报纸杂志、局部热敷等，分散患者注意力，以达到精神放松、减轻疼痛。

6. 心理护理　告知患者生气、发怒、抑郁寡欢及紧张等情绪对病情不利，指导患者保持心情舒畅，树立治疗疾病的信心及战胜疾病的决心，积极配合医生治疗。

【其他相关护理诊断】

焦虑　与疼痛反复、频繁发作有关。

【中医护理概要】

1. 本病属于中医偏头痛、头痛范畴。

2. 其病因病机为络脉闭塞，"不通则痛"。病位在面部经络，与肝、胆、脾、胃等脏腑密切相关。

3. 可用中药姜半夏、地龙、全蝎、白附子、生南星、细辛各等分，研为末，黄酒调匀贴敷太阳、颊车穴处。

4. 针灸治疗可取风池、翳风、下关、手三里、合谷等主穴。第 1 支疼痛者加太阳、阳白、攒竹、头维。第 2、3 支疼痛者加太阳、四白、上关、听会、地仓、承浆、迎香。行中强刺激法，并留针 30 分钟。

【健康教育】

1. 饮食指导　食物宜软易嚼，忌生硬、油炸食物；忌刺激性食物如洋葱等；戒烟、酒。

2. 生活指导 指导患者建立良好的生活规律,保持情绪稳定和心情愉快,培养多种兴趣爱好,适当分散注意力;保持正常作息和睡眠,避免过度疲劳;洗脸、刷牙动作宜轻柔,温水洗漱。利用疼痛发作后的间歇期,清洁颜面、口腔,保持个人卫生,避免发生其他疾病。

3. 用药指导 遵医嘱合理用药,服用卡马西平者每1~2个月检查一次肝功能和血常规,出现眩晕、行走不稳或皮疹时及时就医。

【结语】

三叉神经痛是一种三叉神经分布区内短暂的反复发作性剧痛,原发性三叉神经痛原因未明。其临床表现为一侧三叉神经一到两个分支分布区内,历时短暂的电击样、刀割样或撕裂样剧痛,突发突止,间歇期正常。有明显的扳机点,且常因洗脸、刷牙等诱发。严重者成痛性抽搐。神经系统检查一般无阳性体征。护理时注意避免诱因,要求患者放松心情,避免情绪紧张,注意劳逸结合,饮食清淡,软而易嚼,并教会患者运用听音乐等非药物手段缓解疼痛。

二、面神经炎

面神经炎(facial neuritis)又称特发性面神经麻痹(idiopathic facial palsy)或 Bell 麻痹(Bell palsy),是指面神经管内面神经急性非特异性炎症引起的周围性面瘫。可发生于任何年龄,男性略多。

【病因与发病机制】

病因仍未完全阐明。由于骨性面神经管仅能容纳面神经通过,面神经一旦发生炎性水肿,必然受压。多数患者有受凉、病毒感染(如带状疱疹)和自主神经功能不稳等因素,可能引起局部神经营养血管痉挛,导致面神经在狭长的骨性管道内受压而出现充血、水肿。

其早期病理改变为神经水肿和脱髓鞘,严重者可出现轴索变性。

【临床表现】

1. 症状和体征 通常急性起病,病情于数小时或 1~3 天达高峰。病初可伴有患侧耳内或下颌角疼痛。主要表现为患侧表情肌瘫痪,额纹变浅甚至消失,不能皱额蹙眉;眼裂不能闭合或闭合不全;患侧鼻唇沟变浅,示齿时口角偏向健侧;因口轮匝肌瘫痪,鼓腮或吹口哨时患侧漏气,食物易滞留于患侧齿颊之间。

鼓索以上的面神经病变,还可出现同侧舌前 2/3 味觉丧失;发出镫骨肌支以上受损时,表现为同侧表情肌瘫痪、舌前 2/3 味觉丧失和听觉过敏;病变波及膝状神经节时,除上述表现外,还可有患侧乳突部疼痛、耳郭和外耳道感觉减退、外耳道或鼓膜疱疹,称 Hunt 综合征。

2. 并发症 面神经炎如不恢复或不完全恢复时,常可产生瘫痪肌的挛缩、面肌痉挛、联带运动或鳄泪综合征等。

【诊断与鉴别诊断】

根据急性起病的周围性面瘫的症状体征,即可诊断。但需要与中枢性面瘫鉴别(见表9-2-3),还应与其他疾病引起的周围性面瘫鉴别。

表 9-2-3　周围性面瘫和中枢性面瘫的鉴别

疾病	周围性面瘫	中枢性面瘫
病因	同侧面神经病变	对侧皮质脑干束受损
眼裂以上面部表现	病变侧额纹消失,不能蹙额,不能皱眉,眉毛较健侧低	双侧额纹对称存在,可以蹙额,可以皱眉,双侧眉尖同高
眼部表现	眼裂增大、眼睑不能闭合、Bell 征	眼裂大小正常,眼睑闭合完整
神经系统其他表现	无	多伴有偏瘫、头痛、意识障碍、偏盲、偏身感觉障碍及病理征阳性等

1. 急性感染性多发性神经根炎,可发生周围性面瘫,但常为双侧性,且有对称性肢体运动和感觉障碍,脑脊液检查能发现蛋白—细胞分离现象。

2. 中耳炎、迷路炎和乳突炎等可并发耳源性面神经麻痹,腮腺炎、肿瘤和化脓性下颌淋巴结炎所致者均有原发病史和特殊症状体征。

3. 颅后窝肿瘤或脑膜炎引起的周围性面瘫,起病缓慢,有原发病表现及其他脑神经受损的症状和体征。

【治疗要点】

治疗原则为改善局部血液循环,减轻面神经水肿,缓解神经受压和促进神经功能恢复。

1. 药物治疗

(1) 糖皮质激素:急性期应尽早使用。用地塞米松 10~15mg/d,静脉滴注,7~10 天;或泼尼松 30mg/d,顿服或分 2 次口服,连续 5 天,以后 7~10 天内逐渐减量。

(2) 抗病毒治疗:疱疹病毒感染可口服阿昔洛韦(无环鸟苷)、更昔洛韦。

(3) 维生素 B 族:维生素 B_1 100mg,维生素 B_{12} 500μg,肌内注射,每日 1 次。

(4) 眼裂不能闭合者:需预防角膜炎,滴眼药水或涂眼药膏。

2. 物理治疗　急性期于茎乳孔附近行超短波深部透热疗法、红外线照射疗法,可减轻面神经水肿。恢复期可行碘离子透入疗法、针刺或电针治疗。

3. 手术治疗　病后 2 年仍未恢复者,可考虑做面神经 - 膈神经或面神经 - 副神经吻合术,但疗效难以肯定。

【主要护理诊断 / 问题】

自我形象紊乱　与面神经麻痹所致闭眼障碍、口角歪斜有关。

【护理措施】

1. 病情观察

(1) 眼部:眼睑不能闭合者,要注意观察眼部,避免发生角膜、结膜等感染,必要时到眼科检查。

(2) 表情肌:观察患侧表情肌运动功能变化,如皱眉、鼓腮、吹口哨等动作完成情况,判断患者瘫痪肌肉的恢复状况。长时间不愈者,应注意是否发生面肌痉挛等。

2. 起居护理　在急性期应适当休息,保持心情愉快。注意面部的防风保暖,外出时可戴墨镜、口罩、围巾或穿高领风衣适当遮挡、修饰等,睡眠时头部勿靠近窗边,以免再受风寒。注意用温水洗脸,天气变化时及时添加衣物防止感冒。

3. 饮食护理　给予营养丰富、清淡易消化饮食,避免粗糙、干硬、辛辣食物,禁烟戒酒。有味觉障碍者注意食物的温度。指导患者进食后及时漱口,清除口腔患侧滞留的食物,保持口腔清洁,避免口腔感染。

4. 用药护理　严格按医嘱用药,如服用泼尼松者不得随意增减药量,并注意观察有无胃肠道等副作用。出现眼部、咽部等感染时应遵医嘱应用敏感抗生素治疗。

5. 对症护理

(1) 眼部护理:眼睑不能闭合者应加强眼部防护,如外出时应戴有色眼镜,睡觉时覆盖眼罩,定时应用眼药水或眼药膏。

(2) 功能训练:指导患者尽早开始面肌的主动和被动训练。可对着镜子做皱眉、举额、闭眼、示齿、鼓腮、吹口哨等动作,并辅以面肌按摩。每日数次,5~10分钟/次。

6. 心理护理　鼓励患者表达对面部形象改变的感受和对预后的担心,耐心做好解释和安慰疏导工作,消除患者的顾虑,树立治疗信心。指导患者克服急躁情绪和害羞心理,正确对待疾病,积极配合治疗。同时与患者接触中,禁忌取笑患者、伤害患者自尊的言行。

【其他相关护理诊断】

疼痛　下颌角或乳突部疼痛:与面神经病变累及膝状神经节有关。

【中医护理概要】

1. 本病属于中医口僻范畴,又称喝僻、歪嘴风。

2. 其病因主要是风寒邪气乘虚入中经络,面部经脉失养,肌肉弛缓不收而致。

3. 本病针灸治疗效果较好。体针以睛明、太阳、阳白、地仓、翳风、颊车、合谷、太冲、风池等为主穴。急性期配穴:攒竹、颧髎、承浆、迎香、下关等;恢复期配穴:肾俞、脾俞、风门、足三里等。酌情使用补泻手法,急性期尤需注意面部穴位宜轻刺激。

4. 也可用生姜末或马钱子敷于面瘫侧。

【健康教育】

1. 知识宣教　告知患者及家属该病的相关知识,大部分患者预后良好,病情较轻者1~2个月内可恢复,部分病例需3~6个月,让患者对治疗和康复保持信心。

2. 技能指导　指导患者掌握自我护理的方法,如眼部防护、口腔清洁等,教会患者面肌功能训练的方法,坚持每天数次面部按摩和运动。

3. 生活指导　防止面部受凉,如迎风睡眠、面部吹风、骑车吹风等,避免感冒等各种感染。鼓励患者保持心情舒畅,避免精神紧张,加强锻炼,增强体质,提高机体抗病能力是关键措施。

【结语】

面神经炎是最常见的周围性面瘫,由受凉、感冒等而诱发。其临床表现为患病侧出现表情肌瘫痪,额纹消失,不能皱眉,眼裂增大,眼睛不能闭合或闭合不全,鼻唇沟变浅,口角下垂,不能鼓腮、吹口哨等。一般实验室检查无异常。治疗主要以改善局部血液循环,减轻面部神经水肿,促使功能恢复为主。指导患者注意防寒防风,避免劳累和情绪紧张,尽早进行瘫痪侧肌肉的主动和被动训练,并注意使用眼罩和眼药,防止眼部感染;进食后立即清除患侧滞留的食物残渣,避免口腔感染。

三、多发性神经病

多发性神经病(polyneuropathy)曾称作末梢神经炎,是由不同原因引起的以四肢远端对称性感觉障碍、下运动神经元瘫痪和自主神经障碍为主要临床表现的临床综合征。

【病因与发病机制】

病因多为全身性。

1. 代谢障碍与营养缺乏 糖尿病、尿毒症、血卟啉病、淀粉样变性等疾病由于代谢产物在体内的异常蓄积或神经滋养血管受损均可引起神经功能障碍;B族维生素缺乏、妊娠、慢性胃肠道疾病或胃肠切除术后、长期酗酒、营养不良等均可因维持神经功能所需的营养物质缺乏而致病。

2. 各类毒物中毒 包括异烟肼、呋喃类药物、有机磷农药、重金属(如铅、汞、铊、锑)等。

3. 遗传性疾病 包括遗传性运动感觉性神经病、遗传性共济失调性多发性神经病、遗传性淀粉样变性神经病、异染色性脑白质营养不良等。

4. 结缔组织病 在系统性红斑狼疮、结节性多动脉炎、类风湿关节炎、硬皮病和结节病等结缔组织病中,多发性神经病是疾病表现的组成部分,多因血管炎而致病。

5. 感染 包括麻风、结核、细菌性痢疾、白喉等。

6. 其他 恶性肿瘤、莱姆病等出现多发性神经病的机制与致病因子引起自身免疫反应有关。

【临床表现】

表现为肢体远端对称性感觉异常,呈手套袜子形分布;肢体远端对称性肌力减弱,肌张力减低,可有垂腕、垂足和跨阈步态;腱反射减低或消失,尤以踝反射明显且较早出现。可有自主神经功能障碍,表现为肢体远端对称性皮肤变薄、干燥、苍白或青紫,皮温低。

【辅助检查】

脑脊液正常或蛋白含量轻度增高。神经传导速度测定可鉴别轴索与脱髓病变,前者表现波幅降低,后者神经传导速度减慢。神经活检可确定病变性质和程度。

【诊断】

本病诊断主要依据对称性肢体末梢型感觉障碍、下运动神经元性瘫痪和自主神经障碍等临床特点。并可根据病史、病程、特殊症状及有关辅助检查进行分析诊断。

【治疗要点】

1. 病因治疗 查找病因,针对病因采取不同的治疗。

2. 一般治疗 急性期卧床休息,特别是累及心肌者(如维生素 B_1 缺乏和白喉性多发性神经病)。不同病因均可应用大剂量维生素 B_1、B_6、B_{12} 等,严重病例可并用辅酶 A、ATP 及神经生长因子等。疼痛严重者可用止痛剂、卡马西平、苯妥英钠等。恢复期可行针灸、理疗、康复治疗。

【主要护理诊断/问题】

生活自理缺陷 与周围神经损害所致肢体远端下运动神经元瘫痪和感觉异常有关。

【护理措施】

1. 病情观察

(1)神经障碍:观察感觉、运动、自主神经障碍的程度及受累范围变化,判断病情是否开始缓解。本病病情进展时受累区域由肢体远端向近端扩展,程度加重;而病情缓解时则自近端向远端恢复,程度亦减轻。

（2）生命体征及其他指标：糖尿病者应监测并控制血糖，尿毒症者采用血液透析，并观察患者的生命体征和全身情况。

2. 起居护理　急性期应卧床休息。对于肢体麻木、乏力、行走不稳及急性起病需卧床休息的患者，应给予进食、穿衣、洗漱、大小便及个人卫生等生活上的照顾，满足患者生活需求；做好口腔护理、皮肤护理，协助翻身，以促进睡眠、增进舒适度，预防压疮等并发症，对于多汗或皮肤干燥、脱屑等自主神经障碍者要勤换衣服、被褥，保持床单整洁，减少机械性刺激，同时还要督促患者勤洗澡或协助床上擦浴，涂抹防裂油膏。避免感冒受凉，加强锻炼，利于恢复。

3. 饮食护理　给予高热量、高维生素、清淡易消化的饮食，多吃新鲜水果、蔬菜，补充足够的 B 族维生素；对于营养缺乏者要保证各种营养物质的充分、均衡供给；戒酒烟。

4. 用药护理　维生素 B_1、B_6、B_{12} 应大剂量使用，但应注意变态反应的发生。使用卡马西平者，要注意观察其视力，防止发生视力模糊和复视等。使用苯妥英钠者要注意防止眩晕、头痛、震颤、构音障碍、复视、共济失调等不良反应产生。

5. 对症护理　感觉障碍的患者需防止烫伤和冻伤；运动障碍者要进行肢体的主动和被动运动，并辅以针灸、按摩等方法，防止肌肉萎缩和关节挛缩，促使知觉恢复。鼓励患者在能够承受的活动范围内坚持日常活动锻炼，并为其提供宽敞的活动环境和必要的辅助设施。

6. 心理护理　急性期嘱患者保持心情愉快，避免情绪紧张；恢复期勿要急于求成。

【其他相关护理诊断】

1. 感知紊乱　末梢型感觉障碍与周围神经损害有关。

2. 焦虑　与突然出现的肢体运动、感觉或自主神经功能障碍有关。

【中医护理概要】

1. 本病属于中医痿证、痹证范畴。

2. 其病因病机多由于脾胃虚弱、肝肾不足，感受寒湿或湿热邪气，而致湿邪痹阻，气血不通。

3. 恢复期可用针灸治疗。上肢可取肩髃、曲池、合谷、阳溪等穴，下肢取梁丘、足三里、阳陵泉、解溪等，肺热者可加肺俞，湿热者加脾俞，肝肾阴亏者加肝俞、肾俞、三阴交等。

4. 中药泡洗可促进神经的恢复。用中药黄芪、川芎、当归、艾叶、豨莶草、石菖蒲各 10g，生姜 3 片，每晚煎煮后待水温合适时将双足或双手浸泡于药液中 30 分钟左右，每日 1 次。

【健康教育】

1. 知识宣教　帮助患者分析寻找病因和不利于恢复的因素，指导患者保持平衡心态，积极治疗。

2. 饮食指导　多进食富含 B 族维生素的食物，如绿叶蔬菜、新鲜水果、大豆、谷类、蛋、瘦肉、肝等，戒烟酒，保证营养均衡。

3. 生活指导　生活有规律，坚持适当运动和肢体功能锻炼，注意防止跌倒、坠床和烫伤、冻伤。每晚睡前用温水泡脚，以促进血液循环和感觉恢复，促进睡眠。糖尿病周围神经病变者应特别注意保护足部，预防糖尿病足。

4. 定期复查　定期门诊复查，当感觉和运动障碍症状加重或出现外伤、感染、尿潴留或尿失禁时立即就诊。

【结语】

多发性神经病可因代谢疾病、营养缺乏、有机磷中毒、系统性红斑狼疮等结缔组织病、多种遗传性疾病等引起,主要表现为四肢对称性末梢型感觉障碍、下运动神经元瘫痪及自主神经功能障碍。治疗多从病因入手,并辅以营养神经药物。对急性期患者,要求卧床休息,给予相应的生活照顾和帮助,肢体感觉和运动障碍者要指导患者进行肢体主动和被动运动、按摩,并预防摔伤、烫伤、冻伤等。

四、急性炎症性脱髓鞘性多发性神经病

急性炎症性脱髓鞘性多发性神经病(acute inflammatory demyelinating polyneuropathies,AIDP)又称吉兰-巴雷综合征(guillain-Barré syndrome,GBS),以往称格林-巴利综合征,为急性或亚急性起病的、大多可恢复的多发性脊神经根(可伴脑神经)受累的一组神经疾病。主要病变是周围神经和神经根广泛的炎症性节段性脱髓鞘,部分病例以轴突损害为主,脱髓鞘改变较轻。

GBS的年发病率为0.6~1.9/10万人,男性略高于女性,各年龄组均可发病。

【病因与发病机制】

GBS的确切病因不清。但众多的证据提示为免疫介导的周围神经病,一般认为本病属一种迟发性自身免疫性疾病。病前可有非特异性病毒感染或疫苗接种史,常见为空肠弯曲菌、巨细胞病毒、EB病毒等。其免疫致病因子可能为存在于患者血液中的抗周围神经髓鞘抗体或对髓鞘有害性的细胞因子,可引起周围神经髓鞘脱失。

【临床表现】

1. 症状与体征　多数患者发病前1~4周有上呼吸道或消化道感染史,少数有疫苗接种史。多为急性或亚急性起病,可表现为感觉、运动、自主神经障碍等。

(1) 运动损害:最为突出,四肢呈对称性、弛缓性瘫痪,腱反射减低或消失。病情严重者出现呼吸肌麻痹。

(2) 感觉损害:发病时可有四肢远端的感觉异常、疼痛,有时可作为首发症状。客观检查可无感觉障碍体征,也有少数病例出现四肢末端手套、袜状的感觉减退或缺失。

(3) 自主神经症状:可见皮肤潮红、出汗、营养障碍。严重者可见窦性心动过速、直立性低血压。

(4) 脑神经损害:有的患者出现脑神经麻痹,如双侧面神经麻痹、舌咽神经麻痹、迷走神经麻痹、眼肌麻痹等。

半数患者在2周内达高峰,约90%患者病后4周症状不再进展。症状稳定1~4周后开始恢复,肢体无力一般从近端向远端恢复,需要数周到数月时间。

2. 并发症

(1) 全身并发症:少数病情严重患者会出现呼吸肌麻痹,也可因肺部感染、严重心律失常及心力衰竭等并发症而死亡。

(2) 肢体并发症:肢体瘫痪若未放置于功能位或未及时进行必要的功能锻炼,可造成关节畸形、肌肉萎缩及深静脉血栓形成。

(3) 长期卧床并发症:可出现压疮等。

【辅助检查】

1. 脑脊液　发病1周后出现蛋白-细胞分离现象,即脑脊液检查细胞数正常,而蛋白质明显增高(为神经根的广泛炎症反应),为本病的特征性表现。

2. 神经传导速度　早期可能有F波和H反射延迟或消失(代表神经根损害);脱髓鞘电生理特征为神经传导速度减慢,轴索损害特征为波幅降低。

【诊断与鉴别诊断】

1. 诊断要点　①病前1~4周的感染史;②急性或亚急性起病;③四肢对称性、迟缓性瘫痪;④末梢型感觉障碍及脑神经受累;⑤脑脊液蛋白-细胞分离现象。

2. 鉴别诊断　主要需与低血钾型周期性瘫痪和脊髓灰质炎鉴别,见表9-2-4。

表 9-2-4　GBS 与低血钾型周期性瘫痪、脊髓灰质炎的鉴别

	GBS	低血钾型周期性瘫痪	脊髓灰质炎
病因	多有病前感染史和自身免疫反应	低血钾、甲亢	脊髓灰质炎病毒感染
病程	急性或亚急性起病,进展不超过4周	起病快(数小时~1d),恢复快(2~3d)	有潜伏期、前驱期、麻痹前期、麻痹期、恢复期和后遗症期
发热	无	无	有,38~39℃,呈双峰热
肢体瘫痪	对称性四肢弛缓性瘫痪,常自双下肢开始	四肢弛缓性瘫痪	可发生于任何肌肉或肌群的弛缓性瘫痪,多为单侧下肢病变
呼吸肌麻痹	严重者可有	无	可有
脑神经受损	可有	无	可有
感觉障碍	可有末梢型感觉障碍或疼痛	无	无
脑脊液	1周即可出现蛋白-细胞分离现象	正常	3周后可出现蛋白-细胞分离现象
电生理检查	早期F波或H反射延迟,运动NCV减慢	EMG电位幅度降低,电刺激可无反应	运动神经传导速度正常
血钾	正常	低,补钾有效	正常
既往发作史	无	常有	无

【治疗要点】

1. 辅助呼吸　呼吸肌麻痹是GBS的主要危险,呼吸肌麻痹的抢救成功与否是提高本病治愈率及降低病死率的关键,而使用呼吸机是防止因呼吸肌麻痹致死的最有力的治疗措施。因此,应严密观察病情,对有呼吸困难者及时进行气管切开和人工辅助呼吸。

2. 静脉注射免疫球蛋白　免疫球蛋白静脉注射0.4g/(kg·d),连续5天。尽早使用或在呼吸肌麻痹之前使用,对免疫球蛋白过敏或先天性IgA缺乏者禁用。

3. 血浆置换　重症患者可应用。置换血浆量按40ml/kg/次体重或1~1.5倍血浆容量计算,通常每日一次或隔日一次,共3~5次。严重感染、严重心律失常、心功能不全及凝血系统疾病患者禁用。

4. 对症治疗　注意维持水、电解质和酸碱平衡,吞咽困难者予鼻饲,尿潴留者予留置

导尿,便秘者给予导泻等。

【主要护理诊断／问题】

1. 低效型呼吸型态　与呼吸无力、周围神经受损、肺部感染致分泌物增多有关。

2. 躯体移动障碍　与四肢肌肉进行性瘫痪有关。

【护理措施】

1. 观察病情

(1) 呼吸状况:询问患者有无胸闷、气短、呼吸费力等,密切观察患者神志、呼吸情况,如患者出现呼吸费力、烦躁、出汗、发绀、吞咽困难、呛咳等缺氧症状,肺活量降至 20~25ml/kg 体重以下,血氧饱和度降低,血氧分压低于 70mmHg,应及时通知医生。

(2) 生命体征、心电图等:监测患者的血压、脉搏、呼吸等情况,若发现心率、心律改变或血压波动,应立即报告医生及时处理。

2. 起居护理　不用呼吸机时患者取半卧位,以利于呼吸及排痰。保持室内空气流通,每日紫外线照射一次,并严格限制探视人员。给予患者必要的生活帮助。保持床单平整、干净。每 1~2 小时翻身拍背一次,保持肢体功能位。留置导尿管者,要定时开放导尿管,每天尿道口消毒,同时每天更换引流袋,防止泌尿系感染。

3. 饮食护理　给予高蛋白、高维生素、高热量易消化饮食,尤其注意补充维生素 B_{12}。多食水果和蔬菜,以刺激肠蠕动,减轻便秘和肠胀气。若有吞咽困难、进食呛咳等情况,应尽早进行鼻饲或肠外营养。

4. 用药护理　教会患者遵医嘱正确服药,告知药物的作用、不良反应、使用时间、方法和注意事项。如严重感染者和心律失常、心功能不全患者不能进行血浆交换治疗;丙种球蛋白可引起过敏反应和热原反应,个别患者可发生无菌性脑膜炎、肾衰和脑梗死;呼吸肌麻痹,气管切开者应慎用安眠、镇静药物。

5. 对症护理

(1) 呼吸困难:注意翻身、叩背、化痰,鼓励患者深呼吸,进行有效咳嗽、咳痰,给予胸部叩击以促进排痰,必要时吸痰。保持呼吸道通畅,预防肺部感染等并发症。若患者出现呼吸困难要及时给予氧气吸入,必要时使用呼吸机辅助呼吸。呼吸机管理至关重要,可根据患者症状及血气分析调节通气量。具体操作见急救护理学相关内容。备好气管插管包、气管切开包、呼吸机、氧气、吸引器、抢救车等抢救物品和设备。

(2) 瘫痪:为防止瘫痪肢体出现关节畸形和肌萎缩,应协助患者进行功能锻炼,并使瘫痪肢体处于功能位,进行推拿、按摩,可配合穴位针灸、理疗等舒通经络,加强血液循环,在恢复期可鼓励患者在床上活动,下床活动时做好保护工作,以防跌伤。

6. 心理护理　针对患者恐惧、焦虑心理,要认真耐心倾听患者诉说,告知患者本病一般从发病后 4 周起开始恢复,大多数患者是可以完全恢复的,鼓励患者积极治疗,树立战胜疾病的信心。

【其他相关护理诊断】

1. 潜在并发症　呼吸衰竭。

2. 吞咽困难　与神经肌肉损伤有关。

【中医护理概要】

1. 本病属于中医痿证范畴。

2. 其病因多因湿热浸淫经脉,筋脉弛缓,日久伤及肝脾肾三脏,而致精血亏损,肌肉筋骨失养所致。治疗多以清热利湿、通经活络和补益肝肾为主。

3. 中成药大活络丹、人参再造丸、安宫牛黄丸、补中益气丸、马钱子散等均可依证而用。

4. 根据中医"治痿独取阳明"的理论,针灸治疗多选肩髃、曲池、外关、合谷、环跳、阳陵泉、足三里、悬钟、三阴交等阳明经的穴位,效果较好。

【健康教育】

1. 知识宣教　向患者及家属介绍本病的基本知识,使患者认识到肢体功能锻炼的重要性。指导患者进行肢体功能锻炼,尽快恢复肢体功能。告知消化道出血、营养失调、压疮及深静脉血栓形成的表现以及预防窒息的方法。

2. 生活指导　指导患者出院后保证足够的营养,坚持锻炼身体,增强机体抵抗力,避免受凉、感冒、疲劳、淋雨等诱发因素。保持心情愉快,定期复查。

3. 定期随访　当出现胃部不适、腹痛、柏油样大便,肢体肿胀疼痛,以及咳嗽、咳痰、发热、外伤等情况时应立即就诊。

【结语】

吉兰 - 巴雷综合征是一种特殊类型的多发性神经炎,病前多有感染史,临床表现为四肢对称性、进行性、弛缓性瘫痪,感觉神经和自主神经均可受累,严重者可造成呼吸肌麻痹。治疗和护理均首先考虑要保障呼吸道通畅,密切注意病情变化,必要时使用呼吸机。心理支持和高营养、易消化的饮食护理亦很关键。

第三节　急性脊髓炎

急性脊髓炎(acute myelitis)是非特异性炎症引起脊髓白质脱髓鞘或坏死所致的急性脊髓横贯性损害,为临床上最常见的一种脊髓炎。主要临床特点为病变水平以下肢体运动障碍,传导束性感觉障碍及膀胱、直肠功能障碍为主的自主神经功能障碍。若病变迅速上升波及高颈段脊髓或延髓称为急性上升性脊髓炎。

本病全年皆可发病,以冬末春初或秋末冬初多见,常为散发。可发生在任何年龄,以青壮年多见,无性别差异。急性脊髓炎如无重要并发症,一般 3~4 周后进入恢复期,通常在发病后 3~6 个月基本恢复生活自理,如并发肺部感染或泌尿系感染等可留有不同程度后遗症。

【病因与发病机制】

本病病因未明。临床资料提示,在脊髓症状出现前 1~2 周,患者多有发热、腹泻等病毒感染的症状。急性上呼吸道感染后并发的急性脊髓炎患者血清中流感病毒抗体滴度升高,但脑脊液中抗体正常,神经组织中也未能分离出病毒,因而不能证明本病直接与病毒感染有关。目前多认为本病可能是病毒感染后所诱发的一种自身免疫性疾病。受凉、外伤和过度疲劳可能为其诱因。脊髓炎可累及脊髓的任何节段,以中下胸段脊髓最常受累,亦可累及颈段及腰段脊髓,骶段少见。

【临床表现】

1. 症状与体征　起病急,发病前数天至数周常有上呼吸道感染、胃肠道感染等病史,或有外伤及过度疲劳等诱因,或疫苗接种后发病。多在 2~3 天内症状发展达高峰。常先有双下肢麻木或病变节段束带感,数小时或数日内出现受损平面以下运动障碍、感觉缺失及膀胱、直肠括约肌功能障碍。

(1) 运动障碍:胸段脊髓以下运动障碍,早期呈脊髓休克现象,持续数天至数周不等,多为 2~4 周。表现为肢体肌张力降低,腱反射消失,病理反射阴性,腹壁反射、提睾反射均消失。随着脊髓休克期的恢复,瘫痪肢体伸性反射恢复,巴氏征阳性,此后,逐步出现跟腱反射、肌张力增高和部分肌力恢复。肌力恢复常自远端开始。多数患者经脊髓休克期后,运动功能逐步恢复。脊髓损害不完全者,常呈伸性肌张力增高,两腿内收,足内旋呈剪刀样交叉,刺激足底或大腿内侧可引起肢体抽动和阵挛。脊髓损害严重且完全的患者,刺激下肢任何部位(足底、大腿内侧、小腿等)均可引起肢体屈曲反射或阵挛,足底、大腿内侧或腹壁受压,甚至棉被压迫,均可引起强烈的肢体屈曲痉挛、出汗、竖毛,重者出现血压升高和大、小便失禁等,一般预后较差。

(2) 感觉障碍:急性期病变节段以下所有感觉消失。部分患者在感觉消失区上缘有 1~2 个节段的感觉过敏区,或呈束带状感觉异常。局灶性脊髓炎患者可出现脊髓半侧型感觉障碍,即病变同侧的深感觉缺失和病变对侧肢体的浅感觉障碍。儿童和少数脊髓损害不明显者感觉水平可不明确。随着炎症恢复,感觉可逐渐恢复,感觉平面逐步下降,但比运动功能的恢复速度慢且不明显。部分患者病后多年仍可存在感觉障碍,甚至已完全恢复体力劳动者仍可有一定感觉减退和感觉异常区域。

(3) 自主神经功能障碍:常见膀胱、直肠括约肌功能障碍。脊髓休克期肛门括约肌松弛,大便失禁;随脊髓功能恢复和肌张力增高,常出现便秘;长期弛缓性瘫痪患者肛门括约肌长期松弛,结肠蠕动减弱而无排便反射和排便能力。休克期呈无张力性神经源性膀胱,容量可达 1000ml 或以上,可出现充盈性尿失禁;随着脊髓功能恢复,逐步出现尿意和排尿能力。骶段脊髓炎者,直接损伤控制膀胱的骶髓中枢,呈现无张力性神经源性膀胱,恢复期为自主节律性神经源性膀胱,出现压力性尿失禁,多数患者随脊髓功能的恢复而改善。部分横贯性脊髓损害和骶段脊髓损害者,长期呈弛缓性瘫痪,膀胱功能长期不能恢复。病变水平以下皮肤无汗或多汗,皮肤脱屑或水肿,指甲松脆等。

2. 并发症 本病起病急,肢体瘫痪重,感觉缺失,排便障碍,皮肤营养障碍等诸多因素,易致患者发生压疮、尿路感染等并发症。上升性脊髓炎起病急骤,迅速出现吞咽困难、构音障碍、呼吸肌瘫痪,甚至死亡。

【辅助检查】

1. 脑脊液检查 脑脊液检查压力正常,外观无色透明,细胞数和蛋白质含量正常或轻度增高,糖与氯化物正常。脊髓水肿严重者,蛋白质可明显增高。

2. 影像学检查 常规脊柱 X 线摄片检查无异常,年龄较大者可有非特异性脊柱肥大性改变。脊髓造影或磁共振显像可见病变部位脊髓肿胀及异常信号等改变,能早期区别脊髓病变的性质、范围等,是确诊急性脊髓炎的重要依据,是判断急性脊髓炎疗效和预后的指标。

3. 其他检查 视觉诱发电位、脑干诱发电位检查有助于排除脑干和视神经早期损害。

【诊断】

根据病史、临床特点,结合脑脊液及脊髓造影或磁共振显像等影像学检查可作出临床诊断。

【治疗要点】

临床以减轻症状,防治并发症,加强功能训练,促进康复为治疗原则。

1. 药物治疗 急性期以糖皮质激素为主。常用甲基泼尼松龙短程冲击疗法,方法为甲基泼尼松龙 500~1000mg 加入 5% 葡萄糖注射液 1000ml 中缓慢静脉滴注,1 次 / 天,连用 3~5 天后改为泼尼松 40~60mg/d 顿服,每周减量 5mg,5~6 周逐步停用。大剂量激素连续应用 1 个月或以上,病情无改善者视为无效,可逐渐减量后停用,同时给予适当抗生素预防感染,补充足够钾盐和钙剂。急性期脊髓多有水肿和肿胀,可早期静滴 20% 甘露醇 250ml,每 8~12 小时 / 次,疗程 7~10 天,可辅以呋塞米 20~30mg 静注,或甘油果糖 250ml,每天两次。常规应用大剂量维生素 B 和维生素 C,可促进神经功能恢复。辅酶 A、ATP、肌酐、氯化钾等细胞活化剂加入 10% 葡萄糖注射液组成能量合剂静脉滴注,每日 1 次,10~20 天为 1 疗程。

2. 康复治疗 早期宜进行被动活动、按摩、针灸等康复治疗。肌力开始恢复时,鼓励患者积极锻炼,促进瘫痪肢体功能的恢复,避免出现痉挛状态。肌力恢复到一定程度时给予合理的医疗器械,加强功能锻炼,最大限度减少后遗症。

3. 其他治疗 血液疗法如输全血、血浆置换、紫外线照射充氧自血回输等可促进神经肌肉功能的恢复。高压氧疗法可增加血氧含量,提高血氧张力,改善和纠正病变脊髓缺氧性损害,促进有氧代谢和侧支循环的建立,有利于病变组织的再生和康复。

【主要护理诊断 / 问题】

1. 躯体活动障碍 与脊髓病变致截瘫有关。

2. 尿潴留 / 尿失禁 与脊髓损害致自主神经功能障碍有关。

3. 焦虑 与运动障碍、大小便失禁、恢复期较长等有关。

【护理措施】

1. 病情观察

(1) 观察患者肢体运动障碍程度及类型、肌张力情况;观察感觉障碍部位、类型、范围及性质的变化;观察有无大小便失禁、便秘等异常。

(2) 密切观察生命体征,尤其呼吸频率、节律、深浅变化。

(3) 评估患者运动和感觉障碍平面是否上升,如出现呼吸费力、吞咽困难、构音障碍等可能为上升性脊髓炎,应立即通知医生并积极配合处理。

2. 起居护理

(1) 休息与活动:提供安静、舒适的病室环境。急性期应卧床休息,可卧气垫床或按摩床,指导患者采取舒适卧位,保持肢体功能位。协助被动运动和按摩,防止关节畸形和肌肉萎缩。

(2) 日常生活护理:协助皮肤护理,大小便失禁者及时清洁皮肤,减少对皮肤的刺激,如出现臀红可涂抹鞣酸软膏;定时翻身,每 2 小时翻身一次;保持床单清洁、平整无皱褶;有感觉减退或缺失者,应注意防止烫伤和冻伤。

3. 饮食护理 给予高蛋白、高维生素、易消化的饮食,指导患者进食瘦肉、豆制品、新鲜蔬菜、水果和含纤维素多的食物,保证足够热量和纤维素的摄入,以刺激肠蠕动,减轻或预防便秘和肠胀气。

4. 用药护理 遵医嘱用药,加强对药物疗效及不良反应的观察。大剂量使用激素时,应注意观察大便颜色,判断有无消化道出血等不良反应,必要时可行大便隐血试验。

5. 对症护理

(1) 排便异常:脊髓休克期患者肛门括约肌松弛,大便失禁,随脊髓功能恢复和肌张力增高,常出现便秘。大便失禁者及时清洁皮肤、更换衣物,保持房间空气流通,消除异味,促进患者的舒适;便秘者给予缓泻药,必要时灌肠。

1) 充盈性尿失禁:休克期可出现充盈性尿失禁。横贯性或部分性脊髓损害患者休克期,若长期持续尿液引流而没有定期使膀胱充盈,在脊髓功能恢复时可发展成痉挛性小膀胱,表现为尿频、尿急,尿速正常,尿量很少,不易控制,称为急迫性尿失禁。约90%脊髓部分损伤者能在3个月内恢复排尿能力,60%脊髓完全性损害者可在6个月内出现自主节律性排尿能力,但患者无尿意和控制能力,常呈节律性尿失禁。

2) 对排尿困难或尿潴留的患者可给予膀胱区按摩、热敷或进行针灸、穴位封闭等治疗,促使膀胱肌收缩、排尿。

3) 尿失禁易致患者骶尾部压疮,应保持床单整洁、干燥,勤换、勤洗,保护会阴部和臀部皮肤清洁,必要时行体外接尿或留置导尿管。留置尿管时应严格无菌操作,定期更换无菌尿管和接尿袋,每天清洗、消毒尿道口;注意观察引流尿液的颜色、性质与量,注意有无血尿、脓尿或结晶尿;每4小时开放尿管1次,以训练膀胱充盈与收缩功能;鼓励患者多喝水,每天2500~3000ml,以稀释尿液,促进代谢产物的排泄。

(2) 呼吸障碍:上升性脊髓炎和高颈位脊髓炎,常因呼吸肌麻痹而伴有呼吸功能障碍,危及患者生命。对轻度呼吸麻痹者,鼓励其将痰咳出,并给予祛痰药物及超声雾化吸入。对重度呼吸肌麻痹或合并感染出现呼吸道阻塞者,及时清除呼吸道分泌物,保持呼吸道通畅。无力咳痰者应及时行气管切开,仍有呼吸功能不全的患者应使用呼吸器或人工呼吸机,配合作好相应护理。

6. 心理护理 因急性期卧床、肢体运动障碍、感觉障碍、大小便失禁、恢复期较长等,患者易出现焦虑、抑郁等不良情绪反应。护理人员应多关心患者,加强与患者沟通,耐心讲解疾病的发展和预后等相关知识,同时指导家属多给予情感支持,缓解焦虑情绪,树立康复信心。

【其他相关护理诊断】

1. 知识缺乏 缺乏疾病治疗、康复、预后等相关知识。

2. 低效性呼吸型态 与高位脊髓病变致呼吸肌麻痹有关。

3. 潜在并发症 尿路感染、上升性脊髓炎等。

【中医护理概要】

1. 本病属于中医痿证范畴。

2. 其病因与外邪侵袭、情志刺激、房劳饮食所伤有关。病位主要在筋脉、肌肉;与肺胃肝肾功能失调关系密切。主要病机为:肺热津伤、湿热浸淫、脾胃亏弱、肝肾亏损。

3. 加强饮食调护。属肺热津伤者,饮食宜清谈,忌辛甘肥腻之品。多食新鲜瓜果和蔬菜,如苹果、梨、香蕉、冬瓜、木耳等。注意精神调养,清心寡欲。

4. 轻症患者适当锻炼,如打太极拳、做五禽戏。病重者可经常拍打患肢,以促进肢体气血运行。

【健康教育】

1. 知识宣教　讲解疾病病因、治疗、康复、自我护理等相关知识,指导患者积极配合康复锻炼,促进身体功能的恢复。

2. 生活指导　由于本病恢复时间较长,卧床期间应讲解预防压疮的措施;肌力开始恢复后指导加强肢体的被动与主动运动,鼓励进行力所能及的家务和劳动;注意劳逸结合,运动中加强防护,防止受伤;增强体质,避免受凉、感染等诱因。

3. 饮食指导　加强营养,鼓励多食瘦肉、鱼、豆制品、新鲜蔬菜、水果等高蛋白、高纤维素的食物,保持大便通畅。

4. 预防尿路感染　向患者及照顾者讲解留置导尿的相关知识,告知膀胱充盈的指征与尿路感染的表现。每天清洁尿道口,保持会阴部清洁,避免集尿袋接头的反复打开,预防逆行感染。夹闭尿管,每4小时开放尿管1次。鼓励多喝水,以冲洗膀胱并促进代谢产物排泄。如发现尿液引流量明显减少或无尿、下腹部膨隆,小便呈红色或浑浊时应及时就诊。

【结语】

急性脊髓炎是非特异性炎症引起的急性脊髓横贯性损害,为临床上最常见的一种脊髓炎。主要临床特点为病变水平以下肢体运动障碍,传导束性感觉障碍及自主神经功能障碍。其病因未明。急性期治疗主要以糖皮质激素为主。护理上需加强对运动和感觉功能的观察;卧床久者注意预防压疮;给予高蛋白、高维生素、易消化的饮食;预防便秘;留置导尿时严格无菌操作,指导患者多饮水;并加强对激素不良反应的观察;作好心理护理。

【思考题】

1. 急性脊髓炎病情观察的重点是什么?

2. 对急性脊髓炎留置导尿的患者如何作好相应护理?

3. 上升性脊髓炎和高颈位脊髓炎患者的护理重点是什么?

第四节　脑血管疾病

脑血管疾病(cerebrovascular disease,CVD)是由各种病因使脑血管发生病变而导致脑功能缺损的一组疾病的总称。在全部 CVD 类型中,缺血性脑血管疾病占 70%~80%,而出血性脑血管疾病占 10%~30%。

脑血管疾病是神经科的常见病和多发病,死亡率、致残率较高,是目前导致人类死亡的三大主要疾病之一,且存活者中约 50%~70% 遗留有严重的后遗症,给社会和家庭带来沉重的负担。我国 1986~1990 年全国流行病学调查显示脑血管病患病率为 719/10万 ~745.6/10 万,且发病率、患病率和死亡率随年龄增长而增加,寒冷季节发病率明显增高。

【脑血管疾病的分类】

脑血管疾病分类:①依据神经功能缺失持续时间,不足 24 小时者称为短暂性脑缺血发作(TIA),超过 24 小时者称为脑卒中。②依据病情严重程度分为小卒中、大卒中和静息性卒中。③依据病理性质可分为缺血性卒中和出血性卒中,前者又称为脑梗死,包括脑血栓形成和脑栓塞等;后者包括脑出血和蛛网膜下腔出血。

【脑血管疾病的病因】

脑血管疾病的病因大多与全身血管病变和血液系统疾病有关,仅少数与脑局部病变如先天畸形、外伤、肿瘤等有关。发病一般是在血管壁病变基础上,加上血液成分和(或)血流动力学改变所致。常见的病因有:

1. 血管壁病变 动脉粥样硬化最常见,其次为动脉炎(风湿、钩端螺旋体、结核、梅毒等所致)、先天性血管病(如动脉瘤、血管畸形、先天性血管狭窄等)、外伤、颅脑手术、插入导管和穿刺导致的血管损伤等。

2. 心脏病和血流动力学改变 如高血压、低血压或血压急骤波动、心功能障碍、心律失常等。

3. 血液成分和血液流变学改变 如白血病、严重贫血、红细胞增多症、血液粘固状态改变、血液黏滞度异常等。

4. 其他 各种栓子(如空气、脂肪、癌细胞和寄生虫等)引起的脑栓塞、脑血管痉挛、受压和外伤等。

【脑血管疾病的危险因素】

一些与脑血管疾病的发病密切相关的因素被称为危险因素,目前公认的有以下几种。

1. 年龄 为脑血管病独立的危险因素。脑血管病的发病率、患病率和死亡率均随年龄增长而增高,尤其在 55~75 岁呈直线上升。

2. 家族史 一般认为遗传倾向非常明确。

3. 血压不稳 高血压是最重要的脑血管病危险因素。无论收缩压或舒张压增高均可增加脑血管病的危险性。突发的血压降低,如心搏骤停、大量失血时,可能促发脑梗死。

4. 心脏病 如心瓣膜病、非风湿性心房纤颤、冠心病、心肌梗死、二尖瓣脱垂、心脏黏液瘤和心功能不全等均可增加 TIA、缺血性脑血管疾病发病率。

5. 糖尿病 可引起脑血管和周围血管病变,是脑血管疾病的明确危险因素。

6. 高脂血症 高胆固醇血症与动脉硬化发生密切相关,是脑血管疾病的促发因素。

7. 高半胱氨酸血症 近年来研究显示,高同型半胱氨酸血症是其独立的危险因素。

8. 其他 吸烟、酗酒、肥胖、不良饮食习惯(盐及动物脂肪摄入过多)、药物滥用、口服避孕药等也是脑血管疾病的危险因素。

【脑血管疾病的三级预防】

控制上述危险因素,可以有效降低脑血管病的发病率和复发率。对于一个发病率、致残率和死亡率极高的疾病来说,预防至关重要。脑血管病的预防分为三级,内容如下:

1. 一级预防 对有卒中倾向、尚无卒中病史的个体进行健康教育,指导其合理饮食,适当运动,积极治疗相关疾病(如高血压、心脏病、糖尿病等),控制危险因素而预防脑卒中发作。这是三级预防中最关键的一环。

2. 二级预防　对已发生过 TIA、可逆性脑卒中完全恢复者,积极寻找意外事件发生的原因,治疗可逆性病因,纠正所有可干预的危险因素,防止或减缓疾病的发展。又称"三早预防",即早发现、早诊断、早治疗。

3. 三级预防　对于已经发病的个体,积极治疗,防止病情恶化、功能障碍加重,减少及防止再复发。

一、短暂性脑缺血发作

短暂性脑缺血发作(transient ischemic attack,TIA)是局灶性脑缺血导致突发短暂性、可逆性神经功能障碍。发作多持续数分钟,通常在 1 小时内完全恢复,可反复发作。传统的 TIA 定义时限为 24 小时内恢复。TIA 是公认的缺血性卒中最重要的独立危险因素,我国 TIA 的人群患病率为每年 180/10 万,且发病率随年龄的增加而增高。

【病因与发病机制】

TIA 的病因和发病机制目前仍有争议。主要学说有微栓子学说、血流动力学说、脑血管痉挛学说、颈部动脉受压以及血液成分改变等,但尚无一种学说能解释所有病例的发病机制。

【临床表现】

好发于 50~70 岁老年人,男性较多。起病突然,出现局部神经功能缺损,并在数分钟内达高峰,持续 10~15 分钟缓解,症状体征在 24 小时内完全消失,且不遗留神经功能缺损。可反复发作,症状多相类似。其临床表现根据缺血的局灶部位与范围不同而多样,临床常将其分为颈内动脉系统 TIA 和椎 - 基底动脉系统 TIA 两类。

1. 颈内动脉系统 TIA　常见表现有:①病变对侧肢体无力或不完全性瘫痪,对侧中枢性面、舌瘫(主要为大脑中动脉);②优势半球受累引起失语(大脑中动脉);③病变对侧肢体麻木等感觉异常(大脑中动脉);④单眼一过性黑矇。

2. 椎 - 基底动脉系统 TIA　常见表现有:①发作性眩晕、恶心、呕吐,可伴复视、眼球震颤、构音障碍、吞咽困难、行走不稳(共济失调);②双眼黑矇或偏盲;③单侧或双侧运动障碍;④单侧或双侧感觉障碍;⑤交叉性瘫痪;⑥跌倒发作(突然无力而跌倒,无意识丧失,常可立即自行站起,可能为脑干网状结构缺血所致);⑦短暂性全面性遗忘症(发作时突然记忆丧失,患者对此有自知力,此外再无神经系统的其他异常,多由大脑后动脉缺血累及边缘系统的颞叶海马所致)。

【辅助检查】

1. CT 和 MRI 检查　多数无阳性发现,部分病例在弥散加权 MRI 可见片状缺血区。

2. 经颅多普勒扫描和颈动脉超声　可见血管狭窄、动脉粥样硬化斑。

3. 其他　为明确病因或鉴别诊断,可做脑血管造影、颈椎 X 线检查、眼震电图、血液成分或血液流变学检查等。

【诊断与鉴别诊断】

1. 诊断　主要依赖病史,根据血管分布区内急性短暂神经功能障碍与可逆性发作特点,结合 CT 排除出血性疾病可考虑 TIA。

2. 鉴别诊断　TIA 应与部分性癫痫、梅尼埃病、偏头痛相鉴别,具体见表 9-4-1。

表 9-4-1 TIA 与其他疾病的鉴别要点

疾病	TIA	部分性癫痫	梅尼埃病	偏头痛
发病年龄	中老年	可见于任何年龄	中年	青年
性别	男性较多	无明显差别	女性较多	女性较多
病史	可有高血压、高血脂等病史	原发和继发	无	有家族史
病因	脑局部缺氧	脑皮质受到刺激	不确切	不确切
发作主要症状	颈内动脉系统缺血为一侧轻瘫、感觉障碍 椎 - 基底动脉系统缺血为发作性眩晕	突然出现肢体抽搐或发麻,往往从一侧向周围扩散	发作性眩晕	反复发作的一侧或双侧、额颞部搏动性头痛
伴随症状	颈内动脉系统缺血可伴视觉异常、失语和肢体感觉异常,但不扩散 椎 - 基底动脉系统缺血伴有恶心、呕吐、构音障碍、吞咽困难、共济失调等,无耳鸣和听力减退	无	伴恶心、呕吐,常有耳鸣,多次发作后听力减退	伴恶心、呕吐、畏光、出汗、全身不适、头皮触痛,少数患者可在发作时或发作后有偏身轻瘫
持续时间	持续时间短暂,24 小时内所有症状消失	一般不超过 1 分钟	超过 24 小时	4~72 小时
脑电图检查	正常	异常	正常	正常
神经影像学检查	多正常	常能发现病灶	多正常	多正常
前庭功能	正常	多正常	减退或消失	多正常

【治疗要点】

目的是去除病因,防止复发。

1. 控制危险因素 应积极控制存在的脑卒中危险因素,如高血压、糖尿病、高脂血症、吸烟、酗酒、肥胖等,调节不良饮食习惯,防止病情进展。纠正血液高凝状态,避免挤压颈部动脉。注意控制情绪和运动量,以免脑血流加速,诱发脑血管痉挛。

2. 病因治疗 对有明确病因者积极治疗原发病,如高血压、高血脂、糖尿病、血管炎、血液病等。

3. 药物治疗

(1)抗血小板聚集药物:常用阿司匹林、双嘧达莫等。可阻止血小板活化、黏附和聚集,可减少微栓子的发生,对预防 TIA 复发有一定的疗效。

(2)抗凝药物:如肝素、低分子量肝素等,适用于短期内频繁发作、发作时间较长、症状较重、无出血倾向者。

(3)脑血管扩张剂及扩容剂:可用倍他司汀、烟酸、低分子右旋糖酐等。

4. 手术治疗 对于颈动脉狭窄程度大于 70% 的 TIA 患者,可考虑行经皮血管成形术或颈动脉内支架置入术,甚至行颈动脉内膜切除术。

【主要护理诊断/问题】

有受伤的危险 与突发眩晕、平衡失调、一过性黑蒙或失明有关。

【护理措施】

1. 病情观察 频繁发作的患者应注意观察和记录每次发作的持续时间、间隔时间和伴随症状,观察患者肢体无力或麻木是否减轻或加重,有无头痛、头晕或其他脑功能受损的表现,警惕完全性缺血性脑卒中的发生。

2. 起居护理 规律适度的体育活动有利于改善心功能和微循环、增加脑血流量,有利于预防 TIA 发作和促进康复,但要劳逸结合,避免活动过度。TIA 患者发作时可因黑蒙或眩晕而跌倒和受伤,要提醒患者避免单独外出、入厕、沐浴等,避免从事危险工作。

3. 饮食护理 给予低盐、低脂、低糖、充足蛋白质和维生素丰富的饮食,多吃蔬菜及水果,增加从结肠吸收水分的饮食,如谷类食物、苹果、香蕉等高纤维素食物,可以防止粪便干燥,减少便秘。肥肉、蛋类、动物内脏等含胆固醇较多,应尽量少吃或不吃。忌辛辣食物,避免暴饮暴食或过度饥饿。

4. 用药护理 指导患者按医嘱用药,告知药物的作用、不良反应的观察和注意事项。如抗血小板聚集药物可出现食欲不振、皮疹或白细胞减少,应饭后服用并定期查血常规;抗凝药物和降纤药物有出血倾向,要注意避免损伤,观察皮肤、黏膜、大小便有无出血情况,发现异常暂时停药,并到医院就诊处理。

5. 对症护理 指导患者合理休息与运动,并采取适当的防护措施。发作时卧床休息,注意枕头不宜太高,以免影响脑供血。仰头或转头时应动作缓慢、轻柔,转动幅度不可太大,以免颈部活动过度或过急诱发 TIA 而跌倒。频繁发作的患者应避免重体力劳动,必要时如厕、沐浴以及外出活动时应有家人陪伴。

6. 心理护理 了解患者的心理状况,关心体贴患者,耐心向患者解释病情,消除心理紧张和顾虑,告诉患者预防 TIA 的复发是防止脑卒中的重要环节,如能积极治疗,预后较好。

【其他相关护理诊断】

1. 知识缺乏 缺乏对本病的防治知识。

2. 潜在并发症 脑卒中。

3. 恐惧 与突然出现的神经功能障碍有关。

【中医护理概要】

1. TIA 属于中医中风范畴。

2. 病机为先天不足,久病体虚,或年老体弱,正气自虚,因虚而致瘀血内停,留于经络,故多采用补虚化瘀法加减治疗。

3. 生活起居有常,避免过度劳累,适当休息。保持心情舒畅,避免急躁易怒,情志过激。

4. 饮食应以新鲜蔬菜和豆制品为主,不宜过饱。木耳可以软化血管,山药可以补气养阴,可以大量食用。

【健康教育】

1. 生活指导 改变不良的生活方式,如吸烟、酗酒、过度劳累等。坚持适当的体育锻炼和运动,注意劳逸结合。鼓励患者坚持慢跑、快走、打太极拳、练气功等,以促进心血管功能,改善脑血液循环。对频繁发作的患者应尽量减少独处时间,避免发生意外。

2. 饮食指导 饮食宜低脂、低盐、低胆固醇、适量碳水化合物、丰富维生素,忌食辛辣刺激食物,忌暴饮暴食或过度饥饿。避免各种引起血容量减少和血压下降的因素,如呕吐、腹泻、高热、大汗、快速站起或坐起等。

3. 定期随访 指导患者掌握自我监测病情及 TIA 发作症状、规律,积极治疗已有的高血压、动脉硬化、心脏病、糖尿病、高脂血症等危险因素,发现异常及时就诊。

【结语】

TIA 是脑血管病变引起的短暂性、局限性脑功能缺失或视网膜功能障碍,症状多在 1 小时内缓解,最长不超过 24 小时,可反复发作,不遗留神经功能缺损的症状和体征。治疗要针对病因进行,防止复发。护理主要从指导患者合理休息与运动、规律科学饮食、改变不良的生活方式等方面入手。

二、脑 梗 死

脑梗死(cerebral infarction,CI)又称缺血性脑卒中(cerebral ischemic stroke),是指各种原因致脑部血液供应障碍,导致脑组织缺血、缺氧性坏死,出现相应神经功能缺损。其发病率为 110/10 万,约占全部脑卒中的 60%~80%。临床上常见类型有脑血栓形成、脑栓塞、脑分水岭梗死、腔隙性梗死。

(一) 脑血栓形成

脑血栓形成是脑梗死最常见的类型,约占全部脑梗死的 60%。是在各种原因引起的血管壁病变基础上出现脑动脉管腔狭窄、闭塞或血栓形成,脑局部血流减少或供血中断,使脑组织缺血、缺氧性坏死,从而表现出局灶性神经系统症状和体征。多见于 50~60 岁以上的动脉硬化者,且多伴有高血压、冠心病或糖尿病。年轻发病者以各种原因的脑动脉炎为多见。男性发病稍多于女性。

【病因与发病机制】

1. 动脉硬化 是本病的基本病因,特别是脑动脉粥样硬化,常伴高血压,且两者互为因果。糖尿病和高脂血症也可加速动脉粥样硬化的进程。粥样硬化斑块可见于颈内动脉和椎基底动脉系统任何部位,以动脉分叉处多见。斑块导致管腔狭窄或血栓形成,血栓逐渐扩大,使动脉管腔逐渐狭窄,最终完全闭塞。缺血区的脑组织出现不同程度、不同范围的梗死。

2. 动脉炎 如结缔组织病和细菌、病毒、螺旋体感染等均可导致动脉炎症,使管腔狭窄或闭塞。

3. 其他少见原因 药源性(如可卡因、安非他明);血液系统疾病(如红细胞增多症、血小板增多症、血栓栓塞性血小板减少性紫癜、弥漫性血管内凝血等);脑淀粉样血管病、烟雾病、肌纤维发育不良和颅内外夹层动脉瘤等。

急性脑梗死病灶由中心坏死区和周围的缺血半暗带(ischemia penumbra)组成。坏死区由于完全性缺血导致脑细胞死亡,但缺血半暗带区仍存在侧支循环,尚有大量存活的神经元,如果能在短时间内迅速恢复缺血半暗带血流,该区域脑组织损伤是可逆的。因此,保护这些可逆性损伤神经元是急性脑梗死治疗的关键。

知识链接 ➤

治疗时间窗（therapeutic time window, TTW）

缺血半暗带脑组织损伤的可逆性是有时间限制的，即治疗时间窗。超过此时间窗，脑损伤可继续加剧，甚至产生再灌注损伤。研究证实，脑缺血超早期治疗时间窗一般不超过 6 小时。目前认为，再灌注损伤主要是通过引起自由基过度产生及其"瀑布式"连锁反应、神经细胞内钙超载及兴奋性氨基酸细胞毒性作用等一系列变化，导致神经细胞损伤。

【临床表现】

1. 症状和体征

（1）多数患者在安静或睡眠中发病，部分病例发病前有肢体麻木、头痛、头晕或 TIA 等前驱症状。局灶性神经症状在发病 10 小时以上或 1~2 天达到高峰。

（2）多数患者意识清楚，生命体征平稳，颅内高压症状较少见。若发生大面积或脑干梗死时，常伴有意识障碍和头痛、呕吐等颅内压增高的症状。

（3）颈内动脉病变可表现为病侧单眼黑矇，对侧偏瘫、偏身感觉障碍（可伴偏盲），称为"三偏征"，优势半球受累可有失语；大脑中动脉病变亦表现为"三偏征"，优势半球受累可有失语；大脑前动脉病变可出现对侧下肢为重的瘫痪和感觉障碍，可伴排便障碍；大脑后动脉病变表现为对侧同向偏盲或象限盲；椎 - 基底动脉病变常出现眩晕、眼球震颤、复视、交叉性瘫痪、构音障碍、吞咽困难、共济失调等，基底动脉或双侧椎动脉闭塞是危及生命的严重脑血管事件，引起脑干梗死，出现眩晕、呕吐、四肢瘫痪、共济失调、肺水肿、消化道出血、昏迷和高热等。

（4）临床类型：

1）完全性卒中：指发病后神经功能缺损症状体征较严重、较完全，常于数小时内（一般在 6 小时以内）达到高峰。

2）进展性卒中：指发病后神经功能缺损症状体征在 48 小时内逐渐进展，直至出现较严重的神经功能缺损。

3）可逆性缺血性神经功能缺失：指发病后神经功能缺失症状较轻，持续 24 小时以上，但于 3 周内恢复。

2. 并发症　梗死面积较大者可出现颅内高压症表现。部分病例会发生继发性感染（肺部感染、尿路感染最为常见）、应激性溃疡，长期卧床还可出现坠积性肺炎、压疮等，少数患者还会表现为卒中后抑郁、焦虑和癫痫等。

【辅助检查】

心电图和血液化验，包括血常规、血液流变学、血生化（包括血脂、血糖、肾功、电解质等）检查，有利于发现脑梗死的危险因素。脑血栓形成患者还应行影像学检查，CT 为常规检查，发病 24 小时后梗死区出现低密度梗死灶；MRI 可早期清晰显示梗死区；脑血管造影可发现血管狭窄及闭塞部位。

【诊断与鉴别诊断】

1. 诊断　可根据中老年患者有高血压、高血脂、糖尿病等病史，静息状态下或睡眠中急性起病；症状逐渐加重；发病时意识清醒，而偏瘫、感觉障碍、失语等神经系统局灶症状体征明显，一般不难诊断，结合头部 CT 或 MRI 检查，可明确诊断。

2. 鉴别诊断　脑血栓形成需与脑栓塞、脑出血和蛛网膜下腔出血鉴别（见表 9-4-2）。

表 9-4-2 常见脑血管病的鉴别

	脑血栓形成	脑栓塞	脑出血	蛛网膜下腔出血
发病年龄	多为 60 岁以上	青中年多见	50~70 岁多见	各年龄组均可见
常见病因	动脉粥样硬化	风湿性心脏病	高血压及动脉硬化	动脉瘤、动静脉畸形
TIA 史	常有	可有	多无	无
起病状态	安静或睡眠中	不定	动态起病(活动中或情绪激动)	动态起病(活动中或情绪激动)
相对缓急状态	较缓(日)	最急(秒)	较急(小时)	急(分)
昏迷	轻或无	少而短暂	深而持续	少而短暂
头痛	无	少见	有	剧烈
呕吐	少见	少见	多见	多见
血压	正常或偏高	多正常	明显增高	正常或增高
偏瘫	多见	多见	多见	无
颈强直	无	无	偶有	多明显
眼底	动脉硬化	或见动脉栓塞	动脉硬化,或见视网膜出血	可见玻璃体膜下出血
CT 检查	脑实质内低密度病灶	脑实质内低密度病灶	脑实质内高密度病灶	蛛网膜下腔及各脑室高密度区
脑脊液	正常	多正常	洗肉水样,可有血性	血性,压力高

脑血栓形成还应与颅内占位病变相鉴别。颅内肿瘤、硬膜下血肿和脑脓肿可呈卒中样发病,出现偏瘫等局灶性体征,颅内压增高征象不明显时易与脑血栓形成混淆,须提高警惕,CT 或 MRI 检查可以确诊。

【治疗要点】

1. 治疗原则 包括①超早期治疗:力争发病后尽早选用最佳治疗方案;②个体化治疗:根据患者的年龄、发病类型、病情和基础疾病等采取最适当的治疗;③整体化治疗:采取针对性治疗的同时,进行支持疗法、对症治疗和早期康复治疗,对卒中危险因素及时采取预防性干预。

2. 一般治疗

(1) 调整血压:一般急性期血压可升高,除非血压过高(收缩压≥220mmHg 或舒张压≥120mmHg 及平均动脉压≥130mmHg),通常不需降压处理,以免加重脑缺血。

(2) 维持呼吸功能:保持呼吸道通畅,低氧血症者予以吸氧,严重者开放气道及机械辅助通气。

(3) 控制血糖:急性期高血糖较常见,当血糖超过 11.1mmol/L 时应立即予以胰岛素治疗,并将血糖控制在 8.3mmol/L 以下。

(4) 防止并发症:肺炎、尿路感染、应激性溃疡、压疮、深静脉血栓形成等。

(5) 维持水电解质平衡:营养支持,不能进食者鼻饲。

3. 超早期溶栓治疗 指在发病 3~6 小时内应用溶栓药物,以溶解血栓,使血管再通,迅速恢复梗死区血液供应,减轻神经元损伤,挽救缺血半暗带。有静脉溶栓和动脉溶栓两种方法。常用药物有:①尿激酶(UK):100万~150万IU加入0.9%生理盐水100ml,在1小时内静脉滴注;②重组组织型纤溶酶原激活剂(rt-PA):0.9mg/kg(最大剂量90mg),10%的剂量先予静脉注射,其余剂量约在1小时持续静脉滴注完。发病3小时内应用,可降低致残率和死亡率。使用该药24小时内不能再用抗凝剂和抗血小板药。

4. 抗凝治疗　常用肝素、低分子肝素、华法林等。可防止血栓扩展和新血栓形成,出血性梗死或有高血压者均禁用抗凝治疗。

5. 抗血小板聚集　常用阿司匹林100~325mg/d或氯吡格雷75mg/d口服。可降低死亡率和复发率,但不能同时用溶栓药、抗凝药。

6. 脑保护剂　常用胞磷胆碱、吡拉西坦、都可喜、脑活素等。以保护脑神经元,但急性期不宜使用,以免增加脑细胞代谢而加重脑缺氧及脑水肿。

7. 外科治疗　颈动脉内膜切除术、颅内外动脉吻合术、去骨瓣减压术等有一定疗效。

8. 大面积脑梗死处理　①立即降颅压,用20%甘露醇125~250ml快速静脉滴注;②维持呼吸功能;③进行心电监护。

9. 康复治疗　应早期进行,以降低致残率,促进神经功能恢复,提高生活质量。

【主要护理诊断/问题】

1. 躯体移动障碍　与偏瘫或平衡能力降低有关。

2. 语言沟通障碍　与大脑语言中枢功能受损有关。

3. 感知改变　与感觉功能损伤有关。

4. 有废用综合征的危险　与意识障碍、偏瘫、长期卧床有关。

5. 吞咽障碍　与意识障碍或延髓麻痹有关。

6. 焦虑　与偏瘫、失语等有关。

【护理措施】

1. 病情观察

(1) 生命体征:注意呼吸频率、呼吸运动度,病情恶化影响至呼吸中枢时可出现潮式呼吸。保持血压稳定,避免因血压过高、过低或血压波动影响脑部血液供应。

(2) 脑疝:出现剧烈头痛、频繁呕吐伴有一侧瞳孔散大,对光反射迟钝或消失时,应及时通知医生并备好抢救药品。

(3) 病情加重:密切观察患者的症状体征及全身变化,如患者再次出现偏瘫或原有症状加重等,应考虑是否为梗死灶扩大及合并颅内出血,立即报告医师。

2. 起居护理　患者宜采取平卧位,以增加脑部供血,禁用冰袋等冷敷头部,以免血管收缩、血流减少而加重病情。协助卧床患者完成日常生活(如穿衣、洗漱、沐浴、大小便等),保持皮肤清洁干燥。对有意识障碍和躁动不安的患者,床周应加护栏,以防坠床;对步行困难、步态不稳等运动障碍的患者,地面应保持干燥平整,以防跌倒;走道和卫生间等患者活动场所均应设置扶手。

3. 饮食护理　给予低盐、低脂饮食,如有吞咽困难、饮水呛咳时,可给予糊状流食或小口慢慢喂食,必要时给予鼻饲流质饮食。切忌生冷、油腻食物及烟酒。

4. 用药护理　用溶栓、抗凝药物时,严格注意药物剂量,监测出凝血时间、凝血酶原时间,注意观察有无出血倾向,发现皮疹、皮下瘀斑、牙龈出血等立即报告医师处理;同时观察应用溶栓药后肢体功能障碍等症状恢复情况。甘露醇用量过大、持续时间过长易出现肾损害、水电解质紊乱,应注意尿常规及肾功能检查。使用尼莫地平等钙拮抗药时,应监测血压变化,控制输液速度。

5. 对症护理

(1) 偏瘫:保持患者关节功能位,防止关节变形而丧失正常功能,并至少每2小时改变1次体位,同时进行皮肤护理,避免压疮形成;病情稳定后即开始肢体主动和被动运动,鼓励患者用健侧肢体帮助患侧肢体做主动运动;鼓励患者尽量自己进食、穿衣、刷牙、洗脸等,必要时给予帮助,并保证患者的安全。

(2) 感觉障碍:每2~4小时协助翻身,给予皮肤护理和按摩,促进血液循环、感觉恢复;注意保暖,慎用热水袋;保持床铺整洁、干燥、无渣屑,以免损伤皮肤;促进患者的肢体感觉恢复,可用粗布、毛线、手指等刺激患者触觉,用冷热水刺激温觉,用针尖、拍打、按摩刺激痛觉,但注意不能造成损伤;急性期从患者健侧进行各种操作,恢复期可从患侧进行,并将物品放置在患侧,鼓励患者使用患肢。

(3) 康复护理:在病情稳定、心功能良好、无出血倾向时及早进行康复锻炼。要循序渐进,活动量应由小渐大,时间由短到长,被动与主动运动、床上与床下运动相结合,语言训练与肢体锻炼相结合。(肢体功能训练和语言康复训练的方法见本章第一节运动障碍护理的相关内容。)

6. 心理护理　护理人员应为患者创造安静、舒适的环境,主动关心、开导患者,同时嘱家属给予患者物质和精神上的支持,尤其对失语患者,应鼓励并指导其用非语言方式来表达自己的需求及情感,树立患者战胜疾病的信心。

【中医护理概要】

1. 本病属于中医中风范畴,有意识障碍者称为中脏腑,无意识障碍者称为中经络。

2. 其病因多因情志失调、饮酒饱食、劳力过度等突然诱发。主要病机为脏腑阴阳失调,气血逆乱。

3. 加强偏瘫肢体功能恢复,口服中药后可在药渣中加入艾叶、生姜再煎后熏洗双足部和患侧肢体,能使药效更进一步吸收,促进全身血液循环。每日一次,但应注意水温度,避免烫伤患侧肢体。

4. 针灸、理疗对中风后遗症患者疗效较好。根据上下肢经脉循行路线的不同,穴位选取不同,如上肢可取患侧肩髃、曲池、手三里、合谷等,下肢可取患侧环跳、阳陵泉、足三里、昆仑等,失语患者加刺廉泉、哑门。配以推拿、揉、搓、抖等法治疗。

【健康教育】

1. 知识宣教　向患者和家属说明积极治疗原发病、去除诱因、养成良好的生活习惯,是干预危险因素、防止脑血栓形成的重要环节,督促患者积极治疗和控制高血压、高脂血症、糖尿病等,避免一切可能的诱发因素,并能在发病后立即就诊。

2. 饮食指导　给予低盐、低脂、低胆固醇、高维生素饮食,鼓励患者多进食蔬菜和水果,忌烟、酒及辛辣刺激食物。

3. 生活指导　鼓励患者做力所能及的家务,根据病情,适当参加体育活动,以促进血液循环。老年人晨间睡醒时不要急于起床,最好安静10分钟后缓慢起床,以防直立性低血压致脑血栓形成;体位变换时,动作要慢,转头不宜过猛;洗澡时间不宜长;外出时要防摔倒,注意保暖,防止感冒。

4. 技能指导　偏瘫、失语者,教会家属及患者康复训练的基本方法,积极进行被动和主动锻炼,以提高生活质量、工作能力,使其尽早重返家庭和社会。

【结语】

脑血栓形成是最常见的一类缺血性脑血管疾病,多见于60岁以上的老年人,动脉粥样硬化是其最主要的病因。发病以静息状态下出现的急性局部脑功能障碍为特点,临床多见偏瘫、偏身感觉障碍和偏盲的三偏征,优势半球病变可伴失语,发病24小时后CT检查显示病灶区呈低密度改变。强调超早期治疗,以抢救缺血半暗带,治疗主要以溶栓为主,在病情稳定后即应开始进行康复治疗,以促进神经功能恢复。护理以观察病情、指导患者进行康复训练及必要的心理疏导为主。

(二) 脑栓塞

脑栓塞指各种栓子(血液中异常的固体、液体、气体)随血流进入脑动脉造成血流中断而引起相应供血区脑功能障碍,是另一种较为常见的缺血性脑血管疾病。与脑血栓形成相比,起病急骤,数秒或数分钟症状即达高峰。

【病因与发病机制】

1. 病因　根据栓子来源不同,可分为:①心源性:最常见,占脑栓塞60%以上,多见于风湿性心瓣膜病合并房颤,心肌梗死、心肌病的附壁血栓,亚急性感染性心内膜炎在心瓣膜上产生赘生物,心房黏液瘤、二尖瓣脱垂、心脏手术、心脏导管均可成为栓子来源;②非心源性:动脉粥样硬化斑块及附壁血栓脱落,骨折或手术时脂肪栓和气栓,败血症、肺部感染的脓栓,寄生虫和瘤栓等;③有少数栓子来源不明。

2. 发病机制　多发生于颈内动脉系统,尤其是大脑中动脉。所引起的病理改变与脑血栓形成基本相同,可多发或反复发作,出血性梗死更为常见。

【临床表现】

1. 症状和体征　多有心脏病史或可确定的栓子来源,风湿性心脏病或先天性心脏病等以中青年为主,冠心病及大动脉病变以老年为主。局灶定位表现主要取决于栓塞血管区所支配的神经功能,与脑血栓形成基本相同。常伴有癫痫发作,一般为局限性抽搐。意识障碍一般较轻且很快恢复。严重者可突然昏迷、全身抽搐,因脑水肿或颅内出血,发生脑疝而死亡。此外还有原发疾病的表现。

2. 并发症　与脑血栓形成基本相同。

【辅助检查】

1. 头颅CT检查　可尽快明确梗塞的部位和范围以及病灶是单发或多发,有无出血性梗死等。多数患者继发出血性梗死而临床症状并无明显加重,故应定期复查头颅CT,特别是发病2~3周时,以便早期发现继发梗死后出血,及时改变治疗方案。

2. 脑脊液(CSF)检查　压力正常或偏高;出血性梗死者CSF可呈血性或镜下可见红细胞;亚急性细菌性心内膜炎等感染性脑栓塞CSF白细胞增高,一般可达 $200 \times 10^6/L$,偶可更高,早期以中性粒细胞为主,晚期淋巴细胞为主;脂肪栓塞者CSF可见脂肪球。

3. 其他　心电图、超声心动图检查等可提示心脏情况,疑有主动脉弓、大血管或颈部血管病变时,应进行脑血管造影。

【诊断与鉴别诊断】

1. 诊断　根据突然偏瘫,一过性意识障碍可伴有抽搐或有其他部位栓塞,心脏病史者,诊断不难。若无心脏病史、临床表现疑似脑栓塞者,应注意查找非心源性栓子的来源,以明确诊断。

2. 鉴别诊断

【治疗要点】

1. 脑栓塞治疗　与脑血栓形成治疗大致相同。脑栓塞患者中出血性梗死者多见,在治疗时间窗内严格掌握适应证,出血性梗死、感染性栓塞禁用抗血小板、抗凝治疗;脂肪栓塞可用 5% 碳酸氢钠 250ml,每天两次,静脉滴注;气栓应采取头低位、左侧卧位。

2. 原发疾病治疗　心源性脑栓塞注意纠正心律失常,防治心衰,或手术治疗;感染性应做血培养,积极抗感染治疗;严重颈动脉粥样硬化可行内膜切除术。

【主要护理诊断 / 问题】

参见脑血栓形成部分。

【护理措施】

参见脑血栓形成部分。

【中医护理概要】

参见脑血栓形成部分。

【健康教育】

参见脑血栓形成部分。

【结语】

脑栓塞指各种栓子随血流进入脑动脉造成血流中断而引起相应供血区脑功能障碍,起病急骤,数秒或数分钟症状即达高峰。治疗主要包括脑部病变及引起栓塞的原发病两个方面的治疗。护理以观察病情、指导患者进行康复训练及必要的心理疏导为主。

三、脑　出　血

脑出血指原发性非外伤性脑实质内出血,占急性脑血管疾病的 20%~30%。年发病率为 (60~80)/10 万,急性期病死率为 30%~40%。

【病因与发病机制】

1. 病因　高血压合并小动脉硬化是脑出血最常见、最主要的病因。其他原因,包括先天性脑血管畸形、颅内动脉瘤、脑动脉炎、血液病等。

2. 发病机制　在原有高血压和脑血管病变的基础上,用力和情绪改变等外加因素使血压进一步骤升,血管破裂而出血。其发病机制可能与以下因素有关:①血管壁病变在血流冲击下会导致脑小动脉形成微动脉瘤,后者可在血压剧烈波动时破裂引起出血;②脑动脉的管壁结构远较其他器官的动脉薄弱,血压升高时血管容易破裂;③豆纹动脉从大脑中动脉几乎呈直角发出,受到压力较高的血流冲击后容易导致血管破裂,因此其供应的基底节区出血最多见。

【临床表现】

1. 症状和体征

(1) 一般特点:好发年龄为 50~70 岁,男性多见。多在活动和情绪激动时突然发生,大多数发病前无预兆。

(2) 临床特点:出血后常表现为剧烈头痛、呕吐,血压明显升高。临床症状常在数分钟至数小时达到高峰,临床症状体征因出血部位及出血量不同而异,基底节、丘脑与内囊出血引起轻偏瘫是常见的早期症状;部分患者迅速出现意识障碍、生命体征不稳、颅高压情况。

(3) 常见临床类型及特点:见表9-4-3。

表9-4-3　高血压性脑出血临床特点

出血部位	昏迷	瞳孔	眼球运动	运动、感觉障碍	偏盲	癫痫发作
壳核	较常见	正常	向病灶侧偏斜	主要为轻偏瘫	常见	不常见
丘脑	常见	小,光反射迟钝	向下内偏斜	主要为偏深感觉障碍	可短暂出现	不常见
脑叶	少见	正常	正常或向病灶侧偏斜	轻偏瘫或偏深感觉障碍	常见	常见
脑桥	早期出现	针尖样瞳孔	水平侧视麻痹	四肢瘫	无	无
小脑	延迟出现	小,光反射存在	晚期受损	共济失调步态	无	无

2. 并发症

(1) 颅内压升高:是脑出血最常见和最早出现的并发症,其症状的轻重与出血量以及出血部位有关,是引起死亡的重要因素。除了血肿的占位效应,继发性脑水肿也可使颅内压增高。

(2) 感染:肺部感染是脑出血后最初几周内的常见死亡原因之一,大多因误吸引起。尿路感染也很常见,多数与使用留置尿管有关。

(3) 应激性溃疡:脑出血患者很容易发生应激性溃疡,可致消化道出血。

(4) 电解质及酸碱平衡紊乱:脑出血后抗利尿激素分泌失调,出现中枢性低钠血症。

(5) 痫性发作:可因脑出血后脑神经功能调节受损,神经细胞异常放电而出现。

(6) 中枢性高热:脑出血后可致体温调节中枢受损,出现中枢性高热。

(7) 卒中后神经精神系统并发症:常见的有卒中后抑郁、焦虑和癫痫等。

(8) 其他:如血管并发症(包括深静脉血栓形成、肺栓塞等)、吞咽困难也可见到。

【辅助检查】

1. CT　是首选检查。发病后即可显示为圆形或卵圆形均匀高密度血肿,边界清楚,并可确定血肿的部位、大小、形态等。

2. MRI　敏感性更高,可发现CT不能确定的脑干或小脑小量出血,区分陈旧性脑出血与脑梗死,发现脑血管畸形、血管瘤等。

3. 数字减影脑血管造影(DSA)　可检出脑动脉瘤、脑动脉畸形及脑血管炎等病。

4. 脑脊液检查　脑脊液呈洗肉水样均匀血性,压力升高。须注意脑疝风险,疑诊小脑出血不主张进行腰椎穿刺。

【诊断与鉴别诊断】

1. 诊断　中老年高血压病患者在活动或情绪激动时突然发病,迅速出现偏瘫、失语等局灶性神经功能缺失症状,以及严重头痛、呕吐及意识障碍等,常高度提示脑出血可能,CT检查可以确诊。

2. 鉴别诊断　见表9-4-2。

【治疗要点】

治疗原则为防止再出血、控制脑水肿、维持生命功能和防治并发症。

1. 一般治疗　卧床休息 2~4 周,避免情绪激动及血压升高,保持安静。重症患者严密观察生命体征,注意瞳孔和意识变化。保持呼吸道通畅,及时清理呼吸道分泌物,必要时吸氧。

2. 调整血压　急性期,一般主张当血压 ≥ 200/110mmHg 时,应采取降压治疗,使血压维持在略高于发病前水平,但降压不宜过快过低,以免影响脑血流量,导致脑梗死;当血压低于 180/105mmHg 时,可暂不使用降压药。血压位于这两者之间者,需密切监测血压,即使降压亦应缓慢进行。恢复期应将血压控制在正常范围内。

3. 控制脑水肿　脑出血后 48 小时脑水肿达到高峰,脑水肿可使颅内压增高甚至导致脑疝。因此降低颅内压为治疗脑出血的重要任务。治疗以高渗脱水为主,常用 20% 甘露醇 125~250ml 快速静滴,30 分钟内滴完,6~8 小时 / 次;也可用 10% 复方甘油和呋塞米等。

4. 亚低温治疗　已有的研究认为亚低温是一项有前途的治疗措施,而且越早用越好。

5. 防治并发症

(1) 感染:加强口腔护理,及时吸痰,保持呼吸道通畅;留置导尿时应作膀胱冲洗;昏迷患者可酌情用抗生素预防感染。若感染发生,则应选用敏感抗生素治疗。

(2) 应激性溃疡:预防可用 H_2 受体阻滞剂,一旦出血应按上消化道出血的治疗常规进行处理。

(3) 中枢性低钠血症:抗利尿激素分泌异常综合征引起者应限制水摄入量;脑耗盐综合征者应输液补钠。

(4) 痫性发作:发作频繁者可静脉推注地西泮或苯妥英钠,一般不需长期治疗。

(5) 中枢性高热:大多采用物理降温。

(6) 下肢深静脉血栓形成或肺栓塞:一旦发生,应给予普通肝素 100mg 静脉滴注,每日 1 次,或低分子肝素 4000U 皮下注射,每天两次。

6. 手术治疗　目的是尽快清除血肿、降低颅内压、挽救生命,并可降低致残率。对大脑半球出血量在 30ml 以上和小脑出血量在 10ml 以上者,均可考虑手术治疗,如小脑减压术、开颅血肿清除术及钻孔微创颅内血肿清除术等。

7. 康复治疗　早期将患肢置于功能位。如患者的生命体征平稳、病情不再进展,应及早进行肢体功能、言语障碍及心理康复治疗。

【主要护理诊断 / 问题】

1. 急性意识障碍　与脑出血、脑水肿所致大脑功能受损有关。

2. 潜在并发症:脑疝、上消化道出血。

3. 躯体移动障碍　与意识障碍、肢体运动障碍有关。

4. 语言沟通障碍　与语言中枢功能受损有关。

5. 有皮肤完整性受损的危险　与长期卧床、运动功能障碍有关。

【护理措施】

1. 病情观察

（1）生命体征：密切观察呼吸、脉搏、血压、体温、意识状态等情况。

（2）颅内压：观察头痛、呕吐及瞳孔的变化，判断是否有颅内压增高、脑疝的早期表现。

（3）再出血：有无病情好转后突然再次出现剧烈头痛、呕吐、抽搐发作等。

（4）消化道出血：有无呃逆、上腹部饱胀不适、胃痛、呕血、便血等。

2. **起居护理**　急性期绝对卧床休息 2~4 周，抬高床头 15°~30°，以减轻脑水肿；冰袋、塑料瓶冰冻水用毛巾包裹后置于头部，以减少脑细胞耗氧量；谵妄、躁动患者加保护性床栏，必要时给予约束带适当约束；发病 24~48 小时内避免搬动，保持环境安静、安全，严格限制探视，避免各种刺激，各项治疗护理操作应集中进行；病情稳定后应每 2 小时翻身一次。便秘者可用缓泻剂，排便时避免屏气用力，以免颅内压增高。尿潴留者，应及时导尿，留置导尿者用 1：5000 呋喃西林液膀胱冲洗，1~2 次／天，防止泌尿系统感染。

3. **饮食护理**　生命体征平稳后可鼻饲高蛋白、高维生素、高热量的清淡易消化流质饮食，以保证营养供给。急性期后应给以低盐低脂、适量蛋白质、高维生素、高纤维素的清淡食物，多食蔬菜及水果。

4. **用药护理**　遵医嘱快速给予脱水剂等药物。甘露醇不能与电解质溶液等混用，以免发生沉淀；因低温出现结晶时，需加温溶解后再用；应用甘露醇期间应注意监测电解质和肾功能，防止发生低血钾和肾衰。

5. **对症护理**

（1）脑疝：如发现剧烈头痛、烦躁不安、频繁呕吐、意识障碍进行性加重、两侧瞳孔大小不等、血压进行性升高、脉搏减慢、呼吸不规则等脑疝前驱症状时，应立即报告医生，配合抢救。①迅速建立静脉通路，按医嘱给予快速脱水、降颅压药物，如静滴甘露醇应在 15~30 分钟内滴完；②迅速清除呕吐物和口鼻分泌物，保持呼吸道通畅，防止舌根后坠和窒息；③备好气管切开包、脑室引流包、监护仪、呼吸机和抢救药物；④避免引起颅内压增高的各种因素（剧咳、打喷嚏、躁动、用力排便、大量输液等）。

（2）上消化道出血：如果发现患者有呃逆、上腹部饱胀不适、胃痛、呕血、便血（柏油样便）、尿量减少等症状和体征；或从胃管抽出咖啡色液体，同时伴面色苍白、口唇发绀、呼吸急促、皮肤湿冷、烦躁不安、血压下降、尿少等，应考虑上消化道出血或出血性休克，要立即报告医生，积极遵医嘱禁食，给予保护胃黏膜和止血的药物，并密切观察用药后的反应。

（3）偏瘫、感觉障碍、康复护理：见脑血栓形成部分。

6. **心理护理**　脑出血发病突然，且急性期后常留有偏瘫、语言障碍等后遗症，患者容易产生恐惧、烦躁、抑郁等情绪，从而影响治疗效果及患者的生活质量，因此应对患者表现出极大的热情和关心，稳定患者的情绪；其次还应对其进行心理疏导，向其讲解脑出血的有关知识，并说明负性情绪对恢复的不良影响，避免因心理压力而影响脑功能的恢复。鼓励患者增强生活的勇气与信心，消除不良心理反应。在康复护理时首先要求患者达到心理康复，向患者及家属说明早期锻炼的重要性，告知患者病情稳定后即尽早锻炼，越早疗效越好。对上消化道出血患者应予以安慰，消除其紧张情绪；创造安静舒适的环境，保证患者休息。

【中医护理概要】

1. 本病属于中医中风范畴，神志不清者按中脏腑论治，可分为闭证和脱证。

2. 其病因多因五志过极,饮食不节,劳伤过度,气候骤变等引起气血痰火随风上涌,络破血溢,闭塞脑窍,元神失用而成。

3. 对排便困难患者,可耳穴埋籽于便秘、大肠、肺穴上,每日多次按摩,可起到促进排便的作用,或用中药大黄少量泡水内服;尿潴留者,可按摩腹部或加艾灸;入睡困难、烦躁不安者,可用枣仁安神胶囊 2~3 粒睡前服,或按摩脚底涌泉穴。

4. 针灸理疗可参考脑血栓形成部分的内容。

【健康指导】

1. 生活指导   指导患者尽量避免使血压骤然升高的各种因素,如保持情绪稳定和心态平衡,避免过分喜悦、愤怒、焦虑、恐惧、悲伤等负性情绪和惊吓等刺激;建立健康的生活方式,保证充足睡眠,适当运动,避免体力或脑力的过度劳累和突然用力过猛;养成定时排便的习惯,保持大便通畅,避免用力排便。注意保暖。

2. 饮食指导   低盐低脂清淡饮食,多吃蔬菜和水果,戒烟、忌酒。

3. 技能指导   教会家属有关护理知识和改善后遗症的方法,尽量使患者做到日常生活自理,康复训练时注意克服急于求成的心理,做到循序渐进,持之以恒。

4. 定期随访   积极治疗原发病,长期控制和治疗高血压、动脉硬化、糖尿病、心脏病等疾病,定期进行血压、血糖、血脂、心电图等监测。定期到医院复查,发现异常及时就医。

【结语】

原发性脑出血是指原发性非外伤性脑实质性内出血。其中以高血压和动脉硬化同时并存引发者多见。是病死率和致残率很高的常见疾病。情绪剧烈波动、过劳是高血压性脑出血发病最主要的诱因。临床表现多较危重,多数患者发病即有头痛、呕吐、意识障碍等,神经系统症状和体征依据出血部位而定。CT 检查可见圆形或卵圆形高密度区。治疗先从控制脑水肿,降低颅内压入手,调整血压,防止再出血及防治并发症亦很关键。护理脑出血患者应严密观察病情变化,保持安静,并注意药物的不良反应,预防并发症。

四、蛛网膜下腔出血

蛛网膜下腔出血(subarachnoid hemorrhage,SAH)通常为脑底部或脑表面的病变血管破裂,血液直接流入蛛网膜下腔而引起的一种急性出血性脑血管病。SAH 约占急性脑卒中的 10%,占出血性卒中的 20%。

【病因与发病机制】

先天性动脉瘤破裂是 SAH 最常见的病因,约占 50% 以上;其次是脑血管畸形(其中动静脉畸形最常见)和高血压性动脉硬化,还可见于血液病、各种感染所致的脑动脉炎、Moyamoya 病、肿瘤破坏血管、抗凝治疗的并发症等。

动脉瘤好发于 Willis 环及其动脉分叉处。当重体力劳动、情绪变化、酗酒等时血压突然升高,脑底部或脑表面血管破裂,血液流入蛛网膜下腔。血液直接刺激或血细胞破坏释放出大量促血管活性物质和各种化学炎性物质使脑动脉发生痉挛、脑组织肿胀、脑脊液循环障碍,引起剧烈头痛,颅内压增高等。大量积血或血凝块沉积于颅底,部分凝集的红细胞还可堵塞蛛网膜绒毛间的小沟,使脑脊液的回吸收受阻,形成脑积水,并使颅内压升高,甚至形成脑疝。

【临床表现】

1. 症状和体征

(1) 一般特点:各个年龄组均可发病,女性多于男性。动脉瘤随年龄的增长,破裂的几率增加,高峰年龄在 35~65 岁,动静脉畸形多见于青少年。起病急骤,常因突然用力或情绪兴奋等引起。

(2) 症状:发病后立即出现剧烈头痛、呕吐、面色苍白、全身冷汗,数分钟至数小时内发展至高峰。半数患者有不同程度的意识障碍,部分患者可伴有局灶性或全身性癫痫发作,少数患者可出现烦躁、谵妄、幻觉等精神症状以及头晕、眩晕,颈、背及下肢疼痛等。

(3) 体征:发病数小时后脑膜刺激征(颈项强直、Kernig 征、Brudzinski 征)阳性,脑神经中最常见的是一侧动眼神经麻痹,提示可能为该侧后交通动脉的动脉瘤破裂。亦偶见其他脑神经受累。少数患者可有短暂性或持久的局限性神经体征,如偏瘫、偏盲、失语等。眼底检查可见玻璃体下片状出血,约 10% 的患者可有视神经盘水肿。

(4) 特殊表现:老年人蛛网膜下腔出血临床表现常不典型,头痛、呕吐、脑膜刺激征等都可不明显,而精神症状及意识障碍较重。个别重症患者可很快进入深昏迷,出现去大脑强直,可因脑疝形成而迅速死亡。

2. 并发症

(1) 再出血:是 SAH 主要的急性并发症,指病情稳定后再次发生剧烈头痛、呕吐、痫性发作、昏迷甚至去脑强直发作,颈强、Kernig 征加重,复查脑脊液为鲜红色。20% 的动脉瘤患者病后 10~14 天可发生再出血,使死亡率约增加一倍,动静脉畸形急性期再出血者较少见。

(2) 脑血管痉挛:发生于蛛网膜下腔中血凝块环绕的血管,痉挛严重程度与出血量相关,可导致约 1/3 以上病例脑实质缺血。常表现为波动性的轻偏瘫或失语,是死亡和伤残的重要原因。病后 3~5 天开始发生,5~14 天为迟发性血管痉挛高峰期,2~4 周逐渐消失。

(3) 急性或亚急性脑积水:由于血液直接进入脑室系统和蛛网膜下腔,刺激脑膜,发生无菌性脑膜炎,使蛛网膜粘连,或形成血凝块阻塞蛛网膜颗粒,导致脑脊液吸收功能障碍,出现不同程度的脑积水。

(4) 其他:5%~10% 的患者出现癫痫发作,少数患者可出现低钠血症。

【辅助检查】

1. 头颅 CT　是首选检查,早期敏感性高,可检出 90% 以上的 SAH,可显示大脑外侧裂池、前纵裂池、鞍上池、脑桥小脑角池、环池和后纵裂池高密度出血征象。

2. 脑脊液　若 CT 扫描不能确定,可行腰椎穿刺,脑脊液呈均匀一致血性,压力明显增高,但须注意腰穿有诱发脑疝形成的风险。

3. 数字减影血管造影　可确定动脉瘤位置、显示血管解剖走行、侧支循环血管痉挛等。

【诊断与鉴别诊断】

1. 诊断　突发剧烈头痛、呕吐、脑膜刺激征阳性,检查无局灶性神经系统体征,CT 证实脑池和蛛网膜下腔高密度征象或腰穿检查示压力增高和血性脑脊液等可临床确诊。

2. 鉴别诊断

(1) 高血压性脑出血。

(2) 颅内感染:细菌性、真菌性、结核性和病毒性脑膜炎等均可有头痛、呕吐及脑膜刺激征,但均先有发热。结核性脑膜炎患者脑脊液的糖、氯化合物含量降低,头部 CT 正常。

【治疗要点】

治疗原则是制止继续出血,防治血管痉挛,防止复发,降低病死率。

1. 防止再出血

(1) 休息:绝对卧床休息 4~6 周。

(2) 镇静:患者有剧烈头痛、烦躁等症状,适当选用镇痛剂、镇静剂,如对乙酰氨基酚、布桂嗪、地西泮、异丙嗪等药物,以保证患者能安静休息。注意不能用影响呼吸的麻醉类止痛药,如吗啡、哌替啶等。

(3) 用抗纤溶剂:为推迟血块溶解,防止再出血,常用氨甲苯酸(PAMBA)、6- 氨基己酸(EACA)、酚磺乙胺等静脉滴注。

2. 防止迟发性脑血管痉挛 主要选用钙离子拮抗剂,以降低细胞内 Ca^{2+} 水平,扩张血管。常用尼莫地平 40~60mg/ 次,4~6 次 / 天,静脉滴注或口服,连用 21 日。

3. 降低颅内压 颅内压较高时,要立即使用甘露醇等降颅压药。

4. 放脑脊液疗法 每次释放脑脊液 10~20ml,每周 2 次,可以促进血液吸收,缓解头痛,减少脑血管痉挛。但有致患者脑疝、颅内感染和再出血的危险。

5. 外科治疗 一般在病后 24~72 小时内进行。对颅内血管畸形可采用手术切除、血管内介入治疗及 γ 一刀治疗方法。手术还可以冲洗掉蛛网膜下腔内的血液,减少继发性脑血管痉挛的发生率。手术是去除病因、及时止血、预防复发和再出血及血管痉挛的有效方法。

【主要护理诊断 / 问题】

1. 头痛 与颅内压增高、血液刺激脑膜或继发性脑血管痉挛有关。

2. 潜在并发症:再出血、脑疝。

3. 恐惧 与剧烈头痛、担心再次出血有关。

【护理措施】

1. 病情观察

(1) 颅内高压证:密切观察患者的神志、瞳孔、呼吸、脉搏、血压、体温的变化,及早发现颅内压增高及脑疝先兆。

(2) 再出血:初次发病第 2 周最易发生再出血,如患者再次出现剧烈头痛、呕吐、昏迷、脑膜刺激征等情况,及时报告医生并处理。

(3) 脑血管痉挛:易出现在发病第 2 周,如患者出现意识障碍或意识障碍加重,出现局灶性神经系统受损体征、精神症状等,脑膜刺激征明显,血压增高,头痛等,提示可能有脑血管痉挛,应立即报告医生并处理。

2. 起居护理 与脑出血护理相似。但应绝对卧床休息 4~6 周,抬高床头 15°~30°,避免搬动和过早离床活动,保持环境安静、舒适和暗光。严格限制探视,避免各种刺激。避免一切可能使血压和颅内压增高的因素,如避免过度用力排便,保持乐观情绪,避免精神刺激和情绪激动,防止咳嗽和打喷嚏,对剧烈头痛和躁动不安者,可应用止痛剂、镇静剂等。

3. 饮食护理 参考脑出血部分。

4. 用药护理 参考脑出血部分。

5. 对症护理 对剧烈头痛者给予镇静剂和脱水剂;深昏迷、咳嗽反射消失者,应行气管插管或气管切开,便于清除呼吸道分泌物,必要时给予机械辅助呼吸;咳嗽剧烈者给予止咳剂,防止血压及颅内压骤升;昏迷及偏瘫患者,应做好预防压疮的护理,并保持肢体于功能位,给予适当的被动活动。

6. 心理护理 急性期患者可因头痛而烦躁不安、忧虑和恐惧,甚至辗转反侧、呻吟不止,会增加出血的危险,应给予精神安慰,并向其详细介绍病情和复发的危险因素以及预防方法,稳定患者情绪,增强战胜疾病的信心。

【其他相关护理诊断】

1. 生活自理缺陷 与长期卧床(医源性限制)有关。

2. 恐惧 与担心再出血、害怕 DSA 检查、开颅手术以及担心疾病预后有关。

【中医护理概要】

1. 本病属于中医中风、头痛范畴。

2. 其病因病机主要体现在"风、火、痰、瘀"诸方面;骤然用力、情志过激、思虑过度、起居失常、寒热剧变等为发病的诱因。

3. 急性期昏迷患者可针刺十宣、人中、内关等穴,耳穴可取肾上腺、皮质下等。

4. 单方、验方等可参考脑出血部分。

【健康教育】

1. 饮食指导 见本节"脑血栓形成"健康指导相关内容。

2. 生活指导 见本节"脑出血"健康指导相关内容。

3. 疾病知识指导 SAH 患者一般在首次出血 3 周后进行 DSA 检查,应告知脑血管造影的相关知识,指导患者积极配合,以明确并尽早解除病因。

4. 定期随访 家属应协助患者尽早检查和治疗,并严密观察患者的临床表现,发现再出血征象及时就诊。

【结语】

蛛网膜下腔出血为脑底或脑表面血管破裂,血液直接进入蛛网膜下腔的一种急性脑血管疾病,动脉瘤为其最常见原因,其次为脑动静脉畸形。临床表现为突然出现的剧烈头痛、呕吐、脑膜刺激征而无局灶性神经体征,CT 检查可显示脑室有高密度表现。患者绝对卧床休息 4~6 周,防止再出血和血管痉挛,降低颅内压。护理进一步强调避免各种可引起血压和颅内压升高的因素,密切观察患者的病情变化,如发现异常情况及时通知医生,并立即处理。

第五节 帕金森病

帕金森病(Parkinson disease,PD)又名震颤麻痹(paralysis agitans),是一种以静止性震颤、运动迟缓、肌张力增高和姿势平衡障碍为主要临床特征的老年神经退行性疾病。

近年神经系统流行病学调查显示,我国帕金森病患病率为(9.2~21.1)/10 万,55 岁以上者患病率为 1.02%。帕金森病常见于中老年人,男性稍多于女性,是中老年人致残的主要原因之一,并随年龄增长而增高,居老年神经系统退行性疾病第 2 位。

【病因与发病机制】

本病病因迄今未明,目前多认为与老龄化、环境或家族遗传等因素有关。遗传因素可使患病易感性增加,在环境因素及衰老的相互作用下,通过氧化应激、线粒体功能衰竭、钙超载、兴奋性氨基酸毒性作用、细胞凋亡、免疫异常等机制导致黑质多巴胺(DA)能神经元大量变性丢失而发病。

1. **年龄老化** PD 主要发生于中老年人,40 岁以前发病十分少见,且随年龄增长其发病率增加,提示与年龄相关的神经系统老化可能与 PD 的病因和发病机制相关。然而仅少数老年人患 PD,说明生理性 DA 能神经元退变不足以致病,年龄老化只是 PD 发病的促发因素。

2. **环境因素** 大量流行病学研究认为,暴露于井水、杀虫剂、除锈剂、化工产品、造纸工厂的生活环境以及生活在农场和农村环境的人发病率高。长期接触金属、化学稀释剂、有机溶剂、一氧化碳和二硫化碳等化学物质可能是 PD 发病的危险因素。

3. **遗传因素** 本病有家族聚集现象。据报道,约 10% 的 PD 患者有家族史,呈不完全外显的常染色体显性或隐性遗传。双胞胎一致性研究显示,在某些年轻患者(< 40 岁)中遗传因素可能起重要作用。

PD 病理特点为选择性中脑黑质多巴胺(DA)能神经元丧失、纹状体 DA 含量显著减少,以及黑质和蓝斑存在路易小体。

【临床表现】

本病起病缓慢,呈进行性发展。常以震颤为首发症状,部分患者可出现步行障碍、肌强直和运动迟缓。

1. **震颤** 多缓慢发生,常由一侧上肢远端开始。以静止性震颤最具特征性,表现为手指节律性伸展和拇指对掌的"搓丸样"动作,静止时明显,精神紧张时加重,随意动作时减轻,入睡后消失。随病情发展可逐渐扩展至下肢和对侧肢体。病情加重时亦可见头、舌、唇和下颌等震颤。其发生是由于主动肌群与拮抗肌群收缩不协调产生交替收缩所致。

2. **运动缓慢和运动不能** 表现为随意动作减少和动作缓慢。患肢笨拙不灵活,精细动作困难,影响日常生活,如吃饭用筷不能;扣纽扣、系鞋带困难;书写缓慢,字越写越小(称"小写症");起床、翻身、步行、方向变换等运动迟缓。早期多无语言障碍和吞咽活动异常,随病程进展逐渐出现口齿不清,流涎,甚至构音、吞咽障碍。

3. **肌强直** 骨骼肌呈僵直状态,主要由于伸肌顽固对抗使伸肌和屈肌张力均增高,肌肉僵直不能松弛所致。肢体被动活动时始终保持较大阻力,呈"铅管样"强直。当合并震颤时伸屈张力不平衡,阻力呈节律性时续时断,患肢被动活动呈"齿轮样"阻抗感。面部表情肌活动减少,双眼凝视,瞬目减少而呈"面具脸"。严重肌强直可出现 PD 特有的姿势,表现为头稍向前倾,躯干俯屈,前臂内收,肘关节屈曲,身体失去正常直立姿势,呈弯曲前倾姿态。

4. **姿势调节障碍** 久坐后起立困难,卧床翻身困难,行走起步困难。行走时上肢协同摆动减少,步距缩短,重心前移,屈曲体态,走路碎步,越走越快,不能及时停步或转弯,呈慌张步态。晚期姿势调节障碍加重,易跌倒。

5. **其他症状和体征** 随病情进展部分患者可出现强直肌群疼痛,如肩背部胀痛、刺痛等。少数患者下肢尤其小腿肌肉疼痛不适,多在安静或睡眠时出现,可伴不规则的小腿活动,呈不安腿综合征表现,影响睡眠和休息。偶有腱反射亢进。部分患者出现顽固性便秘、直立性低血压以及认知功能障碍、注意力不集中、记忆力障碍等。

【辅助检查】

1. 实验室检查　血、尿、便检查正常。脑脊液常规及生化检查正常。脑脊液中多巴胺的代谢产物高香草酸(HVA)含量和5-羟色胺的代谢产物5-羟吲哚乙酸(5-HIAA)含量降低。尿中DA及其代谢产物HVA含量亦降低。

2. 影像学检查　头颅CT检查可显示不同程度脑萎缩。正电子发射断层扫描(PET)虽对本病的理论及临床研究有重要价值,但由于价格昂贵,尚未广泛应用于临床实践。

【诊断与鉴别诊断】

根据中老年发病,起病缓慢,病程长,并具备4个类型典型症状和体征(静止性震颤、少动、僵直和姿势调节障碍)中的2个,一般可作出诊断。脑脊液中高香草酸减少,对确诊早期帕金森病有帮助,并有利于鉴别帕金森病与特发性震颤、药物性帕金森综合征。特发性震颤与早期原发性帕金森病有时难以鉴别,前者多表现为手和头部位置性和动作性震颤,一般无少动和肌张力增高。

【治疗要点】

1. 一般治疗　早期尽可能采用理疗(按摩、水疗等)和医疗体育(活动关节、步行、语言锻炼)维持日常生活和工作能力,推迟药物治疗。

2. 药物治疗　抗帕金森病药物种类很多,应掌握给药时机,坚持"细水长流,不求全效",尽可能维持低剂量的原则,强调治疗的个体化。

(1) 抗胆碱能药物:可协助维持纹状体的递质平衡,改善震颤和强直症状,适于震颤突出而年龄较轻的患者。常用苯海索(安坦)2mg口服,每日3次;或苯甲托品1~2mg口服,每日3次;或丙环定,初始口服量2.5mg,每日3次,以后每2~3天增加2.5~5mg,至最大有效量,约为每天20~30mg。

(2) 多巴胺替代疗法:由于DA不能通过血脑屏障,需用DA前体左旋多巴(L-Dopa)进行替代治疗。目前认为左旋多巴是治疗PD最有效的药物之一,可使各种症状得到改善,尤其对少动效果明显。左旋多巴与外周多巴脱羧酶抑制剂制成复方左旋多巴,可增强左旋多巴的疗效和减少不良反应,常用美多巴和帕金宁。

(3) 多巴胺受体激动剂:近年来多巴胺受体激动剂的研究发展迅速,现有多种针对不同多巴胺受体的激动剂应用于临床。此类药物可直接激动纹状体。常用培高利特(协良行),剂量从0.025mg/d开始逐渐增加,最大不超过2.0mg/d;或溴隐亭,自0.625mg/d开始缓慢加量,最大不超过20mg/d。

(4) 金刚烷胺:可增加突触前的多巴胺合成与释放,抑制其重吸收。疗效类似抗胆碱能药物,适用于轻症患者。可单独或与抗胆碱能药物合用,100mg口服,每天2次。

3. 外科治疗　利用微电极介导的外科毁损术和脑深部电极刺激术治疗PD已取得了较为可靠的中长期(3~5年)效果。脑深部电极丘脑底核刺激术对PD多个症状均有较好效果。目前认为自体或胎儿肾上腺髓质或胎儿黑质移植至壳核或尾状核,可继续合成释放多巴胺,但尚处于试验阶段。

4. 神经保护与基因治疗　应用神经生长因子(NGF)、胶质源性神经营养因子(GDNF)或脑源性神经营养因子(BDNF)等多巴胺神经元生长所需的营养因子,被认为是PD保护性治疗的重要发展方向。基因治疗仍存在安全、有效载体的选择、转基因细胞移植后长期存活等问题。

【主要护理诊断/问题】

1. 躯体移动障碍 与黑质病变和椎体外系功能障碍致震颤、肌强直、姿势调节障碍等有关。

2. 自尊紊乱 与震颤、面肌强直等致身体形象改变有关。

3. 营养失调:低于机体需要量 与吞咽障碍和肌强直、震颤致机体消耗增加等有关。

【护理措施】

1. 病情观察 观察震颤特点,有无肌强直和运动迟缓,是否呈慌张步态。观察有无构音和吞咽障碍、强直肌群疼痛等表现。病情变化时通知医生并配合处理。

2. 起居护理

(1) 环境与休息:由于患者姿势调节障碍,易发生跌倒等意外,故应改善环境中的潜在不安全因素,协助并指导家属做好安全防护,如地面防滑、走廊安扶手、光线充足等。指导患者卧床时不垫枕头,并定期俯卧,以预防畸形。

(2) 日常生活护理:因患者运动缓慢和运动不能,生活自理能力减退,应协助并指导家属做好起居护理,包括洗漱、沐浴、入厕等。保持大小便通畅。长期卧床者注意预防压疮。配备助行器辅助设备,床旁置呼叫器,日常生活用品放于患者伸手可及之处,指导和鼓励患者完成力所能及的事情,增强自我照顾能力。

3. 饮食护理 给予高热量、高维生素、低盐、低脂、低胆固醇、适量优质蛋白质(高蛋白饮食可降低左旋多巴的疗效)的易消化食物,多食水果和蔬菜,少食多餐。

避免食用可降低抗胆碱能药物疗效的食物,如槟榔。戒烟、酒。咀嚼能力和消化功能减退的患者食物宜软、烂、无刺激,可给予软质或半流质食物,如粥、蒸蛋等;吞咽困难严重者,不宜勉强进食,需采取鼻饲。营造良好的进餐环境,尽量取坐位或半卧位,并集中注意力进餐,不催促患者。必要时遵医嘱静脉补充营养。

4. 用药护理 因药物治疗只能改善症状,不能阻止病情发展,需终身服药,应指导患者遵医嘱坚持正确服药,并观察药物疗效及不良反应。

抗胆碱能药物可引起口干、排尿困难、瞳孔调节功能不良等,青光眼及前列腺肥大者禁用。金刚烷胺的主要不良反应为意识模糊、下肢网状青斑、足踝水肿、心律失常等,肾功能不全及癫痫患者禁用。左旋多巴可致恶心、呕吐、直立性低血压、失眠、幻觉、妄想等,长期应用可能产生运动障碍和症状波动等长期治疗综合征,需注意观察,及时配合医生处理。多巴胺受体激动剂剂量过大,可引起错觉、幻觉等精神症状及直立性低血压,有精神病史者禁用。

5. 对症护理

(1) 震颤:应指导患者适当参加社交活动,坚持运动锻炼,如散步、打太极拳等,以维持身体和各关节的活动强度和最大活动范围。过度震颤者指导坐有扶手的椅子,手抓住椅背,有助于控制震颤。

(2) 肌强直和姿势调节障碍:PD 中期患者常有起步困难和步行时突然僵住,应制订活动计划,鼓励患者坚持有目的地锻炼,延缓功能减退。步行时尽量放松,脚抬高,双臂摆动,目视前方,转弯时不要碎步移动,否则易失去平衡而跌倒。如患者感到坐立位变化困难,应每天做完一般运动后,反复练习起坐动作。平时注意做力所能及的家务,如洗衣服、叠被子等。疾病晚期卧床不起者,应按摩四肢肌肉,做关节的被动运动。

6. 心理护理　由于震颤、面肌强直等致身体形象改变,PD 患者易出现自卑、抑郁心理,并与 PD 病情严重程度呈正相关,即运动障碍越重,抑郁程度越重。护理人员应鼓励患者及家属正视疾病所致身体变化,讲解疾病相关知识,教会患者心理调适技巧,如重视自己的优点和成就,尽量维持过去的兴趣和爱好,积极参加文体活动,善于向家人、朋友、医护人员倾诉内心想法,疏泄不良情绪。

【其他相关护理诊断】

1. 知识缺乏　缺乏疾病相关知识与药物治疗知识。

2. 生活自理缺陷　与震颤、肌强直、运动缓慢和运动不能等有关。

3. 潜在并发症　压疮、感染、外伤。

4. 焦虑　与病程长、运动障碍、疾病预后不良等有关。

【中医护理概要】

1. 本病属于中医颤证范畴。

2. 其病因以年老体虚、肾精亏耗、髓海不足、瘀血阻络和气血亏虚为主。

3. 震颤兼贫血、心悸、多梦者,可予桂圆赤豆饮。桂圆肉 20g、赤豆 20g、加水适量,煮赤豆至烂熟,再加适量红糖,每日 1 次。

4. 震颤伴低热、口干、消瘦患者,可用银耳、枸杞、莲子汤。银耳 20g、枸杞 10g、莲子 40g,共炖至熟烂,加冰糖适量,每日 1 次。

5. 震颤伴便溏、纳差、肢体乏力患者,可用红枣糯米粥。红枣 20 枚、山药 60g、糯米 100g,文火煮至粥稠,每日 1 次。

【健康教育】

1. 生活指导　讲解坚持适当运动和体育锻炼的重要性在于防止和推迟关节僵直和肢体挛缩。根据气候调整室温、增减衣服,决定活动的方式、强度与时间;加强关节活动范围和肌力锻炼;加强日常生活动作、平衡功能及语言功能的康复训练。指导患者着衣宽松轻便,可减少流汗与活动的束缚。加强皮肤护理,预防压疮。生活有规律,合理饮食,保证足够营养供给。

2. 用药指导　讲解药物相关知识,指导患者按医嘱正确服药,学会自我观察疗效及不良反应。定期复查肝、肾功能和血常规。服用左旋多巴应定期监测血压变化。

3. 安全指导　告知患者及家属需注意安全,防止伤害事故发生。避免登高、操作高速运转的器械等,外出有人陪伴,尤其是精神智能障碍者应随身携带写有患者姓名、住址和联系电话的小卡片,以防走失。

4. 心理指导　指导患者宜保持平衡心态,避免情绪紧张、激动。

【结语】

帕金森病是一种以静止性震颤、运动迟缓、肌张力增高和姿势平衡障碍为主要临床特征的老年神经退行性疾病。目前多认为与年龄老化,环境或家族遗传等因素有关。强调药物治疗的个体化。在护理上需加强对震颤、运动迟缓等症状的观察,评价病情进展;协助或指导家属完成日常生活护理,重视适当运动,以防止和推迟关节僵直及肢体挛缩;强化安全防范意识,避免发生伤害事故;并指导学会心理调适技巧,预防抑郁等不良情绪。

第六节 癫 痫

癫痫(epilepsy)是以反复发作的短暂脑功能失常为特征的慢性疾病,是仅次于脑血管病的神经系统第二大常见疾病。其病理基础是脑神经元的异常放电,临床特征为发作性精神恍惚,甚至突然仆倒,意识障碍,口吐涎沫,双目上视,肢体抽搐,少刻即醒。多数患者预后较好,半数患者治疗一段时间后可停药,但不同类型癫痫预后差异很大。早期、合理治疗有助于改善预后和预防发生难治性癫痫。

癫痫流行病学调查显示,其患病率为 0.35%~0.48%。2000 年由 WHO 资助的一项调查显示,我国癫痫终生患病率为 0.68%,活动性癫痫患病率为 0.46%。城乡、地区和民族间患病率和发病率存在差异。

【病因与发病机制】

1. 病因 癫痫病因复杂,与遗传、脑部病损、代谢障碍等多种因素有关。根据病因不同,可将癫痫分为特发性癫痫和症状性癫痫两大类。

(1) 特发性癫痫:和遗传因素有密切关系,又称原发性癫痫。患者脑部缺乏可以解释症状的结构变化或代谢异常,多在儿童或青年期首次发病。

(2) 症状性癫痫:又称继发性癫痫,可由多种脑部病损或代谢障碍引起。如脑部先天性疾病、颅脑外伤、颅内肿瘤、颅内感染、中毒、脑血管病、糖尿病、尿毒症、肝性脑病、甲状旁腺功能减退等。

2. 发病机制 癫痫的发病机制非常复杂,目前多认为是由于中枢神经系统兴奋与抑制性不平衡所致。近年来的研究表明,这种兴奋与抑制间的不平衡主要与离子通道、突触传递及神经胶质细胞改变有关。γ-氨基丁酸(GABA)、甘氨酸等神经递质对癫痫发作起抑制作用,谷氨酸、天冬氨酸、牛磺酸等对癫痫发作起促进作用。在癫痫形成过程中,大脑内神经元之间形成异常的交触联系,建立起病理性神经环路,导致大脑兴奋性增强。神经胶质细胞在癫痫的发生中亦发挥了重要作用。星形胶质细胞摄取谷氨酸或 GABA 的能力出现异常时,可致癫痫发作。各种原因导致癫痫发病的最后共同机制是电解质的分布和转运改变。膜电位决定于细胞内外钠、钾离子的分布,神经元活动过度、能量代谢受抑制、膜通透性增加、阳离子泵受抑制、兴奋性递质过多或抑制性递质过少等情况下钠、钾离子泵功能紊乱,钾离子由胞内移向胞外,神经元兴奋性增高,发生长时间去极化和阵发性放电,引起癫痫发作。

【临床表现】

癫痫的临床发作形式多样,但均具有短暂性、刻板性、间歇性和反复发作性的特点。

1. 全身强直-阵挛性发作 又称大发作。按其发展过程可分为 3 期:

(1) 先兆期:约半数患者有先兆,常见幻视、幻嗅、眩晕,肢体麻木、触电感,腹内气体上升或热血上涌感,或有头、眼向一侧斜视,恐怖感、奇异感等。一般持续 1 至数秒钟。同一患者其先兆症状多固定不变。原发性全身强直-阵挛性发作无先兆。

(2) 痉挛期:又分为强直期、阵挛期、惊厥后期三期。先兆期后患者突然发出尖叫,随后跌倒在地,全身肌肉强直,肢体伸直或屈曲,手握拳,头转向一侧或后仰,眼球向上凝视。呼吸肌强直可致呼吸暂停,面、唇发绀。瞳孔散大,对光反射消失。唇、舌或口腔黏膜常有咬伤。此为强直性发作(强直期)。约持续 10~20 秒进入阵挛期,表现为全身肌肉节律性抽搐,阵挛由快逐渐减慢,最后一次强烈痉挛后抽搐突然停止。此期约持续 30~60 秒。惊厥后期呼吸首先恢复,面、唇发绀逐渐减轻,口鼻喷出白沫或血沫。还可伴尿失禁、全身大汗。部分患者出现心跳加快、血压升高等。

(3) 昏睡期:抽搐停止后患者进入昏睡、昏迷状态,然后逐渐清醒。醒后可感头痛、全身乏力、呕吐等,对发作过程不能回忆。部分患者在清醒过程中有挣扎、拒抗、躁动不安等精神行为异常。

一次发作之后意识尚未恢复又连续多次发作,或癫痫发作持续 30 分钟以上不能自行停止,称为全身强直-阵挛性发作(大发作)持续状态。常由于突然撤除或更换抗癫痫药物,或感染、外伤、中毒等引起,过度疲劳、妊娠、分娩、饮酒等可诱发。癫痫持续状态可导致脑神经元能耗骤增,脑内 PH 下降,加之全身组织缺氧,肌肉强烈、持久收缩,酸性代谢产物增加,引起脑缺氧、脑水肿甚至脑疝。呼吸循环改变可致缺氧性脑病、昏迷、去大脑皮质综合征,甚至危及生命。

2. 失神发作　又称小发作。

(1) 简单性失神发作:又称典型失神发作。6~12 岁儿童多见。表现为突发突止的意识障碍,一日发作数次甚至上百次。在活动、进食或步行时,患者突然动作中顿、呆立(坐)不动,手中持物跌落,呼之不应,但从不跌倒,持续 5~30 分钟。对发作过程不能回忆。

(2) 复杂性失神发作:又称失神(小)发作自动症。表现为发作性意识丧失及砸嘴、无目的摸索、双手摩擦、徘徊等刻板动作。对发作过程不能回忆。发作时间较短,常无感觉性及精神性先兆。过度换气可诱发。

(3) 肌阵挛性失神发作:又称肌阵挛性小发作。表现为对称性眼、面、颈、四肢或躯干短暂肌阵挛发作,不伴或伴有短暂意识障碍。过度换气可诱发。约半数儿童患者对光敏感。

(4) 运动不能性发作:又称失张力性猝倒发作。突然出现短暂意识障碍,肌张力丧失,姿势不能维持而跌倒。

3. 简单部分性发作　又称局限性发作。

(1) 简单运动性发作:多呈阵挛性发作,常见于手指、足趾等一侧肢体远端或一侧口角或眼部阵挛,一般持续数秒至数十秒后自然停止。若发作持续数时、数日、数周甚至数月,称部分性癫痫持续状态或称 Koshevnikov 癫痫。若发作按大脑皮质运动区分布缓慢顺序扩展,发作从某一局部扩及一侧头面及肢体,不伴意识障碍,称 Jackson 发作。若发作扩及皮质下丘脑、中脑网状结构并扩及对侧大脑皮质时可引起意识障碍及全身强直-阵挛性发作,称继发性全身性发作。若简单运动发作持续时间长或较严重,发作停止后原有瘫痪暂时加重或出现暂时性局限性瘫痪,称 Todd 麻痹。少数可为强直性发作。

(2) 简单感觉性发作:多表现为手指、足趾、口角或舌部的发作性麻木感、针刺感、触电感等。亦可与简单运动性发作一样,神经元异常放电沿大脑皮质感觉区域顺序扩散,成为 Jachson 发作;若扩及中央前回则呈部分性运动性发作;扩及中央脑及对侧皮质则呈继发性全身强直-阵挛性发作。

4. 复杂部分性发作　又称精神运动性癫痫,系伴有意识障碍的部分性发作。

(1) 特殊感觉性发作:可有幻嗅、幻视、幻听、幻味。幻嗅者多闻及难以形容的怪味,如腐尸臭气、烧焦或霉烂气味等。若伴意识模糊、梦境感者为钩回发作,病变多在颞叶钩回。幻视者表现为眼前闪光、视物变大、变小、变形、变近、变远等。幻听者听到模糊或清晰的语声、噪声或乐声等。幻味者尝到异味感。

(2) 内脏感觉性发作：常自感腹部或胸部有一股热气向头部方向上升，还可有心悸、腹痛、肠鸣、急便感等。

(3) 记忆障碍发作：表现为对陌生的人、环境产生似曾相识（人）或旧地重游（环境）的熟悉感；或对熟悉的人或地理位置有陌生感或失真实感。

(4) 情感障碍发作：表现为恐惧、焦虑、不安、愤怒、忧郁或欣快等。

(5) 思维障碍发作：表现为强迫思维、妄想等。

(6) 自动症：表现为砸嘴、咀嚼、吞咽、流涎等（称摄食或口咽自动症），或反复搓手、拍手、解衣扣、掏摸衣袋等（称行为或习惯性自动症）。部分患者出现梦游症和漫游症。

梦游症者多在夜间睡眠中突然起床活动，如整理用物、洗衣、开关抽屉等，然后又复入睡，次晨对发作经过毫不知情。漫游症又称神游症，系白天发作，表现为离开原工作岗位，无目的漫游，或搭乘车船，外出旅游等，对发作过程亦多不能回忆。有时伴精神运动兴奋，如无理吵闹、越墙、跳楼等。若伴有幻觉，可伤人、毁物，甚至杀人、放火等。每次发作可持续数分、数时、数日甚至数月。

5. 功能性部分性发作　多见于儿童。

(1) 儿童良性中央 - 颞棘波灶癫痫：约占儿童癫痫 15%~20%。多在 3~13 岁发病。常于睡眠中发作。表现为一侧口角、齿龈感觉异常及一侧唇、面部、舌咽部强直性或阵挛性抽搐，伴言语困难，但意识清楚。常数月发作一次。脑电图呈一侧或双侧中央区和颞部棘波灶。抗癫痫药物治疗效果较好，至青春期自愈，预后良好。

(2) 儿童良性枕部放电灶癫痫：15 个月至 17 岁均可发病，平均发病年龄 7 岁。多表现为发作性黑矇、幻视（单纯性）、错视，继之可有偏侧肢体阵挛性抽搐或全身强直 - 阵挛性发作。闭目状态下脑电图可见发作性枕部高波幅棘波、尖波或棘慢波发放，睁眼时消失。

6. 其他　婴儿痉挛以短暂、急剧和强烈的多发性肌强直或阵挛性收缩发作为主要表现。以"折刀样"或"鞠躬样"、"点头样"发作最多，亦可呈 Moro 反射（拥抱反射）样痉挛发作。常在婴儿期（4~6 个月）起病，多伴智力发育迟滞，脑电图呈高度失律，称 west 综合征。可由胎儿期、围生期及出生后多种原因引起。热性惊厥以 3 岁以内的婴幼儿多见，多呈全身强直 - 阵挛性发作，与遗传因素有一定关系，其预后多良好，大多不需服用预防性抗癫痫药物，在学龄期自愈。亦有部分患儿反复发作转变为无热惊厥（癫痫）。

【辅助检查】

1. 脑电图检查　对诊断癫痫极有价值。间歇期检查阳性率达 50% 以上。若重复检查，并适当选用过度换气、闪光刺激、睡眠及药物等诱发试验，其阳性率可增加到 90%。新近开发的长时间脑电图监测和电视录像能进一步提高其阳性率。主要癫痫波为棘波、尖波、棘（尖）慢波、高度失律和其他发作性节律波等。

2. 数字减影（DSA）检查　可发现颅内血管畸形和动脉瘤、血管狭窄或闭塞及颅内占位性病变等。

3. 头部放射性核素、CT、MRI 检查　可发现脑部器质性改变、占位性病变、脑萎缩等。

【诊断与鉴别诊断】

①短暂性、刻板性、间歇性和反复发作性的特点，发作时可伴有意识障碍，并常有舌咬伤、跌伤等；②脑电图检查发现癫痫波；③排除癔症、晕厥、暂时性脑缺血发作（TIA）和发

作性低血糖等发作性疾患,有助于确立癫痫诊断。若诊断困难又怀疑有癫痫者,可试用抗癫痫药物治疗,若发作减少或完全控制则为癫痫。通过询问家族史、病史、借助神经系统检查、CT、MRI等进一步查明病因。

【治疗要点】

1. 发作期的治疗　全身强直-阵挛性发作和意识丧失时,应将患者置于安全处,解开衣扣,保持呼吸道通畅。加强监护,以防自伤、误伤、伤人、毁物等。具体治疗措施如下:

(1) 迅速控制抽搐:常用地西泮,成人首次剂量10~20mg,按1~5mg/min缓慢静脉注射,无效改用其他药物,有效而复发者可在30分钟后重复注射,也可将地西泮100~200mg加入至5%葡萄糖盐水500ml中缓慢静脉滴注;或10%水合氯醛保留灌肠,成人25~30ml,小儿0.5~0.8ml/kg,加等量植物油保留灌肠;或将异戊巴妥钠0.5g溶于注射用水10ml稀释后缓慢匀速静脉注射等。发作控制后应继续鼻饲或口服抗癫痫药。

(2) 减轻脑水肿:可用20%甘露醇、速尿20~40mg或10%葡萄糖甘油利尿脱水。

(3) 对症支持治疗:保持呼吸道通畅,维持循环功能,纠正水、电解质及酸碱平衡紊乱,控制高热及感染等。

2. 发作间歇期的治疗　间歇期抗癫痫药物治疗原则为:

(1) 及早用药:选择有效、安全、价廉和来源有保证的药物。如仅发作一次且有明确诱因或数年一发者可先观察,暂不给药。

(2) 不同发作类型选用不同药物:如全身强直-阵挛性发作选用苯妥英钠、丙戊酸钠、苯巴比妥、卡马西平;部分性发作选卡马西平、苯妥英钠、苯巴比妥;失神发作选丙戊酸钠、乙琥胺;婴儿痉挛选泼尼松、氯硝西泮等。

(3) 剂量由少到多:从单一药物、小剂量开始,逐渐加量至有效控制发作而无明显毒副作用时坚持长期服用。儿童因体重增长需经常调整药物剂量。

(4) 一般使用单一药物治疗:若某一药物用至极量,或(和)有严重毒副作用,或有两种以上发作类型时,才考虑换药或联合用药。严禁突然撤换,宜有至少1周以上的交替时间,以免引起癫痫持续状态。

(5) 掌握停药时机,逐渐减量至停药或终身服药:根据发作类型、既往发作情况、颅内有无持久性病灶和脑电图情况确定停药时机。一般原发性者完全控制2~4年后,脑电图正常或发作波消失后方可考虑停药。停药宜逐渐减量,最好在3~6个月内完成。部分继发性癫痫停药困难者需终身服药。常用抗癫痫药物见表9-6-1。

3. 病因治疗　病因明确者应对因治疗,如脑寄生虫感染行驱虫治疗,脑瘤、脑血管畸形、脑组织瘢痕、颅内异物行手术治疗,低血糖、低血钙等代谢异常应尽快纠正。尽量避免各种诱发因素以减少发作。

4. 手术治疗　癫痫患者经系统药物治疗2年仍不能控制,每月发作4次以上、病程3年以上者可考虑行手术治疗。

【主要护理诊断/问题】

1. 有窒息的危险　与癫痫发作时意识丧失、喉头痉挛、口腔或呼吸道分泌物增多有关。

2. 有受伤的危险　与癫痫发作时突然意识丧失、抽搐、精神失常、判断障碍有关。

3. 知识缺乏　缺乏长期正确服药的知识。

表 9-6-1 常用抗癫痫药物

药物	应用范围	剂量		主要不良反应	有效血浓度(μg/ml)
		成人(mg/d)	儿童(mg/kg/d)		
苯巴比妥	全身强直-阵挛性发作 部分性发作	90~300	2~5	嗜睡,皮疹,中毒性肝炎	10~40
苯妥英钠	复杂部分性发作 全身强直-阵挛性发作	200~600	4~8	齿龈增生、共济失调眼震、复视、多毛	10~20
丙戊酸钠	全身强直-阵挛性发作 失神发作	600~1200	10~70	恶心、呕吐等消化道症状	50~100
丙缬草酰胺	全身强直-阵挛性发作 失神发作	600~1200	10~30	消化道症状、嗜睡、多动	
卡马西平	部分性癫痫全身强直-阵挛性发作	200~1200	10~40	嗜睡、胃肠道反应、血细细胞减少	4~12
扑痫酮	全身强直-阵挛性发作 部分性发作	750~1500	12.5~25	嗜睡,皮疹,中毒性肝炎	5~12
乙琥胺	失神发作	1000~1500	15~35	胃肠道反应、眩晕、嗜睡粒细胞减少、精神症状	40~100
安定	失神发作,全身强直-阵挛性发作持续状态	7.5~40 静注每次 10~20	0.2~1.3	嗜睡、疲乏、共济失调	
氯硝西泮	失神发作,全身强直-阵挛性发作持续状态	3~20	0.1~0.2	嗜睡、肌张力降低、共济失调、行为障碍	

【护理措施】

1. 病情观察

(1) 密切观察有无幻视、幻嗅、眩晕、肢体麻木等先兆表现,评估发作的频度和主要特点,识别发作类型,注意观察抽搐是否停止、意识是否改善,瞳孔有无改变,是否出现头痛、疲乏、大小便失禁及行为异常。

(2) 及时行心电、血压及呼吸监护,观察生命体征是否稳定,有无高热、脱水等,有病情变化应及时通知医生并配合处理。

2. 起居护理

(1) 休息与活动:为患者创造安全、安静的休养环境,采取舒适体位休息,保证充分睡眠。癫痫发作时取头低侧卧或平卧头侧位,以保持呼吸道通畅,预防窒息。指导患者间歇期下床活动,适当参加体力和脑力活动,劳逸结合,鼓励完成力所能及的工作,如有先兆表现应立刻卧床。

(2) 日常生活护理:评估有无大小便失禁并做好皮肤护理,必要时给予留置导尿。躁动患者应专人守护,并加床档或约束带,防止坠床。疾病间歇期避免患者接触热水瓶、玻璃杯等物品,以防意外。

3. 饮食护理 给予营养丰富、无刺激的清淡饮食,戒除烟、酒、咖啡,避免过饥过饱。癫痫发作时不可强行喂食,以免呛咳或窒息。24 小时以上不能由口进食或昏迷患者,行鼻饲护理。

4. 用药护理

(1) 讲解药物基本知识：向患者讲解药物治疗的重要性和基本原则，指导患者遵医嘱坚持长期服药，不可随意停药、调整用药、少服或漏服药物，以免诱发癫痫或癫痫持续状态。

(2) 指导正确的服药方法：如丙戊酸钠宜餐前服用，苯妥英钠、卡马西平餐后服用。抗癫痫药物可加速维生素 D 的代谢，长期服用可引起软骨病、甲状腺功能低下等，故应在医生指导下适当补充维生素 D 和甲状腺素片。

(3) 密切观察不良反应，及时处理：用药期间定期查血常规、血红蛋白、肝功能，随时观察有无牙龈出血、牙龈炎等，及时治疗。教会患者药物不良反应的观察与处理，如开始用药或加量时易出现剂量相关性不良反应，但多为暂时性，缓慢减量即可明显缓解。少数患者用药后可发生严重的特异反应，如皮疹、粒细胞缺乏症、血小板缺乏、再生障碍性贫血和肝功能衰竭等，与剂量无关，也难以预测，需加强观察，及时处理。

5. 对症护理

(1) 自身伤害：癫痫发作时，强直期患者可突然意识丧失、全身骨骼肌持续性收缩、强直抽搐或失张力而发生跌伤、碰伤；由于喉肌、闭口肌群、咀嚼肌痉挛致口先强张而后突闭可造成舌咬伤，故应做好安全防护。

1) 营造安全环境：保持室外环境安静，门窗隔音，限制探视人数，减少对患者的刺激。室内光线柔和，地面铺软胶地毯，墙角设计为弧形，床间距应在 6 米以上，有轮床应固定。床旁设有震动感应碰铃，以备癫痫急性发作时呼救。床旁桌不能放置暖瓶、热水杯等。

2) 评估危险因素：多与患者沟通交流，耐心倾听患者的表达，仔细观察其行为，以评估病情有无变化，及时预见可能发生的危险并及时采取安全保护措施。

3) 使用保护用具：指导患者室外活动或外出检查时戴上安全帽。随身携带安全卡，卡上注明患者的一般信息，如姓名、年龄、病区、诊断等。床两侧安有布套包裹的床档。床旁准备特制牙垫，防止癫痫发作时舌咬伤。

4) 发作时的防范：全身强直 - 阵挛性发作时，应先将患者置于安全处，摘下眼镜，取下活动性义齿，解开领带、衣扣和裤带，保持呼吸道通畅。将缠纱布的压舌板、牙垫或细条状的纱布、手帕、小布卷等置于患者上下白齿之间，防止舌、唇和颊部咬伤，勿强力撬开。将棉垫或柔软物垫于患者头下及易擦伤的关节部位。移去身边危险物品。抽搐时轻按四肢以防误伤及脱臼。抽搐停止后让患者头转向一侧，以利口腔分泌物流出，防止吸入肺内致窒息或肺炎。

(2) 攻击性行为：部分癫痫伴发精神障碍患者易激惹、易冲动，常突然产生攻击性行为，应注意加强防范。

1) 评估健康史，尤其注意既往有无攻击性行为并作好认真记录。有攻击史者行专人看管。

2) 引导病友间和睦相处，相互尊重。多与患者沟通交流，及时发现不良情绪，及时疏导，解决矛盾。以免小矛盾或不满引发为冲动行为。

3) 有妄想、幻觉的患者，可采取转移注意力的方法暂时中断妄想思维，帮助患者回到现实中,并根据妄想、幻觉内容实施防范。

6. 心理护理 由于癫痫病史长、反复发作、不易根治,教育、从业、婚姻等社会家庭生活受到限制,甚至遭遇歧视等易导致患者焦虑、紧张、易激惹,过度自卑,或感到耻辱。故护士应以高度的同情心和责任感仔细观察和分析患者的心理反应,关心、理解、尊重患者,鼓励表达内心感受,指导患者正视现实,采取积极的应对方式缓解心理压力。鼓励家属、亲友多关心、关爱患者,解除患者的精神负担,增强自信心。

【其他相关护理诊断】

1. 自尊低下 与癫痫反复发作、社会歧视有关。

2. 气体交换受损 与癫痫持续状态、喉头痉挛所致呼吸困难或肺部感染有关。

3. 潜在并发症:脑水肿、酸中毒、水电解质失衡。

【中医护理概要】

1. 本病属于中医痫证、癫证范畴。

2. 其病因常与七情失调、先天因素、脑部外伤等有关。其病位在脑,与心、肝、脾、肾有关。瘀浊内阻、脏气不平、神机受累、元神失控是病机的关键所在。

3. 风痰较盛者,以健脾化瘀为主。如山药、薏米、柑橘、金橘饼等;瘀火内盛者,食疗可选用:莱菔橘丝饮或羊肝平肝汤;心肾亏虚者,饮食可常食柑橘、枇杷、竹笋、荸荠、海菜等;痰多不爽者,可服用竹沥水、川贝枇杷露,以清热化痰。

4. 发作期可配合针灸疗法,取穴百会、印堂、人中、内关、中脘等。

5. 保持精神愉快,避免精神刺激,克服自卑感及恐惧心理,怡养性情,起居有常,保证充足的睡眠,劳逸适度。

【健康教育】

1. 知识宣教 指导患者避免从事有潜在危险的工作,如驾驶员、高空作业、电焊工、车工等。禁止近亲婚配和生育。患特发性癫痫、又有明显家族史的女性婚后劝其不生育;癫痫未得到满意控制时不宜怀孕。

2. 避免诱因 向患者及家属讲解疾病相关知识及发作时家庭紧急护理方法。指导避免诱因,预防发作,如疲劳、饥饿、高热、缺氧、饮酒、情感冲动、暴饮暴食、过度换气、过度饮水(一次不超过 200ml)、便秘、睡眠不足、过度精神和感觉刺激以及使用抗抑郁、利多卡因、氨茶碱等药物可激发癫痫发作,应注意避免。

3. 生活指导 鼓励患者参加有益的社交活动,适当参加体力与脑力活动,劳逸结合。尽量不去舞厅、游戏厅等,以避免强烈的声、光刺激。外出注意安全,随身携带写有个人信息的安全卡,不去河边、悬崖等危险地方。

4. 用药指导 坚持长期有规律服药,切忌突然停药、减药、漏服药或自行停药。

5. 定期随访 一般于首次服药后 5~7 天复查血药浓度,每 3~6 个月复查一次,同时每月检查血常规和肝、肾功能各 1 次。

【结语】

癫痫是以反复发作的短暂脑功能失常为特征的慢性疾病,是仅次于脑血管病的神经系统第二大常见疾病。其临床表现为运动、感觉、意识、行为和自主神经等不同程度的障碍。治疗目的主要在于及时控制病情,预防并发症,减少复发。护理重点为密切观察病情发展动态;做好安全防范措施,预防意外伤害;指导坚持服药并自我观察药物的疗效和不良反应；避免各种诱因，预防复发；并作好职业、婚育指导。

第七节 重症肌无力

重症肌无力（myasthenia gravis，MG）是一种神经-肌肉接头传递障碍的获得性自身免疫性疾病，病变主要累及神经-肌肉接头突触后膜上的乙酰胆碱受体（AChR）。临床特征为受累肌肉极易疲劳，常于活动后加重，经休息或用抗胆碱酯酶药物后可缓解。

本病患病率约为 50/10 万，估计我国现有患者 60 万，其中以南方发病率较高。任何年龄均可发病，以 20~40 岁多见，女性为男性 2~3 倍；中年以后男性多见，常伴胸腺瘤。

【病因与发病机制】

本病是一种与胸腺异常有关的自身免疫性疾病，可能与某些遗传因素有关。临床研究发现 70% MG 患者胸腺肥大，并有"肌样细胞"存在，刺激机体免疫系统产生 AChR 抗体。AChR 抗体在补体参与下和 AChR 发生免疫应答，破坏大量 AChR，引起突触后膜传递障碍而产生肌无力。

【临床表现】

1. **诱因** 本病发病前多有感染、精神创伤、劳累、妊娠、分娩等诱因，或诱因使病情加重，出现重症肌无力危象。

2. **症状和体征** 起病隐袭，眼外肌麻痹常为首发症状，表现为上睑下垂、复视、斜视，瞳孔括约肌一般不受累。可有构音障碍、咳嗽无力、吞咽困难、饮水呛咳、四肢无力等。病变常由一组肌群逐渐累及其他肌群，受累肌肉呈病态疲劳，症状多于下午或傍晚劳累后加重，早晨或经短时间休息后减轻，呈"晨轻暮重"现象。病变若累及呼吸肌则出现呼吸困难、呼吸衰竭，称重症肌无力危象，是本病的主要死因。

临床常采用 Osserman 分型法进行分型，见表 9-7-1。

表 9-7-1　重症肌无力 Osserman 分型

	所占比例	临床特点	治疗特点
Ⅰ眼肌型	15%~20%	仅眼肌受累	药物治疗敏感性较差，但预后好
ⅡA 轻度全身型	30%	进展缓慢，无危象。生活能自理	对药物敏感
ⅡB 中度全身型	25%	骨骼肌和延髓支配肌严重受累，有咀嚼、吞咽及构音困难，生活自理有一定困难，无危象	药物敏感性欠佳
Ⅲ重度急进型	15%	发病急，进展快，多于 6 个月内出现延髓支配肌和呼吸肌麻痹	药效差，死亡率高
Ⅳ迟发重症型	10%	起病隐匿，进展缓慢，多由ⅡA、ⅡB 型在发病半年至 2 年内发展而来。常伴胸腺瘤	预后差

3. **并发症** 重度急进型和迟发重症型患者因感染、劳累等可发生重症肌无力危象，为常见死因。迟发重症型常合并胸腺瘤。

【辅助检查】

1. 疲劳试验（Jolly 试验） 嘱患者重复睁闭眼、咀嚼等,使受累肌肉重复活动,如肌无力更明显,则有助于疾病诊断。

2. 抗胆碱酯酶药物试验 依酚氯铵 5~10mg 静脉注射,症状迅速缓解为阳性;新斯的明 1~2mg 肌内注射,20 分钟肌力改善为阳性,同时注射阿托品可减少不良反应。

3. AChR 抗体测定 80% 以上患者滴度增高,但眼肌型仅约 70% 增高。常用放射免疫法或酶联免疫吸附试验测定。其特异性可达 99%,敏感性为 88%,但滴度正常不能排除诊断。

4. 重复电刺激检查 有助于判断神经肌肉接头传递障碍。

5. 影像学检查 胸部 CT、MRI 可发现胸腺瘤和胸腺增生、肥大。

【诊断要点】

根据病变主要累及骨骼肌,表现为易疲劳,活动后加重,休息后可缓解,并呈“晨轻暮重”的特点,即可作出初步诊断。症状不典型者可结合疲劳试验、抗胆碱酯酶药物试验等协助疾病诊断。

【治疗要点】

1. 药物治疗

(1) 抗胆碱酯酶药物:为治疗重症肌无力的基本药物,常用新斯的明、溴吡斯的明、安贝氯铵等药物。可抑制胆碱酯酶活性,使乙酰胆碱存活时间延长而发挥效应。主要用于改善症状,但不能影响基础疾病的病程。

(2) 糖皮质激素:适用于抗胆碱酯酶药物反应较差并已行胸腺切除的患者。常用泼尼松 60~80mg/d 口服,症状好转后减量至 5~15mg/d 维持。较危重患者多主张先大剂量甲泼尼龙静脉滴注 5 天,1000mg/d,然后改为地塞米松 20mg/d,静脉滴注 7~10 天,随后口服泼尼松 60mg/d,维持 2~3 周后逐渐减量至维持量。不能耐受大剂量激素者选用免疫抑制剂,如硫唑嘌呤、环磷酰胺等。

2. 其他治疗 病情急骤恶化、危象或术前患者可行血浆置换,有利于迅速缓解症状,但疗效仅持续 1 周左右,需重复进行,且价格昂贵。免疫球蛋白适用于各种类型危象。60 岁以下症状不严重的患者可考虑胸腺摘除。

3. 危象处理

(1) 肌无力危象(myasthenic crisis):最常见,多有感染、大手术等诱因,常由抗胆碱酯酶药物剂量不足引起。主要表现为全身肌肉极度无力、吞咽困难等。应注意维持呼吸功能、预防感染、加大抗胆碱酯酶药物剂量。注射依酚氯铵可使症状减轻。

(2) 胆碱能危象(cholinergic crisis):由抗胆碱酯酶药物过量引起,注射依酚氯铵无效或症状加重。主要表现为肌无力加重、瞳孔缩小、肌束颤动、分泌物增多等。应立即停用抗胆碱酯酶药物,待药物排出后重新调整剂量或改用其他治疗方法。

(3) 反拗危象(brittle crisis):因患者对抗胆碱酯酶药物不敏感所致,依酚氯铵试验无反应。应停用抗胆碱酯酶药物,改用其他治疗方法。

各种危象处理的关键在于尽快改善呼吸功能,如及时吸痰、雾化吸入等保持呼吸道通畅,预防肺不张、肺部感染等并发症,呼吸肌麻痹时及时行人工呼吸,并加强对症处理。

【主要护理诊断/问题】

1. 生活自理缺陷　与肌无力致运动障碍有关。

2. 潜在并发症:肌无力危象。

3. 清理呼吸道无效　与呼吸肌无力、气管分泌物增多有关。

4. 恐惧/焦虑　与可能出现危象、疾病反复发作及担心预后有关。

【护理措施】

1. 病情观察

(1) 观察有无眼外肌麻痹、构音障碍、吞咽困难、饮水呛咳等表现,是否呈"晨轻暮重"现象。观察肌无力有无加重或减轻。

(2) 观察生命体征,尤其注意呼吸频率、节律和深度的变化。如突然出现呼吸困难、发绀、咳嗽无力等,提示肌无力危象。应立即通知医生,并随时做好人工辅助呼吸准备。

2. 起居护理

(1) 环境与休息:保持环境安静、舒适,保证患者充分休息。

(2) 日常生活护理:评估患者日常生活活动能力,根据病情或患者需要指导和协助日常生活活动。早期或缓解期指导患者适当活动,讲解使用床栏、扶手、浴室椅等辅助设施的正确方法,以节省体力和避免摔伤;病情较重或长期卧床的患者,应协助做好洗漱、进食、穿衣、个人卫生等生活护理,并防止外伤、感染及压疮等并发症。

3. 饮食护理　指导患者进食高蛋白、高热量、高维生素、富含钾钙的软食或半流质,避免干硬或粗糙食物。

咀嚼无力或吞咽困难者给予柔软易嚼食物,选择在休息或口服抗胆碱酯酶药物后产生药效时进食,以增加咀嚼力。进食时尽量取坐位,不要催促和打扰患者,进餐速度要慢,每次进餐量少,慢慢吞咽,如感疲劳可适当休息后再继续进食。吞咽障碍不能进食或使用呼吸机的患者给予鼻饲,以保证营养摄入。

4. 用药护理　指导患者遵医嘱用药,并注意各类药物的作用和不良反应,避免因服药不当而诱发肌无力危象和胆碱能危象。

(1) 抗胆碱酯酶药物宜从小剂量开始缓慢加量,出现恶心、呕吐、腹痛、出汗、流涎等不良反应时,可用阿托品对抗;有咀嚼和吞咽无力者宜于餐前 30 分钟服药。

(2) 大剂量糖皮质激素冲击治疗早期病情可加重,甚至发生危象,应严密观察,及时处理。长期服用糖皮质激素者,要注意有无消化道出血、骨质疏松等并发症。

(3) 使用免疫抑制剂者应定期检查血象,并注意肝肾功能变化。

(4) 慎用吗啡和镇静剂,禁用氨基糖苷类抗生素、抗心律失常药、肌松剂及含有镇静成分的中成药。

5. 对症护理　重症肌无力危象

(1) 避免各种诱因:如感染、劳累、外伤、过度紧张等;避免使用可能使肌无力加剧或诱发危象的药物,如神经肌肉传递阻滞药物氨基糖苷类抗生素、奎宁、普萘洛尔、氯丙嗪,以及肌肉松弛剂氨酰胆碱、氯化琥珀胆碱和镇静剂。

(2) 保持呼吸道通畅:鼓励患者咳嗽、咳痰,必要时采取雾化吸入、及时吸痰等,保持呼吸道通畅。

（3）密切监测病情：注意观察呼吸频率、节律和深度变化，一旦发生危象，立即吸氧，协助气管插管或切开，并做好相应配合，加强人工辅助呼吸的管理及护理。

6. 心理护理　本病病程长、病情重、易反复，患者产生焦虑、紧张甚至恐惧心理。护士应评估患者的心理反应，耐心讲解疾病知识，鼓励患者以坚强的意志和乐观的情绪积极配合治疗，避免诱因以控制疾病发展和提高治疗效果。鼓励病友间的相互交流，指导家人和朋友多给患者情感支持。

【其他相关护理诊断】

1. 语言沟通障碍　与咽喉、软腭及舌肌受累或气管切开等致构音障碍有关。

2. 营养失调：低于机体需要量　与咀嚼无力、吞咽困难致进食减少有关。

3. 潜在并发症：呼吸衰竭、吸入性肺炎。

【中医护理概要】

1. 本病属于中医痿证范畴。

2. 其病因为先天禀赋不足，久病体虚，导致精血亏耗，气血运行不畅，经络阻滞所致。

3. 本病饮食调节甚为重要，患者不宜过饥或过饱，营养调配要适当，应避免食用萝卜、芥菜、绿豆、海带、紫菜、剑花、西洋菜、黄花菜、西瓜、苦瓜、冬瓜、白菜、豆浆、豆奶、冷饮等，尤其萝卜和芥菜最为关键；冻品、西洋菜、白菜等性凉菜也宜避免。少食冷饮及苦味食品，以免损伤脾胃。

【健康教育】

1. 知识宣教　告知患者及家属感染、精神创伤、劳累、妊娠、分娩等可诱发或加重病情，应尽量避免。

2. 用药指导　讲解遵医嘱正确服药的重要性，避免漏服、停服、药量不足或过量导致危象发生。严格掌握慎用或禁用的药物。外出随身携带个人信息卡，以备联系与急救。

3. 饮食指导　指导进食高蛋白、高维生素、高热量、富含钾钙，柔软易嚼饮食。进餐速度要慢，防止误吸或窒息。避免高糖饮食以减少肌肉负担。戒酒。

4. 生活指导　坚持健康、规律的生活方式，保证充分休息和充足睡眠。适当参与社会活动，保持情绪安定和心情舒畅，提高战胜疾病的信心。冬春季节注意防寒保暖，尽量少去公共场所，避免发生呼吸道感染。

5. 定期随访　如有肌无力症状加重、呼吸困难、恶心、呕吐、腹痛、大汗、瞳孔缩小等异常要及时就诊。

【结语】

重症肌无力是一种神经-肌肉接头传递障碍的获得性自身免疫性疾病，可能与某些遗传因素有关。临床特征为部分或全身骨骼肌易疲劳，常于活动后加重，经休息或用抗胆碱酯酶药物后可缓解。护理时须加强病情观察，注意有无危象发生。对病重或长期卧床患者应协助生活护理，指导进软质或半流质饮食，缓慢吞咽，防止误吸或窒息。指导遵医嘱正确用药，防止因服药不当导致危象发生。指导避免导致病情复发或加重的各种诱因。

神经系统病案分析

【病例一】

入院时一般资料：

患者,王某,男性,66岁,教师退休。

病史：

主诉:左侧肢体瘫痪5小时。

现病史:5小时前晨起时发现左侧肢体活动不灵活,无力及麻木,无恶心、呕吐,能独立行走。洗漱时发现左侧口角下垂。肢体无力逐渐加重,早餐后左侧肢体完全不能动,并出现明显头痛,轻度恶心,但无呕吐。发病以来,神志清楚,无饮水呛咳及吞咽困难,大小便无异常。无抽搐。2天前曾发生过一过性肢体麻木,未予重视。

既往史:既往高血压病史10年,不规律服用降压药物。有轻度冠心病心绞痛。

家族史:父亲有高血压病史。

过敏史:无。

体格检查:查体:T 36.7℃,P 70次/分,R 19次/分,BP 180/100mmHg。意识清楚,查体配合。双侧瞳孔约2.5mm,等大,对光反射灵敏,左侧鼻唇沟浅,口角向右侧偏斜,左侧肢体肌力Ⅰ级,左侧肢体感觉障碍,左侧肢体腱反射消失,左侧腹壁反射消失,左侧Babinski征阳性。

辅助检查:血糖5.5mmol/L,胆固醇8.9mmol/L(5.20mmol/L以下为正常范围),甘油三酯4.46mmol/L(0.56~1.7mmol/L)。血常规(-),尿常规(-),便常规(-)。头颅CT显示:未发现高密度病灶和其他异常。

问题：

1. 目前针对该患者的治疗原则应为什么?

2. 对该患者如何保持瘫痪肢体良好体位?

病情发展:患者入院治疗后又出现了突然反复呃逆、上腹部饱胀不适、大便颜色变黑,大便检查潜血(+)。

3. 此时该患者的主要护理诊断还应有哪些? 相应的护理措施有哪些?

学习小结

1. 学习内容

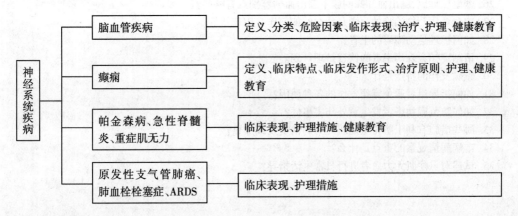

2. 学习方法

本章要结合神经系统临床病例和临床实践,对脑出血与脑梗死的鉴别用比较学习法,对癫痫的学习通过临床特点分析来识别不同的临床发作形式;对诊疗技术的学习采用演示法和视频学习法来掌握本系统常见操作技能。

（阎 红　周海哲）

复习思考题

1. 三叉神经痛与牙痛如何鉴别？
2. 如何对该患病患者进行健康指导？
3. 面神经管内不同部位的面神经损伤，临床表现有何不同？
4. 中枢性面瘫和周围性面瘫有何区别？
5. 面神经炎的康复训练如何进行？
6. 多发性神经病的临床表现有哪些？
7. 对多发性神经病患者如何进行生活护理？
8. 多发性神经病患者的健康教育包括哪些方面？
9. GBS 的临床特征及治疗方法是什么？
10. GBS 如何与周期性瘫痪鉴别？
11. 对出现呼吸肌麻痹的 GBS 患者该如何进行对症护理？
12. 什么是 TIA？
13. TIA 的临床表现有什么特点？
14. 如何对 TIA 患者进行健康教育？
15. 脑血栓形成最常见的病因是什么？
16. 脑血栓形成的发病特点是什么？
17. 对表现为偏瘫的脑血栓形成患者该如何进行护理？
18. 什么是脑栓塞？
19. 脑栓塞的治疗要点有哪些？
20. 脑栓塞患者的护理措施有何特色？
21. 原发性脑出血最常见的病因是什么？
22. 脑出血患者常见 CT 表现是什么？
23. 对脑出血患者的病情观察都有哪些方面？
24. 蛛网膜下腔出血最常见的病因是什么？
25. 蛛网膜下腔出血最主要的并发症有哪些？
26. 脑血栓形成、脑出血和蛛网膜下腔出血的鉴别点有哪些？
27. 帕金森病药物治疗的原则是什么？如何作好用药指导？
28. 如何护理运动障碍的患者？
29. 请制定帕金森病患者的饮食护理计划。
30. 癫痫发作的特点是什么？
31. 如何指导患者避免癫痫发作的各种诱因？
32. 如何防范癫痫患者发生意外伤害事件？
33. 哪些措施有利于防止重症肌无力病情复发或加重？
34. 本病病情观察的重点是什么？
35. 试述对重症肌无力患者进行日常生活指导？

主要参考书目

1. 陈灏珠,林果为.实用内科学 [M].北京:人民卫生出版社,2009.

2. 陆再英.钟南山.内科学 [M].第 7 版.北京:人民卫生出版社,2008.

3. 尤黎明.吴瑛.内科护理学 [M].第 4 版.北京:人民卫生出版社,2006.

4. 姚景鹏,等.内科护理学 [M].第 2 版.北京:北京大学医学出版社,2008.

5. 刘玉珍.张广清.临床中西医结合护理全书 [M].广州:广东人民出版社,2006.

6. 夏泉源.刘士生.内科护理学 [M].北京:科学出版社,2010.

7. 周秀华.内外科护理学(上下册)[M].北京:北京科学技术出版社,2006.

8. 张静平,李秀敏.内科护理学 [M].北京:人民卫生出版社,2009.

9. 倪居,云琳.内科护理学 [M].武汉:同济大学出版社,2008.

10. 吕探云.健康评估 [M].第 2 版,北京:人民卫生出版社,2006.

11. 陈文彬,潘祥林 [M].诊断学.第 7 版,北京:人民卫生出版社,2008.

12. 徐桂华.内科护理学(上册)[M].北京:中国中医药出版社,2006.

13. 姜安丽.新编护理学基础 [M].北京:人民卫生出版社,2006.

14. 杨宝峰.药理学 [M].第 7 版,北京:人民卫生出版社,2008.

15. 周仲英.中医内科护理学 [M].北京:中国中医药出版社,2010.

16. 贾建平.神经病学 [M].北京:人民卫生出版社,2008.

17. 陈康宁,李露斯.神经系统疾病鉴别诊断与治疗学 [M].北京:人民军医出版社,2007.

18. 杨莘.神经疾病护理学 [M].北京:人民卫生出版社,2005.

19. 杨莘.神经疾病特色护理技术 [M].北京:科学技术文献出版社,2008.

20. 张小来.内科护理学 [M].北京:科学出版社,2007.

21. 孔炳耀,李俊.中西医结合神经病治疗学 [M].北京:人民卫生出版社,2005.

教 材 书 目

序号	教 材 名 称	主　　编	主　　审
1	大学语文(第2版)	李亚军	许敬生
2	中国医学史	梁永宣	李经纬
3	医古文(第2版)	沈澍农	
4	中医各家学说	朱邦贤	严世芸 鲁兆麟
5	中医基础理论(第2版)	高思华 王 键	李德新
6	中医诊断学(第2版)	陈家旭 邹小娟	季绍良 成肇智
7	中药学(第2版)	陈蔚文	高学敏
8	方剂学(第2版)	谢 鸣 周 然	王永炎 李 飞
9	内经讲义(第2版)	贺 娟 苏 颖	王庆其
10	伤寒论讲义(第2版)	李赛美 李宇航	梅国强
11	金匮要略讲义(第2版)	张 琦 林昌松	
12	温病学(第2版)	马 健 杨 宇	杨 进
13	医学统计学	史周华	
14	医用化学	武雪芬	
15	生物化学(第2版)	于英君	金国琴
16	正常人体解剖学	杨茂有	严振国
17	生理学(第2版)*	李国彰	
18	病理学	李澎涛 范英昌	
19	医学伦理学	张忠元	
20	医学心理学	孔军辉	
21	诊断学基础	成战鹰	
22	药理学(第2版)	廖端芳	
23	影像学	王芳军	
24	免疫学基础与病原生物学	关洪全 罗 晶	
25	组织学与胚胎学(第2版)	郭顺根	
26	针灸学(第2版)	梁繁荣 赵吉平	石学敏

续表

序号	教 材 名 称	主 编	主 审
27	推拿学	房 敏 刘明军	严隽陶
28	中国传统文化	张其成	
29	中国古代哲学	李 俊	
30	医学文献检索	高巧林	
31	科技论文写作	李成文	郑玉玲
32	中医药科研思路与方法	刘 平	
33	康复疗法学	陈红霞	
34	中医养生康复学	郭海英 章文春	
35	中医临床经典概要	张再良	
36	医患沟通学基础	周桂桐	
37	循证医学	刘建平	
38	中医学导论	何裕民	
39	医学生物学	王明艳	
40	神经生理学	赵铁建	李国彰
41	中医妇科学(第2版)	罗颂平 谈 勇	夏桂成 欧阳惠卿
42	中医儿科学(第2版)	马 融 韩新民	
43	中医眼科学	段俊国	廖品正
44	中医骨伤科学	樊粤光 詹红生	
45	中医耳鼻咽喉科学	阮 岩	
46	中医急重症学	刘清泉	姜良铎
47	西医内科学	熊旭东	
48	西医外科学	王 广	李乃卿
49	中医内科学(第2版)	张伯礼 薛博瑜	
50	中医外科学(第2版)	陈红风	唐汉钧 艾儒棣
51	解剖生理学	邵水金 朱大诚	
52	中医学基础	何建成 潘 毅	
53	中成药学	阮时宝	
54	中药商品学(第2版)*	张贵君	
55	中药文献检索	张兰珍	
56	医药数理统计	李秀昌	
57	高等数学	杨 洁	

续表

序号	教材名称	主编	主审
58	医药拉丁语	李峰	
59	物理化学	张小华 夏厚林	
60	无机化学	刘幸平 吴巧凤	
61	分析化学	张凌 李锦	
62	仪器分析	尹华 王新宏	
63	有机化学	吉卯祉 彭松	江佩芬
64	药用植物学	熊耀康 严铸云	
65	中药药理学	陆茵 张大方	
66	中药化学	石任兵	匡海学
67	中药药剂学	李范珠 李永吉	
68	中药炮制学	吴皓 胡昌江	叶定江
69	中药鉴定学	王喜军	
70	中药分析学	蔡宝昌	
71	药事管理与法规	谢明 田侃	
72	药品市场营销学	汤少梁	申俊龙
73	临床中药学	王建 张冰	张廷模
74	制药工程	王沛	
75	波谱解析	冯卫生	
76	针灸医籍选读	徐平	李鼎
77	小儿推拿学	廖品东	
78	经络腧穴学	沈雪勇 许能贵	李鼎
79	神经病学	孙忠人	胡学强
80	实验针灸学	余曙光 徐斌	朱兵
81	推拿手法学(第2版)	王之虹	
82	刺法灸法学	方剑乔 王富春	石学敏 吴焕淦
83	推拿功法学	吕明 金宏柱	
84	针灸治疗学	杜元灏 董勤	石学敏
85	推拿治疗学(第2版)	宋柏林 于天源	罗才贵
86	生物力学	杨华元	
87	骨伤科学基础	冷向阳	王和鸣
88	骨伤科影像学	尹志伟	

序号	教材名称	主编	主审
89	创伤急救学	童培建	
90	中医正骨学	黄桂成 王庆普	
91	中医筋伤学	马 勇	
92	骨伤内伤学	刘献祥	
93	中医骨病学	张 俐	
94	骨伤科手术学	黄 枫	
95	实验骨伤科学	王拥军	
96	中西医临床医学概论	施 红	杜 建
97	中西医全科医学导论	姜建国	王新陆
98	中西医结合外科学	谢建兴	
99	预防医学	王泓午	
100	急救医学	罗 翌	王一镗
101	中西医结合妇产科学	连 方 齐 聪	肖承悰
102	中西医结合儿科学	虞坚尔	时毓民
103	中西医结合传染病学	范昕建 黄象安	
104	健康管理	李晓淳	
105	社区康复	彭德忠	
106	正常人体学	张志雄 孙红梅	
107	医用化学与生物化学	金国琴	
108	疾病学基础	王 易 王亚贤	
109	护理学导论	杨巧菊	
110	护理学基础	马小琴	
111	健康评估	张雅丽 王瑞莉	
112	护士人文修养与沟通技术	张翠娣	
113	护理心理学	李丽萍	刘晓虹
114	中医护理学	孙秋华 孟繁洁	
115	内科护理学	徐桂华	
116	外科护理学	彭晓玲	
117	妇产科护理学	单伟颖	
118	儿科护理学	段红梅	申昆玲
119	急救护理学	许 虹	

序号	教 材 名 称	主 编	主 审
120	传染病护理学	陈 璇	
121	精神科护理学	余雨枫	
122	护理管理学	胡艳宁	
123	社区护理学	张先庚	
124	康复护理学	陈锦秀	
125	局部解剖学	张跃明	
126	运动医学	褚立希	严隽陶
127	神经定位诊断学	张云云	
128	中国传统康复技能	苏友新 冯晓东	陈立典
129	康复医学概论	陈立典	
130	康复评定学	王诗忠 张 泓	陈立典
131	物理治疗学	金荣疆 张 宏	
132	作业治疗学	胡 军	
133	言语治疗学	万 萍	
134	临床康复学	唐 强 张安仁	
135	康复工程学	刘夕东	

注:教材名称右上角标有＊号者为我社"十一五"期间已出教材。